孙一奎医学全书

SUNYIKUI YIXUE QUANSHU

明·孙一奎 著

山西出版传媒集团

山西科学技术出版社

图书在版编目（CIP）数据

孙一奎医学全书／（明）孙一奎著．—太原：山西
科学技术出版社，2023.4

ISBN 978 - 7 - 5377 - 6253 - 3

Ⅰ.①孙… Ⅱ.①孙… Ⅲ.①中国医药学—古籍—中
国—明代 Ⅳ.①R2 - 52

中国版本图书馆 CIP 数据核字（2023）第 051670 号

孙一奎医学全书

出　版　人	阎文凯
著　　　者	（明）孙一奎
策 划 编 辑	宋　伟
责 任 编 辑	翟　昕　杨兴华
助 理 编 辑	文世虹
封 面 设 计	吕雁军

出 版 发 行　山西出版传媒集团·山西科学技术出版社
　　　　　　地址　太原市建设南路 21 号　邮编　030012
编辑部电话　0351 - 4922135
发 行 电 话　0351 - 4922121
经　　　销　各地新华书店
印　　　刷　山西新华印业有限公司

开　　　本　787mm×1092mm　　1/16
印　　　张　57.5
字　　　数　1322 千字
版　　　次　2023 年 4 月第 1 版
印　　　次　2023 年 4 月山西第 1 次印刷

书　　　号　ISBN 978 - 7 - 5377 - 6253 - 3
定　　　价　178.00 元

校注说明

孙一奎（1522—1619），字文垣，号东宿，别号生生子，安徽休宁县人。孙一奎是明初名医汪机的再传弟子，明代温补学派重要人物，命门动气学说的倡导者，在中医的理论与临床两方面都做出了重要的贡献。孙一奎的主要著作有《赤水玄珠》36卷，《医旨绪余》2卷，《孙文垣医案》5卷，后来合称为《赤水玄珠全集》，首次刊行于1584年。

孙氏医书三种的版本很多，如明万历十二年甲申、古歙黄鼎刻本、明万历二十四年丙申刻本、日本明历三年风月堂庄左卫门刊本、清东佛镇天宝楼刻本，均属馆藏善本，且年代久远，有些部分已见破坏，并且各版本内容互有脱误，各见短长。各本的共同问题是编目不全，或有文漏目，或分卷有文无目，对查阅很不方便。为了充分反映孙氏数十年治学所得和临证经验的全貌，便于后人研究参考。因此，很有必要对孙氏医书加以校注整理。本次整理以明万历二十四年丙申刻本为底本，古歙黄鼎刻本为校本，参考清代汲古阁刻本、上海著易堂书局铜印本等。

兹将本次校注方法简要说明如下：

1. 本书整理方式采用"以善为主"法。

2. 本书的版式采用简体横排。

3. 依据原文文义、医理及意群划分段落。

4. 原小字双行者，今改作小字单行。通过字号、字体及笔画粗细使注文与正文区别。

5. 属异体字者，径改作正字。具体情况又以实际情况中不改变原意为准。

6. 繁体字。繁体字改简体字一般以《现代汉语词典》为准，不使用类推简化的方法造字。

7. 避讳字回改为正字。

8. 属于用字规范的药名统一，原为药物异名或体现时代用药特征的药物名不改。原系药物正名，后被俗名取代，广为运用者，保留原貌。

9. 原著中使用的蝙蝠、驴尿、鸡屎、猫头、穿山甲等中药请注意使用替代品。

内容提要

孙一奎（1522－1619 年），明代著名中医学家。字文垣，号东宿，别号生生子。安徽休宁人。生活于明嘉靖万历年间。为汪石山的再传弟子。

《孙一奎医学全书》主要包括：《赤水玄珠》36 卷。此书以明证为主，论述内、外、妇、儿各科病症 70 余门。先以《内经》及各家学说为前引，继之结合个人经验分述因、证、方药，并附诸家经验。

《医旨绪余》2 卷。共 78 篇论文，为孙氏医论专辑。

《孙氏医案》5 卷，又名《孙文垣医案》。系由门人余煌、徐景奇，及其子泰来、朋来将孙氏治验按先后顺序汇编而成。

《孙一奎医学全书》，是一本较全面、系统，有分析、有见解的总结、整理和研究孙氏学术经验的书籍。适合于各级各类中医工作者，中医院校师生及中医爱好者阅读参考。

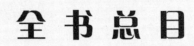

全 书 总 目

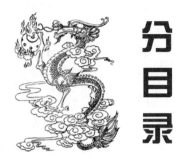

赤水玄珠

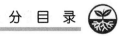

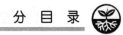

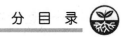

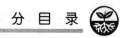

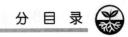

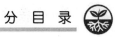

分 目 录

17

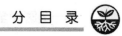

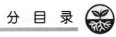

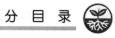

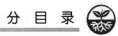

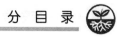

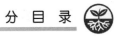

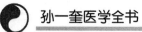

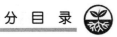

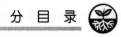

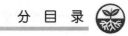

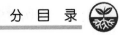

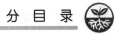

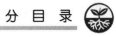

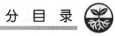

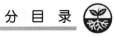

分 目 录

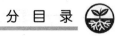

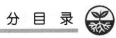

医旨绪余

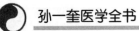

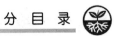

孙氏医案

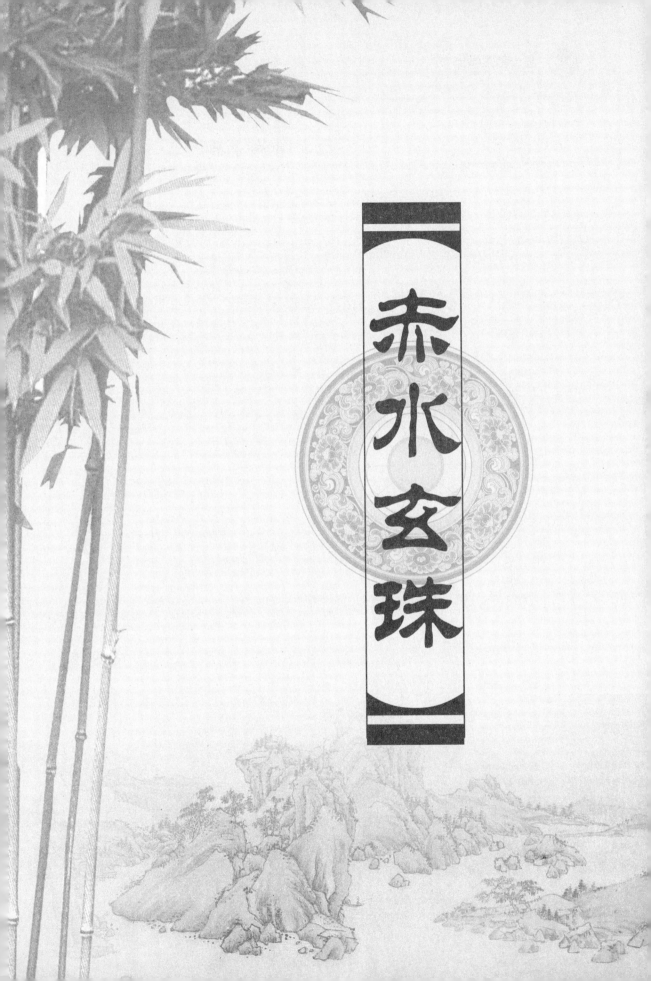

赤水玄珠

赤水玄珠序一

　　盖谓三五之道，非人不传，而非人之至者，尤不得其传。是故太上圣人知阴阳之几，察寒暑之候，辨愚民之冷燠，定卉物之温凉，为之济人者不劳，而受沉疴者得效矣。嗟乎！世道赖此人也久矣。吾心思若人亦久矣。时休阳孙生，探天地五行之奥，采百家同异之龟，观易必寻易之源，讲书必求书之要，凡所以济人利命者，一以心学为本，诚所称上古之胎，医中之伯者。生平不妄交与，在家唯注方言。有《医旨绪余》数百言，率皆辨众论以归于中，明先天太极之图，发前贤证候之秘。又于先世所未名之疾、未有之方，为之补其阙而增其所未尽，其有功于人，夫岂负薪之劳，壶飧之赐哉！书成，请题于余。余曰：文以载道，文而无道，焉以宰之，吾人所羞称也。今生之所纂者，率皆阐幽发微，会悟之中而得其解。昔黄帝求道，多方索之不得，而象罔得之于赤水，若生所注，信有本矣，名之曰《赤水玄珠》，不亦宜乎！然则世之艺，何舍钧天大乐而审笙歌，薄大牢之味而嚼草根乎？虽然语云"莫前弗开，莫后弗传"，而为生之乃胤乃孙者，又当敬承大志，永保于无疆之休可也，其若生之意否？孙生叩首曰善。遂书之。孙生休人，名一奎，字文垣，东宿乃其号也。

罗浮道人题

赤水玄珠序二

太史氏曰：世所藉口金茎云表清露，以济司马长卿渴，枚氏能令吴太子霍然病已，此甚无当也。余善病，所识天下医，无虑数百，独海阳文垣孙君最名。余所识天下名医，无虑数十，独孙君其古之名医欤。古之医者，能割皮、解肌、诀脉、结筋、搦髓脑、揲荒爪幕、湔浣肠胃、漱涤五脏，练精易形，此秦越人能生虢太子，淳于意能生郎中令循，文垣孙君能生不佞。且君之生我至再矣，一在辛巳年，一在今岁丁酉冬。其察视审治甚神，其效甚奇，余是以德君深。扁鹊曰：良工取之，拙者疑殆。然又曰：越人非能生死人也，此自当生者，越人能使之起耳。君有其良，复有其让。语曰：痛定思痛。余每思之，辄苏苏贾涕。余是以德君甚深，因有感于造物者，以君生我是大德也，而必以我显君之奇，亦忍矣。造物不可问，君神于医，必神于理，其有以振我益我，使白首无所籍君之奇乎，则君之惠大矣。虽然众生病，则维摩诘亦病，君安能俾众生不病哉！天下赖君之惠者尚多。君乃出一编示曰《赤水玄珠》，云仙所命也。余故稍叙君之奇，弁诸首简，传之天下，用广君之惠于不穷，不佞之言谤谤以当施药草云尔。

赐进士出身通议大夫吏部右侍郎兼翰林院侍读学士国史副总裁记注
起居经筵日讲官前礼部侍郎詹事府詹事掌院事国子祭酒徐显卿撰

赤水玄珠序 三

　　医难言哉！《灵》《素》出自轩岐，其成言班如可诵也；成法森如可寻也。而其包涵阴阳五行之化，节序盈虚之变，金石草木飞潜灵蠢之性情，深远无尽，与洁净精微同旨而不可竟。是故业是者，性必凤授，质必灵明，诵其言而不泥其言，寻其法悟其所以。法无见而无所不见，而卒归于无见，又不以无见名。无解而无所不解，而卒归于无解，又不以无解名。而后可以融《灵》《素》之秘奥，察腑脏之隐伏，气血之流滞，空窾关膈之通塞，起归人而生之也。不则，且不能窥轩岐之藩篱，何论阃奥。医难言哉！自周秦迄今，以是树门户者，奚啻十百千万，和、缓、越人、叔和、仲景、仓公、伯仁、丹溪数公而外，寥寥无闻，犹且不免后学雌黄之口。子华子有言："医者理也，理者意也；药者瀹也，瀹者养也。"悟其意，会其理，察四然二反，而加疏瀹，始可以言医药。医难言哉！余尝嘅其难，思见其人久矣。而潘苻卿往往推休宁孙生文垣者，善名理而精岐黄，及握符宰休宁时，有阴阳之患，孙生诊之，果能洞标本之缓急，投剂辍效。试与上下灵秘而论议之，随叩辄应，如建瓴水，使人解颐，余固奇之矣。已出所著《医旨》示余，凿凿乎发前人所未发，补前书所未尽，益大奇之。生曰：此绪余也，有全集三十卷，未授剞劂。因得卒业，其发凡定例，析类分门，按病订方，详哉乎其言之也。此书行，而后世之疾，其有瘳乎。书未有名，会方士挟仙术游里中，生就问名，仙称纯阳子，命曰《赤水玄珠》。生驰语余，余曰：嘻！纯阳子知生苦心哉。玄珠何物也，是未可以知识、言语、形象求也，而得之必以象罔，生所著，积以岁季，超焉悟解，万境俱冥，殆所谓凤授灵明，不以见解名者耶。遂为引数言于首如此。

万历丙申长至日南京吏科给事中前休宁令豫章祝世禄书于梧竹居

孙生赤水玄珠序[四]

万历辛巳，蒋秋官郎，以恤刑行部来新安日，新镊书衄病作，召医诊视，族医无状者，诞而讹投，病以益甚。同蒋藉而仕进者，为吾郡汪伯立，雅善孙生文垣视疾，宣言今以医名家者，无如孙生良。荐入诊之。诊毕，孙生皇皇若有失也。又心惧难色危言以骇蒋，因阳饰愉婉以宽其心，剂剂而进，饮既，蒋曰：稍安矣。人举欣欣，幸公无恙，独孙退语郡丞曰：蒋公病甚，亟藉令生早从事五日，疾可已，身可活也。今虽司命，能若之何哉！兹愉婉而具匕饵者，非谓能回其势而生之也，为无罪族医地尔。蒋果不出五日死。郡之人翕然称奇。在昔春秋越人知桓侯于未病，追侯病，遁逃而去齐。孙生于蒋，亦可谓预知微矣。余固记忆其事，而想其人之一觏也。阅几年，生族子元素持生所著《赤水玄珠》，恳余叙诸首。余谓医学之难，非强识方书之难也，溯本始而不谬所宗之难；亦非徒知所宗之难也，以意会所宗者之心，契其旨而融其迹之难也；亦非以古人之心会于心之难也，以古人之心会之，已而用之，随俗为变，运化不胶之难也。是故执方则泥，用变则神，泥则功鲜而害速，神则中奇而效宏。故受医不慎所宗，是规磨之识也。徒执其方，是刻舟之见也。何也？轩岐之训，犹之六经，汉之仲景与私淑尼父之轲氏奚异？譬彼恶池而源于河，配林而始于岱也。世之业医者，高之硁硁守彦脩之谭，谓心法在是；卑之拘局曲一定之方，胶用而尝试之，为朝夕布精计。偶获一效，遂嚣然自负以为高，而靡知颠蹶随之，卑之卑也。舍古昔而倍前贤，即晋齐之杞不酋也，忘其本矣，安能获古人之心，若旦暮遇之哉。乃若孙生著述，阐发《素》《难》之秘奥，猎弋诸先哲之名言，取裁于性灵之独见，列其方而不泥其方，究其辞而融其意，生平见病而决死生如预知蒋恤刑者，根本敦茂，非苟而已也。余固多病，获生撰著，读之倏然其有瘳乎。生又谓亲历者狭，未若广之以公同志，其所济者奢也。乃自序以就正大方为名，非悬书以市誉，有而不居，显而益晦，生非但以技高，其德邵亦可重矣。余故叙之，以复元素文学，俾生弁诸首简。

郡人汪道昆伯玉撰

赤水玄珠序五

　　盖余识孙君白下自崔封部所，貌庄而色和，言义不及利，则以仪之致邸中，与语性命剥复之奥，气化消息之机，明若观火，细如镂尘，如入旃林，片片皆香，如涉三山、泛溟海、洸洋河汉，而未始有极。盖七日而孙君忘其所之，余亦不知孙君之为吾客也。将别，出所著《医旨绪余》相示，且云吾有《赤水玄珠》若干卷，本证以著方，上极《灵》《素》、内景、河、洛、范、易，下参刘、李诸名家，横竖钩贯，得其要领。是书也，行将使世无夭札，余慕之甚。顷来游吴中，始出示余，因留数卷，余所游旁郡国，久之，适余父患鼻衄，更数方未愈，检君书中，得方与症偶，不数剂霍然良已。然后知是书之为有用，其利生人大且急如此，而益叹君之用意为勤且远也。嗟乎！医者，死生之门也。乃或目不知书，耳授数方，便欲寄人生死，甚者中本无奇，利齿唊名，盛舆服，昂意气，以诶主人，执内竖手，嗫嚅耳语以钩奇，得重糈，名高利厚两集焉。人有请急，故徐徐不应，以观成败，乃进而收其赢。责居人后，利在人先，其自为甚巧，于病家无分毫倚赖，而世奔走之如市，彼安事矻矻以勤苦为。君独勤且远，不惮烦若此。假使君与彼耳食唊名之徒，杂进于前，语落落不阿，于僮仆无款曲，有奇终不自言。不读君书，不知君之为异人也。用医如用将，呼吸安危，间不容发，而以殉虚名与俗情，"学医人费"，痛哉言乎！然后知是书之刻，为不容已也。一日，予笑谓君玄珠之得也以象罔，览君所持论，则几留如诅盟，其为知也大矣。象罔其可以得之乎？君曰：不然，本证以著方，为寒为热，为虚为实，书之所可载者也；察脉辨色，时寒时热，时虚时实，而明之存乎其人焉，虽吾亦不能言也。不象罔其可以得之乎？余亦笑而序之。

西吴沈演叔敷甫撰

赤水玄珠序 六

往不佞诸生时，有阴阳之患，休阳孙君文垣诊余脉而异之，谓且旦暮脱囊中颖。则又曰：余裒先医家书若干卷，愿得而简诸首。余曰：诺。已而言具验，而孙君游诸暨白下诸名公间，凡十有六稔而不获一晤，晤而后喜可知也。于是孙君所裒医家言，命曰《赤水玄珠》，梓于世矣。诸名公卿所为孙君序者，璘珣若二酉，奚所须余骈拇枝指哉！而孙君固请如约，余唯医亦未易言矣。其《绪余》以生死人，其精以养生，其微通于圣人之道。太史公曰：圣人不得志则隐于医卜之间。又曰：使圣人预知微，令天下早从事，何病不已。故医有圣人之道焉，知微之谓也。知微者，通于一之谓也。老子曰：通于一，万事毕。故天成象，地成形，人有情，物有性在焉。而各得其常之谓一。无而有，有而无，虚而实，实而虚，参互错综焉，而不失其常之谓一。通于一而后能知微，知微而后可与言医，医岂易言哉！以余观于《玄珠》，论方则东垣、丹溪糟粕也，论脉则秦越、叔和筌蹄也，论症则仲景、阳庆土苴也，论草木金石之性，暑寒燥湿之宜，则轩岐弁髦也。若乃顺天之时，因物之性，察脉以明症，因病以适方，中若穿杨之箭，解若庖丁之牛，则有不与其人与骨俱往者，在独糟粕、筌蹄、土苴、弁髦已哉！孙君过余而论《易》，为究乾坤之元，探有无之极，若悬河泻水而莫可底止，盖从事于圣人之道者，将不得谓之通于一乎。道亦唯其所适。孙君之于医，亦可谓一以贯之矣。将不得谓医之圣者乎！即《玄珠》者，直糟粕、筌蹄、弁髦、土苴耳。昔黄帝得玄珠于赤水，曰以罔象。读孙子《玄珠》者，亦当于罔象得之矣。是为序。

赐进士出身吏科都给事中前翰林院庶吉士荆谿史孟麟书

赤水玄珠序七

　　自古无不效之方，而世医有不识之病。若也，为对证之药，此方书所由作也。《赤水玄珠》三十六卷，作者盖生生子云。生生子往客吴兴，与铜壁山人习，生生子无不能。会吴兴适医，遂以医术著。而铜壁山人多秘书，悉以授生生子。生生子故无当于今世医，既得受铜壁山人书，则尽弃今世医而返古焉。生生子之术愈益工，乃作而叹曰：吾其卒为医首！知本草昉于神农，官属命于《周礼》，医之时义远矣！世有三不朽焉：立功、立言与立德。使吾姑以是寄吾仁术，而使天下后世无有夭死，则几乎功。古之人与其不可传者，俱往矣，而糟粕具存，吾间窃取之，使天下后世得假古人糟粕，而因得其所不可传者，则几乎言，是于不朽之业，策居二焉，虽卒为医可也。于是裒集诸名家书及枕中秘，为之参伍，为之发挥，论阙则衍其论，方阙则益其方，研精覃思，矻矻焉垂二十年而始成。昔秦越人治病，隔垣而见人之五脏，此何以故？识病故也。彼其未见人之病，而已洞识其所以病，然后按病而投之方药，则其审隔垣，虽千里之外，百代之下，犹烛照也。故其言曰：越人非能生死人也，能令生者不死耳。嗟乎！应生而致死之，世医之误人，何可胜道。是书也传，今而后，吾知夫生者可以不死矣。生生子孙一奎，新都人；铜壁山人黄廉，楚人。

赐进士出身迪功郎南京国子监博士故鄞臧懋循撰

赤水玄珠序八

　　唯大块籥云霓而碧之、青之、赤之，俄而复之而青，青而碧之，变幻靡穷，异巧万状，而穹窿者体自若。盖无而有，有而无，有无而未始有也者，是神何道，《易》之道哉！《易》藏于太极，著焖于两仪，宣泄流布于山川都会形胜，征发于人身五官百骸七窍，而蜎蠖蛰伏，无非是《易》者，曰：此《易》之真教也。若彼点画耳，剖劂耳，徒借为呻吟帖括耳，诚枯毫敝楮，安所神大块之神，而传《易》之神。《易》之神，得孙子之先君子传之，而孙子传其先君子之神，以传《易》之神也。髫而授句读，游《易》于点画剖劂，呻吟帖括间未慊。甫壮而视伯兄贾，长短轻重，出入低昂，《易》矣犹未慊。道遭异教家，秘之以岐黄术，始察知消息升沉，寒暑虚实，而《易》之神，神于胸臆间多矣。犹未慊，悉发岐黄，所谓点画剖劂者，呻吟帖括之。则又谓是诚枯毫敝楮也，犹未慊。自彭蠡而匡庐，而沅湘，而秦淮，而吴越，探冥搜奇，且欲传《易》之神于山川都会形胜，模其所蕴蓄，发舒于太极两仪者，而通之五官百骸七窍。则谓曰：其先君子之苦《易》而愈弱也，得若仲而委《易》之蜕、传《易》之神矣。孙生三十年于兹，以其神，神岐黄异巧变幻如云霓状，而海内病郁瘿者，痨瘵者，瘤疽癫痫者，百千难治之证，待治于生不可数，而生运化不胶，人而可耆耄矣。独生之先君子无忧哉。生所著《赤水玄珠》，真岐黄神，今得广而传之。予且见其先君子之神不朽，而先君子之泽无穷。昔颖考叔以遗母食而广孝，君子嘉之曰"锡类"，生实有焉。盖不徒问切族医尔者。予曩时苦浊三年，莫为理，遇孙生授丸而旦夕瘳也，若有见孙生之所以为神者，故敢神其神。

吴兴潘大复征复甫著

孙生赤水玄珠序九

余自弱冠从丹铅业，素善病，会孙生文垣以其术游阳羡，为余切脉。熟视余曰：所瘳非直疾也，子往矣必显声艺苑中无疑。更未十年，余果得第，通籍长安中，则生之言信也。居未尝不指屈窃叹伏焉。自是生技日益进，名日奢。问方者，屦屦遍户阈，冠盖相望也。则生又自诧曰：我所为是业者，将修先君志以济物而利后嗣者也。与其身亲历者及而狭，畴若以独契者为撰述广而及乎。阅数寒暑帙成，而属余序之。余唯天下之言卫生者祖轩岐，轩岐家言意而不泥，理而不方，其变化之有概乎仲景氏，务以支顺阑横之辨，阳入阴入之殊。为之阐经络而章和代，旁引广喻，其要归卒泽于轩岐。自丹溪后而医方家盖难言之矣。譬如张罗者，张之于无鸟之所，则终日不获一。张于多鸟处，则又骇鸟矣。必张于有鸟无鸟之际，然后能多得鸟焉。夫离法而师心自用者，张之于无鸟之所也。执词而泥其方者，张之于多鸟之处也。唯不泥其法，不离其法，以合离得之，斯张于有鸟无鸟之际，而变运不胶。今孙生之言具在，其概实离津筏而上之，然亦不欲逾津而弃其筏，所谓上见其原而下通其流者非邪！或曰：孙生之言诚效矣，然闻之贲、诸怀锥刃而天下为勇，西施衣褐而天下称美。故扁鹊见秦武王而投其石，谓与知之者谋之，而与不知者败之也。孙生以名家子，饬身修行，焦神竭能，不为重糈故，第以异人所授精良而阐发岐黄之秘奥。余恐当孙生世而然孙生者，以贲、诸之锥刃而西施之衣褐也。请以质诸宋阳里子。

赐进士出身承德郎礼部仪制清吏司主事阳羡友人吴正志撰

赤水玄珠序十

缪氏仲淳有言，学不彻三才，不可以医；不会六经、语孟、孙吴、涅槃、道藏诸书，不可以医。下士闻而大笑。予游齐云，访孙山人文垣，质以仲淳语，辄唯唯。因前席请益曰：《神农本草》非而胗家之祖欤，何以无方？曰：固也，圣人辨百物之性，洞五脏之候，令巧者批窾中郤，各自以其意为方，以待天下之变。曰：后世名家，如东垣、仲景、河间之流，缕缕焉析而证之曰某方已某病，赘乎？曰：此又善会圣人之意，而阴示天下后世以无法之法也。规矩生于巧，舍规矩而索巧则法之所不载。虽然丹溪出而支离门户矣。卒也沿袭久而俗学兴，蹊径杂而指睹乱。譬之盲吏折狱，不得其情而妄比率。方术滋烦，杀人滋多。夫善悟者得意于法外，故能虚实实虚，虚实实虚，故知变，知变则知常，知常然后生死人。予霍然起，谢不敏。山人出一编示予，且曰：不佞主臣苦心五十年，弁里有降仙者，自呼纯阳子，予举是印之，大书曰"玄珠"，"玄珠"遂以名云，是且然乎哉！进于技矣。

赐同进士出身征仕郎中书舍人故郭丁元荐撰

自　序

孙仲子奎曰：先父学以儒术起家，乃七尺孱弱，始受《易》为诸生，攻制艺过苦，又屡上棘围，罢归，不无怏怏，体罢惫而弱益甚。余甫垂髫，日侍呫毕，见之辄隐心焉。间尝自念，昔人有言，事亲者不可不知医。何得究竟秘奥，俾葆和吾亲无恙乎。然犹之呻吟帖括未已也。比稍长，先父学令视伯兄贾之括苍，道遭异教家有仙仙也者，指余曰：孺子何为者乃恂恂若尔，吾怀秘密久矣，遇而后传，吾历观人间世，无如孺子可授，若能受而读吾方，可以卫生，可以泽物，所就匪直一手一足烈矣，何必劬劬奔走，齷齪筹计为哉。余曰：幸甚！君之禁方，亶能如阳庆公所传五色奇咳之术，余小子事亲有所藉手矣。及受读而解验之，果有概于中而多奇中。因趣装归海阳，语先父学以故，且告之欲舍业而事方术。先父学沾沾喜曰：医何不可为也！良医济施与良相同博比众，又何论良贾。第异人所授精良矣，顾拘局而不通洽，脱非心融机变，则其方泥而难用。夫饮水者，必穷其源，轩岐遗经，非方术家之昆仑乎。而张仲景以下诸家，皆昆仑所达支委也。彼习业者，专则精，不专则杂。禀心者，一则恒，不一则间。飞卫之贯虱也，佝偻之承蜩也，专一故也。小子第勉之。乃发轩岐遗书，以及诸大家载籍，下帷诵读，口玩心惟，无间寒暑，可三年所私心又谓索居而窥观，孰与广询而远览。方今明盛多贤，宇宙寥阔，四海九州之士，持昭旷而晰成法者，讵无其人，余何卑卑以丘里自隘也。于是自新都游彭蠡，历庐浮沅湘，探冥秦淮，钓奇于越，卒之淹迹三吴焉。所历之地，遇明达而折伏其前，与之谭支顺阑横之秘，叩下遂上争之旨，辨阳人阴人之殊，阐经络和代之异，与夫镵石、跷引、案杌、毒熨之法，今三十年于兹矣。唯耳目渐广，故得于心者，津津渐融，即未能为人治病，决死生多验，或庶几诊视鲜庹，投剂靡乖，慰凤心而遂生平，永亲年而登大耋矣。唯是三吴诸名公，遂信余有知也。忘分下交，争为延致。余又惧时过苦难，因乘余暇，采先哲之名言，出已试之鄙见，积以岁年，纂辑成帙，上之期无负先父学之训，次之希免遍阅之劳，下之为子姓守故业者立法程焉。非以此而希有闻也。乃有客请余集而付剞劂。夫以名家称者林林，而著作之盈充栋，余何必置一株邓林间哉。客曰：楩楠豫章，栎社之树皆木也，良与贱之分，有目者能辨之。君有国工能而自秘其术，何示人不广也。余曰：不佞固非楩楠豫章之良，散木之贱亦非甘心。如客言当置之市肆，以俟工师运斤焉，是所原也，敢自矜敝帚而秘之乎。若曰悬书国门以市誉，非予所敢。

阅校诸公姓氏

凌迪知稚哲·　姚弘道伯道　孙一俊应章　　潘玄授征奇　沈演叔敷　张睿卿稚通　吴
臧继荐原宾　臧懋德敬伯　陈梦麟孟仁　　慎枢辟初　吴慎机发初　周承绩庆叔　孙
臧懋中用甫　姚绍宪叔度　臧懋循晋叔　　烨元素　孙文德从明
潘大复征复　臧懋和正甫　潘龙翰澹游

凡　例

一、是书专以明证为主。盖医难于认证，不难于用药。凡证不拘大小轻重，俱有"寒热虚寒表里气血"八个字。苟能于此八个字认得真切，岂必无古方可循，即于十二经药性中，表里寒热温凉间，摘出治之，自然权变合宜，不失胜算。故古谓审证犹审敌，知己知彼，百战百胜矣。

一、所引诸书名及诸家姓氏者，欲人知有所自。且一证之中，经书多有发之未尽者，前贤或触目感悟，揭而补之，俾后学得以宗仿。后之人不究前人尽心用意处，反谓某长于此而短于彼，某善于补而不善于攻。乃以补其缺略者，反指以为偏驳，岂知本之学哉！且又不赞师访友，局守一家之说，滥称专门，焉能扩充。愚故不揣管陋，每于一证之间，有经文可据者，即以经文为首引，无经文者，采取各家之言为证，是则宗之，非则黜之。间有误后人惑来世者，则援摭格言舆论，以折其衷，庶见前人补缺之意匪偏，而后之取法者，得以履其正也。

一、辨证原经文，有单立篇目，则原依其篇目。有混称未析者，或古今名称不同，如古经以风、寒、湿三气杂至而成痹立名，丹溪乃改痹为痛风。又如肠澼泄利、肠风脏毒，混论而未析。如此者甚多，设不辨而正之，何所适从。兹以各证经文混论者，列之于前，以为之纲；以今人尝称者，析之于后，而为之目；目下各列治法。庶古今照贯，攻治不紊，缓急检阅，免致疑滞。

一、妇人脏腑经络、七情六气，感病与男子无以异，治法亦然。所异唯胞门子户、月汛胎产、阴挺崩漏、赤白带、内外吹奶。兹特标妇人门五卷，使知同异端绪，大方经略。庶家技不得称擅场，局夫不得呼专秘，随俗为变，医之能事，斯无愧于扁鹊也欤。

一、治小儿法，唯脐风、呃乳、盘肠、内吊、惊疳、痘疹为差别，余皆与大方脉同。但脏腑脆薄，剂宜较小尔。三岁内者，不形于诊，然虎口三关之纹，亦难尽凭。当于声色、动静、哭笑、大小便参之。四岁后，便可以一指按于经渠、列缺之上，诊左右手脉，孰大孰小，孰浮孰沉，以辨内外二伤，率多应验，不可谓全不关于诊也。至如痘疹，尤小儿紧要方术，及外科并列门后，以统其治，用寓无可无不可之意云。

一、采用经史、国典群书、诸杂家言，统计二百六十五种，非徒骋博洽，资口吻也。以为不广搜远引，不足发明天人合一之旨，与圣贤立功立命之意。夫古之人有不为良相愿为良医也者，此何以故？子舆氏曰：老吾老以及人之老，幼吾幼以及人之幼。然则惠溥当时，泽流后世，是唯相与医，乃克践之矣。

一、医家著辑，汗牛充栋，不能一一购置，但取其书可宗法万世无弊者，一部中采数条，一门中采数法、数方，以为嚆矢。要之缘辞契意，神而明之，存乎其人而已。况登彼岸者，航筏尚可弃乎！

一、医寄生死之关，非知性命者，不足与有言也。儒之穷理尽性，以至于命，固当取以折衷。而老氏性命兼修，释氏明心见性，道理自可参观，故兼采二氏为翼。夫知三教之所以者，于医学思过半矣。

一、医要先识人身内景，脏腑形质，手足经上下、宗气、营气、卫气，呼吸出纳，三焦终始及各经表里阴阳，金木水火土，部位配合命名之义，上下不得错宗，一经不得两配。与《河》《洛》《周易》《灵》《素》《洪范》《黄庭》《性理》诸家，合一不背，洞悉源委，始能言标本而测病机。若内景不明，群书不究，局局然守草根树皮之末方，左右抵牾，逢源谓何如？命门三焦包络相火，及手足经配合，自《难经》已下，纷纷不决者。余不揣菲谫，于《医旨绪余》中僭为剖析，似与《灵》《素》《洪范》、太极百家照彻相贯，敢以俟之具法眼者。

一、医道肇自炎帝之《本草》与黄帝之《内经》，伊尹之《汤液》。而《周礼》登之天官冢宰，诚重之也。诸如"上池""金匮""青囊"，或神或仙，不可枚举，其显在六卿廊庙者，齐则褚澄，唐则王珪、李世勣、陆宣公、狄梁公、刘禹锡、李兵部。宋则文潞公、苏子瞻、朱紫阳，我明则刘诚意，咸有著述。此皆上古良相之芳躅，逸人之高致。逮今风斯为下，厕之技流，乌知医之所自耶。噫！道无汗隆，雇人力行何如耳。宣尼有言"人能弘道，非道弘人"，吾党共勖之哉。

海阳生生子孙一奎识
菰城友人沈之曑书

采用群书目

《河图》《洛书》《周易》《洪范》《周礼注疏》《尔雅》《孝经》

《越绝》《史记》《前汉书》《后汉书》《宋史》《朱子纲目》《元史》《古今逸史》《野史》

《阴符经》《孔子家语》《墨子》《管子》《抱朴子》《黄石公素书》《吕氏春秋》《刘向说苑》《太玄经》《白虎通》《大易通》《伊洛渊源》《性理大全》《三子口义》《陆宣公奏议》《韩柳欧苏文集》《黄山谷刀笔》《陆象山年谱》

《王文成文集》《王龙溪语录》《陈伯沙文集》《弇州山人四部稿》《副墨》

《埤雅》《山海经》《草木子》《博物志》《酉阳杂俎》《鹤林玉露》《搜神记》《说文字原》《夷坚志》《玉海》《万宝事山》《南村辍耕录》《古今事类合璧》《野客丛书》《菽园杂记》《仁孝训》《传习录》《洗冤录》《灼艾集》《罗子要录》《翼飞》《家塾事亲》《居家必用》《多能鄙事》《祝子小言》《阅古随笔》《鸿猷录》《大明会典》《大明一统志》《吾学编》《名世类苑》

《心经》《五灯会元》《圆觉经》《金刚经》《法宝坛经》《肇论中吴集解》《道德经》《南华经》《黄庭经》《清静经》《许真君书》《葛洪神仙传》《列仙传》《悟真编》《吕纯阳集》《神仙四书》《金丹大全》《修真秘书》《谭真人化书》《中和集》《修真十书》《参同契》

采用历代医家书目

《神农本草经》《素问》《灵枢经》《雷公炮炙》《图经本草》 伊尹《汤液本草》 秦越人《难经》《颅囟经》 张仲景《伤寒论》《金匮要略》《金匮玉函方》《华佗内照》《甲乙经》《巢元方》《玄珠密语》《绀珠经》 王叔和《脉经》《褚氏遗书》《肘后方》《通真子脉语》《千金方》《千金翼》《外台秘要》《范汪东阳问》《斗门方》《梅师集验方》《孙兆口诀》《孙氏集验方》《李兵部手集方》《文潞公药准》《灵苑方》《苏沈良方》《原病式》《保命集》《宣明方》《济生拔萃》《活人书》庞氏《伤寒总病论》《十药神书》《赵嗣真伤寒书》《儒门事亲》 成无己《明理论》《医学启源》《医学发明》《伤寒直格》《伤寒蕴要》《医说》 钱氏《小儿直诀》《陈文中小儿方》《东垣十书》《医垒元戎》《卫生宝鉴》严用和《济生方》陈氏《三因方》《产宝百问》孙用和《家传方》《妇人良方》《脉诀举要》《伤寒补亡论》《伤寒百证歌》《胎产须知》《名医录》《素问钞》《诊家枢要》《食疗本草》《本草拾遗》《证类本草》《日华子诸家本草》《珍珠囊》《本草衍义》《日用本草》《衍义补遗》《本草发挥》《食物本草》《脉诀刊误》《十四经发挥》《难经本义》《撄宁生心要》《证治本草》《丹溪心法》《丹溪纂要》《丹溪心要》《金匮钩玄》《仁斋直指》《简易方》《澹寮方》《心法附余》《医学正传》《医学正宗》《医学集成》《袖珍方》《本草会编》《读素问钞》《汪石山医案》《痘治理辨》《本草集要》《本草蒙荃》《医经小学》《玉机微义》《医学统旨》《医学指南》《医林集要》《乾坤生意》《韩氏医通》《张三丰仙传方》《活人心统》《诸症辨疑》《卫生方》《铜人针灸图》《证治要诀》《瑞竹堂经验方》《奇效良方》《海上仙方》《万氏积善堂》《广嗣要语》《徐氏家传方》《医经大旨》《怪症奇方》《折肱录》《避水集验方》《青囊杂纂》《伤

寒祖方发挥》《医方捷径》《医学权衡》《医学权舆》《明医杂著》《发明证治》《体仁汇编》《摄生众妙方》《养生主论》《医方选要》《幼幼新书》《活幼心书》《幼科类萃》《小儿袖珍》《全幼心鉴》《活幼口议》《婴童百问》《活幼全书》《伤寒百问》《陶氏伤寒六书》《伊尹太法》《博爱心鉴》《痘疹心要》《痘疹正宗》《痘疹八十一论》《痘疹全书》《伤寒类症便览》《外科精要》《外科心法》《外科经验方》《外科发挥》《痈疽神秘灸方》《针灸节要》《明医指掌》《外科集验方》《龙木论》《医学名人统宗》《原机启微》《咽喉口齿方》《古今医统》《程氏释方》《适宜方》《医学质疑》《难经正义》《宦底便方》《医学源流》《万病回春》《医学入门》《古今医鉴》《素问发微》《金镜录》《医便》《抱拙子伤寒翼》《正脉启蒙》《本草纲目》《医学纲目》《保赤全书》

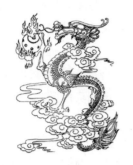

赤水玄珠序　第一卷

风　门

明　风　篇

生生子曰：风，春之令气也，木之所司，肝为之主。《素问·六化篇》云：木之化风，主于春。春之为言，蠢也。阳气蠢动，故风所以鼓舞万物，为天号令。岐伯曰：东方生风，风生木，其脏为肝，其志为怒，故怒伤肝，风伤肝。肝为足厥阴之经，以六气言之，自十二月大寒节起，至二月春分节止，是初之气，厥阴风木用事，人有感其令气者，为伤风。其有不即发于令气，而四时亦有伤风之症者，时人谓之四时感冒。感有浅深，治有缓急，令既不同，治亦有异。故首述经文以明风之体，有所据，而人天咸一之理实寓焉。后别治法，以见风之变症无常，非简约可尽。先贤有言曰：风乃百病之长，善行而数变。非易言也。信夫！

伤　风

仲景《伤寒论》谓：有汗，恶风，脉浮数，为伤风。外有六经之形症。太阳症，头项痛，腰脊强，以桂枝汤治之。后若传经，当究仲景、节庵治法治之。其余不过感冒耳，四时皆有之，以后法按治。

九味羌活汤　治四时伤寒，伤风，头痛，遍身尽痛，腰脊强，发热昼夜不散，不思饮食。

羌活　防风　川芎　白芷　细辛　柴胡　黄芩　生地　甘草　苍术

姜三片，枣一枚，水煎热服。如恶心，减黄芩。如有汗，加白术，减苍术。如口渴，加知母、石膏。如一二帖不解，或天寒时月，加麻黄。如鼻塞，加紫苏、葱白。

夫此方，予每用加柴胡，乃总治伤风各经之活套也。今人只知其治四时伤寒如神，不知加柴胡总治各经之妙。盖羌活治太阳肢节疼，大无不通，小无不入，乃拨乱反正之主也。防风治一身尽痛，听君将命令而行，随所引而至。柴胡治少阳头疼在两头角，及寒热胁痛耳聋。白芷治阳明头痛在额。苍术雄壮，能除足太阴经湿气，使邪不得传脾。生地黄治手少阴心热在内。黄芩治手太阴肺热在胸。细辛治足少阴肾经苦头痛不已。川芎治足厥阴头痛在脑。此方乃易老所制，凡见表证，悉宜服之。不犯三阳禁忌，实解利之神药也。然以一药而类治各经之证，苟用其方而不知其所以立方之意，则未免有执一之弊。故述各药主治本旨，使学者详各经之症孰重，以本经之药为君，迭为宾主，则所治无不响应。

和解散 治伤风，鼻塞，咳嗽，胸胁串痛，发热，口渴。

紫苏 杏仁 陈皮 半夏 前胡 薄荷 葛根 甘草炙 桔梗 桑白皮

姜三片，葱白三根，枣子一枚。风邪重，加防风。

桂枝汤 治太阳头项痛，腰脊强，自汗。

桂枝 赤芍 甘草炙

姜三片，枣二枚，煎服，取微汗。

此冬月即病宜服，春分后忌之。小便数及饮酒人皆不宜服。饮酒人不喜甘，恐中满而呕也。

参苏饮 治伤风，鼻塞，发热，恶心，有痰，胸膈不利。

橘红 枳壳 桔梗 粉草炙，各一钱 木香一分 苏叶 半夏 丁葛 前胡 人参 茯苓各八分

姜三片，枣一枚。咳嗽甚者，去人参、木香；热盛喉疼，除半夏，加天花粉、酒芩。

热伤风，咳嗽，喉疼，面热，此素有痰火郁热在内，热极生风。或为风寒所束，不得发越。此热为本，寒为标，治宜清热散寒。经云：火郁则发。又曰：风寒外束者可发。

二陈汤加桔梗、天花粉、玄参、薄荷、酒芩、前胡。嗽不转加瓜蒌仁。夜嗽多加知母。喉疼减半夏。痰盛加贝母、枳壳。肺热气壅，轻则加桑白皮、地骨皮，重则加石膏。

肺气虚，发热咳嗽，服前发散药，其嗽愈甚，或被发散太过，当用收敛之剂补之。日间嗽多，吐白痰沫，或恶心者，为气虚，六君子汤加五味子、薏苡仁、款冬。

夜嗽多，口渴，痰不易出，发热，为血虚，四物汤加知母、五味子、马兜铃、麦门冬、瓜蒌仁。

肺气实，或素有痰，为风寒所闭，鼻塞咳嗽，气壅，不得倒头而卧。

三拗汤

麻黄连根节 甘草生用 杏仁不去皮尖

姜三片，枣二枚，煎服，取清痰乃止。

火盛者，泻白散加石膏、枳壳、天花粉、前胡。效迟加玄明粉一钱，调下立应。

中 风

《内经》云：风之伤人也，或为寒中，或为热中；有中血脉，有中腑，有中脏。

东垣云：中血脉者，口眼㖞斜。中腑者，肢节废，面加五色。有表证，拘急不仁。中脏者，唇缓失音，鼻塞耳聋，眼瞀便闭，性命危急。此三者，治各不同。如中血脉，外有六经之形症，则从小续命汤加减及疏风汤治之。如中腑，内有便尿之阻隔，宜三化汤，《局方》中麻仁丸通利之。外无六经之证，内无便尿之阻，宜大羌活愈风汤、秦艽汤。中脏痰涎昏冒，宜至宝丹之类镇坠之。

《纲目》云：中风，世俗之称也。其症卒然仆倒，口眼㖞斜，半身不遂，或舌强不言，唇吻不收是也。然名各有不同，卒然仆倒者，经称为击仆，世又称为卒中。乃初中风时，其状又如此也。其口眼㖞斜，半身不遂者，经称为偏枯，世又称为左瘫右痪，及腰腿风，乃中倒后之症，邪之浅者，状如此也。其舌强不言，唇吻不收者，经称为痱病。世又称为风懿、风气。亦中倒后症，邪之深者，状如此也。东垣以中脉、中腑、邪浅而易治。中脏为邪深而难治者得之矣。凡病偏枯，必先仆倒。故

《内经》连名称为击仆偏枯也。后世迷失经意，以偏枯为痹病之旨，一以中风名之。遂指偏枯为枯细之枯，而非左瘫右痪之症。习俗之弊，至于如此也。殊不知仲景云：骨伤则痿，名曰枯。盖痿缓不收，则筋骨气肉无气以生，脉道不利，手足不禀水谷之气，故曰枯非细之谓也。积日累月，渐成细者间有之，非可便指枯为细也。此枯字即枯槁之枯。初中倒时，随即醒者，宜治。若不醒者，宜掐人中。俾醒，看痰涎壅盛宜吐之，口噤亦吐之。若口开、手撒、遗尿者，为阳暴绝，速宜大料参芪补接之。若眼戴上者，宜灸之。

《玄珠经》云：风病，口开、手撒、眼合、遗尿、鼻声如鼾者，五脏气绝也。盖口开者心绝，手撒者脾绝，眼合者肝绝，遗尿者肾绝，声如鼾者肺绝也。若见一，犹可用工，若面赤时黑，主阳上散，肾水反克心火，兼遗尿、口开、气喘，断不救也。

【按】以上皆真中风症也。由人元气素虚，腠理疏豁，卫弱失护，一遇风邪，莫之能御。经曰：邪之所凑，其气必虚。救醒后多用骤补法，丹溪独参膏加竹沥、姜汁之类，与类中风症不同法也。

附　方

小续命汤

麻黄去节　人参　黄芩　芍药　防己　川芎　杏仁　甘草　桂各一两　附子五钱　防风一两五钱

每服五七钱，加生姜五片，水煎，食前热服。《金匮要略》有石膏、当归，无附子。

大凡中风，不审六经之加减，虽治之，不能去其邪也。《内经》云：开则淅然寒，闭则热而闷，知暴中风邪，宜先以加减续命汤随证治之。

中风无汗恶寒，麻黄、续命主之。依本方，麻黄、防风、杏仁，各加一倍。宜针至阴足小指外侧爪甲角，针入二分，出血。昆仑足外踝后跟骨。举踹取之。

中风有汗恶风，桂枝、续命主之。依本方，芍药、桂枝、杏仁，各加一倍。宜针风府项后入发际一寸，针七分，禁灸。上二证，皆太阳经中风也。

中风有汗，身热不恶寒，白虎、续命主之。依本方，甘草加一倍，外加石膏、知母各二两。

中风有汗，身热不恶风，葛根、续命主之。依本方，桂枝、黄芩各加一倍，外加干葛二两。宜针陷谷足大指次指间本节后陷中，针五分。去阳明之贼。刺厉兑在足大指次指去爪甲如韭叶。泻阳明之实。上二证，皆阳明经中风。

中风无汗身凉，附子、续命主之。依本方，附子加一倍，甘草加三两，外加干姜二两。宜刺隐白足大指内侧爪甲角。去太阴经之贼。此太阴经中风也。

中风有汗无热，桂枝、续命主之。依本方，桂枝、附子、甘草各加一倍，宜针太溪足内踝后跟骨上陷中动脉应手，针过昆仑。此少阴经中风也。

中风六证混淆，系之于少阳、厥阴，或肢节挛痛，或麻木不仁，宜羌活、连翘、续命主之。小续命八两，外加羌活四两，连翘用六两。

古之续命，混淆无症之别。今各分经治疗，又分经针刺法。厥阴之井大敦足大指甲后一韭叶，聚毛间。刺以通其经。少阳之经绝骨外踝上三寸，灸五壮。灸以引其热。是针灸同象法治之大体。

防风通圣散

防风　川芎　当归　芍药　大黄　芒硝　连翘　麻黄去节　薄荷　山栀　白术　荆芥各五钱　石膏　桔梗　黄芩各一两　滑石　甘草各二两

每服一两，加生姜，水煎服。

中风外无六经之形证，内无便尿之阻隔，知血弱不能养筋，故手足不能运动，舌强不能言语，宜养血而筋自荣。**大秦艽汤**主之。

秦艽三两　甘草　川芎　当归　白芍　石膏各一两　细辛五钱　羌活　防风　黄芩　白芷　白术　生地　熟地　白茯苓各一两　川独活三两

上十六味，剉，每服一两，水煎，温服无时。如遇天阴，加生姜。如心下痞，每两加枳实一钱同煎。

中风外有六经之形证，先以加减续命汤随症治之，内有便尿之阻隔，复以**三化汤**主之。

厚朴　大黄　枳实　羌活各等分

上剉如麻豆大，每服三两，水三升，煎至一升半，终日服之，以微利为度，无时。法曰四肢不禁，俗曰瘫痪，故经所谓太过则令四肢不禁。又曰：土太过则敦阜。阜，高也。敦，厚也。既厚而又高，则令除去。此真所谓膏粱之疾，非肝肾经虚也。何以明之？经所谓三阳三阴发病为偏枯痿易，四肢不禁。王注曰：三阴不足则发偏枯，三阳有余则痿易。易为变易，尝用而痿弱无力也。其治则泻令气弱阳衰、土平而愈。或三化汤、调胃承气汤，选而用之。若脾虚则不用也。经所谓土不及则卑陷。卑，下也；陷，坑也，故脾病四肢不用。四肢皆禀气于胃，而不能至经，必因于脾乃得禀受也。今脾不能与胃行其津液，四肢不得禀水谷气，气日以衰，脉道不利，筋骨肌肉，皆无气以生，故不用焉。其治可补，十全散、加减四物，去邪留正。

愈风汤　中风症内邪已除，外邪已尽，当服此药，以行导诸经。久服大风悉去，纵有微邪，只从此药加减治之。然治病之法，不可失其通塞。或一气之微汗，或一旬之通利，如此为常治之法也。久则清浊自分，荣卫自和。如初觉风动，服此不致倒仆。

羌活　甘草　防风　川芎　细辛　枳壳　人参　麻黄　甘菊　薄荷　当归　知母　黄芪　柴胡　前胡　半夏　厚朴各二两　生地四两　熟地　防己　茯苓　黄芩　白芷　蔓荆子　枸杞　地骨皮各二两　石膏　苍术各四两　桂一两　芍药三两　独活　杜仲各二两

上剉，每服一两，水二盏，煎至一盏，温服。如遇天阴加生姜，空心一服，临卧再煎渣服。俱要食远，空心，一服咽下二丹丸，为之重剂。临卧一服咽下四白丹，为之轻剂。是动以安神，静以清肺。假令一气之微汗，用愈风汤三两，加麻黄一两，均作四服，每服加生姜五片，空心以粥投之，得微汗则佳。如一旬之通利，用愈风三两，大黄一两，亦均作四服，如前煎，临卧服，得利则妙。常服之药，不可少四时之辅，如望春大寒后加半夏、柴胡、人参各二两，木通四两，此迎而夺少阳之气也。望夏之月，加石膏、黄芩、知母各二两，此迎而夺阳明之气也。季夏之月，加防己、白术、茯苓各二两，胜脾土之湿也。初秋大暑之后，加厚朴二两、藿香二两、桂一两、木通二两，此迎而夺太阴之气也。霜降之后望冬，加附子一两、桂一两、当归二两，胜少阴之气也。得春减冬所加药，四时类此。虽立法于四时之加减，更宜临病之际，审病之虚实寒热，土地之宜，邪气之多少。此药具七情、六欲、四气，无使五脏偏胜，不动于荣卫。如风秘服之，则永不燥结。如久泻服之，则能自调。初觉风气便服此药，及新方中天麻丸各一料，相为表里，治未病之圣药也，及已病者，更宜当服。无问男妇及小儿惊痫抽搐、急慢惊风等病，服之神效。如解利四时伤风，随四时加减法。又疗脾肾虚筋弱，言语难，精神昏愦，及治内弱风湿。内弱者，乃风热火亢；体重者，乃风湿土余。内弱之为病，或一臂肢体偏枯，或肥而半身不遂，或恐而健忘，喜以多思。故思忘之道，皆情不足也。是以心乱则百病生，于心静则万病悉去。故此药能安心养神，调阴阳无偏胜，及不动荣卫。

四白丹　能清肺气，养魄。谓中风者多昏昧，气不清利也。

白术　茯苓　人参　砂仁　防风　川芎各五钱　白芷一两　知母　细辛各二钱　羌活　独活　薄荷各二钱半　白檀一钱半　甘草　香附炒，各五钱　甜竹叶三两　麝一字　龙脑五分　牛黄五分　藿香一钱半

上药二十味，计八两六钱三字，为细末，炼蜜为丸，每两作十丸，临卧嚼一丸，分五七次嚼之。上清肺气，下强骨髓。

二丹丸　治健忘，养神，定志，和血。内安心神，外华腠理。

丹参两半　丹砂五钱，为衣　远志五钱　茯神一两　人参五钱　菖蒲五钱　熟地一两半　天门冬一两半　麦冬一两　甘草一两

上为细末，炼蜜丸，桐子大，每服五十丸至百丸，空心食前。常服安神定志。一药清肺，一药安神。故清中清者，归肺以助其真；清中浊者，坚强骨髓。血中之

清，荣养于神；血中之浊者，华荣腠理。如素有痰，久病中风，津液涌溢在胸，中气所不利，用独圣散吐之，后用利气泻火之剂。

泻清丸　治中风，自汗昏冒，发热，不恶寒，不能安卧，此是风热烦躁。方在火门。

天麻丸　行荣卫，壮筋骨。

天麻六两，酒浸三日　牛膝六两，酒浸三日　杜仲炒，去丝　萆薢六两，另研　玄参六两　当归十两　生地一斤　羌活十两　附子一两

上为末，炼蜜丸，桐子大，常服五七十丸，病大至百丸，空心，食前，温酒或白汤下。平明服药，至日高，饥则止药，大忌壅塞，失于通利。故服药半月，稍觉壅，微以七宣丸轻疏之，使药再为用也。牛膝、萆薢治筋骨；杜仲使筋骨相着；天麻、羌活，和风之圣药；当归、地黄，养血能和荣卫；玄参主用附子佐之，行经药也。

《抱朴子》曰：按中风之证，卒然倒仆，口眼㖞斜，半身不遂，或舌强不语，唇吻不收是也。然名各不同。有曰风癔，以心闷闭不能言，喉中噫噫作声。盖肺气入心则能言，邪中心肺，痰涎潮塞，故使然也。有曰风痱者，以风涎散注于关节，气不能行，故使四肢不遂也。有曰舌强不语者，以风入心、脾二经，心之别脉，系于舌本，脾之脉，挟咽连舌本，散舌下。今风涎入其经络，故舌不转而不能言也。有曰四肢拘挛者，以风冷邪气入于肝脏，使诸经挛急，屈而不伸。有曰风柔者，以风热邪气入于肝脏，使诸经弛张，缓而不收也。有曰风颤者，以风入肝经，上气不守正位，故使头招面摇，手足颤掉也。

有曰风喑者，以风冷之气客于中，滞而不能发，故使口禁不能言也。与前涎塞心肺同候，此以口噤为异耳。《要略》曰：风之为病，当半身不遂，经络空虚，贼邪不泻，或左或右。邪气反缓，正气则急。正气引邪，喎僻不遂。邪在于络，肌肤不仁。邪在于经，即重不胜。邪入于腑，即不识人。邪入于脏，即难言，口吐涎。以上所论，皆言风从外入也。刘守真曰：风病多因热甚。俗云风者，言末而忘其本也。所以中风有瘫痪者，非谓肝风实甚而卒中之也，亦非外中于风。良由将息失宜，而心火暴甚，肾水虚衰，不能制之，则阴虚阳实，而热气怫郁，心神昏冒，筋骨不用，而卒倒无知也。张洁古曰：人之气，以天地之疾风名之，故中风者，非外来风邪，乃本气自病也。凡人年逾四旬，气衰者多有此疾，壮岁之时无有也。若肥盛之人则间有之，亦是形盛气衰故如此。治法，和脏腑，通经络，便是治风。李东垣之说与洁古同。朱彦修曰：西北气寒，为风所中者诚有之。东南气温地湿，有风病者非风也，皆湿生痰，痰生热，热生风也。以上所论，皆言风从内出也，夫自古论中风者，悉主于外感，而刘、张诸子，则主于内伤。今详此病，盖因先伤于内，而后感于外，相兼成病者也，但有标本轻重不同耳。假如百病皆有因有证，因则为本，证则为标。古人论中风者，言其证也。诸子论中风者，言其因也。岂可以中风一证歧而为二哉！故古人所论外感风邪者，未必不由本体虚弱，荣卫失调之所致。诸子所论火盛、气虚、湿痰者，未必绝无风邪外侵之所作。若无风邪外侵，则因火、因气、因湿，各为他证，岂有暴仆暴喑，口眼喎斜，手足不遂，舌废不用，昏不识人之候乎？治法，

外感重者宜先祛外邪，而后补中气；内伤重者，宜先补正气，而后攻外邪。或以散风药为君，而补虚药为佐使；或以补虚药为君，而散风药为佐使。全在活法，量标轻重而治之。

凡中风证内邪已除，外邪已尽，当服愈风汤，以行导诸经。久服大风悉去，纵有微邪，只从此药加减。盖能和营卫，疏经络，有补气养血之功，祛湿消痰之效。疏而不耗，补而不滞，不燥不寒。诚观左右之轻重，上下之缓急，酌而用之，无不克济。

【按】中风五脏，亦显外证。目瞀者中于肝，舌不能言者中于心，唇缓便秘者中于脾，鼻塞者中于肺，耳聋者中于肾。此五者，病深为难治。但风中腑者，多兼中脏，如左关脉浮弦，面目青，左胁偏痛，筋脉拘急，目眴头眩，手足不收，坐踞不得，此中胆兼中肝也，用犀角散之类。如左寸脉浮洪，面赤汗多，恶风，心神颠倒，怔悸恍惚，言语謇涩，舌强口干，此中小肠兼中心也，用麻黄散之类。如右关脉浮缓或浮大，面唇黄，汗多恶风，口喎语涩，身重嗜卧，肌肉不仁，腹胀不食，此中胃兼中脾也，用防风散之类。如右寸脉浮涩而短，面白，鼻流清涕，多喘，胸中冒闷，短气，自汗，声嘶，四肢痿弱，此中大肠兼中肺也，用五味子汤之类。如两尺脉浮滑，面目黑鼽，腰脊痛引小腹，不能俯仰，两耳鸣，骨节痛，足痿，善恐，此中膀胱兼中肾也，用独活散之类。此皆言真中风也，而有气血之分焉：气虚而中者，由元气虚而贼风袭之，则右手足不仁，用六君子汤加钩藤、姜汁、竹沥；血虚而中者，由阴血虚而贼风袭之，则左手足不仁，用四物汤加钩藤、竹沥、姜汁；气血俱虚而

中者，则左右手足皆不仁也，用八珍汤加钩藤、竹沥、姜汁。其与中风相类者，则有中寒、中暑、中湿、中火、中气、食厥、劳伤、房劳等证；中于寒者，谓冬月卒中寒气，昏昧，口噤，肢挛，恶寒，脉浮紧，用麻黄、桂枝、理中汤之类；中于暑者，谓夏月卒冒炎暑，昏冒，痿，厥，吐泻，喘满，用十味香薷饮之类；中于湿者，丹溪所谓东南之人，多因湿土生痰，痰生热，热生风也，用清燥汤之类，加竹沥、姜汁；中于火者，河间所谓非肝木之风内中，六淫之邪外侵，良由五志过极，火盛水衰，热气拂郁，昏冒而卒仆也，用六味丸、四君子、独参汤之类，内有恚怒伤肝，火动炎上者，用柴胡汤之类；中于气者，由七情过极，气厥昏昧，或牙关紧急，用苏合香丸之类，误作风治者死；食厥者过于饮食，胃气自伤，不能运化，故昏昧也，用六君子加木香；劳伤者，过于劳役，元气虚耗，不任风寒，故昏冒也，用补中益气汤；房劳者，因肾虚精耗，气不归原，故昏冒也，用六味丸。此皆类中风者也。

邪之所凑，其气必虚。故风之伤人，虽云脏腑俱受，而肺、肝二经居多。盖风邪之人，先于皮毛之虚，皮毛受邪，则内客于肺，肺主气，肺邪既盛，则气必上逆，所以有痰涎壅塞，昏晕倒仆之状。肝主筋，属木与风，其气相感，以类相从。故风邪乘虚，肝经受之则筋缓不荣，或筋缩不舒。所以有手足拘挛，或四肢瘫痪之状，治风之法，初得病，即当顺气，及日久，即当活血。此万古不易之理。盖风病未免有痰，治痰先治气，气顺则痰清。治风先活血，血行风自灭。顺气和血，斯得病情。若先不顺气，便用乌附，又不养血，徒用麻防，未见有愈者也。

《内经》治口眼㖞斜，多属足阳明筋病。盖足阳明筋结颊上，得寒则急，得热则弛。左寒右热，则左颊筋急，牵引右之弛者，而㖞向左也。右寒左热，则右颊筋急，牵引左之弛者，而㖞向右也。故其治法，以火灸，且为之膏油熨其急者，以白酒调和桂末涂其弛者。后人用酒煮桂取汁，以故布浸揭病上，左㖞斜揭右，右㖞斜揭左，即《内经》用酒桂涂法也。

人之一身经络贯串谓之脉。脉者血之隧道也。血随气行，周流不停。筋者周布四肢百节，联络而束缚之，此属肝木。得血以养之，则柔和而不拘急。脉皆起于手足指端，故十二经皆以手足而名，筋则无处无之。皮毛者属肺主外，而易于感冒。人身之血，内行于脉络，而外克于皮毛，渗透肌肉，滋养筋骨，故百体平和，运动无碍。若气滞则血滞，气逆则血逆，得热则瘀浊，得寒则凝泣，衰耗则顺行不周，渗透不遍，而外邪易侵矣。津液者，血之余，行乎脉外，流通一身，如天之清露。若血浊气滞，则凝聚而为痰。痰乃津液之变，遍身上下，无处不到，津液生于脾胃水谷所成，浊则为痰，故痰生于脾土也。是以古人论中风偏枯麻木等证，以血虚、瘀血、痰饮为言，是论其致病之源。至其得病，则必有所感触，或因风，或因寒，或因湿，或因酒，或因七情，或劳役、房劳、汗出，因感风寒湿气，遂成此病。此血病、痰病为本，而外邪为标。其邪中于皮毛肌肉，则不知痛痒，麻木不仁，如有物一重贴于其上，或如虫游行，或洒洒寒栗，遇热则或痒，遇阴雨则沉重酸痛。其邪入于血脉经络，则手足、指掌、肩背、腰膝，重硬不遂，难于屈伸举动，或走注疼痛。此上诸症，皆外自皮毛以至筋骨之病。凡脉所经所络，筋所会所结，血气津液所行之处，皆邪气郁滞，正气不得流通而致。然治者当以养血除风，顺气化痰为主，不必强度某病属某经某脏而杂治之也。

风病遗尿属气虚，参芪补之。小便不利者，勿用利药，既得自汗，则津液外亡，小便自少。若利之，使荣卫枯竭，无以制火，烦热愈甚。当候热退汗止，小便自行。兼此症，乃阳明，大忌利小便，须当识此。

妇人产后中风，口噤，手足瘈疭，如角弓状，或血晕，四肢强直。俱用荆芥略炒为末，黑豆淋酒调下三钱极妙。或加当归，入酒少许，水煎灌下即省。

秦艽升麻汤

秦艽　升麻　干葛　芍药　人参　甘草　白芷　防风　桂枝

连须葱白，水煎。

川芎石膏汤 此乃防风通圣散加减法也。

防风　川芎　当归　芍药　连翘　石膏　黄芩　桔梗　薄荷　人参　荆芥　大黄　甘菊　滑石　甘草　山栀　砂仁　寒水石　生姜

水煎服。

八味顺气散

白术　青皮　白芷　乌药　人参　陈皮　甘草　白茯苓

乌药顺气散

麻黄　陈皮　乌药　干姜　甘草　僵蚕　川芎　枳壳　白芷　桔梗　生姜　大枣

水煎服。

六合汤

熟地　当归　川芎　芍药　秦艽一作防风　羌活

水煎服。

三生饮

南星一两，生　川乌去皮脐，生　附子去皮脐，生，各半两　木香二钱半　生姜十片

上每服五钱，水煎。

省风汤

南星三钱，生　防风三钱，生　半夏汤泡，生　甘草生　黄芩各一钱半

上加生姜三片，水煎温服。

搐鼻通天散

藜芦　川芎　白芷　细辛　防风　薄荷各一钱　猪牙皂角三个，刮去皮子

上为末，吹鼻中。

开关散 一名破棺散，治中风口噤。

南星末，五分　冰片少许

上五月五日午时合，以中指点末，揩齿左右，其口自开。

摄生饮

苍术　木香　南星　半夏　细辛　菖蒲　甘草生　生姜

痰盛加全蝎。水煎服。

稀涎散

白矾一两，半生半枯　牙皂四个，肥实不蛀者，去皮弦，炙黄

上为末，温水调下一二钱，吐出痰涎便省。

解语汤 一方有石菖蒲、远志。

羌活　防风　天麻　肉桂　川芎　南星　陈皮　白芷　当归　人参　甘草　酸枣仁　羚羊角

水煎，入竹沥半盏，再一滚服。

清心散

青黛　硼砂　薄荷各二钱　牛黄　冰片各三分

上为末，先以蜜水洗舌，后以姜汁擦舌，将药末蜜水调稀，搽舌本上。

加味转舌膏

连翘　远志　薄荷　柿霜各一两　石

菖蒲六钱　栀子炒　防风　桔梗　黄芩酒炒　玄明粉　甘草　酒大黄各五钱　犀角　川芎各三钱

上为末，炼蜜丸，弹子大，朱砂五钱为衣，食后，临卧，薄荷汤嚼下一丸。

诃子清音汤

桔梗一两，半生半炒　诃子四十九个，半生半炮　甘草二钱，半生半炙

上为末，每服七钱，童便一大碗，煎热调服。

大八风汤

当归　杏仁　炙草　桂心　干姜炮　五味　升麻六分　川乌炮　黄芩炒　芍药炒　独活　防风　川芎　麻黄　秦艽　石斛　人参　茯神　石膏　黄芪　紫菀三分　大豆去皮，炒，九分

虎胫骨酒

防风　萆薢　当归　松节　龟板　虎骨酥炙，各二两　晚蚕沙　五加皮　秦艽　羌活各二两　白术三两　枸杞子　苍耳子各四两　牛膝一两　鳖甲一两　干茄根八两，饭上蒸

一方有石斛、续断、杜仲、巴戟各一两

上㓮碎，绢袋盛之，以无灰酒三斗，浸坛内，春秋七日，夏五日，冬十日，密固煮滚，封七日，开取时不可面向坛口，恐药气冲目。每日早、午、晚间，病人自取酒一小杯服之。不许多饮，又不令药力断绝。病瘥酒尽，将渣晒干，再入干浮萍一片半，木香一两，防己、木瓜各二两，麝少许，研为末，酒糊丸，桐子大，酒下五十丸，日用三服，忌食动风之物。

又曰：凡中风者，俱有先兆之症。凡人如觉在拇指及次指麻木不仁，或手足不用，或肌肉蠕动者，三年内必有中风之症。

经曰：肌肉蠕动，命曰微风。宜先服八风散、愈风汤、天麻丸各一料为愈。夫大拇指、次指，皆手足太阴阳明经。中风多着此经也。先服祛风涤热之剂，辛凉之药，治内外之邪，是以圣人治未病不治已病。又云：善治者治皮毛，是治萌芽也。故初成者获愈，固久者伐形，是治未病之先也。

丹溪云：大率治风，主血虚有痰，治痰为先。或挟火与湿，盖湿生痰，痰生热而热生风也。

半身不遂者，大率多痰。在左属死血与无血，宜四物汤加桃仁、红花、竹沥、姜汁。在右属气虚，属痰，宜四君子汤、二陈汤，加竹沥、姜汁。

气虚卒倒，参芪汤补之。挟痰则浓煎人参汤，加竹沥、姜汁。血虚四物汤补之。挟痰则四物皆用姜汁炒过，加竹沥、姜汁。能食者，去竹沥，加荆沥。

竹沥、荆沥，乃开经络，行血气，故为必用之剂。

肥人多湿，少加乌头、附子行经。

肥人中者，以其气盛于外而歉于内也。肺为气出入之道，肥人气必急，急则痰涎上壅，邪盛可知。所以治之必先理气为急。中后气未顺，痰未除，调理之剂，唯当用藿香正气散和星香散煎服。此方非特可治中风之症，中气、中恶尤宜，寻常呕吐痰厥，及胸膈饱闷者，皆可用之。

治风之法，初得之必先顺气，及日久则当活血，此万古不易之理。有以四物吞活络丹愈者，正此意也。设不先顺气化痰，遽用乌附，又不活血，徒用防风、天麻、羌活辈，吾未见其能治也。

若饮食坐卧如常，但失音不语，只以小续命汤去附子，加石膏、菖蒲一钱。

【开关之剂】

稀涎散　治中风不语、牙关紧急、单蛾、双蛾。

江子仁六粒，每粒分作两半　牙皂三钱，切片　明矾一两

化开矾，将二味投入，搅匀，待矾枯，为末，每用三分，吹入，诸病皆愈。痰涎壅盛者，以五分，灯心汤下。喉中之痰逆上者即吐，膈间者即下。

凡中风口噤不开，用白盐梅揩齿，即能开，乃可进药。

丹溪用藜芦为末，加麝香少许，入鼻内，吐之，一吐不愈，再吐之。虚甚者不可吐。

救急通关散　治中风中气，一应急病，宜先以此开关。

牙皂　细辛

二味为末，吹入鼻内，得嚏佳。

苏合香丸　擦牙上，牙关即开。再以生姜自然汁并三生饮，俟其苏醒，然后次第进以顺气之剂，或排风、续命之类。

胜金丸　治中风忽然仆倒如醉，形体昏闷，四肢不收，涎潮逆上，膈气不通，命在须臾。

生薄荷五钱　牙皂二两，捶碎，水一升，二味同浸取汁，研成膏　瓜蒂末，一两　藜芦末，二两　朱砂半两，另研

上将朱砂末二分，和二味末子，和匀，用膏子为丸，龙眼大，朱砂为衣，温酒化下一丸，甚者二丸，以吐为度。得吐即醒，不醒者不治。

桑枝法　桑枝一升，炒香，以水三大升，煎取二升，一日服尽。《图经》云：桑枝温平，不凉不热，可以常服，疗体中风痒，干燥脚气，风气，四肢拘挛，上气，眼晕，肺气咳嗽，消食，利小便，久服身轻，聪明耳目，令人光泽，兼疗口干。

《仙经》云：一切仙药，不得桑煎不服。出《抱朴子》。政和间，何子常病两臂痛，诸药不效，依此作数剂，臂痛即愈。

凡治中风，莫如续命之类。然此可扶持初病，若要收全功，火艾为良。中风皆因脉道不利，血气闭塞也。灸则唤醒脉道，而血气得通，故收全功。

中风不语，用龟尿少许点于舌，神效。

取龟尿法：置龟新荷叶上，用猪鬃鼻内刺之即出。

一方　治半身不遂，口眼㖞斜，头目眩晕，痰火炽盛，筋骨时疼。此乃原于血虚血热，挟痰挟火。经络肌表之间，先已有病根，后因感冒风寒，或过嗜醇酒膏粱，而助痰火，或恼怒而逆肝气，遂有此半身不遂之证。其在于经络肌表筋骨之间，尚未入脏腑，并以此方治之。盖此方有补血活血之功，不致于滞。有健脾燥湿消痰之能，不致于燥。有清热运动，疏风开经络，通腠理，内固根本，外散病邪，王道剂也，多服见功。

白术一钱半　川芎一钱半　南星　半夏　芍药　茯苓　天麻各一钱　当归　生地　熟地　牛膝　酸枣仁　黄芩　橘红各八分　羌活　防风　桂各六分　红花炙　甘草各四分　黄柏三分

水煎，入竹沥、姜汁，侵晨服。

喑　痱

《素问》太阴所谓入中为喑者，阳气已衰，故为喑也。内夺而厥，则为喑痱。此肾虚也。少阴不至者厥也。《脉解》篇王注云：痱，废也，肾气内夺，则舌喑足废。

《纲目》云：厥逆者温补之，河间地黄饮子是也。

河间**地黄饮子** 治喑痱不能言，足废不能用，肾气弱，其气厥不至舌下。

熟地 肉苁蓉酒浸，焙 巴戟 石斛 附子炮 五味 菖蒲 远志 官桂 麦冬 山茱萸 白茯苓各等分

水盏半，姜五片，枣一枚，薄荷同煎至八分，不拘时服。

麝香散 卒中风，喑哑，倒地不省，左右瘫痪，口眼㖞斜，诸药未服者服之。

真麝二钱 真香油二两

若遇此症，将麝香研细，入油搅匀，开口灌之，其人自苏。不独治中风，且全其言语不謇，手足不瘫。服此后，方服顺气疏风之剂，盖麝香通关节，可以行至病所也。

疫 门

凡众人病一般者，此天行时疫。治有三法，宜补、宜散、宜降。用大黄、黄芩、黄连、人参、桔梗、苍术、防风、滑石、香附、人中黄，为末，神曲糊为丸，每服五七十丸。气虚四君子，血虚四物，痰多二陈汤作使送下。热盛者加童便。

生生子曰：夫温病，有冬伤于寒不即发，过时而为春温者，有冬不藏精者，有感四时不正之气者，有君、相二火加临，而沿门阖境相似者。有用和解法者，有用补法者，有用寒凉者，有用溃法者，各推其所因而施治之。毋执热之一途，而概用寒凉法也。

大抵治时疫，当按邪在何经，及参之时月，故奏效甚捷。发热发斑，以玄参升麻汤治之。

头痛先寒后热，以小柴胡汤。渴加知母、天花粉。无汗加葛根。夏加石膏、知母各三钱。

先热而后寒，口渴无汗，葛根升麻汤加柴胡。热甚及夏月加石膏、知母。

但热无寒，口渴烦躁，白虎汤加麦门冬。

大渴，大热，谵语，腹满，脉洪大有力，大柴胡汤，或凉膈散。

发热而大便泻，小便短，柴苓汤。

发热口渴而小便不利，五苓散。韩飞霞五瘟丹亦妙。

张子和**六神通解散** 治时病从外而感者。头痛，体疼，见风怕寒，遇暖则喜，不问日数，皆当大汗。

麻黄一钱半 苍术 甘草 黄芩各一钱 石膏 滑石各二钱

姜葱煎热服。

如谵语，神思不宁，热邪在里而汗不能尽解，又加人参、黄连二味即安。此方用药轻微，人多不晓，易而忽之，不知其中自有神妙。如解汗未通，更加紫苏叶、葛根、白芷等，助其威风，得汗其病如扫。

治瘟病活套

人中黄疗时行热毒为君，苍术、香附散郁为臣，黄芩、黄连降火，人参补虚，桔梗、防风利气行经为佐。热郁结，则内外气液不通成燥，大黄苦寒而能涤荡燥热，滑石性滑，味淡，将以利窍解结，通气液以润燥，二者一阴一阳，用之为使。

藿香正气散 治外感发热头痛，内因痰饮凝结作热。四时疫疬，或中脘痞满，呕逆恶心。霍乱及伤寒头疼，憎寒壮热。

茯苓 白芷 紫苏 陈皮 桔梗 大腹皮 甘草 白术 厚朴 半夏各一两半 藿香三两 前胡

上每服五钱，姜三片，枣一枚，水煎，

热服。欲出汗以被覆之。如挟饮食，加枳实、山楂。腹疼加砂仁、苍术，减白术。

败毒散 治四时疫疠，伤风有汗，风湿，身肿，体疼，恶风，口干，日晡发热。

茯苓 甘草 人参 桔梗 川芎 柴胡 前胡 枳壳 羌活 独活各等分

生姜三片，薄荷五片，水煎服。

六神散 治大热发狂谵语。方在狂门。

渍法：

五枝汤 治时疫用表药太多，而肺金枯燥，以致腠理致密，不能得汗，而热不解。

桑、槐、榆、桃、柳，各四十九条，煎汤浴之。少顷，肤润而汗出，热因退矣。

辟疫丹

雄黄末，一钱　麝半分

用黑枣肉捣为丸，枣核大，朱砂为衣，绵包塞入鼻中，男左女右，入病家则不染疫气。

神仙百解散

茵陈 柴胡 前胡 人参 羌活 独活 苍术米泔浸，炒 甘草 干葛 白芍 升麻 防风 藁本 藿香 半夏 白术各五两

立春以后不加减。立夏以后一料内加柴胡、赤茯苓、川归各五钱。立秋以后减柴胡一分，不用川归、赤茯苓，只加干葛、肉桂去粗皮，各一分，麻黄去节，五钱。

立冬以后并无加减。一方无川归，有黄芩五钱。

上为细末，每服三钱，水一盏半，姜三片，枣二枚，煎一盏，热服。并进二服。如要表散，加葱白三寸、淡豆豉三十粒，同煎服。以衣被盖覆，汗出而愈。

头面肿

俗名鸬鹚瘟，一名蛤蟆瘟。车前草水煎服极效，大便秘者，加蜂蜜一匙。

多是少阳、阳明二经之火上壅，热极而生风也。故肿每在两颊车及耳前后。当用清、降二法，防风通圣散加减治之。感之轻者，只清之亦自消散，不必加硝、黄，恐药过于病也。

予尝治多加痰药于清散之中，取效甚速。今列于下：

白僵蚕 天花粉 酒芩 酒连 大力子 甘草 柴胡各一钱 贝母 玄参 桔梗 枳壳各八分 连翘 石膏各三钱 升麻一钱 葱白三根 姜三片 淡竹叶廿片

食后缓缓服之。大便秘结，加酒煨大黄一钱。

若被重剂泻下太过，损伤中气，脾弱泄泻，面与项肿不退，此所谓上热未除，中寒复生者也。以小柴胡汤加白术、山药、升麻、白芷，一补一消，庶几保全。

大头病与此亦相须而治。

丹溪曰：大头天行病，乃湿热在高巅之上。用羌活、酒芩、酒煨大黄，随病加减，不可用降药。

东垣有法有方，谓阳明邪热太甚，资实少阳相火而为之，视其肿热在何部，随经治之当缓。勿令重剂过其病所。阳明之邪，首大肿。少阳之邪，出于耳前后。先以酒炒黄芩、黄连、炙甘草煎，频频少与呷之。食后再煎大黄、大力子，临时加芒硝等分，亦时时呷之。俟邪气少杀，只服前药。未已，再如前次第服之。取大便，邪气已即止。阳明渴加石膏；少阳渴加栝蒌根。阳明行经，升麻、芍药、葛根、甘草；太阳行经，羌活、荆芥、防风。并与上药相合服之。

或云头痛酒芩，口渴干葛，身疼羌活、桂枝、防风、芍药。

海藏**神术汤** 治内伤冷饮，外感寒邪，无汗者。

苍术制 防风各二两 甘草一两，炒

上㕮咀，加葱、生姜同煎服。如太阳证，发热恶寒，脉浮而紧者，加羌活二钱。如太阳证，脉浮紧中带弦数者，是兼少阳也，加柴胡二钱。如太阳证，脉浮紧，中带洪者，是兼阳明也，加黄芩二钱。妇人服者加当归，或加藁本各二钱。如治吹乳，煎成调六一散三五钱，神效。

又神术汤六气加减例

太阳寒水司天，加羌活、桂枝，余岁非时变寒亦加，冬亦加。阳明燥金司天，加白芷、升麻，余岁非时变凉湿亦加，秋亦加。少阳相火司天，加黄芩、地黄，余岁非时变雨湿亦加，夏亦加。太阴湿土司天，加白术、藁本，余岁非时变热湿亦加，夏末秋初亦加。少阴君火司天，加细辛、独活，余岁非时变热亦加，春末夏初亦加。厥阴风木司天，加川芎、防风，余岁非时变温和亦加，春亦加。

以上神术汤六气加减法，非止为司天之气设也。至于岁之主气，与月建日时同前应见者，皆当随所见依例加减之。按海藏此论，与戴人云"病如不是当年气，看与何年运气同，便向此中求妙法，方知皆在至真中"之歌相表里，实发前人之未发也。盖海藏此论，所谓某气司天加某药者，治常气之法也。所谓随所应见加减者，治变气之法也。戴人所谓看与何年同气求治法者，亦治变气之法也。能将二公之法，扩充行之，则《内经》运气之本义灿然矣。夫《内经》论运气，有常气，有变气。常气者有定纪，如某年属某气司天，当寒；某年属某气司天，当热是也。变气者，无定纪，如某年属某气司天，当寒反变热，当热反寒是也。王氏注文，释以经无定纪之变气，作有定纪之常气。使后学皆以年岁占运气，而其应者十无一二，是以人莫之信，而其道湮晦久矣。二公生于数千百年之后，复启其端而续之，功亦巨矣。

火 热 门

火之与热，微甚之间而已，各标门户，近赘，今归之于一，便寻治也。

明 火 篇

《五运六化篇》曰：君火之化热，主春末夏初，行暄淑之令而不行炎暑，应君之德也。

生生子曰：诸书言火不一，于杂症中言者，往往至言火杂症，而兼令气者，虽间有之，而未畅也。愚谓天有六气，火居其二。地有五行，火居其一。人之五脏，德合五行，火之有二，君相是已。火之在易为离，离者内阴外阳，主乎动者也。动则生，故曰天不能远火以生物，人不能远火以有生。过动则变，而反销铄于物也。在御之何如尔！按《内经·气交变大论篇》云：南方生热，热生火，其令热，其变销铄，其灾燔焫。又《运气五行生死顺逆篇》曰：火主于南，应夏，火之为言，化也。言能化生万物也。顾其为疾，不独待于君相，凡五志之火，皆致眚也。岐伯历举病机一十九条，而属火者五。此先圣论火者大抵也。后之言火者，无论其他，且以丹溪之特识，乃分君火为人火，相火为天火。而后之人翕然颂之，愚窃以为未然也。夫火有天人，不可以君相而分属天人，何也？六六之气，以君火为二之气，经以热称之。以相火为三之气，经以暑称之。是君相皆可以火称也。唯人之摄养失宜，则五脏之火，随触而见。触之于心之经、心之络、心之脏，皆君火也，固可以人火称之。若触之于包络，触之于三焦，此相火也，亦可以人火称也，而独以天火称之何哉？又曰：见于天者，出于龙雷，则木之气，出于海，则水之气。虽其取譬，无非欲壮相火之烈。然但可以论五脏厥阳之火，而非君相。令气有定位，有伦序者言也。彼造化之所以生生无穷者，以其有不易之定体为之主，然后四时行而万物生。盖天人之理一致，若外内君相之火，亦必先有定位，而后可以言变化。唯善摄生者，其五行五志之火，有以默裨其生生之功，故人莫得而见其端。及其过极，则酷烈之势始见，书谓寂然不动，感而遂通是已。愚故曰：治火热之症，必先察夫令气之流行，而参治之可也。虽非火令司天之年，然一岁中，既有此君、相二节之气，治病者安得舍令气而不加察之乎？诸书又妄以命门为相火，而主方即以滋阴降火汤为专剂。以故今之治虚怯者，未数月而多至殂促。固司命者阴柄其权，或亦治火之源未彻，而妄投药剂，有以致之乎？吾祁汪子良《医学质疑》有外内君相篇，言之颇悉。言外者，有曰火邪自天，气血感之而为病也。得非令气之天火欤！言内者，有曰乃人之调养失宜，正气自伤而为病也。得非所触五志之人火者欤！外内之因不同，补泻之治自别。以外君相言之，则有令气之序；以内君相言之，则少阴、少阳、厥阴自明，五志之火自见也。况内外证治甚该，莹然可法，似补前人所未臻。虽其所约诸方，未必能一一中其肯綮，推其意，

极欲正其外内君相之名，表其虚虚实实之治，为后人作梯阶，工之与致，不遑计也。而亦不以君相分天人也。愚故录之于上，以俟明哲采焉。

外内君相篇 祁邑汪子良著

夫火者，明曜燔灼者也。其性升燥，其气郁蒸，其色为赤，其声为鸣，其味为苦，其始为温，其变为寒。其为害也，十二经络脏腑无所不至。诸书以心为君火，以黄连泻之。右肾命门为相火，以黄柏制之。以君、相二火限于心、肾，非也。随其所寓而名之君火、相火之说，始于运气诸篇，而近世诸书继之曰：实火、虚火、人火、龙火、肾肝阴火、五志之火之类。其意虽各有所指，而天人外内之未莹，则亦犹有惑也。夫外者，火邪自天，气血感之而为病也。内者，人之调养失宜，正气自伤而为病也。外内之因不同，补泻之治自别。以外君相言之，经有六节之序，始于风木，终于寒水。自春分至小满为二气，君火，其令热；自小满至大暑为三气，相火，其令暑。夫风、火、暑、湿、寒、燥之六气，迭相盛衰，以应六六之节，而君相当其二焉。君相云者，乃热暑微甚之分耳。应则为平，变则为病，当其时则微，非其时则甚。如非时而有大热，则为瘟疫之病矣。如君火之化热，感之则手少阴心、太阳小肠脏腑主之。相火之化暑，人感之则手厥阴膻中、少阳三焦脏腑主之。夫君少阴也，而心又主血，血属阴，为病主静。相火少阳也，而膻中又主气，气属阳，为病主动。故凡静者，皆君火之症也。如痛痒疮疡，痈疽瘤气，结核红肿，鼻塞鼽嚏，吐酸督郁，血溢血泄，笑悲谵妄，恶寒战栗，身热转筋，腹胀有声，小便浑浊，淋

秘，暴注下迫旧有霍乱吐下太阴之症，今去之。之类，皆君火使之然也。凡动者，皆相火之症也。如瞀瘛、暴喑、冒昧、躁扰、狂越、詈骂、惊骇、呕涌、溢食、气逆上冲、诸禁鼓栗、如丧神守、喉痹、耳鸣、耳聋、暴注、眴瘛、跗肿疼酸、暴病暴死之类，皆相火使之然也。夫君相之火，俱主于热，宜用寒凉正治，但热微甚之不同耳。其在表者发之，在里者泻之、利之、下之，半表半里者和之。如柴胡、黄芩泻肝胆之火，黄连泻心火，木通泻小肠火，芍药泻脾火，石膏泻胃火，黄芩泻肺火与大肠火，知母泻肾火，黄柏泻膀胱火，此外君相之症治者也。内之君相者，正气自伤为病，有似火邪所发而实非也，如诸书所谓实火可泻，虚火可补之类。夫实者，正气之有余也；虚者，正气之不足也。盖人之气生发于胃，聚于膻中，膻中者，乃心前空虚之位，名曰气海，又曰宗气。其气之余，由肺运于一身，通调水道，下输膀胱，水精四布，五经并行，以为生生不息之运用。若夫起居动静调养失宜，过于劳倦、房事、醉饱，耽食肥甘辛辣厚味之属，以致经络脏腑因之受伤，则夫膻中之气，随其所寓郁滞而为病。气之有余则为实火，气之不足则为虚火。故曰君火者，犹人火也，可以水灭，可以正治，唯黄连之苦泻之。相火者，犹龙火也，不以水灭，不以正治，顺其性而折之，唯黄柏之辛制之。又曰：实火可泻，黄连解毒之属。虚火可补，参、术、生甘草之属，兼泻兼缓。故内之君火者，实火也，犹人火也，宜用寒凉之味泻之。如肝脏素热，复加酒热上行，而为目赤肿痛者，治用柴胡、黄芩、龙胆草之属。又有肝经素有湿热，又复感淫秽，以致肝经热郁而为下疳者，治用龙

胆泻肝汤之属；或为便毒者，治用大消毒散之属；或为杨梅疮者，治用防风通圣散之属。又有胆瘅，因于谋虑不决，故胆虚，气上溢而为口苦者，治以胆募俞。又如小儿因闻异声，内激胆热而为惊搐者，治用泻青丸之属。又如过食膏粱之味，热积于心而为痈疽者，治用黄连解毒汤之属。经曰：膏粱之变，足生大疔。足，充足也。又醉以入房，或临房忍精，以致小肠、膀胱热郁不散，而为淋浊者，治用黄柏、知母、木通、栀子之属。又如有因劳动热起于脾，而为痰涎带血者，治用黄连、芍药之属。又如过食肥甘而为消中，或为中满等症，治用三补丸之属。经曰：肥者令人内热，甘者令人中满。又曰：消中热中，皆富贵人也。又如醉以入房，酒热郁于脾胃，而为热厥者，治宜解酒散热，间服滋阴之剂。岐伯言热厥者，此人必醉饱以入房，酒聚于脾胃不得散，酒气与谷气相薄，热盛于中云云。肾气日衰，阳气独盛，故手足为之热也。又有因于饱食，热积大肠而为痔漏下血者，治用黄连、枳壳之属。经曰：因于饱食，筋脉横解，肠澼为痔。又如食滞，肠胃郁热不散，而为下痢赤白者，治用大承气汤之属。经曰：通因通用者此也。又如色欲不遂，肾热内炽，而为遗精者，治用珍珠丸加椿根皮之属。内之君火之大意盖如是。内之相火者，虚火也，犹龙火也，宜分气血而用甘温之味补之。有因久视伤血，以致肝热上腾，而为目赤肿痛者，治用四物汤加黄连、黄芩、柴胡之属。又有肝血内虚而为发热者，治用四物汤加黄柏、知母之属。又有胆腑虚热而为不寐者，治用酸枣仁、竹叶之属。又有少阳胆经血枯，不足以配阳气，则气郁为热而为瘰疬者，治用四物汤，生地、柴胡、

黄芩、连翘、玄参、夏枯草之属。或为耳鸣者，治用清气化痰丸之属。又有劳心过度，以致神不守舍，而为惊悸不寐等症，治用八物汤加酸枣仁、远志，间服朱砂安神丸之属。又有因于失志，心神受伤，而为癫风者，治用四物汤，间服朱砂安神丸之属。又有抑郁伤心，而为痈疽不起者，治用人参、黄芪、白术、附子之属。又有内伤心之元阳，而为恶寒者，治用人参、附子、赤石脂之属。王太仆云：益火之源，以消阴翳之类是也。又有小肠、膀胱气虚，不能运化小便而为淋秘者，治用参、芪、术、茯、木通之属。经曰：膀胱者，州都之官，津液藏焉，气化则能出矣。又有劳倦伤脾而为大热、气喘、虚烦者，治用补中益气汤之属。经曰：有所劳倦，形气衰少，谷气不盛，上焦不行，下脘不通，胃气热，热气熏胸中，故内热。又有劳倦伤脾，症现头痛发热，误食寒凉之药过多，而增谵语、郑声、脉数不鼓者，治用参、芪、白术、当归、附子、干姜之属。又有劳伤脾胃，阳气不能上荣，而为头痛、耳鸣、鼻塞、口淡等症，治用补中益气汤加蔓荆子之属。经曰：头痛耳鸣，九窍不利，肠胃之所生也。又有饮食失节，与夫素斋，内伤脾胃，而脉虚身热，咳嗽，腹胀，泄泻等症，补中益气汤加减治之。又有内伤胃腑，胃气大虚而为呕吐者，治用参、芪、白术、砂仁、石菖蒲之属。或为消谷善饥者，治用参、芪、甘草之属。或为吐血者，治用参、术、附子之属。或为左齿痛者，治用参、芪、术、归、白芷、升麻之属。或为腹胀者，治用参、芪、白术、砂仁、木香之属。经曰：塞因塞用之类是也。又有过欲肾虚，火炎于肺，而为喘嗽等症，治用六味地黄丸，加黄柏、知母、贝母、

麦冬、五味之属。又有肺气内虚，不能运行，而为喘嗽膹郁等症，治用参、芪、术、附、麦冬、五味、款冬花之属。又有大肠气虚，不能传送，而为里急后重，或为虚秘等症，治用补中益气汤之属。又有过欲伤肾，阴火内炽，而为耳鸣者，治用清上实下之剂。或为口鼻血溢者，治用四物汤加茅根、大小蓟、阿胶之属。或为骨蒸者，治用当归、生地黄、胡黄连、知母、地骨皮之属。或为热从脐下起者，或为热从足上起者，治用四物加黄柏、知母，间服六味地黄丸之属。或为午后发热者，治用当归、地黄、枸杞、龟板之属。王太仆云：壮水之主，以制阳光之类是已。内之相火之大意盖如是。此外，犹有五志之火，亦属正气自伤，但因五志所发之不同耳。经曰：人有五志，以生喜、怒、悲、思、恐。若夫五志过度，则火发于中而为病耳。怒则气上，喜则气缓，悲则气消，思则气结，恐则气下之类。夫五志过伤，非药可治，乃以所胜治之。悲胜怒，喜胜悲，恐胜喜，怒胜思，思胜恐之类是已。夫悲可以胜怒，以凄恻苦楚之言感之；喜可以胜悲，以浪谑亵狎之言娱之；恐可以胜喜，以迫遽死亡之言怖之；怒可以胜思，以污辱欺罔之言触之；思可以胜恐，以虑彼亡此之言夺之之类是也。夫五志所伤未甚，正气未虚，或可以药治者有之。如青皮以泻怒气之逆，参芪以补悲气之消，香附以开思气之结，升柴以举恐气之降，唯夫喜则气和志达，虽病亦微，不治可也。此五志之症治者也。又有内外两伤之火，正气自伤，复加火邪外伤，而为倦怠少气，自汗身热，失于视听，脉虚等症。治用清暑益气汤之属。经曰：阳气者，烦劳则张，精绝，瘭积于夏，使人煎厥，目盲不可以视，耳聩不可以听

之类是也。又如元气素虚，遇夏外热伤气，而为倦怠无力、头疼、口淡等症，俗谓之注夏，治用参、芪、白术、麦冬、五味、黄芩之类。又如足之太阳经气不足，感受暑气，而为恶寒发热、身重疼痛、手足逆冷、小便已洒然毛耸、小有劳身即热、口开、前板齿燥、脉弦细芤迟，仲景所谓中暍是也，治用白虎加人参汤之类。又有劳倦复感暑气，而为身热、神昏、尿涩等症，治用辰砂五苓散之类。又如胃气内虚，因感暑气，而为头疼、身热、泄泻、脉洪而实者，治用柴苓散之类。又如远行劳倦，逢大热而渴，渴则热舍于肾，而为足不任身骨痿者，治用人参、黄芪之类。经曰：骨痿者，生于大热也。又如肾虚阴火上炎，而为劳热咳嗽等症，复感夏暑伤之，其气益甚，治用滋阴降火之剂。经曰：春夏剧秋冬瘥之类是也。又如内有痰火，外感暑气，鼓激痰饮，塞碍心窍，而为卒倒，手足不知动蹑者，俗谓之暑风是也。二陈汤加黄连、香薷主之。又如冬月过于房劳，精气内竭，至春则无发生之气，而为瘟疫者，治宜补中加以辛凉解表之剂。经曰：冬不藏精，春必病温。又如冬月伤寒，寒邪未发，至春复感热气，而为大热、头疼、口渴、心躁、脉浮紧者，防风通圣散主之。经曰：冬伤于寒，春必病瘟。此皆内外两伤症治，并行而不悖焉者也。是知君、相二火，以外言之，有春热、夏暑、阳动、阴静之分也。以内言之，有实泻虚补、五志胜治、药治之分也。以外内两伤言之，有表里、邪正、补泻兼施之分也。是故外内君相，医之广用者也。其为道甚大，其为说甚杂，其为病甚多，其为变也甚速，其为御也甚难，非一方一法所可尽也。能明乎此，医之为道，思过半矣。

病 机 篇

《内经》曰：诸病喘呕，吐酸，暴注下迫，转筋，小便浑浊，腹胀大，鼓之如鼓，痈疽疡疹，瘤气结核，霍乱瞀闷，郁肿，鼻塞鼽衄，血溢，血泄，淋闭，身热，恶寒，战栗，惊惑，悲笑谵妄，衄蔑血污，此皆少阴君火之热，乃心小肠之气所为也。又曰：诸热瞀瘛，暴喑，冒昧，躁扰狂越，骂詈惊骇，跗肿酸痛，气逆冲上，禁栗如丧神守，嚏呕，疮疡，喉痹，耳鸣及聋，呕饮溢食不下，目迷不明，暴注瞤瘛，暴病暴死，此皆少阳相火，心包络、三焦之气所为也。

《内经》曰：夫热病者，皆伤寒之类也。阳胜则热，阴虚则内热，阳胜则外热，内外皆热，则喘而渴，故欲饮冷也。

阳胜则身热腠理闭，喘粗为之俯仰，汗不出而热，齿干，以烦冤腹满死。能冬不能夏。

有四肢热，逢风寒，如炙于火者，是人阴虚阳气盛也。人身非常热也，为之热而烦满者，阴气少而阳气胜，故热而烦满也。

大热病，气热脉满，是谓重实。尺寸脉俱虚，是谓重虚。粗大者，阴不足，阳有余，为热中也。

《脉经》曰：弦数多热，数为热极。脉数为虚为热。寸口脉浮大而数者，名曰阳中之阳，病苦烦满，身热头疼，腹中热。寸口脉实，热在脾肺，数为吐，为热在胃口。关脉滑数，胃中有客热，缓而滑为热中。尺脉实，为身热心痛，数为脐下热痛。

又曰：热病脉小或细，喘逆，不得大小便，腹大而胀，汗出而厥逆，泄注，脉大小不调，皆难治。热病已得汗，而脉仍躁盛，此阳脉之极也，死。热病不得汗，而脉躁盛者，此阳脉之极也，死。脉浮而涩，涩而身有热者，死。热病脉躁盛，得汗而脉静身凉者，生。

论热在血气之分

东垣曰：昼则发热，夜则安静，是阳气自旺于阳分也，宜柴胡饮子。昼则安静，夜则发热烦躁，是阳气下陷入阴中也，宜四顺饮子。名曰热入血室。昼发热烦躁，夜亦发热烦躁，是重阳无阴也，当急泻其阳，峻补其阴。

论五脏有邪身热各异

以手扪摸有三法：轻手扪之则热，重手扪之则不热，是热在皮毛血脉也。重按之筋骨之分则热，蒸手极甚，轻手则不热，是邪在筋骨之间也。轻手扪之不热，重力按之亦不热，不轻不重按之而热，是在筋骨之上，皮毛血脉之下，乃热在肌肉也。

肺热者，轻手乃得，微按全无，日西热甚，乃皮毛之热。其证必见喘咳、寒热。轻者泻白散，重者凉膈散、地骨皮散。

心热者，微按至皮肤之下，肌肉之上，轻手乃得，微按至皮毛之下则热，少加力按之，则全不热，是热在血脉也。其证心烦，心痛，掌中热而哕。以黄连泻心汤、导赤散、朱砂安神丸。

脾热者，轻手扪之不热，重按之筋骨又不热，不轻不重，在轻手重手之间，热在肌肉，遇夜尤甚。其证必怠惰嗜卧，四肢不收，无气以动。泻黄散。

肝热者，重按之肌肉之下至骨之上，乃肝之热，寅卯间尤甚，其脉弦，四肢满闷，便难，转筋，多怒多惊，四肢困热，筋痿不能起于床。泻青丸、柴胡饮子。

肾热者，轻手重手俱不热，极重力按至骨分，其热蒸手如火。其人骨苏，苏如虫蚀，其骨因热不任，亦不能起于床。滋肾丸主之。

面热者，足阳明。口中热如胶，足少阴。口热舌干，足少阴。耳鸣热若寒，手太阳。掌中热，手厥阴、少阴、太阴。足下热而痛，足少阴。足外热，足少阳。身热肤痛，手少阴。身前热，足阳明。洒淅寒热，手太阴。肩上热，肩似拔，手太阳。中热而喘，足少阴。肩背热及足小指外廉胫踝后皆热，足太阳。一身尽热，狂而妄闻，妄见，妄言，足阳明。热而筋纵缓不收，阴痿，足阳明。

论表里热

《病机机要》云：有表而热者，谓之表热。无表而热者，谓之里热。有暴热而为热者，乃久不宣通而致也。有服温药而为热者，有恶寒战栗者。治法，小热之气，凉以和之。大热之气，寒以取之。甚热之气，以汗发之。发之不尽，则逆制之。制不尽，求其属以衰。苦者治脏，脏属阴而居内。辛者治腑，腑属阳而在外。故内者下之，外者发之。又宜养血益阴，其热自愈。

《内经》曰：阴虚生内热者，因有所劳倦，形气衰少，谷气不盛，上焦不行，下脘不通，胃气热，热气熏胸中，故内热。阳盛则外热者，因上焦不通利，则皮肤致密，腠理闭塞，玄府不通，卫气不得泄，故外热。

东垣曰：发热恶寒，大渴不止，烦躁，肌热，不欲近衣，其脉洪大，按之无力者，或无目痛鼻干者，非白虎汤证也。此血虚发躁，当归补血汤主之。

又曰：仲景论内外不足发热自汗之症，大禁发汗。若饮食劳倦，杂病发热，自汗表虚之症，认作有余，便用麻黄发之，汗大出则表益虚也。

《内经》曰：人数醉，若饱以入房，气聚于脾中不得散，酒气与谷气相薄，热盛于中，遍于身内，热而尿赤也。

饮食不节，起居不时者阴受之。入六腑则身热不得卧，上为喘呼。

王好古曰：一身尽热，先太阳也，从外而之内者，先无形也，为外伤。手足不和，两胁俱热如火，先少阳也。从内而之外者，先有形也，为内伤。

《要略》曰：发热身疼，而身如熏橘者，湿也。一身尽痛，发热，日晡转剧者，名风湿。汗出而身热者，风也。身热脉弦数，战栗而不恶寒者，瘅疟也。发热恶寒，脉浮数者，温病也。身热头疼，自汗多眠，阳脉浮滑，阴脉濡弱者，风湿也。中脘有痰，令人憎寒发热，自汗恶风，寸口脉浮，胸痞满，有类伤寒，但头不痛，项不强为异耳。虚烦与伤寒相似，身热，脉不浮紧，不恶寒，但热而烦，唯头不痛，四肢热者，火乘脾土，脾主四肢，故热也。手心热者，心与包络火盛也。身体沉重，走注疼痛，乃湿热相搏，风热郁而不得伸也。

东垣云：四肢发热者，或口干，舌干，咽干。盖心主火，小肠主热，火热来乘主位，乃湿热相合，故烦躁闷乱也。

王太仆曰：热来复去，昼见夜伏，夜发昼见，时节而动，是无火也。

论杂病发热恶寒与伤寒不同

许学士曰：仲景云：假令寸口脉微，名曰阳不足，阴气上入阳中，则洒淅恶寒也。尺脉弱，名曰阴不足，阳气下陷入阴中，则发热也。此谓元气受病而然也。又云：阳微则恶寒，阴弱则发热。此医发其汗，使阳气微，又大下之，令阴气弱。此谓医所病而然也。大抵阴不足，阳往从之，故阳内陷，则发热。阳不足，阴往乘之，故阴上入阳中，则恶寒。阴阳不归其分，故寒热交争，是以发热而恶寒也。

《原病式》曰：身热恶寒，热在表也。邪热在表而浅，邪畏其正，故病热而反恶寒也。或言恶寒为寒在表，或言身热恶寒为热在皮肤，寒在骨髓者，皆误也。仲景法曰：无阳病寒，不可发汗。又言身热恶寒，麻黄汤汗之，汗泄热去，身凉即安。然则岂有寒者欤！大法烦躁多渴，欲寒恶热，为病热也。亦有亢则害承乃制之，则病热甚而反觉其冷者也。虽觉其冷，而病为热，实非冷也。其病热郁甚而反恶寒，得寒转甚，而得暖少愈者，谓暖则腠理疏通，而阳气得散，怫热稍退，故少愈也。其寒则腠理固密，阳气怫郁，而热转甚，故病加尔。上下中外，周身皆然，俗因之妄谓寒病，误以热药投之，为害多矣。

刘宗厚曰：按此数论，并言杂病阴阳相乘，及火热甚，反兼水化为病，亢则害承乃制之例。但河间所引伤寒身热寒热，与仲景及《明理论》义不相合。详赵嗣真《明理论》云：往来寒热者，邪正纷争也。邪气之入也，正气不与之争，则但热而无寒；若邪正纷争，于是寒热作矣。盖以寒邪为阴，热邪为阳，里分为阴，表分为阳。邪之客于表也，为寒，邪与阳争则为寒矣；邪之入于里也，为热，邪与阴争则为热矣；若邪在半表半里之间，外与阳争而为寒，内与阴争而为热，表里之不拘，内外之无定，由是寒热且往且来，日有至于三五，甚者则数发也。若以阴阳相胜，阳不足则先寒后热，阴不足则先热后寒。此特论杂病，阴阳二气自相乘胜然也，非不可以语伤寒。斯论为甚精切，深合仲景之意，盖不唯释疑于《活人书》而已。

【又按】河间言，恶寒为寒在表，或身热恶寒为热在皮肤寒在骨髓，皆误也。而《活人书》亦以此为表里言之。故赵氏曰：详分皮肤骨髓，而不曰表里者，盖以皮、脉、肉、筋、骨五者，《素问》以为五脏之合，主于外而充于身者也。唯曰脏，曰腑，方可言里。可见皮肤即骨髓之上，外部浮浅之分。骨髓则皮肤之下，外部深沉之分。与经络属表，脏腑属里之例不同。况仲景出此症于太阳篇首，其为表证明矣。是知虚弱素寒之人，感邪发热，热邪浮浅，不胜沉寒，故外怯而欲得近衣。此所谓热在皮肤，寒在骨髓，用辛温。至于壮盛素热之人，或酒客辈，感邪之初，寒未变热，阴邪闭于伏热，阴凝于外，热郁于内，故内烦而不欲近衣，此所谓寒在皮肤，热在骨髓，用辛凉必矣。一发之余，表解正和，此仲景不言之妙。若以皮肤为表，骨髓为里，则麻黄汤证，骨节疼痛，其可名为有表复有里之症耶？然仲景伤寒一书，人但知为方家之祖，而未解作秦汉文字看，故于大经大法之意，反有疑似。而后世赖其余泽者，往往类辑伤寒方论，其间失其本义，及穿凿者亦有之。矧以杂病为论，但引其例乎？兹赵氏释疑，可谓得其旨趣。且《黄帝针经》有论皮寒热、肌寒热、骨寒热等例。如此则仲景所论，分邪在皮肤骨髓之殊，虽欲以尽证例之变，盖自有所本云。

恶寒非寒恶热非热论

丹溪曰：经云：恶寒战栗者，皆属于热。又云：禁栗如丧神守，皆属于火。恶寒者，虽当暑月，若遇风霜，重绵在身，自觉凛凛战栗。禁栗，动摇之貌。如丧神守，恶寒之甚。《病原式》曰：病热甚而反觉其寒，此为病热，实非寒也。或曰：往往见有得热药而少愈者，何也？予曰：病热之人，其气炎上，郁为痰饮，抑遏清道，阴气不升，病热尤甚。积痰得热，亦为暂退，热势助邪，其病益深。或曰寒势如此，谁敢以寒凉与之，非杀而何？予曰：古人遇战栗之症，有以大承气汤下燥粪而愈者。恶寒战栗，明是热证，但有虚实之分耳。经曰：阴虚则发热。夫阳在外，为阴之卫，阴在内，为阳之守。精神外驰，嗜欲无节，阴气耗散，阳无所附，遂致浮散于肌表之间而恶热也，实非有热，当作阴虚治之，而用补养之法可也。

泻白散 治肺热。

桑白皮　地骨皮各一两　甘草五钱

为末，水调服。

清金丸 泻肺火。

黄芩炒

为末，水丸，沸汤下。

黄连泻心汤 治心热。

黄连炒

为末，水调二三分，量人大小与之。

导赤散 治小肠实热。

生地　木通　甘草各等分

入竹叶煎服。

调胃承气汤 治脾热胃热。

大黄　芒硝各一两　甘草五钱

水煎服。

泻黄散

藿香七钱　山栀一两　石膏五钱　甘草三两　防风四两

上为末，用蜜酒拌，略炒服。

柴胡饮子　治肝热。

柴胡　人参　黄芩　甘草　大黄　川归　芍药

各等分，每服七钱，姜三片，水煎服。

抑青丸　泻肝。

黄连

姜汁炒为末，粥丸，沸汤下。

左金丸　治肝火。

黄连六两

吴茱萸汤煮少时，为末，粥丸，陈皮、白术汤吞下。

泻青丸

川归　川芎　山栀　大黄　羌活　防风　龙胆草

为末，蜜丸。

本方去川芎、羌活、防风，加黄连、黄柏、黄芩、芦荟、青黛各五钱，木香一钱，麝香五分，名当归龙荟丸。

滋肾丸　治肾热。

黄柏三钱　知母三钱　桂一钱半

为末，蜜丸。

凉膈散　治积热烦渴，面热唇焦，咽燥舌肿，喉闭，目赤，鼻衄，项结硬，口舌生疮，谵妄，燥涩，便尿闭结。

连翘四两　朴硝　大黄各二两　薄荷黄芩　栀子　甘草炙，各一两

为末，每服三钱，加竹叶五七片，水煎。

洗心散　治心肺积热，头目昏疼，肩背拘急，肢节烦痛，唇焦咽肿，痰壅唾黏，尿涩便秘。

白术一两半　麻黄　川归　荆芥　芍药　甘草　大黄各六两

每服二钱，入生姜、薄荷少许，同煎服。

三黄丸　通治三焦热。去大黄加黄柏，名三补丸。

黄连　黄芩　大黄各等分

为末，炼蜜丸，桐子大，每服三十丸。

四顺清凉饮子　治一切丹毒，积热壅滞，咽痛。

川归　甘草炙　赤芍　大黄

每服七钱，水煎服。

黄连解毒汤　治大热甚，烦躁不得眠。

黄连七钱半　黄柏　栀子各五钱　黄芩一两

每服五钱，水煎服。加防风、连翘为大金花丸，治风热。加柴胡，治小儿潮热。与四物相合，治妇人潮热。

当归承气汤　治热发于上，不利于下，阳狂奔走，骂詈，不避亲疏。

当归　大黄各五钱　芒硝四钱半　甘草二钱半

上分二帖，姜三片，枣二枚，水煎服。

人参散　治身热头痛，积热在胸，服此神妙。

石膏　甘草各一两　滑石四两　寒水石三两　人参五钱

为末，每服一钱，或二钱，温水调下，早晚各一服。兼服金花丸妙。

四制黄柏丸

黄柏去粗皮净四斤，一斤以好酒浸，一斤米泔水浸，一斤蜜糖水浸

上俱用瓷器浸之，三味俱要没二指为度。冬月浸七日，夏浸三日，春秋五日，滤出晒干，仍存余汁待后用。再将黄柏一斤，切作五寸长，用真酥油半斤，以瓷碗盛之。先将铜铫将水熬滚，再将酥油连碗入水溶化，将黄柏以微火炒热，用棕刷蘸酥，徐徐刷上，且刷且炙，各使透彻，切忌焦黑，炙毕放于冷地上，以瓷碗覆之二日去火毒，并前共为细末，以前存原汁和

为丸，如汁不敷，再加蜜酒兑均和之。丸如梧子大，每空心及临卧，酒吞下五七十丸，徐以干物压之。此药滋肾降火化痰之圣药也。若吐血遗精，服半月即愈。如相火周身疼痛，减黄柏二斤，加犀角一两，为末，入前丸中。

天门冬膏

以生天门冬不拘多少，去皮心，捣绞汁，盛瓷器内，以锅熬滚水，入门冬，连瓷器于中，煮至滴水成珠，以瓷罐收贮，每服二三匙，沸汤点服。如无生者，以干者煮汁熬膏亦可。或以天门冬制为末，每服二三钱亦可。

前胡散 治胃气实热，唇口干裂，中心热燥，大便秘结，非时烦渴，睡中口内生涎。

大黄五钱 桔梗 枳壳 前胡 杏仁各一钱 葛根二钱

上为末，每服一钱，入姜煎服。

赤茯苓汤 治膀胱实热，腹胀，小便不通，口苦舌干，咽肿不利。

猪苓 葵子 枳实 瞿麦 木通 黄芩 滑石 甘草 赤苓 车前子各等分

入姜水煎，食前服。

东垣泻阴火升阳汤 治肌热，烦热面赤，食少，喘咳痰盛，脉右关缓弱，或弦，或浮数。

羌活 甘草炙 黄芪 苍术各一两 升麻八钱 柴胡一两半 人参 黄芩各七钱 黄连酒炒，五钱 石膏五钱，秋深勿用

上每服一两，或五七钱，水煎服。

升麻散火汤 治男子妇人四肢发热，肌热，筋痹热，骨髓中热，发困热如燎，扪之烙手，此多血虚而得之。或胃虚过食冷物，抑遏阳气于脾土之中，火郁则发之。

升麻 葛根 羌活 独活各五分 防风三分 柴胡八分 甘草炙，三分 白芍五分 生甘草二分

水煎，稍热服。

千金麦门冬汤 治诸疾后，火热乘肺，咳嗽有血，胸胁胀满，上气羸瘦，五心烦热，渴而烦闷。

麦冬 桑白皮 生地各一两 半夏 紫菀 桔梗 淡竹叶 麻黄各七钱半 五味五钱 甘草五钱

每服七钱，水煎服。

《拔萃方》地骨皮散 治浑身壮热，脉长而滑，阳毒火炽发渴。

地骨皮 茯苓各五钱 柴胡 黄芩 生地 知母各一两 石膏二两 羌活 麻黄各七钱半，若有汗者，减此二味

上每服一两，入姜煎服。

麦门冬散 治丈夫妇人，蕴积邪热，心胸烦闷，咽干口燥，睡卧不安，或大小肠不利，口舌生疮。

芒硝一两 麦冬三钱 小草 黄连 升麻 犀角屑 甘草炙 黄芩 枳壳 大青各五钱

每服三钱，水煎服。

珍珠散 治男女五脏积热，毒气上攻，心胸烦闷，口干舌燥，精神恍惚，闷乱，坐卧不安。

琥珀 珍珠粉 天花粉 铁粉 朱砂 甘草 牙硝 寒水石煅 大黄各等分

为极细末，每一钱，竹叶汤下。

紫雪 治内外烦热不解。口中生疮，狂易叫走。解诸热毒、药毒、邪热、惊痫百病。

黄金百两 寒水石 磁石 石膏 滑石各一斤，研

以上用水一石，煮至四斗，去渣，入下项：

炙甘草八两 羚羊角屑 犀角屑 青木香 沉香各五两 丁香一两 升麻 玄参并锉细,各一斤

以上再煮至一斗五升,入下项:

硝石四斤,芒亦得,每斤得七两七钱五分 朴硝十斤,净

以上入前汁中,微火煎,柳枝不住手搅,候有七斤,投放木盆中半日,欲凝,入下项药,搅令匀,入朱砂三两。

当门子一两二钱五分

上药成紫色霜雪,每服二钱或一钱,冷水调下。大人小儿,消息虚实加减,食后服。

千金黑奴丸 治火热阳毒,发斑,发狂,烦躁,大渴倍常。

黄芩 釜底煤 芒硝 灶突墨 梁上尘 麻黄 小麦奴 大黄各一两

上为末,炼蜜为丸,弹子大,新汲水化服。不定,再服半丸,饮水尽足。当发寒,寒已汗出乃瘥。未汗再服半丸。渴不甚者勿与之。

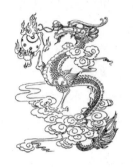

赤水玄珠 第二卷

暑 门

明 暑 篇

《五运六化篇》曰：相火之化，暑，主于夏。夏之为言大也，与午同意。炎暑乃行，有中、有冒、有伤、有暑风，乃三之气也。

《内经》曰：因于暑，汗，烦则喘渴，静则多言。体若燔炭，汗出而散。先夏至日发者为病温，后夏至日发为病暑，暑当与汗皆出勿止。

脉虚身热，得之伤暑。

《难经》曰：伤暑得之为正邪，火自病也。当恶臭，其病身热而烦，心痛，其脉浮大而散。

洁古曰：静而得之为中暑，动而得之为中热，中暑者阴证，中热者阳证。

东垣曰：暑热之时，无病之人，或避暑热，纳凉于深堂大厦得之者，名曰中暑。其病必头痛，恶寒，身形拘急，肢节疼痛而烦心，肌肤火热，无汗。为房室之阴寒所遏，使周身阳气不得伸越。多以大顺散热药主之是也。若行人农夫，于日中劳役得之者，名曰中热。其病必苦头痛，发燥热，恶热，扪之肌肤大热，必大渴引饮，汗大泄，无气以动。乃为天热外伤肺气，苍术白虎汤凉剂主之。

刘宗厚曰：按此论中暑，即仲景所谓中暍是也。只作暑热分之，可见有阴阳二症受病不同。然夏月受病，有阴寒所遏，使周身阳气不得伸越，以大顺散主之者，为中暑。盖当暑月名之，犹冬月发热为伤寒也。但中热治例，虽云用苍术白虎汤，而又处清暑益气之法。况大顺散一方，是仲景太阳例药，然东垣施用，谅不如此，必有若益气汤证例，发挥晔晔者，惜乎无传，故使后人不能无疑也。详后所论。矧中暑证，亦有于劳役动而得者，中热证，亦有于避暑静而得之者。大抵因人元气虚实不同，故所受亦异，为治岂得而无变法哉。

陈无择曰：暑热喜归心，心中之，使人噎闷，昏不知人。入肝则眩晕顽痹，入脾则昏睡不觉，入肺则喘满痿躄，入肾则消渴。凡中暍者，死。治之切不得用冷，唯宜温养，得冷则死。道途中无汤，即以热土熨脐中，仍以热尿沃之，概可见矣。凡觉中暑，急嚼生姜一大块，水送下，如已迷闷，嚼大蒜一大瓣，水送下，如不能嚼，水研灌之，立醒。

治暑之法，清心利小便甚好。若自汗甚者，不可利小便，宜白虎汤清解之。次分表里治之。如在表，头疼恶寒，双解散加香薷，及二香散、香薷饮之类解之。如在半表半里，泄泻烦渴，饮水吐逆者，五苓散治之。热甚烦渴者，益元散清之。若表解里热甚，宜半夏解毒汤，下神芎丸、酒蒸黄连丸等。或人平素弱，及老人冒暑，脉微，下利，渴而喜温，或厥冷不省人事，宜竹叶石膏汤加熟附半个，冷饮，次以来复丹、五苓散治之。凡夏暑证不可服诸热燥剂。致斑毒发黄，小水不通，闷乱而死矣。

盛夏发热，有伤寒、冒暑二证，若热有进退则为冒暑，一向热不止则为伤寒。

林氏曰：中暑之证，面垢闷倒，昏不知人，冷汗自出，手足微冷，或吐或泻，或喘或满，其脉浮虚，名曰暑风。慎不可用冷水及纯大寒之剂。即以苏合香丸，姜汤调灌，或研蒜水灌之，醒后用清暑之药调理。又有因暑气入于心包络，而鼓激痰塞心窍，卒倒不语者，急宜吐出痰涎，随用导痰汤合黄连香薷饮，加竹沥、姜汁。

丹溪云：暑乃夏月炎暑也。盛热之气着人也。有冒、有伤、有中，三者有轻重之分，虚实之辨。或腹痛水泻者，脾与大肠受之。恶心者，胃口有痰饮也。此二者冒暑也，可用黄连香薷饮、清暑益气汤。盖黄连退暑热，香薷消蓄水。或身热头疼，躁乱不宁者，或身如针刺者，此为热伤在分肉也。当以解毒白虎汤加柴胡，气虚者加人参。或咳嗽，发寒热，盗汗出不止，脉数者，热在肺经，用清肺汤、柴胡天水散之类。急治则可，迟则不救。火乘金，此为中暑。

凡治病须要明白辨别，慎勿混同施治。春秋间亦或有之，切莫执一，随病处方为妙。

【按】伤暑与伤寒，身皆发热，不可不辨明施治。盖寒伤形，热伤气，伤寒则外恶寒而脉浮紧。经曰：脉盛身寒，得之伤寒。脉虚身热，得之伤暑。伤暑则不恶寒而脉虚为异也。故从小柴胡汤，渴加知母、石膏，或人参白虎汤，或清暑益气汤。

人参白虎汤　治暑热发渴脉虚。

人参一钱半　知母二钱　石膏五钱　甘草一钱　粳米一合

水煎服。

竹叶石膏汤

石膏一两　半夏二钱半　甘草　人参各二钱　麦门冬五钱　竹叶十片

每服一两，生姜三片，水煎服。

十味香薷饮　治伏暑，身倦，神昏，头重，吐利。

香薷一两　人参　陈皮　白术　茯苓　黄芪　木瓜　厚朴　白扁豆　甘草各五钱

每服一两，水煎服。

一方无参、芪、陈皮，加紫苏、藿香、檀香各等分，名消暑十全饮。除暑渴霍乱吐泻。

益元散　治热而烦闷，小便赤涩。

滑石六两　甘草一两

上为末，每服二钱或三钱，冷水调下，灯心汤亦可。热盛加辰砂。欲发汗，用葱白汤调。

五苓散

白术　茯苓　猪苓各一两半　泽泻二两半　桂一两

上为末，每服二三钱，热汤调下。

加辰砂，名辰砂五苓散。

缩脾饮　除暑渴，止吐泻。

砂仁　草果　乌梅肉　甘草炙，各四两　扁豆　干葛各二两

每服六钱，水煎冷服。

大顺散　治冒暑伏热，引饮过多，脾胃受湿，水谷不分，气逆，霍乱呕吐。

甘草　干姜　杏仁去皮尖　桂

上先将甘草用白砂炒黄，次入姜，却下杏仁，以不作声为度。筛去砂，入桂，为末，每服二三钱，水煎温服。

如烦躁，井花水调服，以沸汤点服亦得。

来复丹　治伏暑泄泻，身热脉弱。

硝石一两，同硫黄火上微炒，用柳条搅，结砂子，不可火大　太阴玄精石一两，研　硫黄一两　青皮　五灵脂去沙土　陈皮各二两

上为末，好醋糊为丸，绿豆大，空心米饮下二三十丸。

大黄龙丸　中暑昏晕，身热恶寒，头痛，或往来寒热，烦渴吐泻。

舶上硫黄　硝石各一两　雄黄　滑石　白矾各五钱　寒食面四两

上为末，滴水丸，如梧子大，每服五丸至七丸，渐加至四十丸。

刘宗厚曰：此药通利三焦，分理阴阳，温胃开结，治挥霍变乱，神志昏愦，元气下陷者甚捷。然病因实火湿热者勿用。

子和桂苓甘露饮　伏暑发渴，脉虚。

桂　人参　藿香各半两　茯苓　白术　甘草　葛根　泽泻　石膏　寒水石各一两　木香一钱

为末，白汤调三钱。

宣明桂苓甘露饮

茯苓　泽泻各一两　石膏　寒水石各二两　滑石四两　白术　桂　猪苓各半两

为末，温汤调下二三钱。

生脉散

人参　五味子　麦门冬各二钱

水煎服。一方加黄芪、甘草。

却暑散　治冒暑伏热，头目眩晕，呕吐，泻痢，烦渴，背寒，面垢。

赤茯苓　甘草生，各四两　寒食面　生姜各一斤

上为末，每服二钱，白汤下。

冷香饮子　治伤暑渴，霍乱，腹痛，烦躁，脉沉微或伏。

草果仁三两　附子　陈皮各一两　甘草五钱

每服一两，水煎，入姜，冷服。

黄连解毒汤　方在火门

二气丹　伏暑伤冷，二气交错，中脘痞闷，或头痛恶心并治。

硝石　硫黄各等分

上为末，银器内文武火炒令鹅黄色，再碾细，用糯米煮糊为丸，如桐子大，每服四十丸，新汲水下。

香薷丸　大人小儿伤暑伏热，燥渴瞀闷，头目昏眩，胸膈烦满，呕哕恶心，口苦舌干，肢体困倦，不思饮食。或发霍乱，吐利，转筋，并治。

香薷去根，一两　木瓜　紫苏叶　藿香洗　茯神去心，各半两　甘草炙　檀香　丁香各二钱半

上为末，炼蜜和丸，鸡头子大，每服一丸至二丸，细嚼，温汤下，或新汲水化下。

春泽汤　伏暑发热，烦渴引饮，小便不利，兼治伤寒阴阳不分，疑似之间，最宜服此。

泽泻三钱　猪苓　茯苓　白术各一钱　桂心　柴胡各一钱　人参　麦门冬各一钱半

渴甚去桂，加五味子、黄连各二钱。

香朴饮子　大人小儿伏暑，吐泻，虚烦，闷乱。

人参　乌梅肉　茯苓　甘草炙　紫苏　泽泻　香薷　半夏曲　白扁豆　木瓜　厚

朴姜制，各一钱

　　姜三片，枣一枚，水煎服。

清暑六和汤　心脾不调，气不升降，霍乱转筋，呕吐泄泻，寒热交作，痰喘咳嗽，胃脘痞满，头目昏痛，肢体浮肿，嗜卧倦怠，小便赤涩。并伤寒阴阳不分，冒暑伏热烦闷，或成痢疾，中酒烦渴畏食。

　　砂仁　半夏泡　杏仁去皮尖　人参　藿香　扁豆　香薷　赤茯苓　厚朴姜制　木瓜各一钱　甘草炙，五分

　　姜五片，枣一枚，水煎服。

消暑十全散　伏暑，胃气不和，心腹满痛。

　　香薷　扁豆　厚朴姜制　甘草炙　紫苏　白术　茯苓　藿香　木瓜　檀香各一钱

　　姜三片，水煎服。

黄龙丸《和剂》方　治伏暑发热，呕吐恶心。

　　黄连净，三十二两　好酒五升

　　煮干，研为细末，面糊丸，梧子大，每服五十丸，白汤下。

枇杷叶散　治暑毒攻心，衄血呕血，或吐泻作渴。

　　香薷二钱　厚朴姜炒，一钱半　甘草炙，一钱半　麦门冬　木瓜　茅根各一钱　枇杷叶　陈皮　丁香各半钱

　　每服三五钱，姜水煎服。

注　夏

　　子和曰：痿之作也，皆五月、六月、七月之时。午者少阴君火之位，未者湿土庚金伏火之地。申者少阳相火之分。故痿发此三月之内，为热也。故病痿之人，其脉浮大。

　　丹溪云：注夏属阴虚元气不足，补中

益气中去柴、升，加炒黄柏。挟痰者加南星。

　　东垣曰：《刺志论》云：气虚身热得之伤暑，热伤气故也。《痿论》曰：有所远行劳倦，逢大热而渴，渴则阳气内伐，内伐则热舍于肾。肾者，水脏也。今水不能胜火，则骨枯而髓虚，足不任身，发为骨痿。故《下经》曰：骨痿者，生于大热也。此湿热成痿，令人骨乏无力，故治痿独取于阳明。时当长夏湿热大胜，蒸蒸而炽，人感之多四肢困倦，精神短少，懒于动作，胸满气促，肢节沉疼，或气高而喘，身热而烦，心下膨痞，小便黄而数，大便溏而频，或痢出黄如糜，或如泔色，或渴或不渴，不思饮食，自汗体重。或汗少者，血先病而气不病也。其脉中得洪缓，若湿气相搏，必加之以迟。病虽互换少差，其天暑湿令则一也。宜以清燥之剂治之。《内经》曰：阳气者，卫外而为固也。热则气泄。今暑邪干卫，故身热自汗，以黄芪甘温补之为君。人参、陈皮、当归、甘草，甘微温，补中益气为臣。苍术、白术、泽泻，渗利而除湿，升麻、葛根苦甘平，善解肌热，又以风胜湿也。湿胜则食不消而作痞满，故炒曲甘辛，青皮辛温，消食快气。肾恶燥，急食辛以润之。故以黄柏苦寒，借甘味泻热补水，虚者滋其化源，以人参、五味子、麦门冬酸甘微寒，救天暑之伤于庚金为佐。名曰**清暑益气汤**。

　　黄芪一钱，汗少减五分　人参　泽泻　白术　神曲　陈皮各五分　甘草炙　葛根　黄柏酒浸　麦冬　归身各三分　升麻　苍术各一钱　五味子九粒　青皮三分半

　　作一服，水二大盏，煎至一盏，去渣，食远温服。剂之多少，临时斟酌。

　　此病皆由饮食劳倦伤其脾胃，乘天暑

而病作也。但药中犯泽泻、猪苓、茯苓、灯心、通草、木通，淡味渗利小便之类，皆从时令之旺气，以泄脾胃之客邪，而补金水之不及也。此正方已是从权而立之，若其时病湿热脾旺之症，或小便已数，肾肝不受邪者，误用之必大泻真阴，竭绝肾水，先损其两目也。复立变症加减法于后：

如心火乘脾，乃血受火邪，而不能升发阳气，伏于地中。地者，人之脾也，必用当归和血，少用黄柏以益真阴。如脾胃不足之证，须少用升麻，乃足阳明太阴引经之药也，使行阳道，自脾胃中右迁，少阳行春令，生万物之根蒂也。更少加柴胡，使诸经左转，生发阴阳之气，以滋春升之和气也。如脾虚，缘心火亢极而乘其土也。其次肺气受邪，为热所伤，必须多用黄芪，甘草次之，人参又次之。三者皆甘温之阳药也。脾始虚，肺气先绝，故用黄芪之甘温，以益皮毛之气而闭腠理，不令自汗而损元气也。上喘气短懒语，须用人参以补之。心火乘脾，须用炙甘草，以泻火热而补脾胃中元气。甘草最少，恐满也。若脾胃之急痛，并脾胃大虚，腹中急缩，腹皮急缩者，却宜多用。经曰：急者缓之。咳甚者，去人参，如口干嗌干者，加干葛。

如脾胃既虚，不能升浮，为阴火伤其生发之气，荣血大亏，荣气伏于地中，阴火炽盛，日渐煎熬，血气亏少，且心包与心主血，血减则心无所养，致使心乱而烦，病名曰悗。悗者，心惑而烦闷不安也。是由清气不升，浊气不降，清浊相干，乱于胸中，使周身血气逆行而乱。经云：从下上者，引而去之，故当加辛温甘温之剂生阳，阳生而阴长也。已有甘温三味之论。或曰：甘温何能生血，又非血药也。曰：仲景之法，血虚以人参补之，阳旺则能生

阴血也。更加当归和血，又宜少加黄柏以救肾水。盖甘寒泻热火，火减则心气得平而安也。如烦乱犹不能止，少加黄连以去之，盖将补肾水，使肾水旺而心火自降，扶持地中阳气也。如气浮心乱，则以朱砂安神丸镇固之。烦一减，勿再服，以防泻阳气之反陷也。如心下痞，亦少加黄连。气乱于胸，为清浊相干，故以陈皮理之，能助阳气之升，而散滞气。又助诸甘辛为用。故长夏湿土，客邪火旺，可从权加苍术、白术、泽泻，上下分消其湿热之气。湿气大胜，主食不消化，故食减不知谷味，加炒曲以消之，复加五味子、麦门冬、人参，泻火，益肺气，助秋损也。此三伏中长夏正旺之时药也。

脾胃虚弱，随时为病，随病制方。夫脾胃虚弱，必上焦之气不足，遇夏天气热甚，损伤元气，怠惰嗜卧，四肢不收，精神不足，两脚痿软，遇早晚寒厥，日高之后，阳气将旺，复热如火，乃阴阳气血俱不足。故或热厥而阴虚，或寒厥而气虚，口不知味，目中溜火，而视物晾晾无所见，小便频数，大便秘结，胃脘当心而痛，两胁痛，或急缩，脐下周围如绳束之急，甚则如刀刺腹，难舒伸。胸中闭塞，时湿呕哕。或有痰嗽，口沃白沫，舌强，腰背腹皆痛，头痛时作。食不下，或食入即饱，全不思食。自汗尤甚。若阴气覆在皮毛之上，皆天气之热助本病也，乃庚大肠辛肺气为热所乘而作。当先助元气，治庚辛之不足，**黄芪人参汤**主之：

黄芪一钱，如自汗过多加一钱　人参　白术各五分　陈皮　甘草　当归　黄柏以救肾水之源　麦冬各二分　神曲炒，三分　五味子九粒　升麻六分　苍术五分，无汗，一钱

上俱作一服，水二盏，煎至一盏，稍

热，食远或空心服之。忌酒、湿面、大料物之类，及过食冷物。如心下痞闷，加黄连二三分。如胃脘当心痛，减大寒药，加草豆蔻仁五分。如胁下痛或缩急，加柴胡二三分。如头痛，目中溜火，加黄连二三分，川芎三分。如头目不清利，上壅上热，加蔓荆子三分，藁本二分，细辛一分，川芎三分，生地黄二分。如气短精神少，或梦寐间困乏无力，加五味子九粒。如大便涩滞，隔一二日不见者，致食少，食不下，血少，血中伏火而不得润也，加当归身、生地黄各五分，桃仁三个，另研，麻子仁研泥，五分。如大便通行，所加之药勿再服。如大便又不快利，勿用别药，少加大黄，煨，五分。如不利者非血结、血秘而不通，是热则生风，其病人必显风症，单血药不可复加，止常服人参黄芪汤。药只用羌活五钱，防风五钱，二味哎咀，以水四盏，煎至一盏，去渣，空心服之。大便必大走也，一服便止。如胸中气滞，加青皮、橘红倍之，去其邪气。

此病本元气不足，唯当补元气，不当泻之。如气滞太甚，或补药太过，或心下有忧郁之事，更加木香二分或三分，砂仁二分或三分，白豆蔻仁二分，与正药同煎服。如腹痛不恶寒者，加白芍药五分，黄芩二分，减五味子。

夫脾胃虚弱，至六七月间，河涨霖雨，诸物皆润，人汗沾衣，身重短气，甚则四肢痿软，行步不正，脚欹，眼黑欲倒者，此肾水与膀胱俱竭之状也。当急救之，滋肺气以补水之上源。又使庚大肠不受邪热，不令汗大泄也。汗泄甚，则亡津液，亡津液，则七神无所依。经云：津液相成，神乃自生。津者庚大肠所主，三伏之义为庚金受囚也。若亡津液，汗大泄，湿令亢盛，

则清肃之气亡，燥金受囚，风木无可以制，故风湿相搏，骨节烦疼，一身尽痛，亢则害，承乃制是也。孙思邈曰：五月常服五味子，是泻丙火补庚金大肠，益五脏之元气。壬膀胱之寒已绝于巳，癸肾水已绝于午，今更逢湿旺，助热为邪，西方北方之寒清绝矣。圣人立法，夏月宜补者，补天元之真气，非补热火也，令人夏食寒是也。为热伤元气，以人参、麦门冬、五味子生脉，脉者元气也。人参之甘，补元气泻热火也。麦门冬之苦寒，补水之源而清肃燥金也。五味子之酸，以泻火补庚大肠与肺金也。当此之时，无病之人，亦或有二症，况虚损脾胃，有宿疾之人，遇此天暑，将理失所，违时伐化，必困乏无力，懒语气短，气弱气促，似喘非喘，骨乏无力，其形如梦寐，朦朦如烟雾中，不知身所有也，必大汗泄。若风犯汗眼，皮肤必搔项筋，皮枯毛焦，身体皆重，肢节时有烦疼，或一身尽疼，或渴或不渴，或小便黄涩，此风湿相搏也。头痛或头重，上热壅盛，口鼻气短气促，身心烦乱，有不乐生之意，情思惨凄，此阴胜阳之极也。病甚则传肾肝为痿厥。厥者，四肢如在火中者为热厥，四肢寒冷者为寒厥。寒厥则腹中有寒，热厥腹中有热。为脾主四肢故也。若肌肉濡渍，痹而不仁，传为肉痿证，证中皆有肺疾。用药之人，当以此调之。气上冲胸，皆厥证也。痿者，四肢痿软而无力也。其心烦冤不止。心神缭乱者是也。厥者，气逆也。甚则大逆，故曰厥逆。其厥痿多相须也，于前已立黄芪、人参、五味子、麦门冬，汤中每加白茯苓二分，泽泻四分，猪苓、白术各一分，如小便快利不黄涩者，只加泽泻二分与二术，上下分消其湿。如行步不正，脚膝痿弱，两足欹侧，已中痿

邪者，加酒洗黄柏、知母三分或五分，令两足涌出力气。如汗大泄者，津脱也，急止之，加五味子五粒，炒黄柏五分，炒知母三分，不令妨其食，当以意斟酌。若妨食则止，候食进再服。取三里、气街，以三棱针出血。若汗不止不减者，于三里穴下三寸上廉穴出血。禁酒、湿面。

夫痿者，湿热乘于肾肝也，当急去之。不然则下焦元气竭尽而成软瘫。必腰下不能动，心烦冤而不止也。若身重或气不短，小便如常，及湿热之令退时，或所增之病气退者，不用五味子、泽泻、猪苓、茯苓、黄柏、知母、苍术、白术之药，只依本病中证候加减，常服药亦须用酒黄柏二分或三分。六七月之间，湿令大行，子能令母实而热旺，湿热相合而刑庚大肠，故用寒凉以救之。燥金受湿热之邪，绝寒水生化之源，源绝则肾亏，痿厥之病大作，腰以下痿软瘫痪，不能动矣。步行不正，两足欹侧，以**清燥汤**主之：

黄芪一钱半　黄连　苍术　白术各一钱　陈皮　泽泻各五分　五味子九粒　人参　白茯苓　升麻各三分　当归一钱二分　柴胡　麦冬　生地　神曲炒　猪苓　黄柏酒制　甘草炙，各二分

每服半两，水二盏，煎至一盏，稍热空心服。

丹溪治宋某劳伤发热，当作注夏治之。

黄柏炒　升麻各三分　黄芪　人参　木通　白芍各五分　白术一钱半　陈皮　甘草炙，各二分

妇人患注夏，手足酸软而热。

白术　黄柏炒　白芍　陈皮　当归各一钱　苍术　甘草生，各五分

解㑊 音亦

生生子曰：《平人气象论篇》云，尺脉缓涩谓之解㑊。王注曰：尺者阴部也，腹肾主之，缓为热中，涩为无血，故解㑊也。解㑊之证，懈倦困弱，寒不甚寒，热不甚热，恶见人，见人心惕惕然，或热多而汗出，肢体百赅散解，痿弱而不能任持，少气而不欲言，左右㑊不可以名其状，故谓之解㑊。注夏之证殆相似，亦虚类也。其治，大生脉汤足以主之，加木瓜、苡仁。㑊，音能，困弱也。

大生脉汤　治注夏，体倦、嗜卧，百凡懒动，动则喘乏。方出痿门。

又方

甘枸杞子　北五味子

研碎，贮瓶内，滚水泡，封口，少刻取服之，可泡三次，每服六钱，久服为妙。

湿　门

明湿篇

生生子曰：六气之中，湿为四之气，土之所司，脾为之主。《五运六化篇》曰：土之化，曰湿曰雨。主于长夏。长夏，谓六月也。土生于火，长在夏中，既长而旺，土润溽暑湿化行也。盖燥则土生，干则土死，泉出地中，湿化信矣。经曰：地气上为云，天气下为雨，雨出地气，云出天气，则土雨之化见也。经曰：湿胜则濡泄。人每夏月泄泻，多以胃苓汤、益元散、五苓散取效者，实治湿令之胜也。

生生子曰：《内经》云，诸湿肿满，皆属脾土。湿胜则濡泻。地之湿气，感则害人皮肉筋脉。又曰：因于湿，首如裹。盖首者诸阳之会，至高至清，若湿气熏蒸而沉重，似有物以蒙之也。失而不治，则郁为热，热伤血不能养筋，故大筋软短而

为拘挛，湿伤筋不能束骨，故小筋弛长而为痿弱矣。湿之为邪，有自内得者，有自外得者。阴雨湿地，皆外所因。饮食汤饮醴酪，皆内所因。有湿寒者，有湿热者。丹溪曰：六气之中，湿热为病，十居八九。湿在上，宜微汗之，不欲大汗。湿在下，宜利小便，此淡渗治湿也。湿虽有内外二因，然治法大抵要实脾土为主。缘脾恶湿，苟脾土不燥，则失其健运之常，病易乘之。内湿多则泄泻，生痰，流于经络肢节则肿痛。外湿多则跗肿而肌肉濡溃。《原病式》曰：诸痉强直，积饮痞膈中满，霍乱吐下，体重跗肿，肉如泥，按之不起，皆属于湿。是以苍、白二术为必用之药，加入二陈汤用之。如湿在肌表及上焦，加羌活、防风之类，取风能胜湿之意。如下焦，腰足跗肿及泄泻，轻者加入五苓散，重者加羌活、防风、升麻以升提之。此无上妙法也。

贾真孙曰：湿为土气，火热能生湿土，故夏热则万物湿润，秋凉则万物干燥。湿病本不自生，因热而怫郁，不能宣行水道，故停滞而生湿也。况脾土脆弱之人，易为感冒，岂必待不流而后为湿哉。人只知风寒之威严，不知暑湿之炎烈，感人于冥冥之中也。《病式》云：诸痉强直，积饮等症，皆属于湿。或跗肿体寒而有水气，里必小便赤少不通，或渴，是蓄热入里极深，非病寒也。大抵治法，宜实脾清热利小便为上。故治湿不利小便非其治也。宜桂苓甘露，木香、葶苈、木通治之。守真师曰：葶苈木香散、下神芎丸，此药下水湿，消肿胀，利小便，理脾胃，无出乎此也。腹胀脚肿甚者，舟车丸下之。湿热内郁发黄，茵陈汤下之，或佐以防己、黄芪。一身尽肿痛，或无汗，是湿流关节。邪气在表宜五苓散加官桂、苍术微汗之，不可大汗。

若自出汗多，热燥津液内竭，小水不利，切勿利之，重损津液也。宜防风白术甘草汤主之。其湿症有二：湿热症多，湿寒症少，当以脉症明辨之。如脉滑数，小便赤涩，引饮，为湿热症。若小便自利清白，大便泻利，身疼自汗，为湿寒症。治之宜五苓散加生附子、苍术、木瓜主之。出《玉机微义》）。

金匮防己黄芪汤　治风湿脉浮，身重，汗出恶风，或疼。

防己　黄芪各一两　甘草炙，五钱　白术七钱半

上每服一两，入姜、枣煎。喘者加麻黄，胃气不和加芍药，气上冲加桂枝，下有寒加细辛。

【按】湿胜身重，阳微，中风则汗出恶风，故用黄芪、炙甘草实表，防己、白术胜湿也。

桂枝附子汤　治风湿相搏，身体痛烦，不能转侧，不呕不渴，脉浮虚而涩者，此汤主之。

桂枝八钱　生姜六钱　附子三钱　炙甘草四钱

上作二次，入枣煎服，小便自利者，去桂加白术汤主之。服后其人如冒状，乃药加使然也，勿怪。

甘草附子汤　治风湿相搏，骨节痛烦，掣痛，不得屈伸，近之则痛剧，汗出短气，小便不利，恶风不欲去衣，或身微肿痛者。

甘草炙　白术各四两　附子三钱　桂八钱

水煎服。金匮方减桂枝加生姜、大枣，名白术附子汤。

麻黄加术汤　治湿胜，身烦痛。

麻黄六钱　桂枝四钱　甘草炙，二钱杏仁二十五枚　白术八钱

水煎，取微汗。《金匮》减桂、术，加薏苡仁，名麻黄薏苡杏仁甘草汤。治湿胜身疼，日晡所剧者。

元戎**加味五苓散**　治湿胜身疼，小便不利，体重发渴。本方加羌活，此乃太阳渗利之剂，治风湿寒湿之药也。

局方**五积散**　治外感风寒，冒寒湿，身体重痛。

海藏云：麻黄、桂、芍、甘草，即麻黄桂枝各半汤也。苍术、甘草、陈皮、厚朴，即平胃散也。枳壳、桔梗、陈皮、茯苓、半夏，即桔梗半夏等汤也。又川芎、当归治血，兼干姜、厚朴散气，此数药相合，为解表温中泄湿之剂，去痰消痞调经之方。虽为内寒外感表里之分之所制，实非仲景表里麻黄桂枝羌附之的方也。至于积冷呕泄，时疫项背拘急，加葱白、豆豉，厥逆加吴茱萸，寒热咳逆加枣，妇人难产加醋，始知用之非一途也。唯知活法者其择之。此方一两，加生姜五片，水煎，入麝香，再煎二沸，治中湿而致瘫痪，与中风相似，二服立效。

局方**渗湿汤**　治寒湿所伤，身重腰冷如坐水中，小便或涩，大便溏泻。皆坐卧湿地，或阴雨所袭之也。

苍术　白术　甘草各一两　干姜　茯苓各二两　陈皮　丁香各二钱半

每服四钱，入枣煎服。

茵陈五苓散　湿热胜，发热黄疸。

茵陈蒿一两　五苓散五钱

水煎服。

大橘皮汤　治湿热内甚，心腹胀满，小便不利，大便滑泄。

橘红一两半　木香一钱　滑石六两　槟榔三钱　茯苓一两　猪苓　泽泻　白术　桂枝各五钱　甘草二钱

每服七钱，入姜，水煎服。

葶苈木香散　治湿热，内外余热，水肿腹胀，小便赤涩，大便泻。

葶苈　茯苓　猪苓　白术各一两　木香五分　泽泻　木通　甘草　桂枝各五钱　滑石三两

上为细末，每服三五钱，白汤调下。

刘河间曰：若小便不得通利而反转泄者，乃湿热痞闷极深，而攻之不开，是能反为注泄，此正气已衰，而多难救，慎不可与此也。然当滋其化源。

东垣清燥汤　表里有湿热，痿厥瘫痪，不能行走，或足踝膝上皆肿痛，口干泻痢。方在注夏。

【吐剂】

瓜蒂散　治中寒湿，头痛，面黄，鼻塞，烦而脉大。

瓜蒂一味为末，以少许吹入鼻中，黄水自出。

【按】湿盛，致痰液留膈上，肩背重痛麻痹者，宜此吐之。

【攻下之剂】

宣明三花神佑丸　治一切水湿，肿病，大腹实胀，喘满。

舟车丸

大黄二两　甘遂　大戟　芫花　青皮　陈皮各一两　牵牛　木香各半两

为末，滴水丸，如梧子大，每服六七十丸，白汤下。

浚川散

大黄煨　郁李仁各二两　甘遂一两　芒硝半两　牵牛头末，四两

上为末，姜汤调下，空心，临卧，随症加减服。

导水丸　湿热内郁，胸膈痞满，衄衊，口舌生疮，咽喉不利，牙疳，齿蚀，口臭，

或遍身生湿疮干疥，睡语咬牙，惊惕，怔忡，大小便滞涩，风热酒毒，蕴热等症。

大黄　黄芩各二两　牵牛头末　滑石各四两

为末，水丸，如梧子大，每服五十丸，白汤下，临时随症加减。

除湿丹　诸湿相搏，腰膝重痛，足胫浮肿，筋脉紧急，津液凝涩，便尿不利。

槟榔　甘遂　威灵仙　赤芍　泽泻　葶苈各二两　乳香　没药各一两　牵牛五钱　大戟炒，三两　陈皮四两

上为末，糊丸，梧子大，每服五七十丸，温水下。

刘宗厚曰：按此出太阳例药，诸湿郁滞于表里，重痛沉着，非此不能除。但中病即止，虚弱者当慎。

东垣海金沙散　脾湿太过，遍身肿满，喘不得卧，及腹胀如鼓。

牵牛微炒，一两半　甘遂五钱　白术一两　海金沙三钱

上为末，每服二钱，煎逆流水调下，得利止后服。

圣灵丹　脾肺有湿，喘满肿盛，小便赤涩。

苦葶苈炒，四两　汉防己　木香　茯苓寒食面包煨　木通　人参各二钱半

上为末，枣肉为丸，梧子大，每服三十丸，桑白皮汤下。

续随子丸　肺经有湿，通身虚肿，满闷不快，或逆或喘。

人参　防己　赤茯苓如上煨　槟榔木香各五钱　葶苈炒，四两　续随子一两海金沙半两

为末，枣肉丸，梧子大，每三十丸，桑皮汤下。

导滞通经汤　治脾湿有余，气不宣通，

面目手足肿，胀闷而痛。即五苓散减猪苓、桂，加陈皮、木香。

对金饮子　治脾胃受湿，腹胀，米谷不化，饮食不进，身体沉重，肢节酸疼，皮肤微肿。

平胃散　桑白皮炒，各一两

为末，每服二三钱，入姜煎服。

除湿汤

半夏曲炒　厚朴　苍术各二钱　藿香叶橘红　白术　白茯苓各一钱　炙甘草七分

姜三片，水煎服。

白术酒　治中湿口噤不知人。

白术一两

酒二盅，煎至一盅，不拘时服，不饮酒以水煎。

抚芎汤　湿流关节，臂痛手重，或自汗头眩，痰逆恶心。

抚芎　白术　橘红各一两　炙甘草五钱

每服五钱，姜七片，水煎服。

黄芪汤　风湿相搏，脉沉而弦，客在皮肤，四肢少力，关节疼痛。

黄芪五两　橘红二两　甘草一两　白茯苓一两半　防风四两

上每服六钱，姜三片，枣一枚，水煎服。

羌活胜湿汤

羌活　独活各一钱　藁本　防风　甘草炙　川芎各五分　蔓荆子三分

水煎，空心温服。

如身重腰沉沉然，加酒洗防己五分，轻者附子五分，重者川乌五分。

清热渗湿汤

黄连　茯苓　泽泻各一钱　黄柏盐水炒，二钱　苍术　白术各一钱半　甘草五分

水煎服。

如单用渗湿，去连、柏，加陈皮、

干姜。

东垣参术汤 洁古云：起卧不能谓之湿，身重是也。此方主之。治脾胃虚弱，元气不能荣养心肺，四肢沉重，食后昏闷。

黄芪二钱　人参　陈皮　青皮各五分　升麻　柴胡各三分　甘草炙，四分　酒黄柏三分　神曲七分　苍术一钱　当归二分

水煎，食前带热服。

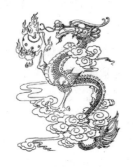

赤水玄珠　第三卷

燥　门

明　燥　篇

生生子曰：诸书视燥为风热，为血少，是固然矣。予谓诸书仅言病机耳，而令气则未之及也。夫燥是六气中五之气也。《运气六化篇》已明言之。其论曰：在地成形，在天为气。行有五而气有六，以分君火相火之化。六气化者，谓寒湿暑燥风火也。乃天之元气，然后三阴三阳上奉之谓之标。六气皆有一化，举大概也。而《难经》亦曰：辛，商也，丙之柔则金之化明矣。观运气，以卯酉为阳明燥金司天者，又岂无所本哉！夫金者，西方之气，在人主肺。运气所以不言肺而言阳明者，缘肺为华盖，虽阴脏，居膈上，处阳之部位，必待阳而后发，故属阳明也。金之化清与燥，主于秋，为五之气，主秋分后六十日有奇，自斗建酉正至亥之中。天度至此，清气乃行，万物皆燥也。一年之间，有此必然之势，亦有此必然之理也。何以然？金属庚辛，辛为丙，妇带火之气，故燥。予故曰：《素问》言燥者，指令气也。诸书云燥者，指病机也。燥之胎自丙中来。故古人有云：莫治风，莫治燥，治得火时

风燥了。此深得夫燥之旨者，同志者详之。

《内经》病机云：诸涩枯涸，干劲皴揭，皆属于燥。

燥本风热论

《原病式》云：经曰，风、热、火，同阳也；寒、燥、湿，同阴也。又燥湿小异也，然燥虽属秋阴，而异于寒湿，故反同其风热也。故火热盛，金衰而风生，则风能胜湿，热能耗液而反寒，阳实阴虚，则风热胜于水湿，而为燥也。凡人风病多因热甚而成燥者，为其兼化，以热为其主也。然阳实阴虚，而风热太甚，以胜水湿，因而成燥。肝主于筋，而风气自甚，又燥热加之，液还聚于胸膈，则筋太燥也。燥金主于收敛，劲切紧涩，故为病筋脉劲强紧急而口噤也。或病燥热太甚，而脾胃干涸，成消渴者。或风热燥甚，怫郁在表，而里气不舒，善伸数欠，筋脉拘急，或时恶寒，或筋惕而搐，脉浮数而弦也。风、热、燥并郁甚于里，故烦满而成秘结也。及风痫之发作者，由热甚而风燥，为兼化，涎溢胸膈而瘛疭昏冒僵仆也。凡此诸症，皆由热甚而生。风燥各有异者，由风、热、燥各微甚不等故也。所谓中风或筋缓者，因其风热胜湿而为燥，乃燥之甚也。然筋缓不收而痿痹，及诸膹郁病痿，皆属肺金，

乃燥之化也。如秋深燥甚，草木萎落而不收，病之象也。是以手得血而能握，足得血而能步。夫燥之为病者，血液衰少也。而又气血不能通畅，故病然也。

论结燥病本不同

东垣曰：《金匮真言论》云：北方黑色，入通于肾，开窍于二阴，藏精于肾。又云：肾主大便，大便难，取足少阴。夫肾主五液，津液润，则大便如常。若饥饱劳逸，损伤胃气，及食辛热味厚之物，而助火邪，伏于血中，耗散真阴，津液衰少，故大便结燥。然结燥之病不一，有热燥，有风燥，有阳结，有阴结，又有年老气虚，津液不足而结者。治法云：肾恶燥，急食辛以润之。结者散之。如少阴不得大便，以辛润之。太阴不得大便，以苦泻之。阳结者散之，阴结者热之。仲景云：大便硬，小便利，不可攻下，以脾约丸润之。食伤太阴，腹满食不化，腹响，然不能大便者，以苦药泻之。大抵津液耗少而燥者，以辛润之。有物而结者，当下之。若不究其源，一概用巴豆、牵牛之类下之，损其津液，燥结愈甚，有复下复结，极则以至引导于下，而不能通者，遂成不救之症，可不慎哉！

刘宗厚曰：按此只是论结燥，言里证也。河间所论则兼表里而言。

《医经统旨》曰：燥是阳明之化，虽因于风热所成，然究其源，皆本于血虚津液不足所至者为多。何也？盖阴血虚，则不能荣运乎百体；津液衰，则无以滋养乎三焦。由是邪热怫郁，而燥变多端。或燥于外软，则皮肤皱结。或燥于内软，则精血枯涸。燥于上，咽鼻焦干。燥于下，便尿闭结。治之者，外以滋益之，内以培养之，在上清解之，在下通润之。务使水液自生，而燥热不容于不退矣。

张子和治一妇人，大便燥结，小便淋涩，半生不娠，唯常服疏导之药，则大便通利，暂废药；则结滞。忽得孕，至四五月间，医者禁疏导之剂，大便依常为难，临圊则努力为之。胎坠者三。又孕已经三四月，弦望前后，溲尿结涩，其分胎阴，乃访戴人。戴人诊其两手脉俱滑大，虽滑大，以其且孕，不敢陡攻，遂以食疗之。用花碱煮菠菱葵菜，以车前子苗作茹，杂猪羊血作羹，食之半载，居然生子，其妇燥病方愈。

戴人曰：予见孕妇利脓血下迫，极努损胎，但同前法治之愈者，莫知其数也。为医拘常禁，不能变通，非医也。非学也。识医者鲜，是难说也。

又治一男子，年六十余，病腰尻脊胯皆痛，数载不愈，昼静夜躁，大痛往来，屡求自尽天年。且夕则痛作，必令人以手搥击，至四五更鸡鸣则渐减，向曙则痛止。左右及病者，皆作鬼神阴谴，白虎啮，朝祷暮祝。觋巫僧道禁师至，则其痛似减。又梦鬼神战斗。山川神庙，无不祭者，淹延岁月，肉瘦皮枯，饮食减少，暴怒日增，唯候一死。有书生曰：既云鬼神虎啮阴谴之祸，如此祷祈，何无一应？闻陈郡有张戴人，精于医，可以问其鬼神白虎与病乎？彼若术穷，可以委命，其家从之。戴人诊其两手脉皆沉滞坚劲，力如张绖。谓之曰：病虽瘦，难于食，然腰、尻、脊、胯皆痛者，必大便坚燥。其左右曰：有五七日或八九日见燥粪一两块如弹丸，结硬不可言。曾令人剜取之，仅下一两块。浑身燥痒，皮肤皱揭枯涩如麸片。戴人既得病之虚实，随用大承气汤，以姜、枣煎之，加牵牛头末二钱，不敢言是泻剂，盖病者闻暖则悦，闻寒则惧，说补则从，说泻则逆。此弊非一日也，而况一齐人傅之，众楚人咻之乎！及煎成，使稍热咽之，从少至多，累至三日，天且晚，脏腑下泄四五行，约半盆，以灯视之，皆燥粪、燥痹，及瘀血杂脏，秽不可近。须臾痛减九分，昏睡，鼻息调自常人。睡至明日将夕，始觉饥而索粥，温凉与之。又因睡一二日，其痛尽去。次令饮食调养，日服导饮丸、甘露饮、滑利便尿之药，四十余日乃复。呜呼！世传三十六虎书，三十六黄经，及小儿三十六吊，谁为之耶！始作俑者，其无后乎？古人以医为重，故医之道行。今之人以医为轻，故医之道废。学者自局于术艺，病者亦不择精粗，一概待之。常见官医迎送常吏，马前折腰，真可羞也。由是博古通今者少，而师传遂绝。《灵枢经》谓：刺与污虽久，犹可拔而雪；结与闭虽久，犹可解而决。夫腰脊胯痛者，足太阳膀胱经也。胯痛，足少阳胆经之所过也。《难经》曰：诸痛为实。《内经》曰：诸痛痒疮疡，皆属心火。注曰：心寂则痛微，心躁则痛甚。人见巫觋僧道禁师至，则痛稍去者，心寂也。然去其后来者，终不去其本也。古之称痛随利减，不利则痛何由去？病者既瘥，乃寿八十岁。故凡燥症，皆三阳病也。

《内经》燥治法：燥淫于内，治以苦温，佐以甘辛，以辛润之，以苦下之。

【治风之剂】

机要大秦艽汤　治血弱阴虚，不能养筋，筋燥而手足不能运动，指爪干枯，属风热甚者。

秦艽　石膏各二两　甘草　川芎　当归　芍药　羌活　独活　防风　黄芩　白芷　生地黄　熟地　白术　茯苓各一两

细辛五钱　春夏加知母一两。

上剉，每服一两，水煎服。天阴雨加生姜七片。

麻仁丸

郁李仁　麻仁各六两　槟榔五钱　大黄二两五钱，一半炒　山药　防风　枳壳炒，各七钱半　羌活　木香各五钱半

上为末，炼蜜丸，如梧子大，每服二三十丸，温汤下。

东垣润肠丸　治脾胃中伏火，大便秘涩，或干燥闭塞不通，全不思食。乃风结秘，血结秘，皆令闭塞也。以润燥、和血、疏风，自然通矣。

麻子仁一两　羌活　归尾　大黄煨　皂角仁　秦艽各五钱　桃仁去皮尖，一两

上除二仁另研，余为末，炼蜜为丸，如梧桐子大，每服三五十丸，食前，白汤下。又有润燥丸一方，于本方加郁李仁、防风。

东垣导滞通幽汤　治大便难，幽门不通，上冲吸门不开，噎塞不便，燥闭，气不得下，治在幽门，以辛润之。

当归　升麻　桃仁另研，各一钱　红花三分　生地黄　熟地各五分　甘草炙，三分

上水煎，调槟榔末五分。

加大黄，名当归润燥汤。

脾约丸

麻仁一两二钱半　枳实　芍药各二两　大黄蒸，四两　杏仁去皮尖，炒，一两二钱

为末，炼蜜丸，如梧子大，每二三十丸，温水下。

润体丸

郁李仁　大黄　桂心　黑丑　当归　黄柏各五钱　轻粉少许

上为末，水丸，梧子大，每服三四十丸，温水下。

滋燥养荣汤　治皮肤皱揭，筋燥爪枯。

当归酒洗，二钱　生地黄　熟地黄　白芍　秦艽　黄芩各一钱五分　防风一钱　甘草五分

水煎服。

大补地黄丸　治精血枯涸燥热。

黄柏盐酒炒，四两　知母盐酒炒，二两　枸杞子三两　熟地四两　山药三两　山茱萸　白芍各二两　生地黄二两半　当归三两　玄参　肉苁蓉酒浸，各一两半

上为末，炼蜜丸，如桐子大，每服七八十丸，空心淡盐汤送下。

清凉饮子　治上焦积热，口舌咽鼻干燥。

黄芩　黄连各二钱　薄荷　玄参　川归　芍药各一钱半　甘草一钱

水二盅，煎八分，不拘时服。大便秘结加大黄。

东垣清燥汤　治湿热成痿，以燥金受湿热之邪，是绝寒水生化之源，源绝则肾衰，痿厥之病大作，腰以下痿软，瘫痪不能动。方在注夏。

半硫丸　治冷秘、风秘结，老人秘。

透明硫黄研　半夏洗七次

各等分为末，生姜糊为丸，梧子大，每服二十丸，姜汤下。或用葱白一条、姜三片，煎入阿胶二片，溶化，食前空心送下。

寒　门

明寒篇

生生子曰：寒，冬之令气也。六之终气也。水之所司，肾为之主。《运气六化篇》曰：冬之为言，终也。《素问·天元

纪大论篇》，鬼臾区曰：道生智，玄生神。神在天为风，在地为木；在天为热，在地为火；在天为湿，在地为土；在天为燥，在地为金；在天为寒，在地为水。又《五运行大论篇》曰：北方生寒，寒生水，水生咸，咸生肾。在体为骨，在气为坚，在脏为肾。其性为凛，其德为寒。其用为阖，其色为黑，其化为肃。故造化非严凛杀厉以固闭之，则无以藏蓄微阳，为春生之本。故曰冬令严寒，万类潜藏，君子固密。启玄子曰：冬三月，此谓闭藏，水冰地坼，无扰乎阳，夜卧晏起，必待日光。示人随时调摄也。设令防闲少疏，彼体虚者，触冒之，伤太阳寒水之经，而为外感之证，即时而病，头项痛，腰脊强，脉浮而紧，名曰伤寒。其症浩大，传变多端。愚故采诸家伤寒，另为一卷以统治之。兹特以病机属于内因者，条列于斯。所以别内外，以见先贤用心有定宗，又使后习调剂有定向也。故首著中寒，而以杂症属寒者亦隶焉。

中　寒 杂症附

丹溪曰：中寒非伤寒可比，伤寒乃外感寒邪，必大发热，循经而入，以渐而深，热虽盛不死。中寒乃仓卒感受，其病即发而暴，此胃气之大虚也。若不急治，去生甚远，速当温补。

生生子曰：寒乃天地严凝杀厉之气，唯体虚乃易感之。其症面青口噤，四肢强直，挛急疼痛，甚则昏迷不省人事，脉多迟紧。急宜以姜附汤温之，或理中汤加附子治之。杂症亦有寒者，非若中寒之猛而急也。又或炎天避暑，乘风取凉，或口食生冷，皆有寒症。

刘守真《病机》曰：诸病上下所出水

液，澄澈清冷，下痢清白，吐痢腥秽，食已不饥，坚痞腹满急痛，癥瘕癫疝，屈伸不便，厥逆禁固，皆属于寒。

《内经》曰：阴气有余为多汗身寒。又曰：阴盛则身寒，汗出，身常清，数栗而寒，寒则厥。

受寒甚者，手足厥冷，腹中绞痛，唇青气冷。可急于脐下三寸丹田穴上灸之，或三五十壮，或百壮，俟手足温暖为度。或用熨法亦可。

姜附汤　治中寒口噤，四肢强直，失音不语，忽然晕倒，口吐涎沫，状如暗风，手足厥冷，或复烦躁，兼阴症伤寒，大便利而发热者。

干姜五钱　熟附子三钱

水二盅，煎八分，作二次服。

或虑此方太燥，即以附子理中汤相继服，姜附本治伤寒经下后，又复发汗，内外俱虚，身无大热，昼则烦躁，夜则安静，不渴，六脉沉伏，并宜服此。不知脉者，更宜审之。兼治中脘虚寒，久积痰水，心腹冷痛，霍乱转筋，四肢厥逆。

理中汤　治五脏中寒，口噤失音，四肢强直，兼治胃脘停痰，冷气刺痛。

人参　干姜炮　甘草　白术各二钱

水二盅，煎至一盅，不拘时服。

加附子，名附子理中汤。

沉附汤　治虚寒无阳，胃弱干呕。

附子炮　干姜炮，各半两　沉香　白术各二钱半　甘草

上分二服，每服加生姜五片，水二盅，煎八分，食远服。

生料五积散　治感冒寒邪，头痛身疼，项强拘急，恶逆吐逆，腹痛，又治伤寒发热，头痛恶风，无问内伤生冷，外感风寒，及寒湿客于经络，腰脚酸痛，及妇人经血不调，或难产，并治之。

白芷七分　半夏　厚朴　川芎　甘草　枳壳炒　茯苓　当归　桔梗　干姜炮　芍药　肉桂各八分　麻黄　陈皮各一钱　苍术二钱

作一帖，生姜三片，葱白三茎，水二盅，煎一盅，不拘时服。

正气散　治伤寒阴证，憎寒恶风，正气逐冷。方见霍乱门。

理气治中汤　治寒气攻心，呕逆，心腹绞痛，或泄泻，四肢厥冷，或疝气攻筑小腹疼痛，并宜服之。

青皮　陈皮　人参　白术炒　炮姜　甘草炙，各一钱　木香七分

生姜三片，水煎服。

肉桂散　治伤寒服冷药过多，心腹满胀，四肢厥冷，昏沉不省人事，变为阴毒恶症。

肉桂　白术　木香　厚朴　良姜各三钱　白芍　人参　陈皮　前胡　当归　附子炮，各一两　吴茱萸五钱

每服五钱，姜三片，红枣三枚，水煎，不拘时服。

温中汤　脉沉迟，乃胃中寒也。及胸膈满闷，身体拘急，手足逆冷，急宜温之。

丁皮　厚朴各一两　干姜炮　白术　陈皮　丁香各一钱

上俱末，每服二钱，葱白汤调下。

术附理中丸　治中寒，急心腹痛。

人参　附子炮　炮姜　白术　炙甘草　木香　丁香

各等分，为末，炼蜜为丸，如梧子大，每服六七十丸，白汤，食前送下。

沉香桂附丸　治中寒心腹冷痛，霍乱转筋等症。

沉香　附子炮　炮姜　良姜炒　官桂

茴香炒　川乌炮，去皮脐　吴茱萸汤浸，
洗，炒

各等分，为末，醋煮面糊为丸，梧子
大，每服五七十丸，米饮下，空心食前二
次。忌生冷。

熨法：治三阴中寒，一切虚冷厥逆，
呕哕，阴盛阳虚，及阴毒伤寒，四肢厥冷，
脐腹痛，咽喉疼，呕吐下利，身背强，自
汗，脉沉细，唇青面黑，诸虚冷证皆治。

肥葱剉细　麦麸皮各三升　食盐二两

用水一大盏，同和拌匀，湿遍，分作
二次，入锅同炒极热，用重绢缝作二包，
先将一包热熨脐上，冷则易之。葱包既冷，
再加盐水拌湿炒焦，依前熨之，再炒再熨，
至煤烂不用，别另取新葱、麦麸皮，入盐，
日夜不住手，相续至身体温热，阳气复回，
脉起为度。

人参养胃汤　治外感寒邪，内伤生冷。

苍术　厚朴　半夏曲各二钱　人参
茯苓　草果　藿香各一钱　陈皮一钱二分
甘草炙，五分

姜三片，乌梅半个，水煎服。

姜桂散　温中散寒。

干姜　良姜各一钱半　桂心　木香　半
夏曲　炙甘草各一钱

姜五片，红枣二枚，水煎服。

东垣谓：阴气上溢于阳分，则昼寒；
阴血自旺于阴分，则夜寒。气分寒，桂枝
加附子汤、桂枝加芍药人参汤；血分寒，
巴戟丸、神珠丸。

桂枝加附子汤　治太阳病发汗，遂漏
不止，恶风，小便难，四肢微急，难以
屈伸。

桂枝　芍药各一两半　甘草炙，一两
附子炮，半个

每服五钱，姜四片，枣一枚，水一盏
半，煎七分。

桂枝加芍药生姜人参汤　治发汗后，
身痛，脉沉迟。

桂枝　人参各一两半　芍药二两　甘草
炙，一两

煎法如上。

巴戟丸　治肝肾俱虚。收领精气，补
真戟阳，进美饮食。

白术　五味　巴戟　覆盆子　茴香
熟地　人参　苁蓉　菟丝子　牡蛎　益智
仁　骨碎补　白龙骨各等分

为末，炼蜜丸，梧子大。每服三十丸，
食前，米饮下，日三服。

神珠丸　治下焦元气虚弱，小腹冷痛，
皮肤燥涩，小水自利，足胕寒而逆。又名
离珠丹。

杜仲炒，三两　诃子炮，五枚　草薢二
两　龙骨一两　破故纸二两　胡桃去皮，百
枚　朱砂另研，一两半　砂仁半两

为末，酒糊为丸，梧子大，朱砂为衣，
每服三十丸，空心酒下。脉弦数及弦细者，
皆不可服。详见《卫生宝鉴》。

王海藏治三焦寒用药大例

上焦寒：陈皮、厚朴、藿香皆可治之。

中焦寒，大小便不通：白术、干姜、
丁香皆可治之。

下焦寒：肉桂、附子、沉香。

【上焦寒】

铁刷汤　治积寒痰饮，呕吐不止，胸
膈不快，饮食不下。

半夏四钱　草蔻仁　丁香　干姜　诃
子皮各三钱　生姜一两

大吐不止，加附子三钱、生姜半两，
分二服，水煎。

桂附丸　治寒邪冷气，入乘经络，令

人卒心痛，或引背膂。

川乌　黑附各炮，三两　炮姜　赤石脂　川椒去目，微炒　桂心各二两

上为末，蜜丸，梧子大，每服三十丸，不止，加至五十丸，温水吞。

胡椒理中丸　治肺胃虚寒，咳嗽喘呕痰水。

胡椒　甘草　款花　荜茇　良姜　细辛　陈皮　干姜各四两　白术五两

为末，蜜丸，梧子大，每三十丸至五十丸，温水或酒任下。

【中焦寒】

附子理中丸　治脾胃冷弱，心腹疗痛，呕吐泻利，霍乱转筋，体冷微汗，满闷，腹鸣，饮食不进。

即前理中汤加附子，为末，用炼蜜丸，梧子大，每服三十丸，温水下。

二气丹　助阳退阴，治里寒心腹刺痛，泄利呕吐，自汗厥冷，小便不禁，霍乱转筋，久下冷利。

硫黄　桂心各一分　炮姜二钱　黑附子炮，半两　朱砂二钱

为末，面糊丸，梧子大，每服三十丸，空心煎艾汤入盐送下。

大建中汤　治内虚，少气，厥冷，大小腹弦急，不能食，起则微汗，阴缩，口唇干燥，精滑自出，或手足乍寒乍热，而烦冤酸痛，不能久立，常多梦遗。

黄芪　当归　桂心　芍药各二钱　人参　甘草各一钱　半夏　黑附子炮，各二钱半

每服五钱，姜三片，枣二枚，水煎服。

【下焦寒】

张仲景八味丸　补肾之不足。

还少丹　大补心肾脾胃，治一切虚损，肢体倦怠，小便混浊。

山药　牛膝　远志　巴戟　山茱萸　杜仲　茯苓　楮实子　五味子　苁蓉　石菖蒲　茴香各一两　枸杞　熟地各二两

为末，枣膏捣为丸，梧子大，空心食前，温酒盐汤任下三五十丸，日三。有热加山栀一两。心气不宁，加麦冬一两。精神少，再加五味子一两。阳弱加续断一两。

天真丹　治下焦阳虚。

沉香　茴香　草薢酒浸炒　巴戟酒浸，去心　破故纸炒　葫芦巴炒　杜仲盐水炒　黑牵牛盐水炒，各一两　琥珀　桂心各五钱

上为末，酒浸，打糊为丸，梧子大，空心酒下五十丸。

【通治三焦甚寒之气】

大巳寒丸　治脏腑虚冷，心腹疗痛，泄泻肠鸣，自利，自汗，米谷不化，手足厥冷。

荜茇　桂心各六两半　炮姜　良姜各十两

上为末，面糊丸，梧子大，每服二十丸，食前米饮下。

四逆汤　伤寒自利不渴，呕哕不止，或吐利俱发，小便或涩或利，或多汗厥冷，脉微欲绝。

炙甘草二两　炮姜一两半　附子半两

每服三四钱，水一盏半，煎七分，温服。

海藏治下焦寒四逆汤例，干姜味苦，止而不行；附子味辛，行而不守。泄小便不通，二药皆阳，气化能作小便，若姜、附、术三味内加茯苓以分利之为佳。附生用而不炮，则无火力，热则行而不止，兼用水多煎少，则味厚而直入下焦。

【治五脏寒方】

肝寒双和散，心寒定志丸、菖蒲丸，脾寒益黄丸，肺寒小青龙汤，肾寒八味丸。

东垣双和散 补血益气，治虚劳少力。

黄芪 熟地 当归 川芎各一钱 官桂 甘草各七分 白芍一钱半

姜六片，大枣六枚，分二服，水煎服，无时。

东垣曰：此方予每治伤寒、疟疾、中暑、大病之后，虚劳气乏者，以此调治，极验。不热不冷，温而有补，乃建中四物二方化而为一也。

益黄散

陈皮一两 青皮 诃子肉 炙甘草各半两 丁香二钱

上为末，每服二三钱，水煎服。海藏云：此剂泻脾以燥湿。

姜附汤 加麻黄、白术、人参、甘草等分，名附子麻黄汤。治中寒湿，昏晕缓弱，腰脊强急，口眼㖞斜，语声浑浊，胸腹膜胀，气上喘急，不能转动，兼宜审而用之。

代灸膏 治老人衰弱，元气虚冷，脏腑虚滑，腰脚冷痛沉重，减食，手足逆冷，不能忍者，用此代灸，其效不能尽述。

大附子炮，一枚 吴茱萸 桂皮 木香各半两 蛇床子半两 马蔺草各一两

为细末，每用药半匙，生姜汁半盏，白面半匙，同煎成膏，摊于纸上，临卧贴脐，以油纸覆其上，绵衣系之，自夜至明乃去。每夜如此，其腰腹如灸，能除寒积。若腰痛，贴腰眼。

霹雳散 乃正治温散之剂。

附子一枚，炮熟取出，用冷灰窨之，良久取出，研末，入真腊茶一大钱，同和，分二服。每服水一盏，煎六分，临熟入蜜半匙，放温服之。

寒 中

东垣曰：夫脾胃之症，始则热中，终传寒中。经云：阴盛生内寒。厥气上逆，寒积于胸中，是肾水反来侮土，此谓所胜者妄行。或作中满腹胀，或作涎涕，或足下痛不能任身履地，骨乏无力，喜睡，两丸多冷，时作阴阴而痛，或妄见鬼状，夜梦亡人，腰脊背胛俱痛，而不渴、不泻，此湿气去而寒独存。血络凝泣，故其脉盛大以涩，名曰寒中。以白术附子汤治之。

白术附子汤 治寒中诸症。

白术 附子炮 陈皮 苍术炒 厚朴制 半夏 茯苓 泽泻各一两 猪苓半两 桂心四钱

每服五钱，生姜三片，水煎服。量虚实加减。

背 寒

仲景云：心下有留饮，其人背恶寒，冷如水，治法茯苓丸之类是也。即千金化痰丸。

身 前 寒

经云：胃足阳明之脉气虚，则身以前皆寒栗，治法宜针补三里穴是也。

掌中寒者，腹中寒，鱼上白肉有青血脉者，是胃中有寒也。理中汤之类。

恶 寒

丹溪曰：久病恶寒，当用解郁。湿痰积中，抑遏阳气，不得外泄，身必恶寒。恶寒非寒，明是热症。

进士周，年近四十，得恶寒症，服附子数百帖而病甚，脉弦而缓，遂以江茶入生姜汁、香油些少调饮之，吐痰一升许，减大半。又与通圣散去麻黄、大黄、芒硝，加当归、地黄，百帖而安。

女子恶寒，用苦参、赤小豆各一钱，

为末，齑水调饮之，吐痰甚多，继用后药调理：

川芎　南星　苍术　黄芩

酒打面糊丸服。

上焦不通，则阳气抑遏，而皮肤分肉无以温之，故寒栗。东垣升阳益胃汤，用升发之剂，开发上焦，以伸阳明之气出于表而温之也。丹溪吐出湿痰，亦开发上焦，使阳气随吐伸发出外而温之也，故寒栗皆愈。二者乃治阳虚表寒之要。

王海藏治一妇，先病恶寒手足冷，全不发热，脉八至，两胁微痛，治者便作少阳治之，阳在内，伏于骨髓，阴在外，致使发寒，治当不从内外，从乎中治也。宜以小柴胡调之，倍加姜枣。

丹溪治一妇，年近六十，六月内常觉恶寒战栗，喜烈火御绵，汗时如雨，形肥肌厚，已服附子十余帖，浑身痒甚，两手脉沉涩，重取稍大，知其热甚而血虚也。以四物汤去川芎，倍地黄，加白术、黄芪、炒黄柏、生甘草、人参，每服一两重，始煎一帖，饮之，腹大泄，目无视，口无言，知病其势深而药无反佐之过也。仍以前药热炒与之，盖借火力为向导，一帖利止，四帖精神回，十帖病全安。

又蒋氏妇，年三十余，形瘦面黑，六月喜热恶寒，两手脉沉而涩，重取则数。以三黄丸，下之以姜汤，每服三十丸，二十帖，微汗而安。又云：三补丸亦可。

头　痛

生生子曰：头为诸阳之首，至清至高之处也。苟外无风寒雾露之触，内无痰火湿热之熏，必无痛也。既有内外之因，当循内外之治。

凡头痛当分三阴三阳。诸血虚头痛，当归、川芎主之。诸气虚头痛，人参、黄芪主之。兼见何症，以佐使之药济之，此立方之大法也。血气俱虚，于调中益气汤，加川芎、蔓荆子、细辛，其效如神。湿厥头痛，清空膏主之。诸厥逆头痛，羌活附子汤主之。湿热在头者，以苦吐之。世有真头痛，旦发夕死，夕发旦死。原其受病，乃气血虚极，以致风寒暑湿之气，得以犯之，名曰厥头痛。痛引脑巅，陷于泥丸宫中，非药所能愈，盖其根本先绝也。丹溪曰：头痛多主于痰，痛甚者火也。有可吐者，亦有可下者。东垣曰：经云：东风生于春，病在肝，俞在颈项，故春气者，病在头。又诸阳会于头面，如足太阳经之脉，起于目内眦，上额交巅，直入络脑，还出别下项，病冲痛。又足少阳之脉，起于目锐眦，上抵头角，病则头角额痛。夫风从上受之，风寒伤上，邪从外入，客于经络，令人振寒，头痛，身重，恶寒，治在风池、风府。有调其阴阳，不足则补，有余则泻，汗之则愈，此伤寒头痛也。如气上不下，头痛巅疾者，下虚上实也。过在足少阴、巨阳，甚则入肾，寒湿头痛也。有厥逆头痛者，所犯大寒，内至骨髓，髓以脑为主，脑逆，故令头痛，齿亦痛。有心烦头痛者，病在膈中，过在手巨阳、少阴，乃湿热头痛也。凡头痛，皆以风药治之者，总其大体言之也。高巅之上，唯风可到，或味之薄者，阴中之阳，自地升天者也。然亦有三阴三阳之异。太阳经头痛，恶风寒，脉浮紧，川芎、独活之类主之。少阳经头痛，脉弦细，往来寒热，柴胡、黄芩主之。阳明经头痛，自汗，发热，不恶寒，脉浮缓长实者，升麻、葛根、石膏、白芷主之。太阴经头痛，必有痰，体重或腹痛，为痰癖，脉沉缓者，苍术、半夏、南星主之。

少阴经头痛，三阴三阳经不流行，而足寒，气逆，为寒厥，其脉沉细，麻黄附子细辛汤主之。厥阴经头疼，项痛，或吐痰沫，冷厥，其脉浮缓，吴茱萸汤主之。

丹溪云：劳役下虚之人，似伤寒发热、汗出，两太阳作痛，宜补中益气汤，多加川归、川芎，甚者加知母、蔓荆子。又云：自鱼尾上攻而痛，属血虚，川芎、川归、酒黄柏。诸经气滞，亦能作痛。

王节斋曰：久头痛病，略感风寒便发，寒月须重绵厚帕包裹者，此属郁热，本热而标寒。世人不识，率用辛温解散之药，暂时得效，误认为寒，殊不知因其本有郁热，毛窍常疏，故风寒易入，外寒束其内热，闭逆而为痛。辛热之药，虽能开通闭逆，散其标之寒邪，然以热济热，病本益深，恶寒愈甚矣。唯当泻火凉血为主，而佐以辛温散表之剂，以从其标，则病可愈而根可除也。

郭茂恂之妇，产七日，不食，始言头痛，头痛已，又心痛作，既而目睛痛。如割如刺，更作更止，相去无瞬息间。每头痛甚，欲取大石压之，良久渐定。心痛作，则以十指抓壁，血流满掌。痛定，目复痛，又以两手自捌取之。如是十日不已，众医无计。进黑龙丹半粒，疾少间。中夜再服之，服即下，瞑目寝如平昔，至平旦下一行，约三升许，如蝗虫子，三疾减半，已刻又行如前，则顿愈矣。

头 重

东垣**红豆散** 治头重极佳。方见雷头风门。

秘方**茶调散** 风热上攻，头目昏痛，及头风热痛不可忍。

片芩二两，酒拌炒三次，不可令焦 小川芎一两 细芽茶三钱 白芷五钱 薄荷三钱 荆芥穗四钱 头巅及脑痛，加细辛、藁本、蔓荆子各三钱

上为细末，每服二三钱，用茶清调下。

头 风

丹溪云：属痰者多，有热，有风，有血虚。在左属风，薄荷、荆芥，血虚川芎、当归。在右属痰，苍术、半夏，热则酒芩为主。

冲和膏 偏正头风肿痛，并眼痛者，涂上立止如神。

紫荆皮炒，五两 独活去节炒，三两 赤芍炒，二两 白芷一两 菖蒲一两

上为末，葱头煎浓汤调涂，药到痛止。

又方

酒芩一两 苍术 羌活 防风各五钱 细辛二钱 苍耳三钱

上为末，每服三钱，生姜一大片，同擂均，茶汤荡起服之。

又方

酒芩五钱 苍术二钱半 羌活 苍耳 川芎 甘草生 酒黄连各一钱半 半夏曲三钱半，炒

上为末，服法同前。

头痒、风屑、发黄 用大黄酒浸炒为末，茶调服。

川芎散 偏头痛、头风神效。

甘菊 石膏 川芎各三钱

为末，每服一钱，茶清调下。一方有白僵蚕六钱，生用。

经验方 头风头痛。

藿香 防风各二两 辰砂 薄荷各一两 天麻 白术 白附子 白芷各一两五钱

上为末，糊丸，梧子大，每服三十丸，白汤下。

菊花茶调散 诸风头目昏重，偏正头风，鼻塞。

菊花 川芎 荆芥穗 羌活 甘草 白芷各二两 细辛一两 防风一两，洗净 蝉蜕 僵蚕 薄荷各五钱

上为末，每服二钱，食后，用茶清调下。

有一妇人患偏头痛，一边鼻塞，不闻香臭，常流清涕，或作臭气一阵。服遍治头痛药，如芎、蝎皆不效，人无识此病者，或曰脑痛。偶有善医云，但服局方芎犀丸。不十数服，忽作嚏涕，突出一铤稠脓，其疾自愈。方见鼻渊。

秘方 贴头风热痛。

大黄 朴硝各等分

上为末，井底泥和捏作饼，贴两太阳穴，神效。否则防坏目。

祛风清上丸 风热上攻，眉棱骨痛。

酒芩二钱 白芷一钱半 防风一钱 柴胡一钱 荆芥八分 川芎一钱二分 羌活一钱 甘草五分

水二盅，煎八分，食后服。

芎辛导痰汤 痰厥头痛。

川芎 细辛 南星各一钱半 半夏二钱 陈皮 茯苓 片芩酒炒，各一钱二分 枳实一钱 甘草五分

如挟风热甚者，加石膏三钱、菊花一钱。水二盅，姜三片，煎至八分，食后服。

清空膏 偏正头痛年深，及疗风湿热痛，上壅损目，及脑痛，年深不止。

羌活 防风各一两 柴胡七钱 川芎五钱 甘草炙，一两半 黄连炒，一两 黄芩三两，一半炒，一半酒制

上为细末，每服二钱，热盏内入茶少许，汤调如膏，抹在口内，少用白汤送下，临卧服。如苦头痛，每服中加细辛二钱。

如太阴脉缓有痰，名曰痰厥头痛，加羌活、防风、川芎、甘草，又加半夏一两半。如偏正头痛，服之不愈，减羌活、防风、川芎一半，加柴胡一倍。如发热恶热而渴，正阳明头痛，只与白虎汤加白芷。

小清空膏 诸般头痛，唯血虚头痛不治。用片芩细切，酒拌，晒干，为末，茶清调下，酒亦可。

补气汤 服前药之后，服此药。

黄芪八两 甘草炙 当归身各二钱 柴胡 升麻各二分 细辛少许 麻黄炒 苦丁香各五分

水煎服。

安神汤 头旋眼黑头痛。

羌活一两 防风二钱半 柴胡五钱 酒黄柏一两 酒知母 酒生地 升麻各五钱 黄芪二两 甘草半生半熟，四钱

上㕮咀，每服半两，水二大盏，煎至一盏半，加蔓荆子五分，川芎三分，再煎至一盏，临卧时去渣热服。

上东垣、丹溪治虚热头痛，大率皆以酒芩、酒连、酒柏加风剂也。

川芎散 头风，偏正头风，昏眩。

川芎 细辛 羌活 槐花 甘草炙 香附 石膏炙，各五钱 荆芥 薄荷 菊花 防风 茵陈各一两

上为细末，每服二钱，食后，茶清调下，日三服。

石膏散 头痛不可忍。

麻黄去根节 石膏各一两 何首乌五分 葛根七钱半

上为细末，每服三钱，生姜三片，水煎，稍热服。

又方 亦名**石膏散** 头痛。

川芎 石膏 白芷各等分

上为细末，每服四钱，热茶清调下。

荆芥散　治头风。王太医方。

荆芥　石膏煅，各等分

上为细末，每服二钱，姜三片，葱白三寸连须，使水一盏，煎七分，食后服。

玉真丸　寒湿为多，肾气不足，气逆上行，头疼不可忍，谓之肾厥。其脉举之则弦，按之则坚。

硫黄二两　石膏　半夏汤洗　硝研，各二两

俱为细末，研匀，生姜糊为丸，梧子大，阴干，每服二十丸，姜汤或米饮下。更灸关元百壮。良方中黄丸子亦佳。虚寒甚者，去石膏，用钟乳粉一两。

玉壶丸　风湿头痛，亦作痰患。

半夏　南星　天麻

为末，白面丸，服二钱。

僵蚕散　偏正头痛，并夹脑风，连两太阳头痛。

白僵蚕为末，用葱茶调服。

乳香盏落散　男子妇人，偏正头痛不可忍，大有神效。此风盛疏散而痛，宜酸以收之。

御米壳去蒂，四两　陈皮　甘草炙　桔梗去芦　柴胡各一两

上为细末，每服二钱，水一盏，入灯心十茎，长四指，同煎七分，温服。

治时气头痛不止，用朴硝二两为末，生油调，涂于顶上。

治头内如虫蛀响，名天白蚁，用茶子细末，吹鼻中。

如圣散　眼目偏痛头风。

麻黄烧灰，半两　盆硝二钱半　麝香脑子各少许

上为细末，搐之神效。

治头风饼子

五倍子　全蝎　土狗七分

上为末，醋糊，作如钱大饼子，发时再用醋润透，贴太阳穴上。炙热贴之，验甚。仍用帕子缚之，啜浓茶，睡觉则愈。

一奇散　产后头痛。用当归、川芎，为细末，每服二钱，水一盏，煎七分，温服。

治产后身热头痛肚痛

陈皮　白术　白芍各二钱　黄芩二钱半　川芎一钱　干姜　牡丹皮　甘草各一钱五分　荆芥五分

分四帖，煎服。

芎附散　产后败血作梗头痛，诸药不效。

大附子一枚，酽醋一碗，用火四畔炙透，蘸醋令尽，去皮脐，加川芎一两，并为细末，每服一钱，茶清调下。

东垣曰：湿热在头而头痛者，必以苦吐之。若用上项搐鼻药而涎少者，必兼吐法治之。

邪在胃而头痛者，必下之。其症必兼膈痞，或动作则痛甚，或右手脉滑盛者是也。

新沐中风，为首风。头面多汗，恶风，当先风一日则病甚，至其风日则少愈，大川芎丸主之。

风气循风府而上，则为脑风，项背怯寒，脑户极冷，神圣散主之。

大川芎丸　首风旋晕弦急，外合阳气，风寒相搏，胃膈痰饮，偏正头疼，身体拘倦。

川芎一两　天麻四两

为末，炼蜜丸，每两作十丸，每服一丸，细嚼茶酒下，食后服。

神圣散　脑风邪气，留饮不散，项背怯寒，头痛不可忍者。

麻黄去节　细辛去苗　干葛生一半，炒

一半　藿香叶各等分

上为末，每服二钱，煮荆芥薄荷酒调下，茶亦得，并治血风症。

大全黑龙丹　产后寒凝血滞，或胞衣不下，或污血奔心，危急恶疾垂死者，但灌药入口便活。妙通神圣。

当归　五灵脂　川芎　良姜　熟地各三两

上研末，入罐，盐泥固济，捵口，炭十斤，煅令通赤，冷定取开看，成黑糟色，细研入后药：

百草霜五钱　硫黄　乳香各一两　花蕊石　琥珀各三钱

上五味，为末，并前和匀，如芡实大，每服一丸。

雷头风俗名，非古也。

张子和曰：雷头风者，结核块于头上，而作痛者是也。可用茶调散吐之，次用神芎丸下之，然后服乌荆丸及愈风饼子之类。消风散热，是其治也，如凉膈散之类。

又云：雷头风，是头上有赤肿结核，或如酸枣状，可用排针出血则愈矣。

生生子曰：所谓雷头风者，必是痰结核块。或先暗有于头上，然后随遇而发。或劳役，或酒色，或食煿炙、动风发毒之物，感而发之。或红，或肿，而痛作矣。急则治其标，针而血出风散火灭，痛因减去，或有之也。若先无结块痰核，卒然发寒热而肿痛者，乃风毒也，不可不察。

茶调散又名二仙散

瓜蒂　茶叶

为末，每服二钱，齑汁调服，乃取吐药也。

神芎散　实者下之是也，能去膈上滞痰。

大黄　黄芩各二两　牵牛　滑石各四两

为细末，滴水为丸，如小豆大，温水下十五丸，每服加十丸，以利为度，日三服。

愈风饼子

川乌　川芎　甘菊　白芷　薄荷　防风　细辛　天麻　羌活　荆芥　甘草各等分

为细末，水浸，蒸饼为剂，捏作饼子，每服三五饼，细嚼，茶酒送下，不拘时候。

《保命集》云：夫治雷头风诸药不效者，为与症不相对也。盖雷头风者，震卦主之，震仰盂，故予制药内加荷叶者，象震之形，其色又青，乃述类象形。当煎局方中升麻汤主之。治头面疙瘩，憎寒拘急，发热，状如伤寒。

升麻　苍术　薄荷

为细末，每服五钱，水一盏，煎七分，温服，食后。或烧全荷叶一个，研细，调药服之。

生生子曰：按二公方论，俱以结核疙瘩，而用风药论治。且指震为雷，为譬固美矣。恐犹未尽善也。夫此病未有不因于痰火者，盖痰生热，热生风故也。核块疙瘩，皆有形可征，痰火上升，壅于气道，兼于风化，则自然有声，轻则或如蝉之鸣，重则或如雷之响，故以声如雷而为名也。或以其发如雷之迅速也。设如前论尽作风热治之，恐认标而忘其本也。予故附痰火一方于后，以俟明哲评之。

白僵蚕五钱　粉草二钱　半夏牙皂、姜汁煮，一两　连翘五钱　片芩七钱，酒炒　陈皮去白，盐煮　桔梗各五钱　大黄酒蒸九次，二两　薄荷叶三钱　白芷二钱　天麻五钱，酒浸　青礞石二钱

俱为细末，水浸蒸饼为丸，如绿豆大，

食后，临卧茶吞二钱，以痰利为度，然后用清痰降火煎药调理。

红豆散 头重如山，此湿气在头也。

麻黄根炒 苦丁香各五分 红豆十粒 羌活烧 连翘各一钱

上五味，为细末，鼻内搐之。

头风屑，肝经风盛也，大便实，泻青丸主之。虚则消风散主之。

消风散 诸风上攻，头目昏痛，项背拘急，肢体烦痛，肌肉蠕动，目眩旋运，耳箫蝉鸣，眼涩好睡，鼻塞多嚏，皮肤顽麻，燥痒瘾疹。又治妇人血风，头皮肿痒，眉骨疼，旋欲倒，痰逆恶心。

川芎 羌活 人参 茯苓 白僵蚕 藿香 荆芥 甘草 蝉壳去土，各二两 厚朴姜制 陈皮去白，各五钱 防风

上为细末，每服二钱，茶清调下。如久病偏头风，每日三服，便觉轻减。如脱着沐浴，暴感风寒，头痛，身重，寒热，倦疼，用荆芥茶清调下半盏，不拘服之。小儿虚风，目涩，昏倦，及急慢惊风，用乳香荆芥汤。治风屑，极燥痒无时，此乃气虚风邪侵于皮表。用藜芦，不拘多少，为末，先于无风处洗头，候将干时，用末掺之。须用入发至皮，乃紧缚之一日夜，次日即不燥痒。如尚有些少，可再用一次，立效。

头上白屑极多，山豆根油浸涂，或以乳汁调。

又方

白芷 零陵香各等分

为末，如前法用之，候三五日篦去，敷二三次，终始不生。

大头病 头痛肿大如斗是也，大率多是天行时疫病。

泰和年，东垣以监纳济源税，时长夏多疫疠，初觉憎寒体重，次传面目肿盛，目不能开，上喘，咽喉不利，舌干口燥。俗云大头天行，亲戚不相访问，如染之，多不救。张县丞亦得此症，至五六日，医以承气汤加板蓝根下之，稍缓。翌日其病如故，下之又缓，终莫能愈，渐至危笃。或曰李明之存心于医，可以请治。遂命诊视。具说其由曰：夫身半已上，天之气也；身半已下，地之气也。此虽邪热客于心肺之间，上攻头而为肿盛。以承气下之，泻胃中之实热，是诛罚无过，殊不知适其病所为故。遂处方用黄连、黄芩，味苦寒，泻心肺间热以为君；橘红、玄参苦寒，生甘草甘寒，泻火补气以为臣；连翘、鼠粘子、薄荷叶苦、辛、平，板蓝根味甘、寒、马勃、白僵蚕，味苦平，散肿、消毒、定喘以为佐。新升麻、柴胡，苦平，行少阳、阳明二经不得伸；桔梗味辛温，为舟楫，不令下行。共为细末，用汤调，时时服之，拌蜜为丸，嚼化之，服尽良愈。因叹曰：往者不可追，来者犹可及，凡他所有是病者，皆书方以贴之，全治甚众。

普济消毒饮

黄芩 黄连各五钱 人参三钱 橘红 玄参各二钱 连翘 鼠粘子 板蓝根 马勃各一钱 甘草生 柴胡 桔梗各二钱 白僵蚕炒 升麻各一钱

为细末，服如前法，或加防风、薄荷、当归身、川芎，每服五钱，水煎，食后时时热服。如大便硬，加酒煨大黄一钱以利之，肿热甚者，宜砭刺之。

生生子曰：观消毒饮以普济二字为命名之首，书告四方，使人人得跻寿域者，君子之存心也。乃今时之医，偶获一未稳之方，就括囊缄口，自秘终身，为徼利之计，视此普济消毒饮，宁不自愧于心乎。

大头病者，虽在身半以上，热伏于经，以感天地四时，非节瘟疫之气所着以成。至于溃裂脓出，而又染他人，所以谓之疫疠也。大抵足阳明甚则逆传，视其肿势在何部分，随其经而取之。湿热为肿，火盛为痛。此邪发于首，多在两耳前后，所先见出者为主，为根。治之宜早，药不宜速，恐过其病所。谓上热未除，中寒已作，有伤人命矣。此疾是自内而之外者，是为血病。况头部分受邪，见于无形之处，至高至分，当先缓而后急。先缓者，谓邪气在上，着无形之部分，既着无形，所传无定，若用重剂大泻之，则其邪不去，反过其病矣。虽用缓药，若又急服之，或食前，或顿服，或失缓体，则药不能除病矣。当徐徐溃无形之邪，或药性气味形体拟象服饵，皆须不离缓体，及寒药或酒炒浸之类是也。后急者，谓前缓剂已经高分，泻邪气入于中，是到阴部，染于有形质之所，若不速去，反损阴也。此却为客邪，当急去之，是治客以急。且治主当缓者，谓阳邪在上，阴邪在下，各为本家病也。若急治之，不唯不能解其纷，而反致其乱矣，此所以治主当缓也。治客当急者，谓阳分受阳邪，阴分受阴邪，主也。阴分受阳邪，阳分受阴邪，客也。凡所谓客者当急去之，此治

客以急也。假令少阳阳明之为病，少阳者，诸邪出于耳前后也。阳明者，首面大肿也。先以黄芩、黄连、甘草，通炒过，剉，煎，少少不住服呷之。或服毕，再用大黄，或酒浸，或煨。又以鼠粘子，新瓦上炒香，咬咀，煎，去渣，纳芒硝各等分，亦细细呷之，当食后用，徐得微利。又邪气已，只服前药，如不已，再服后药，依前次第用之，取大便利，邪已则止。如阳明渴者，加石膏。少阳渴者，加瓜蒌根。阳明行经加升麻、葛根、芍药之类。太阳行经，加羌活、防风、荆芥之类。选而加之，并与上药均合，不可独用散也。

黑白散　大头病如神。

乌黑蛇酒浸　白花蛇去头尾，酒浸　雄黄二两　大黄煨，五钱

为细末，每服一二钱，白汤调下。

治疫毒头重者，甘桔汤加鼠粘子、大黄、芒硝。

大头天行病　羌活　酒芩　酒蒸大黄。

大头风，用井底泥调大黄、芒硝涂之。

又方　治大头疫如神。

贯众三钱　葛根二钱　甘草一钱半　白僵蚕炒，一钱

水煎服，极佳。加黑豆三钱，尤妙。

赤水玄珠　第四卷

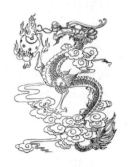

面　门

《灵枢经》曰：面热者，足阳明病。十二经脉，三百六十五络，其血气皆上于面而走空窍。其精阳气上走于目而为睛，其别气走于耳而为听，其宗气上出鼻而为臭，其浊出于胃，走唇舌而为味。其气之津液，皆上熏于面，而皮又厚，其肉坚，故天热甚寒不能胜之也。

青、红、黄、白、黑五色，以应五脏，是以外候验内症也。

东垣曰：饮食不节则胃病，胃病则气短精神少，而生大热。有时而火上，独燎其面。

丹溪曰：面热，因胃热，有郁火。面寒因胃虚。

咳逆停息不得卧，面热如醉，此为胃热上冲熏其面。以茯苓桂枝甘草五味汤，加大黄利之。

罗氏治杨郎中之内，五十一岁，身体肥盛，己酉春，患头目昏闷，面赤热，多服清上药不效，请治。诊其脉洪大而有力。《内经》云：面热者，足阳明病。《脉经》云：阳明经气盛，有余则身已前皆热。况其人素膏粱积热于胃，阳明经多血多气，本实则风热上行，诸阳皆会于头目，故面热之病生矣。先以调胃承气汤七钱，加黄连三钱、犀角一钱，疏下三两行，撤其本热。次以升麻加黄连汤，去经络中风热上行，如此则标本之邪俱退矣。

升麻加黄连汤

升麻　葛根各一钱　白芷七分　甘草炙白芍各五分　酒黄连四分　生犀角末　川芎荆芥穗　薄荷各三分

用水半盏，先浸川芎、荆芥穗、薄荷外，都作一服，水二盏，煎一盏，入先浸三味，同煎至七分，食后温服，数服愈。忌酒面五辛物。

面寒，尼长老，六十岁，体瘦弱，十月间病头面恶寒，不敢当风行，诸治不效。脉短细而微，且年高，向素食，日唯茶果而已。阳明之经本虚。《脉经》云：气不足，则身以前皆寒栗，又加看诵损气，由此胃气虚，经络之气亦虚，不能上荣头面，故恶风寒。先以附子理中丸，温其中气，次以升麻汤加附子主之。

升麻　葛根　白芷　黄芪　附子炮各七分　甘草炙　人参　草豆蔻各五分　益智仁三分

水一盅半，连须葱头二茎，煎至一盅，温服。数服良愈。

升麻汤辨

或曰：升麻加黄连汤治面热，升麻加

附子汤治面寒，有何依据？答曰：出自仲景，云岐子注伤寒论中，辨葛根汤云：尺寸俱长者，阳明受病也，当二三日发，以其脉夹鼻络于目，故身热目疼鼻干不得眠，此阳明经受病也。始于鼻交频中，从头至足，行身之前，为表之里。阳明经标热本实，从标脉浮而长，从本脉沉而实，阳明为病，蒸蒸而热，不恶寒身热，为标病。阳明本实者，胃中燥，鼻干，目痛，为本病。阳明为肌肉之本，禁不可发汗。在本者不禁下，发之则变黄症。太阳主表，营卫是也，营卫之下肌肉，属阳明，二阳并病，葛根汤主之。卫者桂枝，营者麻黄，营卫之中，桂枝麻黄各半汤主之。营卫之下，肌肉之分者，葛根汤主之，又名解肌汤。故阳明为肌肉之本，非专于发汗止汗之治。桂枝麻黄两方，互并为一方，加葛根者，便作葛根汤。故营卫肌肉之次也，桂枝、芍药、生姜、甘草、大枣止汗，有麻黄、桂枝、甘草发汗，葛根味薄，独加一味者，非发汗止汗也，从葛根以解肌，故名葛根汤。钱仲阳制升麻汤，治伤寒、瘟疫、风热、壮热、头痛、肢体痛、疮疹已发未发，用葛根为君，升麻为佐，甘草、芍药安其中气。朱奉议作《活人书》，将升麻列作为阳明经解药。予诊杨氏妇，阳明经标本俱实，先攻其里，后泻经络中风热，故用升麻汤加黄连，以寒治热也。尼长老阳明经标本俱虚，先实其里，次行经络，故用升麻汤加附子，以热治寒也。仲景乃群方之祖，信哉。

面上有热毒恶疮，治以**柏连散**。

胡粉　黄柏炙　黄连各等分

上为末，面脂调敷，猪脂亦好。

面上肺风疮，以无灰酒浓磨鹿角尖敷之。

指爪爬破面皮，生姜自然汁，调轻粉敷破处，更无痕。

玉容散　面上黑黯雀斑。

甘松　三奈　茅香各五钱　白芷　白僵蚕　白及　白蔹　白附子　天花粉各一两　防风　藁本　零陵香各三钱　肥皂二个　绿豆粉一两

为极细末，每洗面用之。

秘方　面上雀斑。

樱桃枝　紫背浮萍　白梅肉　猪牙皂角

等分，焙干为末，每洗面时用之。七八日后，其斑皆没，神效。一方加鹰屎少许尤妙。服药在后。

防风通圣散　风热上攻面热。

胃风汤　虚风症，能食，麻木，牙关急撮，目眴动，胃中有风热攻面，故面独肿。

白芷一钱二分　升麻一钱五分　葛根　苍术各八分　甘草三分　柴胡　藁本　羌活　黄柏各五分　草豆蔻五分　蔓荆子二分　麻黄八分　白僵蚕三分　川归一钱五分

水二盅，煎八分，食远服。

丹溪治一妇人面颊两腮热肿，膈壅之病也。

干葛　桔梗一钱半　升麻一钱　苏叶一钱半　薄荷一钱　甘草炙，七分

姜一片，水煎，食后服。

一人登厕，被臭气熏触，隐忍良久，明日满面皆黑色，月余不散。相士断云：不出月外必死。至期无恙，拉孙召先生治，教以沉、檀香各一两，剉碎，安炉中，烧熏帐内，以被盖定，令病者瞑目端坐，候香尽，方可出帐。明日引鉴照之，面上黑色渐散矣。

颊 车 病

平江陈氏，因惊骇后常用手指甲掐住两颊，遂两颊破损，心懊忱不安，脉数而实，诸药不愈。用《活幼口议》牛黄清心凉膈丸，数服如失。

凡伸欠颊车蹉，但开不能合，以酒饮之令大醉，睡中吹皂角末搐其鼻，嚏透即自止。

东垣云：咽痛，颔肿，脉洪大，面赤者，羌活胜湿汤加黄芩、桔梗、甘草各五分。如耳鸣、目黄、颊颔肿，头、肩、臑、肘臂外后臁痛，面赤，脉洪大者，以羌活、防风、甘草、藁本，通其经血，加黄连、黄芩消其肿，以人参、黄芪，益其元气，而泻其火邪。

丹溪治两腮肿。用细辛、草乌等分，为末，入蚌粉，以猪脂调敷，口含白梅置腮边，良久，肿退出涎，患立消矣。消时肿必先向下。

《济世方》治疟腮。

车前草　柏子仁　竹叶

杵碎，热敷患处。

腮肿　用赤小豆，醋调敷之。

《千金方》卒中风，头面肿。杵杏仁如膏敷之。

又方　疟腮如神。

鸡子清调赤豆末，及喉下诸般肿痛，用蜗牛飞面，研匀，贴肿处。

目 门

生生子曰：治目有专门，以其点药精妙，及动针手法惯熟外，此不过一理耳。

经曰：目得血而能视。是血不可以不养也。

又曰：目者神之主。是神不可以不安也。

又曰：目者肾之窍。是肾不可以不秘也。

又曰：东方青色，入通于肝，开窍于目，藏精于肝，肝和则目能辨五色也。又曰：心合脉，诸脉皆贯于目。

东垣曰：夫五脏六腑之脉，皆禀受于脾土，而上贯于目，脾者，诸阴之首也。目者，血气之宗也。故脾虚则五脏之精气皆失所司，不能归明于目矣。可见五脏之精华，皆输于目，而见于外，足以验。夫脏腑之根于内者，标本之虚实矣。

经云：瞳子黑眼法于阴，白眼赤脉法于阳。故阴阳合传于精明，此则眼具阴阳也。又曰：五脏六腑之精气，皆上注于目，而为之精，精之窠为眼，骨之精为瞳子，筋之精为黑眼，血之精为络，其窠气之精为白眼，肌肉之精为约束裹撷，筋骨气血之精，而与脉并为系，上属于脑，后出于项中，此眼具五脏六腑也。后世以内外眦属心，上下两睑属脾，白眼属肺，黑眼属肝，瞳人属肾，谓之五轮，盖本诸此也。又有八廓之说，无义无据，今不得删入焉。

阳主散，阳虚则眼楞急，而为倒睫拳毛。阴主敛，阴虚则瞳子散大，而为目昏眼花。

《保命集》云：在腑为表，当除风散热。在脏为里，当养血安神。如暴失明昏涩，翳膜，眵泪斑入眼，皆表也，风热也，宜表散以去之。如昏弱不欲视物，内瞳见黑花，瞳散，皆里也，血少神劳，肾虚也，宜养血补水安神以调之。除风散热者，泻青丸主之。养血安神者，定志丸主之。妇人，地黄丸主之。或有体肥气盛，风热上行，目昏涩者，槐子散主之。此由胸中浊气上行也。重则为痰厥，亦能损目。若常使胸中气清，自无此病也。又有因目疾服凉药多，气因损者，久之眼渐昏弱，乍明乍暗，不能视物，此则失血，验也。地黄丸，消气定志丸，相须而养之。视物不明，见黑花者，肾气弱也，驻景丸主之。或有暴失明者，谓眼居诸阳交之会也，而阴反闭之，此风邪内满，当有不测之患也。

目闭不开者，足太阳之脉为目上纲，足阳明之脉为目下纲，平则约束，热则筋纵，故目不能为之开也。

【治风热之剂】

《本事方》睛痛难忍者。

川归　防风　细辛　薄荷各等分

每服二钱，麦门冬汤调下，食后、日午及夜，各一服。

菊花散　肝肾风毒气上冲眼疼。

甘菊花　蒺藜　大力子炒，各一两　甘草一两五钱

为细末，每服二钱。

槐子散　体肥气盛，风热上行，目昏涩。

槐子　黄芩　木贼　苍术各等分

为细末，食后茶调下。

川芎散　风热目眩，热肿，胸中不利。

川芎　槐子各一两

为末，气滞下利，姜汤调；目疾，茶清调；热上攻，水煎服。

洁古方，治赤暴发肿，**散热饮子**。

防风　羌活　黄芩各一两　黄连一两

每服五钱，水二盏，煎，温服。如大便秘加大黄一两，如痛甚加川归、地黄，烦躁不得卧加栀子一两。

洗肝散　风毒上攻，赤目，肿痛难开，瘾涩眵泪。

薄荷叶　川归　防风　羌活　甘草炙　栀子　大黄　川芎各等分

为末，每服二钱，热水调服。

【养血和血疏风之剂】

龙胆汤　目暴赤云翳，疼痛不可忍者。

四物汤各五钱　羌活　防风各三钱　龙胆草　防己各二钱

益气聪明汤　饮食不节，劳伤形体，脾胃不足，内障耳鸣，或多年视物昏暗。令目广大。久服无内障、耳鸣、耳聋之患。又令精神倍常，饮食加倍，身体轻健，耳目聪明。

黄芪五钱　甘草炙，六钱　人参五钱　葛根　升麻各三钱　白芍　黄柏酒洗四次，炒，各一两　蔓荆子一钱半

每服五钱，水煎，卧时热服，五更再煎服之，得睡更妙，如烦乱或有热，春月渐加黄柏，夏月倍之。如脾胃弱去之。热减少用，但有热，或麻木，或上壅头目，三两服后，其热皆除。又治老人腰以下沉重疼痛。此药久服，治人上身，反有精神。两足轻浮，不知高下，空心服之，少加黄柏，轻浮自减。小儿减服，多则壅满。若治倒睫，去黄柏、芍药，忌烟火酸物。

地黄丸　眼小昏涩，因发而久不能瘥。

防风　羌活　当归　地黄　人参　茯苓　黄芩　黄连各等分

每服五七钱，水煎，温服。

东垣**助阳和血补气汤**　眼赤热壅，白睛红，眵泪，不疼痛，唯隐涩难开。此服寒药太过，而真气不能通九窍也，故眼昏不明。

防风七分　黄芪一钱　甘草炙　蔓荆子各五分　归身五分　白芷二分　柴胡　升麻各七分

水盏半，煎一盏，临卧时服，避风及忌食冷物。

【补气血之剂】

丹溪方　治劳力后两眼上星，右眼独昏，此热伤血也。

白术　当归　生地　木通　黄连酒浸

黄芩酒浸，炒　黄柏炒，各二两　甘草炙，四钱

分三帖，水煎服，大热加白芍药。

倒睫拳毛，其毛入眼中央是也。

防风饮子

黄连炒　甘草炙　人参各一钱　归身一钱五分　葛根　防风各五分　细辛叶　蔓荆子各三分

水煎，临卧温服。

连翘饮子　目中溜火，恶日与火，隐涩，小角偏紧，久视昏花，迎风有泪。

蔓荆子　甘草　连翘　人参　红葵花　生地　当归身各三钱　酒芩　防风　羌活　黄芪各五分　升麻一钱　柴胡二分

水煎，稍热服。前方治倒睫拳毛，此方治眼楞紧急缩小者，即倒睫拳毛之渐也。盖阳虚则眼楞紧急，阴虚则瞳子散大。故东垣治眼楞紧，用参、芪补气为君，佐以辛味疏散之，而忌芍药、五味之酸收也。治瞳子散大，用地黄补血为君，佐以酸味收敛之。而忌茺蔚子、青葙子之辛散。一开一阖，大有径庭矣。

外　障

经云：目痛，赤脉从上下者，太阳病。从下上者，阳明病。从外走内者，少阳病。凡赤脉翳初从上而下者，属太阳，以其主表，其病必连眉棱骨痛，或脑项痛，或半边头肿，治法宜温之散之，如简要夏枯草散，东垣选奇汤之类。

《简要》夏枯草散　目珠痛，至夜则痛甚，或用苦寒眼药点上反疼甚者，神效。盖目珠者，连目本，目系属厥阴经，夜疼甚，及苦寒点之反甚者，夜与寒皆阴故也。丹溪谓夏枯草禀纯阳之气，故治厥阴目疼如神。又治眉棱骨痛，目翳从上下者累效。

治翳必与退云丸相兼服，尤妙。

夏枯草　香附子各二两　甘草四钱

上为细末，每服一钱五分，茶清调下，才下咽，即痛减。

东垣选奇汤　眉棱骨痛，目翳从上下者尤妙。

防风　羌活各三分　甘草三钱，夏月生用　酒芩一钱，冬不用，如能食及热痛加之

分作三服，水煎食后稍热服，当徐服之。

羊肝丸　目翳从下上者，从内眦出外者神效。又补肝气虚弱。

羖羊肝一具，新瓦盆中煿了焙之，肝若大只用一半　甘菊　羌活　柏子仁　细辛　官桂　白术　黄连各一两半　五味子五钱

炼蜜为丸，桐子大，空心，温汤下三十丸。

东垣神仙退云丸　一切翳晕，内外胀昏无睛者，累效。又治翳从外眦入内，此为少阳，主于半表里也，宜和解之，此方神妙。

川芎　川归各一两半　犀角酒洗　枳实　川楝子　蝉蜕　甘菊各六钱　薄荷叶不见火　瓜蒌仁生者，各六钱　蛇蜕　密蒙花　荆芥穗各二钱　此三味与甘草同焙干，去甘草不用。地骨皮　白蒺藜炒去刺　羌活　生地酒洗，焙干，各一钱　木贼一两半，去节，童便浸一夜，焙干

为细末，炼蜜丸，每一两分作十丸，米汤调服，日进二三丸，食后服。妇人，当归汤，有气者，木香汤下，在人消息之。

内　障

内障者在睛里昏暗，与无患之人相似，唯瞳仁里有隐隐青白者。无隐隐青白者亦有之。

人卒然目无精光者，此阳气大虚也。丹溪治一人，目忽不见物，他无所苦，起坐饮食如故，此气虚也。急煎人参膏与之。服二日，目方见。他医与青礞石药，予曰：今夜死矣，已而果然。又一人生平好饮热酒，忽目瞑脉涩。此因热酒所伤胃气，污浊之血，死在其中而然也。遂以苏木作汤，调人参膏与之。服二日，鼻内及手掌皆紫黑。余曰此病退矣。滞血已行，乃与四物加苏木、桃仁、红花、陈皮，煎调人参末服，数日而愈。又一男子五十五岁，九月间早起，忽开目无光，视物不见，急就睡片时，却能见人，竟不能辨其何人何物，饮食减半，神息极倦。脉之缓大，四至之上，重按则散而无力。余作受湿治。询之，果因卧湿地上半个月，遂得此症。用白术为君，黄芪、茯苓、陈皮为臣，附子为佐，十余帖而愈。上三方，治目不明，皆为虚气脱，而用补气之药追回者也。经云：上焦开发，宣五谷味，熏肤，充身，泽毛，若雾露之溉，是谓气。又曰：五气入鼻，藏于心肺，上使五色修明，声音能彰。今气既脱，宜乎目之不明也。

东垣**人参补胃汤**　劳役饮食不节，内障神效。

黄芪　人参各一两　甘草炙，八钱　蔓荆子二钱　白芍三钱　黄柏二钱，酒淬四次，炒四次

每服五钱，水一大盏，煎七分，稍热服。三五服两眼广大，视物如常。唯觉两脚踏地不知高下，火体升发故也。病减住服，七日再服，此药宜春间服之。

【补阴血之剂】

复明散　治内障。

黄芪一钱半　川芎五分　柴胡　连翘甘草　生地各一钱　归身二钱　苍术五分

陈皮五分　黄柏

水二盅，煎至一盅，食后稍热服，忌湿面及大辛热之物。

熟地黄丸　血弱气虚，不能养心，致火旺于阴分，瞳子散大，风热上攻头目，遍头肿闷，视物昏花，法当养血、凉血、收敛散火，而风热自除矣。

地黄一两　归身五钱　柴胡八钱　天门冬　地骨皮　五味子　黄连各三钱　生地酒洗，八钱　黄芩五钱　枳壳炒　人参　甘草炙，各二钱

炼蜜丸，如绿豆大，每服百丸，茶汤下，食后服，日服二次。大忌辛辣物而助火，又忌寒凉物以损胃气，则药不上行也。

瞳子散大，亦有因食辛热及爆炙助火之物，积于胸中，火旺则精散，则视物亦大矣。

益阴肾气丸　此壮水之主，以镇阳光也。

山茱萸一两　茯苓二钱半　五味子五钱熟地二两　山药五钱　泽泻二钱半　牡丹皮五钱　生地一两，酒洗　归身五钱

为末，蜜丸，桐子大，朱砂为衣，每服五七十丸，淡盐汤送下。

《宝鉴》**甘菊丸**　男子肾虚，眼目昏暗，或见黑花，常服明目暖水脏，活血驻颜，壮筋骨。

甘菊花　熟地各二两　枸杞四两　山药五钱

炼蜜丸，如梧桐子大，每服三四十丸，空心，食后服。

百点膏　眼翳遮瞳仁，视物不明，如觉云气障蔽。

川归六分　黄连二钱，水一碗，煎至半碗，再入后药　甘草梢六分　防风八分　蕤仁去皮尖，三分

上除蕤仁另研外，同熬，滴入水中不散，去渣，入好蜜少许，再煎少时为度。极要病人心静点之，至目微痛为度，一日五六次，临卧点之尤妙，名百点膏。欲频点之，使药力相续也。

《宝鉴》**还睛散** 努肉攀睛，翳膜昏涩。

川芎 龙胆草 草决明 石决明 枳实 野菊花 野麻子 白茯苓 炙甘草 蒺藜 川椒炒，去核 仙灵脾 荆芥 木贼 茵陈以上各一两

为末，每服二钱，食后茶清调下，一日三服。忌鱼肉及热面荞麦等物。一方有楮实子，无仙灵、枳实二味。

滋阴地黄丸 瞳子散大，黄睛，视物无的，或卒然见非常之处。

熟地一两 生地一两半 柴胡八钱 天门冬 甘草 枳壳各三钱 人参 地骨皮各二钱 五味子 黄连各三钱 黄芩 归身各五钱

蜜丸，绿豆大，每服百丸，温茶清送下，日进二次，此补左肾之药也。

驻景丸 肝肾气虚，面目昏暗，视物不明。

车前子 五味子 枸杞子各二两 熟地 当归各五两 楮实子 川椒炒，各一两 菟丝子酒浸制，半斤

为末，蜜丸，如梧桐子大，每服三十丸，食前温酒下。

菊睛丸 肝肾不足，眼目昏暗，常见黑花，多泪，补右肾不足。

枸杞子三两 苁蓉酒浸炒 巴戟各一两 甘菊

蜜丸，如桐子大，每服五十丸，食后酒盐汤任下。

煮肝散 治雀目。

青蛤粉 夜明砂 谷精草各等分

上细末，每五七钱，入猪肝内煮熟，细嚼，茶清送下。

鼻 门

东垣曰：《金匮真言论》云，西方白色，入通于肺，开窍于鼻，藏精于肺。夫十二经脉，三百六十五络，其气血皆上升于面，而走空窍，其宗气出于鼻，而为臭。《难经》云：肺气通于鼻，肺和则鼻知香臭矣。夫谓阳气宗气者，皆胃中生发之气也，其名虽异，其理则一。若因饥饱劳役，损伤脾胃生发之气，弱则营运之气不能上升，邪塞孔窍，故鼻不利而不闻香臭也。宜养胃，实营气，阳气、宗气上升，鼻管则通矣。又一说，《难经》云：心主五臭，肺主诸气，鼻者肺窍也，反闻香臭者何也。盖以窍言之，肺也。以用言之，心也。因冲气失守，寒邪客于头面，鼻亦受之，不能为用，是不闻香臭矣。经云：五气入鼻，藏于心肺，心肺有病，而鼻为之不利也。洁古曰：视听明而清凉香臭辨。而温暖治法，宜先散寒邪，后补胃气，使心肺之气得以交通，则鼻利而香闻矣。

丽泽通气散 鼻不闻香臭。

羌活 独活 防风 升麻 葛根各二钱 麻黄一钱，不去节，冬月加之 苍术三钱 川椒一钱 白芷 黄芪各四钱 炙甘草二钱

上每服一两，水二盏，生姜三片，枣二枚，葱白三寸，煎至一盏，稍热服，行坐之间，宜避风寒。

温肺汤 鼻不闻香臭。

升麻 黄芪各二钱 葛根 羌活 甘草 防风各一钱 麻黄不去节，四钱 丁香一分

上作二服，水二大盅，葱白三根，煎至一盅，稍热服。

治鼻不闻香臭，多年不愈者，皆效。

生葱分作三段，早用葱白，午用中段，晚用葱末段，塞入鼻中，令气透方效。出《本事方》。

陈无择**通草散** 鼻塞不通，不闻香臭，并鼻息肉。

通草 细辛 附子各等分

为末，蜜和，绵裹少许，纳入鼻内。

丹溪曰：鼻为肺之窍，因心肺上病而不利，有寒，有热。寒伤皮毛，热壅清道，气为之不利。寒则表之，热则芩连。又曰：面皮紫黑，面为阳中之阳，鼻居面中，一身之血，运至面鼻，皆为至清至精之血。多酒之人，酒气熏蒸，热血得冷，则凝污而不行，故色紫黑。治宜化滞血，生新血，四物汤加酒芩、红花酒拌，又加茯苓、陈皮、甘草、生姜，煎调五灵脂末服。气弱加黄芪酒浸，酒齄鼻治法亦然。

陈无择曰：鼻头白者，亡血也。赤者，热血也。

粉黄散 肺热赤瘰，俗曰酒齄鼻。

硫黄，入萝卜内，糠火煨一宿，取出加轻粉、乌头尖各少许，为末，以酥油调，不时敷。

鼻 息 肉

《济世方》云：息肉因胃中有食积，热痰流注，宜治其本，消痰积是也。

蝴蝶矾二钱 细辛一钱 白芷五分

上为末，以旧绵裹药纳鼻中，频频换。又方蝴蝶矾三分，虢丹一分，细辛一钱，照此法塞鼻。《三因方》单用枯矾末，面脂，用绵裹少许，纳鼻中，数换，息肉与药消落。细辛、白芷、甘草，加消痰积之药，服之为效。

辛夷膏 鼻生息肉，窒塞不通，有时疼痛。

辛夷叶二两 细辛 木通 木香 白芷 杏仁汤泡去皮尖，各五钱

上用羊髓猪脂二两，和药，于石器内，慢火熬成膏，取赤黄色，于冷水，入龙脑、麝香各一钱，为丸，绵裹入鼻中，数日脱落，良愈。此方有理。

罗太无**轻黄散** 息肉。

轻粉 杏仁去皮尖，一钱 雄黄五钱 麝香少许

上四味，各为细末，先用杏仁研如泥，后入雄黄、麝香，同研极细，瓷器收，勿走气，不拘远近，夜卧用筋头点粳米大，在鼻中息肉上，隔一日夜一次，半月见效。

又方

瓜蒂 细辛各等分

上为细末，以绵包如豆许，塞鼻中，须臾即通。有人患息肉，垂出鼻外，用此药则化为黄水，点滴至尽，三四日愈。《圣惠方》单用陈瓜蒂，以羊脂和敷上，日三次效。

《济世方》久患鼻疮，脓极臭者。用百草霜研末，冷水调服三钱。

鼻齄 鼻渊

或问生生子曰：《汪石山医案》载鼻流浊涕症条云：后见数人亦皆不治。今人尚有治之而愈者，吾窃疑焉。或生或死，其故何也。意者，犹治之未工耶，抑犹有可生者，而石山之忽耶？愿吾子悉以晓我。予曰：石山先生之学出于儒，而述吾医宗之大成者，岂有此治而未工耶？原其意，或谓病之深者言也。若特由今之可治而愈者，石山又岂少略之耶？或曰：何如而深

之不治也。予曰：《易》云：大哉乾元，万物资始。至哉坤元，万物资生。夫谓坤元者，人之胃气是也。经曰：营者水谷之精气，卫者水谷之悍气，皆藉胃气以为养。人之所以运动升降不息不死者，赖此营于中，卫于外，而胃气以为之枢也。胃气者，谷气也。故经曰：饮食入胃，游溢精气，上输于脾，脾气散精，上输于肺，通调水道，下输膀胱，水精四布，五经并行，五脏阴阳揆度以为常也。又曰：五味入口，藏于肠胃，以养五气，气和而生，津液相成，神乃自生。即是而知人之不死者，赖胃气上升，变化气血，以养五脏之神，然后精明，察色，听声，辨味，剖臭，而九窍有所用矣。一出一入，一升一降，一呼一吸，略不少间。今鼻流浊涕者，必肾阴虚而不能纳气归元，故火无所畏，上迫肺金，由是津液之气，不得降下，并丁空窍，转浊为涕，而为逆流矣。由此肾肝愈虚，则有升而无降，有阳而无阴也。经曰：出入废则神机化灭，升降息则气立孤危。是时也，仍不能杜谋虑，绝作巧，塞视听，以无源之肾肝而日劳，此三者，又将何藉而以济其运用耶？阴虚则病，阴绝则死，良以此夫！或曰：诚如是，又何治之而犹有愈者？予曰：此必治之早者也，戒怒以养阳，绝欲以养阴，断煿炙，远酒面，以防作热，然后假之以良医，保肺为君，开郁顺气为臣，补阴养血为佐，俾火息金清，降令胥行，气畅郁分，清窍无壅，阳开阴阖，相依相附，脏腑各司乃职，升降不匮，是自慎以培其根，药饵以却其病，间有可愈者。苟或骄恣不慎，与夫委医于阴绝源涸之后，虽仓扁亦不能使其生，又何石山之致疑焉？

脑漏散 鼻流清浊涕，积年不愈。

川芎　荆芥　防风　干姜　白芷　甘松各一两　羌活　甘草各半两

为末，每服二钱，食后，茶清下。

葱附丸 肺寒脑冷，鼻流清涕。

川附子去皮，生用，一枚　细辛半两

葱汁打糊为丸，如梧桐子大，每服十四丸，姜苏汤下。

川乌散 治脑漏。

防风　细辛　白附子　茯苓　川乌　菖蒲　干姜　白芷　川芎　甘草节各等分

为末，每服三钱，嚼生葱白汤调下。

芎犀丸 偏正头疼，及一边不闻香臭。常流清涕，或作臭气一阵，及喷嚏稠脓。

川芎　朱砂研，纳一两为衣　石膏研　薄荷各四两　人参　茯苓　甘草炙　细辛各二两　犀角生用，镑　栀子各一两　阿胶蛤粉炒，一两半　麦冬去心，三两

为末，炼蜜丸，如弹子大，用朱砂为衣，每服一丸或二丸，食后，茶清任下。

脑漏，有老人肾经虚寒使然者，用八味丸，及暖肾之剂而愈。

黑附子炮去皮　川芎　细辛　吴茱萸　干姜各五钱　桂心一两　皂角屑五钱

上将猪脂六两，煎油，先一宿，以醋浸前药，取入猪脂内同煎，以附子黄色为度，用绵蘸药塞鼻中，瘥。

耳　门

耳聋　耳鸣

经曰：耳者，肾之窍也，肾主藏精者也，故精脱者则耳聋，以肾藏精而气通于耳，耳者，宗脉之所聚也。《保命集》云：以窍言之，水也。以声言之，金也。以经言之，手足少阳俱会其中也。有从内不能

听者主也。有从外不能入者，经也。肾和则能闻五音矣。罗谦甫以积脱耳聋之候，为颧颊色黑也。耳聋少气嗌干者，肺虚也。

东垣曰：头痛耳鸣，九窍不利，肠胃之所生也。肠胃不足，故气弱不充。伤寒及大病之后，多有此症。以补中益气汤治之。耳聋多恐者，肝虚也。经曰：肝虚则目䀮䀮无所见，耳无所闻，善恐。治法用四物汤加防风、羌活、柴胡、菖蒲、茯神等分，煎汤，服二十余帖，然后却以杜壬姜蝎散开之。本草云：肝虚则生姜补之是也。

丹溪曰：大病后耳聋，须用补阴降火。有阴虚火动而聋者，宜四物汤加黄柏之类。

生生子曰：大病后则气血俱虚，然必诊两手之脉孰胜，而为之治，斯无弊矣。若脉大而无力，或右手细小沉弱者，皆阳气大虚也，正宜甘温之剂，仿阳生阴长之义，少加血药佐之可也。若纯视为阴虚，而用滋阴降火之剂，则阳气愈弱，而犯东垣伐生生之戒。非唯耳聋不痊，而反增恶心、胸满、泄泻之患矣。若独以阴虚火动而用滋阴降火者，此正治法也。予又何敢言？

气逆耳聋有三：肝与手太阳、少阳也。经云：肝气逆则头痛耳聋不聪，颊肿。又云：太阳所谓浮为聋者，皆在气也。

罗谦甫云：手太阳气厥而耳聋者，其候聋而耳内气满也。手少阳气厥而耳聋者，其候耳内浑浑焞焞。此皆气逆而聋也。治法宜四物汤吞龙荟丸降火，及复元通气散，调气散是也。

丹溪治法：痰火风热者，滚痰丸、通圣散之类。聋病必用四物、龙荟养阴，亦有湿热痰者，槟榔神芎丸。耳中闻闻然，亦是阴虚。

凡脏气逆而为厥聋，必有眩昏之症。

风聋必有头痛之症。劳役伤其气血，淫欲耗其精元，昏昏瞆瞆，是谓劳聋，必有虚损之症。其声嘈嘈，眼见黑花，此虚聋也。

刘宗厚曰：凡耳鸣症，或如蝉噪之声，或如钟鼓之响，或是闭塞，此是痰火上升，郁于耳中而为鸣，郁甚则壅闭矣。治宜清痰降火。又有因大怒而得，宜顺气聪耳汤。有因于风而得，其鸣如轮车闻然，或气掉眩，宜祛风芎芷散，热则加酒芩、连翘。有肾虚鸣者，其鸣不甚，宜滋肾丸、虎潜丸、大补阴丸、八物汤加黄柏、知母。肝火动者，当归龙荟丸。饮酒人宜木香槟榔丸。

《素问·金匮真言论》：南方赤色，入通于心，开窍于耳，藏精于心。此又耳为心之窍也。

《素问·脉解篇》曰：阳气万物盛上而跃，故耳鸣也。

益气聪耳汤　饥饱劳役，脾胃不足，得耳聋之患。

柴胡　升麻　蔓荆子　葛根各一钱半
人参　黄芪　甘草　黄柏　芍药各二钱

水二盅，煎八分，食远服。

清神散　头目不清，耳常重听。

甘菊花　白僵蚕各五钱　羌活　荆芥穗　木通　川芎各四两　木香　防风各三钱　石菖蒲四钱　甘草二钱

为末，每服三钱，茶清调下。

通气散　气闭耳聋。

木通　木香　枳壳　菖蒲各五钱　川芎　柴胡　陈皮各二钱　白芷　羌活　僵蚕炒　全蝎　蝉蜕各二钱　甘草钱半　穿山甲炮，三钱

为末，每服三钱，酒调下。

荆芥散　风热上壅，耳闭或耳鸣，及出脓。

防风　荆芥　升麻　甘菊　木通　黄芩炒　羌活　甘草　蔓荆子

水煎服。

《宝鉴》**姜蝎散**　耳聋因肾虚所致，十年内一服愈。

干蝎四十九个，去翘，洗，焙，去风热　生姜切片如蝎大，四十九片，开痰

二味银石器内炒至干，为末，向晚勿食，夜卧至二更时，以酒调服，徐徐服尽，尽量饮，至五更时，耳中闻百攒笙响，便自此有闻。

一法五更浓煎葱白汤一盏服，先三日服黑锡丹，效。又蝎先用糯米半升同炒，又用姜四十九片，放蝎上同炒，去米姜不用，只用蝎。

《宝鉴》**犀角汤**　风毒壅热，胸心痰滞，两耳虚聋，头重目眩，神效。

犀角屑　甘菊花　前胡　枳壳炒　菖蒲　羌活　泽泻　木通　生地各五钱　麦冬二两　甘草炙，一钱

上为末，每服三钱，水煎，食后温服。

茯神散　上焦风热，耳或聋或鸣，四肢满急，昏闷不利。

茯神一两　羌活　柴胡　蔓荆子　薏苡仁　防风　菖蒲　五味　黄芪各五钱　麦冬一两　甘草炙　薄荷各三钱

为末，每服三钱，入生姜三片，煎至五分，食后温服。

地黄汤　因疮毒后肾经热，右耳听事不真，每心中拂意，则转觉重，虚鸣疼痛。

生地一两半　枳壳　羌活　桑白皮一两　甘草　防风　黄芩　木通各五钱　磁石捣碎，水淘二三十次，去尽赤汁为度，二两

为粗末，每服四钱，用水煎去渣，日三服，不拘时候。

《宝鉴》**蜡弹丸**　耳虚聋。

白茯苓二两　山药炒，三两　杏仁炒，一两半，去皮尖

三味研末，和匀，用黄蜡十两，熔化为丸，如弹子大，盐汤嚼下。有人只以黄蜡细嚼，点好建茶送下，亦效。山药、茯苓、杏仁，皆属于太阳。山药大补阴气，唯杏仁利气，乃补中有通也。少气嗌干者，门冬五味人参汤嚼下。

多饮酒人耳鸣，木香槟榔丸加枳壳、柴胡、大黄、甘草、南星、桔梗、青皮、荆芥。不愈，四物汤。

耳鸣必用当归龙荟丸。气实者，神芎丸加槟榔一两下之。

耳湿肿痛，凉膈散加酒炒大黄半两，酒浸黄芩、防风、荆芥、羌活，外以桑螵蛸一个，炙存性，麝香二分，枯矾、胭脂，俱为末，掺之。

耳 肿 痛

丹溪治耳肿痛，黄水出而臭。

桔梗　麻黄　羌活　大黄酒炒，三钱　木通　甘草　茯苓一钱半

分三帖，热服。

《宝鉴》**解热饮子**　气虚热壅，耳内聋闭彻痛，脓血。

赤芍　白芍　川归　甘草炙　大黄蒸　木鳖子各五钱

每服四五钱，水一盏，煎七分，食后卧时服。详此方，乃清凉饮子加木鳖子也。

《济世方》聤耳脓不止。

陈皮灯上烧灰为末，麝香少许，二味和匀，每用少许，先用绵拭耳中脓净，却上药。

又方　杏仁泥治耳中病，及有水出。杏仁炒令黑为末，葱涎搜和，如枣核大，绵包塞耳。

复元通气散 诸气涩，耳聋，腹痛，便痈，疮疽无头，止痛消肿。

青皮 陈皮去白，各四两 甘草三寸半，炙 连翘一两

为末，热酒调下。

治耳作痛不可忍者，用磨刀铁浆，滴入耳中即愈，屡用屡验。

生生子曰：治耳聋之症，多不获捷效者，其故有三，皆人自不摄养也。不禁欲，不戒性，不戒酒，及煿炙厚味，以故服药罔效也。欲伤精，精脱则耳聋。怒则气逆，气逆则厥，厥气相搏，故为气聋。酒性大热，助火消阴，煿炙厚味，皆助火生痰者。痰火上壅，清窍闭塞，郁而为热，热久则溃而为脓。亦有燥火旺，不作脓，而成干膜耵聍之类，职皆由于人之自索。予故书于方末，庶病者知有所警焉。

口 门

生生子曰：经云：脾开窍于口，藏精于脾，脾和则口能知五味矣。此脾之所主于口也。又曰：胃足阳明之脉，挟口下交承浆。又曰：手阳明大肠之脉，挟口交人中。此二阳所挟于口也。又曰：有病口苦，名曰胆瘅。盖肝主谋虑，胆主决断，为清净之府，是以事事皆取决于胆也。胆或不决，为之恚怒，则气上逆，胆汁上溢，故口苦。或热甚而使然也。

东垣曰：《内经》云：膀胱移热于小肠，膈肠不便，上为口糜，好饮酒人多有此疾。易老用五苓散、导赤散相合服之，神效。

刘河间曰：肝热则口酸，心热则口苦，脾热则口干，肺热则口辛，肾热则口咸，胃热则口淡。或曰：口臭者，亦胃热为之。

生生子曰：口者，五脏六腑所贯通也。为脾之窍。脏腑之气，皆由此出入，若门户户也。《难经》谓：唇为飞门，齿为户门，会厌为吸门，义本诸此。故脏腑有偏胜之疾，则口有偏胜之症也。肝热口酸者，用小柴胡汤加黄连、吴茱萸、青皮，甚者当归龙荟丸。心热口苦，或口舌生疮者，黄连泻心汤、凉膈散。脾热口干者，三黄丸、泻黄丸。肺热口辛者，甘桔汤、泻白散加前胡、山栀。肾热口咸者，滋肾丸、大补阴丸、滋阴降火汤。胃热口淡者，清胃散加石膏。有谋虑不决，肝移热于胆，而口苦者，用益胆汤加柴胡、龙胆草，或龙胆泻肝汤。有脾胃气弱，木乘土位而口酸者，用伐肝补脾汤。有膀胱移热于小肠，而口糜溃烂者，用柴胡地骨散，实者大黄、朴硝以利之，或导赤、五苓，加黄连兼服。大抵口舌生疮，初起不可便用凉药敷掺，恐寒凝不消，久而难愈。必须先用辛轻升散之剂，而后清凉，或视其所因而分治之。或有中气不足致虚阳口疮者，又当从理中汤加附子治之。此又不可不知也。

升麻散 上膈热壅，口舌生疮，先用此升发。

升麻一两半 赤芍药 人参 桔梗 葛根 薄荷 防风各一钱 甘草五分

姜一片，水煎，食后服。

三黄丸 三焦实热。

黄芩春四两，夏秋六两，冬三两 黄连春四两，夏五两，秋三两，冬三两 大黄春三两，夏一两，秋二两，冬五两

为末，炼蜜丸，梧桐子大，每服百丸，食远白汤送下。

加味龙胆泻肝汤 胆瘅口苦。

柴胡一钱 黄芩七分 生甘草 人参 黄连 天门冬 胆草 山栀各五分 五味

子七粒　麦冬　知母各五分

水煎服，忌辛热物，大效。

移热汤　治口糜。即五苓散合导赤散。

胡黄连散　口糜。

胡黄连五分　藿香一钱　细辛二钱　黄连三钱

为末，每用五分，干掺口内，漱而吐之。

加味甘露饮　男妇小儿胃经客热，口臭牙宣，赤眼，口疮，一切疼痛。及上焦消渴，喉腥等症。丹溪云：此心肺胃药也。

熟地　生地　天冬　麦冬　枇杷叶去毛　黄芩各一两　茵陈　枳壳　石斛　甘草各一两　犀角三钱

为粗末，每服三五钱，水煎食后，临卧温服。此方得自一品之家，其间加犀角一味，尤为有理，百发百中。

香薷汤　口臭。

香薷一把，煎浓汤，稍稍含之。

丹溪云：香薷能治口臭。

《宝鉴》泻白散　治肺热喉腥。一人膏粱而饮，因劳心过度，肺气有伤，以致气出腥臭，涕唾稠黏，咽嗌不利，口苦干燥，以加减泻白散治之良愈。

桑白皮三钱　地骨皮　甘草炙，各一钱半　知母七分　黄芩五分　五味子三十粒　麦冬五分　桔梗二钱

作一服，水二大盅，煎一盅，食后服。日进二次。

张子和云：一人年二十余岁，病口中气出臭如登厕，虽亲戚莫肯对语。戴人曰：肺金本主腥，金为火所乘，火主臭，应便如是。久则成腐，腐者肾也。此亢极则反兼水化，病在上宜涌之。以茶调散涌去其七，夜以舟车丸、浚川丸，五七行，比旦而臭断。

黄连升麻汤　口舌生疮。

升麻一钱半　黄连三钱

为细末，绵裹入口内，含津液咽下。

《衍义》柏皮散

川柏蜜炙为末，一分　青黛一分

研匀，入生龙脑一字，研匀。治心脾热，舌颊生疮，掺上，有涎即吐之。

治口疮。

砂仁火煅存性

为末，掺上即愈。

又方

槟榔火煅存性

为末，入轻粉敷之。

又方

取桑树汁，先以发拭口，即以汁敷之。

东垣化毒法：凡口疮无论新旧，遇夜卧，将自己两肾丸以手摅紧，左右交手揉三五十度，但遇夜睡觉行之，如此三五度良愈。因酒而生者，一夜愈。久病诸口疮，三二夜愈。如鼻流清涕，恶寒者，摅二肾丸，向上揉之，数夜可愈。

益胆汤

黄芩　甘草炙　人参各一钱　官桂　苦参酒炒　茯苓各五分　远志八分

水煎，食远服。

伐肝补脾汤

黄连一钱二分　芍药　柴胡各一钱　青皮八分　白术一钱半　人参八分　白茯苓一钱　甘草炙，五分

水煎，食前服。

柴胡地骨散

柴胡　地骨皮各五分

水煎，食远温服。

赴筵散

细辛　黄柏炒，各等分

为末，掺患处，吐涎乃愈。

泻白散　滋肾丸　滋阴降火汤俱见火门。

大补阴丸见虚损。**清胃散**方见牙门。

治口疮，黄柏炙，同细辛各二钱，研极细敷之。噙少时，当即满口有涎，吐之，少刻又敷又噙，如是五七次，立愈。

绿袍散　大人小儿口疮多不效者。

黄柏四两　甘草炙，一两　青黛一两

上先取二味为末，入青黛同研匀，干贴。

五倍子治口疮，以末搽之，便可饮食。

治口疮，以胆矾一块，用百沸汤泡开，含漱，一夕可瘥八分。

治口疮，以好墨研蝼蛄，极细，敷之立效。胡氏方，蝼蛄走小肠、膀胱，其效甚捷，因力峻气猛，阴虚气上致疮者戒用，唯体实有热，在上焦者用之。

内府治口臭方　连翘为末，糊丸，食蒜韭之后，茶吞二三钱，口中浊气化为清气，妙绝。

治少阳口疮**半夏散**声绝不出者，是寒遏截，阳气不伸。

半夏制，一两　桂　乌头各一字

同煎一盏，分作二服。

治太阴口疮**甘矾散**　以甘草二寸，白矾栗子大，含化咽津。

治赤口疮**乳香散**　以乳香、没药各一钱，白矾半钱，铜绿少许，研为末，掺之。

治白口疮**没药散**　以乳香、没药、雄黄各一钱，轻粉半钱，巴豆霜少许，为末掺之。

红芍药散　心痛口疮，紫桔红苍，三钱四两，五服安康。

上件紫菀、桔梗、红芍药、苍术各等分，为细末，羊肝四两，劈开，掺药末三钱，用麻扎定，火内烧令熟，空心食之大效，白汤送下。

小儿口疮遍白者，及风瘙疮蚀透者。以白僵蚕洗净，炒令黄色为末，用蜜和敷之，立效。

多效散　治唇紧疮及疹。

诃子肉　五倍子各等分

为细末，干贴上效。

唇上生疮，用白梅瓣贴之，神效。如开裂出血者即止。

唇紧燥裂生疮，以青皮烧灰，猪脂调涂。

唇

六腑之华在唇。经云：脾、胃、大肠、小肠、三焦、膀胱者，仓廪之本，营之居也。其华在唇四白，肝脉、督脉、冲脉、任脉，皆络唇者也。一有受邪，则唇亦为之病，风则动，寒则紧，燥则干裂，气郁则生疮，血少则涩而无血色。治法内理脾胃，外敷以药，无不愈矣。又伤寒狐惑，上唇生疮，虫食其脏，下唇有疮，虫食其肛，皆当以类而推。大抵与口病相须而治也。

唇疮以甑上滴下汁敷之屡效。

舌　门

生生子曰：经云，舌乃心之苗，盖以心为根蒂也。心为一身之君主，则又为一身之根蒂，而舌又为一身之苗也。故伤寒一科，每每倚舌为宝鉴，以验表里脏腑虚实生死。敖氏之《金镜录》是也。经曰：心脉系舌本，脾脉络舌旁系舌下，故舌病多二经之所致也。心热则生疮，脾热则强硬，滑胎。舌尖肿胀叠厚为重舌，舌肿硬而不柔和，挺然胀满，或出口者，为木舌。

乃二经之火上壅，急以针砭刺出毒血，以杀其标，然后以泻心脾之药治其本可也。然不独心脾之经，肝脉亦络舌本，故伤寒邪热传至厥阴经，则舌卷囊缩。除此之外，大概口舌之病皆相近，治法亦不甚外，当与口部相参施治，则尽其用矣。

顺气豁痰汤　舌痹或麻，此因痰气滞于心胞络。

半夏用白矾、生姜、皂角煮过，一钱半　茯苓　橘红　瓜蒌去油　贝母　黄连　桔梗　枳壳各一钱　香附童便浸，七分　甘草四分

姜三片，水煎服。

玄参升麻汤　心脾壅热，舌上生疮，木舌，舌肿，或连颊项两边肿痛。

玄参　升麻　生犀角镑，为末　赤芍药桔梗　贯众　黄芩各一钱　甘草七分

水煎服，大便秘结，加大黄二钱。

舌无故自痹者，不可作风热治。由心血不足，用理中汤合四物汤治之。

昔有人舌上生疮，久蚀成穴，累服凉药不效。此亦下元虚寒，以致虚火不降，投养正丹遂得愈。

舌上血出不止，名曰舌衄。详在血门。

血虚舌麻者，四物汤加黄连。

舌出口数寸，以冰片为末敷愈。

舌胀满口不能发声者，蒲黄敷愈。

舌肿胀，口不能开合，以蓖麻子绵纸取去油，就将此纸作捻，灯上点着，吹灭，将烟熏之良久则消。以上三条皆出《医说》。

齿　门

生生子曰：齿者骨之余，肾之标，寄于龈，养于气血。上龈属足阳明胃，下龈属手阳明大肠，是知齿者骨也，本乎乾元，以资始也。龈者肉者，本乎坤元，以资生也。譬之木生于土，就藉土以为养也。若动摇脱落，乃肾之本虚，以致标亦虚。至于生虫浮肿、牙宣出血、臭秽腐烂者，肠胃湿热壅盛也。虚者补之，湿热者泻之清之，外以末药擦之。如风寒外束者解散之。除肾气虚衰，精元不固，齿无所养，浮豁不坚，隐隐而痛外，其余肿烂出血生虫等症，皆肠胃之疾，甚而龈烂齿落者，犹土崩而木倒也。其治在龈，龈坚则齿自固矣。

大补阴丸　滋阴降火汤　六味地黄丸皆治阴虚火动牙痛，不坚牢而脱落者。方见虚损门。

清胃散　胃热及食辛热之物，致使上下牙痛，牵引头脑，面热，齿恶热者。

当归　生地　黄连各八分　升麻三钱牡丹皮　钱五分

水二盅，煎八分，食后服。头脑痛加川芎八分，甚者加石膏、白芷。

定痛羌活汤　风热攻注，牙根肿痛。

羌活　防风　川芎　生地各一钱　升麻一钱二分　细辛　荆芥　独活　薄荷各六分　石膏二钱　甘草五分

水煎，食后服。恶热饮者，加龙胆草酒洗，一钱半。恶风作痛，加白豆蔻、黄连各五分。湿热甚者，加黄连一钱、山栀一钱。

安肾丸　肾虚，牙齿豁落，隐痛。久服固精补阳。

青盐炒　补骨脂盐水炒　山药　石斛白茯苓　菟丝子酒炒　巴戟去心　杜仲姜汁炒，各一两　肉苁蓉酒浸　白蒺藜炒，各二两

上炼蜜丸，梧桐子大，每服七八十丸，空心淡盐汤下。

经验石膏汤　胃有实热，牙痛，或上

牙肿痛。

升麻　知母各一钱　石膏一钱半　大黄酒蒸,二钱　山栀　薄荷　茯苓　连翘各八分　朴硝六分　甘草五分

水煎,食远服,频频口咽即愈。

百效汤　肠胃壅热,风热,牙龈肿痛,颊车皆肿。

升麻　葛根　白芷　酒芩　桔梗各一钱　防风　薄荷各五分　石膏三钱　甘草六分　天花粉八分　细辛四分

姜三片,水煎食后频频少服之。头痛及项颈痛者,加羌活一钱。发寒热者,加柴胡一钱,屡效。

擦牙定痛散　一切牙痛,风热肿痛。

薄荷叶　天花粉　樟脑各等分

上为细末,擦患处效。

止痛方　牙疼并龈肿痛。

将军一两　川椒　胡椒　樟脑各三钱

上为末,不时擦之,吐去苦水为美。

气虚牙痛者,脾胃不足,或服寒凉过多,抑遏阳气于脾土之中,身反发热者,当以补中益气汤,或调中益气汤、火郁汤,消息治之。

牙痛方　猪蹄甲,入盐填满,火煅焦,为末,擦上立愈。

又方　干茄蒂为末,搽上效。

咽 喉 门

经云:一阳一阴结为之喉痹。一阴乃手厥阴心包络之脉,一阳乃手少阳三焦之脉。二脉并络于喉,气热内结,故为喉痹。喉主天气,咽主地气,地气通于嗌,嗌即咽之低处也。咽喉者,水谷之道路也。喉咙者,气之所以上下者也。会厌者,声音之户也。悬雍者,音声之关也。张子和云:

咽与喉,会厌与舌,此四者,同在一门,而其用各异。喉以纳气,故喉气通于天。咽以纳食,故咽气通于地。会厌管乎其上,以开辟掩其喉,则其食下,不掩之其喉,错必舌抵上腭,则会厌能闭其喉矣。四者交相为用,阙一则饮食废而死矣。

喉 痹

生生子曰:经云,喉痹者,谓喉中呼吸不通,言语不出,而天气闭塞也。云咽痛者,云嗌痛者,谓咽喉不能纳唾与食,而地气闭也。云喉痹,咽嗌痛者,谓咽喉诸病,天地之气并闭塞也。盖病喉痹者,必兼咽嗌痛,病咽嗌痛,不能兼喉痹也。今喉咽俱病,方并入喉痹门中。

《宝鉴》**荆芥汤**　咽喉肿痛,语声不出,咽之痛甚。

荆芥五钱　桔梗二两　甘草一两

每服四五钱,水煎,食后温服。按此即甘桔汤也。

海藏云:治咽痛,以甘桔汤加大力子、竹茹妙。

《本事方》治中风,急喉痹,欲死者。

白僵蚕为极细末,生姜自然汁调下喉愈。

《宝鉴》**马鞭散**　喉痹咽肿连颊,吐气数者。

马鞭草本草云:味辛凉,破血,主癥瘕血癖,通月经。

捣自然汁,咽一合许,即愈。

孙召先生方　治急喉闭。

猪牙皂角　白矾　黄连各等分

新瓦上焙干,为末,每用五分,吹入喉中,吐出脓血立愈。

急喉痹其声如鼾,有如痰在喉中响者,此为肺绝之候。速宜人参膏救之,用竹沥、

姜汁调下独参汤亦可。若服之早者，十全七八，次则十全三四，迟则十不救一也。

丹溪曰：喉痛并疮，多属虚火游行无制。用人参、黄柏、蜜炙荆芥。气虚人参、竹沥。血虚四物、竹沥。咽喉燥痛，四物汤加桔梗、荆芥、黄柏、知母立止。喉舌之疾，皆属火热，虽有数种之名，轻重之异，乃火之微甚故也。微而轻者，可以缓治；甚而重者，唯用针砭刺血最为上策。

治喉痹用青艾汁灌下愈。

喉痛必用荆芥。阴火炎上必用玄参。

又方

茜草根一两一服

此所谓治血中之火也。

咽中疮肿，蓖麻子一粒去皮，净 朴硝一钱

同研，新汲水作一服，连进二三服效。

《本事》**利膈汤** 虚损，上壅，脾肺有热，咽喉生疮。

鸡苏叶 荆芥 防风 桔梗 人参 甘草 大力子炒，各一两

为细末，每一钱，沸汤点服。如咽痛，口疮甚者，加僵蚕一两。

东垣**桔梗汤** 咽肿微觉痛，声破。季冬用之。

麻黄连节，五分 桔梗 甘草各一钱 黄芩 白僵蚕各三钱 马屁勃一两 桂枝少许 当归身

水二盏，煎一盏，食后，稍热，徐徐呷之。

《三因》**发声散** 咽痛烦闷，咽物即痛，不宜寒凉药过泄之。此烦闷，乃虚热也。

瓜蒌一枚 白僵蚕微炒，五分 桔梗七钱半 甘草炒，三钱

上为细末，少许干掺，咽喉中若肿痛，

左右有红，或止一边红紫，长大，水米难下，用此一钱，朴硝一钱，和匀掺喉中，咽津。如喉中生赤肿，或有小白头疮，用前散一钱匕，白矾细研，五分，干掺。

《三因》**蜜附子法** 感寒，咽闭不能咽。

大附子一枚，生，去皮脐，切作大片，蜜涂，炙令黄

口含咽津，甘味尽，更以附子片涂蜜，炙用，以效为度。以上皆散寒之剂也。

丹溪治咽痛，诸药不效者。此非咽痛，乃是鼻中生一条红线，如发，悬一黑泡，大如樱珠，垂挂到咽门而止，口中饮食不入。唯用深取土牛膝根，独条肥大者，捣碎，入好醋三五滴，同研细，滴入鼻中，二三点即系断珠破，吐出瘀血，立安。

【愚按】 治喉疾药，皆大同小异，不过疏风、清热、散毒、破血、激痰而已。明乎此，则凡单蛾、双蛾之症，皆可类推也。

丹溪**噙化丸** 治痰结核在咽，必用咸能软坚之味。

瓜蒌仁 青黛 杏仁 海蛤粉 桔梗 连翘 风化散

上为末，姜蜜丸，噙化。

梅 核 气

生生子曰：梅核气者，喉中介介如梗状。

又曰：痰结块在喉间，吐之不出，咽之不下者是也。丹溪噙化丸，正治此等症也。

仲景**半夏厚朴汤** 治妇人咽中如有炙脔。

半夏一升 厚朴三两 茯苓 生姜各四两 苏叶二两

上以水七升，煮取四升，分温四服，日三夜一。

三子调气丸 治梅核气。

苏子 白芥子 萝卜子 半夏曲 滑石飞，各一两 前胡六钱 桂心三钱 黄芩 黄连各五钱 生诃子三钱 桔梗七钱 甘草四钱 橘红 明矾 硼砂 玄明粉各二钱，煮干，二两

上为末，生姜汁少许，竹沥一碗，打糊为丸，绿豆大，食后白汤下一钱，日三服。

清咽益元丸

益元散一两 牛黄五分 百药煎三钱

上以甘草、桔梗煎浓汁为丸，芡实大，阴干，每噙化一丸，妙。

大七气汤 治梅核气极佳。方见气门。

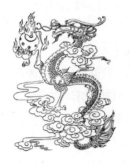

赤水玄珠　第五卷

腹痛门 附：水鸣、小腹痛

腹　痛

生生子曰：腹痛极要体认真切，庶投剂有功。有寒热，脉沉而迟者寒，脉浮而数者热。有虚实，脉散大而无力者虚，脉弦而有力者实。有痰涎，脉滑者痰，沉弦者饮。有积聚，脉沉弦而伏者积，或伏或弦者聚。有虫痛，脉多沉滑，或乍大乍小。有死血。脉沉而涩，或结或促。

寒痛者，绵绵而痛无增减也。以姜、桂、附子之属温之。

热痛者，时痛而或时吐也。得热物而痛止者，盖辛热能冲开郁结，气道疏通，暂得少愈，而阴血日亏，燥火愈炽，不久复发，迁延岁月，此为积热。轻者以山栀、黄连、白芍、香附之类，重者调胃承气汤下之。

虚痛者，以手重按至痛处而止者是也。宜参、术、白芍，加温暖药。

实痛者，手不可近，按之愈痛。或消或下，详症施治。

饮食所伤作痛者，宜温脾行气以消导之。盖饮食得寒则滞，得热则化。若痛渐下及，日久不愈者，宜推荡之。详见内伤饮食门。

痰痛者，必小便不利，痰隔中焦，气闭下焦，上下不相流通，故痛。治当导痰开郁。又伏饮作痛者，或吐，或下，视形气何如，当与痰饮门相参治。

虫痛者，面上有白斑点，唇若涂朱，痛后便能食，时作时止，详见虫门。

食积死血痛者，痛有常处，而不移者是也。宜按门寻治。

腹中水鸣

丹溪曰：腹中水鸣，乃火击动其水也，盖水欲下，火欲上，相触而然，用二陈汤加芩、连、栀子。亦有脏寒而水声沥沥者，宜分三阴部分而治。中脘，太阴；当脐，少阴；小腹，厥阴。各从其宜温之。

又有肠胃空虚而鸣者，宜参、术之类补之。

腹中水鸣而痛，亦有因于火，因于郁者。

生生子曰：观丹溪治腹痛无定方。盖欲使人认病自择。且方者隅也，隅于一，则不能圆活而贯通，是以后人有守死方之诮。

凡脐下痛而人中黑者多死。

感暑而痛，或泄痢并作，其脉必虚。宜十味香薷饮，或六和汤。

感湿而痛，大便溏泄，小便不利，其脉必濡。宜胃苓汤。

食积痛，常欲大便，去后而痛减者是也。宜温宜消。久者遇仙丹、神芎丸等择而下之。当与伤食门相参治。

气滞而痛，其脉必沉。宜木香顺气散。

死血痛，痛有常处。宜桃仁承气汤。

痛而欲得热、手按及热物熨者，是寒。宜香砂理中汤，或五积散。

痛而热手热物熨不止者，是热。宜黄连解毒之类，实则以硝、黄下之。

绞肠痧痛极是急速，先与盐汤探吐，或委中并十指出血。藿香正气散、正气天香散。

酒积痛，酒伤则发，宜泄其积，痛自止也。

多年败白螺壳，煅存性，加三倍于木香槟榔丸中，更加山茵陈等分众药中，其效甚速。

御痛汤　治火痛。

黄连姜汁炒　山栀仁炒，各二钱　橘红　茯苓各一钱半　草蔻仁七分　半夏一钱　甘草四分

姜三片，食前服。

星半安中汤　痰积作痛。

南星　半夏各一钱半　滑石　香附　枳壳　青皮　木香　山栀仁炒黑　苍术　砂仁　茯苓　橘红各一钱　甘草四分

生姜四片，煎服。气攻痛者，去南星、滑石，加厚朴、玄胡索各一钱。痰甚者，加白螺壳烧灰一钱，临服调下。

木香顺气散　气滞腹痛。

木香　香附　槟榔　青皮　陈皮　厚朴　苍术　枳壳炒　砂仁各一钱　甘草五分

姜三片，煎服。

香砂理中汤　即理中汤加藿香、砂仁。

小 腹 痛

伤寒家蓄血在下焦，宜抵当、桃仁承气之类。若因气郁而痛，以青皮主之。寒者以桂枝、吴茱萸温之。若因疝奔豚癥聚者，又当循各门施治。

苦楝丸　治奔豚小腹痛，寒也。

苦楝　茴香　大附子

三味酒煮，焙干末之，每两入玄胡末半两，全蝎、炒丁香各十八个，为末，酒糊丸，梧子大，每食前，温酒下五十丸。

酒煮当归丸　治小腹下痛及疝。

当归一两　茴香半两　附子七钱　良姜七钱

四味酒煮，干再焙，加后药：盐炒丁香各半两　全蝎二钱　柴胡　升麻　木香各一钱　苦楝五分　甘草炙，五分　玄胡索四钱

为末，酒煮糊丸，梧子大。每服二十丸，空心白汤下。

小肠痛作痛者，其身甲错，腹皮急，按之濡，如肿状，腹常痛，或绕脐生疮，急宜下之。或以云母膏、太乙膏为丸服之自愈。

胁 痛 门

胁 痛

有风寒。脉浮弦而数者是也。有食积。脉沉弦而伏者是也。有痰饮。或弦，或滑，或结，或促。有死血。脉涩。有虚。脉弦而细数，或大而无力。有气郁。脉沉而细。有火。脉洪滑而数。当分条类析，明别左右施治。

经曰：左右者，阴阳之道路，气之所

终始也。又曰：肝木气实则胁痛，肝气实则怒。夫谓实者，指邪气而言。经曰：邪气盛则实是也。

胁痛属肝木，及胆火。木气实者，以柴胡、川芎、青皮、苍术疏之。肝火盛者，以当归龙荟丸泻之。死血积者，以桃仁、红花、香附、川芎破之。痰饮流注者，以南星、半夏、苍术、川芎豁之。郁宜开郁，寒宜散寒，此大法也。

两胁走痛是痰实者，可用控涎丹。方见痰饮门。

左胁痛为肝经受邪，宜枳芎散，或柴胡疏肝散。

右胁痛为肝经移病于肺，宜推气散。

食积痛，凡痛有一条扛起者是也。当于积块门检治。

气弱人胁痛，脉细紧或弦，多从劳役怒气得者，八物汤加木香、青皮。

肥白人气虚，发寒热而胁下痛，用参、芪补气，柴胡、黄芩退热，木香、青皮调气。

瘦人发寒热胁痛，多怒者，必有瘀血。宜桃仁、红花、柴胡、青皮、大黄、滑石。

去滞气必用青皮，乃肝胆二经之药。若二经血不足者，先当补血，少加青皮可也。

胁痛发寒热，似觉有积块，必从饮食大饱，劳力所致，必用龙荟丸。

痰饮停伏胁痛，宜导痰汤。

胁下痛而大便秘结者，木香槟榔丸或龙荟丸。

亦有虚寒而作痛者。一人胁痛连膈，服气药不效。后用辛热补剂，下黑铅丹而愈。解痛外以琥珀膏贴之，或以白芥子水研敷之，或吴茱萸醋研敷之，韭菜炒熨亦佳。

当归龙荟丸　肝木实火，两胁痛之要药。

当归　龙胆草各酒洗　山栀　黄连　黄芩各一两半　芦荟　大黄酒煨，各五钱　木香一钱半　黄柏一两　青皮一两　柴胡五钱　麝香少许

上末，神曲糊丸，梧子大，每姜汤下三五十丸。

枳芎散　左胁痛。

枳实麸炒　川芎各五钱　甘草炙，一钱半

为末，每二三钱，姜枣汤或酒调下。

推气散　右胁痛。

片姜黄　枳壳麸炒　桂心各五钱　甘草炙，三钱

为末，每服二钱，姜汤调下。

鸡鸣散　跌扑损伤，血瘀停积胁内，日久作痛。

复元活血汤　从高坠下，恶血流于胁下，疼痛不可忍。二方见跌扑门。

柴胡泻肝汤　郁怒伤肝，左胁痛。

柴胡一钱二分　甘草五分　青皮　芍药各一钱　黄连炒　山栀炒　龙胆草各八分　川归一钱二分

水煎服。

死血作痛。瘦人多怒者常患此。

桃仁九个　红花　川芎　柴胡　青皮各八分　芍药　香附各一钱　归尾一钱半

水煎服。

治胁下气痛神方

小茴香一两，炒　枳壳五钱，炒

为末，每二钱，盐汤调下。

心 痛 门

心 痛

真心痛者，手足青至节，旦发夕死，夕发旦死。寒邪伤其君主也。今之治例，皆非真心痛也，以其在心之部位而名。或心之脉络，或手心主之脉络，或胃脘，或胸膈，或食伤，或寒伤，或气逆，或痰饮，或死血，或虫，或郁火，皆致痛也。

《针经》曰：足太阳之脉，其支者，复从胃别上膈，注心中。是动则病，舌本强，食则呕，胃脘痛，腹胀善噫，心下急痛。胃病者腹䐜胀，胃脘当心而痛，上支两胁，咽膈不通。

《脉经》曰：忧愁思虑则伤心，伤心则苦惊，喜忘善怒。心伤者，其人劳倦即头面赤而下重，心中痛彻背，其脉弦。此心脏伤所致也。诸虫痛者，如心腹痛、懊㑉，发作肿痛往来，上下行，痛有休作，心腹中热，善渴，涎出，面色乍青、乍白、乍赤，呕吐清水者，蛔也。

《病机机要》曰：有大实而心中痛者，因气而食，卒然发痛。大便或秘久，而心胸高起，按之至痛，不能饮食。急以煮黄丸利之，利后以藁本汤去其邪也。有寒厥心痛者，手足逆而通身冷汗出，便尿清利，或大便利而不渴，气微力弱，急以术附汤温之。寒厥暴痛，非久病也。朝发暮死，急当救之。是知久病无寒，暴病非热也。

陈无择云：若诸经心痛，心与背相引，心痛彻背，背痛彻心。若诸府心痛，难以俯仰，小腹上冲，卒不知人，呕吐泄泻。此皆外感内淫，则其气闭塞，郁于中焦，气与邪争，发为疼痛。又曰：九种心痛。曰饮、曰食、曰风、曰冷、曰热、曰悸、曰虫、曰疰、曰去来痛者。除风热冷属外所因，余皆不内外。更妇人恶血入心、脾经，发作疼痛，尤甚于诸痛。更有卒中客忤，鬼击尸疰，使人心痛，亦属不内外因，在人以意推充施治。

丹溪云：凡心膈之痛，须分新久，若明知身受寒气，口食寒物而病。于初得之时，当用温散，或温利之药。若其病得之稍久，则成郁矣。郁则蒸热，热久必生火。《原病式》中备言之矣。若欲行温散温利，宁无助火添病耶。由是古方多以山栀为君，加热药为向导，则邪易伏，病易退。然向安之后，若纵恣口味，病必复作。凡治此病，必要先问平日起居何如。假如心痛有因，平日喜食热物，以致死血留于胃口作痛者，用桃仁承气汤下之。

【治寒之剂】

《金匮》**赤石脂丸**　心痛彻背，背痛彻心，此寒厥心痛。

乌头三钱，炮　附子五钱，炮　蜀椒
干姜　赤石脂各一两

上末，蜜丸，梧子大，食后白汤下一丸，日三服。

术附汤　寒厥暴痛，脉微气弱。

甘草炙，一两　白术四两　附子一两半，炮

每三钱，姜枣煎。

立应散　寒痛、气痛，腹痛皆效。

良姜　香附各炒，等分

为末，白汤调下二钱。

二姜丸　养脾温胃，去冷消痰，治心脾痛。宽胸下气进饮食。一切冷物所伤并皆治之。

干姜炮　良姜

等分为末，面糊丸，梧子大，每服十

五丸至二十丸，食后陈皮汤下。妊娠妇人不宜服此，皆温中之药也。

【散寒之剂】

麻黄桂枝汤 外因心痛，恶寒发热，内攻五脏，拘急不得转侧。

麻黄 桂心 芍药 细辛 干姜 甘草炙，各七钱半 半夏 香附各五钱

每服五钱，姜五片，水煎，食前服。大便秘入大黄，量虚实加减。

一人心痛，诸药不效，服此而愈。

槟榔 桂心 葛根 甘草减半 细辛 半夏 桔梗 枳壳 川芎 防风

等分，水煎服。

草豆蔻丸 客寒犯胃。

草豆蔻一钱半，煨 吴茱萸炮 益智仁 僵蚕炒 当归身 青皮各六分 神曲 姜黄各四分 甘草三分 桃仁七个 半夏一钱，泡 泽泻一钱，小便利减半 麦芽钱半，炒 炙甘草六分 柴胡四分，详胁痛多少与之 人参 黄芪 陈皮

上除桃仁另研如泥外，为极细末，同研匀，汤浸蒸饼为丸，梧子大，每三十丸，热汤下，食远服。

治心痛，荔枝核烧存性，为末，醋汤下二钱。

【内伤饮食之剂】

煮黄丸 治饮食过多，心腹胀满，胁肋走气。痃癖刺痛。

雄黄一两，研 巴豆五钱，去皮心，研如泥

入白面二两，同研匀，滴水丸，梧子大，滚水煮十二丸，滤入冷水内令沉冷，每用时，用浸药冷水下一丸，一日十二时，尽十二丸，以利为度，不必尽剂。

藁本汤 治大实心痛，大便已利，宜以此彻其痛也。

藁本半两 苍术一两

水煎，温服。

饮食在膈上，未入胃者，宜吐之。经曰：在上者因而越之，如瓜蒂散之类。

【气痛之剂】

正气天香散但忍气则发。**七气汤 苏子降气汤**见气门。

【治痰饮痛剂】

丹溪方 痰饮停积胃脘作痛。

螺蛳壳墙上年久者，煅 滑石炒 苍术 山栀 香附 南星各二两 枳壳 青皮 木香 半夏 砂仁各五钱

上末，生姜汁浸，蒸饼为丸，绿豆大，每三四十丸，姜汤下。春加川芎，夏加黄连，冬加吴茱萸半两。

又方 治痰心痛。

半夏曲炒为末，每服二钱，姜汤下。痛甚者，大陷胸汤，或为丸亦可。

【治死血痛剂】

丹溪方 治死血胃脘痛者。

玄胡索一两半 桂 滑石 红花 红曲各五钱 桃仁三十个

上末，汤浸蒸饼糊为丸。

桃仁承气汤方见伤寒门。

斗门方 血气攻心，痛不可忍。

蓼根剉，酒浸服之瘥。

【治火郁之剂】

丹溪方 治火痛。

黄连 山栀炒，各二钱 陈皮 茯苓各一钱半 半夏一钱 草豆蔻七分 甘草四分

姜三片，水煎，食前服。

又方 治火痛。

山栀仁姜汁炒，一两 水煎，磨木香三分或加川芎二钱。

杂方 牡蛎煅，为末，每二钱，酒调下。

失笑散　有人心痛，百药不效，用此而愈。

五灵脂　蒲黄

等分，为极细末，以醋调二钱。

熬成膏，入水一盏，食前温服。有瘀血作痛，加玄胡、没药。螺蛳壳陈年日久者，治心痛，洗净，为末，热酒调下一钱半。

干漆丸　九种心痛，腹胁积聚滞气。

干漆二两

捣碎，炒去烟，细研，醋煮面糊丸，梧子大，每服十五丸至十七丸，热酒下，醋汤亦好，不拘时，日进二服。

蚕沙散　男妇心气痛不可忍。

晚蚕沙不拘多少

为末，用滚水泡过，滤净，取清水服之立止。

熨法，治心腹俱痛。

以包川椒薄注腹上，火熨，令椒汗出良。

梅硫丸　酸热以收散寒。凡服辛剂反甚者，改服酸剂立愈。

冰梅一个，去核　生硫黄

为末，相和捣匀，以可丸为度，作一丸，白汤下，立愈，病不再作。

《济世方》治心痛。豨莶草捣汁，醋汁相和服，立效。昔有人服此吐虫二条，终身不发。

绿矾止痛方　绿矾七八分，好酒化下，再不发。

《衍义》方　治心痛。铜青一味，淡醋汤些小服之。

【治虫之剂】　可与虫部参治。

化虫丸

鹤虱　槟榔　胡粉炒　苦楝根去厚皮，各五十两　白矾飞，十二两

为末，面糊丸，桐子大。小儿疾病，多有诸虫，或因脏腑虚弱而动，或咽食甘肥而动。动即腹中疼痛，往来上下，攻心痛则哭不休，合眼仰身，扑手，心神闷乱，呕哕涎沫，或吐清水，四肢羸困，面青黄色。饮食虽进，不生肌肉。或寒或热，沉沉默默，不明知病处。一岁五丸，温水下，入香油一二点，打匀下之。米饮亦得，其虫自下。

生生子曰：以上论寒、热、痰、气、虫痛，火食等痛，治法皆已备矣。但病久正气虚损，及禀赋素弱之人，或被峻利克伐太过，以致羸弱而痛不愈者，皆虚痛也。当以补养气血，此根本之治。不可全恃攻克，以致虚虚之祸。予尝治于病坏之后，以补药收功者多。

黄芪建中汤随症加减，治虚弱及被克伐药伤损者。

《局方》苏合丸，治痓忤鬼气，卒心痛甚妙。

山栀并劫药止之不效者，玄明粉一服立止。

胸满　胸痛　胸痹

肝虚则胸痛引背胁，实则胸痛不能转侧，喜太息。仲景曰：肝中寒者，两臂不举，舌本燥，喜太息。胸中痛不能转侧，食则吐而出汗也。肝著，其人常欲踏其胸上。先未苦时，但欲饮热，旋覆花汤主之。

《素问》曰：阳明所谓胸痛少气者，水气在脏腑也。水者，阴气也。阴气在内，故胸痛少气也。

仲景治胸痹之病，喘息咳唾，胸背短气，寸口脉沉而迟，关上小紧数者，宜以**瓜蒌薤白白酒汤**主之。

大瓜蒌一个，捣碎　薤白半斤　白酒

七升

三味同煮，取二升，分温再服。

一妇人，患胸中痞急，不得喘息，按之则痛，脉数且涩，此胸痹也。因与小陷胸汤二剂而愈。

支饮胸满者，**枳朴大黄汤**主之。

厚朴一两　大黄六两　枳实一两

水五升，煮取二升，分温再服。

斗门方　治胸腹壅滞，去痰开胃。

半夏泡净，焙干为末，生姜自然汁和为饼子，用湿纸包，于慢火中煨令香熟，水一盏，用饼子一块，如弹子大，入盐半钱，煎取一盏，温服。大能去胸膈壅逆，大压痰毒，及治酒食所伤，其功效大矣。

一人年二十三岁，膈有一点相引痛，吸气皮觉急，此有污血也。

滑石一两　桃仁五钱　黄连五钱　枳壳一两，炒　甘草炙，二钱

为末，每服一钱半，以萝卜自然汁煎熟饮之，一日五六服。

一人因服温补药，又妄自学吐纳，以致气乱血热，嗽血，消瘦，膈间有一点气梗痛，似有一条系垂映在腰与小腹皆痛，大率偏在左边，此肝部有恶血也。

滑石　枳壳炒，各一两　黄丹炒，三钱　黄连　柴胡各五钱　红花一钱　桃仁二两　甘草生，二钱

为细末，每服钱半，以萝卜汁煎沸服之。有寒邪干于胸中者，宜发散之。如紫苏、前胡、杏仁、防风、桂枝、葛根之类。

茯苓杏仁甘草汤　治胸痹，胸中气塞，短气。

茯苓二两　杏仁五十个　甘草一两

水一斗，煮五升，温服一升，一日三服。

橘枳姜汤　治同上。

陈皮一斤　枳实二两　生姜半斤

水五升，煮二升，分温再服。

《千金方》治胸痹，气满壅，心膈不利。

枳实二两

麸炒，为末，清米饮下二钱。

仲景薏苡附子汤　治胸痹缓急。

苡仁十五两　大附子十个，炮

为末，每服方寸匕，日三服。

旋覆花汤　治胸中嘈杂，汪洋，常觉冷涎泛上，兀兀欲吐，饱闷。

旋覆花　橘红　半夏　茯苓　甘草　厚朴　芍药　细辛

姜三片，水煎服。

虫　痛

虫本湿热所生，脏腑虚则侵蚀。

疗寸白虫。锡灰、芜荑、槟榔极佳。宜和中一人，每觉心中多嘈杂，意欲作饮，又疑虫漫，依此方，翌日下长虫二条，一长二尺五寸，头扁阔，尾尖锐，每寸作二节，斑如锦纹，一条皆寸断矣。

《千金方》云：劳则生热，热则生虫。心虫曰蛔，脾虫曰寸白，肾虫如刀截丝缕，肝虫如烂杏，肺虫如蚕，皆能杀人。唯肺虫为急，居肺叶内，蚀人肺系，故成瘵疾。咯血声嘶，药所不到，治之为难。《道藏》中载：诸虫头皆向下行，唯自初一至初五日以前，头上行，故服药多取月出以前，盖为此也。

取寸白虫方

锡灰一两　木鳖子　芦荟二十文　黄丹十文　轻粉十文

为末，猪膏油丸，桐子大，先一日食素，晚莫吃饭，次早五更，温水调下，分二服。

又方

画粉　密陀僧

各等分，为末，每二钱，用麻油调服，空心下，顷刻成涎取下。

虫蛊之生，由饮食不节，伤饥过饱，喜啖腥脍，多食生冷，酷嗜曲蘖，爱食肥甘，脏腑虚弱，湿热内淫，则生虫积也。

三虫者，谓长虫、赤虫、蛲虫也。乃有九种，而蛲人多病之。寸白虫从食牛肉、饮白酒所成，相连一尺则杀人。服药下之尽出乃佳。蛲虫多小儿患之，大人亦有，令人口吐清汁，心痛烦躁，乍作乍止。其余各种，总不利于人，胃中若有者，宜化虫丸速除之。

腹内热，肠胃虚，虫行求食。上唇有疮曰惑，虫食其脏。下唇有疮曰狐，虫食其肛。得此疾者，十无一生也。

寸白虫，上半月虫头向上，易治。下半月向下，难治。先以肉汁或糖蜜引虫头向上，然后用药。

集效丸

木香　鹤虱炒　槟榔　诃子曲包煨，去核　芜荑炒　附子炮，去脐　干姜各七钱半　大黄一两半　乌梅十四个，去核

上末，炼蜜丸，麻子大，每三四十丸，陈皮汤或淡醋汤下。

秘方万应丸　大人小儿腹内有虫，及积气块痛，小儿疳病。

三棱　莪术各醋炒　陈皮麸炒　橘红　使君子肉　麦蘖曲炒　神曲炒　雷丸　干漆炒烟尽，各五钱　槟榔一两　芜荑二钱半　鹤虱略炒　胡黄连炒　甘草炙，各三钱　木香　良姜陈壁土炒　砂仁各二钱

上末，醋米糊为丸，绿豆大，每三五十丸，空心淡姜汤下。

灵矾散　治小儿虫咬，心痛欲绝。

五灵脂末二钱　白矾枯，五钱

每服二钱，水煎服，不拘时，虫出即愈。

安虫散　凡虫不可尽去，宜安之。

槟榔　胡粉炒黄　川楝子去皮核　鹤虱炒，各二两　枯矾二钱半

上末，每服一钱，米饮调下。

川楝丸　上中二焦虚，或胃寒，虫动作痛。

干漆炒烟尽，二分　雄黄五分　巴豆霜一钱

上末，面糊丸，黍米大，看大小与服，取东向石榴根煎汤下，痛者苦楝根汤，或芜荑汤下。

芜荑散　治诸虫作痛，临发时服。

白芜荑去扇　干漆炒烟尽

各等分，为末，每一钱，米饮下。

化虫丸　治小儿疳虫，五心烦热。

芜荑　黄连　神曲炒　麦蘖炒，各等分

上末，面糊丸，黍米大，空心米饮下。

制虫，制劳，悦肌肤，去劳热。

槟榔一两半　龙胆草一两　干漆五钱

为末，炼蜜丸，梧桐子大，每十丸至十五丸，滚水下。

木香三棱散　腹中有虫，面色萎黄，一切积滞。

黑丑半生，半熟　大腹子炙　槟榔　雷丸　锡灰醋炒　三棱煨　蓬术煨　木香　大黄各一两

为极细末，每三钱，空心蜜水调下，或砂糖水下。须先将烧肉一片，口中嚼之，休咽下，吐出口中肉汁，后服药。

丹溪治蛔虫，吐清水，气口刺痛。取生艾汁，隔夜勿食，次早五更，以肥香脯方寸匕，先吃，令虫闻香，随即饮汁一升，必下蛔虫。凡胸喉中觉有虫上下，偏喜闻

葱豉油食之香者，两三日不食，开口而卧，将豉煎葱油令香，放口边，虫当自出，引而去之。但随喜所物用之亦可。

古有一人，忽患一疾。凡恶心则吐虫数条，后乃频作，累治不效。每用杀虫药，则吐虫愈多。招孙尚先生诊之曰：六脉皆细，非虫也。今虽吐虫，乃脏寒而虫不安，失居上膈，因而吐出。复用杀虫药，虫为药所苦，不能自安，所以虫吐愈多也。硫黄、附子各一两，为末，粳米糊丸，每服三十丸，饮下之。五服后，再不吐虫，而痛亦止。

仲景曰：凡腹中痛，其脉当沉弦，今反洪大，故有蛔虫，热则生虫，故脉洪大。

呕吐哕门

呕 吐 哕

生生子曰：《机要》云，有声有物谓之呕，无声有物谓之吐，空呕浊恶而声长谓之哕。要知哕属阳而吐属阴也。无形者肺，有形者胃，以胃兼气血言也。又云：上焦吐者为气，中焦吐者为食积，下焦吐者为寒。《内经》云：食不得入是有火也。食入复出是无火也。有饱后逢怒，或伤力跌扑，以致瘀血积于胃脘者。有胆虚及风痰作吐者。有胃虚而虫行求食者。有中气虚弱者。有风寒外袭者。有郁火作痛而吐者。有伤酒而呕吐者。有脚气发而吐者。唯细心体认，治之无不愈矣。

东垣云：大便闭者通利之。阴虚邪气逆上，窒塞呕哕，不足之病，此地道不通也。正当用生地黄、当归、桃仁、红花之类，和血润燥。兼用甘草以补其气。微加大黄、芒硝以通其闭。大便利，邪气去，则气降，呕哕自不见矣。复有胸中虚热，谷气大虚，发而为呕哕者。但得五谷之阴以和之，则呕哕自止。五谷皆属阴，或食，或饮白汤，或喜凉水，皆能止呕哕，不必用药也。治呕吐，生姜、半夏、橘皮，必用之圣药。但只治上焦气壅表实之病，若胃虚谷气不行，胸中闭塞而呕者，唯宜益胃，推扬谷气而已。勿作表实，以辛药泻之。

东垣呕、吐、哕分为三阳。经云：呕吐哕者，皆属于胃。胃者总司也，以其气血多少为异耳。且如呕者阳明也。阳明多血多气，故有声有物，气血俱病也。

仲景云：呕多虽有阳明症，慎不可下。

孙真人云：呕家多服生姜，乃呕吐之圣药也。气逆者必散之，故以生姜为主。吐者太阳也，太阳多血少气，故有物无声，乃血病也。有食入则吐，有食已则吐，以陈皮去白主之。哕者少阳也，少阳多气少血，故有声无物，乃气病也。以姜制半夏为主。故朱奉议治呕吐哕，以生姜、半夏、陈皮之类，究三者之源，皆因其脾虚弱，或因寒气、饮食所伤而致也。宜丁香、藿香、半夏、茯苓、陈皮之类。若但只内伤，宜察其虚实，使内消之。痰饮者下之，当分何经，对症用药，不可乱也。

呕吐膈气总论

洁古云：吐有三，气、积、寒也，皆从三焦论之。上焦在胃口，上通天气，主纳而不出。中焦在中脘，上通天气，下通地气，主腐熟水谷。下焦在脐下，下通地气，主出而不纳。是故上焦吐者，皆从于气，气者天之阳也，其脉浮而洪，食已暴吐，渴欲饮水，大便燥结，气上冲胸而发痛，其治当降气和中。中焦吐者，皆从于积，有阴有阳，食与气相假，为积而痛，其脉浮而弦，其症或先痛而后吐，或先吐而后痛，治法当以小毒药去其积，槟榔、木香和其气。下焦吐者，皆从于地道也，其脉大而迟，其症朝食暮吐，暮食朝吐，小便清利，大便秘而不通，治法宜毒药通其闭，温其寒气，大便渐通，以中焦药和之，不令大便闭结而自安也。

上洁古论三焦吐，盖本黄帝所谓气，为上膈，食饮入而还出；为下膈，食晬时乃反出之。其上焦食已暴出者，今世谓之呕吐也。中、下二焦朝食暮吐，暮食朝吐者，今世谓之膈气反胃也。今分呕吐、膈食为二门。

仲景云：诸呕吐，谷不得下，小半夏汤主之。

呕家本渴，渴者为欲解，今反不渴，心下有支饮故也。小半夏汤主之。

卒呕吐，心下痞，肠闭有水，眩悸者，小半夏汤加茯苓汤主之。胃反呕吐者，大半夏汤主之。服前小半夏汤，诸汤不愈者，此胃虚，当以甘益之，立愈。

【治气之剂】

仲景**陈皮汤**　干呕手足厥者，治宜辛散。

橘红四两　生姜八两

水七升，煎三升，温服一升，下咽即愈。

木香散

木香　槟榔

等分，为细末，以后桔梗汤调下。

洁古**桔梗汤**　上焦气热上冲，食已暴吐，脉浮洪，宜先降气和中。

桔梗　白术各一两半　半夏曲二两　橘红　枳实炒　茯苓　厚朴各一两

每服一两，水煎，调木香散二钱，隔夜空腹服之。三服后气渐下，吐渐去，然后去木香散，加芍药、黄芪一两半，同煎服之。病愈则止。如大腑燥结，食不尽下，以大承气汤去朴硝微下之，少利为度，再服前药补之。如大便复结，又依前微下之。

槟榔橘红散　治呕吐。

白槟榔一枚　橘红二钱半

水煎服。

【治寒之剂】

加减二陈汤　痰火为患，呕哕头眩，心悸，中脘不快，发寒热，或食生冷，脾胃不和，并治。

丁香一两　半夏　陈皮各五两　茯苓二两　甘草一两半

每服四五钱，姜三片，乌梅一枚，水煎热服。治痰癖加草豆蔻一两半。

藿香安胃散　脾胃虚弱，不饮食，呕吐不时。

藿香一钱半　丁香　人参各二钱　橘红五钱

每服二钱，姜三片，水煎服。

东垣**丁香吴茱萸汤**　治呕、吐、哕，胃寒所致。

丁香　甘草　茯苓　柴胡　半夏　干姜各五分　吴茱萸　草豆蔻　苍术　黄芩　人参各一钱　升麻七分　当归一钱半

每服五钱，姜三片，水煎，食前热服。忌生冷。

藿香平胃散　治呕吐不止。

藿香　厚朴各一两　半夏　甘草炙，各二两　苍术三两　陈皮去白，二两

每服五钱，姜三片，枣三枚，水煎温服。

罗太无**红豆丸**　诸呕吐逆，膈气反胃，亦治寒湿。

丁香　胡椒　砂仁　红豆各二十粒

上末，姜汁糊为丸，皂角子大，每一丸，以大枣一枚，去核填药，面裹烧面熟，去面，细嚼，白汤下，食前进三服效。

丁香附子散 膈气吐食，及下焦寒而奔豚上冲。

黑附子炮，去皮脐　丁香各五钱　槟榔一大枚　硫黄去石　胡椒各二钱

上先将四味为末，次入硫黄，再研匀，每服二钱，用蝙蝠一个，去翅、足、肠、肚，填药在内，用湿纸五七重裹定，置慢火内烧熟，取出，细嚼，用温酒送下，一日三服，米饮送下亦可。

仲景吴茱萸汤 治呕而胸满者。

吴茱萸汤泡，一两半　人参三分　生姜一两　大枣三枚

水煎。

【治火之剂】

芦根汤 热而呕吐不止，及治恶阻。

芦根取土中新白者，半斤，水二碗，煎一碗，热服。

竹茹汤 治胃热而呕。

干葛　半夏姜汁煮，各三钱　甘草二钱

每服五钱，姜三片，竹茹钱半，枣一枚，水煎温服。

昔有人病伤寒，得汗后数日，忽呕吐，药食俱不得下，医皆进丁香、藿香、滑石等药，下咽即吐，后以此竹茹汤与之即愈。

枇杷散 治呕吐，利膈气，止呕哕。又治卒呕吐不食。单煮枇杷叶汁饮之，此物味苦平，下气。

枇杷叶去毛　人参　半夏各一钱　茯苓五钱　茅根二两

姜七片，水煎，磨槟榔末五分，和匀服之。

丹溪治膈上有热，胃中有痰，二陈汤加炒栀子、黄连、生姜主之。呕而发热者，

小柴胡汤主之。温胆汤治呕吐不下饮食，极妙。

仲景青镇丸 治寒热往来，脉弦，呕吐，头痛。即小柴胡汤加青黛，以姜汁打糊为丸，白汤下。

刘河间治暴吐，上焦气热所冲。经曰：诸呕吐酸，暴注下迫，皆属于火。脉浮而洪者，荆黄汤主之。

荆芥一两　人参五钱　甘草二钱半　大黄二钱

上水煎，调槟榔散二钱，空心服。

槟榔散

槟榔二钱　木香一钱半　轻粉少许

上为细末，同前煎药下。如欲作丸子，用蒸饼糊为丸，小豆大，每二十丸，食后服。

【治瘀血之剂】

香灵丸 又名六丁丸。治呕吐如神。及产后呕不止者。

丁香　辰砂各六钱　五灵脂一两

上香脂先研末，后入砂，再研匀，用狗胆汁，或猪胆汁为丸，鸡头子大，每服一丸，生姜陈皮汤磨下。

治瘀血，独以五灵脂狗胆汁为丸，鸡头子大，每服一丸，生姜汤磨下，及生姜酒送下，极热服。

草灵丹

五灵脂姜汁煮透　甘草烧酒煮透

焙干为末，每服五分，置掌中，用舌舐下。此方治膈气、反胃、呕吐、梅核气，及胃脘疼痛，效。

【治虚之剂】

丹溪云：久病呕者，胃虚不纳谷也。生姜、人参、黄芪、白术、香附之类治之。

李泽治反胃呕吐无常，粥饭入口即吐，困倦无力，垂死者。以人参三两作一服，

水煎，带热顿服愈。

理中汤　治脾胃虚寒，呕吐不食。

调中汤　治脾胃虚弱呕吐。

治中汤　治霍乱吐泻即理中汤加橘红、青皮各一两是也。

六君子加砂仁，治脾胃虚弱，恶心欲吐，及吐食，或不思食。

【治积气之剂】

遇仙丹　木香槟榔丸　枳实导滞丸七圣丸　皆可选用。

【治风痰之剂】

金花丸　吐食而脉弦，肝乘脾也。由脾胃之虚，宜治风安胃。

半夏汤泡一两　槟榔二钱　雄黄一钱半

上末，姜汁浸，蒸饼糊为丸，桐子大，小儿另丸，姜汤下。从少至多，渐次服之，以吐止为度。风痰羁绊于脾，故饮食不下也。

【治水饮之剂】

小半夏汤　治呕吐，谷不得下者。

半夏一斤　生姜半斤

水七升，煮取一升半，分温再服。

小半夏加茯苓汤　治卒呕吐，心下痞，肠闭有水，眩悸者，即前方加茯苓四两。

大半夏汤　治胃反呕吐，服前小半夏汤诸药不愈者。此胃虚，宜以甘益之。服此立愈。

半夏二斤　人参三两　白蜜一斤

上水一斗三升，和蜜，扬之二百四十遍，煮药取三升，从服一升，余分再服。

猪苓汤　治呕吐而病在膈上，后思水解，急与之。思水者，此汤主之。

猪苓　茯苓　白术各等分

为末，饮调方寸匕，日三。

胃　风

胃风之症，治呕愈呕者是也。用川乌

一两，洗净，去皮脐，不去尖，以浆水一碗，煮干，每枚切作二片，复用浆水一碗，煮尽，更切作四片，每细嚼一片，以少温水下。少顷呕遂止。此皆好食甘甜之物，膏粱之味，积久成热，因而生风，非一朝一夕之故也。

杂方碧霞丸　治吐逆立效。

黄丹四两，筛过，用好米醋半斤，用药入铫内，煎干却，用炭火三斤，就铫内煅透红，冷取出，研细末，用粟米饭捣为丸，梧子大，煎醋汤下，七丸效。

木瓜汤　主呕哕风气，又吐而转筋者，煮木瓜汁饮之甚良。此酸收之剂，欲吐不吐者是也。

恶　心

丹溪云：恶心有热有痰，皆用生姜，随症用药。

仲景生姜半夏汤　治胸中似喘不喘，似呕不呕，似哕不哕，彻心中愦愦然无奈者。

半夏半斤　生姜一斤，取汁

上二味，以水三升，煮半夏，取二升，纳生姜汁同煮二升半，少冷，分四服，日三夜一，如病止，住后药，此湿痰症也。

东垣茯苓半夏汤　胃风，虚弱身重，有痰，恶心欲吐。是邪气羁绊于脾胃之间，当先实其脾胃。

炒曲三钱　大麦芽炒黄，五钱　陈皮天麻各二钱　白术　茯苓　半夏各一两

每五钱，姜五片，煎热服。

柴胡半夏汤　治旧有风症，不敢见风，眼涩眼黑，胸中有痰，恶心，兀兀欲吐。但遇风觉皮肉紧，手足难举动，重如石。若在暖室，少出微汗，其症随减。再遇风，病复如是。方见痰门。

呕 苦 水

丹溪治一妇人，清早呕苦水，脉涩而微，起转如常，此胃弱而上脘有湿。

黄芩七钱　滑石　苍术炒　陈皮　山楂　半夏各一两　桔梗五钱　飞矾二两

姜水煎服。

二陈汤加山栀子一倍，黄连减半，香附、抚芎、白豆仁，煎服，或临服时磨槟榔末少许。治郁火恶心。

呕沫 反胃症、沫大吐者多死，予目击十数人矣。

仲景治干呕吐逆，吐涎沫，**半夏干姜散**主之。

半夏　干姜各等分

二味为末，取方寸匕，浆水一升，煎七合，顿服之。

呕脓 予一族嫂，中年患此半载，咳嗽呕脓血，后竟无事，此亦肺痈症也。脓尽即愈。

仲景云：呕家有痈脓，不可治呕，脓尽自愈。

呕 长 虫

丹溪治吐虫。用黑锡灰、槟榔末，米饮调下。

仲景治蛔厥，当吐蛔，今病静而复时烦，此为脏寒。蛔上入膈，故烦，须臾复止，得食而呕，又烦者，闻食臭出，其人当自吐蛔。

蛔厥者，乌梅丸主之。又主痢。方在厥证门。

伤酒呕吐

东垣**葛花解醒汤**方见伤饮门。

益元散，姜汁为丸，治酒热呕恶殊验。

干姜丸 治酒癖成饮，吐酸水。

干姜　葛根　枳壳　橘红　前胡各五钱　半夏曲　白术各一两　吴茱萸　甘草各二钱半

上末，炼蜜丸，桐子大，每三十丸，米饮下。

呕吐清水

许学士**神术丸** 治呕吐清水如神。

苍术一斤，去皮切片为末，用白芝麻半两，水二盏，研滤取汁，大枣十五枚，煮烂，去皮核，以芝麻汁研匀，成稀膏，捏和入臼捣熟，丸如桐子大，每空心温汤下五十丸，加至百丸。忌桃、李、雀、鸽。初服时，膈上微燥，且以茅术制，觉燥甚，再进山栀子散一服，久之不觉燥也。

山栀散 山栀一味，丁之为末，沸汤点服。

仲景**茯苓散** 治心胸中有停痰宿水，自吐出水后，心胸间虚，气满不能食。消痰气，能饮食。

人参　白术　茯苓各三两　枳实二两　陈皮五钱　生姜三两

上水煎，温服，如人行八九里许，又进之，一日三服。

丹溪治两手脉弦，饮后呕清水。

神曲　苍术　香附各五钱　益元散一两　半夏七钱半

上末，姜汁浸蒸饼为丸。

丹溪治一人，年四十，因灸艾火太多，病肠内下血粪，肚痛。今痛自止，善呕清水，食不下，宜清胃口之热。

黄芩　甘草　茯苓各五分　陈皮　地黄各一钱　白术　连翘各一钱半

姜三片，水煎服。

仲景治渴欲饮水，水入则吐，名曰水逆，五苓散主之。

《千金方》治痰饮，吐水无时节者。其原因冷饮过度，遂令脾胃气羸，不能消于饮食，饮食入胃，则皆变成冷水，反吐不停，皆用赤石脂散主之。

赤石脂一斤，研细末，每服方寸匕，酒饮调下，时稍加至三匕，服尽一斤，终身不吐痰水，又不下痢。补五脏，令人肥健。有人痰饮服药不愈，用此方愈。经云：诸病水液澄澈清冷，皆属于寒是也。

白豆蔻散　治胃口寒，作吐，及作痛者。

白豆仁三钱

为末，酒送下，效。

噎膈

《内经·阴阳别论篇》曰：三阳结，谓之膈。结谓热结也。三阳者，小肠膀胱也。小肠热结则血脉燥，膀胱热结则津液涸，故隔塞而不便焉。其始也，或由饮食不节，痰饮停滞，或因七情过用，脾胃内虚而作。或者不察，悉指为寒，例用香热之药治之，反动七情之火，脾胃之阴反有所耗，是以病日益深。今治此疾，或见咽嗌闭塞，胸膈痞闷，似属气滞，然有服耗气药过多，中气不运而致者，当补气而自运。有大便燥结如羊屎者，似属血热，然有服通利药过多，致血耗则愈结者，补血润血而自行。有因火逆冲上，食不得入，其脉洪大有力而数者。有痰饮阻滞而脉结涩者。当清痰泄热，其火自降。又有脾胃阳火衰弱，其脉沉细而微者，当以辛香之药温其气，仍以益气养胃为之辅可也。大概又有寒热之辨，若食已即吐者火也，食久始吐者，寒也。王注曰：食不得入是有

火也，食入复出是无火也。按《内经》王注曰：少阳一阳也，阳明二阳也，太阳三阳也，一阳胆与三焦，二阳大肠与胃，三阳小肠膀胱。张子和乃曰：三阳者，大小肠膀胱也，并大肠而言，不知从何所据耶。

《伤寒论》云：食入反吐，谷不得。前者，肾水干也。王冰曰：病呕而吐，食久反出，是无水也。此与《内经·病能篇》注异。

《气厥论》云：膈中阳气与寒相薄，故隔食而阳气不通。此论亦云：阳与寒相搏，未尝专主于寒也。

丹溪曰：大率属血虚、气虚、有痰。血虚者，脉必数而无力。气虚者，脉必缓而无力。有痰者，脉必沉，或伏而大。又有气滞结者，寸关沉而涩。又有击跌内积瘀血，忽然呕吐，食不能纳者，其脉必芤。

张鸡峰曰：噎当是神思间病，唯内观自养，庶或可安。又曰：噎生于血干。血，阴也，阴主静。内外两静，则脏腑之火不起，而金水二脏有养。阴血自生，肠胃津液传化合宜，何噎之有？

古方用人参以补脾，御米以解毒，竹沥以清痰，干姜以养血，粟米以实胃，蜜以润燥，姜以去哕。有气结者，用开导之剂。有阴火上炎者，作阴虚治。有积血者，当消息去之。粪如羊屎者不治。五十以上者不治。口中多出白沫者不治。

治法大概：用童便、韭汁、姜汁、竹沥、牛羊乳，气虚入四君子汤，血虚入四物汤。切不可骤用辛燥之药，宜薄滋味，宜用干蒸饼等物，少用汤粥。

《六节脏象》云：人迎四倍以上为格阳，盖阳上之极，故格拒而食不得入。

《金匮》云：病人脉数，数为热，当消谷引饮，而反吐者，以发其汗，令阳微，

膈气虚，脉乃数，数为客热，不能消谷，胃中虚冷故也。脉弦者虚也，胃气无余，朝食暮吐，变为胃反。寒在于上，医反下之，今脉反弦，故名曰虚。

跌阳脉浮而涩，浮则为虚，涩则伤脾。脾伤则不磨，朝食暮吐，暮食朝吐，宿谷不化，名曰胃反。脉紧而涩，其病难治。

气虚胃反，右手脉无力者。四君子汤加芦根，以伏龙肝浸长流水，澄清煎之，临服入童便、韭汁、牛羊乳，入黑驴尿和服，以防其生虫。

参苓白术散、钱氏白术散，皆治中气虚弱，胃反。

血虚胃反，左手脉无力者。以四物汤加童便，或再加桃仁、红花；有酒积，加甘蔗汁。

二陈汤合平胃散，治有痰而胃反者。

人参利膈丸 治胸中不利，痰嗽喘满而噎。

木香 槟榔各七钱半 人参 川归 藿香 甘草 枳实各一两 大黄酒浸 厚朴各二两

上末，滴水丸，梧子大，温水送下。

千叶白、木槿花，阴干为末，陈皮汤调下。三五口，不转再服。

奇方 未出毛啄木鸟、蝙蝠、小鲇鸭鱼，三味入新瓦内，盐泥固济，煅存性，为末，外用狗宝为末，和匀，每服五七分，渐至一钱，姜汤下。

又方

陈蚬壳，烧灰米饮下。

老牛涎如枣核大，水中饮之，终身不复噎。

又方

芦根 茅根各二两

水四盅，煮二盅，顿服之，良。

姜附散 膈气不通，胸膈间结块，大如拳，坚如石，呕吐恶心，饮食不下。

香附子一斤 生姜三斤

捣取汁，浸香附一宿，晒干再浸，再晒，以姜汁尽为度，为末，每二钱，米饮下。

《病机》**紫沉丸** 治中焦吐食。由食积与寒气相格，故吐而痛。

半夏曲 代赭石 砂仁各三钱 杏仁 沉香 木香 白术各一钱 乌梅仁 丁香 槟榔各二钱 陈皮五钱 巴豆霜另研 肉果各五分

上末，醋糊丸，黍米大，每五十丸，柿霜汤下愈。

东垣**厚朴丸** 主反胃吐逆，饮食噎塞，气上冲，腹中诸疾，药味即与万病紫菀丸同。

厚朴 蜀椒去目，微炒 川乌炮，去皮各一两半 紫菀 吴茱萸 柴胡 菖蒲 桔梗 茯苓 官桂 皂角去皮弦，炙 干姜炮 人参各二两 黄连二两半 巴豆霜五钱

上蜜为丸，桐子大，每服三丸，渐加至五七丸，以利为度，姜汤下，食后而卧，此丸治效与局方温白丸同。及治处暑以后，秋冬下痢大效。

加减法：春夏加黄连二两，秋冬再加厚朴二两。如治风，于春秋所加黄连、厚朴外，更加菖蒲、茯苓各一两半。如治风痛不愈者，依春秋加药外，更加人参、菖蒲、茯苓各一两半。如心之积，加菖蒲、茯苓为辅。如肝之积，加柴胡、蜀椒。如肺积，加黄连、人参。如脾积，加茱萸、干姜。秋冬久泻不止，加黄连、茯苓。脾胃气弱，食不消化，呕逆反胃，汤饮不下，用粟米半升，为粉，水丸，梧子大，煮令熟，点少盐，空心和汁吞下。

《本事》云：驴尿极治反胃。《外台》载：昔幼年经患此疾，每食饼及羹粥，须臾吐出。贞观中许奉御兄弟，及柴蒋等，时称名医，奉敕令治，医竭其术，竟不能疗，渐至羸惫，死在旦夕。忽有士云：驴尿极验。旦服二合，后食唯吐一半，晡时又服二合，人定时食粥，吐则便定。后奏知大内，中五六人患反胃，同服，一时俱瘥。此药稍有毒，服时不可过多。盛取热服二合，病深者日服之良验。本草云：驴尿治癥瘕反胃。又云：性冷味甘，服之不生虫。

《济世方》驴尿调平胃散亦效。

新瓦散　治反胃。

用多年瓦一片，烧红入驴尿内，淬二十一次，研末，仓米饭焦为末，二分饭末，一分瓦末，蜡精和饭丸。以驴尿和平胃散服之。

丹溪翻胃方

黄连姜汁炒，三钱　山楂肉一钱　保和末六钱

上粥丸，桐子大，以人参汤入竹沥，再煎沸，热下六十丸。

《本事》**大黄汤**　治冷涩翻胃。其症欲发时，先流冷涩，次则吐食。此乃劳证。治不早，死在旦夕。

用大黄一两，生姜自然汁半茶盏，炙大黄令燥，又淬入姜汁内，如此淬汁尽，切焙，为末，每服二钱，陈米一撮，葱白二茎，水一大盏，煎七分，先食葱白，次服药，不十日即除根。

罗太无云：玄明粉硝提八九次，入瓦罐煅成汁，不响再加顶火煅。其煅过净硝一斤，入甘草末一两，和匀，名曰玄明粉。每用一二钱，桃花汤或葱白汤调下。治膈上气壅滞五脏，秘结邪热。忌鱼及藕。

丹溪治翻胃积饮，通用益元散，生姜自然汁，澄清白脚，丸小丸子，时时服。治翻胃用吴茱萸、贝母、瓜蒌根、牛膝草。

《本事》治积聚停饮，痰水生虫，久成反胃。及变为胃痈。其说在《灵枢》及《巢氏病源》**芫花丸**。

芫花醋炙，一两　牛膝　狼牙根　桔梗炒　藜芦炒　槟榔各五钱　巴豆大粒，炒黑

上末，醋糊丸，如赤豆大，每服二三丸，加至五七丸，食前姜汤下。此方常服，化痰消坚，杀虫。予患饮癖三十年，暮年常是多杂痰饮，来潮迟即吐，有时饮半杯酒即止，盖合此症也。因读《巢氏病源》论酒癖云：饮酒多而食谷少，积久渐瘦，其病常欲思酒，不得酒则吐，多睡，不复能食。是胃中有虫使然，名为酒癖。此方治之。要之须痛禁酒则易治，不禁无益也。

罗太无**桂香散**　治膈气反胃，诸药难瘥。朝食暮吐，甚者食已辄出，其效神速。此重剂也。

水银　黑锡各三钱　硫黄五钱

上三味，铫内用柳木搅熬研，微火上细研为灰，取出后，用丁香末二钱，桂末二钱，生姜末三钱，都一处研令匀，每服三钱，米饮调下。一服效，甚者再服，神效。

又云：男妇小儿，远近反胃吐食，或有污血停蓄胸膈者，方用五灵脂一味为末，以黄狗胆汁为丸，龙眼大，每服一丸，好酒半盏，温服。不止，再服即效。

丹溪治东阳王仲延，咽膈间常觉有物闷闷，每食物，必屈曲自膈而下，且梗涩作微痛，食亦减，他无所苦，予脉之，右甚涩而关甚沉，左却和。予曰：污血在胃脘之口，气因而郁为痰，此必食物所致，明以告我，彼不自觉。予又曰：汝去冬好

食何物为多，曰：我每日早必单饮点剁酒两三杯，逼寒气。为制一方，用生韭汁半盏，令细呷之，一日三服，尽韭二斤而安。

《济世方》治噎食。

鸡腹纳谷袋，不拘多少，不可失包内物一粒，用泥固济，火煅存性，用姜汁炒香附末半两，配谷袋一个为末，神曲糊为丸，姜汤送下。

治气噎不下饮

枇杷叶去毛，蜜炙　青皮　陈皮去白

上等分，每服三钱，生姜五片，水煎服。

《金匮玉函》五噎心膈，气滞烦闷，吐逆不食。

芦根五两，剉

水三大盏，煮二盏，温服。

永徽中有僧惟则，病噎不能食，嘱诸弟子曰：吾死后，便可开吾胸喉，视有何物。自经而卒，弟子果开喉，胸中得一物，形似鱼而有两头，遍体皆肉鳞，弟子置碗中，跳跃不止，戏以诸味，皆随化尽。时夏中，盛蓝作淀，适有一僧，以淀置碗中，此虫遂绕碗而走，须臾化为水。此乃虫瘕，非噎比，因此后人多以蓝治噎，误矣。

秘方**润肠膏**　治膈噎大便燥结，饮食良久复出，乃朝食暮吐，暮食朝吐，其功甚捷。

新取威灵仙四两，捣汁　生姜四两，取汁　真麻油二两　白沙蜜四两，熬沸去沫

上四味，同入银石器中，慢火熬成膏，时时以匙挑食之，良验。

雄黄二豆丸　治翻胃噎食，神验。

大乌梅二十枚，水洗净，取肉　硇砂雄黄各二钱　乳香一钱　真百草霜　黑豆绿豆各四十九粒

上五味，为细末，乌梅肉捣丸，弹子大，每服一丸嚼化。待一炷香时，药力方行，烙白面饼一枚，清热汤泡开，吃之无碍为妙，设仍有微碍，一二日后，再嚼一丸，三五丸除根。

紫苏子饮　咳逆，上气，噎膈。因怒气叫喊未定，便挟气进饮食。或饮食甫毕，便用性恚怒，以致食与气相逆，气不得下，或咳嗽不透，心气逆，恶心。

苏子炒　诃子煨，去核　萝卜子微炒杏仁去皮尖，麸炒　人参　木香各一钱半青皮　甘草炙，各三钱

上分二服，生姜三片，水煎服。

太仓丸　脾胃虚弱，不思饮食，翻胃不食，亦宜服之。

砂仁　白豆仁各二两　陈仓米一升，用朝东向阳壁土炒，去土不用

上末，生姜自然汁丸，桐子大，每服百丸，淡生姜汤下。

《体仁汇编》曰：硫汞结成砂子，吐逆立痊。方用**严氏青金丹**，治一切吐逆。

水银八钱　生硫黄一钱

为末，入铫内，慢火化开，以柳木棍搅炒，或有烟焰，以醋沃之，结成砂子。再研为末，用粽尖杵和丸，绿豆大，每服三十丸，生姜陈皮煎汤送下。

《青囊》治反胃，久药不效，及小儿吐不止者。

硫黄五钱，为末，入水银二钱半，同研，无星为度。每服二钱，先取生姜汁酒一盏，煎熟调药，空心服。调时逐渐著酒，缓调令匀，服讫，以被盖出汗安。

又曰：人参治翻胃之良。

用人参二两，拍破，每服一两，水一盅半，煎四分，热服。兼以人参汁煮粥吃愈。有人患翻胃，诸方不瘥，只服人参而愈。若卒呕吐逆，凡粥饮入口即吐，困弱，

为丸服良。

刘宗厚曰：按古治翻胃诸方，悉是香燥大热之药，皆不足为法。今姑采一二方以备用耳。至于丹溪所言，补血益阴润燥和胃调中等药，虽无其方，自宜随证设施。观其立论，则思过半矣。

治噎禁方

皂角黄三分，每春夏雨后，树上生，如菌样　芦根浮露水上者，三钱　橘红七分　乌药一钱　桔梗二钱　枳实八分

水二盅，煎一盅，先服一酒杯，渐渐加之。渣再煎。

生生子曰：噎膈之病，气郁居多，然亦有阴血不足者。少壮之人，日以酒色是耽，胃中之火沸腾，则上焦肺金先受邪矣。金主降令者也，火凌于肺，津液成浊，况又下竭肾水，将何摄伏其火以下行耶？经曰：大便者，肾之所主。阴血既亏，则大便燥结，结则下焦闭而气反上冲。经曰：幽门不通，上冲吸门。又曰：肺出气，肾纳气，虚则失司乃职，是有阳而无阴，有升而无降也。故守真、子和、丹溪，皆以火热而言，戒用刚燥，其意深矣。然用药必假滋阴润燥为主。阴血生则大便润，润则下焦开，开则气降，肾司职而病寻愈矣。噫！用药之法，固为详悉。然人不能铁石其心，痛断酒色，则虽日饮琼浆，亦莫能以致其生也。予特附于篇末，俾病者自加珍重。孰非愈病之药石耶？

腰　痛　门

腰　痛

腰痛有肾虚，有湿热，有痰，有气滞，有跌扑瘀血。

脉大而无力为虚，弦为阴虚，涩为死血，沉滑为痰，沉细为气，濡弱为湿，紧数为风。

东垣曰：大抵寒湿多而风热少，然有房室劳伤，肾虚腰痛者，是阳气虚弱，不能运动故也。经曰：腰者肾之腑，转摇不能，肾将败矣。宜肾气丸、茴香丸之类，以补阳之不足也。膏粱之人，久服汤药，醉以入房，损其真气，则肾气热而腰脊痛不能举，久则髓减骨枯，发为骨痿。宜六味地黄丸、滋肾丸、凤髓丹之类，以补阴之不足也。

丹溪曰：久痛必用官桂以开之方止，腹胁痛亦然。

煨肾丸　肝肾脾损谷不化，治宜益精缓中，消谷。腰不起者神效。

川萆薢　杜仲姜汁炒　牛膝　破故纸　芦巴　菟丝子　肉苁蓉　沙苑　蒺藜各一两

桂心半两

上酒煮猪腰子为丸，桐子大，每服五七十丸，空心盐酒送下。

金刚丸　肾损骨痿，不能起床。

川萆薢　杜仲炒

照前法丸服。

麋茸丸　肾虚腰痛，不能转侧。

麋茸一两，鹿茸亦可用　菟丝子一两　舶上硫黄五钱

上末，以羊肾二对，酒煮烂，去膜，研如泥，和丸，梧子大，阴干。如羊肾不敷，入酒糊佐之。每服三五十丸，温酒或盐汤下。

鹿角散　新角刮去黑皮，取白者，炒黄为末，酒服一钱，日进三服。禁生鱼，余不禁。陈者不用，角中心黄亦不用。此方治腰痛神效。东垣曰：鹿角能去恶血。

羊肾散　羊肾为末，酒服一钱，日进三服。本草云：羊肾补肾气，益精髓。

肾气丸　茴香丸　青娥丸　以上皆补阳之不足也。

八味丸　治虚劳，小腹拘急，小便不利。此则阴阳兼补也。

六味地黄丸　虎潜丸　滋肾丸　大补丸　以上皆补阴之不足也。

治阴虚脉大者

杜仲　龟板　黄柏　知母　枸杞子　五味子

等分为末，以猪脊髓为丸，每服五七十丸，空心盐酒送下。

补肾丸　治肾虚腰痛效。

乌药嫩叶本草云：乌药嫩叶，补中益气　侧柏叶

上酒蒸，晒干为末，粥丸，梧子大，照前服。

腰腿湿痛方

龟板炙，五钱　黄柏酒炙，四钱　青皮三钱　甘草生，一钱半

上末，研姜一大片，次入药末一钱，研细，以苍耳汁煎令沸服。

治阴虚性急腰痛者

龟板　黄柏　知母　侧柏

上为末，地黄膏为丸。

治湿热腰腿疼痛

龟板酒炙，二两　黄柏酒炒　苍术　苍耳子各一两　侧柏半两　威灵仙酒浸，二两

上以牛膝膏为丸，以黑豆汁兼四物汤加陈皮、生甘草、生姜一片，煎吞下。

又方　治腰腿疼痛。

龟板一两半　黄柏　白芍药各酒炒，一两　陈皮　知母　威灵仙　苍术　苍耳子各半两

为末，蜜丸服。

治湿热腰痛大便泻

龟板酒炙，一两　楮皮炒　苍术　滑石各半两　芍药酒浸　香附各四钱

为末，粥丸，如内伤，白术山楂汤下。

东垣苍术汤　治湿热腰腿疼痛。

苍术三钱，去湿止痛　柴胡二钱，行经络　防风　黄柏各一钱

水煎，空心服。

陈无择牛膝酒　治伤风毒，攻刺，腰痛不可忍。

牛膝　川芎　羌活　地骨皮　甘草　薏苡仁各一两　海桐皮二两　生地黄十两

俱以绢袋盛，入好酒二斗，浸二七日，夏三五日。每服一杯，一日三四服，常令酒气不绝为佳。一法入杜仲一两。

治痰痛，以二陈汤加天南星、川柏、苍术、威灵仙之类。

丹溪治老人因跌扑，腰痛。

苏木一钱　归身头　陈皮各一钱　人参　黄芪　木香　木通各五分　桃仁九枚

煎汤，送下自然铜末子五分。

脉涩者，有瘀血也。用**熟大黄汤**治坠堕闪挫，腰痛不能屈伸。

大黄剉如指大　生姜切片，各半两

二味炒令焦黄，以水一盏，浸一宿，五更去渣服。天明取下如鸡肝者，即恶血也。

治食积腰腿痛

龟板酒炙　侧柏叶酒炒　香附五钱　白芥子　凌霄花各一钱半

上酒糊丸，以四物汤加陈皮、甘草、山楂、莪术、青皮，煎汤下。

痰积食积，指下有力，或沉滑有力，皆宜下之。

治腰痛，用威灵仙。此治痛之要药。

为细末，每服二钱，以猪腰子一枚，劈开糁药在内，湿纸煨熟，五更细嚼，热酒下。

《千金方》用威灵仙一钱，温酒送下，逐日以微利为度，病人稍虚者禁用。

治腰痛不可忍

牵牛不以多少，研取头末，去渣，取大蒜，每瓣切开，入巴豆一粒在内，外用湿纸包定，火煨令蒜熟，去巴豆，将蒜细研，和牵牛末为丸，梧子大，每服五丸，醋汤或茶，空心送下，量虚实服。

药棋子　治腰痛气滞者。

黑牵牛不拘多少，以新瓦，火烧赤，便以牵牛倒在瓦上，自然一半生、一半熟，不得搅动，取头末一两，入硫黄一分，同研匀，分三服。每用白面一匙，水和捏如棋子样。五更初，用水一盏，煮熟送下，痛住即止。未住，明日五更再服。

许学士曰：予尝有此疾，每发只一服，痛立止。

【按】此二方，皆湿热痰气壅滞，不能流通，故痛猛而用药峻也。此样方法，亦不可无，但看病虚实用之。

独活寄生汤　治肾虚弱，卧冷湿地，腰腿拘急，筋骨挛痛，或当风取凉过度，风邪流入脚膝，为偏枯冷痹，缓弱疼痛。

独活　杜仲　牛膝　细辛　秦艽　茯苓　桂心　防风　川芎　人参　甘草　桑寄生各一两半　当归　熟地各二两　一方加续断三两

每服三钱，姜五片，水煎食前服。

王海藏防风汤　治伤寒后腰痛。或皮肉痹，及腿膝疼痛，行步艰难，不能俯仰。

防风　川芎　附子炮　当归　芍药　羌活　续断各一两　麻黄去节　桂枝去皮　杜仲炒，各七钱　牛膝　五加皮　丹参各五钱

每五钱，姜二钱煎，食前服。

此二方，皆治寒湿之剂也。

东垣川芎肉桂汤　卧寒湿之地，腰痛不能转侧，两胁搐急作痛，月余不愈。腰痛论中所说，皆为足太阳、足少阴血络中，有凝血作痛。间有一二症属少阳胆经外络病，皆宜去血络之凝，乃愈。

羌活一钱半　柴胡　肉桂　苍术　归梢　甘草炙　川芎各一钱　独活　曲炒，各五分　防风　防己各三分　桃仁五个，去皮尖，另研

水酒煎，食远热服。

陈无择曰：小续命汤加炒桃仁，治风腰痛最妙。

五积散加桃仁，治寒湿腰痛。

东垣羌活胜湿汤　治脊痛项强，腰似折，项似拔，此足太阳经不行也。

羌活　独活　藁本　防风各一钱　蔓荆子三分　川芎二分　甘草炙，五分

水二盅，煎温服。

若身重沉沉然，乃经中有湿热也。此方加黄柏一钱，大附子五分，苍术二钱。

予尝治一人，腰下湿，中宫有痰，腰痛而小便白浊，身重如山。乃以二陈汤合五苓散，以苍术换白术，加羌活服之效。有热再加黄柏、木通。

陈无择桃仁酒　肾虚风劳所伤，毒肿掣痛，牵引小腹，连腰痛。

桃仁麸皮炒，去皮尖，研细，每服一钱，热酒调下，出汗即愈。

东垣地龙汤　腰脊痛，或打扑伤损，从高坠下，恶血在太阳经中，令人腰膝痛，或胫腨臂膊中痛不可忍，鼻壅塞不通。

中桂四分　桃仁六个　羌活二钱　独活　甘草　黄柏各一两　麻黄五分　地龙四分，焙干者　苏木六分　归尾一钱

每服五钱，水煎，食远热服。

橘核酒 治打扑腰痛，瘀血积蓄，痛不可忍。

用橘核炒去皮，研细，每服二钱，酒调下。或用猪腰子一枚，去筋膜，破开，入药同葱白、茴香、盐，以湿纸包，煨熟，嚼下，温酒送之。以上二方，皆该入前打扑瘀血条下。

摩腰丹 治老人腰痛，及妇人白带。

附子尖 乌头尖 天南星各一钱半 朱砂 樟脑 丁香各一钱半 干姜一钱 麝香三分 雄黄钱半

为末，炼蜜丸，如圆眼大，临用以生姜汁化开，如厚糊样，火上烘热，抹掌上，擦腰中，候药尽，贴腰上，即烘棉衣缚之。俟腰热如火，隔二日用一丸。

皂角膏 治诸腰痛脚痛。

用皂角一斤，去皮弦，捣碎，好酒二大碗，熬去一半，滤去渣，再用前汁入瓷瓶内熬为膏子，随痛处贴之。

如神汤 治男妇腰痛。

玄胡索 当归 桂心 杜仲各等分

为末，酒调下三钱，甚者不过数服。

橘核散 治腰痛诸般滞气。

橘核 乳香各五钱 破故纸二两 山楂 玄胡索 莥茴 没药 五加皮 红曲各一两

为末，酒调下。

丹溪治疟疾初安，因冲风，又发腰痛，兼又白浊，已与人参、白术、槟榔、半夏等补药，又教以煅牡蛎一钱，木通五分，炒柏三分，入前药同煎服。

痢后腰痛，两脚无力。

陈皮 半夏 白芍一钱 茯苓 苍术 当归 黄芩酒炒，五分 白术二钱 甘草炙，一钱

姜三片，煎，食前服。

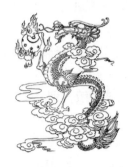

赤水玄珠　第六卷

水 肿 门

水胀通论

《灵枢经》曰：水谷入于口，输于肠胃，其液别为五。天寒衣薄则为尿与气，天热衣厚则为汗，悲哀气并则为泣，中热胃缓则为唾。邪气内逆则气为之闭塞而不行，不行则为水胀。余知其然也，不知其何由生，愿闻其道。岐伯曰：五谷之津液，和合而为膏者，内渗入于骨空，补益脑髓，而下流于阴股。阴阳不和，则使液溢而下流于阴，髓液皆减而下，下过度则虚。下过度谓房劳过度也。故腰背痛而胫酸。阴阳气道不通，四海塞闭，三焦不泻，津液不化，水谷并行肠胃之中，别于回肠，留于下焦，不得渗膀胱，则下焦胀，水溢则为水胀。

黄帝问于岐伯曰：水与肤胀、鼓胀、肠覃、石瘕，何以别之？岐伯答曰：水始起也，目窠上微肿，如新卧起之状，其颈脉动，时咳，阴股间寒，足胫肿，腹乃大，其水已成矣。以手按其腹，随手而起，如裹水之状，此其候也。帝曰：肤胀何以候之？岐伯曰：肤胀者，寒气客于皮肤之间，𪐝𪐝然不坚，腹大身尽肿，皮厚，按其股

宫然而不起，腹色不变，此其候也。鼓胀何如？岐伯曰：腹胀身皆大，大与腹胀等也，色苍黄，腹筋起，此其候也。肠覃何如？岐伯曰：寒气客于肠外，与卫气相搏，气不得荣，因有所系，癖而内着，恶气乃起，息肉乃生。其始生也，大如鸡卵，稍以益大，至其成，如怀子之状，久者离岁。按之则坚，推之则移，月事以时下，此其候也。石瘕何如？岐伯曰：石瘕生于胞中，寒气客于子门，子门闭塞不得通，恶血当泻不泻，衃以留止，日以益大，状如怀子，月事不以时下。皆生于女子，可导而下。帝曰：肤胀、鼓胀可刺耶？岐伯曰：先刺其胀之血络，后调其经，刺去其血络也。石水，脐以下肿，其脉沉。

《本事方》云：脐腹四肢悉肿者，为水。但腹胀，四肢不甚肿，为蛊。蛊即鼓胀也。

《纲目》云：水胀，皆本于房劳过度。

水肿 出《素问·水热穴论》。

黄帝问曰：少阴何以主肾？肾何以主水？岐伯对曰：肾者，至阴也，至阴者，盛水也，肺者，太阴也，少阴者，冬脉也，故其本在肾，其末在肺，皆积水也。帝曰：肾何以能聚水而生病？岐伯曰：肾者，胃之关也，关门不利，故聚水而从其类也。

上下溢于皮肤，故为胕肿。胕肿者，聚水而生病也。帝曰：诸水皆生于肾乎？岐伯曰：肾者，牝脏也。地气上者属于肾，而生水液也，故曰至阴。勇而劳甚，肾汗出。肾汗出，逢于风，内不得入于脏腑，外不得越于皮肤，客于玄府，行于皮里，传为胕肿，本之于肾，名曰风水。所谓玄府，汗孔也。帝曰：水俞五十七处者是何主也？岐伯曰：肾俞五十七穴，积阴之所聚也。水所从出入也。尻上五行行五者。此肾俞。故水病下为胕肿大腹，上为喘呼不得卧者，标本俱病，故肺为喘呼，肾为水肿，肺为逆不得卧，分为相输俱受者，水气之所留也。肺肾之标本，其上下分为相输相应之病，而俱受者，缘此二脏，乃水气之所留故也。伏兔上各二行行五者，此肾之街也。三阴之所交结于脚也。踝上各一行行六者，此肾脉之下行也，名曰太冲。凡五十七穴者，皆脏之阴络，水之所客也。

尻上五行行五

脊中一　悬枢一　命门一　腰俞一长强一　大肠俞一　小肠俞二　膀胱俞二中膂内俞二　白环俞二　胃仓二　肓门二志室二　胞肓二　秩边二

伏兔上各二行行五

中注二　四满二　气穴二　大赫二横骨二　外陵二　大巨二　水道二　归来二　气街二

踝上各一行行六

太冲二　复溜二　阴谷二　照海二交信二　筑宾二

《甲乙经》云：身肿，关门主之。水肿胀，皮肿，三里主之。

风水膝肿，巨虚上廉主之。风水面胕肿，颜黑，解溪主之。风水面胕肿，冲阳主之。水中留饮，胸胁支满，刺陷谷，出血立已。面胕肿，上星主之。先取谚譆，后取天牖、风池。水肿人中尽满，唇反者死，水沟主之。水肿大，脐平，灸脐中，无理不治。

《内经》曰：三阴结，谓之水。王注云：谓脾肺之脉俱寒结也。

又曰：下焦溢而为水。王注曰：下焦为分注之所，气窒不泻，则溢而为水。

黄帝问曰：有病肾风者，面胕庞然壅，害于言，可刺否？岐伯曰：虚不当刺，不当刺而刺，后五日其气必至。帝曰：其至何如？岐伯曰：至必少气时热，时热从胸背上至头，汗出手热，口干苦渴，小便黄，目下肿，难以行，月事不来，烦而不能食，不能正偃，正偃则咳，病名曰风水。论在刺法中。帝曰：愿闻其说。岐伯曰：邪之所凑，其气必虚。阴虚者，阳必凑之，故少气时热而汗出也。小便黄者，少腹中有热也。不能正偃者，胃中不和也。正偃则咳甚，上迫肺也。诸有水气者，微肿先见于目下也。曰：何以言之？岐伯曰：水者，阴也，目者，亦阴也，腹者，至阴之所居，故水在腹者，必使目下肿也。真气上逆，故口苦舌干。卧不得正偃。正偃则咳出清水也。诸水病者不得卧，卧则惊，惊则咳甚也。腹中鸣者，病本于胃也。薄脾则烦，不能食，食不能下者，胃脘膈也。身重难以行者，胃脉在足也。月事不来者，胞脉闭也。胞脉者，属心而络于胞中，今气上迫肺，心气不得下通，故月事不来也。

《针经》曰：肢胫者，人之管以趋翔也。茎垂者，身中之机，阴精之候，津液之道也。故饮食不节，喜怒不时，津液内溢，乃下流于睾，血道不通，日大不休，俯仰不便，趋翔不能，此荣然有水，不上不下也。

刘宗厚曰：按《内经》诸水气皆诸脏本病也。《针经》所引，则又主饮食及七情等因皆致之。可见病机之微矣。但有湿肿、气肿，初亦颇相似，然以手按之成凹不即起者，湿也。湿与水有微甚之意，况有气肿及诸水，形证不同，要在临症详审也。

水肿有阳水、阴水之分。若脉来沉伏，面色青白，不烦渴，小便涩而清，大便溏泄，为阴水，治宜实脾。脉来沉数，面色赤黄，或烦渴，小便赤而难，大便秘，治宜疏气荡涤。

论水气证治大法

《内经》曰：不从毫毛，病生于内者，阴气内盛，阳气竭绝，不得入于腹中，故言五脏阳以竭也。津液者，水也。充郭皮中，阴蓄于内，水气胀满，上攻于肺，肺气孤危。魄者肺神，肾为水害，子不救母，故云其魄独居也。夫阴精损削于内，阳气耗减于外，则三焦闭溢，水道不通，水满皮肤，身体否肿，故云形不可与衣相保也。凡此之类，皆四肢脉数急而内鼓动于肺中也。肺动者，谓气急而咳也。如是者，皆水气格拒于腹膜之内，浮肿施张于身形之外，欲穷标本，其可得乎。平治权衡，谓察脉浮沉也。脉浮为在表，脉沉为在里，在里者泄之，在表者汗之。故云开鬼门，洁净府也。去菀陈莝，谓去积久之水物，犹如草莝之不可留于身中也。

刘宗厚曰：按经论水气证治，至为机密，故云开鬼门，洁净府。然鬼门者，犹幽玄之谓，有毛窍，而不见其开阖，邪气感入，邪与正相搏，毛窍开塞，而寒热作，为病客于表，故宜发汗，遣邪气以开鬼门也。此亦发汗之别称，泄诸病在表之通例

也。净府者，谓膀胱内无入孔而外有出窍，为清净津液之府，凭肾气藏气化水谷之精，而渗入脬中，气约成尿出也。夫肾主下焦，司阖辟，开窍二阴。肺脾之气，通调水道，下输膀胱。气化水行而自清净，否则便涩，或浊或淋，为水气溢于腠理，为肤肿诸病。若宛屈陈莝，壅滞于身中，当泄去是物而洁净，宜此二法。在表者汗之，在里者泄之，权衡于治也。虽然经云水病本之于肺、肾二经，而古今方论，并不以治水独泻肾气为说者何？盖肾阴奉行降令，为生化之源，而常不足。至阴精损削于内，生气不能运化，至为胕肿，其气索矣。况肺弱而母气孤危者乎？故东垣曰：若治以甘淡渗泄阳药，独阳无阴，其欲化得乎？此探撷以上治例之妙也。如积饮留饮伤脾，若土之于雨中则为泥矣。或因七情所致，手足太阴俱病，身浮肿似水气，用燥脾导气之剂即愈。一则若泥土之得和风暖日，水湿去而阳化，自然万物生长。一则肺气开泄，渗道通利，水气不濡于脾矣。此正诸湿肿满，皆属脾土，诸气膹郁，皆属于肺。而与阴阳为病水气之不同，故亦不待开鬼门，洁净府而已也。

《原病式》谓水肿为湿热实甚，故治以辛苦寒药。盖以辛散结而苦燥湿，以寒治热而随其利，湿去结散，热退气和而愈。而谓脾虚不能制水之说为非。

丹溪以水肿由脾虚不能制水，故水渍妄行。当以参、术补脾，使脾健则自能转运，而水自行。但宜补中行湿利小便为上。

刘宗厚曰：按刘河间以水肿为湿热。谓在表有热宜汗，谓在里有热宜下。治法宜开鬼门，洁净府。盖言有余之证然也。丹溪以脾虚不能制水，治当补中行湿利小便。盖言不足之证然也。若夫滋肾制火之

说，愚切以为未当。盖补肾之药，乃阴滞柔润，适以滋湿耳。岂理也哉！今治此证，但脾虚受湿为不足所致者，宜燥脾土兼利小便，若非气郁饮食湿热所致者，禁不得妄下，证虽可下，又当权其轻重，不可过用芫花、大戟、甘遂猛峻之剂。暂时快利，水气复来，而无以治之也。少壮充实，脉洪大有力者，当导去其水。年老虚人得此，唯当补中行湿为先。设或元气下陷者，即又当升提之。

古方十种症候，以短气不得卧为心水，两胁疼痛为肝水，大便鸭溏为肺水，四肢苦重为脾水，腰痛足冷为肾水，口苦咽干为胆水，乍虚乍实为大肠水，腹急肢瘦为膀胱水，小便秘涩为胃水，小腹急满为小肠水。以此十水为正水。外有风水、皮水、石水、黄汗。风水又有风肿、气肿、血肿。风肿者，皮粗麻木不仁，走注疼痛。气肿者，皮厚四肢瘦削，腹胁胀膨。至若烦躁，漱水，迷忘，惊狂，呕逆，烦闷，皮间有红缕赤痕者，此血肿也，妇人经脉壅闭，败血停腐，尤多见此。妊娠亦有气遏水道而虚肿者，此但顺气安脾，饮食无阻，既产而肿自消。若产后发虚，则虚退而告殂矣。

大抵浮肿之脉带数，即是虚寒潜止其间，久必沉伏。沉伏则阳虚阴实，为水必矣。而庞然浮肿疼痛，其色炲黑，多汗恶风者，属肾风。治见风证。

诸唇黑则伤脾，缺盆平则伤心，脐出则伤肝，足心平则伤肾，背平则伤肺，凡此五伤，必不可治。

大凡水肿，先起于腹，而后散于四肢者生。先起于四肢，而后入腹者死。至若鼓胀，而肚上青筋胀满，而大便滑泄，久疟而转作虚浮，又兼见前五伤则死矣。与夫男从脚上肿而上，女从上肿而下，或肉硬，或掌心平而无纹，皆不治。

论生死脉法

水病脉洪大者可治，微细者不可治。水病胀闭，其脉浮大数者生，沉细虚小者死。水病腹大如鼓，脉虚者死，实者生。

《脉经》叙诸水形症 原出《金匮要略》。

病有风水，有皮水，有正水，有石水，有黄汗。

寸口脉沉滑者，中有水气，面目肿大有热，或身体反重而酸，或恶风，一身悉肿，脉浮不渴，续自汗出，而无大热者，皆为风水。风水其脉自浮，外症骨节疼痛恶风。

皮水其脉亦浮，外证跗肿，按之没指，不恶风，其腹如鼓，不渴，当发其汗。皮水之为病，四肢肿，水气在皮肤中，四肢聂聂动者，防己茯苓汤主之。

正水其脉沉迟，外证自喘。

石水其脉自沉，外证腹满不喘。

黄汗其脉沉迟，身发热，胸满，四肢头面肿，久不愈必致痈脓。

心水者，其身重而少气，不得卧，烦而躁，其人阴肿。

肝水者，其腹大，不能自转侧，胁下腹痛，时时津液微生，小便续通。

肺水者，其身肿，小便难，时时鸭溏。

脾水者，其腹大，四肢苦重，津液不生，但苦少气，小便难。

肾水者，其腹大脐肿，腰痛，不得尿，阴下湿如牛鼻上汗，其足逆冷面瘦。

里水者，一身面目黄肿，其脉沉，小便不利，故令病水也。

仲景曰：诸水身半以下肿者，当利小

便，身半以上，当发汗。经云：身半以上，天气主之，身半以下，地气主之。天气主之者，其在皮也，故汗而发之。

问肌肉之外，皮肤之里，首至足，一身皆肿者，当作何治？答曰：亦宜汗之也。与身半以上同法。身半以上汗之者，尺寸之天地也。故汗之。肌肉之外，皮肤之里，一身尽肿者，从天而汗之，此表里之浮沉。凡治之法，当如是也。肺、心、肝、肾，中州以上，俱宜汗，中州以下，皆宜下。如小便利而渴，不宜汗，不宜下，以其重亡津液故也。

王海藏曰：观高低、内外、轻重、表里，随经补泻，要当谨察肺、胃、肾三经，病即瘥也。

夫水气者，胃土不能制肾水，逆而上行，传入于肝，故令人肿。治者唯知泄水而不知益胃，故多下之，强令水出，不依天度流转，故胃愈虚，食不滋味，则发而不能治也。莫若行其所无事则为上计，不可不知。

凡补胃不可使之壅滞，如本草叙赤小豆治水肿，通气补脾胃之类是也。

罗太无治许鲁斋药案云：鲁斋年五十八，面目肢体浮肿，大便溏多，腹胀肠鸣时痛，饮食减少。脉得弦细而缓。年少时多服牵牛、大黄药，面目四肢时有浮肿，今因阴雨，故大发。予曰：营运之气，出自中焦者，胃也。胃气弱不能布散水谷之气，营养脏腑经络皮毛，故气行而涩，为浮肿。大便溏多而腹胀肠鸣，皆湿气胜也。四时五脏皆以胃气为本，五脏有胃气则和平而安，若胃气虚弱，不能运动滋养五脏，则五脏脉不和平。本脏之气盛者，其脉独见，轻则病过，甚则病死。故经曰：真脏之脉弦，无胃气则死。今幸未至于甚，尚

可调补。人知服牵牛、大黄，为一时之快，不知其为终身之害也。遂以平胃散加白术、茯苓、草豆蔻仁，数服，而腹胀、溏泄、肠鸣时痛皆愈，饮食进。止有四肢浮肿，以导滞通经汤主之，良愈。

导滞通经汤　治脾湿而气不宣通，面目手足浮肿。

陈皮　白术　桑白皮　木香各五钱
茯苓一两

上每服六七钱，水煎，食前服。淋雨时加泽泻一两。

丹溪治水肿，多以二陈加白术、人参、苍术为主，佐以黄芩、麦冬、炒栀子制肝木。若腹胀少佐以厚朴。气不运加木香、木通。气若陷下，加升麻、柴胡提之，随病加减，必须补中行湿。二陈治湿加升提之药，能使大便润而小便长。产后必须以大补血气为主，少佐苍术、茯苓，使水自降。用大剂白术补脾，若壅满用半夏、陈皮、香附监之。有热当清肺金，麦门冬、黄芩之属。一方用山栀去皮取仁炒，槌碎，米汤送下一抄，若胃热病在上者，带皮用。治热水肿，山栀子五钱、木香一钱半、白术二钱半，取急流水煎服。水胀用大戟、香薷，浓煎汁成膏、丸，去暑利小水。大戟为末，枣肉丸十丸，泄小水，劫实者。

《纲目》述丹溪治水肿得效法十五条。其法大率以甘草佐白术、参、陈等剂补中气为君，木通、滑石、郁李仁、海金沙，行水为臣，厚朴、大腹皮、苏梗，通滞气为佐使。如气不升浮，恶寒脉沉者，探吐以提之。头面光肿，加麻黄微汗之。挟积气者，佐以保和、温中、抑青等丸磨之。挟热者，佐以黄芩之类清之。挟疮痏者，佐以连翘、犀角散之。而随证加减也。

仲景曰：寸口脉沉而迟，沉则为水，

迟则为寒，寒水相搏，跌阳脉伏，水谷不化。胆气衰则鹜溏，胃气衰则身肿。少阴脉细，男子则小便不利，妇人则经水不通。经为血，血不利，则为水，名曰血分。

仲景治水大法

风水脉浮身重汗出恶风者，**防己黄芪汤**主之。

防己一两　黄芪一两二钱五分　白术七钱五分　甘草炙，五钱

上每服五钱，生姜四片，枣一枚，水煎温服。良久再服。腹痛加白芍药。

因湿为肿者，前汤调下五苓散。又前汤治风湿脉浮为在表，其人或头汗出，外无表证，唯腰以下常重而肿，难以屈伸，腰以上俱和者并效。

风水恶风，一身悉肿，脉浮，不渴，自汗出，而无实热者，**越婢汤**主之。治甲水加白术四两。

麻黄去节，六两　石膏半斤　生姜三两　大枣十二枚　甘草二两

上五味，以水六升，先煮麻黄，抹去上沫，入诸药，煮取三升，分温三服。恶风者，加大附子一枚，炮。《古今录验》治风水加术四两。

皮水为病，四肢肿，水气在皮肤中，四肢聂聂动者，**防己加茯苓汤**主之。

防己　黄芪　桂枝各三两　茯苓六两　甘草炙，二两

上五味，水六升，煮取三升，分温三服。

里水为病，**越婢加术汤**主之。又**甘草麻黄汤**亦主之。

甘草炙，二两　麻黄去节，四两

水五升，先煮麻黄，去渣沫，纳甘草煮取三升，温服一升，被覆出汗，汗不出再服，慎风寒。

水之为病，其脉沉小，属少阴。浮者为风，无水，虚胀者为气。水，发其汗即已。脉沉者，宜附子麻黄汤；浮者，宜杏子汤。

附子麻黄汤

附子一枚，炮去皮脐，切作八片　麻黄去节　甘草炙，各三两

水七升，先煮麻黄，再沸，去上沫，纳诸药，煮取二升半，温服八合，日三服。

阴阳结邪，多阴少阳，名曰石水，小腹肿。石水者，谓冬月水冰如石之时，故曰石水也。火墓于盛冬，阳气微，故石水而死也。肾肝并沉为石水，并浮为风水。

黄汗之为病，身体肿，发热汗出而渴，状如风水，汗沾衣，色其黄，如柏汁，脉自沉。问曰：从何得之？以汗出入水中浴，汗从孔中入得之。黄汗者，**黄芪芍药桂枝苦酒汤**主之。

黄芪五两　芍药三两　桂枝去浮皮，三两　苦酒一升

水七升，煮三升，温服一升，当心烦也，至六七日乃解。若心烦不止者，以苦酒阻故也。

黄汗之为病，两颈自冷，假令发热，此属历节。食已汗出，又身常暮卧盗汗出者，此荣气也。若汗出已反发热者，久久其身必甲错，发热不止者，必生恶疮。若身重汗出已，辄轻者，久久必身眴，眴即胸中痛。有又从腰以上必汗出，下无汗。腰下弛痛，如有物在皮中状，剧者不能食，身疼重，烦躁，小便不利，此为黄汗。**桂枝加黄芪汤**主之。

桂枝去浮皮　生姜　芍药各三两　甘草炙，二两　黄芪

上入枣十二枚，擘，以水八升，煮取三升，温服一升，须臾，饮热稀粥一升，

以助药力，被覆取汗，不汗更服之。

师曰：寸口脉迟而涩，迟则为寒，涩则为虚不足。趺阳脉微而迟，微则为气，迟则为寒，寒气不足，则手足厥冷，则营卫不利，营卫不利，则腹满胸鸣相逐，气转膀胱，营卫俱劳，阳气不通则身冷，阴气不通则骨痛。阳前通则恶寒，阴前通则痹不仁。阴阳相得，其气乃行。大气一转，其气乃散，实则失气，虚则遗尿，名曰气分。气分，心下坚大如盘，如旋杯，水饮所作，**桂枝去芍药加麻黄附子细辛汤**主之。

桂枝去浮皮　生姜　麻黄去节　细辛各二两　甘草炙，一两　大枣二十枚，擘　附子二枚，炮去皮，切八片

上水七升，先煮麻黄去沫，纳诸药，煮取二升，分温三服，当汗出，如虫行皮中愈。

心下坚，大如盘，如旋杯，水饮所作，**枳术汤**主之。

枳实　白术各三两

上二味，水五升，煮取三升，分温三服。腹中软即当散也。

面目浮肿，喘嗽痰涎，**葶苈大枣泻肺汤**主之。

甜葶苈　苦葶苈等分　大枣

腰以下有水气，牡蛎泽泻散。

两胁下有水气，腹中雷鸣，生姜泻心汤。

十枣汤

大戟　芫花　甘遂各等分

三花神佑丸

十枣汤加牵牛、大黄、轻粉，水丸服。

除湿丹

神佑丸加乳香、没药。

玄青丹

神佑丸加黄连、黄柏、青黛。

以上四方，不可轻用，必看其有实候乃用之。

明理趁痛丸　治水气浮肿，又治脚气上攻，风毒走注疼痛，神效。

白芥子生，为末　肥甘遂生，为末　生大黄末，各一两

上用白面一两半，滴水丸作饼子，煿令黄，不可过焦，为末，醋糊丸，梧桐子大，冷酒下二十丸，不拘时，量虚实加减。

紫菀散

木香　人参　白术　紫菀　川芎各二两

上粗末，生姜乌梅煎服，次日又一服。

调胃白术泽泻散　治痰病化为水气，传为水鼓，不能食。

白术　泽泻　芍药　陈皮　茯苓　生姜　木香　槟榔各等分

一法加白术，本药各半，治脐腹上肿如神。心下痞者加枳实，下盛者加槟榔。

胡洽方　治支饮、澼饮，于十枣汤中加大黄、甘草五两，同煎服之。故以相反之剂，欲其上下俱去也。郁李仁破澼气，能下四肢水。大抵去水药多泄热，当求脉之虚实下之。

消肿散　治水气，喘呼不得卧，烦热燥渴，大小便不利。

大黄蒸　山栀炒　甘草炙　干葛　陈皮　麻黄　川芎　马牙硝各等分

为末，蜜汤调下二钱。

又方

千金子二百五十粒，姜三片，滚水煎，空心服，以利为度。

《集成》**尊重丸**　治蛊证，水肿，气肿，喘急，小水赤涩，大便秘结，一切中满，单腹鼓胀。

人参　沉香　丁香　木香　槟榔　车

前子　葶苈子各四钱　胡椒　蝎梢　滑石
海金沙　赤茯苓　白豆蔻各一钱半　萝卜子
六钱　郁李仁一两二钱

上为末，姜汁糊丸，梧桐子大，每服
三丸，姜汤下，一日服三次。

《简易方》治蛊胀，身干黑瘦，多渴
烦闷。

马鞭草细剉，晒干，勿见火，以酒煮
味出，去渣，温服，立效。不善酒者，水
煎亦可。六月半时采。

《元戎》神方

乌鸡子一枚，去顶，取清黄汁，调腻
粉一大钱，令匀，纳壳中，以蒸饼剂裹之，
蒸熟，去壳，取熟黄二，葶苈等分，炒为
末，与上并黄蒸饼等为丸，豆大，每服三
五十丸，车前子汤下。小便涩而不通，瞿
麦汤下。

又攻击泄下之剂。去菀陈莝之法也。

许学士十肿水病，并根源症状方法

一、青水，先从左右肋肿起，根在肝
——大戟。二、赤水，先从舌根起，根在
心——葶苈子。三、黄水，从腰腹起，根
在脾——甘遂炒。四、白水，从脚肿起，
根在肺——桑白皮。五、黑水，从外肾肿
起，根在肾——连翘。六、玄水，从面肿
起，根在外肾——芫花醋炒。七、风水，
从四肢肿起，根在骨——泽泻。八、石水，
从肾肿起，根在膀胱——藁本。九、高水，
从小腹肿起，根在小肠——巴豆去皮油。
十、气水，或盛或衰起，根在腹——赤
小豆。

上十般肿病，各有病源，种种不同，看
十肿病根。除一味倍多，余九味等分，逐味
依法修治。焙为细末，炼蜜丸，如梧子大，
用赤茯苓汤吞下三丸，不拘时候，每日三

服，忌盐一百二十日。缘盐能化水也。又忌
鱼虾面食，一切毒物，及生冷，房室，甚
效。用此方获瘥后，更服后来补药。

补药方

肉桂去粗皮　干姜　肉豆蔻　赤茯苓去
皮　莪术醋煮　川芎　桔梗各等分

依法制服。一方无茯苓、莪术，有青
皮、白术、槟榔。俱等分为末，每服三钱，
百沸汤点服。空心食前，日午、晚各一服。
前项二方，治水肿病甚效。予试用之，百
发百中，获济无数。

治肿满小便不利**茯苓散**。

郁李仁四钱　槟榔二钱　白术一钱　赤
茯苓一钱　甘遂切片炒，一钱　陈皮一钱半

上为末，每服一钱，姜枣汤调下。

以上三方，许学士试效者，治水肿无
逾此矣。

雄黄神金散

雄黄　葶苈糯米炒熟去米，一两　泽泻
椒目减半　大戟　巴戟　茯苓　芫花醋浸一
日，炒　甘遂　桑皮各一两

上为末，空心，用井花水调服。每一
钱，加至五钱，以利为度。忌盐、醋、生
冷、油腻之物。

从脚肿加葶苈。肚肿加椒目。从阴肿
加泽泻。面肿加茯苓。从心肿，根在肋，
加雄黄。从肢肿，根在皮，加甘遂。从口
肿，根在小肠，加巴戟。从腰肿，根在肾，
加大戟。从膝肿，根在肝，加芫花。

三白散　治膀胱蕴热，风湿相乘，阴
囊肿大，二便不利。

白丑二两　桑白皮　白术　陈皮　木
通各等分

为末，每服二钱，空心姜汤调下，小
儿减半。

秘方　治鼓胀如神。气鼓则放屁，水

鼓则下水而愈。

大戟 白商陆 甘遂各三钱 陈皮二钱
大腹皮 槟榔 白术 海带 海藻各二两

为末，每用三钱，和白面三两，水拌作一块，分作三小块，每块捍碗口大薄饼一个，共作三个，无油锅内烙熟，空心服一饼，茶酒送下，过口，坐卧忌风、生冷、油腻、盐一个月，不能断荤者，不可治也。此药试过，每用一饼，仅行水四五度，并不瘦人。

一方 用干鸡屎一升，炒黄，好酒三碗，淬下，煮作一碗，绢滤去渣，饮之。少顷腹中气大转，肠鸣，从大便利下，脚膝及蹄上下先皱起，渐渐消至腹。如一次消不尽，再服一剂。以田螺二枚，滚酒内渫熟，食之即止。后以温粥调养而安。

此方治一切水气湿发肿效。

三因消肿丸 治水肿喘满，小便不利。

滑石 木通 白术 黑丑炒 茯苓
半夏 陈皮各一钱 木香 瞿麦 丁香各五分

为末，酒糊丸，梧子大，每五十丸，灯心麦门汤下。

葶苈丸 治涌水，证如溢囊裹里浆，或遍身肿满，按腹不坚，疾行则濯濯有声，或喘咳不定。

葶苈炒 泽泻 椒目 桑白皮 木猪
苓 杏仁各五钱

上为末，炼蜜丸，梧子大，每二三十丸，葱白汤下，不拘时服，以利为度。

《局方》**神助散** 治十种水气，面目四肢浮肿，以手按之，随手而起，咳嗽喘急，不得安卧，小便赤涩，大便不利。

黑丑末 泽泻各一两 椒目一两半 猪
苓二两 葶苈三两

上为末，葱白三茎，水煎，入酒，调服三钱。

薏苡根散 治水肿。

薏苡根君 木香 槟榔 黑丑
上为末，酒调服妙。

《圣惠》**气宝丸**又名顺气丸。治腰胁俱病，如抱一瓮，肌肤坚硬，按之如鼓，脚肿不能屈伸，自头至膻中，瘦脊露骨，胸膈痞闷，四肢无力。

木香 茴香炒 羌活 木瓜 川芎当
归 陈皮炒 槟榔 地骨皮各一两 大黄一
两半 黑丑二两 皂角四两

上为末，熬皂角膏为丸，梧子大，每六十丸，温酒下。

一方无木瓜，生姜灯心汤下，治一切气血凝滞，风毒炽盛，脚气走注，作肿，或大便闭，脚气入腹，满闷，寒热往来，状如伤寒，并宜服之。

《简易方》 治水盅，不问年月深者。

大戟 当归 陈皮各一两
水二升，煮七分，顿服，利二三斗即愈。

《元戎》方 治十种水气垂死。

鲤鱼一头，重一斤者，和葱白冬瓜羹食之。

又治鼓气方

滑石 轻粉各一钱 槐花一钱半
上不犯铁气，为细末，生地黄自然汁，生姜自然汁，停滴在药中，为丸，梧桐子大，一日服三丸，次日服四丸，五日以来，早晨只一服，用生地黄汁，温送下。小便中水尽为度。得睡后，日服嘉禾散十日，永不再发。

【治阴水肿之剂】

五皮散 治风湿客于脾经，气血凝滞，以致面目俱浮，四肢肿满，心腹膨胀，上气喘促。

五加皮　地骨皮　生姜皮　大腹皮
茯苓皮

水煎，热服。

一方加牵牛。《澹寮方》无地骨皮、五加皮，加陈皮、桑白皮。

白术木香散　治肿满喘嗽，欲变成水病者，不能食，不能卧，小便秘。

白术　猪苓　甘草　泽泻　赤茯苓各五钱　木香　槟榔各三钱　橘红二两　官桂二钱　滑石三两

上每服一两半，生姜三片，水煎温服。一方加木通。

《拔萃》**圣灵丹**　治脾肺有湿，喘满，风盛，小便赤涩。

苦葶苈炒，四两　防己二钱　赤茯苓面炒　木香　槟榔　木通　人参各一钱五分

为末，以枣肉丸梧子大，每服五十丸，桑白皮汤下。

续随子丸　治通身虚肿，喘闷不快。

人参　防己　赤茯苓面炒　续随子木香　槟榔　海金沙另炒，各五钱　苦葶苈四两

为末，枣肉丸梧子大，每五十丸，桑皮汤下。

退肿揎气散　治积水惊水，或饮水过多，停积于脾，故四肢肿、身热。用药唯内消，其肿自退。

赤豆　陈皮　萝卜子　甘草炙，各五钱木香二钱半

每服一两，生姜三枚，枣一枚，水煎，食前服。

复元丹　治水肿，皮肤盈溢，心腹坚胀，喘急，不得正偃，正偃则咳嗽，腿腹冷，口苦，舌干，小便不利，梦中虚惊，不得安卧。

附子炮　木香煨　茴香炒　川椒炒，去

汗　独活　厚朴　白术炒　吴茱萸炒　桂心各一两　泽泻一两半　肉果煨　槟榔各五钱

为末，糊丸，梧子大，每服五十丸，紫苏汤下，一日三服。先便，旋利如倾，次乃肿溃喘止。此药能助真火以养真土，运枢机。禁欲、绝盐半年，乃不再作。

当归散　治同前。

川归　赤芍药　牡丹皮　白术　赤茯苓　陈皮　槟榔　木香　桂心　木通各等分，为末

脚膝头面肿，大小便不快，每服二钱，水一盏，紫苏叶二片，木瓜一片，同煎八分，温服，日三服。稍觉愈，只早晚二次，但觉气下小便长是效。脏虚去槟榔。脐凸加大腹皮、猪苓各一两。忌鸡、鱼、肉、酸咸之物及海味。

大半夏汤　治土不能制水，水渍于肠胃，溢于皮肤，辘辘有声，怔忡喘息，名曰水胀。

橘红　半夏　茯苓　甘草　桔梗槟榔

等分，每服五钱，姜三片，水煎服。

赤茯苓丸　治同上。

木香五钱　苦葶苈炒，四两　防己二两赤茯苓二两

为末，枣肉丸梧子大，每服三十丸，桑皮汤下。

人参葶苈丸　治一切水肿，及喘满不可当者。

人参一两　苦葶苈炒，四两

为末，枣肉丸梧子大，每三十丸，桑白皮汤下。

神秘汤　治水气上乘于肺，肺得水而浮，水肿，不卧，卧则喘。

白茯苓　木香各五钱　桑白皮　紫苏

叶　陈皮　人参各七钱

姜七片，水三盏，煎盏半，食后分五服。

无碍丸　治脾病横流，四肢肿满。

木香半两　蓬术炮　三棱炮　槟榔　郁李仁炮，去皮，各一两　大腹皮二两

为末，麦芽面糊为丸，梧子大，每服三十丸，生姜汤吞下。

香苏散　治水气虚肿，小便赤涩。

陈皮去白，一两　防己　木通　紫苏叶各五钱

上为末，每服二钱，姜三片，水煎食前服。

小葶苈丸　治肿满腹大，四肢枯瘦，小便涩浊。

甜葶苈炒　荠菜根等分

为末，炼蜜丸，弹子大，每服一丸，陈皮汤嚼下。只三丸，小便清数病愈。

牡蛎泽泻散　治脾胃气虚不能约制肾水，水溢下焦，腰以下肿。

牡蛎炒　泽泻　蜀椒洗去腥　葶苈炒瓜蒌根　白商陆根　海藻洗

等分，为末，白汤调服方寸匕。小便利，止后服。

疏凿饮子　治水气遍身浮肿，喘呼气急，烦渴，大小便不利，服热药不得者。

泽泻　赤小豆　白商陆　大腹皮　茯苓皮　羌活　椒目　木通　秦艽　槟榔等分

姜五片，水煎服。

大橘皮汤　治湿热内攻，腹胀，水肿，小便不利，大便滑泄。

陈皮一两半　木香二钱半　滑石六两槟榔三钱　茯苓一两　猪苓　白术　泽泻肉桂各五钱　甘草三钱

生姜五片，水煎服。

实脾散

厚朴　白术　木瓜　附子炮　木香茯苓　大腹皮　草果仁　干姜炮，各一两甘草炙，五钱

姜五片，枣一枚，水煎服。

加味枳术汤　治气为痰饮所隔，心下坚胀，名曰气分。

枳壳　白术　陈皮　槟榔　桔梗　木香　桂　紫苏梗叶　五灵脂炒，各二分　半夏　茯苓　甘草各一分半

姜三片，水煎服。

调荣散　治瘀血化为水，四肢浮肿，皮肉赤纹，名曰血分。

细辛　莪术　桂　赤芍　川归　川芎玄胡索　白芷　大腹皮　桑白皮　槟榔瞿麦穗　陈皮　赤茯苓　葶苈炒　大黄煨，各一分　甘草炙，一分半

每服五钱，姜枣煎，食前服。

大豆汤　治风水，通身肿，百节痛，恶风，自汗，眼合不得，短气欲绝，其脉浮。

大豆　杏仁去皮尖，炒　麻黄　防风防己　猪苓各四两　泽泻　黄芪　乌头炮，各三两　半夏　茯苓　白术各五两　甘遂炒甘草炙，各一两

每服五钱，姜七片，水二盏，酒半盏，煎一盏服。以大小便利为度，如不利，加生大戟五两，葶苈炒香，二两，无不利矣。内甘遂、甘草本相反，故用之以成功，屡试屡效，非泛常所可测也。

泽漆汤　治石水，四肢瘦，腹肿，不喘，其脉沉。

泽漆洗去腥，五两　桑白皮六两　射干米泔水浸　黄芩　茯苓　白术各四两　泽泻防己各二两

每服五钱，水三盏，先用黑豆一合，

煎至二盏，入药同煎七分，空心食前服，一日三盏。

附子绿豆汤 治寒客皮肤，壳壳然而坚，腹大身肿，按之陷而不起，色不变，病名肤胀，一剂未知，再作。

大附子大者一枚，生，去皮脐 绿豆二两 生姜一两，切

水二盏，煎一盏，分三服，空心，午晚各一服。

葶苈防己丸 治面目浮肿，肺气喘咳不安，小便赤涩。

防己一两 木通 葶苈 杏仁去皮尖，麸炒 贝母煨，各一两

上为末，枣肉丸梧子大，每服五十丸，食远服，桑白皮煎汤送下。

酒肿丸 治酒肿，及脾虚发肿。

萝卜十枚 皂角五枚

二味用水煮干，去皂角，将萝卜捣烂，蒸饼糊为丸，芡实大，萝卜煎汤，如意送下。

犀角汤 治结阳证，四肢肿满，热菀不散，或毒攻注。

犀角 玄参 连翘 柴胡各五分 升麻 木通各一钱 沉香 射干 甘草炙，各七分 芒硝三钱 麦门冬三钱

分二服，水煎。

消肿汤 治水肿喘满，大小便不利。

白术 山栀各五钱 赤茯苓 萝卜子各三钱 葶苈 椒目 苏子各一钱 沉香三分 木香五分

水煎服。

又方 继前服。以上二方神效。

葶苈二钱 椒目一钱 猪苓一钱半 泽泻八分 葱白三根

水煎，吞，牵牛末为丸，则大小便俱通。

二奇方

白术五钱 滑石三钱

水煎服，七服全愈。

白茯苓汤 治水肿，开鬼门，洁净府。《机要》方。

白茯苓 泽泻各二两 郁李仁五钱

水煎，临服入生姜自然汁服。或作粥饭，或和面作粿食之，五七日后，俟胀下，乃与白术散。

又方

大田螺，大蒜，生车前草，和研为膏，作大饼，敷于脐上，少顷，水从小便出，数日愈。

《病机》**白术散** 服前白茯苓汤利后，以此补之。

白术 泽泻各五钱

为末，以茯苓三钱煎汤调下，或丸服小可，每三十丸，从少至多，后以黄芪建中汤之类调补。

胀满门—名臌胀

《内经》曰：诸湿肿满，皆属于脾。盖言脾虚不能运化，此胀满之所由生也。

又曰：浊气在上，则生膜胀。此清浊相干而为胀也，其中亦有寒热之分。

《灵枢》曰：胀者皆因厥气在下，寒气逆上，荣气留止，真邪相攻，两气相搏，合而为胀。又曰：内虚不足，中寒湿，令人中满。又曰：胃中寒，则胀满。

《针经》云：胀取三阳。三阳者，足太阳膀胱。寒水为胀也。此皆以胀为寒也。

《内经》曰：诸腹胀大，皆属于热。

丹溪曰：七情内伤，六淫外浸，饮食不节，房劳致虚，脾土受伤，转输失职，胃虽受谷，不能运化，故阳自升，阴自降，

而成天地不交之否。清浊相混，隧道壅塞，湿郁为热，热又生湿，湿热相生，遂成胀满。经曰：鼓胀是也。以其外虽坚满。中空无物，有似于鼓。又名蛊者，若虫侵食，有蛊之义。是以胀满为热也。

阳热为邪，则身体有热，胀满而咽干。阴寒为邪，则吐不下食，胀满而自利。

又有谷胀、水胀、气胀、血胀，不可不别。

失饥伤饱，痞闷停酸，旦食暮不能食者，是为谷胀。

脾土受湿，不能制水，水渍于肠胃，而溢于肌肤，辘辘有声，怔忡喘息，是为水胀。

七情郁结，气道壅隔，上不得降，下不得升，身肿大而四肢瘦削，是为气胀。

烦躁漱水，迷忘惊狂，痛闷呕恶，虚汗厥逆，小便多，大便黑，妇人尤多见之，是为血胀。

又有五脏六腑之胀。出《灵枢·胀论篇》，全文在《医旨绪余》。

《灵枢》曰：心胀，烦心短气，卧不安。肺胀，虚满而喘咳。肝胀，胁下满而痛引小腹。脾胀，善哕，四肢烦悗，体重不能胜衣，卧不安。肾胀，腹满引背央央然，腰髀痛。胃胀，腹满，胃脘痛，鼻闻焦臭，妨于食，大便难。大肠胀，肠鸣而痛濯濯，冬日重感于寒，则飧泄不化，小肠胀，小腹䐜胀。引腰而痛。膀胱胀，少腹满而气癃。三焦胀，气满于皮肤中，轻轻然而不坚。胆胀者，胁下痛胀，口中苦，善太息。

大概有虚实之辨，实者腹中常胀，外坚内痛，按之不陷，法当疏利。虚者，时胀时减，虚气留滞，按之则濡，当以温药和之。

又有五积久而成胀满者，有外感寒邪传入于里，寒变为热，作胃实而胀满者。

有痃疟久而成胀满者。治疗之法，在体认详明，按而治之可也。

久病赢乏，变为胀满，喘息不得，及肿胀而肌肉崩溃，足胫流水，唇黑，缺盆平，脐突，背平，足心满，此数者，皆为五脏损败，不治之症也。

陈无择曰：胀满皆脏气不平，胜乘相因为病。如怒伤肝，肝克脾，脾气不正，必胀于胃，名曰胜克。怒乘肺，肺气不传，必胀于大肠，名曰乘克。

丹溪戒云：医家不察虚实，急于作效。病者苦于胀急，喜行利药，以求通快。不知宽得一日、半日，其肿愈甚，病邪深矣，真气伤矣。

《脉诀举要》曰：胀满脉弦，脾制于肝，洪数热胀，迟弱阴寒，浮为虚满，紧则中实，浮则可治，虚则危急。

丹溪云：宜大补中气行湿。此乃脾虚之甚，必须近音乐，断厚味，大剂人参、白术，佐以陈皮、茯苓、苍术之类。有脉实坚，人壮盛者，或可攻之，便可收补，用参、术为主。凡补气必带厚朴宽满，以其叶辛能散其结也，须用姜汁制之。肥胖人初胀未久，以胃苓汤服。如面白人腹胀，是气虚，宜参、术、厚朴、陈皮。如瘦人腹胀是热，宜黄连、厚朴、香附、白芍。如因有故蓄血而腹胀者，宜抵当丸下死血。如因有食积而腹胀，有热者，用木香槟榔丸；有寒者，用木香、厚朴、丁香、砂仁、神曲、香附。如因外寒束内热而腹胀者，用藿香、麻黄、升麻、干葛、桂枝。因大怒而腹胀者，宜青皮、陈皮、香附、木香、栀子仁、芦荟。实者按之坚，须下之，次消之，次补之。虚者温之，升之，补之。朝宽暮急，血虚；暮宽朝急，气虚；终日急，气血俱虚。腹胀不宽满者，食肉多，用黄连一两，阿魏半两，醋浸蒸饼为丸，同温中丸、白术汤下。食肉多，三补丸料内加香附、半夏曲，蒸饼糊丸服。

臌胀说

生生子曰：胀满之疾，谷食不消，小便不利，腹皮胀急而光，内空空然如鼓是矣。俗知谓之臌胀，不察其致之者有由也。《内经》曰：胀取三阳，三阳者足太阳寒水膀胱经也。《灵枢经》曰：下焦溢而为水。《灵兰秘典》曰：膀胱者，州都之官，津液藏焉，气化则能出矣。历考三书，可见小便之不利，由下焦原气虚寒，以致湿气壅遏于肤里膜外之间，不得发越，势必肿满。是肿满之疾，起于下元虚寒也。若非温补下元，则小便何能独利？且夫人之胃如釜甑然，釜底火旺，则热气熏蒸，甑炊易熟。若徒有水而无火，则无气上升，物何由熟？即此可以例观矣。故治胀满者，先宜温补下元，使火气盛而湿气蒸发，胃中温暖，谷食易化，则满可宽矣。夫清气既升，则浊气自降，浊气降则为小便也，小便利，胀有不消乎？语谓地气上为云，天气下为雨。唯此气流行，斯为云为雨也。今之医者，一遇此疾，则曰《内经》有言，诸湿肿满，皆属脾土，土虚则湿停，湿停则渗透肌肤，遍身肿满，不可不通利也。辄用利小便及补中之剂，如五苓散、胃苓汤，加木通、车前子、大腹皮、滑石之类。法未为爽谬乎，然顾服之愈多，而小便愈少，肿胀愈急，何故哉？不温补下元，而徒以通利之药施之也。果若此，岂唯不效，则下元益虚，真气益弱，死期且至，安望其有瘳乎！余尝究心《灵》《素》，参会易理，憬然有得于中，且施之病者，随试辄效，故笔之于册，以公我之同志。补壮原汤于后。

【治气胀之剂】

平肝饮子 专治喜怒不节，肝气不平，邪乘脾胃，心腹胀满，头运呕逆，脉来浮弦。

防风　桂心　枳壳　赤芍　桔梗炒，各一两　人参　甘草炙　槟榔　当归酒洗　川芎　陈皮各五钱

每服五六钱，姜五片，水煎服。

紫苏饮子 治忧思过度，致伤脾胃，心腹膨胀，喘促烦闷，肠鸣气走，辘辘有声，大小便不利，脉虚紧而涩。方在痞门。

调中顺气丸 治怒气伤肝，三焦痞滞，水饮停积，胁下虚满，或时刺痛。

木香　白豆仁　青皮　橘红　三棱炮，各一两　半夏泡　大腹子各二两　砂仁　槟榔　沉香各五钱

糊丸，梧子大，每服三五十丸，陈皮汤下。

木香顺气汤 治浊气在上，则生䐜胀。及七情所伤。

陈皮　厚朴各四分　川归五分　草豆蔻面煨，去皮　木香　苍术米泔洗，各三分　青皮　益智仁　白茯苓　泽泻　半夏泡　干生姜　吴茱萸　升麻　柴胡各二分

加姜，水煎服。

《直指》**橘皮汤** 治七情所伤，中脘不快，腹胁胀满。

香附米　半夏　橘红各二两　甘草七钱半

每服一两，姜五片，枣二枚，水煎服。

四制枳壳丸 治腹胀臌疾。

陈枳壳去穰，四两，分四制，一两用苍术一两同炒，一两用干漆一两同炒，一两用茴香一两同炒，一两用萝卜子一两同炒

以炒枳壳黄色为度，去同炒药，只用

枳壳为末，却将苍术等四味，煎汤去渣，打面糊为丸，梧子大，每服五十丸，米饮汤吞下。

乌药顺气散　胀满痞塞，七情忧思所致，此方如神。

天台乌药　香附　沉香　砂仁　橘红半夏

为末，每服二钱，灯心汤调。

宽中八宝散　治同前方。

木香　归尾　萝卜子　真苏子　槟榔砂仁各一钱半　沉香　牙皂各一钱

共为末，每服一钱或二钱，黄酒调下。小水不利并水肿，加苦葶苈子末一钱五分，蝼蛄后段，炙末，一钱，入前方内。

【治寒胀之剂】

大正气汤　治脾胃虚寒，外为风、寒、湿气扰动，心腹胀满。

藿香　厚朴　陈皮　半夏　白术各二钱半　槟榔　桂枝　枳壳　干姜炮，各一钱三分　甘草炙，五分

分作二帖，姜三片，水煎服。

大半夏汤　治肝气太盛，克胜于脾，脾郁不行，结聚涎沫，胃中胀满，其脉弦迟。

半夏　桂心各五两　附子炮　人参　甘草炙　厚朴　川归　茯苓　枳实各二两　川椒炒去汗，用开口无目者八百粒

每服四五钱，姜枣煎服。

沉香降气汤　治中脘胀满，时吐，胁疼，每噫则觉气快，不噫则闷，渐觉面浮，磨槟榔入紫苏同煎，下神保丸五七粒。

香附一两　沉香五分　砂仁二钱　粉草三钱

上为末，每服一钱，入盐少许，沸汤服。

神保丸　治诸寒积，胀满急痛，大便不利。

木香　胡椒一钱　全蝎七个　巴豆十粒，去皮心研

上为末，蒸饼丸，麻子大，朱砂为衣，每服五丸，腰胁疼痛，茴香酒下。余陈皮汤下。

顺气木香散　治气不升降，呕逆恶心，胸胁痞闷，胁肋胀满，及酒食所伤，噫食吞酸，心脾疼，大便不调，及妇人血气刺痛，一切冷气，服此宽中利气，和胃进食。

丁皮　砂仁　良姜　桂心　干姜炮甘草炙　橘红　厚朴　苍术　桔梗　茴香炒，各三两

每服五七钱，加姜枣，水煎服。

荜澄茄丸　治痞满胀痛，谷胀、气胀通用。

荜澄茄　白豆蔻　砂仁　青皮　萝卜子　木香各二分　肉豆蔻　茴香炒　丁香桂各一分半　陈皮三分

上为末，面糊丸，梧子大，每服三十丸，陈皮汤吞下。

导气丸　治诸痞塞，腹胀如鼓，大便秘结等症。又肾气小肠气疼，功效尤捷。

青皮水蛭等分同炒，去水蛭　莪术虻虫等分同炒，去虻虫　槟榔斑蝥同炒，去斑蝥　胡椒茴香同炒，去茴香　三棱干漆炒，去干漆吴茱萸黑丑同炒，去黑丑　赤芍药川椒同炒，去川椒　石菖蒲桃仁同炒，去桃仁　干姜硇砂同炒，去硇砂　大附子青盐同炒，去青盐

上十味为末，酒糊为丸，梧子大，每服五十丸，加至七十丸，紫苏汤下。

沉香饮　治腹胀气喘，坐卧不安。

沉香　木香　枳壳各五钱　萝卜子炒，一两

每服五钱，姜三片，水煎服。

木香化滞汤　破滞气，心腹满闷。

甘草炙　白檀香　藿香　陈皮　桔梗　大腹皮　茯苓　白豆仁各二分　砂仁　人参　青皮　槟榔　木香　姜黄　白术各四分

水煎服。

缩砂饮　治气胀、气蛊等病如神。

萝卜子研汁　砂仁不拘多少，以萝卜子汁浸透炒干，又浸又炒，不厌多次，愈多愈妙

为细末，每服一钱，米饮下。

四妙丸　治年高人患膨胀，独只腹胀，肢体如柴，举动乏力。

木香　槟榔各一两五钱

二味剉如芡实大，四制。一分用萝卜子一两同炒深黄色，去萝卜子不用。一分用干漆一两炒烟尽，去漆。一分用茴香一两炒深黄色，去茴香。一分用莪术一两炒黄色，去术。

上只留木香、槟榔为末，以四味同炒药，煎汤，打糊为丸，绿豆大，每服七八十丸，米饮下。

中满分消汤　治中满寒胀，寒疝，大小便不通，阴躁，足不收，四肢厥冷，食入反出，下虚中满，腹中寒，心痞下寒，沉厥，奔豚。

益智仁　半夏　木香　茯苓　升麻各七钱五分　川乌　人参　青皮　当归　生姜　柴胡　干姜　黄连　荜澄茄各五钱　黄芪　吴茱萸　草豆蔻　厚朴各五钱

上每服一两，水煎温服。大忌房劳，湿面生冷。

一方有麻黄、泽泻各二钱五分，黄柏五分。

钱氏塌气丸

胡椒一两　蝎梢半两

为细末，面糊丸，如粟米大，每服五七丸至一二十丸，陈米饮下。

木香塌气丸　治单腹胀。

丁香　胡椒各二钱　蝎尾半两　枳实一两　白牵牛一两　郁李仁四钱　木香　槟榔各半两

为末，饭丸，绿豆大，每服十丸至十五丸，陈皮生姜汤任下。

木香散　治单腹胀。

木香　青皮　白术　姜黄　草豆蔻各半两　阿魏　荜澄茄各一两

上末，醋糊丸，绿豆大，每服二十丸，生姜汤下。

又方　治臌气。

大癞虾蟆一只，新瓦二片，相合，铁线缠定，盛在内，外用盐泥固济，慢火煅，存性，为末，温酒调服下三五钱。

【治热胀之剂】

中满分消丸　治中满臌胀，气胀，大热胀，水胀。

人参　白术　姜黄　黄芩　黄连　半夏泡　枳实麸炒，各五钱　甘草炙　猪苓各一钱　茯苓　砂仁　干生姜各二钱　厚朴姜制，一两　知母炒，四钱　泽泻　橘红各三钱

上研，茯苓、泽泻、生姜各为末，余共为末，和匀，蒸饼为丸，梧子大，每服百丸，白汤吞下。

沉香交泰丸　治浊气在上，而扰清阳之气，郁而不伸为膜胀。

沉香　白术　橘红各三钱　茯苓　泽泻　枳实去穰，炒　吴茱萸汤洗　当归酒浸　青皮去白　木香各一钱　大黄酒浸一两　厚朴姜制，五钱

汤浸蒸饼为丸，梧子大，每服七八十丸，白汤下。微利即止。

广茂溃坚汤　治中满腹胀，内有积块，坚硬如石，令人坐卧不安，大小便涩滞，上气喘促，遍身虚肿。

厚朴　黄芩　益智　草豆蔻　当归各五钱　吴茱萸　红花酒洗　升麻　广茂各二

钱　甘草　柴胡　泽泻　神曲炒　陈皮
青皮各三钱　黄连六钱　半夏七钱

　　每服七钱，姜三片，水煎服。渴者加
葛根四钱。

　　鸡屎醴饮　治臌胀，旦食暮不能食，
痞满壅塞。

　　雄鸡屎腊月取，晒干一两　川芎一两

　　二味各为极细末，和匀，面糊丸，梧
子大，每服五十丸，温酒下。

　　又方　加大黄一两，每服二钱，姜
汤下。

　　推气丸　治三焦痞塞，气不能降，胸
胁胀满，大便秘，小便赤。

　　陈皮　槟榔　枳实　黄芩　大黄　黑
丑生，等分

　　为末，蜜丸，梧子大，每服五七十丸，
临睡白汤下。

　　大异香散　治谷胀，失饥伤饱，痞闷
停酸，早食暮不能食。

　　陈皮　青皮　京三棱　莪术　益智仁
香附子　藿香　半夏曲　桔梗各五钱枳壳五
钱　甘草炙，三分

　　每服五六钱，姜枣煎服。

　　木香分气丸　善治脾胃不和，心腹胀
满，两胁膨脝，胸膈注满，痰嗽喘急刺心，
干呕，咽喉不利，饮食不化，并皆治之。
亦治谷胀。

　　木香　槟榔　青皮　莪术煨　当归
姜黄　白术　枳壳麸炒　橘红　肉果　干
生姜　玄胡索　京三棱煨　赤茯苓　秋冬
加丁香炒

　　各等分，为末，面糊丸，小豆大，每
服三五十丸，生姜汤下，忌生冷、茄子、
马齿苋。

　　【补下元之剂】

　　壮原汤　治下焦虚寒，中满肿胀，小

水不利，上气喘急，阴囊两腿皆肿，或面
有浮气。

　　人参　白术各二钱　茯苓　破故纸各一
钱　桂心　大附子　干姜　砂仁各五分　陈
皮七分

　　水煎食远服。有痰加半夏一钱。喉中
痰声，加桑白皮一钱，咳嗽亦加。脚跗面
肿，加薏苡仁二钱。中气不转运不知饿，
加厚朴、木香。气郁不舒，加沉香、乌药。
临服磨入。气虚甚者，人参加作五钱，大
附子加作一钱半。汗多者，再加桂枝五分，
白芍药酒炒过八分。若夏月喘乏无力，或
汗多者，加麦门冬一钱，五味子十一粒。
夜梦不安者，加远志一钱。两胁气硬，加
白芥子八分。若面浮肿，胁下气硬，加白
芥子、紫苏子五分。若身重不能转动，加
苍术一钱，泽泻七分。湿盛加桑白皮、赤
小豆。

　　【治血胀之剂】

　　人参芎归汤　治小便多，大便黑，痛
闷喘恶，名曰血胀。

　　当归　半夏各三分　川芎一两　莪术煨

　　甘草炙　木香　砂仁　乌药各五钱　人
参　桂　五灵脂炒，各一分

　　每服三五钱，紫苏叶四片，姜五片，
枣一枚，水煎服。

　　一方　治血臌，腹胀如盆。

　　三棱煨　莪术　干漆炒烟尽　牛膝去
芦，酒洗　虻虫糯米炒　琥珀　肉桂　硇砂
水蛭石灰炒赤　大黄各等分

　　为末，用生地黄自然汁，和米醋，调
匀为丸，梧子大，每服十丸，空心温酒下，
童便下亦可。

　　鸡屎醴散　治旦食暮不能食，血胀
痞满。

　　大黄　桃仁去皮尖　干鸡屎醴等分

为末，每服一钱，生姜三片煎调，食后临睡服，治积块不消，发为胀满之剂。

治五蛊胀丸　忌盐四十日。

官桂　归尾　槟榔　橘红　枳壳炒　莪术炒　三棱炒　大黄酒煮　青皮　黑丑君　白商陆君　芫花君　大戟　甘遂去心，面包煮　赤小豆　椒目　木香　砂仁　干漆炒烟尽，君　枳实炒

醋糊为丸，梧子大，初服三日，每服九十丸，过三日，服八九十丸，又过三日，服七十丸，每用葱七根，煎汤送下，空心服。以行四五次为度。行后以温粥补之。不行而吐者亦妙。次用补法。

补方

青皮　桔梗　莪术　三棱　枳实　枳壳　木香　砂仁　茯苓　槟榔　陈皮　芍药　细辛　归尾　人参　香附等分

每服四五钱，水煎服，须要过四五十日后，方许食盐酱。

食盐用药法：鲫鱼去肠，将五苓散末，入鱼腹中，焙干为末，白汤调服。方许食盐。

以上三方，乃一宗，方极峻利，非积固体厚者，未敢漫试。姑录此以备参考。

温白丸　治心腹积聚，心下坚结，大如杯碗，旁攻两胁，心痛，食不消化。

桔梗　柴胡　菖蒲　紫菀　黄连　干姜　桂皮　茯苓　川椒　吴茱萸　巴豆去皮心膜，去油炒　人参　厚朴各五钱　川乌炮，二两五钱　皂荚去皮子，炙，五钱

上为末，入巴霜和匀，炼蜜为丸，梧子大，每服三十丸，紫苏汤下。取下积滞如鱼脑烂绵而安。

小槟榔丸　治脾虚腹张，不进饮食，快气宽中。

萝卜子炒　槟榔煨　黑丑炒　木香各五钱

为末，面糊丸，梧子大，每服三四十丸，姜汤下。

治蛊胀将愈，内有痞块，用此消之。

青皮　枳壳　三棱　莪术　苍术　厚朴　桂皮　香附各一两　砂仁　草果　针砂　白芷各五钱　乌药　干漆　干姜各一两　归尾一两半　槟榔一两　木香二钱半　阿魏一钱　一方有绿矾一斤　陈皮一两

为末，枣肉丸，梧子大，每空心，好酒吞下五十丸，渐加至二钱。

【治脾虚之剂】

强中汤　治啖生冷，过饮寒浆，有伤脾胃，遂成腹胀，心下痞满，有妨饮食，甚则腹痛。

干姜炮　白术各二两　青皮去白　人参　丁香各三两　草果仁　附子炮，去皮脐　厚朴姜制，五钱　甘草炙，五钱

每服四五钱，姜枣煎服。呕者加半夏，如食面胀满，加萝卜子，各五钱。

温胃汤　治忧思郁结，脾肺气凝，大肠与胃气不平，胀满冲咳，食不得下，脉虚而紧涩。

附子炮　归尾　厚朴生　人参　陈皮　白芍　甘草炙，各一两　干姜一两二钱半　川椒二钱半，炒

每服五六钱，水煎服。

草豆蔻汤　治腹中虚胀。

泽泻一分　木香三分　神曲四分　半夏　枳实　益智　草豆蔻　黄芪春夏不用　甘草各五分　青皮　陈皮各六分　茯苓　当归各七分

生姜三片，水煎服。冬再加黄芪五七分。

通气生姜丸　治三焦虚胀。

人参　茯苓　神曲炒　麦芽炒，各一两

半　官桂　归尾　陈皮炒，各六两　半夏洗，
一两　生姜去皮切，六两　厚朴六两

上为末，以生姜汁煮曲糊为丸，梧子
大，每服三十丸，空心，食前，米饮下。

【治胀而喘嗽之剂】

定喘葶苈丸　治鼓胀喘嗽。

葶苈　木香　贝母等分

为末，蒸饼糊丸，梧子大，朱砂为衣，
煎桑白皮汤下。或即以四味为主，仍以桑
白皮汤下，尤妙。

附　杂　方

敷药　治腹硬如石，或阴囊肿大，先
用熟水嚼甘草，后以药敷肚上。

大戟　芫花　甘遂　海藻各等分

为末，醋调涂，或用白面调药敷肚上。

熨法　治腹胀如鼓，涩如木皮样。

杜乌药并叶　荆芥　苍术　茵草　山
茵陈　二蚕沙　松毛　橘叶　椒目　乌头
赤豆　树叶　䕡

各等分，作二次炒熟，以布袋盛熨之，
冷又炒，熨三四十度，或复用煎水熏洗，
或服神保丸，微溏泄其气。

独圣散　治脾胃不足，过食生冷，心
腹痛胀。

盐五合，以水一升，煎化顿服，自然
吐，即定。

食面多，腹中饱胀，以热酒和生姜汁
饮一二杯即消。

桂香丸　治大人小儿过食杂果，腹胀
气急。

肉桂不见火，一两　麝香另研，一分

为末，饭丸，绿豆大，小儿七丸，大
人十五丸，白汤下，二三服神效。

西来方　治腹中积块，作胀作痛，大
小便不利。

硼砂二钱　苦葶苈子　海金沙各三钱
乳香一钱半　没药　牙皂各钱半　槟榔　陈
皮　三棱各二钱　莪术二钱半　木香一钱

共为末，每服五分，滚水调下。

虫　蛊

生生子曰：按鼓症，《内经·灵枢·
水胀篇》，只有水与肤胀、鼓胀、肠覃、
石瘕、石水六者。又《胀论篇》载五脏六
腑皆有胀，状甚著。后代诸书论胀，鲜有
发明。予在吴下时，有同志友吴生，讳震，
号九宜者，博雅君子也。每与予讨论多善。
予一日偶谈及鼓胀，乃诘予曰：鼓有虫否
乎？予卒不敢应，俯思久之，对曰：或有
之。当以疑辞对者，盖以目未见而书无考
也。按许学士《本事方》云：脐腹四肢悉
肿者为水，但只腹胀而四肢不甚肿者为蛊。
注谓蛊即鼓胀也。由是参之，古人曾以蛊、
鼓同名矣。且蛊以三虫为首，岂无旨哉。
愚谓鼓胀，即今云气虚中满是也。以其外
坚中空，腹皮绷急，有似于鼓，故以鼓胀
名也。彼蛊症者，中实有物，积聚已久，
湿热生虫，理或有之。吴生曰：子质何其
敏也。予堂嫂病鼓三载，腹大如箕，时或
胀痛，四肢瘦削，三吴名剂，历尝不瘳。
吴俗死者多用火葬，烧至腹，忽响声如炮，
人皆骇然，乃见虫从腹中炮出，高二三丈
许，烧所之天为昏，俄而坠地，细视之，
皆蛔也。不下千万数，大者长尺余，虫腹
中复生小虫，多者十五六条，或十数条，
或五六条。虫在人腹中蓄息，若此，曷不
令人胀哉！区区药剂，岂易瘳哉？顾蛊以
多虫为首，于义始见。许之以蛊名鼓者，
旨可征矣。惜乎诸书未有言及，子既为后
人立言，幸绎数方，以备后之治鼓疾者，
知有此蛊字义也。予闻之，恍然如梦始觉，

然犹未亲见其异也。岁万历癸巳，赴督漕理刑吴比部之召，而至淮阴，有王乡宦者，其子年十六，新娶后腹胀大，按之有块，形如稍瓜，四肢瘦削，发热昼夜不退，已年半矣。族医唯以退热消胀之剂投之，其胀愈大，其热愈炽，甚且喉中、两耳俱疮。余诊视之，脉滑数，望其唇则红，其腹则疼，又多嗜肥甘。余思诸凡腹疼者，唇色淡，不嗜饮食，今若此，得非虫乎？投以阿魏积块丸，服之果下虫数十，大者二，一红一黑，长尺余，虫身红线，自首贯尾，虫腹中有虫，大者数条，小者亦三四条。虫下则热渐减，胀渐消，三下而愈。此余所亲治者，益信前闻之不虚也。世之奇症书所未载者，大率类此。胡可以未闻未见者，而轻议之也。余因纪其闻见，赘其方于鼓症之末。

【治虫蛊之剂】

八毒赤丸 治男妇染着神鬼，谓之鬼疰病，服之甚效。治虫积蛊胀如神。

雄黄另研　矾石　朱砂另研　牡丹皮　附子炮　藜芦　巴豆各一两　蜈蚣一条

上为末，炼蜜丸，如小豆大，每服五七丸至十丸，冷水送下，无时。昔有副使许可道，至雄州请医看脉，乍大乍小，乍短乍长，气血不均，邪气伤正。本官说去路至邯郸驿中，夜梦一妇人，着青衣不见面，用手于胁下打了一拳，遂一点痛，往来不止，寒热，不食，乃鬼惊也。可服八毒赤丸。本官言读名医录中，看李子豫八毒赤丸，为杀鬼杖子，遂与药三粒，临卧服，明旦下清水二斗，立效。制药时宜志诚斋戒。

紫金丹 治虫蛊并虫积。

大黄　槟榔各三两半　苍术　贯众　牙皂　香附各三两　三棱　雷丸　黑丑各二两

使君子一两半　白芜荑　苦楝根皮各二两半

上为末，每服三钱，五更时砂糖汤调服，至天明下虫积，不问黄肿鼓胀心痛，一服即效。小儿减半，看大小轻重。

又方 治同。

黑丑　五灵脂好酒煮　槟榔各五钱　大黄一两　阿魏二钱　桃仁去皮尖，研如泥，不拘分两，但可丸为率

上为末，以桃仁膏为丸，梧子大，每服二钱，白汤送下。

积块丸 治癥瘕积聚癖块，一应难消难化，腹中饱胀，或虫积疼痛，皆能取效若神。不伤元气。

京三棱　莪术各用醋煨　自然铜　蛇含石各烧红，醋淬七次，二钱　雄黄　蜈蚣全用，焙燥，各一钱二分　辰砂八分　木香一钱半　铁华粉用糯米、醋炒，一钱　芦荟　天竺黄　阿魏　全蝎洗，全用，焙干，各四钱　沉香八分　冰片五分

上为极细末，用雄猪胆汁炼为丸，黑狗胆汁尤妙，丸如梧桐子大，或服七八分，重者一钱，五更酒送下，块消即止，不必尽剂。

痞 气 门

《内经》曰：太阴所至，为积饮痞隔。痞者，心下痞满而不能食也。

仲景曰：满而不痛为痞，满而痛为结胸。

刘河间曰：痞与否同，不通泰也。谓精神营卫血气津液出入流行之纹理闭密而为痞也。

东垣曰：脾无积血不痞。夫痞者，心下满而不痛是也。太阴者，湿土也，主壅塞，乃土来心下为痞满也。伤寒下太早亦

为痞，乃因寒伤其营。营者，血也，心主血，邪入于本，故为心下痞闷。仲景立泻心汤数方，皆用黄连以泻心下之土邪，其效如响应桴。故《活人书》云：审知是痞，先用桔梗枳壳汤，非以此专治痞也，盖因先从错下必成痞症，是邪气将陷，而欲过胸中，故先用截散其邪气，使不至于痞。先之一字，早用之义也，若已成痞而用之，则失之晚矣。不唯不能消痞，而反损胸中之正气，则当以仲景痞药治之。经云：察其邪气所在而调治之。正谓此也。非止伤寒如此。至于酒积杂病，下之太过，亦作痞。盖下多亡阴，亡阴者，谓脾胃水谷之阴亡也。故胸中之气，因虚下陷于心之分野，故至心下痞，宜升胃气，以血药兼之。若全用气药导之，则其痞益甚，甚而复下之，气愈下降，必变为中满鼓胀，皆非其治也。又有虚实之殊，如实痞大便闭者，厚朴枳实汤主之。虚痞大便利者，白芍陈皮汤主之。如饮食所伤痞闷者，当消导之，去其胸中窒塞，上逆兀兀欲吐者，则吐之。所谓在上者，因而越之是也。

王海藏曰：治痞独益中州脾土，以血药兼之，其法无以加矣。

伤寒痞者从血中来，杂病痞者亦从血中来。虽俱为血症，大抵伤寒之症，从外至内，从有形至无形，故无形气症，以苦泄之，有形血症，以辛甘散之。中满者勿食甘，不满者复当食也。中满者腹胀也。如自觉满而外无腹胀之形，即非中满，乃不满也。不满者病也，当以甘治之可也。

《纲目》云：无形气症，以苦泄之者，枳实、黄连之类是也。有形血症，以辛甘散之者，仲景人参汤之类是也。

刘宗厚曰：痞之为病，由阴伏阳蓄，气血不运而成。处心下，位中央，膜满痞塞，皆土之病也，与胀满有轻重之分。痞则内觉痞闷，而外无胀急之形，胀满则外有形也。前人所论，皆指误下而致之，亦有不因误下而然者。如中气虚弱，不能运化精微，则为痞。饮食痰积，不能施化则为痞。湿热太盛，土乘心下则为痞，既痞与湿同治，唯上下分消其气。如果有内实之症，庶可略与疏导。世人痞塞喜行利药，以求速效，暂时通快，痞若再作，益以滋甚。是不察夫下多亡阴之意也。

《统旨》曰：痞有虚实之殊，而又有湿、有热、有痰、有郁、有风寒不消、有脾胃虚弱、有饮食过伤者。当求所因而分治之。如实痞大便闭，以黄连、枳实、厚朴，苦以泄之。虚痞大便利，以芍药、陈皮，酸以收之。湿者四肢困重，小便短少，宜苍术、茯苓、半夏、滑石、泽泻以渗之。郁者则流滞不通，食难消化，宜抚芎、香附、苍术、枳实以开之。热则烦渴尿赤，用黄连、黄芩、葛根、升麻以发之。便结者即而利之。痰则胸中窒塞，用半夏、瓜蒌、枳实、黄连以豁之。欲吐者，因而越之。饮食后，因冒风，不消而痞，宜吴茱萸、砂仁、草豆蔻、藿香，温以化之。脾胃弱而转运不调为痞，宜四君子汤等甘以补之。饮食过伤，则腹饱嗳气而致痞塞者，又当以青皮、枳实、厚朴、山楂、曲蘖以消导之。至于痰挟血成窠囊而痞者，用桃仁、红花、香附、大黄之类。若脉右关多弦，弦而迟者，必心下坚，此肝木克脾土，郁结涎闭于脏腑，气不舒则痞，木香顺气汤。如下多则亡阴而痞者，四物加参、苓、白术、升麻、柴胡，少佐以陈皮、枳壳监制。或大病后元气未复而痞，补中益气汤加陈皮。凡此，痞满不可执，全在活法，详脉证虚实而治之也。

刘河间曰：三阴三阳之标本，治各不同，有用寒药而为热痞，大黄、黄连之类也。有用寒热药者，阴与阳不和而痞，大黄、黄连加附子之类也。有用辛热药多而寒药少者，阴盛阳虚而痞，半夏生姜甘草泻心三方之类。泻心汤者，非泻心火之热，乃泻心下之痞也。通而论之，其药阳多而阴少。盖病发于阴而得之，有大黄黄连泻心汤。独为阴，心下痞而脉疾一证，桂枝后用，从太阳浮弱所变。余皆阴阳杂用。

《直格》云：伤寒里之阴分已受热邪，是病发于阴也。或热微而下证未全，误下之早则里热除去，表热乘虚入里而作痞也。故仲景攻痞，多用大黄、黄连、黄芩寒药尔。后或加附子、干姜之类者，是以辛热佐其寒药，欲令开发痞之怫热结滞也，非攻寒耳。

刘宗厚曰：河间论泻心汤，分阴阳寒热多少，而用药可谓详切矣。而此论则专主于热，二者似乎不同，要之各有所当，盖《直格》是言其受病之本，河间是论其用药之标，若以为痞有阴寒之症耶，则仲景泻心五方，何皆用黄芩、黄连之药。若以为痞无阴阳之异耶，何泻心汤又有兼用附子、干姜、半夏、生姜之类者也。一言其本，一言其标而已。

【治热之剂】

仲景**大黄黄连泻心汤**　治心下痞，按之濡，其脉关上浮，或寸沉关浮，而有热者。

大黄二两　黄连一两

上锉，以麻沸汤渍之，须臾绞去渣，分温再服。

刘宗厚云：此少阴经药也，出阳明例。

成无己云：大黄、黄连以导泻心下之虚热，以麻沸汤渍服者，取其气薄而泄虚热也。

又按伊尹《汤液论》大黄黄连黄芩汤，共三味，今监本无黄芩，脱落之也。又《保命集》无黄芩，加甘草一两。

【散寒泻热之剂】

仲景**附子泻心汤**　治心下痞，而复恶寒，汗出脉沉迟也。

大黄二两　黄连　黄芩各一两　附子一枚，炮去皮脐，别取汁

上锉，以麻沸汤浸之，须臾绞去渣，纳附子汁，分温再服。

半夏泻心汤　治汗下后，身寒，痞满而呕，饮食不下，脉微，按之不痛，非柴胡症。

半夏半升，泡　黄芩　干姜　人参各三两　黄连一两　大枣十二枚　甘草炙，二两

上七味，以水一斗，煮取六升，去渣，再煮取三升，温分三次服。

生姜泻心汤　治汗下后，胃中不和，干噫食臭，自利肠鸣，胁下有水气，而心下痞满。即半夏泻心汤加生姜四两，干姜只用一两。

甘草泻心汤　治下之后，腹中雷鸣，心下痞硬，再下之，痞益甚，此非结热，以胃中虚，客气上逆也。

即半夏泻心汤，去人参，甘草加作四两。刘宗厚云：以上诸泻心汤，《元戎》云手少阴药也。以其心下痞，故入阳明例。况服栀子、黄芩、黄柏、大黄，为上下通经之剂，安得不例阳明乎？

《秘藏》**大消痞丸**　治一切心下痞闷，及积年久不愈者。

黄连炒　黄芩各六钱　姜黄　白术各一钱　甘草炙　砂仁　干生姜　神曲炒，各一钱　人参二钱　枳实炒，五钱　橘红二钱　泽泻三钱　厚朴制，二钱　猪苓一钱半　半夏四钱

上为末，蒸饼糊为丸，梧桐子大，每五十丸，渐加至百丸，白汤送下。

枳实消痞丸　治右关脉浮弦，心下虚痞，恶食懒倦。开胃进食。

枳实　黄连各五钱　干生姜二钱　厚朴制，四钱　人参　白术　半夏曲　甘草炙，各三钱　茯苓二钱　大麦面二钱

上为末，蒸饼糊丸，梧桐子大，每服五六十丸，白汤送下。失笑丸少茯苓，治同。

刘宗厚云：以上二方，并半夏泻心汤加减法也。内有枳实汤、四君子、五苓、平胃等利湿消痞补虚之药也。

【温中散饮之剂】

枳实理中丸　治中脘痞滞，气不宣通，积寒停饮，食不消化。

人参　干姜炮　白术　枳实　甘草炙，各一两

上为末，炼蜜丸，如鸡子黄大，每服一丸，细嚼白汤下，或沸汤化下。《活人书》有茯苓。

【理气之剂】

《活人》**桔梗枳壳汤**　治伤寒痞气，胸满欲绝。

桔梗　枳壳去穣，炒，各三两

上剉，水煎，分作二服。

此手太阴经药也，《活人书》云：审知是痞，先用此汤，无不验也。缘枳壳行气下膈，故效。海藏云：《活人》用此，非治痞也，审知错下必成痞，是气将陷于胸中，故先用此，使不致于痞也。若已成痞，复而用之，则失之晚，而胸中之气愈痞矣。先之一字，预早之意也。

《宣明》**槟榔散**　治伤寒阴证，下后成痞，满而不痛，按之虚软。

槟榔　枳壳等分

为末，每服三钱，煎黄连汤调下。

《宝鉴》**三脘痞气丸**　治三焦痞滞，水饮停积，胁下虚满。

木香　白豆仁　青皮炒　京三棱炮　半夏　橘红　槟榔　砂仁　沉香各五钱　大腹皮一两

为末，曲糊丸，梧桐子大，每服五六十丸，食后陈皮汤送下。

《东垣》**木香消痞丸**　治因忧思气结，中脘腹皮厚微痛，心下痞满，不思饮食。

木香　红花　干姜各五钱　柴胡四钱　橘红三钱　当归尾二钱　半夏　甘草炙，各一两

为末，蒸饼糊丸，绿豆大，白汤送下七八十丸。

七气汤　治忧思郁结，心腹闷。方见气门。

【兼治湿热之剂】

东垣**黄连消痞丸**　治心下痞满，壅塞不散，烦热，喘促不宁。

黄连　黄芩　泽泻各一两　枳实炒　半夏各七钱　干姜二钱　白术　茯苓　甘草炙，各三钱　姜黄一钱　猪苓

上为末，蒸饼糊为丸，梧桐子大，每服五七十丸，食前白汤下。

苏橘饮　治气壅发虚浮肿，甚效。

陈紫苏十四叶　全陈皮二片　砂仁六枚　甘草六寸　生姜十片　枣五个

上水煎服。

紫苏饮子　治忧思伤脾，心腹膨胀，喘促胸满，肠鸣气走，辘辘有声，大小便不利。脉虚紧而涩。

苏子一两　木通　半夏　厚朴　木香　草果　陈皮　枳实　人参　白术　粉草　大腹皮各五钱

每服五钱，姜枣煎服。

陈橘皮散 治腹内诸痞胀。

橘红 紫苏 大腹皮各一两 汉防己五钱 木香五钱 槟榔 木通 赤茯苓各三分

每服五钱，加姜煎服。

杂治：

东垣木香消痞汤 治因忧气郁结中脘，腹皮急，微疼，心下痞满，不思饮食，食亦不化，常觉痞闷。

柴胡 木香各七分 半夏 生姜 枳实各一钱 陈皮八分 甘草炙，五分 归尾二钱 草豆蔻一钱 红花少许

水煎，食前热服。忌酒、面等物。

王海藏云：少阴下痢，面赤，心下痞，泻心汤加减例，易老单用黄连泻心汤，用钱氏法，后随症加减。

烦者加山栀，躁者加香豉，呕加半夏，满加枳实、厚朴，腹疼加芍药，脉迟加附子，下焦寒加丁姜，大便硬加大黄。如用姜、附先煎令熟，使热不僭，后加黄连同用。

【内伤之剂】

枳术丸 治痞，消食强胃。

枳实去穰，麸炒黄色，一两 白术二两

为末，以荷叶裹烧饭为丸，梧桐子大，每服五七十丸。

橘红枳术丸 治老而元气虚弱，饮食不消，脏腑不调，心下痞闷。前方加橘红一两。

古庵橘连枳术丸 补脾和胃，泻火消痰。即前方再加姜炒黄连一两。

【平补之剂】

平补枳术丸 调中补气血，消痞清热。

白术三两 白芍酒炒，一两半 陈皮 枳实去穰，炒 黄连姜汁炒，各一两 人参 木香各五钱

上为末，荷叶打米糊丸，梧桐子大，每服六七十丸，米饮下。

古庵云：白术补脾气为君，白芍药补脾血为臣，陈皮以和胃，枳实消痞，黄连清热为佐，人参以补元气，木香以调诸气为使。如此平补气血，均去痰火，兼通气道，则病邪日消，而脾胃日壮矣。

丹溪云：心下痞，须用枳实、黄连，此亦是苦以泄之。

【攻补兼施之剂】

《东垣》黄芪补中汤 脾胃不能渗湿，内痞外浮。

人参八分 黄芪 甘草 白术 苍术 陈皮各五分 茯苓 猪苓 泽泻各三分

水煎，温服，送下大消痞丸。

补中益气汤 治中气虚，心下痞。

脉缓有痰而痞，加半夏、黄连。脉弦四肢满闭，便难，心下痞，加柴胡、黄连、甘草。大便秘燥，加黄连、桃仁，少加大黄、归身。心下痞闷者，加白芍药、黄连。心下痞，腹胀，加五味子、白芍药、砂仁。天寒月加干姜或肉桂。心下痞，中寒者，加附子、黄连。心下痞，呕逆者，加黄连、生姜、陈皮。假如冬月再加黄连，入丁香、藿香叶。能食而心下痞，加黄连五分、枳实三钱。如不食心下痞者勿加，止照本方服之。食已而心下痞，别服橘皮枳术丸。

【治痰之剂】

《济生》瓜蒌实丸 治胸膈痞，痛彻背，胁胀，喘急，妨闷。

瓜蒌实研 枳实去穰，麸炒 半夏 桔梗各等分

为末，姜汁打糊为丸，梧子大，每服五七十丸。食后淡姜汤下。

【按】 此方瓜蒌以润肺降痰，枳壳破滞气，半夏豁痰燥湿，桔梗开膈载药，可谓善治痞闷喘急矣。然痰因火动者，加黄连尤妙。盖黄连佐枳壳，消痞甚速。

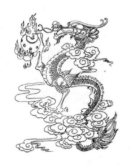

赤水玄珠　第七卷

吐 酸 门

论吐酸属热

《内经》曰：诸呕吐酸，皆属于热。又云：少阳之胜呕酸。夫酸者，肝木之味也。内火胜，制金，不能平木，木自甚，故为酸也。如饮食热则易于酸矣，是以肝热则口酸。或言为寒者，但谓伤生冷硬物，而喜噫醋吞酸，故俗主于和脾胃。岂知人之伤于寒也，则为病热。盖寒伤皮毛，则腠理闭密，阳气怫郁而为热，故伤寒热在表，以麻黄汤发散，使腠理开通，汗泄热退而愈也。凡内伤冷物者，或积阴胜阳而为病寒，或寒热相搏，而致肠胃阳气怫郁而为热。亦有内伤冷物，而反病热，得汗泄身凉而愈也。或微而止为中酸，俗谓之醋心，法宜温药散之，亦犹解表之义。若久喜酸不已，则不宜温之，宜以寒药下之，后以凉药调之，结散热去，则气和也。所以中酸，不宜食黏滑油腻者，谓能令气郁不通畅也。宜糙食菜蔬，使气通利，则酸自不作矣。

论杂病吐酸与病机外邪不同

《发明》云：病机吐酸，皆属于热，此上焦受外来客邪也。胃气不受外邪，故呕，仲景以生姜、半夏治之。以杂病论之，呕吐酸水者，甚则酸水浸其心，不任其苦，其次则吐出酸水，令上下牙酸涩不能相对，以大辛热药疗之必减。吐酸，是吐出酸水也。酸味者，收气也，西方肺金旺也，寒水乃金之子，子能令母实，故用大咸热之剂泻其子，以辛热为之佐，而泻肺之实，以病机作热攻之误矣。盖杂病醋心，浊气不降，欲为中满，寒药岂能治之乎。

辨《素问》、东垣论酸不同

丹溪云：或曰吐酸，《素问》明以为热，东垣又言为寒，何也？予曰：吐酸与吞酸不同，吐酸是吐出酸水如醋，平时津液随上升之气，郁积而成，郁积之久，湿中生热，故从火化，遂作酸味，非热而何。其有郁积之久，不能自涌而出，伏于肺胃之间，咯不得上，咽不得下。肌表得风寒，则内热愈郁而酸味刺心。肌表温暖，腠理开发，或得香热汤丸，津液得行，亦可暂解，非寒而何？《素问》言热者，言其本也；东垣言寒者，言其末也。但东垣不言外得风寒而作收气立说，欲泻金之实。又谓寒药不可治酸，而用安胃汤、加减二陈汤，俱犯丁香，且无治郁结湿热之法，为未合经意。予常治吞酸，用黄连、茱萸各炒，随时令选其佐使，苍术、茯苓为辅佐，汤浸炊饼为小丸吞之。仍教粝食蔬菜自养，则病易安。

刘宗厚曰：谨按吐酸一证，以病机言之，则属于热。以脏腑论之，则脾胃受病。以内邪言之，则痰饮宿食之所为。故治法：热者寒之。脾恶湿以苦燥之。有痰饮者，清之、分利之。有宿食者，消之、导之、驱逐之。局方不察斯故，以噫醋吞酸、醋心吐酸水之证，并入于气门中，率用温热之药。岂吐酸专主于寒，而无他证也？故此一门，以叙河间、东垣、丹溪之论，其病源治法，无余蕴矣。

停 饮 门

许学士云：余苦有二疾，一下血，二膈中停饮。下血有时而止，停饮则无时。始因年少时，夜坐作文，左向伏几案，是以饮食多坠左边，半夜以后，稍困乏，必饮酒二三盏，仍向左边侧睡。壮盛时殊不觉病，三五年后，觉酒止从左边下，辘辘有声，胁痛，饮食减，十数日必呕数升酸水，暑月止是右体有汗，染染常润，左边痛处绝燥。遍访名医及海上方服之，少验，间或中病，止得月余复作。其补如天雄、附子、矾石；其利如牵牛、甘遂、大戟，备尝之矣。予揣度之，已成癖囊，如潦水之有科臼，不盈不行，必盈科而行也。清者可行，浊者依前停蓄，盖下无路以出之也。是以积之五七日，必呕而出，稍宽，数日复作。脾土恶湿，而水则流湿，莫若燥脾以胜湿，崇土以填科臼，则疾当去矣。于是悉屏诸药，止服苍术三月而除。自此后，不复发呕，胸膈宽，饮啖如故，暑月汗周体而身凉，饮亦从中下。前此饮渍其肝，目亦多昏眩，其后灯下能书细字，皆

苍术之力也，故名其方曰神术丸。其苍术一斤，去皮切、末，用之，白芝麻半两，水二盏，研滤取汁，大枣十五枚，煮烂去皮核，研，以麻汁成稀膏和入，搜臼杵熟，丸如梧子大，每日空心白汤吞五七十丸，一日服二三次，忌桃李雀鸽。初服时，膈间必微燥，且以苍术制之觉燥甚，再进山栀子散一服，久之自不燥也。予服半年以后，止用燥烈味极辛者，削去皮不浸，极有力，亦自然不燥。山栀散，用山栀一味，干之，为末，沸汤点服。故知久坐不可伏向一边，时宜运动，亦调息之法。

《脉经》云：胃脉虚，主胃中冷，苦吞酸头痛。寸口脉迟，上焦有寒，心痛，喉酸，吐酸水，宜服附子汤、生姜汤、茱萸丸。关脉沉，心下有冷气，痞满吞酸。据此，亦有胃冷吞酸者。

张子和治张风村一田叟。呕酸水十余年，乃留饮证也。医皆以燥剂治之，不效，更以艾火燔针刺之，中脘脐胁疮未尝合。予以苦剂越之，出其涎如胶者二三升，谈笑而愈。

噫腐嗳酸，或每晨吐酸水数口，或膈间常如酸蜇，皆饮食伤胃所致。平胃散加神曲、麦芽、茯苓、半夏。

口吐清水，乃胃中湿热所为。宜平胃散加白术、茯苓、滑石、半夏，不宜纯用凉药。亦有胃寒而然者，理中汤主之。食郁有痰，二陈加南星、黄芩、香附之类。治酸必用吴茱萸者，乃顺其性而折之。

戴元礼云：湿热在胃口上，饮食入胃，被湿热郁遏，其食不得转化，故作酸也。如谷肉在器则易酸也。

【治寒酸温胃之剂】

东垣**藿香安胃散** 治脾胃虚弱，不进饮食，呕吐，不待腐熟。

藿香　丁香　人参各二钱半　陈皮五钱

上为末，每服二钱，生姜汤下。

加减二陈汤　治痰饮为患，呕吐头眩，心悸，或因食生冷，脾胃不和。

丁香一两　半夏　陈皮各五两　茯苓三两　甘草两半

每服五六钱，入生姜煎服。

《三因》**曲术丸**　治中脘宿食留饮，酸蜇心痛，口吐清水。

神曲炒，三两　苍术米泔浸三宿，洗净，晒干炒，一两五钱　陈皮一两　一方有砂仁一两

上为末，生姜汁打神曲糊为丸，姜汤下。

加味平胃散　治吞酸食郁所致。

平胃散加炒神曲、麦芽、姜枣煎服。

治吞酸因伤冷物所致，治食后吐酸水同。

干姜炒，二两　吴茱萸炒，二两

为末，酒服方寸匕，一日二服。

治噫酸咽方

吴茱萸半斤　生姜三两　人参二两　枣十二枚

水六升，煮二升，分三次，食前服。

治吐酸清水方

苍术陈壁土炒　白术　茯苓　滑石　陈皮各等分

水煎服。

《圣惠方》**干姜丸**　治酒癖，停饮，吐酸水。

干姜　葛根　枳壳　橘红　前胡各五钱　白术　半夏曲各一两　吴茱萸　甘草各二钱半

上为末，炼蜜丸，桐子大，每五十丸，米饮下。

三生丸　治中风痰涎，眩瞑，呕吐酸水，头疼恶心。

半夏二两　南星　白附子各一两

上并生为末，滴水丸，梧子大，以生面裹为衣，阴干，每服十九至二十丸，生姜汤下。

【治热之剂】

丹溪方　一方加炒山栀仁三钱。

吴茱萸去枝梗，炒干　陈皮　黄芩陈土炒，各五钱　黄连陈土炒，一两　苍术七钱半一方有桔梗、茯苓各一两。

上末，神曲糊丸，绿豆大，每服一钱半，白汤下。

黄连清化丸

黄连一两　吴茱萸一钱　桃仁二十四枚　陈皮五钱　半夏一两半

上为末，神曲糊丸，绿豆大，每服百丸，姜汤下。

参茱丸　治湿而带气者，湿热甚者，用之为向导，上可治吞酸，下可治自痢。

六一散一料　吴茱萸一两，制

为末，饭丸。

丹溪又云：噫气吞酸，此系食郁有热，火气冲上。黄芩为君，南星、半夏、陈皮为佐，热加青黛。

【解表之剂】

丹溪治一人，因外感凉气，与宿食相搏，心下酸碱，呕清水，后有红。

青皮　枳壳　紫苏　木通　甘草各三钱　黄芩　桔梗各一钱半　人参二钱　麻黄五分

加姜，水煎服。

【宽中攻下之剂】

透膈汤　治脾胃不和，中脘气滞，胸膈满闷，噎塞不通，噫气吞酸，胁肋刺胀，呕逆痰涎，饮食不下。

木香　砂仁　槟榔　枳壳　厚朴　白

豆仁　半夏　青皮　陈皮　甘草　大黄
朴硝

各等分，每服一两，生姜三片，枣一枚，煎至一盏，热服。

痰饮 胶固稠黏者痰也，清而稀薄者饮也。

痰饮为病，所感不同。有因气脉郁塞而得之者；有因脾胃虚弱，不能运行水谷而得之者；有因痛饮饱食，停滞胃中而得之者；有因风、寒、暑、湿之气，入脾相搏而成之者；有因七情失节，脏气不行，郁而成之者。所感不同，病变甚多。或为喘，为咳，为呕，为泄，眩晕嘈烦，悸忪愦懂，寒热疼痛，肿满挛癖，瘫闭，痞膈，如风如癫，皆痰饮之所致也。饮有六：曰悬饮，溢饮，支饮，痰饮，留饮，伏饮。悬饮者，饮水流于胁，咳嗽引痛。溢饮者，饮水流于四肢，当汗不汗，身体疼重。支饮，咳逆倚息，短气不得卧，其形如肿。痰饮者，其人素盛今瘦，肠间辘辘有声。留饮者，其人背寒如手大，或短气而渴，四肢历节痛，肋下痛引缺盆，咳嗽则转甚。伏饮者，膈满喘咳，呕吐，发则寒热，腰背痛，目泣出，其人振振恶寒，身瞤惕。

东垣谓痰饮皆湿热相乘。如湿在心经为热痰，结而为胶，其色红。湿在肝经为风痰，其色青如沫。湿在脾经为湿痰，湿久为热，其色黄。湿在肺经为气痰。其色白，咯出如米粒。湿在肾经为寒痰，其色如唾。

王隐君云：痰清白者为寒，黄浊者为热，热郁之甚或至带血，血败则黑，口吐白血者不治。白血者桃花色也。

子和云：入肺则多嗽，入大肠则为泄，入肾则为涌水，水在上则面浮，在下则胕肿，在中则为痞膈痰逆。

人之停饮留于胃脘，皆由胃气虚弱，饮水、饮酒不能传化，结为痰饮。行疾而辘辘有声者，自有癖囊在胃内，饮水则渗入停蓄于其间，其状若胞囊，不可速去，然亦不能为速害。若见变证百端，在上焦须以瓜蒂散吐之，在胃脘宜十枣汤下，然后以温药温胃气，丁香、茯苓、半夏以荡散水饮，仍宜丁香半夏汤以拔其根。

热痰则多烦热，风痰多成瘫痪奇症，冷痰多成骨痹，湿痰多成倦怠软弱，惊痰多成心痛癫疾，饮痰多胁痛臂痛，食积痰多成癖块痞满。

或心下如停冰雪，心气冷痛；或脊上每日一条如线之冷起；或浑身习习如虫行；或胸腹间如有二气之交纽。又或如烟火上冲，头目烘热；或风毒脚气；或呕冷涎、绿水、黑汁，甚为痨瘵、肺痈、肠毒。种种不一，皆痰饮之所为也。

严氏云：人之气道贵乎顺，顺则津液流通，决无痰饮之患。自润下从小便中出矣。又有病人原有痰积，其气因痰而结滞者，则又必先逐去痰结，滞气自行，岂可执一。

王隐君云：津液既凝为痰，不复周润三焦，故口燥咽干，大便秘，面如枯骨，毛发焦槁。妇人则因此月水不通。若能逐去败痰，自然服药有效。

脾土上应于天，亦属湿化。所以水谷津液不行，即停聚而为痰饮。夫人之病痰火者，十居八九，老人不宜速降其火，虚人不宜尽去其痰。攻之太甚，则病转剧而致危殆，须以固元气为本。

有病喜吐痰唾，服八味丸而作效者。叔和云：肾寒多唾。盖肾为水之官，肾能摄水，肾气温和，则水液润下；肾气虚寒，则邪水溢上。故用八味丸以温利之。

《活人书》云：中脘有痰，亦令人憎寒发热，恶风自汗，胸膈痞满，有类伤寒。但头不痛，项不强为异。

丹溪云：风痰多见奇症。凡风痰病，必用风痰药，白附子、天麻、雄黄、牛黄、僵蚕、皂角之类。湿痰多见倦怠软弱，湿痰宜用苍、白二术，又用油炒半夏。热痰多挟风，外症为多，用青黛、黄连、天花粉，大快膈上热痰。痰因火盛逆上者，治火为先，白术、黄芩、石膏之类，中气不足加参、术。食积痰，神曲、麦蘖、山楂，欲吐食积痰，用萝卜子，油炒为末，浆水调下，探而吐之。食积痰必用攻，若气虚者，用补气药送。老痰，海石、半夏、瓜蒌、香附、五倍子，佐他药大治顽痰。郁痰，僵蚕、杏仁、瓜蒌、诃子、贝母、五倍子。痰而脾虚者，清中气，二陈汤加白术之类，兼用升提药。内伤挟痰，必用参、术、芪之类，多用姜汁传送，或加半夏之类，虚甚加竹沥。眩运嘈杂，乃火动其痰，用二陈汤加栀子、芩、连之类。噫气吞酸，此系食郁有热，火气上动，以黄芩为君，南星、半夏、橘红为臣，热多加青黛。喉中如有物，咯不出，咽不下，此老痰也，重者吐之，用瓜蒂散，气实用荆沥仲景用半、朴、茯、姜，治之神验。痰结核在咽喉中，燥不能出入，化痰药内加咸药软坚之味，瓜蒌仁、杏仁、海石、桔梗、连翘，少佐以风化硝、姜，蜜丸噙化。凡人身上、中、下有块，是痰，问其平日好食何物，吐下后方用药。痰之为物，随气升降，无处不到。痰在肠胃间，可下而愈。痰在经络中，非吐不可出，吐中就有发散意。痰在膈上，必用吐之，泻亦不出。痰胶固及脉浮者，俱用吐法。痰在胁下，非白芥子不能达。痰在皮里膜外，以姜汁、竹沥导之。痰在四肢，非竹沥不能开。二陈汤善治一身之痰，如在下加下引药，在上加上引药。润下丸，降痰最妙。青礞石丸，重在风化硝。小胃丹，能逐贯胃痰积，然不宜多服。苍术治痰饮成窠囊者极效。海粉能治热痰，降湿痰，软结痰，消顽痰，最效，可入丸子，不可入煎药。枳实泻痰能冲墙壁。竹沥能治膈间有痰，或癫狂，或健忘，或风痰，最效，又能养血。荆沥治痰稍重，用此二味，效速且稳当。二沥治痰结在皮里膜外及经络，必佐以姜汁。韭汁治血滞不行，中焦有饮，取自然汁，冷饮三四盏，以觉胸中烦躁不宁，后自愈。气实热痰，吐难得出，或成块，或吐咯不出，及兼气郁者难治。中焦有痰，胃气亦赖所养，卒不便虚，若攻之尽则虚矣。凡治痰用利药过多，致脾气下虚，则痰反易生而多矣。

丹溪云：痰之为病，方论少有细述者，近唯《三因》略言，亦无加减法。夫痰之源不一：有因痰而生热者，有因热而生痰者，有因气而生者，有因风而生者，有因惊而生者，有积饮而生者，有多食而成者，有因暑而生者，有伤冷物而成者，有脾虚而成者，有饮酒而成者。其为病也，惊痰则成心包痛，癫疾；热痰则烦躁，头风，烂眼，燥结，怔忡，懊憹，惊眩；风痰成瘫痪，大风眩晕，暗风闷乱；饮痰成胁痛，四肢不举，每日呕吐；食痰成疟痢，口出臭气；冷痰骨痹，四肢不举，气刺痛；酒痰饮酒不消，但得酒，次日又吐；脾虚生痰，食不美，反胃呕吐；气痰攻注，走刺不定。妇人于惊痰最多，盖因产内交接，月事方行，其惊因虚而入，结成块者，为惊痰，必有一块在腹，发则如身孕，转动跳跃，痛不可忍。凡人手臂，或动不得，或骨节遍身痛，坐卧不能，此痰入骨也。有人脚气，久不治，骨节痛与脚气药不效，此痰病也。凡伤寒病后，呕吐，药不得入，亦因初病膈中有涎痰也。或因下之太早，而遂议其非痰，未为确论。伤寒发黄，亦是痰病，盖因热搏而成。凡大便秘者，亦是痰结。

左右关脉滑大者，膈中有痰也，可吐之。怕吐者，消息下之。凡人每日背上一条如线而寒起者，宜吐下之。凡病百药不效，其关上脉伏而大者，痰也。用妙应丸加减法。方见走注疼痛，即控涎丹。

洞虚子论痰之为病，成偏头风，成雷头风，成太阳头痛。眩运如坐舟车，精神恍惚；或口眼瞤动；或眉棱耳轮俱痒；或颔腮四肢游风肿硬，似疼非疼；或浑身燥痒，搔之则隐疹随生，皮毛烘热，色如锦斑；或齿颊似痒似痛，而疼无定所，满口牙浮，痛痒不一；或嗳气吞酸，鼻闻焦臭，喉间豆腥气，心烦鼻塞，咽嗌不利，咯之不出，咽之不下；或因喷嚏而出；或因举动而唾，其痰如墨，又如破絮；或如桃胶，或如蚬肉，或心下如停水，铁闭滞妨闷，嗳嚏连声，状如膈气；或寝梦刑戮，刀兵剑戟；或梦入人家，四壁围绕，暂得一宝，百计得出，则不知何所；或梦在烧人，地上四面烟火，枯骨焦气扑鼻，无路可出；或不因触发，忿怒悲啼，雨泪而寤；或时郊行，忽见天边两月交辉；或见金光数道，回头无有；或足膝酸软；或骨节腰肾疼痛，呼吸难任；或四肢肌骨间痛如击戳，乍起乍止，并无常所；或不时手瘼麻疼，状如风湿；或卧如芒刺不安；或如毛虫所螫；或四肢不举；或手足重滞；或眼如姜蜇胶黏，痒涩，开阖甚难；或阴晴交变之时

胸痞气结；或齿痒咽痛，口糜舌烂，及其奋然而发，则喷嚏连声，初则涕唾稠黏，次则清水如注；或眼前黑暗，脑后风声，耳内蝉鸣，眼𥉁肉惕。唯洞虚子备此疾苦，述甚详悉，乃能治疗。病势之来，则胸腹间如有二气交纽，噎塞烦郁，有如烟火上冲，头面烘热，眼花耳鸣，痰涎涕泪，并从肺胃间涌起，凛然毛竖，喷嚏千百，然后遍身烦躁，则去衣冻体，稍只片时；或春秋乍凉之时，多加衣衾，亦得暂缓；或顿饮冰水而定；或痛饮一醉，而终不能逐去病根。乃得**神秘沉香丸**方，屡获大效，愈人数万。但不欲轻传匪人，故以隐语括之。诗曰：甑里翻身甲带金，于今头戴草堂深，相逢二八求斤正，硝煅青礞倍若沉，十七两中零半两，水丸梧子意须斟，驱除怪病安心志，水泻双身却不任。

大黄蒸，八两　黄芩八两　青礞石一两，硝煅如金色　沉香半两

上为末，水丸，如梧子大，白汤，食后空心服。

【治饮之剂】

心下有痰饮，胸胁支满，目眩，**苓桂术甘草汤**主之。

茯苓四钱　桂枝　白术各三钱　甘草二钱

水煎服。小便自利，短气有微饮，当从小便去之，亦前汤主之。

病者脉伏，其人欲自利，利反快。虽利，心下续坚满，此为留饮欲去故也。**甘草半夏汤**主之。

甘遂去心，面里煮令透，晒干，大者三枚　半夏十二枚，制　芍药五枚　甘草如指大一枚，炙

以水二升，煮取半升，去渣，以蜜半升和药汁，煎取八合，顿服之。

悬饮，**十枣汤**主之。

芫花洗净，醋拌，经宿，炒令黑，勿焦
甘遂同前制，去心　大戟去皮，长流水煮一时，
洗净，日干　各等分为末

以水一升五合，先煮肥大枣十枚，取
八合，去渣纳药末。强盛人五分，平旦服
之，不下，更加五分，下后以糜粥调之。

溢饮者，当发其汗，大小青龙汤主之。

大青龙汤

麻黄去节，六钱　桂枝去皮，二钱　甘
草炙，二钱　杏仁四枚，去皮尖　石膏二钱，
研碎　生姜二钱　大枣二枚

水三碗半，煎，去渣，温服，取微汗，
汗多者，温粉扑之。

小青龙汤

麻黄去节，三钱　五味子　半夏各二钱
干姜　甘草炙　细辛　桂枝去皮，各三钱

水七碗，煮麻黄至六碗，去沫，纳诸
药，煮取二碗。

膈间支饮，其人喘满，心下痞坚，面
色黧黑，其脉沉紧，得之数十日，医吐下
之不愈。**木防己汤**主之。虚者即愈，实者
三日复发，复愈，不愈者，宜防己汤去石
膏，加茯苓芒硝汤主之，微利则愈。

木防己　石膏各三钱　桂枝二钱　人参
四钱

水三碗，煎一碗，温服。

加茯苓四钱　芒硝三钱　去石膏，名防
己苓硝汤。

心下有支饮，其人苦冒眩，**泽泻汤**
主之。

泽泻五钱　白术二钱
水碗半，煎一碗，温再服。

支饮胸满者，**厚朴大黄汤**主之。
厚朴三钱　大黄六钱　枳实五分
水煎温服。

支饮不得息，**葶苈大枣泻肺汤**主之。

葶苈炒令黄色，捣丸如弹丸大　大枣十
二枚

先以水三升，煮枣至二升，去枣，纳
葶苈，煮取一升，顿服。

呕家本渴，渴者为欲解，今反不渴，
心下有支饮故也。**小半夏汤**主之。方在呕
吐门。

腹满口舌干燥，此肠间有水气，**己椒
苈黄丸**主之。

防己　椒目　葶苈炒　大黄各一两

上为末，蜜丸，如梧子大，先服一丸，
日三服，稍增。口中有津液，渴者加芒硝
五钱。

卒呕吐，心下痞，膈间有水，眩悸者，
半夏加茯苓汤主之。方见呕吐门。

假令瘦人，脐下有悸，吐涎沫而癫眩，
此水也。**五苓散**主之。

白术　茯苓　猪苓各三钱　泽泻一钱
桂二钱

上为末，白饮服方寸匕，日三服。饮
暖水，汗出愈。

水气去后，心胸间虚，气满不能食，
茯苓饮消痰气，能令食。

茯苓　人参　白术各三钱　陈皮二钱半
枳实　生姜各四钱

水煎，连进三服，每一服后，如人行
八九里，复进。

咳逆倚息不得卧，小青龙汤主之。青
龙汤服后多唾，口燥，寸脉沉，尺脉微，
手足厥逆，气从小腹上冲胸咽，手足痹，
其面翕然如醉状，因复下流阴股，小便难，
时复冒者，与**茯苓五味甘草汤**主之。

茯苓　桂枝各四钱　甘草炙，三钱　五
味子五钱

作三服。

冲气即降，而反更咳，胸满者，**苓甘五味姜辛汤**主之。

茯苓四钱　五味子五钱　甘草　干姜各三钱　细辛三钱

水三盏，煎一盏，日三服。

咳满即止，而更复渴，冲气复发者，以细辛、干姜为热药也，服之当遂渴，而渴反止者，为支饮也。支饮者，法当冒，冒者必呕，呕者复纳半夏以去其水，**苓甘五味姜辛夏汤**主之。

茯苓　五味子　半夏各四钱　甘草　细辛　干姜各二钱

水煎，日三服。

水去呕止，其人形肿者，加杏仁主之。其症应纳麻黄，以其人遂痹，故不纳之。若逆而纳之者，必厥，所以然者，以其血虚，麻黄发其阳故也。

若面热如醉，此为胃热，上冲熏其面，前方加大黄三钱以利之。先渴后呕，为水停心下，此属饮家，**小半夏茯苓汤**主之。

半夏三钱　茯苓一钱半

生姜十片，水煎服。

五饮汤　治五饮最效。

旋覆花　人参　橘红　枳实　白术　茯苓　厚朴制　半夏制　泽泻　猪苓　前胡　桂心　白芍药　甘草炙，各等分

每两分二服，姜十片，水二盏煎，去渣，温服无时，忌肉食生冷等物，因酒成饮，加葛花、砂仁。

治心腹中脘痰水冷气，心下汪洋嘈杂，肠鸣多唾，口中清水自出，胁肋急，胀痛，不欲食。此胃气虚冷所致，其脉沉弦细迟，**旋覆花汤**。

细辛　陈皮　桂心　人参　甘草　桔梗　芍药　半夏　旋覆花各半两　赤茯苓

每服四钱，姜七片，煎，去渣，温服。

木香半夏丸　治痰涎上涌，心胸不利，常服消痰宽膈。

半夏一两　木香七钱　陈皮　茯苓　姜屑　人参　白附子　草蔻各五钱

上为末，面糊丸，食后，生姜汤下五十丸。

降痰丸　治三焦气涩，下痰饮，消食，利膈。痞满，咳唾稠黏，面热目赤，肢体倦怠，不思饮食。常服升降滞气，消化痰涎。

木香　槟榔　青皮　陈皮　枳壳麸　大黄　半夏汤泡　京三棱　黑牵牛各一两

上为末，面糊丸，食后，姜汤下。

【吐剂】

治哮嗽妙方

砒霜　面　海螵蛸各一钱

为末，水调，作饼子，慢火炙黄，再研令细。每服一字，用井花水作一呷服，良久吐出为度。小儿减半。忌食热物。凡吐寒痰，藜芦、瓜蒂吐不透者，用附子尖妙。

瓜蒂散

赤小豆　瓜蒂炒，等分

上末，香豉一合，水二盏，煮作稀粥，去渣，取三分之一，和末一钱，顿服之。不吐少加，得快吐乃止。

三圣散

防风　瓜蒂各三两　黎芦去苗及心，或一两或半两

上为各粗末，每服约半两，以齑汁三碗，先用二碗，煎三五沸，去齑汁，次入一碗，煎至三沸，却将原二盏同一处煎二沸去渣，放温，徐徐服之，不必尽剂，以吐为度。

稀涎散

猪牙皂角不蛀者，去皮弦，一两，炙用之

绿矾半两　藜芦半两　白矾一两

上为末，每服一钱，温水下。

【治湿和中之剂】

枳术汤

枳实半两　白术二两

水煎，作三服。

桔梗半夏汤

桔梗　半夏　陈皮　生姜

水煎服。

导痰汤　治一切痰涎壅盛，胸膈留饮，痞塞不通。二陈汤加枳实、南星，改白茯用赤茯苓。

此方加桔梗一两、木香一两、沉香半两名二香导痰汤。又方，无二香，加人参、瓜蒌仁。

神术丸　治痰饮。方在吐酸停饮门。

茯苓泽泻汤　小半夏加茯苓汤，并见前。

【治风痰之剂】

玉壶丸　治痰饮。方在头痛门。

水煮金花丸　治风痰，头眩，呕吐，咳嗽。

南星　半夏各一两，生用　寒水石二两白面三两　天麻五钱　雄黄一钱

滴水丸，绿豆大，每服五七十丸，日干，煎浆水沸下药，煮浮为度，漉出，淡浆水浸，另用姜汤下。通圣加半夏，亦可服。

【热痰之剂】

小陷胸汤

半夏　黄连　瓜蒌仁

水煎服。

半夏丸

瓜蒌仁　半夏制，各一两　姜汁打糊丸。

小黄丸

人参　黄芩　南星　半夏　生姜

姜汁糊丸。

【寒痰之剂】

消饮丸　兼治宿酒停饮，胸满呕逆，目视眈眈，腹中水声，痛不思饮食。

白术五两　茯苓二两　枳实七钱　干姜一两

上丸蜜丸，绿豆大，每服温水下三十丸。

化痰丸

半夏三两　陈皮　干姜　白术各一两

姜汁糊丸，姜汤下二十丸。

温中化痰丸

青皮　陈皮　干姜　良姜

倍术丸　治五饮。

干姜　肉桂各半斤　白术一斤

为末，蜜丸，小豆大，每服二三十丸，米饮下。

丁香半夏丸

槟榔一两半　丁香　半夏各一两　细辛干姜　人参各半两

姜汁糊丸，服三十丸，姜汤下。

姜桂丸

南星　半夏　官桂各一两

糊丸，绿豆大，姜汤下五七十丸。

【理气之剂】

四七汤　治同六合。

半夏五两　茯苓四两　苏叶　厚朴各三两

姜枣煎。

三仙丸

南星　半夏　香附各五两

糊丸，姜汤下四十丸。

苏子降气汤

前胡　厚朴　陈皮　甘草　川归　桂各二两　苏子　半夏各五两

姜枣煎。

六合汤　治七情气郁，结成痰涎，状如破絮，或如梅核，咯不出，咽不下，呕逆恶心。

陈皮　半夏　茯苓　厚朴　香附　紫苏茎

等分，每服四钱，生姜三片，水煎服。

加味化痰丸

人参　白术　半夏制　茯苓　桔梗各一两　枳实　香附　前胡　甘草各半两

上为细末，用半夏末，姜汁糊丸，每服五十丸，白姜汤下。

二生汤　治胃冷有痰。

附子生，去皮脐　半夏生，各等分

每服四钱，水二盏，生姜十片，煎至七分，温服。加木香少许尤佳。

水玉汤　治眉棱骨痛不可忍，此痰厥也。

半夏制

每服三钱，姜十片，煎八分，食后温服。又宜服温胆汤。

仲景茯苓饮　治胸停水饮，吐水，气满不饮食。

白术　茯苓各一两　人参七钱半　陈皮　枳实各五钱

每服水二盅，生姜一钱，煎七分服。

又方　治痰饮，吐水无时节者，其源以饮冷过度，遂令脾胃气弱，食不消化，饮食入胃，则皆变冷水，反吐不停。

赤石脂一斤，捣筛，服方寸匕，酒饮任服，稍稍加至三钱匕。服尽一斤，终身不吐冷水，又不下利，补五脏，令人肥健。有人痰饮，服诸药不效，服此即瘥。

二贤散　此消痰饮之要药也。

陈皮二两　甘草半两

为末，每服二钱，沸汤下。

治一切痰方　陈皮一斤去穰，取红，净

外以甘、盐各四两，水五碗，慢火煮干，焙为末，白汤点服。

清健丸　治一切痰饮。

枳实　白术各二两　陈皮　半夏　南星　山楂各一两　白芥子　黄芩　苍术各一两半　川连　川归　砂仁各五钱

上为末，用神曲五两，为粉，取竹沥二碗，姜汁半盏，煮糊丸，梧子大，每服八九十丸，白汤送下。

竹沥达痰丸

半夏滚姜汤泡透，去皮脐，瓦上微火炒，二两　白茯苓去皮，二两　陈皮去白，二两　大黄酒浸透，晒干，二两　白术　黄芩酒炒，各三两　甘草炙　人参　青礞石各一两，捣碎，用焰硝一两，煅如金色　沉香五钱

上为细末，用竹沥一大碗半，生姜汁二盏，和匀入锅内，火熬一刻许，令熟，将前药和捣为稀酱样，瓷器盛，晒干，仍以竹沥姜汁如前法捣匀和，晒干，如此三次，仍前竹沥姜汁和丸，如小豆大。每服一百，食远，白米汤下。能运痰从大便出，不损元气，神妙，神妙。

半夏利膈丸　治风痰，头疼目眩，咽隔不利，涕唾稠黏，并治酒过停饮，呕逆恶心，胸胁引痛，腹内有声。

半夏汤泡，三两　白附子生用，二两　天南星生用，一两半　白术　茯苓去皮　白矾　人参去芦　滑石各一两　贝母一两

上为末，面糊丸，梧子大。每服三十丸，食后姜汤下。

八味丸　治脾虚不得克制肾水，多吐痰唾，而不咳者。

附子炮，去皮脐　桂心各一两　山茱萸肉　山药各四两　白茯苓　泽泻　牡丹皮各三两　怀熟地黄八两

上为末，蜜丸，梧子大。每服五十丸，

空心盐汤下。

叶氏分涎汤　治风痰留滞膈间，喘满恶心，涎唾不利。

橘红　人参　桔梗　枳实　半夏汤洗七次令软，每个切四片，用姜汁浸一夕　天南星去外皮，湿纸包，灰火煨香熟，取出各等分

姜十片，每服三钱，水一盏煎，食后服。

《指迷》茯苓丸　治中脘留伏痰饮，臂痛难举，手足不得转移。

半夏二两　茯苓一两　枳壳去穰，麸炒，五钱　风化硝二钱半

上为末，姜汁面糊丸，梧桐子大。每服三十丸，姜汤下。

辰砂祛痰丸　治酒食过多酸咸，作成痰饮，聚于胸中，凝则呕逆恶心；流则臂痛，头目昏眩，腰脚疼痛；深则左瘫右痪；浅则蹶然倒地。此药神效。

朱砂一两，水飞，一半入药，一半为衣半夏四两　生姜四两，与半夏制作饼，阴干陈皮　白矾生　荆芥各一两

为末，姜汁糊丸，梧桐子大。每食后服五十丸，姜汤吞下。忌动风动气物。

槟榔散　治胸膈停滞痰饮、腹中虚鸣，食不消化，时或呕逆。

杏仁去皮尖　旋覆花去枝梗　半夏汤洗七次　槟榔　桔梗去芦，炒　白术　干姜炮

橘红各一两　甘草炙　人参各半两

吴仙丹　《百一选方》。治痰饮上气，不思饮食，小便不利，头目昏眩。

吴茱萸汤泡　白茯苓各等分

上为末，蜜丸，梧子大。每服三十丸，滚汤温酒任下。

辰砂化痰丸　治风化痰，安神定志，利咽膈，清头目。

白矾枯　辰砂飞，各五钱　天南星炮，

一两　半夏洗，三两

上为末，以姜汁面糊丸，梧子大，辰砂为衣。每服二十丸，姜汤下。

防风丸　治风痰上攻，头痛恶心，项急，目旋眩晕，痰涎壅滞，昏愦。

天麻酒浸一夜　甘草炙　川芎各一两防风一两　朱砂五钱，为衣

上为末，面糊丸，梧子大。每服一钱，荆芥汤下。

控涎丹　一名妙应丸。凡人忽胸背、手脚、颈项、腰膝隐痛不可忍，连筋骨牵引钓痛，坐卧不宁，时时走易不定。俗医不晓，谓之走注，便用风药及针灸，皆无益。又疑是风毒结聚，欲作痈疽乱治，亦非也。此乃是痰涎伏在心膈上下，变疾状，或令人头痛不可举，或神思昏倦多睡，或饮食无味，痰唾稠黏，夜间喉中如锯声，口流唾涎，手脚重，腿冷痹，气不通。误认为瘫痪，亦非也。凡有此疾，但用是药，不过数服，其疾如失。

甘遂去心　紫大戟去皮　真白芥子各一两

上为末，煮糊丸，梧子大。晒干，临卧淡姜汤或滚水下五七丸至十丸，痰猛气实加丸数不妨，其效如神。

加减法：脚气加明松脂一钱，槟榔、木瓜各一两，卷柏半两。先以盐水煎半日，次日白水煮半日，同前药为丸，每服二十丸加至四五十丸，再服，下恶物立效。惊痰加朱砂、全蝎各二钱，每用八九丸，常与之，三五服去尽。酒痰加雄黄、全蝎各二钱，每服十丸。走注腰痛，加核桃三个，烧灰，每服三十丸，加至五十丸，温酒下。脚气走注，于前方内加吴茱萸。惊气成块者，加穿山甲、炒鳖甲、烧，各三钱，玄胡索、蓬术各四钱，每服五十丸，加至七

十丸。以利为度。肾痹痛加木鳖子，去壳，研，一两，桂半两。热痰加盆硝等分，每服三两丸。寒痰加胡椒、丁香、蝎、桂各等分。每服二十五丸。

茯苓半夏汤 治胃气虚弱，身重，有痰，恶心欲吐，风邪羁绊于脾胃之间，当先实脾胃。方在呕门。

御爱紫宸汤 解宿酒，呕哕恶心，痰唾，进饮食。

木香半两 檀香俱不见火 藿香 砂仁 葛花 茯苓 官桂各一两 陈皮 干葛 良姜 丁香不见火 炙甘草各二两

每服四钱，水煎，不拘时服。

柴胡半夏汤 治痰症，不敢见风，眼涩头痛。有痰，眼黑，恶心，兀兀欲吐，风来觉皮肉紧，手足重难举。居暖处有微汗便减，如见风即复作。一名补肝汤。

柴胡 苍术各一钱半 半夏二钱半 茯苓二钱 神曲炒 藁本各一钱 升麻五分

姜五片，水煎，食远服。

枇杷叶散 治痰逆，此药温胃思食。

青皮去穰，炒 草豆蔻各半两 前胡 枇杷叶 人参 半夏汤泡 茯苓去皮 大腹皮 白术 厚朴去粗皮、姜汁炒，各一两

姜三片，每服四钱，水煎，不拘时，热服。

清气化痰丸 治上焦痰火壅盛，或嗽或喘，烦热口干，胸膈痞闷。

天南星三两 半夏汤泡 黄连 黄芩各五两 茯苓 栝蒌仁去壳 杏仁去皮尖，各四两 陈皮 枳实麸炒，各六两 甘草二两

上为末，姜汁煮面糊丸，梧子大。每服七十丸，食后，姜汤下。

清气化痰丸 清利胸膈，顺气化痰，宽中健脾，消导饮食，治痰之圣药也。

半夏半斤 南星六两 栝蒌 黄连 紫

苏子炒 萝卜子炒 枳实麸炒 橘红 茯苓 山楂各四两 干姜生 香附子炒 甘草炙 黄芩各二两

上将南星切作十字块，半夏每个切作二块，皂荚六两，白矾三两，多用水将南星、半夏、皂荚、白矾一处浸三宿，煮南星透为度，只将南星、半夏晒干，同众药为末，水糊丸，梧子大。每服七八十丸，加至百丸，食远或临睡茶清下。

怔忡惊悸门

生生子曰：怔忡者，心中惕惕然动，不自安也。惊者从外而入，或耳闻异声，目击异物，惊而惧也。悸者，中心畏怯，动而怕惊也。怔忡止于心不自安，悸则心既动而又恐恐然畏惧，如人将捕之，惊而骇也。治怔忡之法，唯当益其心血，壮其神气。治惊悸则有诸经之证，当分别治之。治惊之法，《内经》曰：惊者平之。平，常也，使平日常见常闻，则何惊之有。张子和治卫德新之妻，被盗而惊，乃以平法治之，良愈。

黄帝曰：足阳明病，恶人与火，闻木音，则惕然而惊。钟鼓不为动，闻木音而动何也？岐伯曰：阳明者，胃也。胃者，土也，土恶木，故惊也。又曰：东方青色，入通于肝，其病发惊骇。脾移热于肝，则为惊衄，卧而惊者属肝，卧则血归于肝，今血不静，血不归肝，故惊悸于卧也。

仲景曰：食少饮多，水停心下，甚者则悸，微者短气。饮水多必心下悸。五饮停蓄，闭于中脘，最使人惊悸。痰饮惊悸，皆属于脾土。

东垣云：六脉俱大，按之空虚，必面赤善惊。上热乃手少阴心之脉也，此气盛

多而亡血，以甘寒镇坠之剂，泻火与气，以坠气浮；以甘辛温微苦，峻补其血，熟地、生地、柴胡、升麻、白芍、丹皮、川芎、黄芪之类，以防血溢上竭。甘寒镇坠之剂，谓丹砂之类。

丹溪云：怔忡大概属血虚与痰。有虑便动者属虚，时作时止，痰因火动。瘦人多是血虚，肥人多是痰饮。真觉心跳者，是血少，宜四物安神之类。又曰：病自惊而得者，惊则神不守舍，舍空得液则成痰也。血气入舍，则痰拒，其神不得归焉。控涎丹加辰砂、远志。

猪心血丸　治劳役心跳，大虚症。

归身　白芍　侧柏　川芎各五钱　陈皮　甘草　黄连各二钱　朱砂一钱

上用猪心血为丸。

温胆汤　治心胆虚怯，触事易惊，或梦寐不祥，遂致心惊胆慑，气郁生涎，涎与气搏，变生诸症，或短气悸乏，或自汗。此胆虚不能致脾，则脾之水饮作矣。

半夏　橘红　竹茹　枳实炒，各一两　甘草炙，一两　白茯苓一两半

每服五钱，姜五片，枣一枚，水一盏，煎七分，食前服。

仲景**半夏麻黄丸**　治心下悸。

半夏　麻黄等分为末

炼蜜丸，小豆大，饮服三丸。

镇心丸　治惊悸。

辰砂用黄松节油浸　龙齿用远志苗醋煮

上只取辰砂、龙齿等分，为末，猪心血为丸，芡实大，每服一丸，以麦门冬叶、绿豆、灯心、白蜜水煎，豆熟为度，临卧汤下，小儿磨化半丸，量岁数与之。

密陀僧散　治惊气入心络，不能语者。昔有为狼及大蛇所惊，皆服此而安。

密陀僧研极细末，茶调下一钱匕，服即愈。

寒水石散　治因惊心气不行，郁而生涎，结为饮，遂为大疾松悸，少遇惊则发，尤宜服之。

寒水石煅　滑石飞　生甘草各等分

为末，每服二钱，热则新汲水下，怯寒则姜枣汤下。加龙脑少许尤佳。

定志丸　心气不足，惊悸恐怯。

石菖蒲炒　远志去心　茯苓各二两　人参一两　辰砂五钱为衣

为末，蜜丸，梧子大，每服五十丸，米汤下。

安神镇心丸　治惊悸，消风痰。

石菖蒲　远志　人参　茯神　川芎　山药　麦门冬　铁粉　天麻　半夏　南星　茯苓各一两　细辛　辰砂各五钱

上为末，生姜五两，取汁，入水煮糊为丸，绿豆大，另以朱砂为衣。每服二十五丸，夜卧生姜汤下，小儿减半。

茯苓丸　治惊悸。方在癫门。

东垣**羌活胜湿汤**　治卧而多惊悸，多魇冒，邪在少阳厥阴也，加柴胡五分。如淋加泽泻五分。此下焦风寒，二经合病也。经曰：肺肾之病同一治，为俱在下焦，非风药行经不可也。

羌活　独活　防风　藁本各一钱　蔓荆子三分　川芎二分　甘草炙，五分

水二盅，煎服。

东垣**朱砂安神丸**　治外物所惊，宜镇平之。

黄连一钱半　甘草炙　当归　生地各五分　朱砂一钱，飞

上为细末，浸蒸饼为丸，黍米大，朱砂为衣，每服十五丸，食后，津唾咽下。一方当归、地黄各一钱。

心澹澹动

《纲目》云：澹澹因痰动也。心澹澹动者，谓不怕惊而心自动也。惊恐，亦曰心中澹澹，恐谓怕惊而心亦动也。

其澹澹自动之病，属二经，一属厥阴心主。经曰：心主手厥阴之脉，是动则病，心中澹澹大动，面赤目黄，喜笑不休，视盛虚寒热，陷下取之，是刺灸之法也。又曰：太阳司天，寒淫所胜，病心澹澹大动，胸胁胃脘不安，治以甘热，是运气之寒伤心主也。其二属少阴病。经云：一阳发病，少气善咳，善噫，其传为心掣是也。

怒

怒在阴阳，为阴遏而不得伸也。经云：阴出之阳则怒。又云：血并于上，气并于下，心烦冤善怒。东垣云：多怒者，风热陷于地是也。

怒属肝胆。经云：在脏为肝，在志为怒。又云：肝藏血，血有余则怒。又云：胆为怒。

丹溪治怒方

香附末六两　甘草末一两

上和匀，每服五钱，白汤调下。

运气：怒皆属木太过。《内经》曰：阳气者，大怒则形气绝，而血菀于上，使人薄厥。又云：暴怒伤阳，怒则气逆，甚则呕血及飧泄是也。

生生子曰：面青善怒，亦是肝气太过，当益肺金以制之。毋徒平木，此五行胜复之理。用药之法，亦当要识此意，不然，必不能杜根也。

善太息

运气：善太息，皆属燥邪伤胆。经云：

阳明在泉，燥淫所胜，病善太息。又云：阳明之胜，太息呕苦。又云：少阴司天，地乃燥，凄怆数至，胁痛善太息是也。

《内经》善太息，皆取心、胆二经。岐伯曰：思忧则心系急，心系急则气道约，约则不利，故太息以出之。又曰：胆病者善太息，口苦，呕宿汁，视足少阳脉之陷下者，灸之。

徐仲子士伟曰：家君肆业过劳，场屋屡北，志坚不懈，吐衄盈盆，虚羸骨立，夜卧合睫则梦争斗，转斗转负，恐畏之态，无可名状。呼号之声，轰然若雷，而不能腾出于口。家人侍睡者，莫不缩首伸舌，如是者十年所矣。每五七夜必一发，过劳则连发，发尤猛。历访师友，多作心血不足，治唯补心安神。补心安神药投之漠如也，终不识为何症。扣心苦思，思每达旦，更几寒暑矣。一日，偶观《素问·脏气法时论篇》有曰：肝病令人善怒，虚则目䀮䀮无所见，耳无所闻，善恐，如人将捕之。恍然惊悟，乃知为魂游症也。何言之？夫夜卧属气于肝，肝主藏血藏魂者，作文既苦，衄血过度，则魂失养，唯是效睫若魇，则梦争斗，肝虚则胆怯，故多负多恐也。非峻补不奏功。又思草木之剂，不堪任重，乃以鹿角胶三钱，侵晨酒溶服。五日而睡卧安，半月而肌肉生，一月而神气完，始能出户。厥后每见血症虚惫者，崩中眩晕者，投前剂莫不响应。夫人徒知鹿角胶补虚之功胜于参、芪，而不知鹿角可以峻补肝血，盖血盛而魂自安也。

恐

生生子曰：恐与惊悸相似，实非惊悸也。张子和云：惊者为自不知，恐者为自知故也。盖惊者闻响即惊，恐者心中恍恍然，自知如人将捕之状，及不能独自坐卧，必须人为伴侣，方不恐惧。或夜必用灯照，无灯烛亦恐惧者是也。

脏腑恐有四：一曰肾。经云：在脏为肾，在志为恐。又云：精气并于肾则恐是也。二曰肝胆。经云：肝藏血，血不足则恐。戴人曰：胆者敢也，惊怕则胆伤矣。盖肝胆实，则怒而勇敢，肝胆虚，则善怒而不敢也。三曰胃。经云：胃为恐。四曰心。经云：心怵惕、思虑则伤神，伤神则恐惧自失。

周本心年六十岁，形气俱实，因大怒，正月间染病，心不自安，如人将捕之状，夜卧亦不安。两年后，欲饮，以人参、白术、当归身为君，陈皮为佐，加盐炒黄柏、炙玄参各少许，煎服月余而安。

经云：恐伤肾。丹溪用盐炒黄柏、炙玄参，引参、归等药入补肾足少阴络也。

治胆虚常多畏恐，不能独卧，如人捕之状，头目不利。

人参　枳壳　桂心　甘菊　茯神　五味子　山茱萸　枸杞子各三分　柏子仁　熟地黄各一两

上为末，每服二钱，温酒调服。

治胆虚冷，目眩头疼，心神恐畏，不能独处，胸中满闷。

茯神一两　枳壳半两　远志　防风　细辛　白术　人参　前胡　桂心　甘菊　熟地黄各三分

上为末，每服三钱，水一盏，姜三片，煎六分，温服，不拘老幼，皆可服。

治胆虚目暗，喉痛，数唾，眼目眩冒，五色所障，梦见被人争讼，恐惧，面色变者，**补胆防风汤**。

防风一钱　细辛　川芎　茯苓　甘草　独活　前胡各八分　人参七分

枣二枚，水煎，食前服。

运气：善恐皆属肝木虚。经云：木不及曰委和。委和之纪，其病淫动注恐是也。

生生子曰：经云，恐伤肾。予在苕，见一友人与一女子私合，正值阳败之际，为人惊破，恐惧走归，精流不止而毙。又观六十家小说载一女子与一少年，亦如上故事。特揭附此，以为好色伤生者之戒。

善　悲

《内经》云：在脏为肺，在志为悲。又云：精气并于肺则悲是也。肺虚补母。仲景云：妇人脏躁，喜悲伤欲哭，象如鬼神所附，数欠伸。**甘麦大枣汤**主之。

甘草三两　小麦一升　大枣十枚

水六升，煮三升，分三服。亦补脾气。

许学士治一妇人，数次无故悲泣不止，或谓之有祟，祈禳请祷备至，终不应。予忽忆《金匮》有一证云：妇人脏躁悲伤欲哭，象如鬼神灵，数欠伸者，宜甘麦大枣汤。予急令治药，尽剂而愈。古人识病制方种种，绝妙如此。

运气云：悲证皆属寒水攻心。经云：火不及曰伏明。伏明之纪，其病昏惑悲忘，从水化也。又云：太阳司天，寒气下临，心气上从，喜悲数欠。又云：太阳司天，寒淫所胜，善悲时眩仆。又云：太阳之复，甚则入心，善忘善悲，治以诸热是也。

妊娠善悲：《纲目》述管先生，治一妊娠四五个月，脏躁悲伤。遇昼则惨感泪下，数欠象若神灵，如有所凭，医与巫皆无所益，与仲景大枣汤一投而愈。

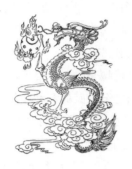

赤水玄珠　第八卷

咳　嗽　门

脏腑皆有咳

黄帝问曰：肺之令人咳何也？岐伯对曰：五脏六腑皆令人咳，非独肺也。帝曰：愿闻其状。岐伯曰：皮毛者，肺之合也，皮毛先受邪气，邪气以从其合也。此邪从外受之，王注云：邪谓寒气。其寒饮食入胃，从肺脉上至于肺则肺寒寒邪从外受也。肺寒则外内合邪因而客之，则为肺咳。所谓肺先受邪也。五脏各以其时受病。王注云：时谓正月也。非其时各传以与之。人与天地相参，故五脏各以治时，感于寒则受病。微则为咳，甚则为泄为痛。乘秋则肺先受邪，乘春则肝先受之，乘夏则心先受之，乘至阴则脾先受之，乘冬则肾先受之。帝曰：何以异之？岐伯曰：肺咳之状，咳而喘息有音，甚则唾血。取太渊穴也。心咳之状，咳则心痛，喉中介介如梗状，甚则咽肿喉痹。取大陵穴也。肝咳之状，咳则两胁下痛，甚则不可以转，转则两胠下满。取太冲穴也。脾咳之状，咳则右胁下痛，阴阴引肩背，甚则不可以动，动则咳剧。取太白穴也。肾咳之状，咳则腰背相引而痛，甚则咳涎。取太溪穴也。帝曰：

六腑之咳奈何？安所受病？岐伯曰：五脏之久咳，乃移于腑。脾咳不已，则胃受之。胃咳之状，咳而呕，呕甚则长虫出。取三里穴也。肝咳不已，则胆受之，胆咳之状，咳呕胆汁。取阳陵泉穴也。肺咳不已，则大肠受之，大肠咳状，咳而遗屎。取巨虚上廉也。心咳不已，则小肠受之。小肠咳状，咳而矢气，气与咳俱矢。取巨虚下廉也。肾咳不已，则膀胱受之。膀胱咳状，咳而遗尿。取委中穴也。久咳不已，则三焦受之。三焦咳状，咳而腹满不欲食饮，此皆聚于胃，关于肺，使人多涕唾而面浮肿气逆也。取支沟穴。帝曰：治之奈何？岐伯曰：治脏者治其俞，治腑者治其合，浮肿者治其经。见咳论。

【按】《素问》曰：咳嗽烦冤者，是肾气之逆也。《示从容论篇》。一阳发病，少气善咳善泄。夏肿不及，则令人上见咳唾，下为气泄。

凡咳嗽面赤，胸腹胁常热，唯于足乍有凉时，其脉洪者，热痰在胸膈也。宜小陷胸汤、礞石丸之类，清膈降痰。甚而不已者，宜吐下其痰热也。面目悲嚏，或胁急胀痛，或脉沉弦细迟而咳者，寒饮在胸腹也。宜辛热去之。

【脉治】

《脉经》曰：关上脉微为咳，脉紧者

肺寒，双弦者寒。咳而脉弦涩为少血。浮紧者虚寒。脉细伤湿。脉浮而缓伤风。数则为热，沉数者里热。脉弦为水，偏弦为饮。洪滑多痰。脉沉为留饮。肺脉微急，为咳而唾血。咳脉浮直者生，浮软者生。

【咳证死脉】

咳而脉紧者。咳而羸瘦脉形坚大者。肌瘦下脱形热不去。咳而脱形发热，脉小坚急者。咳而呕，腹胀且泄，其脉弦急者，皆死不治。

仲景曰：人嗽十年，其脉弱者可治，实大数者死。其脉虚者，必苦冒，其人本有支饮在胸中故也，治属饮家。上气面浮肿，肩息，其脉浮大不治，又加利尤甚。脉浮短者，其人肺伤，诸气微少，不过一年死，法当嗽也。咳嗽羸瘦，脉形坚大者死。咳而脱形，身热，脉小坚急以疾，是逆也，不过十五日死。全文见诊。

论咳与嗽本一证

子和云：《内经·阴阳应象论》云：秋伤于湿，冬生咳嗽。《五脏生成篇》云：咳嗽上气。《诊要经终篇》云：春刺秋分，环为咳嗽。《示从容篇》云：咳嗽烦冤者，肾气之逆也。此四篇中连言咳嗽。其余篇中止言咳而不言嗽。如《生气通天论》云：秋伤于湿，上逆而咳。与《大象论》文义同，而无嗽字，乃知咳即嗽明矣。

【谨按】咳与嗽本两字义，《内经》已作一证连言之。愚详大抵咳者气动也，阳也。嗽者兼血也，阴也。况是证其本虽殊，其标则一，故世俗不以为疑。唯洁古发《内经》微旨，其义见下。

《病机机要》云：咳谓无痰而有声，肺气伤而不清也。嗽谓无声而有痰，脾湿动而为痰也。咳嗽谓有声有痰也。因伤肺气，动于脾湿而然也。夏月嗽而发热者，谓之热嗽，小柴胡四两加石膏一两，知母半两；冬月嗽而发寒热，谓之寒嗽，小青龙加杏仁服之。蜜煎生煎汤，蜜煎橘皮汤，烧生姜胡桃，皆治无痰而嗽者。此乃大例。更当随时随证加减之。痰而能食者，大承气微下之；痰而不能食者，厚朴汤主之。

论嗽分六气无热无寒

子和因《素问》言皮毛者肺之合也，邪因而客之，则为肺咳。后人见是断嗽，然可以辨其六者之状。

风乘肺者，日夜无度，汗出头痛，痰涎不利。热乘肺者，急喘而嗽，面赤，潮热，手足寒，乳子亦每多有之。

火乘肺者，咳喘上壅，涕唾出血，甚者，七窍血溢。

燥乘肺者，气壅不利，百节内痛，头面汗出，寒热往来，皮肤干燥，细疮燥痒，大便秘涩，涕唾稠黏。

寒乘肺者，或因形寒饮冷，冬月卧湿地，或冒冷风寒，秋冬水冷中感之。嗽急而喘。此非六气之云乎。

论湿痰生嗽

洁古曰：嗽者秋伤于湿积于脾。经曰：秋伤于湿，冬必咳嗽。大抵素秋之气，宜清而肃，反动之，则气必上冲而为咳嗽。甚则动于湿而为痰也。是知脾无留湿，虽伤肺气，不为痰也。有痰者，寒少热多，各随五脏而治之。假令湿在肝经，谓之风痰也。湿在心经，谓之热痰。湿在脾经，谓之湿痰。湿在肺经，谓之气痰。湿在肾经，谓之寒痰。宜随证而治之。咳而无痰者，以辛甘润其肺。咳而嗽者，治痰为先，故以南星、半夏胜其痰，而嗽自愈；枳壳、陈皮利其气，而痰自下。

刘宗厚曰：按此论咳因湿在于经，致痰为咳，五脏亦皆有之，可谓《内经》之秘矣。然至气郁津液不降，或停水饮所致，或肾气虚弱，火炎水涸，津液涌而为痰涎于上，此气饮及真脏为病，非诸经留湿致病也。故易老云：半夏止能泄痰之标，而不能治痰之本是矣。

丹溪曰：咳嗽有风寒，有火，有痰，有劳，有肺胀。风寒者，鼻塞声重，恶寒是也，宜发散行痰。又有声哑及喘嗽，遇冬则发，皆为寒包热也，解表则热自除。感冷则嗽，膈上有痰也，宜解表豁痰。火者，有声、痰少、面赤是也。劳者盗汗出，兼痰多吐红，作寒热是也，宜补阴清金。痰者嗽动便有痰出，痰出嗽止是也，主豁痰。肺胀者，动则喘满，气急，声重者是也，宜收敛。此因火伤极，遂成抑遏胀满。肺胀，抑遏不得眠者难治。

饮水一二口而暂止者，热嗽也。呷热汤而暂停者，冷嗽也。热嗽以小柴胡汤，冷嗽理中汤，并加五味子。

又有先因伤湿伤寒，解利不尽，病虽退，然饮食减少，不生肌肉，身倦无力，稍劳则体热酸痛，状如劳症，但不吐血，不发潮热，经二三年，此是余毒伏在经络。其脉弦，再发则愈。

又有咳而不思食饮，此皆痰聚于胃，关于肺，令人多涕唾而面浮肿，此气逆也。谓气上逆，肺壅而不下，治以异功白术散。

治嗽最要分肺虚实。新嗽挟虚者，可用人参。风寒邪盛，及久嗽热郁者，切不可用。五味子亦然。

凡饮酒后嗽甚者，热嗽也。饮酒后嗽减者，寒嗽也。涎稠黄者为热，青白者为寒。

凡嗽，春是春升之气，或外感；夏是火炎上，最重；秋是温热伤肺；冬是风寒外束也。

丹溪曰：上半日嗽多，属胃中有火，用贝母、石膏降胃火。午后嗽多，属阴虚，必用四物汤加知母、炒柏，先降其火。黄昏嗽多，此火气浮于肺，不宜用凉药，宜五倍子敛而降之。

治嗽药大概多用生姜，以其辛散也。咳逆非蛤粉、青黛、瓜蒌、贝母不除。有痰者加痰药。用药发散之后，必以半夏逐其痰，庶不再来，治嗽多用粟壳不必疑，但要先去病根，此收后药也。

夫咳之为病，有一咳则出痰者，脾胜湿而痰滑也。有连咳十数声不出痰者，肺燥胜痰湿也。滑者宜南星、半夏、皂角灰之属，燥其脾。若利气之剂，所当忌也。涩者宜枳壳、紫苏、杏仁之属，利其肺。若燥肺之剂，所当忌也。

咳嗽口燥咽干有痰，不用半夏，用瓜蒌、贝母。饮水者，不用瓜蒌，恐滞膈不快。

干 咳 嗽

干咳嗽者，无痰出，而咳咳连声者是也。此本于气涩，涩之微者，咳十数声方有痰出，涩之甚者，虽咳十数声亦无痰出。

丹溪云：干咳嗽极难治，此系火郁之症，痰郁火邪在中，以苦桔梗开之，下用补阴药。不已即成劳，倒仓法好。此不得志者有之，宜用补阴方，四物汤加竹沥、炒柏之类。

阴虚咳嗽，四物汤加竹沥、姜汁主之。阴分嗽者，多属阴虚，治用知母，勿用生姜，以其辛散故也。肺虚嗽，此好色肾虚者有之，人参膏，以陈皮、生姜佐之。

干咳嗽，前治燥条，杏仁、青黛、贝

母、瓜蒌等润剂皆可用。《本事》补肺法：

生地黄洗净二斤　杏仁二两　生姜　蜜各四两

上捣如泥，入瓦盆中，置饭上蒸五七度，每五更挑三匙咽下。

一中年妇人干咳，寸脉滑动似豆状，余皆散大不浮，左大于右。每五更躁热有汗，但怒气则甚。与桔梗不开，诸药无效。遂以石膏、香附为君，芩、连、青黛、瓜蒌仁、陈皮、黄柏、归、桔梗为臣，五味、砂仁、川芎、紫菀佐之，凡二十余帖而安。

【治咳嗽疏表之剂】

仲景厚朴麻黄汤　咳而脉浮者。

厚朴五两　麻黄四两　石膏二两　杏仁半升　半夏半升　干姜二两　细辛二两　小麦一升　五味子半升

上以水一斗三升，先煮小麦熟，去渣，纳诸药，煮取三升，温服一升，一日三服。

三拗汤　治咳嗽，感冒风寒，鼻塞声重。方在伤风门。

败毒散　治痰嗽，身热，鼻塞。方在瘟疫门。

华盖散　治感寒而嗽，胸满声重。

苏子　陈皮　赤茯苓　桑白皮　麻黄各一两　炙甘草五钱

每服八钱，入姜，水煎服。

橘苏散　治伤风，咳嗽，身热有汗。

陈皮　苏叶　杏仁　五味子　半夏桑白皮炒　贝母　白术各钱半　甘草六分

姜三片，水煎。

神术散　治四时瘟疫，发热恶寒，及伤寒咳嗽。

苍术五两　白芷　细辛　羌活　川芎炙甘草各一两

每服五钱，姜三片，葱白三寸，水煎服。若伤风鼻塞，可为末，以葱茶调下。

金佛草散　治感寒咳嗽，发热，恶寒，无汗。

荆芥四两　麻黄去节　前胡各三钱　炙甘草　赤芍药　半夏各一钱　旋覆花三钱

分二服，每姜三片，水煎服。

橘皮汤　治冷嗽。

陈皮　紫菀　麻黄　当归　杏仁　炙甘草　黄芩各二钱

分二服，水煎服。

【治暑嗽之剂】

白术汤　治咳而脉细。

白术　白茯苓　半夏

各等分，每服一两，水一盏半，姜三片，煎调神曲末二钱。一方加黄芩。

白术木香散　喘嗽肿满，欲变水气者。

白术　猪苓　甘草　泽泻　木香　槟榔各三两　陈皮二两　桂枝二钱　滑石

上为末，每服五钱，入姜煎。

《机要》咳气丸　咳久痰喘，肺气浮肿。

陈皮　青皮　槟榔　木香　杏仁　郁李仁　茯苓　泽泻　当归　马兜铃　苦葶苈各三钱　人参　防己各五钱　牵牛头末，一两半

上为末，姜汁糊丸，梧子大。每服三十丸至六十丸，白汤下。

大橘皮汤　感湿面肿上喘。

滑石九钱　炙甘草　木香　槟榔各一钱半　陈皮三钱

上分二帖，水煎服。

【治燥嗽之剂】

《千金》五味子汤　治咳嗽不已，皮肤干燥，唾中有血，胸胁疼痛。

五味子　桔梗　紫菀　甘草　续断各二钱　竹茹三钱　赤小豆一撮　生地　桑白皮各五钱

作二帖，水煎服。

冲和神功丸

大黄煨　诃子　麻子仁　人参

上为末，入麻仁，研匀，加炼蜜为丸，梧子大。每五十丸，温水下。

【按】丹溪曰：诃子治肺气因火伤极，遂郁遏胀满，取其味酸苦，有收敛降火之功，若佐以海粉、香附、瓜蒌、青黛、半夏曲治嗽，非止涩之药也。

杨文治痰嗽利胸膈方

大瓜蒌去子，洗净，搥破，刮皮，细切，焙干。半夏四十九颗。汤洗十遍，搥碎，焙干，为末。以洗瓜蒌实热水并穰，同熬成膏，为丸，梧子大，生姜汤下二十丸。

《衍义》云：有妇人患肺热久嗽，身如炙，肌瘦，将成肺痨。以枇杷叶、木通、款冬花、紫菀、杏仁、桑皮各等分，大黄减半，各如常制，蜜丸，樱桃大，食后、夜卧含化一丸，未终剂而愈。

丹溪润肺散

贝母一两　瓜蒌五钱　青黛五钱

为末，姜汁蜜调成膏，嚼化下。

抑痰丸

瓜蒌仁一两　半夏曲二钱　贝母三钱

为末，炊饼丸，麻子大。

海蛤丸　咳逆上气，痰饮心痛。

海蛤烧，为粉　瓜蒌仁带穰同研

和匀为丸，麻子大，白汤下。

杏仁煎　哮嗽寒热，嗽多喜少，面色不润，食少，脉弦紧。

杏仁去皮尖，一两

用童便浸，一日一换，夏月一日三换，浸半月，取出洗净，焙干，研令极细，每服一枣大，用薄荷一叶，白蜜少许，水一盏，煎。食后服，甚不过二剂，永瘥。

丹溪肺郁痰嗽，睡不安者，**清化丸**。

贝母　杏仁

上为末，砂糖入姜汁，蒸饼丸，嚼化。

润下丸　治气实有痰。又治积气，并大肠经气滞痰嗽。

陈皮去白，六两　甘草一两　食盐五钱

上以水拌，焙干，为末，蒸饼丸，如梧子大，或为末。白汤点服，立效。

治肺燥痰多

炼蜜一斤　北五味四两

上用五味入蜜内，浸十日后，临卧挑一匙于口内，徐徐咽下，润肺消痰。

玉液散　治久近喘嗽口渴。

天花粉　知母　贝母各一两　人参甘草各五钱

上为末，每服二钱，先熔下黄蜡二钱，同入米饮中，调下。

【治火热之剂】

丹溪云：火嗽宜清金化痰丸。清化丸与清金丸同用，专治热嗽及咽痛。盖苦能燥湿热，轻能治上。取灯笼草叶，为细末，蒸饼为丸，每服五十丸。清金丸一名与点丸，去肺火，降膈上热痰，与清化丸同用。黄芩一味炒为末，水丸服。

痰因火动，逆上作嗽者，先治火，次治痰。用知母止嗽，清肺金，滋阴降火。火郁嗽，用诃子、海石、瓜蒌仁、青黛、半夏曲、香附以开之。喘嗽不拘老幼久近，上壅善嗽等疾，槐花为末，滴水丸，如梧子大，白汤或姜汤吞。

栀子仁汤　发热咳嗽，烦躁面赤，咽痛。

栀子仁　赤芍　大青　知母各一钱升麻　黄芩　石膏　杏仁各二钱　柴胡二钱半　甘草二钱

豉百粒，水煎服。

麦门冬汤　火热乘肺，咳唾有血。方见血门。

仲景加减小柴胡汤　咳而寒热往来。洁古治夏月嗽发寒热，以此三两，入石膏七钱、知母三钱。

柴胡　半夏　黄芩　甘草　干姜　五味子

水煎服。

地骨皮散

知母　柴胡　甘草　人参　地骨皮　茯苓　半夏

姜三片，水煎服。

王节斋治咳嗽活套

杏仁去皮尖　橘红七分　五味子　桔梗　炙甘草各五分

春多上升之气，宜润肺抑肝，加川芎、芍药各一钱，半夏、门冬、黄芩、知母各五分。若伤风致咳，鼻流清涕，宜辛凉解散，加防风、薄荷、紫苏、黄芩。

夏多火热炎上最重，宜清金降火，加桑白皮、知母、黄芩、麦冬、石膏。

秋多湿热伤肺，宜清热泻湿，加苍术、桑白皮各一钱，防风、黄芩、山栀子炒。

冬多风寒外感，宜解表行痰，加麻黄、桂枝、半夏、生干姜、防风各一钱。肺经素有热，再加酒炒黄芩、知母各五分。若发热头疼，鼻塞声重，再加藁本、川芎、前胡、柴胡各一钱。

若有痰加半夏、枳壳。风痰加南星。湿痰脾困少食，加白术、苍术。口燥咽干，勿用半夏、南星，宜加知母蜜水炒，贝母、黄芩、瓜蒌仁。

若痰积、食积作咳嗽者，用香附、瓜蒌仁、贝母、海石、青黛、半夏曲、软石膏、山楂子、枳实、黄连姜汁炒，为末，

蜜调噙化。

因咳而有痰者，咳为重，主治在肺。因痰而致咳者，痰为重，主治在脾。设是食积痰，或痰气上升以致咳嗽，只治其痰，消其积，而咳自止，不必用肺药以治咳也。

热嗽咽喉干痛，鼻出热气，其痰嗽而难出，色黄且浓，或带血缕，或出血腥臭，或坚如蚬肉。不似风寒之嗽痰清而白，宜金佛草散，仍以辰砂化痰丸，或薄荷煎八风丹含化。热嗽于金佛草散中加五味、杏仁、茯苓。

有热嗽咽痛失声，服冷药而声愈哑者，宜以生姜汁调消风散，少少进之，或只一味姜汁亦得，冷热嗽后失音者尤宜。嗽而失声者，非独热嗽有之，宜审其症用药，佐以橄榄丸含化，仍浓煎独味枇杷叶热服。

有嗽而吐痰与食俱出者，此盖饮食致肝气不利，而肺又有客邪。肝浊道，肺清道，清浊相干，宜二陈汤加木香、杏仁、细辛、枳壳。

有饮冷热酒，或饮冷水伤肺致嗽，俗谓之凑肺，宜紫菀饮。

痨嗽者，所嗽之痰，或淡，或浓，或时有血腥异常，语声不出。补肺汤半帖，加杏仁、贝母、款花、阿胶、百合各五分，煎，去渣，调钟乳粉。咽痛者更加桔梗五分。热甚者加秦艽五分。呕者，去地黄，加半夏如其数。

时行嗽，发热恶寒，头痛鼻塞，气急，用参苏饮加细辛。

【治寒痰嗽剂】

东垣曰：咳嗽，脉弦微、面白者，寒也。《难经》云：肺金太过，则外症面白，善嚏，悲愁不乐，欲哭；其内症喘咳，上喝，逆气，烦心，胸满，烦热，夜则涕出多嚏，鼻塞不通，肺金大实，以子助母也。

心、脾、肺皆受寒邪，涎出口甘，水反侮土，寡于畏也。腹中大寒，病名曰寒中。痰白有泡，肺中气虚，而为大寒，子助母也。当于肺中泻肾水，非辛热之药不退也。口甘涎沫者，胃中寒而不和，以辛甘热去之。饮酒者，多有此反化。

半夏温肺汤 治心腹中脘痰水冷气，心下汪洋嘈杂，常多唾，口中清水自出，胁肋急，胀痛不欲食，此胃气虚冷所致，其脉沉弦细迟。

旋覆花 人参 细辛 桂心 甘草 陈皮 桔梗 芍药 半夏各五钱 赤茯苓三钱

上每服六钱，姜三片，水煎服。

丁香半夏丸 心下停饮冷痰，头目眩晕，睡卧口中多涎。

槟榔三钱 丁香 半夏各一两 细辛 丁姜 人参各五钱

上为末，生姜汁为丸，梧子大，每服三十丸，日三次，姜汤下。

姜桂丸 治寒痰咳嗽，脉沉，面色鳖黑，小便急痛，足寒而逆，心多恐怖。

天南星 半夏各一两 官桂一两，去粗皮

上为末，蒸饼为丸，如桐子大。每服五七十丸，食后生姜汤下。

治嗽加减法：如心下痞闷，加枳实五钱。如身热甚，加黄连五钱。如体重，加茯苓、白术各一两。如气上逆者，加苦葶苈五钱。如气促，加人参、桔梗各五钱。如气浮肿，加郁李仁、杏仁各五钱。如大便秘，加大黄五钱。

【治气嗽之剂】

罗太无人参款花散 肺胃虚寒，久嗽不已，咽膈满闷，咳嗽痰涎，呕逆恶心，腹胁胀满，腰背倦疼，或虚劳冷嗽，及远年近日一切嗽病。

款冬花 人参 五味子 紫菀 杏仁八钱 木香 槟榔 紫苏叶 桑白皮各一两 半夏五钱

上炼蜜为丸，如芡实大，每服一丸，食后细嚼，淡姜汤下。

治痰壅气嗽，群药不成功者。

大半夏五十枚 橘红十枚

作一帖，水二盏，煎至一盏，不可搅动，恐麻人，食后连进三帖，立效。其名半橘汤。

苏子降气汤 气逆咳嗽，胸膈痞满。

有人患气嗽，将期，或教以橘红、生姜焙干，神曲等分，为末，丸如梧子大。食后及夜，米饮吞三五十丸。旧患膀胱气，因服此并瘳。

《局方》四七汤 治咳而痰涎在咽喉间不下。

东垣**加减三奇汤** 咳逆上气，喘促，胸膈不利。

桔梗 陈皮 甘草 青皮 人参 紫苏 桑白皮各五钱 半夏七钱 杏仁二钱 五味子四钱

上每服六七钱，入姜煎服。

经验方 治久嗽气嗽。

生诃子一枚，含之咽津，频咽之瘥。瘥后不知食味，煎槟榔汤服之便知。

【滋阴之剂】

琼玉膏 虚劳喘嗽，气促，发热。

金匮肾气丸 治肾虚不能摄水，津液不降，致成痰饮，咳逆，潮热，盗汗。方见虚损门。

补肺汤 治劳嗽。

桑白皮 熟地黄各二两 人参 紫菀 黄芪 五味子各一两

上每服四钱，水煎，入蜜少许服。

治老人虚嗽久不愈者

人参一两　胡桃肉　杏仁各五钱　五味子五钱　枣五枚

上作一服，水煎，食后。连三服即愈。

黄芪劫劳散　治心肾俱劳，咳嗽，时复三两声，无痰，夜则发热，热过即冷，时有盗汗，四肢倦怠，体劣黄瘦，饮食减少，唾中有血丝，名曰肺痿。

白芍药四两　黄芪　粉草　人参　半夏　熟地　茯苓　北五味子　归身　阿胶各两半

上每服八钱，姜三片，枣二枚，水煎服，一日三两服。

紫菀汤　饮食煎煿，邪热伤肺，或叫呼走气，咳嗽咽痒，痰多吐血，喘急，胸满，胁痛。

紫菀　款花　百合　杏仁　贝母　蒲黄　半夏　经霜桑叶　犀角屑　炙甘草　人参各七分　阿胶一钱半

分二帖，姜三片，水煎服。

天门冬丸　咯血吐血，大能润肺止嗽。

天门冬一两　杏仁　茯苓　阿胶各五钱

上为末，炼蜜丸，如弹子大。日夜噙化三五丸。一方有茯苓。

润脾膏　治劳证久嗽，肺燥，肺痿，时常服。

羊肺一具　杏仁　柿霜　真酥　真粉各一两　白蜜二两

上先将羊肺洗净，次将杏仁膏、柿霜等白蜜水解薄，打搅五味稀稠得所，灌入肺中，白水煮熟，如常服之。

团参饮子　七情抑郁，饥饱失节，咳嗽脓血，渐成肺痿劳瘵。

人参　紫菀茸　阿胶　百合　细辛　款花　杏仁　天冬　半夏　经霜桑叶　五味子各一两　炙甘草五钱

每服六钱，姜五片，水煎服。

地黄煎　治肺损吐血、嗽血。

生地黄四两　鹿角胶炒，一两

上为末，每服三钱，童便一盏，暖热，入姜汁少许，调下。无鹿角胶，阿胶亦可。

古方**紫菀散**

紫菀　款冬花各五钱　百部二钱半

上为末，乌梅汤点服，姜汤亦可。如嗽加五味子。喘加杏仁。渴加乌梅。气逆加橘红。头疼加细辛三钱、甘草三钱。气脱者加御米壳，蜜炒，粗末，水煎服。

【脏腑咳剂】

小柴胡汤　治肝脏发咳，两胁下痛，甚则不可以转，转则两胁下满。方见前热嗽条。

黄芩加半夏生姜汤　治胆腑发咳，呕苦水若胆汁。

黄芩　生姜各三钱　炙甘草　芍药各二钱　大枣二枚　半夏半合

上㕮咀，水煎服。

甘桔汤　治心脏发咳，咳而喉中如梗状，甚则咽肿喉痹。方在前。

芍药甘草汤　小肠腑发咳，咳而矢气。

芍药　炙甘草各四钱

水煎服。

升麻饮　脾脏发咳，咳而右胁下痛，痛引肩背，甚则不可以动。

升麻　白芍　甘草各二钱　葛根三钱

水煎服。

乌梅丸　治胃腑发咳，咳而呕，呕甚则长虫出。方在虫门。

麻黄汤　肺脏发咳，咳而喘息有声，甚则唾血。

麻黄三钱　桂枝二钱　甘草一钱　杏仁二十枚

水煎服。

赤石脂禹余粮汤 大肠腑发咳，咳而遗尿。

赤石脂　禹余粮各二两，碎

水煎服。

麻黄附子细辛汤 肾脏发咳，咳则腰背相引而痛，甚则咳涎。

麻黄　细辛各一钱　附子一钱

水煎服。

茯苓甘草汤 膀胱腑发咳，咳而遗尿。

茯苓二钱　桂枝二钱半　生姜五大片

炙甘草一钱

水煎服。

异功散 久咳不已，三焦受之。其状咳而腹满，不欲饮食，此皆聚于胃，干于肺。使人多涕唾而面浮肿，气逆。

人参　茯苓　白术　甘草　陈皮各一钱

入姜、枣，水煎服。以上诸方，皆伤寒例药也。特存之，经备其旨。以三因论之，则自有一脏一腑之病机，亦不止于寒已也。

食积痰嗽

凡食积痰嗽，非青黛、瓜蒌仁不除。人面青白，黄色不常，面上如蟹爪路，一黄一白者是也。

瓜蒌丸 食痰壅滞喘咳。

瓜蒌仁　半夏　山楂　神曲

各等分，为末，以瓜蒌穰拌为丸，竹沥姜汤送下。

又方 治食积痰嗽。

杏仁　萝卜子各二两

为末，粥丸服。

食积痰作嗽发热者。

半夏　南星　瓜蒌仁　萝卜子为佐

青黛　石碱为使

随证加减，丸服。

保和丸 治食积痰嗽饱闷。

食饱咳嗽

《千金方》**温脾汤** 治食饱便咳。

甘草四两　大枣二十枚

水五升，煮取二升，分三服，若咽中痛而声鸣者，加干姜一两。

醋呛喉嗽

甘胆丸 治吃醋呛喉因成咳嗽不止，诸药无效。

用甘草二两，去皮，作二寸段，中半劈开，以猪胆汁五枚，浸三日，取出，火上炙干，为末，炼蜜为丸。每服四十丸，茶清吞下，卧服神效。曾有患此，诸药无功，服此良愈。

酒热伤肺咳嗽

丹溪云：饮酒伤肺痰嗽，以竹沥煎，入韭汁，就吞瓜蒌仁、杏仁、黄连丸。

又方 治酒嗽。

青黛　瓜蒌仁

姜汁蜜丸，含化，散热毒也。

丹溪**白龙丸** 治酒积有痰。

半夏　滑石　茯苓　枯矾

上为末，神曲糊为丸。

酒病嗽。

白矾一两，另研　杏仁一升

水一升，煎干，摊新瓦上露一宿，砂锅内炒干，每夜饭后细嚼杏仁十五枚妙。

痰　嗽

《局方》**桔梗汤** 除痰下气，胸胁胀满，痰逆恶心，饮食不进。

陈皮去白　半夏姜制　桔梗炒，各十两

枳实去白，麸炒，三两

上末，每服四钱，水一盏，生姜五片，煎服。

上用陈皮、枳实，气充形实者宜之。寒者加姜桂些小。夫南星、半夏乃燥湿之剂，若嗽而痰涩者忌服。形肥有汗，或脉缓体重嗜卧之人有咳者，脾湿胜也。形瘦或夏月无汗，或脉涩之人咳者，肺燥胜也。湿者宜苍白术、星、半之属燥之是也。燥者宜杏仁、瓜蒌仁之属润之是也。

寒热痰咳而呕吐面肿。蚌粉，新瓦上烧红，放地上出火毒，每半两加青黛五分，入麻油数点，以淡虀汁调服妙。

《本事方》化痰涎，治咳嗽。

枯矾二两　白僵蚕炒去丝，五钱

为末，研薄荷令烂，为丸，绿豆大。每服三十丸，薄荷汤下，日三服。

青礞石丸　消痰消痞，经络中有痰作痛皆治之。

青礞石煅　黄芩各五钱　半夏二两　风化硝二钱　陈皮　茯苓各七钱半　白术一两

姜汁打神曲糊为丸。

又方**礞石丸**　治痰嗽。

礞石　南星　茯苓各五钱　半夏七钱半　风化硝二钱

神曲糊为丸。

风化硝丸　治痰嗽。

黄芩酒洗，一两半　滑石　白芥子去壳，各五钱　贝母　南星各一两　风化硝二钱半

蒸饼丸。

罗太无**人参半夏丸**　化痰坠涎，止嗽定喘，或风痰、茶痰、食痰，一切痰逆。呕吐，厥头痛，或风气，偏正头风，头目昏眩，耳聋鼻塞，咽干，胸膈不利。方在喘门。

丹溪**坠痰丸**　治食积痰饮，咳嗽，痞满气逆。

枳实　枳壳各一两半　明矾三钱，一半生，一半枯　风化硝三钱　牙皂角二钱，酒炒黑丑半斤，取头末

上以萝卜子汁为丸，每服五十丸，鸡鸣时服，初有粪，次下痰。

治久嗽痰积

半夏二两　以江子五钱打碎同煮，半夏透为度，去江子不用。杏仁一两，以乌梅五钱，同煮，去乌梅不用，只将半夏、杏仁焙干，为末，炼蜜为丸，绿豆大。量虚实服。

痰泡方　若或作白泡，当于肺中泻火。

滑石　贝母　南星　半夏　风化硝白芥子　陈皮　茯苓　皂角　苍术湿加瓜蒌仁燥加　枳实结加　青黛　黄芩热加

肺　胀

仲景曰：咳而上气，此为肺胀，其人喘，目如脱状，脉浮大者，**越婢加半夏汤**主之。

麻黄六两　石膏半斤　生姜三两　大枣十五枚　甘草二两　半夏半斤

以水六升，先煮麻黄去沫，纳诸药同煎至二升，分温三服。

肺胀咳而上气，烦躁而喘，脉浮者，心下有水，**小青龙加石膏**。

麻黄　芍药　桂枝　细辛　甘草　干姜各三两　五味子　半夏各半升　石膏

水一斗，先煮麻黄去沫，纳诸药，煮取三升，壮人服一升，弱者减之，日三服。仲景之治乃伤寒法也。邪从皮毛而入，皮毛者，肺之合也，故肺胀以散邪为重。丹溪之治，乃阴虚火动，火逼肺金，及浊痰瘀血凝结于内，故治以收敛消痰之剂。

丹溪云：肺胀而咳者，用诃子、青黛、杏仁。

诃子能治肺气，因火伤极，遂成郁遏胀满，不得眠一边，取其味酸苦，有收敛降火之功，佐以海石、香附、瓜蒌仁、青黛、半夏曲、姜蜜丸，噙。香附须用童便浸三日。

气郁痰嗽睡不安，宜清化丸。贝母、杏仁为末，砂糖入姜汁，蒸饼为丸，噙化。

肺胀而嗽，或左或右不得眠，此痰挟瘀血碍气而病。宜养血以流动乎气，降火疏肝以清痰，四物加桃仁、诃子、青皮、竹沥之类。

一法灸之妙。左不得眠者，灸右足三阴交；右不得眠者，灸左足立安。

张光显，年四十二，患肺胀咳嗽，或左或右不得眠，此痰挟瘀血碍气而病，降火疏肝以清其痰，四物汤加桃仁、诃子、青皮、竹沥，八帖而安。

咳嗽喉中作声

咳嗽气急，喉声如鼾者为虚。

一男子五十余岁，病伤寒，咳嗽，声如鼾，与独参汤，一服而鼾声稍止，至二三帖，嗽亦渐退，凡服三斤，始得痊愈。

喉如水鸡声者为实。仲景治咳而上气，喉中水鸡声，**射干麻黄汤**主之。

射干三两　麻黄　生姜各四两　细辛紫菀　款冬花各三两　大枣七枚　五味子半夏各半升

水一斗二升，先煮麻黄两沸，去上沫，纳诸药，煮取三升，分温三服。取此虚实二条为治规。

暴嗽　失音

《千金》治暴热嗽方

杏仁四十枚　紫苏子一斤　陈皮一两柴胡四两

水一斗，煮三升，分三服。

又方　治暴嗽。

百部藤根，捣自然汁，和蜜等分，沸煎成膏，咽之。

贝母散　暴发咳嗽，多日不愈。

贝母　桑皮炒　五味子　炙甘草各五钱知母二钱半　款花二两　杏仁麸炒，三两

每服一两，姜三片，水煎服。

白蚬壳散　治暴嗽。

白蚬壳洗净，研细，粥饭下。

三拗汤　治寒燠不常，暴嗽喘急，鼻塞痰壅。方见前疏表条下。

一服散　治暴嗽。

生姜十片　阿胶二片，炒成珠　乌梅二枚　甘草一钱　紫苏十片　杏仁去皮尖，七枚大半夏三枚，泡　罂粟壳炙，三个

水煎，临睡服。

治久嗽失音

真苏子二两　杏仁三十枚　诃子三枚百药煎二两

为末，热酒调一钱。

治暴失音

用猪脂油一斤，入锅先炼，出渣，入白蜜一斤，再炼，少顷，滤过，净瓷器内冷定成膏，不时挑一茶匙，噙化，大能润肺出声。

治失音不语

诃子四个，半生半煨　桔梗一两五钱，半生半炒　甘草二寸，一生一炙

分二服，水一盏，童便一盏煎服。

治久寒痰结咽喉，音不出

桂心　草乌各一字　半夏五钱

上为细末，姜汁浸，蒸饼为丸，如芡实大。每服一丸，至夜噙化。

治讴歌失音

连翘　桔梗　甘草各二两半　薄荷四两

诃子肉　砂仁　大黄各一两　川芎两半　百药煎二两

上为细末，鸡子清丸，如弹子大。每服一丸，临卧噙化。

治失音不语

百药煎　杏仁　百合　诃子肉　苡仁等分

为末，以鸡子清和丸，如弹子大，每临卧噙化一丸。

治失声

皂角一挺，去皮弦子　萝卜三个，切片

水一碗，煎至半碗，服之，不过三服能使语声出。

杏仁煎　治嗽失音不出。

杏仁三两　生姜汁　蜜糖各一两　木通　桑皮　贝母各一两一分　紫菀　五味子各一两　一方加知母一两，款冬花一两，水三升，煎半升，去渣，入杏仁、蜜糖、姜汁，再熬成稀膏。食后临卧，每服一匙，含化。一方有石菖蒲。

诃子饮　治久嗽语声不出。

诃子肉　杏仁各一钱，炒　通草一钱半

分二服，每服水二盏，姜三片，煎一盏，食远温服。

一方　治暴嗽失声，语不出。

杏仁　姜汁　砂糖　蜜　五味　紫菀各三两　通草　贝母各四两　桑白皮五两

上九味，咬咀，以水九升，煮取三升，去滓，纳杏仁脂、姜汁、蜜糖，和搅，微火煎取四升，初服三合，日再夜一，后稍加。

又方**通声膏**

五味　款冬花　通草各三两　人参　细辛　青竹皮　桂心　菖蒲各二两　杏仁　姜汁各一升　白蜜二升　枣膏三升　酥五升

上十三味，咬咀，以水五升，微火煎，

二上三下，去渣，纳姜汁、枣膏、酥、蜜，煎令调和，酒服枣大二丸。

久　嗽

罗太无柴胡饮　治虚劳羸瘦，面黄无力，减食盗汗，咳嗽不止。

柴胡　知母　鳖甲酥炙，各一两　五味子五钱　地骨皮两半

上为末，每服三钱，乌梅二枚，青蒿五叶，水煎服。

《本事》鳖甲丸　治劳嗽虚证，及鼻流清涕，耳作蝉鸣，眼见黑花，一发虚证。丈夫、妇人皆可服。

五味子二两　鳖甲　地骨皮各三两

上为末，炼蜜丸，如梧子大。空心食前，温酒或盐汤任意服三五十丸，妇人醋汤下。此方乃曲江人家秘方，服效者众，且处方有理。

丹溪蛤蚧丸　肺脏内伤，咳嗽气急久不除，渐羸瘦。

蛤蚧一两，炙，去头足　诃子肉煨　细辛　炙甘草　熟地　阿胶蛤粉炒成珠　麦门冬各五钱

为末，蜜丸，每一两分十五丸，每含化一丸。

贝母汤　诸嗽久不瘥。

贝母一两，去心，姜制　黄芩　桑皮各五钱　干生姜　五味子　陈皮　半夏　柴胡　桂心各一两　木香　甘草各二钱半

上每服六钱，加杏仁七枚，授之一服瘥。以治者诸般嗽通用悉效者，缘方内有寒、有热、有收、有散也。

洁古枳壳汤　日久痰嗽，胸膈不利，上焦多热。

枳壳炒，三两　桔梗二两　黄芩一两半

每早取二两半，水三盏，煎一盏半，

三日服尽，再服后半夏汤。

生半夏汤

半夏三钱半，水盏半，姜五片，煎至一盏。食后服，一日三服，服三日了，再服枳壳丸，尽其痰为度。论曰：先消胸中痰气，后去膈上痰，再与枳术丸谓首尾合治，尽消其气，令痰不复作也。

丹溪久嗽丸子

海蛤粉　胆星臣　杏仁臣　诃子佐青黛佐　皂角荚使

上为末，姜汁丸，如梧子大，姜汤下。

久嗽乃积痰久留肺脘，黏滞如胶，气不升降，或挟湿与酒而作。

香附童便浸　僵蚕炒　海蛤粉　瓜蒌仁蜂房　杏仁　姜汁　竹沥　神曲

各等分，蜜调嚼化。

夏月无汗成久咳嗽。方在汗门。

《衍义》治久咳脓血，胸膈咽痛。

蛤蚧　阿胶　生犀角　鹿角胶　羚羊角各一两

除胶外，皆为末，入胶，河水三升，煮半升，临睡细呷，愈。

疗三十年嗽，以百部根二十斤，捣绞取汁，煎之如饴，服二匙，一日三服，验。《外台》和饴一斤熬成煎，以温粥饮调下。深师方以白蜜二升更煎五六沸，服三合。

《百一方》治久咳嗽上气十年，诸药治不瘥。以蝙蝠除翅足，炙令存性，为末，饮服之。

紫菀散　久嗽多年不愈。

紫菀二两　款花二两

为末，米饮调服一钱，日三次。

三物汤　大人小儿久嗽，神效。

桑皮蜜炙　百部根　马兜铃

等分，水煎服。

清金汤　远年近日咳嗽，上气喘急，

喉中涎声，胸满气逆，坐卧不安。

罂粟壳蜜炙　人参　粉草各五钱　陈皮茯苓　杏仁　阿胶　五味　桑皮　苡仁紫苏　百合　贝母　半夏曲　款花

每服六钱，姜三片，枣二枚，乌梅半个，水煎服。

【收敛之剂】肺欲收，急食酸以收之。

罗太无九仙散　治一切咳嗽。

桑皮　人参　桔梗　阿胶　五味子乌梅　款花各一两　贝母五钱　罂粟壳蜜炒，八两

上为末，每服三钱，白汤调服，嗽止，住后服。

款花清肺散　治咳嗽喘促，胸膈不利，不得安卧。

人参　炙甘草　枯矾　乌梅连核捣碎款花各一两　粟壳醋炒，四两　甜葶苈生用，一钱

上为末，每服二钱，温米饮汤调服，食后忌油腻，节言语。

人参清肺汤　治男妇肺胃虚寒，咳嗽气急，胸膈咽塞，腹胁胀满迫塞，短气，喜欲饮冷，咽嗌隐痛。及疗肺痿劳，吐血腥臭，干呕，烦热，声音不出，肌肉消瘦，倦怠减食。

乌梅　地骨皮　人参　炙甘草　阿胶炒　杏仁去皮尖　桑皮　知母　粟壳去须蒂，各一两

上每服四钱，乌梅一枚，水煎服。

人参款花散　咳嗽久不愈者。

人参　款花各五钱　知母　贝母　半夏各三钱　粟壳炒，一两

上每服六钱，乌梅同煎服。

人参养肺汤　肺痿咳嗽清痰，午后热，并声飒者。

人参　炙甘草　阿胶珠各一钱　茯苓一

钱半　贝母　柴胡四钱　杏仁　五味　桔梗
各一钱半　桑皮二钱　枳实一钱半

上每服八钱，生姜三片，枣一枚，食后温服。减柴胡、茯苓、五味、贝母、桔梗、枳实，加地骨皮、知母、乌梅、罂粟壳，即上人参清肺汤。以上乃御米壳、乌梅例收后药也。

丹溪谓黄昏嗽者，火浮于肺，以酸味敛而降之，用诃子、五味、五倍子、白矾等是也。

杂　方

血竭散　治劳嗽见血，诸治不效。
蛤蚧一对，蜜炙　诃子三钱　血竭一钱
三味共为末，以姜汁与蜜等分熬膏，入前末，调三五分，服效。

治咳嗽感冒方，及痰嗽热嗽。
雪梨一个，开一窍，入明矾一钱，用纸封固，灰火中煨，令矾化、梨熟为度，食之立愈。甚者不过二枚。

又方　治痰嗽。
细芽茶三四两，浓煎，滤去渣，好蜜六两，水内顿滚，抹去沫，入浓茶内同煮二三沸，露一宿，空心温服一碗，二三次痊愈。

阿胶散　一切咳嗽，虚人老人皆可服。
阿胶　马兜铃各一两　五灵脂　桑皮各一钱　炙甘草二钱半

上为末，每服一钱，水一盅，煎六分，食后、夜卧通口服。

当归散　治男妇因打扑负重，辛苦劳力伤损，肺脏既损，遇风寒则为咳嗽，或咯紫血，宜此药去心肺之瘀血。仍灸肺俞穴。

苏木　生地黄　当归　大黄　芍药
等分为末，每服四钱，或水酒煎服

亦可。

活血饮　自裁得效方。治怒气积血在胸胁，咳嗽年久不愈，每咳则隐隐而痛。

滑石一钱五分　桃仁一钱　红花五分
桔梗五分　粉草四分　瓜蒌二钱　丹皮八分
茜根八分　贝母八分　柴胡五分　香附曲五分

水煎服。

体厚者，加大黄、穿山甲，或作末，以韭菜汁拌为丸服。

《本事》治十六般哮嗽
阿胶炒，一两　马兜铃　炙甘草　半夏姜汁浸三日　人参五钱　杏仁去皮尖，各一两

上为末，每服一大钱。水一盏，煎至七分，临卧食后服。

随病看汤使为引：心嗽面赤或汗流，加干葛煎。肝嗽眼泪出，加乌梅一枚，大米十四粒煎。脾嗽不思饮食或恶心一两时，入姜二片煎。胃嗽吐逆酸水，入蛤粉煎。胆嗽令人不睡，加茯神五分，茶清调下。膈咳嗽出痰如圆块，生姜汁调药咽下。劳嗽入秦艽末煎。血嗽连顿不住，当归末、枣子同煎。暴嗽涕唾稠黏，入乌梅、生姜同煎。产嗽背胛痛，甘草三寸，黄蜡少许同煎。气嗽肚痛胀满，入青皮去白同煎。热嗽夜甚，蜜一匙，葱白同煎。哮嗽喉如拽锯，入半夏三枚同煎。肾嗽入黄芪、白饧糖同煎。上件十六般嗽，依法煎服，无不效验。此方京都一家专治此疾，因中官厚赂，始得其方，屡试有效。

《本事》劫痰方　治痨嗽及哮喘痰涌。
青黛三钱　辰砂　雄黄　明矾　信石生用，各一钱

上俱为细末，淡豆豉一百粒，汤浸去壳，研如膏入药，丸如梧子大，临卧冷茶吞一丸。

琼珠散　治咳嗽不问远近，其效如神。

桑白皮四两　五味子二两　甘草二两，炙　陈皮二两　粟壳一斤，去蒂膜，用醋浸三宿，晒干，再入醋浸，晒干

上为末，用冷蜜汤调服，忌煎煿油腻、酒、咸、酸等物。

润肺汤　治上盛下虚，脾肺湿热，远年近日气喘咳嗽，痰盛，心胸气闷，不思饮食，或寒热往来，或感冒风寒，喘嗽气急，五痨七伤，吐血等症，并皆治之。

知母二钱　紫菀五钱半，洗净　山栀仁五分　甘草一钱半，炒　麻黄五分，滚汤泡去白沫，晒干　荆芥五分，去梗　马兜铃五分，去筋膜　前胡二钱，去芦　赤芍一钱　桑白皮二钱半，去红皮，用蜜炒　半夏三钱，汤泡七次，晒　赤茯苓二钱，去皮　杏仁五钱半，去皮尖，研成泥用　黄芩二钱半，去腐土

如妇人加当归、川芎、生地黄、牡丹皮各一钱，此药制度，每服一两四钱半，用水二大盅，生姜五片。初感风寒，加葱白三根。久患咳嗽，加枣二枚，不用葱白。煎至一盅半，去滓，临睡，候将身右卧，用绢帛顶住右软肚，次用竹筒缓缓吸药，热服不言语呼唤，切忌房劳。

妊娠咳嗽

马兜铃散　治胎气壅塞，咳嗽喘息。

马兜铃　桔梗　人参　甘草　贝母各五钱　橘红　紫苏　大腹皮　桑皮各一两　五味五钱

每服六钱，姜四片，水煎服。

麻黄散　妊娠外伤风冷，痰逆咳嗽，不食。

麻黄去节　橘红　前胡各一两　半夏　人参　白术　枳壳　贝母　甘草各五钱

每服六钱，姜四片，葱白五根，枣二枚，水煎服。

竹茹紫菀汤　咳嗽不止，胎不安。

紫菀　天冬各一两　桔梗五钱　甘草　杏仁　桑皮各二钱半

每服五钱，竹茹一块，水煎去渣，入蜜半匙，再煎二沸，温服。

天门冬汤　气逆咳嗽。

天冬去心，一两　贝母　人参　甘草　桑皮　桔梗　紫苏各五钱　赤茯苓二两　麻黄去节，七钱半

每服六钱，姜四片，水煎服。

赤水玄珠 第九卷

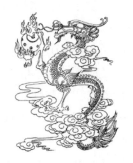

喘 门

岐伯曰：不得卧而息有音者，是阳道之逆也。足三阳者下行，今逆上行，故息有音也。阳明者胃脉也，胃者六腑之海，其气亦下行，阳明逆不得从其道，故不得卧也。《内经》曰：胃不和，则卧不安。《逆调论》又曰：夫不得卧，卧则喘者，是水气之客也。夫水者，循津液而流也，肾者水脏，主津液，主卧与喘也。

东垣曰：肺胀膨膨而喘咳，胸膈满，壅盛而上奔者，于随证用药方中多加五味子，人参次之，麦门冬又次之，黄连少许。如甚则交两手而瞀者，真气大虚也。若气短加黄芪、五味子、人参。气盛去五味子、人参，加黄芩、荆芥穗。冬月去荆芥穗，加草豆蔻仁。

丹溪曰：哮喘未发，以扶正为要，已发以攻邪为主。阴虚自少腹下火起冲于上而喘者，宜降心火补阴。有阴虚挟痰喘者，四物汤加枳壳、半夏，补阴降火。上气喘而躁者为肺胀，欲作风水症，宜发汗则愈。诸喘不止者，用川椒目研极细一二钱，生

姜汤调下劫之，气虚不用。又法：用萝卜子蒸为君，皂角烧灰，等分，为末，姜汁加炼蜜为丸，小豆大。每噙化五七十丸。劫止之后，因痰治痰，因火治火。气虚者用人参、蜜炙黄柏、麦冬、地骨皮之类。气实人因服参芪过多而喘者，用三拗汤。喘甚者须用阿胶。若久病气虚而发喘者，宜阿胶、人参、五味补之。新病气实而喘者，宜桑白皮、苦葶苈泻之。

凡喘正发时无痰，将愈时却吐痰者，乃痰于正发之时闭塞不通，故喘甚，当于其时开其痰路，则喘易安也。宜桔梗汤，及枳壳、瓜蒌实、杏仁、苏叶、前胡等，引出其痰。候痰出喘退，却调其虚实，虚者补以参、芪、归、术，实者泻以沉香滚痰丸之类是也。

肺虚则少气而喘。经曰：秋脉者肺也。秋脉不及则喘，呼吸少气而咳，上气见血，下闻病音，治则人参、五味、门冬之属是也。

肺痹肺积则久喘而不已。经云：淫气喘息，痹聚在肺。又云：肺痹者，烦满喘而呕。是肺痹而喘，治法或表之，或吐之，使气宣通而愈也。

《难经》云：肺之积名息贲，在右胁下如杯，久不已，令人喘咳，发肺痈。治法则息贲丸是也。

胃喘则身热而烦。经云：胃为气逆。又云：犯贼风虚邪者阳受之，阳受之则入六腑，入六腑则身热不得卧，上为喘呼。又云：阳明厥则喘而哕，哕则恶人，或喘而死者，或喘而生者，何也？厥逆连脏则死，连经则生是也。启玄子注曰：哕谓热内郁而烦。凡此胃喘治法，加减白虎汤之类是也。

肾喘则呕咳。经云：少阴所谓呕咳上气喘者，阴气在下，阳气在上，诸阳气浮，无所依从，故咳上气喘也。东垣治以泻白散是也。

凡喘不得卧，其脉浮，按之虚而涩者，为阴虚。去死不远，慎勿下之，下之必死。宜四物加童便、竹沥、青黛、门冬、五味、枳壳、苏叶服之。

东垣曰：《病机》云，诸痿喘呕，皆属于上。辨云：伤寒家论喘呕以为火热者，是明有余之邪中于外，寒变而为热，心火太旺，攻肺，故属于上。又云：膏粱之人，奉养太过，及过爱小儿，亦能积热于上而为喘咳。宜以甘寒之剂治之。《脉经》又云：肺盛有余，则咳嗽上气，喘渴烦心，胸满短气，皆冲脉之火，行于胸中而作。系在下焦，非属上也。盖杂病不足之邪，起于有余病机之邪，自是标本病传。饮食劳役，喜怒不节，水谷之寒热感则害人六腑，皆由中气不足。其膜胀腹满，咳喘呕食，皆以大甘辛热之剂，治之立已。今立热喘、寒喘二方：热用人参平肺散，寒用参苏温肺汤。

《三因》论曰：寸口阴脉实者，肺实也。肺必胀，上气喘逆，咽中塞，如呕状，自汗，皆肺实之证。右寸阴脉虚者，肺虚也，必咽干无津，少气不足以息。

喘有寒、有热、有水病。寒喘遇寒则发；热喘发于夏而不发于冬；水病者，小便涩，胸膈满闷，脚微肿是也。热喘宜蛤蚧丸。寒喘宜煮肺散。水病宜当中分冷热，虚而冷者紫金丹，实而热者防己丸。

戴元礼曰：有痰喘，有气急喘，有胃虚喘，有火炎上喘。痰喘者，一喘便有痰声。气急喘者，呼吸急促而无痰声。有胃气虚喘者，抬肩撷项，喘而不休。火炎上喘者，乍进乍退，得食则减，食已则喘。大概胃中有实火，膈上有稠痰，得食入咽，坠下稠痰，喘则止，稍久食已入胃，反助其火，痰再升上，喘反大作。俗不知此，作胃虚，治以燥热之药者，以火济火也。叶都督患此，诸医作胃虚治之不愈，后以导水丸利五六次而安。

又《心法附录》曰：凡此证脉滑而手足温者生，脉涩而四肢寒者死。伤寒必上气急，不得卧，喉中有声，或声不出，以三拗汤、华盖散、九宝汤、神秘汤；皆可选用。气不调而痰郁喘逆，四磨汤或苏子降气汤。若虚喘脉微，色青黑，四肢厥，小便多，以《活人书》五味子汤或四磨汤。

【腹满脉沉实者，为里实】

罗太无治一妇，年逾五十，身体肥盛，因饮酒及湩乳过，腹胀喘满，声闻舍外，不得安卧，大小便涩滞，气口脉大两倍于人迎，关脉沉缓而有力。时值八月，霖雨不止。予思霖雨之湿，饮食之热，湿热大盛，上攻于肺，神气躁乱，故为喘满，邪气盛则实，实者下之，故制**平气散**以下之。

白牵牛二两，一半生，一半炒，只取头末一两　青皮去白　槟榔各三钱　橘红五钱　大黄七钱

《内经》曰：肺苦气上逆，急食苦以泄之。故以白牵牛苦寒，泻气分湿热上攻

喘满以为君。陈皮、青皮苦辛温平，散肺中滞气为臣。槟榔辛温性沉重，下痰降气，大黄苦寒，荡涤满实，故以为使。

上为末，每服三钱，煎生姜汤一大盏，调下，无时，一服减半，再服喘愈。只有胸膈不利，烦热口干，时时咳嗽，再与加减泻白散。

桑白皮一两　地骨皮　知母　橘红青皮去白　桔梗去芦，各五钱　黄芩　炙甘草各三钱

每服五钱，水二大盏，煎至一盏，去渣。温服，食后，数服良愈。

华佗云：盛则为喘，减则为枯。《活人》云：发喘者气有余也。凡看文字，虽要会得本意。盛而为喘者，非肺气盛也，言肺中之火盛也。喘为气有余者，亦非肺气有余也，言肺中之火有余也。故泻肺以苦寒之剂，非泻肺也，泻肺中之火，实补肺也，不可不知。

【阴虚者补之】

丹溪治一人，家丰好纳厚味，每年到四月九月内，必发气喘，抬肩吐痰，脉沉涩而细数，诸医用平肺之药。数年不愈。用人参、生地、黄膏和当归、牛膝、肉苁蓉、枸杞子、五味子、知母、黄柏、天门冬、玄参末为丸，如梧子大，每服百丸，空心服，以救肺虚。又用阿魏、黄连、山楂、沉香、牛黄、辰砂、胆星、陈皮、神曲，糊为丸，梧子大，临卧姜汤下三四十丸，以治厚味。服讫，复用琼玉膏一剂，继服之而安。

东垣调中益气汤加减法

如秋冬月，胃脉四道为冲脉所逆，并胁下少阳脉二道，而反上行，病名曰厥逆。其证气上冲咽，不得息，而喘息有音，不得卧。加吴茱萸五分或一钱，观厥气多少而用之。如夏月有此证为大热也，盖此证随四时为寒热温凉，宜以酒黄连、黄柏、知母各等分，为细末，热汤丸如桐子大，每服二百丸，白汤送下，空心服。仍多饮热汤，服毕少时，便以美食压之，使不得胃中停留，直至下元，以泻冲脉之邪也。大抵治饮食劳倦所得之病，乃虚劳七损症也，当用温平、甘多辛少之药，是治其本也。如时见寒热，四时证也，又将理不如法，或酒食过多，或食辛热寒冷之物作病，或居大寒大热之处益其病，当暂用大寒大热之药而取效，此从权也。不可以得效之故，而久用之，必致夭横矣。

平居则气和，行动则气促而喘者，亦冲脉之火。予族兄六旬有余，素有喘症，或唾吐血痰，平居时则不喘，稍行动则气促喘急，以黄柏知母滋肾丸，空心服七八十丸，其症大减，此黄柏知母能泄冲脉之火者，如此效也。

《简易方》治肺气喘嗽

马兜铃二两，去壳取子，秋石半两，入碗内和匀，慢火炒干　甘草一两，炙

二味为末，每一钱，水一盏，煎六分，温呷之，以药末含咽津亦得。

【肺气虚者宜补之】

《本事方》治咳喘气急，以参一味为末，鸡子清投新水调下一钱。昔有二人同走，一含人参，一不含，俱走三五里许，其不含者大喘，含者气息自如，乃人参之力也。

仲景治火逆上气，咽喉不利，以麦门冬汤主之，止其逆而下其气也。

麦冬七升　半夏一升　人参四两　甘草二两　粳米三合　大枣十二枚

上六味，以水一斗二升，煮取六升，

温服一升，日三夜一。

许学士治一妇，年五十余，素有痰嗽，忽一日大喘，痰出如泉，身汗如油，脉浮而洪，似命绝之状。予适在彼，速用麦门冬四钱，人参二钱，五味子一钱五分，煎服一帖，喘定汗止，三帖后痰亦渐少。再与前方内加瓜蒌仁一钱五分，白术、当归、芍药、黄芩各一钱，服二十余帖而安。此实麦冬、五味、人参之功也。如自汗兼腹满脉沉实而喘者，里实，宜下之。

《活人》**五味子汤** 治喘促，脉伏而数者。

五味子二钱 人参 麦冬 杏仁 橘红各二钱半

姜三片，红枣三枚，水煎服。

喘凡遇冬而发，此寒包热也，解表则热自除。

枳壳三钱，炒 麻黄 防风 黄芩 桔梗各二钱 陈皮 木通一钱半，通利九窍，治肺壅甚当 苏叶五叶

上分四帖，水煎服之。

又方 治寒包热而喘，必用发散。

半夏 枳壳炒 桔梗 黄芩炒 紫苏 麻黄 杏仁 甘草

如天寒加桂枝。

东垣**麻黄定喘汤** 小儿寒郁喘，喉中鸣，腹内响，坚满，鼻流清涕，脉沉急而数。

麻黄 草蔻 益智仁各两分半 甘草 归身 红花 黄芩生 柴胡各一分 升麻 神曲各五分 吴茱萸三分 苏木半分 全蝎

上分二服，水煎，微微汗愈。

麻黄苍术汤 治秋暮冬月，每夜连声嗽不绝口，喘至天明日高方缓，口苦，两胁下痛，卧而多惊，筋挛肢节痛，痰吐涎沫，日晚呵欠，不能饮食。

柴胡 羌活 苍术各五分 麻黄一分 防风 甘草梢生 归尾 黄芩各四分 炙甘草三分 五味子九分 草豆蔻六分 黄芪一钱半

上分二帖，水煎，稍热服。

此二方发中外之寒。

七情气郁，宜**四磨汤**以解之，庶下其气而止其喘急也。

人参 槟榔 沉香 天台乌药

上四味，各浓磨水，取七分，煎一二沸，放温服，加木香、枳壳为六磨汤。有苦寒者，加丁香亦可。《衍义》云：乌药、槟榔，气稍走泄，但不甚刚猛，与沉香同磨作汤，治胸中气膈甚当。

丹溪治一妇人发热，气喘。与解表药，汗出而定。因夜半食粥，早喘再作，心痞口干。

半夏 枳实炒，各二钱 黄连 白术各二钱 木通 陈皮各一钱半 麻黄 紫苏各一钱 炙甘草

加姜，水煎服。

分气紫苏饮 治脾胃不和，洒淅恶寒，气逆喘促。

五味子 桑白皮 茯苓 炙甘草 草果 大腹皮 陈皮 桔梗各等分 紫苏减半 姜三片，水煎服。

东垣**人参平肺散** 治心火刑肺，传为肺痿，咳嗽喘呕，痰涎壅盛，胸膈痞闷，咽嗌不利。

桑皮一钱 知母七分 炙甘草 地骨皮 人参各五分 茯苓 天冬各四分 青皮 陈皮各三分 五味子三十粒

如热甚加黄芩、紫苏叶、半夏各五分。

参苏温肺汤 治形寒饮冷则伤肺，喘烦心胸满，短气不能宣畅。

人参 肉桂 甘草 木香 五味子

陈皮　半夏　白术　桑皮　紫苏茎叶各二两　茯苓一两

每五七钱，姜三片，水煎服。如冬寒月，每服加不去节麻黄半分。

加味华盖散　肺受风寒，胸满声重。

苏子　陈皮　赤茯苓　桑皮　麻黄　杏仁各二钱　甘草一钱

姜三片，枣二枚，水煎服。

九宝汤　咳而身热，喘急恶寒。

麻黄　薄荷　陈皮　肉桂　紫苏　杏仁　甘草　桑皮　大腹皮各等分

加姜葱，水煎服。

【发时有痰吐出者，宜化痰】

《妇人大全》**千缗汤**

半夏七枚，破四片制之　皂角去皮弦　炙甘草各一寸　生姜如指大

上用水一碗，煮去半，顿服。一方不用甘草，但用半夏末一两，皂角去皮弦半两，生姜七片，同入纱袋中，水三升，煎至一盏五分，以手揉洗，取清汁，分作三服，连进之效。

咳逆上气，时时浊唾，但坐而不得卧者，皂荚丸主之。方在咳嗽门。

【水气凌肺者宜彻之】

东垣**神秘汤**　治病人不得眠，眠则喘急，水气逆行，上乘于肺，肺得水而浮，使气不流通，其脉沉大。

苏叶　陈皮　生姜　桑皮　人参各五钱　茯苓　木香各二钱

上分二帖，水煎服。

防己葶苈丸　治肺气喘嗽，面目浮肿，小便赤涩，喘促不得卧。

汉防己　木通　贝母各一两　苦葶苈炒　杏仁

上为末，枣肉膏为丸，梧子大，桑白皮汤下。

喘咳倚息不得卧，仲景小青龙汤加石膏主之。方在痰饮门。

【污血凝滞胸膈者，宜活之】

丹溪治卒上气喘鸣，息急欲死者，韭汁饮一升，瘥。盖韭汁能去胸中恶血滞气。

又方　治上气咳嗽，胸膈妨闷气喘。

桃仁二两，去皮尖，又水一升，研取汁，和粳米二合，煮粥食之。

东垣**加味泻白散**　治阴气在下，阳气在上，咳呕喘促。

桑皮一两　青皮二两　茯苓三钱　甘草　地骨皮各七钱　陈皮　五味　人参各五钱

每五七钱，入粳米百粒，水煎服。

清金汤　治男妇不拘远近，肺气咳嗽，上气喘急，喉中涎声，胸满气逆，坐卧不安，饮食不下。方在咳嗽门。

丹溪清金丹见哮门。治食积痰喘哮嗽，因厚味而发者。

调气化痰丸　快脾、顺气、化痰、消食。治久喘或作或止者。

半夏　南星　白矾　皂角　生姜

上各一斤，水煮南星无白点为度，拣去皂角不用，将生姜切作片，同半夏、南星晒干，再加青皮去白　橘红　苏子炒　萝卜子炒，另研　干葛　杏仁去皮尖，另研　神曲炒　麦芽炒　山楂　香附子

上各半斤净，与前药合和一处，为细末，生姜汁浸蒸饼，打糊为丸，桐子大。每服五七十丸，食后，茶汤送下。

【饮水多者渗利之】

仲景云：病人饮水多，必暴喘满，以五苓散主之。

白术散　治夏月饮冷酒生痰，膈满而喘。

白术　茯苓　黄芩　半夏各等分

每服六七钱，姜三片，水煎，调陈皮、

神曲末各一钱，食后服。

【开提之剂】

《简易方》治喘急

桔梗一两半，为末，童便半升，煎取四合，去渣，温服。

【开阖之剂】

安肺散　治痰嗽，不问新旧，喘急气逆。

麻黄去节，二两　炙甘草二两　御米壳去蒂，炒黄四两

上为末，每五钱，水一盏，入乌梅一枚，煎七分温服。

人参理肺散　治喘嗽不止。

麻黄去节，炒黄　川归　木香各一两　御米壳炒，三两　人参　杏仁麸炒，各二两

每服六钱，水煎服。

杂 方

《保命集》半夏丸　伤风痰作喘逆，兀兀欲吐，恶心欲倒。

半夏一两　槟榔　雄黄各三钱

上为末，姜汁浸蒸饼糊为丸，梧子大。每服五十丸，姜汤下。

罗太无人参半夏丸　化痰坠涎，止嗽定喘，或风痰、茶痰、食痰，一切痰逆呕吐，厥头痛，或风气偏正头风疼，或壅头目，昏眩耳聋，鼻塞咽干，胸膈不利。

人参　茯苓　南星　薄荷各五钱　半夏　干姜　白矾　寒水石各一两　蛤粉二两　藿香一钱半

上为末，水糊为丸，梧子大。每服三五十丸，姜汤下，日三服。此方治久喘极效，于未发时服之，若已发时，用沉香滚痰丸微下之，累效。

孙兆视雷道矩病，吐痰，顷间已及一升，喘咳不已，面色郁黯，精神不快。兆乃与仲景葶苈大枣泻肺汤，一服讫，已觉胸中快利，略无痰唾矣。

加味白虎汤　治热痰喘嗽，火迫肺金。

白虎汤加瓜蒌仁、枳壳、黄芩，神效。

双玉散　治火痰喘嗽，痰涌如泉。

寒水石　石膏

等分为末，人参汤下三钱。

罗太无真应散　远年喘急不能卧，百药不效者。

白石英四两，通明者，以绢袋盛，以雄猪肚一个包之，缝口，煮熟，取出，再换猪肚一个，如前法煮三次，取出药晒干，研极细末，入后：用官局款冬花散二钱，入前末二钱，再加桑白皮二寸，生姜三片，枣子一枚，水一盏半，煎七分，通口服。其猪肚亦可食，只不得用酱、椒、醋、盐、姜等调和。

官局款冬散

款冬花一钱　贝母　知母　桑叶　杏仁　半夏　阿胶　甘草各二钱　麻黄去节，四钱，为末

陈皮汤　治痰喘。

橘红半斤　明矾二两半，共炒香　炙甘草二两　半夏二两，姜汁浸，矾水煮

上为末，每服二钱，米汤下。

杏苏饮　治上气喘嗽浮肿。

杏仁一钱半　苏叶二钱　五味子　大腹皮　乌梅肉　紫菀　炙甘草各一钱　橘红　麻黄去节　桑皮　阿胶　桔梗各七分半

姜三片，水煎服。

玉华散　咳嗽上喘，清肺利膈。

甜葶苈　桑皮　半夏　贝母　天冬　马兜铃　杏仁　紫菀　百合　人参　百部　甘草各七分

水煎服。

定喘膏诗括

一两麻油二两蜜，半两生姜自然汁，紫菀麻黄及杏仁，桔梗细辛斟酌入，更加半夏与人参，慢火熬来成黑漆，临睡之时三两匙，觉来定喘无踪迹。

定喘　治上气喘满，倚息不能卧。

杏仁　桃仁俱麸炒，去皮尖　桑皮各一两　人参五钱

姜枣水煎服。

二奇方　治水气发喘。方在水肿门。

杏仁煎　治喘嗽。

杏仁去皮尖　胡桃肉去皮

等分，研为膏，入炼蜜少许，丸如弹子大。每嚼一二丸，姜汤下。

又方　治气虚喘嗽极效。

人参三钱　胡桃肉五枚

姜五片，水煎服。

又方　用胡桃肉三枚，生姜三片，临卧嚼下，毕，饮汤三两呷，再嚼桃姜如前，即就枕，勿行动效甚。

又方　肺热胸满痰嗽。

瓜蒌仁研　半夏

二味和匀，生姜自然汁打面糊为丸，如梧子大。每服五十丸，姜汤下。

又方　治诸喘。

麻黄七分　杏仁一钱　甘草四分　细茶炒，八分　石膏煅，一钱半

水煎服。

定喘奇方　治稠痰壅盛，体肥实而喘者。

广橘红二两　明矾五钱。同炒香，去矾不用　半夏一两半　杏仁麸炒，一两　瓜蒌仁去油，一两　皂角去皮弦子，烧存性，三钱　炙甘草七钱　黄芩酒拌，晒干，五钱

上为末，蒸饼用淡姜汤打糊为丸，绿豆大，每食后白汤下一钱，日二次，服三五日，大便下稠痰而愈。虚弱人，每服七分。

治热嗽喘咳不已

苦葶苈二两，炒，另研　知母蜜炒　贝母各一两　杏仁二两，去皮尖，研为泥

上为末，炼蜜丸，梧子大。食后临卧，桑白皮汤下五七十丸。

治喘哮

贝母一两　香附二两，半生半炒

为末，食后，茶调下二钱。忌盐油煎煿，不拘水哮、咸哮并效。

劫喘方

牛黄散治热痰暴喘欲死者

白牵牛炒，二两　大黄煨，一两

蜜水下二钱。

又方

萝卜子蒸　皂角烧存性

姜汁和蜜丸，梧子大。每服五十丸，白汤下。

治喘，用古文钱七个，盐梅七个，水一盏，同浸二宿，每服一呷，空心，良久吐出恶痰而效。

子和稀涎散　治痰喘气逆，下气化痰甚速。

气短　气促　少气

短气而息促，似喘非喘也。少气者，气少不足以言也。

《素问》云：三阳绝，三阴微，是为少气。《方盛衰论》：怯然少气者，是水道不行，形气消索也。《示从容篇》：言而微，终日乃复言者，此夺气也。《纲目》云：治此少气，盖生脉散、独参汤之属为愈也。

一阳发病，少气善咳善泄。

运气言少气有二：一曰火热。经云：火郁之发，民病少气。又云：少阴之复，

少气骨痿。又云：少阳之复，少气脉痿，治以诸寒是也。二曰风湿。经云：太阳司天之政，四之气，风湿交争，风化为雨，民病大热少气是也。

喘与短气辨

成无己曰：短气者，气而不能相续者是也，似喘而非喘。若有喘上冲，而实非气上冲也。夫喘者，张口抬肩，搐身滚肚，谓之喘也。气上冲者，腹里时时气上冲也。所谓短气者，呼吸虽数，而不能相续，似喘而不摇肩，似呻吟而无痛者，此短气也。经所言短气者，众实为难辨，愚师莫识，误者多矣。要识短气之真者，气急而短促，谓之气短者是也。

《脉经》曰：寸口脉沉，胸中短气。

生生子曰：短气少气，治法亦有异也。短气仍有虚有实，治法有补有泻；少气则纯不足也，治唯有补而已。

仲景曰：阳脉微而紧，紧则为寒，微则为虚，微紧相搏，则为短气。又曰：胸痹，中气寒、短气，茯苓杏仁甘草汤主之，橘枳姜汤亦主之。方见胸痹痛门。胸痹喘息咳唾，胸背痛，短气，栝蒌薤白半夏汤主之。方见胸痹痛门。夫短气有微饮，当从小便去之，苓桂术甘汤、肾气丸亦主之。肾气丸方见脚气中。款花补肺汤治咳嗽短气。又曰：短气皆属饮，苓桂术甘汤是其一法也。《金匮》云：咳逆倚息，短气不得卧，其形如肿，谓之支饮。又云：支饮亦喘而不得卧，加短气，其脉平也。又云：膈上有留饮，其人气短而渴，四肢历节痛，脉沉者，有留饮。又云：肺饮不弦，但苦喘短气。其治法：危急者，小青龙汤；胀满者，厚朴大黄汤；冒眩者，苓桂术甘汤及泽泻汤；不得息，葶苈大枣汤；吐下不

愈者，木防己汤之类是也。

东垣曰：胸满少气短气者，肺主诸气，五脏之气皆不足，而阳道不行也。气短小便利者，四君子汤中去茯苓加黄芪以补之。如腹中气不转者，加甘草一半。肺气短促，或不足者，加人参、白芍药。中焦用白芍药，则脾中阳升，使肝胆之邪，不敢犯之。如衣薄而短气，则添衣，于无风处居止。气仍尚短，则以热汤一碗，熏其口鼻，则不短也。如衣厚，于不通风处居止而气短，则宜减衣，摩揩汗孔令合，于漫风处居止。如久居高屋，天寒阴湿所遏令气短者，亦如前法熏之。如居周密小屋，或大热而处寒凉气短，则就风日。凡气短皆宜食滋味汤饮，令胃气调和。

仲景曰：平人无寒热，短气不足以息者，实也。丹溪治许白云先生脾疼、胯痛、短气，用大吐大下法是也。

孙尚正元散 治气不接续，兼治滑泄及小便数。王丞相服之有效。

莪术一两　金铃子去核，二钱半

上件为末，入硼砂一钱，炼过，研末和匀，每服二钱，盐汤或温酒空心调服。

苓桂术甘汤 治痰饮短气。方在痰饮门。

产 后 喘

产后喘乃急症，极危，多死。郭氏谓此名孤阳绝阴，为难治。因所下过多，荣血暴竭，卫气无主，独聚肺中，故令喘促，喉中气急也。治此症用独参汤为妙。陈无择云：宜大料芎归汤。若恶露不快，散血停凝，上熏于肺，亦令喘急，但服夺命丹，血去喘自定。

血没散 产后败血冲心，胸满上喘，命在须臾。

真血竭　没药

等分为末，每服二钱，用童便、好酒煎一大沸，温调下。方产时进一服，上床良久，再服。其恶血自循经下行，更不上冲，免生百病。

参苏饮　产后血入于肺，面赤发喘欲死者。

人参一两，为末　苏木二两

上以水二碗，将苏木煎至一碗，去渣，调入参末，随时加减服，神效。

若因忧怒，性气抑郁而发喘者，以小调经散，用桑皮、杏仁煎汤调服。

旋覆花汤　产后伤风，寒咳喘嗽，痰涎壅盛，坐卧不宁。

旋覆花　赤芍药　荆芥穗　半夏曲　五味子　麻黄　茯苓　杏仁　甘草　前胡各等分

姜五片，枣二枚，水煎服。

一妇孕时足肿，七月初旬产后二日洗浴即气喘，但坐不得卧者五个月，恶风，得暖稍宽，两关脉动，尺寸皆虚，百药不效。牡丹皮、桃仁、桂枝、茯苓、干姜、枳实、厚朴、桑皮、紫苏、五味、瓜蒌仁。煎汤，服之即宽，二三服得卧，其痰如失，盖作污血感寒治之也。

若伤咸冷饮食而喘者，**宜见晛丸**。

姜黄　三棱　荜澄茄　陈皮　良姜　人参　莪术

上等分为末，萝卜水煮烂，研细，将汁煮面糊为丸，梧子大，萝卜子汤下。

小调经散　产后四肢浮肿者，败血循经流入四肢，淫留日久，腐烂如水，故令四肢肿，面色黄，宜服此，血行肿消则愈。

没药　琥珀　桂心　芍药　当归各一钱　细辛　麝香各五分

上为末，每服五分，姜汁酒调服之。

哮　门

丹溪曰：哮喘必用薄滋味，专主于痰，宜大吐，不用凉药，须常带表散，此寒包热也。亦有虚而不可吐者。

哮喘遇冷则发者有二：其一属中外皆寒者，治法乃东垣参苏温肺汤，调中益气加吴茱萸汤及紫金丹，劫寒痰者是也。紫金丹，即砒霜、猪肉煅为末，蒸饼丸者。其二属寒包热，治法乃仲景趁未寒之时，先用大承气汤下其热，至冬寒时，无热可包，哮自不发是也。

食积痰壅，哮喘咳嗽，**清金丹**。遇厚味发者用之。

萝卜子淘净，蒸熟，晒干为末，一两　猪牙皂角烧存性，三钱

用生姜汁浸，蒸饼丸，如小绿豆大。每服三五十丸，咽下。劫喘以姜汁炼蜜，如梧子大，每服七八十丸，噙下止之。

远年近日，哮喘痰嗽。

蝉蜕去足　轻粉另研　马兜铃各一两　五灵脂生　雄黄生　杏仁去皮尖　砒生，各五钱　淡豆豉四十九粒

上为末，用生姜、葶苈自然汁，合轻粉诸药为丸，小弹子大。每服一丸，细嚼，临睡生姜汤下。

治齁嗽

苏子三钱　麻黄去节，三钱　款花　桑叶蜜炙　半夏各三钱　杏仁去皮尖，一钱半　甘草　白果二十一枚，去衣炒黄色

水三盅，不用姜，煎二盅，徐徐频服。

一方　治同上。

用糯米泔水磨茶子，滴入鼻中，令吸入口内服之。口中横咬竹管一个，片时间，则涎自口鼻中流出如绵，当日立愈，二次绝根。

治水咻

莞花为末　大水浮淬滤过　大米粉

上三味，搜为粿，清水煮熟，恣意食之。

又方

青皮一枚，半开者，入巴豆一粒，铁线缚定，烧存性

为末，姜汁并酒各一呷，同调服，过口便定。

定喘汤

白果二十一枚，去壳切碎，炒黄色　麻黄　款冬花　桑皮蜜炙　法制半夏如无以甘草汤泡七次，去皮用，各三钱　甘草一钱　苏子二钱　杏仁一钱半　黄芩炒，一钱半

上用水三盅，煎二盅，分二服，不用姜，不拘时，徐徐服。

诗曰：诸病原来有药方，唯愁齁喘最难当。麻黄桑叶寻苏子，白果冬花更又良。甘草黄芩同半夏，水煎百沸不须姜。病人遇此仙丹药，服后方知定喘汤。金陵有一浦舍，用此方专治齁疾，无不取效，此其真方也。

压掌散　治男妇哮喘痰嗽。

麻黄去节，二钱半　炙甘草二钱　白果五个，打碎

水煎，临卧服。

二黄丸《济生方》　治停痰在胃，喘息不通，呼吸欲绝。

好雌黄一钱　雄黄一两

研极细末，熔黄蜡为丸，弹子大。每服一丸，于半夜时煮糯米粥，乘热以药投入粥内，搅转和粥吃。

肺痿

《金匮要略》《千金方》《脉经》论同。

论曰：寸口脉数，其人病咳，口中反有浊唾涎沫出，何也？师曰：此为肺痿之病。何以得之？师曰：病热在上焦，因咳为肺痿。或从汗出，或从呕吐，或从消渴，小便利数，或从便难，被快药下，重亡津液，故得肺痿。又寸口脉不出而反发汗，阳脉早索，阴脉不涩，三焦踟蹰，入而不出。阴脉不涩，身体反冷，其内反烦，多唾唇燥，小便反难，此为肺痿。伤于津液，便如烂瓜，下如豚脑，但坐发汗故也。其病欲咳不得咳，咳出干沫，久久小便不利，其脉平弱。肺痿吐涎沫而不咳者，其人不渴，必遗尿小便数。所以然者，上虚不能制下故也，此为肺中冷，必眩。师曰：肺痿咳唾，咽燥欲饮者，自愈。自张口者，短气也。

王海藏曰：此证初得可治，久则难愈。何者？上枯水之源，下竭水之本也。

又曰：寸口脉虚小者为肺痿，热之所过，初结为脓，始萌可救，微发渴者欲愈。

又曰：凡伤风、伤寒后咳嗽唾血者，此肺虚也，若不治，恐乘虚而成肺痿。当以小柴胡去人参、大枣、生姜，加干姜、五味子。

又曰：肺痿、肺痈，其皮如麸糠。有胃脘成痈，其皮紧如甲错。有肠痈裹大脓血于肠胃之间。

又经云：阳明司天，唾出白血者，其状浅红如肺色，故曰白血。

生生子曰：痿，干瘦也。即早发还先痿之痿。

甘草干姜汤　温脏，治肺痿多涎唾，小便数，肺中冷，必眩，不渴，不咳，上虚下不能制溲，服此汤已。渴者属消渴。

甘草炙，四两　干姜二两，泡

水三升，煮取一升半，分温，日二服。《集验》《肘后》有大枣十二枚。

甘草汤　治肺痿，涎唾多出血，心中温温液液方。《千金翼》名温液汤。

甘草二两

水三升，煮取一升半，分三服。

生姜甘草汤　治肺痿，咳唾涎沫不止，咽燥而渴。

生姜五两　甘草四两　人参三两　大枣十二枚

上水七升，煮取三升，分三服。

桂枝皂荚汤　治肺痿，吐涎沫不止。

桂枝　生姜各三两　甘草二两　皂荚一两　大枣十五枚

水七升，煮取三升，分三服。

《千金方》**麻黄汤**仲景名小青龙加石膏汤。治肺胀，咳而上气，咽燥而喘，脉浮，心下有水。

麻黄　芍药　生姜仲景用干姜　细辛桂心各三两　半夏　五味子各半升　石膏四两

水一斗，先煮麻黄，去上沫，纳诸药，取三升。强壮服一升，羸者减之，日三服。小青龙汤无石膏。

知母茯苓汤　肺痿喘嗽不已，往来寒热，自汗。

茯苓　炙甘草各一两　知母　五味子人参　薄荷　半夏　柴胡　白术　款花桔梗　麦冬　黄芩各五钱　川芎　阿胶炒，各三钱

上每服一两，姜三片，水煎服。

久痨咳嗽，肺痿见血。

知母　贝母　天冬　麦冬　款花各三分　川归　地黄　苡仁　杏仁　天花粉各五分　桔梗　甘草　马兜铃　紫菀　阿胶

白蜡各一分半

姜三片，枣一枚，水煎，连进三服，立愈。

人参平肺散　治心火克肺，传为肺痿，咳嗽喘呕，痰涎壅盛，胸膈痞满，咽嗌不利。

橘红　甘草炙　地骨皮　茯苓　青皮苏叶　半夏各五钱　桑白皮一两　知母七钱人参　天门冬各四钱　有热加黄芩四钱，五味子三百粒。

每服五钱，姜三片，水煎服。或为末，姜汁丸如弹子大，噙化亦可。

人参款花膏　脾胃虚寒，久嗽不已，咽膈满闷，咳嗽痰涎，呕逆恶心，腹胁满胀，腰背伤痛。或虚劳冷嗽，及远年近日一切咳嗽，诸药不效，欲成肺痿。

款花　人参　五味子　紫菀　桑白皮各一两

上为末，炼蜜丸，芡实大。每食后细嚼一丸，淡姜汤下，噙化亦可。

肺痈仲景、王叔和论同。

孙真人曰：病，咳唾脓血，其脉数实者，属肺痈，虚者属肺痿。咳而口中自有津液，舌上苔滑，此为浮寒，非肺痿。若口中辟辟燥，咳即胸中隐隐痛，脉反滑而数，此为肺痈也。问曰：病者咳逆，师脉之，何以知为肺痈？当有脓血，吐之则死，后竟吐脓死。其脉何类？何以引之？师曰：寸口脉微而数，微则为风，数则为热，微则汗出，数则恶寒。风中于卫，呼气不入；热过于营，吸而不出；风伤皮毛，热伤血脉，风舍于肺，其人则咳。口干喘满，咽燥不渴，多唾浊沫，时时振寒。热之所过，血为凝滞，蓄结痈脓，吐如米粥，始萌可救，脓已成则难治。寸口脉数，趺阳脉紧，

寒热相搏，故振寒而咳。趺阳脉浮缓，胃气如经，此为肺痈。师曰：振寒发热，寸口脉滑而数，其人饮食起居如故，此为痈肿病，医反不知，而以伤寒治之，不应愈也。何以知有脓？脓之所在，何以别知其处？师曰：假令脓在胸中者为肺痈，其脉数，咳唾有脓血。设脓未成，其脉自紧数，紧去但数，脓为已成也。

生生子曰：按《金匮要略》《脉经》《元戎》论肺痿、肺痈皆无分别，治亦相须，以其俱为肺病也。愚历见今之病此者，亦稍有分别，不能不为之辨也。肺痿近于虚怯，故王海藏援《内经》劳风论证入之，谓上枯水之源，下竭水之本也。何言乎《内经》五痿论，皆以肺热叶焦为本。故今之病肺痿者，多干咳，声哑无力，缘肺主声，肺为火烁，愈剧枯萎干瘪，故声不充发也，虚怯者多有之。肺痈虽亦为肺热所致，多有因于外感，因于酒热，故间有吐尽脓血而愈者，有泻肺而愈者。兹分肺痿、肺痈为二门，祖《千金》也。

王海藏曰：寸口脉实大为肺痈，血为凝滞，化为五色，脉数为弱，脓成难已，不渴者难治。

黄昏汤 治咳有微热，烦满胸心，甲错，是为肺痈者方。

黄昏手掌大一片，是合昏皮也。

哎咀，以水三升，煮取一升，分二服。

又方

薏苡仁 瓜瓣半升 桃仁五十枚 苇茎切二升，水二斗，煮取五升，去滓

上四味，纳苇汁中，煮取二升，服一升，当有所见吐脓血。

王海藏**加味葶苈大枣泻肺汤** 治脉紧数，则脓已成，喘而不得卧。

葶苈二两，炒紫色

上件杵成丸，以水三升，煮大枣二十个，取二升，去渣，纳麻黄、五味子各半两，取清饮顿服，令三日服，一剂瘥。

又一法 治一切咳唾脓血，久咳及出不止。

好酥三十斤，三遍炼停取，凝成膏醍醐，服二合，日三服，瘥。

如圣丸 治风热毒气上攻，咽喉痛痹，肿塞妨闷，及肺痈喷嗽脓血，胸满振寒，咽干不渴，时出浊沫，气息腥臭，久久咯脓，状如米粥。

龙脑另研 牛黄另研 桔梗 甘草生用，各一钱

上为细末，炼蜜丸，每两作二十丸，每服一丸，嚼化。

嗽药青龙散

石膏八两 朴硝 甘草生用，各一钱青黛半两

上为细末，每服二三钱，煎薄荷汤点热嗽冷吐。

《衍义》**蛤蚧散** 治肺虚咳久成疮，吐脓血。

犀角 羚羊角 鹿角 阿胶 蛤蚧

搜脓散 治诸疮，脓汁不绝，腐尽。

黄芪 白芍药 香白芷各等分

上为末，干上患处，上用膏药敷贴，一日一换。

海藏云：此方虽云上疮，吐脓血久不尽者，亦宜用此药，作汤散煎调服之。又宜糊为丸，桐子大。白汤下三五十丸，或干糁细末，咽津大妙。

钱氏如圣散

桔梗 甘草 阿胶炒白

煎甘、桔取清，纳胶化服。

黄芪鳖甲散 治虚劳客热，肌肉消瘦，四肢倦怠，五心烦热，口燥咽干，颊赤，

心忪，日晚潮热，夜有盗汗，胸胁不利，饮食多渴，咳唾稠黏，时有脓血。

知母焙 桑白皮去皮 黄芪去芦 甘草炙 赤芍药 紫菀去芦，以上七味各五钱，净 秦艽洗，去芦 白茯苓去皮焙，一本忌火，令焙别有说 生地黄 柴胡去芦梗 地骨皮去骨，以上五味各六钱六分，净 肉桂去皮不见火 人参 苦桔梗以上三味各三钱三分净 鳖甲去头，用酥炙更佳 天门冬汤洗，去心焙，一本忌火，今听，以上二味各一两 半夏五分

上为粗末，每服二大钱，水一盏，煎至七分，去渣温服，食后。海藏云：此方内缺黄芪，疑黄芩是黄芪也。然内有黄芩，有小柴胡，今治虚热妙，为有盗汗亦无妨也。兼加知母、地骨皮、赤芍药，即钱氏地骨皮散也。治盗汗亦妙，内有桂，本治发热恶寒，即柴胡加桂也。天门冬、人参、地黄即三才也。秦艽、柴胡、甘草、鳖甲、芍药，即黄龙汤也。紫菀、桔梗、甘草，即紫菀散也。桂、芍、黄芪、甘草，即黄芪建中汤也。又云：此方治本无伤寒风而得。孙真人治唾脓血，用麻黄、升麻之类，及青龙汤之类，亦从伤寒而得也。内多五味子，皆祖仲景法，无论伤寒伤风，皆可加五味子。又云：桔梗一味，有辛有苦，辛以散之，苦以泄之，当如上下之意。

朱砂膏 镇心神，解热除烦，唾血等证。

朱砂另研，半两 珍珠末 生犀角 人参 玳瑁末 甘草各一两 金箔泥分半用 轻粉二钱半 苏合油一分 牛黄另研 麝香另研 龙脑另研 南硼砂 琥珀 远志 羚羊角 赤茯苓以上各半两 安息香酒熬，去石，约半两

上为细末，入研药极细，炼蜜丸，苏合油和诸药为锭子，更以金箔为衣，每两作五锭，每服一皂角子大，嚼化。人参汤下亦得。并阿胶丸相杂服，尤胜至宝丹。

定肺散

知母半两 贝母二钱半 人参二钱半 枯矾半两 乌梅肉半两 御米壳炒，二两 白术二钱半

为细末，水煎，生姜汤点亦得，蜜丸弹子大，嚼化亦得。

定肺丸

款冬花 紫菀 知母 贝母 人参 甘草炙 桑白皮 御米壳 麦门冬 百部 马兜铃 五味子 乌梅肉以上各等分

上为细末，炼蜜丸，弹子大，嚼化一丸。

古方紫菀散

紫菀半两 款冬花半两 百部二钱半

上为细末，乌梅汤点服，生姜亦得。如咳加五味子，喘加杏仁，渴加乌梅，气逆加陈皮，头痛加细辛三钱、甘草二钱，气脱者，加御米壳，蜜炒，粗末水煎。

增损防风通圣散 治鼻塞不通，肺气不利。

桔梗 桑白皮 紫菀 鼠粘子各半两 荆芥穗三两 甘草一两，以上各生用

上为粗末，防风通圣散各一半和匀，每服四钱，水一盏半，生姜五片，煎至七分，去渣温服，食后。

葶苈大枣泻肺汤 肺痈胸满胀，一身面目浮肿，鼻塞，清涕出，不闻香臭酸辛，咳逆上气，喘鸣迫塞，先服小青龙汤一帖。

葶苈炒，研，三钱 大枣十二枚

先以水三升，煮枣，取二升，去枣，入葶苈煮取一升服。

《外台》桔梗白散 咳而胸满振寒，脉数，咽干不渴，时出浊唾腥臭，久久吐脓如米粥者为肺痈。

桔梗　贝母各三两　巴豆七分

上三味为散，壮人服五分，弱者减之。病在膈上吐脓血，膈下者泻出。若下多不止者，饮冷水一杯。

咳而胸满振寒，脉数，咽干不渴，时出浊唾腥臭，久久吐脓如米粥者，为肺痈。**桔梗汤**主之。亦治血痹。

桔梗一两　甘草二两

上二味，以水三升，煮取一升，分温再服，则吐出脓血而愈也。

咳逆上气，时时浊唾，但坐不得卧，**皂荚丸**主之。

皂荚刮去皮，酥炙

为细末，蜜丸梧子大，以枣膏和汤服三丸，日三夜一。

孙真人治肺痈吐脓血，用**甘桔汤**，二十余条加减。

生甘草一两　桔梗二两

水煎服。咳逆气者加陈皮；咳嗽者加知母、贝母；咳而渴者加五味；吐脓血者加紫菀；肺痿者加阿胶；面目肿者加茯苓；呕者加生姜、半夏；少气者加人参、麦冬；肤疼者加黄芪；目赤者加栀子、黄连；咽痛者加鼠粘子、竹茹；声不出者加半夏、桂枝；疫毒头肿者，鼠粘子、大黄、芒硝；胸痛膈不利者加枳壳；心胸痞者加枳实；不得眠者加栀子；发狂者加防风、荆芥；酒毒者加葛根、陈皮。

桔梗汤　治肺痈，心胸气壅，咳嗽脓血，心神烦闷，咽干多渴，两脚肿满，小便赤黄，大便多涩。

桔梗　贝母　当归　瓜蒌仁　枳壳　苡仁　桑皮　防己各一二分　甘草节　杏仁　百合各六分　黄芪一钱八分

分二服，姜三片，水煎温服。大便秘加大黄；小便秘加木通。

升麻汤　肺痈吐脓血，作臭气。

升麻　苦梗　苡仁　地榆　黄芩　牡丹皮　芍药各一钱八分　甘草三钱六分

分二服，水煎，食后温服。

紫菀汤　治咳嗽，唾中有脓血，虚劳痈痿。

人参　紫菀　知母　桔梗　甘草　五味子　茯苓　阿胶　贝母各一钱

姜三片，水煎服。

排脓散　肺痈吐脓，以此排脓补肺。

黄芪一两

水二盅，煎一盅，食后温服。

枣膏丸　肺积在右胁下，如杯，发为痈。

陈皮　苦梗　葶苈

各等分，枣肉捣为丸，梧子大。每服五十丸，米饮下。

消脓饮　肺有痈脓，腥气上冲，呕而咳嗽。

天南星　半夏　知母　贝母　生地　阿胶　川芎　甘草　桑皮　防风　射干　桔梗　天冬　薄荷　杏仁　白芷　紫苏　白及　乌梅

各等分，每服七钱，姜三片，水煎服。

赤水玄珠　第十卷

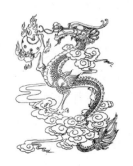

疟　门

《内经》黄帝问曰：夫痎疟皆生于风，其蓄作有时者，何也？岐伯曰：疟之始发也，先起于毫毛，伸欠乃作，寒栗鼓颔，腰脊俱痛。寒去则内外皆热，头痛如破，渴欲饮冷。帝曰：何气使然，愿闻其道。岐伯对曰：阴阳上下交争，虚实更作，阴阳相移也。阳并于阴，则阴实而阳虚，阳明虚，则寒栗鼓颔也；巨阳虚，则腰背头项痛；三阳俱虚，则阴气胜，阴气胜，则骨寒而痛。寒生于内，故中外皆寒；阳盛则外热，阴虚则内热，内外皆热，则喘而渴，故饮冷也。此皆得之夏伤于暑，热气盛，藏于皮肤之内，肠胃之外，此营气之所舍也。此令人汗空疏，腠理开，因得秋气，汗出遇风，及得之以浴，水气舍于皮肤之内，与卫气并居。卫气者，昼日行于阳，夜行于阴。此气得阳而外出，得阴而内薄，内外相薄，是以日作。帝曰：其间日而作者何也？岐伯曰：其气之舍深，内薄于阴，阳气独发，阴邪内著，阴与阳争不得出，是以间日而作也。帝曰：善。其作日晏与日早者，何气使然也？岐伯曰：邪气客于风府，循膂而下，卫气一日一夜大会于风府，其明日日下一节，故其作也。

晏此先客于脊背也，每至于风府则腠理开，腠理开则邪气入，邪气入则病作，以此作日稍晏也。其出于风府，日下一节，二十五日下至骶骨，二十六日入于脊内，注于伏膂之脉，其气上行，九日出于缺盆之中，其气日高，故作日益早也。其间日发者，由邪气内薄于五脏，横连募原也。其道远，其气深，其行迟，不能与卫气俱行，不得皆出，故间日乃作也。

帝曰：夫子言卫气每至于风府，腠理乃发，发则邪气入，入则病作。今卫气日下一节，其气之始发也，不当风府，其日作者奈何？岐伯曰：此邪气客于头项，循膂而下者也。故虚实不同，邪中异所，则不当其风府也。故邪中于头项者，气至头项而病。中于背者，气至背而病；中于腰脊者，气至腰脊而病；中于手足者，气至手足而病。卫气之所在，与邪气相合，则病作。故风无常府，卫气之所发，必开其腠理，邪气之所舍，则其府也。

帝曰：疟先寒而后热者，何也？岐伯曰：夏伤于大暑，其汗大出，腠理开发，因遇夏气凄怆之水寒，藏于腠理皮肤之中，秋伤于风，则病成矣。夫寒者阴气也，风者阳气也，先伤于寒而后伤于风，故先寒而后热也，病以时作，名曰寒疟。帝曰：先热而后寒者，何也？此先伤于风而后伤于寒，故先热而后寒也。亦以时作，名曰温疟。帝曰：夫病温疟与寒疟而皆安舍？舍于何脏？岐伯曰：温疟得之冬伤于风，寒气藏于骨髓之中，至春则阳气大发，邪气不能自出，因遇大暑，脑髓烁，肌肉消，腠理发泄，或有所用力，邪气与汗皆出，此病藏于肾，其气先从内出之于外者也。如是者，阴虚而阳盛，阳盛则热矣。衰则气复反入，入则阳虚，阳虚则寒矣。故先热而后寒，名曰温疟。其但热不寒者，阴气先绝，阳气独发，则少气烦冤，手足热而欲呕，名曰瘅疟。帝曰：瘅疟何如？岐伯曰：瘅疟者，肺素有热气盛于身，厥逆上冲，中气实而不外泄，因有所用力，腠理开，风寒舍于皮肤之内，分肉之间而发，发则阳气盛，阳气盛而不衰则病矣。其气不及于阴，故但热而不寒，气内藏于心，而外舍于分肉之间，令人销铄脱肉，故名曰瘅疟。帝曰：疟未发，其应何如？岐伯曰：疟气者，必更盛更虚，当气之所在也，病在阳，则热而脉躁；在阴，则寒而脉静；极则阴阳俱衰，卫气相离，故病得休；卫气集，则复病也。

卫与邪相并则病作，与邪相离则病休。其并于阴则寒，并于阳则热，离于阴则寒已，离于阳则热已。至次日又集而并合，则复病也。

帝曰：时有间二日者，或至数日，或渴或不渴，其故何也？岐伯曰：其间日发者，邪气与卫气客于六腑，而有时相失，不能相得，故休数日乃作也。疟者阴阳更胜也，或甚或不甚，故或渴或不渴。

帝曰：夫经言有余者泻之，不足者补之，今热为有余，寒为不足。夫疟者之寒，汤火不能温也，及其热，冰水不能寒也，此皆有余不足之类。当此之时，良工不能

止，必须其自衰乃刺之，其故何也？愿闻其说。岐伯曰：经言无刺熇熇之热，无刺浑浑之脉，无刺漉漉之汗，故为其病逆未可治也。夫疟之始发也，阳气并于阴，当是之时，阳虚而阴盛，外无气，故先寒栗也。阴气逆极，则复出之阳，阳与阴复并于外，则阴虚而阳实，故先热而渴。夫疟气者，并于阳则阳胜，并于阴则阴胜，阴胜则寒，阳胜则热。疟者，风寒之不常也，病极则复。至病之热也，如火之热，如风雨不可当也。故经言曰：方其盛时必毁，因其衰也，事必大昌，此之谓也。夫疟之未发也，阴未并阳，阳未并阴，因而调之，真气得安，邪气乃亡。故工不能治其已发，为其气逆也。帝曰：善。攻之奈何？早晏何如？岐伯曰：疟之且发也，阴阳之且移也，必从四末始也。阳已伤，阴从之，故先其时坚束其处，令邪气不得入，阴气不得出，审候见之在孙络盛坚而血者皆取之，此真往而未得并者也。以上俱《内经·疟论》。

《保命集》云：夏伤于暑，秋必痎疟。盖伤之浅也近而暴，伤之重也远而深。痎疟者，久疟也。是之夏伤于暑，湿热闭藏而不能发泄于外，邪气内行，至秋而发为疟也。初不知何经受病，随其受而取之。有中三阳者，有中三阴者。大抵经中邪气，其症各殊，同《伤寒论》之也。故《内经》曰：五脏皆有疟，其治各别。太阳经者，谓之风疟，治多汗之。在阳明经者，谓之热疟，治多下之。在少阳经者，谓之风热疟，治多和之。此三阳受病，皆谓之暴疟也。发在夏至后、处暑前者，此乃伤之浅者，近而暴也。在阴经者，则不分三经，皆谓之温疟，宜以太阴经论之。其发处暑后、冬至前者，此乃伤之重者，远而

深也。痎疟者，老疟也，故谓之久疟。

丹溪云：风暑之疟当发汗，夏月多在风凉处歇，遂闭其汗而不泄故也。恶饮食者，必自饮食上得之。无汗者要有汗，发散为主，带补。有汗者要无汗，扶正气为主，带散邪。疟病感虚者，须以人参、白术一二帖，托住其气，不使下陷，后使他药。内伤挟外邪同发，必内生痰，外以汗解散，二陈汤加柴胡、黄芩、常山、草果煎服。久疟不得汗者，二陈汤加槟榔，倍加苍术。一方加柴胡、葛根、川芎，一补一发，不可直截。老疟系风暑入于阴分，用血药引出阳分则散，当以当归、红花、黄柏、川芎、白术、苍术、甘草、白芷，水煎，露一宿，空心服。

【按】疟在阴分须彻起阳分者，即《格致论》中云：脏传出至腑乱而失期也。又当因其汗之多寡，而为补养升发之。下陷谓阳气下陷入阴血中。无汗要有汗，多用川芎、葛根、苍术、升麻、柴胡之属，此丹溪治疟之微旨也。

《心法附余》曰：世用砒霜等毒药截疟，差误甚矣。且俗名曰脾寒，此因名而迷其实也。苟因饮食所伤而得，亦未必全是寒，况其他乎。在阳分者易治，阴分者难治。疟母必用毒药消之，行气消坚为主。

《脉诀举要》曰：疟脉自弦，弦数多热，弦迟多寒，随时变迁。《心法附录》曰：有病久，脉极虚微而无力，似乎不弦，然而必于虚微之中见弦，但不搏手耳，细察可见也。

生生子曰：世俗皆视疟为小病，不分外感内伤，劳倦虚弱，在阳在阴之旨，率以砒丹、常山等毒剂劫之，或以草药尝之。又或指为鬼祟，而以符水巫咒禁之。禀受厚邪轻者，偶中侥幸，禀弱邪重者，愈劫

而愈陷矣。于是迁延岁月，咳嗽潮热，饮食减少，每每变虚怯之候。不思经曰：邪之所凑，其气必虚。轻病重治，必成重病，都缘不能脱俗故耳，良可悲夫。

桂枝羌活汤　处暑前后，头痛项强，脉浮，恶风，有汗。

桂枝　羌活　防风　甘草炙，各等分

为粗末，每服五钱，水一盏半，煎至一盏，迎发日温服。吐者加半夏曲。

麻黄羌活汤　头痛项强，脉浮，恶风，无汗。

麻黄　羌活　防风　甘草炙，各等分

煎法如前。如吐加半夏曲等分。二方皆太阳经。

白芷汤　治疟，身热目疼，热多寒少，脉长，睡卧不安，先以大柴胡汤下之，微利为度。如下后微邪未尽者，以此汤尽之。

白芷　知母各一两　石膏四两

服法同前。此阳明经。

桂枝石膏汤　隔日一发，先寒后热，寒少热多。

桂枝五钱　石膏　知母各一两半　黄芩一两

上分作三服，间日者，邪气所舍深也，如外邪已罢，内邪未已，再下之。从卯至午发者，宜大柴胡汤下之。从午至酉者，知邪在内也，宜大承气汤下之。从酉至子或至寅发者，知邪在血，宜桃仁承气汤下之。前项下药微利为度，再以小柴胡汤，彻其微邪之气。

桂枝芍药汤　寒热大作，不拘先后，此太阳阳明合病也，谓之大争。寒热作则必战动。经曰：热胜则动也，发热则必汗泄。经云：汗出不愈，知为热也。阳盛阴虚之症，治当内实外虚。不治恐久而传入阴经也，宜桂枝芍药汤主之。

桂枝二钱　黄芪　知母　芍药　石膏
各五钱

上服七钱，水煎服。如服前药而寒热
转大者，知太阳、阳明、少阳合病也，宜
桂枝黄芩汤以和之。

桂枝黄芩汤　治三阳合病。

甘草四钱五分　石膏五钱　知母五钱
桂枝二钱　柴胡一两二钱　黄芩四钱五分
人参四钱五分　半夏四钱

上水煎服，服后如外邪已罢，内邪未
已，用大柴胡、大承气等汤下之。

麻黄黄芩汤　治夜发者。桃仁承气汤
亦治夜发者。

麻黄一两去节　甘草炙，三两　桃仁三
十枚，去皮　黄芩去芦　官桂二钱五分

服法同前。

桃仁味苦、甘、辛，肝为血海，血受
邪则肝气燥。经云：肝苦急，急食甘以缓
之。故桃仁散血缓肝，谓邪气深远而入血，
故夜发。乃阴经有邪，此发散血中风寒之
剂，麻黄、桂枝、桃仁乃太阳经血药，非
三阴经药也。

生生子曰：以上皆刘守真分经治疗法
也，与《内经》之旨，皆相符合。明其邪
自外而来，故治同伤寒也。予验今之所发
者，除伤风所发外，亦有多挟内伤者。或
从饮食所得，或从劳倦所得。此必先有所
感，而邪气潜伏。今为新伤所启发也，虽
涉内伤，而头痛、寒热、口渴等症，亦不
出前数法外矣。予每月所挟症之药，加于
前各经治方之内，错综治之，亦不失古人
意也，故所向辄有功。

《济世方》治先热后寒者，以小柴胡
汤。先寒后热者，小柴胡加桂枝汤。多热
但热者，白虎加桂枝汤。多寒但寒者，柴
胡姜桂汤。

【按】此亦前分经法也。但此以寒热
多少定治，然寒多而但寒不热，脉洪实或
滑，多有热极而似水者，为有余，治当下
之。若便以桂枝投之，误也。如或多热而
但有热者，脉虚大或微弱，当作虚治。若
便以白虎汤投之，误也。故必须细心体认，
详之以脉，而以寒热多少参治，庶为稳当。

仲景白虎加桂枝汤　治朝发暮解，暮
发朝解，其脉如平，但热无寒，骨节疼烦，
便难，此治温疟。

知母六两　甘草炙，二两　石膏一斤
粳米二合　桂枝去皮，三两

水煎服，出汗愈。

柴胡桂姜汤　治往来寒热，胸膈疼，
小便不利。呕而不渴，治疟寒多热少，或
寒不热。

柴胡半斤　桂枝三两，去皮　干姜二两
栝蒌根四两　黄芩二两　甘草炙，二两　牡
蛎二两，煅

水煎服，初服微烦，再服得汗便愈。

柴胡去半夏加栝蒌汤　治疟病后渴者，
亦治劳疟。

柴胡八两　人参　黄芩各三两　栝蒌根
四两　生姜二两　大枣十二枚　甘草炙，三两

水煎服，一日两三服效。

《局方》双解饮子　治疟疾，辟瘴气，
神效，食疟尤佳。

肉豆蔻　草豆蔻各二枚，一枚面煨熟，一
枚生用　粉草二两，一半生，一半炙　厚朴二
寸，一半用姜汁炒，一半生用　生姜二块，如枣
大，一块裹煨，一块生用

上水煎，空心服。东垣云：秋暮暑气
衰，病热疟，知其寒也。此方主之，实治
寒疟也。

人参养胃汤　治饮食伤脾及寒多而热
少者，胸膈痞闷，不思饮食。寒多者，加

姜桂；热多者，加黄芩、黄连、柴胡。方
在寒门。

清脾饮 治瘅疟。脉来弦数，或但热
不寒，或热多寒少，口苦咽干，小便赤涩。

青皮去白　厚朴姜制　白术　半夏泡
黄芩　草果仁　柴胡　茯苓　甘草炙，各
等分

上每服七八钱，姜五片，不拘时服。

草果饮 治内伤饮食作疟，胸腹饱闷。

草果　苍术　厚朴　陈皮　半夏　甘
草　乌梅去核

姜枣同煎。寒多者加干姜、附子，热
多者，只加柴胡，瘴疟加槟榔。

柴苓汤 寒热汗后，或大便作泻。方
出伤寒门。

三圣饮 治胸膈饱闷，口渴，热多，
寒少。

苍术　枳壳　知母各三钱
水煎服。

四圣饮 治久疟。

何首乌　白芷　青皮　陈皮
水煎，空心服。

《良方》四将军饮 治疟作仆厥不知
人，手足俱冷，此虽一时救急之方，用之
有验。

大附子泡，去皮，一枚　诃子四枚，去核
陈皮四枚，洗净　甘草炙，四两

分作四服，水一盏半，姜七片，枣七
枚，煎，折一半热灌下，立苏。

方广云：疟疾发作而僵仆不省人事者，
盖由顽痰胶固于中，营卫不行故也。所以
中风、中暑而卒倒，不省人事，亦由痰之
所致也。附子性大热，走而不守，本是治
寒湿之药，今疟僵仆而有之，以其性能开
散顽痰，营卫流通故耳。乃是劫剂，不得
已而用之也。

《澹寮》露姜饮 胃中痰饮为疟。一
方加蜜，治痰嗽作吐。

生姜四两，捣汁，露一宿，空心冷服。
大治脾胃聚痰，发为寒热。方广云：生姜
自然汁，凡中风、中暑、中气、干霍乱，
一应卒暴之疾，与童便同用，立可解散。
盖生姜能开痰，童便能降火故也。

截疟温脾饮 治脾虚痰涎上涌，疟发
作则吐，神效。

白术五钱　生姜五钱
水煎，空心服。

生生子曰：按此亦丹溪白术丸意也，
彼以白术一味，久服得汗乃愈，此以生姜
佐之，故取汗速而效亦速也。以上五方皆
禁方。

王节斋治疟活套

柴胡　白术各一钱　苍术一钱，以上三
味，疟疾必用之　陈皮七分　粉草炙，五分
干葛一钱二分

若一日一发及午前发者，邪在阳分，
加枯黄芩、茯苓、半夏各一钱，热甚头疼
再加川芎、软石膏各一钱，口渴加石膏、
知母、麦冬各一钱。

若间日或三日发，午后或夜发者，邪
在阴分，加川芎、当归、酒炒芍药、熟地
黄、酒炒知母各一钱，酒洗红花、酒炒黄
柏各四分，提起阳分，可截之。

若间一日连发二日，或日夜各发者，
气血俱病，加八物汤，再加黄芪补之。

若阳疟多汗，用黄芪、人参、白术以
敛之。无汗，柴胡、苍术、白术、黄芩、
干葛以发之。

若阴疟多汗，用当归、白芍、熟地黄、
黄芪、黄柏以敛之。无汗，柴胡、苍术、
川芎、红花、升麻以发之。

若病人胃气弱，饮食少，或服截药，伤脾胃而少食者，加人参一钱半，酒炒芍药、大麦芽各一钱。

若伤食痞闷或有食积者，加神曲、麦芽、枳实炒，各二钱。

若痰盛，加姜制半夏、南星、枳实炒，各一钱，黄芩、黄连各六分。

若欲截之，加槟榔、黄芩、青皮、常山各一钱，乌梅肉三枚。

若日久虚疟，寒热不多，或无寒而但微热者，邪气已无，只有八物汤加柴胡、黄芩、黄芪、陈皮以滋补气血。

疟 母

《济生》**鳖甲饮子** 疟久不愈，胁下痞满，腹中结块，名曰疟母。

草果 鳖甲醋炙 黄芪 白术 白芍 厚朴姜制 槟榔 橘红 川芎 甘草炙

各等分，每服四钱，水一盏，姜七片，枣一枚，乌梅少许，煎服。

又方 治疟母。

鳖甲醋炙，二两 三棱 莪术 香附俱醋炒，各一两半 橘红一两 阿魏五两

上醋糊为丸，梧子大，姜汤下三十丸。

疟母丸

青皮 桃仁 红花 神曲 麦芽 鳖甲醋炙 三棱 蓬术 海粉 香附俱用醋煮

上用神曲糊为丸，梧桐子大。每服五七十丸，白汤下。

十将军丸 久疟有疟母不瘥，或腹疼。

三棱去毛，土炒 蓬术生用 青皮去白 橘红各一两 草果去壳 常山各二两 砂仁 槟榔 乌梅 半夏泡，各一两

上先将常山、草果二味，剉，好酒、醋各一碗，入瓦器内，先浸一宿，后入八味药，同浸至晚，炭火煮干，取出晒，如

无日色，用火焙干，为末，酒醋各半，打糊为丸，如梧桐子大。每服三四十丸，白汤吞下，日进三服。忌生冷、鱼腥、咸酸、油腻、面、诸死毒物，服四两或八两乃除根。凡有积聚及行瘴湿地方并宜服。

小儿疟疾痞块。

生地 白芍各一钱半 陈皮 川芎 黄芩 半夏各一钱 粉草二分

姜水煎，调鳖甲末服。

疟 胀

秋深久疟，胸中无物，又无痰癖，腹高而食少，俗谓疟气入腹，宜**苍术汤**主之。

苍术四两 草乌头二钱 杏仁三十个

上分作三服，水煎，一日服尽愈。

产 后 疟

草果饮子 产后疟疾，多由污血挟寒热而作，大法宜柴胡四物汤调之。热多者宜服此。

半夏泡 赤茯苓 草果煨，去皮 甘草炙 陈皮 川芎 白芷各一钱二分 紫苏 良姜 青皮各六分 干姜二钱四分

上分作二帖，姜五片，枣二枚，当发日，空心连进三服，无不愈者。

生熟饮子 治寒多者。

肉豆蔻 草果仁 厚朴 半夏 陈皮 甘草 大枣去核 生姜各二钱半

以上一半，以湿纸裹煨香熟，和匀，一半生用，和匀。分作二帖，水煎，空心一服，食后一服，二渣并煎，午前服尽。

彭用光治疟活套

如连日或间日，恶寒发热，头项腰背痛，此太阳经，二陈加柴胡、羌活、藁本、防风。

如连日或间日，先寒后热，或寒少热多，或但热不寒，目痛鼻干，此阳明经，二陈加葛根、升麻、石膏、知母、白芷。

如连日或间日，先寒后热，或寒热间作，胁痛口苦，呕恶，此少阳经。二陈加柴胡、黄芩、青皮。

如子午卯酉日发寒热，呕吐，舌干口燥，此少阴疟。二陈加当归、川芎、黄柏、黄连、柴胡。

如辰戌丑未日发寒热，呕吐，不嗜食，或腹满自利，此太阴疟。二陈加苍术、白术、柴胡、芍药。

如寅申巳亥日恶寒发热，寒多热少，或腹痛引阴器，如淋状，善恐，此厥阴疟。二陈加桂枝、附子、干姜、柴胡、升麻。

三阳之疟，宜汗宜吐。麻黄、葛根、柴胡、常山、草果、乌梅之属。

三阴之疟，宜下、宜温、宜和。大柴胡汤，柴胡桂姜汤，柴胡四物汤，附子理中汤加升麻、柴胡之类。

泄痢辨

丹溪云：泄泻之症，水谷或化或不化，并无努责，唯觉困倦。若滞下则不然，或脓或血，或脓血相杂，或肠垢，或无糟粕，或糟粕相杂。虽有痛不痛之异，然皆无里急后重，逼迫恼人。

泄 泻 门

生生子曰：泄泻要分新久、时令、寒热、虚实，及饮食、痰积数者。

《内经》曰：湿胜则濡泄。《甲乙经》云：气客下焦，传为濡泄。罗太无曰：夫脾者，五脏之至阴，恶寒湿，今寒湿之气内客于脾，故不能裨助胃气腐熟水谷，致

清浊不分，水入肠间，虚莫能制，故洞泄如水，随气而下，谓之濡泄。法当除湿利小便，治之以对金饮子。平胃散五钱，五苓散二钱五分，草豆蔻面煨五钱。上分二服，姜枣同煎。出《济世方》，名对金饮子。

王叔和云：湿多成五泄。

生生子曰：新泄泻多是湿，治湿泻之法，宜燥脾利水，胃苓汤、五苓散之类。胃中气下快，心下痞气，加枳壳、木香。如有痰加半夏。如恶心加藿香、砂仁。如肿满加桑白皮、赤小豆。有热加黄芩、木通、滑石之类，减桂。有寒加高良姜、干姜、桂心之类。稍久不止者，东垣升阳渗湿汤，或苍术防风汤。用风药者，谓风能胜湿也。若饮食所伤，以平胃散加消导之剂。

久泻多是积。刘河间云：有太阳、阳明二症，当进退，大承气汤主之。既久泄矣，而又以承气汤下之者，必其积滞胶固，脉结实不虚，非常法可效，故用此推陈致新，不可姑息也。

太阴症不能食也。当先补而后泻，乃进药法也。先煎厚朴半两，俱依本方加减，水一盏半，煎七分服。若三两服后未已，如稍加食，尚有热毒，加大黄二钱，推过泄止住药。如泄未止，谓肠胃有尘垢滑黏，加芒硝三钱，令宿垢去尽则愈也。

阳明症能食是也，当先泻而后补，乃退药法也。先用大承气汤五钱，水一盏半，煎七分，稍热服。如泄未止，去芒硝，后热稍退，减大黄一半煎，两服。如热气虽已，其人必腹满，又减去大黄，以枳实厚朴汤，服三两服，如腹胀满退，泄亦自愈，后服厚朴汤，数服则已。

仲景云：下痢已瘥，至其月日又复发

者，以其积去不尽故也，当下之，以大承气汤。此热积寒下也。

《本事方》治痼冷在肠胃间，频年腹痛泄泻，休作无时，服诸热药不效，宜先取去积滞，然后调治，不可畏药以养病也。

厚朴丸

厚朴　干姜　甘草　桂心　附子生，各二钱　大黄生，细切，水一盏，浸半日，煎汁用之

上水二碗，煎八分，后下大黄汁，再煎六合，温服，自夜至晓，分三服之尽止，或更以干姜丸佐之。

干姜丸

干姜　巴豆去心、壳，研碎，炒黄　大黄　人参各一两

上为末，同巴豆研匀，加炼蜜为丸，如梧桐子大。食前用汤吞下一丸，陈米饮吞亦可，后服白术散。

白术散　推后以此温补之。

白术　木香　附子　人参各等分

上为末，每服二钱，生姜三片，枣一枚，煎六分，温服。

痰积泄泻。

海石　青黛　黄芩　神曲　半夏曲霞天膏造者尤妙

上为丸，每服三五十丸。

上积滞泄泻，必腹中耕痛，痛而泄，泄而痛止者是也。或肚满按之坚者亦是也。受病浅者，以保和丸等消导之，深而顽者，必须推去陈积，然后乃止也。

实脾固肠丸　泄泻月久不止，及脾泄无度者。

白术陈土炒，四两　粟壳去膜，蜜炒，二两　苍术米泔浸　厚朴姜制　陈皮各一两半　人参　炮干姜　炙甘草　茯苓各二两　肉果面煨　诃子去核，各二两　砂仁一两

酒糊为丸，梧桐子大。每服七十丸，空心米汤下。虚寒加附子一钱。滑脱不禁加龙骨、赤石脂，俱煅一两。

飧泄。《素问》云：清气在下，则生飧泄。又云：春伤于风，夏必飧泄。又云：久风为飧泄。

刘河间曰：飧泄者，乃水谷不化而完出。因水入胃，亦非前水恣症也。先以宣风散导之。出钱氏方中四味者是也。后服**苍术防风汤**。

苍术去皮，四两　麻黄去根节，四两　防风去芦，五钱

上为粗末，每服一两，生姜七片，水二盏，煎至一盏，温服。泄止后服椒术丸。

椒术丸

苍术二两　川椒一两，去目，炒

为极细末，醋糊为丸，如梧桐子大。每服三十丸，食前温汤下。如恶痢久不愈者弥佳，小儿亦佳。

东垣曰：飧泄是清气在下，乃胃气不升。上古圣人，皆以升浮药扶持胃气，一服而愈。知病在中焦脾胃也。《脉诀》曰：湿多成泄，病本在胃，真气弱。真气者，谷气也，不能克化饮食，乃湿盛故也。以此论之，正以脾胃之弱故也，初病夺食或绝，不食一二日，使胃气日胜，泄不作也，今已成大泄矣。经云：治湿不利小便，非其治也。又云：在下者引而竭之。唯此症不然，此病既得之于胃气下流，清气不升，阳道不行，只宜升宜举，不宜利小便。《灵枢》云：头有疾取之足，谓阳病在阴也。足有疾取之上，谓阴病在阳也。中有疾旁取之，旁者，少阳甲胆是也，中者脾胃也，甲胆者甲风是也，东方春也，胃中谷气者，便是风化也，作一体而认。故曰：胃中湿胜而成泄泻，宜助甲胆，风以胜克

之，又是升阳气，助清气上行之法也。又一说，中焦元气不足，溲便为之变，肠为之苦鸣，小缘胃气不升，故令甲气上行。又云：风胜湿也。大抵此症本谓气弱不能化食，夺食则一日而可止。夫夺食之理，为胃弱不能克化，食则为泄，如食不下何以作泄，更当以药滋养元气令和，候泄止，渐与食，胃胜则安矣。若食不化者，于升阳、风药内加炒曲同煎，兼食入顿至心头者，胃之上口也，必吐沃沫，或食入反出，皆胃土停寒。其右手关脉中弦，按之洪缓，是风热湿相合，谷气不行，清气不升，为弦脉之寒所隔，故不下也，曲之热亦能去之。若翻胃者，更加半夏、生姜，入前风药内同煎。夺食，少食，欲使胃气强盛也。若药剂大，则胃气不胜药，泄亦不止，当渐渐与之。今病既久，已至衰弱，当以常法治之，不可多服饵也。人之肌肉，如地之土，岂可人而无肉，故肉消尽则死矣。消瘦人有必死者八，《内经》有七，《外经》有一。又病肌肉去去尽，勿治之，天命也。如肌肉不至瘦尽，当急疗之，宜先夺食而益气，便与升阳，先助真气，次用风药胜湿，以助升腾之气，病可已矣，余皆勿论。此治之上法也，治用升阳除湿汤之类。

车前子散　治水泻不止。以车前子炒为末，米饮调下二钱，立止。

若秋夏之间，湿热大行，暴注水泄，以益元散治之，或五苓散加木通。口渴者加葛根、黄芩、芍药。

若胸膈饱闷，腹中作胀，以胃苓汤治之。又泻暴而不止者，以止泄丸治之。

止泄丸

肉豆蔻五两　滑石飞

上为末，擂饭丸，唯滑石，夏三两五钱，秋二两，春冬一两二钱。

升阳除湿汤　治脾胃虚弱，不思饮食，泄泻无度，小便黄，四肢困倦。自下而上引而去之。

升麻　防风　柴胡　羌活　神曲　泽泻　猪苓　陈皮各五分　甘草炙　麦芽各三分

上水煎，食远服。如胃寒肠鸣，加益智、半夏各五分，姜枣同煎，非肠鸣不用。

白术芍药汤　洁古治太阴脾经受湿，水泻注下，体重微满，困弱无力，不欲食，暴泄无数，水谷不化，先宜白术芍药汤。

白术　芍药各一两　粉草五钱　俱要炒黄，效速，分作二服，水煎，温服。腹疼甚者，宜苍术芍药汤。

苍术芍药汤　治水泻腹疼，并治痢。

苍术　芍药各一两　黄芩五钱　桂一钱三分

分二服，水煎，温服。脉弦头疼者，宜苍术防风汤。

苍术防风汤　治水泄、飧泄，脉弦，头疼，皆效。

苍术五钱　防风五钱

水煎，温服。

以上症，如心下痞，每服加枳实一钱。如小便不利加茯苓二钱。如腹疼渐已，泄下渐少，宜诃子散主之。

寒泄者，大便完谷不化，或口不渴而小水清利，腹中鸣，时常喜热手按摩，或过食凉药所致。

调中散　治虚寒停食，呕吐，肠鸣泄泻。

砂仁　蓬术　干姜炮　桂心　茴香炒　草果　麦芽炒　橘红　益智仁　藿香叶各一钱　苍术炒　神曲炒　桔梗各一钱半　甘草炙，三分姜枣煎，临服加盐少许。

大藿香散　治一切脾胃虚寒，呕吐、霍乱、心腹撮痛，如泄泻不已，最能取效。

藿香二两　陈皮　厚朴姜汁炒　青皮炒　木香　人参　肉豆蔻煨　良姜炒　大麦芽炒　神曲　诃子煨，去核　白茯苓去皮　甘草炒，各一两　干姜炮，五钱

为末，吐逆泄泻，不下食，或呕酸苦水。用水一大盏，煨生姜半块，盐一撮，煎服。

养胃汤　治脾胃虚寒，呕逆恶心，腹胁胀疼，肠鸣泄泻。方出疟门。

理中汤　寒而虚者。

桃花丸

赤石脂　干姜　胡椒

扶脾丸　脾胃虚寒，腹中痛，溏泄无度，饮食不化。

白术　茯苓　甘草炙　诃了　半夏乌梅肉各二钱　红豆　干姜　肉桂各五钱麦芽　神曲各四钱　陈皮一钱

上为末，荷叶烧饭为丸，如梧桐子大。每服五十丸，温汤下。一方加藿香一钱。

干姜散　治水泻无度。

干姜为末，粥饮调下一钱，效。

《衍义》云：一人大肠寒，小便精出，诸热药服至一斗二升不效，后教服赤石脂、干姜各一两，胡椒五钱，同为末，醋糊为丸，如梧桐子大，空心及食前米饮下五七十丸，服四剂遂愈。

《本事方》**诃子丸**　脾胃不和，泄泻不止，诸药不效。

诃子皮　干姜　肉豆蔻　龙骨　木香附子　赤石脂各等分

为末，糊丸。每服四五十丸，米饮下。

浆水散　治暴泄如水，周身汗出，一身尽冷，脉沉弱，气少而不能语，甚者加

吐，此为紧病。

半夏二两，炮　附子炮　桂　干姜炮甘草炙，各五钱　良姜二钱半

上为末，每服五钱，水煎，热服，甚者三四服。

若下痢为鹜溏，大肠不能禁固，大便欲了不了，小便清，此寒也，宜温之，春夏桂枝汤，秋冬白术散。罗谦甫云：鹜溏者，大便如水，其中有少结粪是也。

桂枝汤

桂枝　芍药　白术各五钱　粉草炙，一钱

分四服，水煎服。

小白术散

白术　芍药各三钱　干姜炮，五钱　甘草炙，二钱

如前煎服，甚者除干姜，加附子一二钱，谓辛能发散也。

热泻，口渴，小水短赤，粪如糜，益元散，灯心汤或井花水调下。

白芍黄芩木通汤　治水泻，小水短赤。

白芍二钱　黄芩二钱　木通八分　白术一钱　泽泻一钱　茯苓七分

水煎，温服。

厚肠散　治腹疼泻黄，及泻久不止，热药不效者，及治酒积泄。

川黄连好酒煮一日夜，煮干炒

为末，每用二钱，空心米饮下。

豆蔻香连丸　治泄泻，不问寒热，阴阳不调，下痢赤白，腹胀攻痛，其效如神。

黄连二钱　肉豆蔻　木香各一钱

上为末，粟米饮为丸，如米粒大。每服十丸，米饮下，渐加二三十丸，日夜各四五服。

清六丸　去三焦湿热泄泻，兼治产后腹痛，或自痢者，能补脾，亦治血痢。

六一散三两　红曲炒，五钱，用此活血

酒糊为丸，多与清化丸同服，并不单用。

虚泻——脉弱无力，饮食少，四肢倦，足背浮肿，口渴，皆所当补。

钱氏白术散　治泻久虚弱，清气下陷，口渴或腹中气不转运，或不思食，或恶心。

人参　白术　茯苓　粉草　葛根　木香　藿香

俱为末，每服二钱，米饮调下。

参苓白术散　脾虚泄泻，浮肿。

人参二斤半　白术二斤　薏苡仁一斤扁豆二斤半　山药　桔梗各一斤　莲肉二斤半　砂仁一斤　茯苓一斤　甘草炒，半斤

为末，每服二钱，米饮调下。

人参升胃汤　大便一日三四次，溏而不多，有时腹鸣泄泻，小便黄。

黄芪二钱　甘草炙，二分　升麻六分柴胡　归身　陈皮　益智各二钱　红花少许人参六分

水煎，食前热服。

一味白术散　治久泻脾虚、脾泄，如神。

土白术米泔水洗净，切片，每一斤用陈皮半斤，入甑一层层间隔蒸一日，炒干，去陈皮

为末，每服二钱，米饮调下。

理中汤　虚寒作泻，或吐泻不止，精神虚惫，甚者加大附子，名附子理中汤。方在寒门。

参苓滑石汤　治泄而困倦，小便不利，脉数，有虚热。

白术　滑石各一两　黄芩　人参　芍药各五钱　木通　陈皮各三钱　干姜一钱甘草炙，一钱

分八帖，水煎服。

桂香丸　脏腑虚，为风寒所搏，冷滑注下不禁，老人、虚人危笃累效。

大附子炮，去皮脐　肉果炮　白茯苓各一两　桂心　干姜　木香炮，各五钱　丁香一分

糊丸，梧桐子大，米饮下五十丸。

固中丸　治脾久泄去后与气不快者。

苍术　肉果煨，各一两

粥丸，桐子大，每服五十丸。

固下丸　治肾久泄，即前方加破故纸一两炒。

东垣白术神曲丸　老人奉养太过，饮食伤脾，常时脾泄。

白术炒，二两　白芍酒炒，一两　神曲炒，一两半　山楂二两　半夏制，一两　黄芩炒，五钱

上为末，用青荷叶烧饭，为丸，绿豆大，每服百丸。

实泄——泄泻腹疼，或有积滞，虽明新久，新者，以消导之剂，久者，以前久泄门按寒热调治。

枳实导滞丸　木香槟榔丸　七圣丸

肾泄——晨早为一次者是也。

愚谓亦不止如此，曾记一老人脾泄二十年，一日夜三五次，夜多日少。以破故纸、盐水炒，五钱，白术、炒，二钱，杜仲、盐水炒，二钱，泽泻一钱。水煎，空心服二帖即愈。缘肾者胃之关，肾虚则下焦不约故也。

东坡四神丸　治肾泄，下元虚寒，尤宜。

破故纸炒，四两　肉蔻面煨，二两　木香五钱　小茴香炒，一两

以生姜四两煮红枣肉为丸，如梧桐子大。每空心盐汤吞下五六十丸。

金锁正元丹　肾虚泄泻，小便频数，盗汗，遗精，一切虚冷之症。

龙骨煅　朱砂另研,各三两　茯苓八两
紫巴戟去心,一斤　肉苁蓉洗,焙　葫芦巴
焙,各一斤　补骨脂酒浸,十两　五倍子八两

上为末,酒糊丸,桐子大。每服三十
丸,空心温酒盐汤下。

五味子丸　治下元虚寒,火不生土,
及肾中之土不足,以致关门不闭,名曰肾
泄,亦名脾肾泄。

人参　五味子　破故纸炒　白术各二两
山药炒　白茯苓各一两半　吴茱萸　川巴戟
去心　肉果面煨,各一两　龙骨煅,五钱

上酒为丸,如梧桐子大,每服七十丸,
空心盐汤下。

泄　痢

生生子曰:仲景、河间、东垣诸公,
多以泄、痢混同论治。究其源,皆本之于
《难经·五十七难》五泄中来。云:小肠
泄、大瘕泄,即是肠癖脓血也,故治法亦
多相须。但初学之士未易寻绎,故予不揣
庸腐,芟繁入简,以经文列之于前,而诸
贤次之,以见古人著方立法之意,然后发
明泄、痢形状,而以丹溪之见折而衷之。
仍分泄、痢为二门。初不敢遽分者,以其
有先痢而后泄,有先泄而后痢,有痢不因
泄,有泄不因痢,治有次第,症有轻重也。
以古论不可分者为纲,以今之名症者为目,
使后学易以辨别,而难治之症,亦得以备
参考也。

《难经》云:有胃泄,有脾泄,有大
肠泄,有小肠泄,有大瘕泄,名曰后重。

《保命集》曰:胃泄者饮食不化,色
黄。以大承气汤下之。脾泄者腹胀满泄注,
食即呕吐逆。建中、理中汤主之。大肠泄
者食已窘迫,大便色白,肠鸣切痛。干姜
附子汤主之。小肠泄者溲而便脓血,少腹

痛。承气汤下之。大瘕泄者,里急后重,
数至圊而不能便,茎中痛。胃、大、小肠
三症,皆清凉饮子主之,其泄自止,以阴
症茎中痛加甘草,以阴症里急后重加大黄。

滑伯仁曰:瘕,结也,谓因有凝结而
成者也。里急谓腹内急迫,后重谓肛门下
坠,唯其里急后重,故数至圊而不能便。
茎中痛者,小便亦不利也。出《难经本
义》。

谢坚白曰:小肠、大瘕二泄,今所谓
痢疾也。《内经》曰肠澼,故下痢赤白者,
灸小肠俞是也,穴在第十六椎下两旁各一
寸五分,累验。出《难经本义》。

四明陈氏曰:胃泄即飧泄也,脾泄即
濡泄也,大肠泄即洞泄也,小肠泄谓凡泄
则小便先下而便血,即血泄也,大瘕泄即
肠澼也。

《灵枢经》曰:肠中寒即肠鸣飧泄,
肠中热即出黄如糜。《脉要精微论》曰:
胃脉虚则泄。

仲景曰:大肠有寒者多鹜溏,有热者
便肠垢。下痢脉微弱数者,为欲自止,虽
发热不死。下痢有微热而渴,脉弱者亦自
愈。下痢脉数而渴者,合自愈,设不愈必
清脓血,以有热故也。下痢脉数有微热,
汗出,合自愈,设脉紧为未解。下痢脉反
弦,身热汗者自愈。下痢脉沉而迟,其人
面少赤,身有微热,下痢清谷者,必郁冒
汗出而解,病人必微厥,所以然者,其面
戴阳,下虚故也。下痢脉沉弦者,下重。
下痢寸口反浮数,尺中自涩者必清脓。溲
病若腹大而泄者,脉当细微而涩,反紧大
而实者,死。下痢脉大者为不止,下痢一
日十余行,脉反实者,死。

《素问》云:泄而脉大难治,病泄,
脉洪大者是逆也。

《灵枢》云：飧泄脉小者，手足寒，难已。飧泄脉小，手足温易已。腹鸣而满，四肢清，泄，其脉大是逆也，如是者不过十五日死矣。腹大胀，四末清，脱形，泄甚，是逆也，如是者不及一时死矣。

经云：五虚者，死。脉细，皮寒，气少，泄痢前后，饮食不入，此谓五虚。其浆粥入胃，泄注止，则虚者活。丹溪尝谓治数人，在下则泄泻不止，上则吐痰不已，皆死，盖气脱无所管摄故也。若用参术膏救之，早者十活二三。

《病机机要》云：脏腑泻痢，其症亦多，大抵从风、湿、热论之。是知寒少热多，寒则不能久也，故曰暴泄非阴，久泻非阳。论曰：春宜缓形，形动则肝木乃荣，反静密，则是行秋令，金能制木，风气内藏，夏至则火盛而金去，独火木旺而脾土损矣。轻则飧泄，身热脉洪，谷不能化；重则下痢脓血，稠黏，里急后重，故曰：诸泄稠黏，皆属于火。经云：溲而便脓血，知气行而血止也，宜大黄汤下之，是为重剂；黄芩芍药汤，是为轻剂。是实则泻其子，木能自虚而脾土实矣。故曰：春伤于风，夏必飧泄。此逆四时之气，人所自为也。此一节谓热泄而滞下也。有自太阴经，脾受湿而为水泄，虚滑微满，身重不知谷味。假令春宜益黄散补之，夏宜泄之。法曰：宜补、宜泄、宜和、宜止。和则芍药汤，止则诃子汤。久则防变为脓血，是脾经传受于肾，谓之贼邪，故难愈也。若先利而后泻，谓之微邪，故易安。此皆脾土受湿，天之所为也，虽圣智不能逃。口食味，鼻食气，从鼻而入，留积于脾，而为水泄也。此一节湿泄，所谓泄泻也。

有厥阴经动，下利不止，其脉沉而迟，手足厥逆，涕唾脓血，此症难治，宜麻黄小续命汤汗之。法云：为有表邪缩于内，当散之而自愈。此一节风泄，所谓久泄也。

有暴下无声，身冷自汗，小便清利，大便不禁，气难布息，脉迟，呕吐，急以重药温之，浆水散是也。此一节寒泄，所谓暴泄也。

故法云：后重则宜下，腹疼则宜和，身重则除湿，脉弦则去风。血脓稠黏，以重药竭之。身冷自汗，以毒药温之。风邪内缩汗之，鹜溏为痢温之。又云：在表者汗之，在里者下之，在上者涌之，在下者竭之。身表热者内疏之，小便涩者分利之。又曰：盛者和之，去者送之，过者止之。兵法云：避其来锐，击其惰归，此之谓也。

凡病泄而恶寒，是太阴传少阴，是土来克水也。用除湿白术、茯苓安脾，白芍药、桂枝、黄连破血也。火邪不能胜水，太阴不能传少阴，而反火邪上乘肺经，而痢必白脓也，加芍药、当归之类。

又里急后重，脉大而洪，实为里实。痛甚者，是有物结坠也，宜下之。若脉浮大甚，不宜下。

虽里急后重，而脉沉细弱者，谓寒邪在内而气散也，可温养而自愈。里急后重闭者，大肠经气不宣通也，宜加槟榔、木香宣通其气。如痢或泄而呕者，胃中气不和也。上焦不和，治以生姜、橘皮；中焦不和，治以当归、茯苓、桂；下焦寒不和，治以轻热药，甚者重热药。大便虚秘涩，久不愈，恐太阴传少阴，多传变为痢。太阴传少阴是为贼邪，先以枳实厚朴汤，以防其变。若四肢懒倦，小便少或不利，大便走，沉困，饮食减，宜调胃去湿，白术、芍药、茯苓三味，水煎服。以白术之甘，能入胃而除脾胃之湿，芍药之酸涩，除胃中之湿热，四肢沉困，茯苓之淡泄，能通水道走湿，此三味泄痢须用此。如发热恶寒，腹不痛加黄芩为主；如未见脓而恶寒，乃太阴欲传少阴也，加黄连为主，桂佐之；如腹痛甚者，加当归倍芍药；如见血加黄连为主，桂、当归佐之；如烦躁或先便白脓后血，或发热，或恶寒，非黄芩不止，上部血也；如恶寒，脉沉，先血后便，非地榆不能除，下部血也；如恶寒，脉沉，或腰痛，或脐下痛，非黄连不除，此中部血也；如便脓血相杂，而脉浮大，慎不可以大黄下之，下之必死。谓气下竭也，而阳无所收。凡阴阳不和，唯以分阴阳药治之。

又云：暴泄非阴，久泄非阳。大便完谷下，有热者，脉疾身动声亮，暴注下迫，此阳也。寒者，脉沉而细，身困鼻息微，姜附汤主之。身重不乐，术附汤主之。渴引饮者，是热在膈上，水多入则自胸膈入胃中，胃本无热，因不胜其水，名曰水恣。胃受水攻，故水谷一时下。此证当灸大椎三五壮，立已，乃督脉泻也。如用药，使车前子、白术、茯苓之类，五苓散亦可。

又有寒泄者，大腹满而泄。又有鹜溏泻者，是寒泄也。鹜者，鸭也，大便如水，其中有少结粪者是也。如此者当用天麻、附子、干姜之类。

又法曰：泄有虚实寒热。虚则无力，不及拈衣，未便已泄出，谓不能禁固也。实则数至圊而不便，俗云虚坐努责是也。里急后重，皆依前法进退，大承气汤主之。

【按】已上述泄利，寒热虚实，脉证轻重，治法极为详悉，最当深玩。

痢门 以前诸公皆释名滞下，
经书又云肠澼。

泄痢二症，前纲中《病机机要》论寒热虚实治法甚详，陈无择、朱丹溪、刘宗厚、王节斋诸公又各有发明，今摘其紧要，逐一诠次，以便按治。

《内经》曰：饮食不节，起居不时者阴受之，阴受之则入五脏，膜满闭塞，下为飧泄，久为肠澼是也。

《内经》曰：肠澼便血，身热则死，寒则生。肠澼下白沫，脉沉则生，浮则死。肠澼之属，身不热，脉不悬绝，滑大者生，悬涩者死，以脏期之。

《脉经》云：肠澼下脓血，脉沉小留连者，生；数疾且大有热者，死。又肠澼筋挛，其脉小细安静，生；浮大紧，死。

《脉诀举要》曰：无积不痢，脉宜滑大、浮，弦急死，沉细无害。

《秘藏》云：假令伤寒，饮食膜胀满而传飧泄者，宜温热之剂以消导之。伤湿热之物而成脓血者，宜苦寒之剂以内疏之。风邪下陷，升举之。湿气内胜者，分利之。里急者下之。后重者调之。腹痛者和之。洞泄肠鸣，无力，不足拈衣，其脉弦细而弱者，温之、收之。脓血稠黏，数至圊而不能便，其脉洪大而有力者，寒之、下之。

陈无择云：滞下之症。《内经》所载血溢、血泄、血便、注下。古方则有清脓血，近世呼为痢疾，其实一也。多由脾胃不和，饮食过度，停积于肠胃不能化，又为风、寒、暑、湿之气干之，故为此疾。伤热则赤，伤冷则白，伤风则纯下清血，伤湿则下如豆汁。治法当先用通利之药，疏调脏腑。

《原病式》曰：或言下痢白为寒者，误也。若果为寒则不能消谷，何由反化为脓也？所谓下利，谷反化为脓血，如谷肉果菜，湿热甚则自化腐烂溃发化为脓血也。其热为赤，热属心火故也；其湿为黄，湿属脾土故也；燥郁为白，属肺金也。然诸泻痢皆属于湿，湿热甚于肠胃之内，而肠胃怫郁，以致气液不得宣通而成。肠胃之燥，使烦渴不止也。假如下痢赤白，俗言寒热相兼，其说尤误，岂知水火阴阳寒热者，犹权衡也，一高则必一下，一盛则必一衰，岂能寒热俱甚于肠胃之间，而同为痢乎？如热疮疡而出白脓者，亦可以白为寒欤？其在皮肤之分，属金，故色白也。次在血分，属心火，故为血也。在肌肉，属脾土，故作黄脓。在筋部属肝木，故其脓色带疮。深至骨属肾水，故紫黑血出也。各随五脏而见五色，是其标也，本则一出于热，但分浅深而已。大法下迫窘痛，后重里急，小便赤涩，皆属于燥热，而下痢白者，必多有之，然则为热明矣。

《玉机微义》云：河间谓赤白不当分冷热，乃属心火，肺金之化也。五色各属五脏，本则一出于热，其论甚当。缘心主血，肺主气，白属肺金，此气受病也；赤属心火，此血受病也；赤白相杂，气血俱受病也。知此则肝青，脾黄，肾黑之说，亦可得而互明矣。

丹溪谓赤自小肠而来，白自大肠而来。愚谓大小肠亦心肺之腑也，但不若刘宗厚以气血言尤为明白。

《统旨》曰：河间发明痢本于湿热，最为详切，及行血则便脓自愈，调气而后重自除，诚哉至言也。又谓痢虽有赤白，而一本之于热，此足以破局方好行辛热者之弊也。然痢之白者，不可尽归之于热，亦有因于寒者。痢如冻胶或如鼻涕，明是冷症，此缘多啖生冷，脾胃受伤，气微而滞下生焉，非姜桂之辛热不可也。又其日久而不愈，肠胃气虚，始为热，而末变寒，或过服冷药，以致脾胃中寒，此亦宜有以

温之也。

滞下亦有挟虚挟寒

丹溪曰：或问河间之言滞下，似无挟虚挟寒者，然乎否乎？予曰：泄利之病，水谷或化或不化，并无努圊，唯觉困倦。若滞下则不然，或脓，或血，或脓血相杂，或肠垢，或无糟粕，或糟粕相混。虽有痛、不痛、大痛之异，然皆里急后重，逼迫恼人，似乎皆热症、实症也。予近年涉历，亦有大虚、大寒者，不可不知。如治予从叔娄长官等，皆用参、术及干姜、姜汁之类是也。

刘宗厚曰：按滞下之症，古人多与泄泻同论，至《三因方》，始能另立条目。盖实有不同，夫病有从外感而得者，须分六气之异，外既受伤，肠胃郁结，遂成赤白等症，当随其寒热湿凉以调之。有因脏气发动，干犯肠胃而得者，须察其何脏相兼，以平治之。又有因饮食失节而得者，则又审其何物所伤，以消克之。但其受病之后，肠胃怫郁，脓血稠黏，里急后重。诸方虽有寒热虚实之论，刘河间则以为一出于热，然考之《内经》，似亦热多而寒少也。我丹溪先生，则以为亦有挟虚挟寒之症，深戒学者，须宜识此。世之局方，不辨三因，专用涩热之药，其失甚矣。至河间立说，专用苦寒疏下之药，则亦未甚为当，何则？盖病有虚寒，治有先后。若病气暴至，元气壮实，积滞胶固，须宜下之。病久气脱，肠胃虚滑不禁者，亦宜温之、涩之。大抵治痢当从仲景、河间之法，可温则温，可下则下，或解表，或利小便，或待其自已。刘河间分在里、在表、挟风、挟热、挟寒等症，后之作者，无越于斯，但气血一条，未尝表出立论。其于芍药汤

下有曰：行血则便脓自愈，调气而后重自除。盖谓便脓血是血之滞下也，故曰行血自愈；奔迫后重气之实也，故曰调气自除。诚哉是言，但脓血赤白，亦有气病、血病之分，后重里急，亦有气实、血实之异。学者尤不可不察。

里急后重有寒热虚实及在气在血之异

滑伯仁曰：里急谓腹内急迫，后重谓肛门下坠，唯其里急后重，故数至圊而不能便也。愚谓此皆脾胃不和，或为风、寒、暑、湿令气所干，或为积滞胶固缠坠，或病久阳气下陷。

丹溪曰：后重本因邪压大肠，不能升上而重坠也。用大黄、槟榔药者，乃泻其所坠之邪也。及久痢与通荡之后，而后重仍在者，知大肠虚滑，不能自收而重，是以用御米壳、诃子、五倍子等涩剂，收其气而固其滑也。然大肠为邪压下之重，其重至圊后不减。虚滑不收之重，其重至圊后随减。以此辨之，百发百中也。

愚谓气虚下陷而重者，虽用收涩之剂，仍必以升补药兼之。

又云：有服升消药不效者，用秦艽、皂角子、大黄、当归、桃仁、枳壳、黄连等剂，若大肠风盛者，可作丸服。

《纲目》云：自古治里急后重，但用槟榔、木香调气及大黄下积，至丹溪始用桃仁、滑石，滑其死血，如鼓应桴，实发前人所未发也。

又云：下坠在血活之后，此为气滞宜前药加槟榔一枚。盖后重者当和气，积与气坠下者，当兼升、兼消，升谓升麻之类，消谓木香、槟榔之类。

发热

丹溪曰：发热恶寒，身首俱痛，此为表症，宜微汗和解，苍术、川芎、陈皮、芍药、粉草、生姜。

又云：有外感者，小柴胡汤去人参。

又云：下痢发热久不止者，属阴虚。用寒凉药必兼升散，并热药姜、桂之属是也。

又云：下痢初发热，必用承气汤，下后，参证用药。发热不恶寒，脉洪者，宜大承气汤，若恶寒者忌下。

愚谓发热而小便不利者，柴苓汤加滑石、木通。夏秋发热恶心，胸腹饱闷，不思饮食，藿香正气散，不饱闷者，仓廪汤。

令气及时疫痢

《纲目》云：夏月痢疾，用黄连香薷饮加甘草、芍药、生姜神效者，盖夏月之痢多属于暑。洁古治处暑后，秋冬间，下痢用厚朴汤大效者，盖秋冬之痢多属寒。

《大全良方》云：有一境内，上下传染，长幼相似，是疫毒痢也。治法虽当参运气之相胜，亦不可狃泥。当先审虚实冷热，首用败毒散加人参、甘草、陈皮、姜，随症用之。

身重

身重不知谷味及下如豆汁者，皆是足太阴脾经受湿也。东垣升阳除湿防风汤、升阳益胃汤、和中益胃汤。出《兰室秘藏》湿热中。

腹痛

《病机机要》云：腹痛者宜和。刘宗厚云：和之一字，总言之耳，因气郁结不行，宜行气开郁。挟寒者温中汤，大热者黄芩芍药汤，积滞者木通导气汤，血虚者当归芍药汤。亦有因肺金之气郁在大肠之间，以苦梗发之。

丹溪云：下痢腹痛，用姜桂温散之法，如建中汤加姜是也。

《内经》云：寒气客于小肠，小肠不得成聚，故腹痛后泄。

又云：太阳病，冬月感寒则泄，当脐而痛，是以今之用温散者，良以此也。

仲景治痢不分赤白，久新，但腹痛甚，其脉弦急，或涩浮大，按之空虚，或举按皆无力，以建中治之，甚效。

白　脓

《玉机微义》曰：白属肺金，此气受病也。

《统旨》曰：痢如冻胶，或如鼻涕者为冷，非姜桂之辛热莫效。

丹溪方　治白痢。

苍术　白术　神曲　茯苓　地榆甘草

水煎服。

又方　治白痢腹胀，饮水过度者。

苍术　白术　厚朴　茯苓　滑石　神曲　粉草

水煎，食前服。饮食不思，吞保和丸三五十丸。

苍术芍药汤　痢疾痛甚者。方在泄泻门。

戊己丸　治脾经受湿，泄痢不止，米谷不化，脐腹刺痛。

黄连　吴茱萸　白芍药各三钱

上为末，面糊为丸，如梧桐子大。每空心米饮吞下三十丸。

升麻去湿防风汤　如大便闭，或里急后重，数至圊而不能便，或少有白脓，或

少有血，慎勿利之，升举其阳则阴自降矣。

苍术四两，米泔制　防风三钱　白术一钱　茯苓一钱　白芍一钱

上每服一两，先用苍术，以水二盏半，煎至二盏，纳诸药同煎至一盏，空心稍热服。

胃风汤　治风入肠胃和痢，或白，或赤，或如豆汁。方在下血。

温中汤　治白痢腹疼，饱胀不思饮食。

苍术　木香　干姜炮，各一钱五分　厚朴　砂仁　青皮　芍药炒，各一钱二分

加煨姜二片，水煎，食前服。

又方　治大人小儿白痢如鱼冻。

白鸭血用好酒泡，乘热服下，立止。

赤　脓

《玉机微义》曰：赤属心火，此血受病也。

治赤白痢

香连丸　治冷热不调，下痢赤白，脓血相杂，里急后重。

黄连去芦，二十两，吴茱萸十两，煎汤浸，同炒赤色，去茱萸不用　木香五两，不见火

上为细末，醋糊为丸，如梧桐子大，每空心米饮下。秘法以生姜细茶浓煎吞下，尤妙。

导气汤　治下痢赤白，里急后重，日夜无度。

白芍药一两　当归五钱　大黄二钱五分　黄连一钱　黄芩二钱五分　木香一钱　槟榔一钱

每服一两，水煎，食前温服。

木香枳壳汤　治痢疾里急后重。开胸膈，进饮食，破滞气，散内热。

木香　槟榔　陈皮去白　黄连　蓬术

煨　当归　枳壳去穰，炒　青皮去穰，各五钱　香附　黄柏各一两半　黑牵牛取头末，净，一两

上为末，滴水为丸，梧桐子大。每服五十丸或七十丸，姜汤下。如肿毒加至二百丸，利五七行，立消。

木香槟榔丸　治症同前。

木香　槟榔　青皮　蓬术　枳壳　黄柏　大黄各五钱　香附二两　黑丑取头末，二两

上为末，滴水为丸，梧桐子大。每服五六十丸，白汤下。

黄连阿胶丸　治冷热不调，下痢赤白，里急后重，脐腹疼痛，口燥烦渴，小便不利。

阿胶炒，二两　黄连三两　茯苓三两

上黄连、茯苓为末，水化阿胶，为丸，如梧桐子人，每服三五十丸，米饮下。

木香导滞汤

木香二钱　白芍　当归　枳壳各一钱二分　槟榔一钱五分　大黄二钱　黄连一钱

水煎，食前温服。

纯　鲜　血

伤风而下清血者，宜祛逐之。风伤肝，肝藏血，故下清血者为风也。

上谓下痢纯血者死，此亦要看兼症，及以脉参之，未必尽死。予尝治数人皆生，方用佛手散加阿胶、秦艽、炮姜、地黄、黄连、地榆、蒲黄之类，或以四物汤择前所加药一二味增入，不必尽加也。又不可纯用寒凉。《衍义》云：有一男子，患血痢，医用寒凉药逆制，专用黄连、木香治之，此药始感便用则可，病久肠虚者不宜服，戒之。又云：地榆性沉、寒、苦，唯下热血痢则可用，若寒人及水泻白痢皆未可轻用。

王好古曰：血痢当服胃风汤、胶艾汤之类。

仲景治下痢便脓血者，桃花汤主之。丹溪云：桃花汤为下血虚且寒者而用，非干姜之温、石脂之涩且重，不能止其血也。用糯米之甘，以引入肠胃。

《集验方》治血痢，用干姜烧黑，存性，出火毒，为末。每服一钱，米饮下。

黄连香茹饮　治感暑下痢纯血。

清暑益气汤　治暑病内伤下痢，不思饮食，发热。

六合汤　治伏热烦闷，或成痢疾。俱见中暑，出《附余》。

以上治因暑下痢之剂。

败毒散　加石莲肉治下痢热毒，不进饮食。

仓廪汤　即败毒散加陈仓米、姜、枣。治下痢赤白，或先因寒邪中脏腑致发热者。

防风芍药汤　治泄痢飧泄，身热脉弦，腹痛而渴，及头疼微汗。

防风　白芍　黄芩

各四钱，水煎，食前通口服。

以上治痢疾身热者之剂。

丹溪治血痢

干姜一钱　当归二钱五分　乌梅三个　黄柏一钱五分　黄连三钱

水煎，食前服，或加枳壳。

丹溪治血痢后重热盛者。

大黄　黄连　黄芩　黄柏　枳壳　当归　白芍　滑石　桃仁　甘草　白术

上各等分为末，或作丸，用面糊或神曲糊丸服。又云：误服热药及涩药，毒气犯胃者，当明审以祛其毒。

当归导气汤　治脓血，利无度，腹中痛。

当归　芍药各一钱　甘草一钱五分　青皮七分　槐花七分　生地酒洗，二钱

水二盏，煎至一盏，食前温服。若后重加木香、槟榔末各三分，泽泻五分，小便利去泽泻。

茜根丸　治一切毒痢及蛊注，下血如鸡肝，心烦腹痛。

茜根　升麻　犀角　地榆　当归　黄连　枳壳炒　白芍

上等分为末，醋米糊为丸，如梧桐子大。每服七十丸，空心米饮下。

洁古**苍术地榆汤**　治脾经受湿下血痢。

苍术三两　地榆一两

上每服一两，水二盏，煎至一盏，食远温服。

丹溪**青六丸**　治血痢，清湿热，补脾消瘀血。用此止痛活血消食，酒糊为丸。方在泄泻门。

当归芍药汤　治血虚而下血痢。

当归　川芎各一钱五分　芍药酒炒，三钱　生地　黄连酒炒　木香各一钱

水煎，食前服。

黄芩芍药汤　治火热下痢脓血。

黄芩五钱　甘草炙，一钱　芍药炒，三钱

水煎，食前服。

大黄汤　治泄痢久不愈，脓血稠黏，里急后重，日夜无度，久不愈者，用此微利。

大黄一两，用好酒二盏浸半日，煎至一盏，去大黄，分为二服，如未止再服尽，以利为度。后服芍药汤和之，利止再服黄芩芍药汤，以彻其毒也。

刘宗厚云：此乃阳明经荡涤之药，用酒煎者，欲其上至顶巅，外彻皮毛也。

芍药汤　治腹痛下痢脓血，日夜无度，里急后重。是以行血则便脓自愈，调气而后重自除。

白芍一两　当归　黄连各五钱　槟榔　木香各二钱　桂二钱五分　大黄三钱　黄芩五钱　甘草炙，二钱

上每服五钱，水煎，食远温服。如痢不减，加大黄。

刘宗厚云：此行血调气，不热之药也。大凡用药之杂与用药之多者，难以细分经络，当观其大体如何，此太阳桂枝例药也。

附　禁　方

木香散　治腹痛下痢脓血，里急后重。

木香五钱　地榆一两　黄连七钱　赤芍　青皮　枳壳　乳香　甘草各五钱

上为末，每服二钱，白汤下。

延胡止痛散　治血痢疼痛，饮食不进。

延胡炒

为末，每用二钱，米饮调下，三服痊愈。

木香甘连汤　治血痢如神。

黄连一两　甘草二钱　木香二钱

水二盏，煎至一盏，食前服，先一日预服五苓散三帖，次早服此，即止。

又方

韭菜连根，取自然汁和好酒一盏，温饮极验。又治妇人心痛及治淋，散气行血故也。

黄连乌梅丸　治湿热痢不瘥。

乌梅肉炒　黄连各四两

净为末，炼蜜为丸，如梧桐子大。每服二十丸，米饮下。

车前汤　治热痢不止及小便不利。

车前子捣烂取汁一盏，入蜜一合，煎服。

以上治湿热伤血赤痢之剂。

苦参丸 治血痢。

苦参不拘多少，炒焦为末，滴水为丸，如梧桐子大。每服五十丸，米饮下。

黄柏丸 下痢纯血。

黄柏蜜炙，令香黄色，一两为末，每服三钱，空心温浆水调下。

一方

地锦草，不以多少，晒干为末，每服二钱，空心米饮调下。

加剂四物汤《保命集》 治下痢。

川芎 当归 白芍 生地 槐花 黄连 御米壳各等分

水煎服。

樗皮丸 治痢清血，腹中刺痛。

樗根白皮不拘多少，炒为末，米醋糊为丸，如梧桐子大，空心米饮下三四十丸。

地榆散 治中暑昏迷，不省人事，欲死，并治血痢、暑痢。

地榆 赤芍 黄连 青皮去白

各等分，为末，每服三钱，汤水调。下血痢，煎服。

乌梅丸 治热留肠胃，脐腹疗痛，下痢纯血；或服热药过多，毒蕴于内，渗成血痢。

乌梅肉三两 黄连三两 当归二两 枳壳去白，二两

上为末，醋糊丸，如梧桐子大。每服七十丸，米饮下。

血痢极效方

当归一钱 赤芍 地榆 黄连 生地 甘草 罂粟壳各五分 石榴皮三分

水煎服。

五香散 治血痢脉滑。

五倍子炒焦，存性 香白芷炒

等分为末，每服二钱，白汤调服，一日三次。

紫 黑 血

丹溪云：其或下坠异常，积滞中有紫黑血而又痛甚者，此为死血证。当以桃仁、滑石行之。或口渴及肛门燥辣，是挟热，加黄芩。或口不渴，身不热，喜热手熨荡者，是挟寒，即加干姜。

下痢身热，舌黑下如煤色，或去瘀血，用**犀角人参汤**。

犀角 人参 黄连 白芍 生地 甘草 丹皮

水煎服。

脏毒下血

《衍义》云：曾治洛阳一妇，年近五十。耽饮无度，多食鱼蟹，摄理之方蔑如也。后以饮啖过常，蓄毒在脏，日夜二三十度，大便与脓血杂下，大肠连肛门痛难任。医以治血痢药不效，又以肠风药则益甚。盖肠风则有血而无脓。又如此已半年余，气血渐弱，食渐减，肌肉渐瘦。稍服热药则腹愈痛，血愈下。稍服凉药则泄注，气羸，粥愈减。服温平药则病不知。将期岁，医告技穷，垂命待尽。或有人教服人参散，病家亦不敢主。当谩与服之。才一服，二服减，三服脓皆定，自此不十服，其疾遂愈。后问其方，云治大肠风虚，饮酒过度，挟热下痢脓血，疼痛，多日不瘥，樗根白皮、人参各一两，为末，空心米饮服下二钱。忌油腻、湿面、青菜、果子、甜物、鸡、鱼、蒜等。

槐花散 治血痢久不止，腹中不疼，不里急后重，此脏毒也。

青皮 槐花 荆芥穗

各等分，为末，水煎，空心热服。

又方 治肠风血痢。

鲫鱼一具，破开去肠胆，入白矾二钱，烧存性，为末，米饮空心调下。

逐瘀血 治赤痢血痢，应验如响，病虽垂殆，一服即愈。

阿胶面炒成珠 枳壳麸炒 茯苓 川芎 蓬术 白芷 木通 茯神去木 生地 生甘草 赤芍 五灵脂炒烟尽，各一钱 大黄 桃仁去皮尖，各一钱五分

水盅半，蜜三茶匙，煎七分，去渣，入大黄，仍煎一沸，空心温服。

豆 汁

陈无择云：伤湿则下如豆汁。严用和云：伤湿而下豆汁者，分利之。刘宗厚云：湿喜伤脾，脾胃为五谷之海，无物不受，常兼四脏，盖豆汁之色，如五色之相杂，故下豆羹汁者，湿也。

泄痢作呕

《病机机要》云：如痢或泄而呕者，胃中气不和也。上焦不和，治以生姜、橘皮。中焦不和，治以芍药、当归。下焦寒不和，治以轻热药，甚以重热药。

刘宗厚谓：亦有胃火冲上而呕者，有阴虚而呕者，有胃虚而呕者，有积滞毒气上攻而呕者。

《统旨》谓：痢而呕者，乃胃气不和，用生姜橘皮白术汤。因火上逆而呕者，加姜汁炒黄连，胃虚加人参倍术。积滞毒气上攻而呕者，木香导滞汤。阴虚者，四物加参、术、苓、柏、陈皮，下痢吃逆同治。

噤 口 痢

《百一选方》云：噤口痢是毒上冲心肺所致，用石莲子以通心气，便觉思食。

《玉机微义》云：痢而能食，知胃未

病也。若脾胃湿热之毒熏蒸清道而上，以致胃口闭塞而成噤口之症，理宜除胃口之邪热，而此云，毒气上冲心肺，其毒不知指何者之邪，然亦有脾胃虚而得者，有误服利剂、毒药犯胃者，又有服涩热之剂太早，而邪气闭遏于胃口者，必当求责。

丹溪曰：噤口痢，胃中热甚，大虚大热故也。用人参二钱，黄连姜汁炒一钱，浓煎汁终日细细呷之，如吐再服，但得一呷下咽便开，又宜引热下行，用田螺肉捣碎，罨脐中，入麝香少许。

又云：黄连与参各一钱，加砂仁三粒煎服。

《统旨》云：毒气上冲心肺，用人参、茯苓、石莲肉，入些小菖蒲以通心气，胸次一开，自然思食，有脾胃虚弱，不能纳谷，用参、术以健脾胃，或参苓白术散之类，加石菖蒲、陈仓米。

《济世方》云：治痢疾不纳饮食者，谓之噤口痢，以脉症辨之。如脾胃不弱而知其头疼，心烦，手足温热；未尝多服凉药者，此乃毒气上冲心肺，所以呕而不食，宜用败毒散。每服四钱，陈仓米百粒，姜三片，枣一枚，水煎，温服。又方，加石莲子、白蔻仁，尤妙。

若其脉微弱，或心腹膨胀，手足厥冷，初病则不呕，因服罂粟、乌梅，苦涩凉药太过，以致闻食先呕者，此乃脾胃虚弱，用山药一味，一半生，一半炒，为末，米饮调下。虚寒甚，脉微弱者，理中汤。

治噤口痢：枇杷叶蜜炙一两，砂仁蜜炒五钱。为末，蜜调，抹口中，咽下。

石莲肉日干为末，每服二钱，陈仓米饮调下，便觉思食。或以受日陈壁土炒橘红为末，姜枣略煎佐之。

又方

黄连半斤

生姜四两，切片与黄连同炒，待姜焦黄色，去姜，只取黄连，为末，以陈米饭捣为丸，如梧桐子大。每服七八十丸，赤者陈米饮下，白者陈皮汤下，赤白相杂者，陈皮米饮下。

又方

独核肥皂一枚，去核，用盐填实其内，火烧存性，为末，先煮白米粥，用少许入在粥内食之，立效。

又方

梨子一枚去心，入好蜜一匙，蒸熟食之。

下痢吃逆俗名发呃

丹溪云：吃逆病气从下冲上，属火之象。古方悉以胃弱言之，殊不知胃弱者阴弱也，虚之甚也。滞下之久，多见此症，乃因久下而阴虚也。详见吃逆本门。

一人年五十，质弱多怒，暑月因饥索食不遂，后得泻痢，口干，七八日后发吃，遂以人参、白术煎汤调益元散，数日安。此虚热之治。痢倘未止者，将此药蜜丸服之，数日全止。

下痢大孔痛

大孔痛，暴病身热，或脉洪大，此热沉于下也，宜清之。若久病身冷，自汗，脉沉小，宜温之。

又方 治大孔痛，热流于下者。槟榔、木香、黄连、黄芩，加干姜。

丹溪治一人，年二十，性好酒色，奉养过厚，适有事多忧恐。患疟发寒热，忽一日大发热，大便下皆是积滞，极臭，大孔极痛，呻吟不绝，其孔陷入，嘱咐后事。

予曰：此大虚也，脉皆弦大而浮，遂以瓦片，令敲如铜钱圆样，烧红，投入童便中，急乘热取起令干，以纸裹安痛处，其时寒，恐外寒乘虚而入也。以人参、当归、陈皮作浓汤饮之，食淡味，至半月而安。又有用瓦片烧红，投入槐花汤，照上用者。久下赤白，大孔痛不可忍，炒盐熨之。又炙枳实熨之。《日华子》云：痢久，大孔急痛，亦有寒热者，熟艾、黄蜡、诃子，烧熏之。

治痢大便不禁，其大孔开如空洞不闭者，用花椒为末，葱捣烂，塞谷道中，并服酸收涩肠之剂，如御米壳、诃子皮之类收之，神效。

痢疾肛脱

初起里急后重脱肛，此为邪压大肠，其气不得宣通而脱下也，宜木香导滞汤。内有木香、槟榔调其气，黄芩清上热，大黄下其积滞，归、芍活其血而愈也。

若用推积滞调气之后而脱肛者，此为气虚，宜补而升之。

痢久气血俱虚，虚中有寒，滑下不收者，补中加温涩之剂，如真人养脏汤之类。

有湿热在大肠，因里急后重而脱肛者，宜清之，如《保命集》地榆芍药汤之类是也。

虚坐努圊

东垣曰：虚坐而不得大便者，皆因血虚也。血虚则里急，加当归身。凡后重逼迫而得大便者，为有物而然。今虚坐努圊而不得大便，知其血虚也，故用当归为君，生血药佐之。

痢而小便少

刘河间治身发热，下痢赤白，小水不

利，以益元散荡胃中积聚，又泄热从小便中出也。

丹溪治一老人，年七十，面白，脉弦数，独胃沉滑，因饮白酒作痢，下血如淡脓水，腹痛，小便不利，里急后重，以参、术为君，甘草、滑石、槟榔、木香、苍术为佐，下保和丸二十五粒，第二日前症俱减，唯小便不利，以益元散服之，安。

糟粕不实

痢疾已愈，唯糟粕不实，此肠胃虚，间或有湿，参苓白术散、钱氏白术散，吞樗根白皮丸，或诃子皮散、桃花丸之类，择而用之。异功散加肉豆蔻亦好。

久痢滑泄不固 有寒、有热、有虚。

《济世方》治热滑。侧柏叶一钱，甘草三钱，御米壳蜜炒二钱，久者倍之，水煎服。

仲景治寒滑不禁，桃花汤止之。

王好古曰：大凡痢疾，乃心腹之患，老人尤非所宜。若果首尾用平和之剂，决难作效，必致危笃，虽欲服此，则已晚矣。其秦艽、地榆、黄柏、木通之类，其性苦寒，却难轻服。白痢当服理中汤。血痢当服胃风汤。若五色杂下，泄泻无常，用熟乌头一两，厚朴、干姜、甘草各等分，生姜煎服。今之治痢，多用驻车丸、黄连阿胶丸之类，其中止有黄连肥肠，其性本冷，若所感积轻及余痢休息不已，则服取效。若病稍重，则非此可疗。予尝用断下汤加减调治，百发百中。

《易简》**断下汤**　治下痢，无问新久、赤白、老幼。

白术一钱　茯苓一钱　甘草五分　草果一枚，连皮用　御米壳十四枚，去筋膜，醋炒

生姜七片，枣子、乌梅各七个，水煎服。赤痢加黑豆二粒。白痢加干姜五分。又云：御米壳治痢如神。但性紧涩，多令人呕逆，既以醋制，加以乌梅不致为害，然呕吐则不可服。又云：大率痢疾，古方谓滞下，多因肠胃素有积滞而成此疾。始得之时不可遽止，先以巴豆感应丸十余粒，白梅汤下，令大便微痢，仍以煎药服之，无不应手作效。若脾素弱，用橘红、豆蔻、粟壳各等分，煮面糊为丸，桐子大。每服五十丸，乌梅汤下。兼治泄泻暴下不止，一服即愈。更令药力相倍为佳。如觉恶心，却以理中汤、四物汤，加豆蔻、木香辈，调其胃气，仍以二陈汤水煮木香膏等，定其呕逆。

又方　治冷痢，肠滑频并泄泻，服之神效。

白术炒，三两　干姜炒　甘草炙，各一两半　木香　粟壳蜜炙　诃子去核，各一两　肉果生，十枚

上为末，糊丸梧子大。每服五十丸，米汤下。

钱氏白术散　治气血俱虚，神气衰弱，或泻或痢，脾虚，口渴恶心等症。方在泄泻。

一方　治白痢久不效，乃寒滑症也，治当温涩。

酸石榴皮半个　草果一个　陈皮三个　乌梅一个　甘草一寸　干姜一钱

水煎，食前服。

遇仙立效散　治诸恶痢，或赤或白，或浓淡相杂，里急后重，脐腹结痛。或下五色，或如鱼脑，日夜无度，或禁不食。不问大人、小儿、虚弱、老人、产妇，并宜服之。

御米壳去蒂，盐水炒　当归各二两　甘

草　地榆　赤芍　酸石榴皮各一两

上每服一两，水煎，食前服，忌生冷油腻。

神效参香散　治大人小儿脏气虚怯，冷热不调，积而成痢，或鲜血，或豆汁，或如鱼脑，或下紫黑瘀血，或赤白相杂，里急后重，日夜无度，不问新久并治。

白扁豆　人参　木香各一两　茯苓　肉果煨，各四两　橘红　御米壳去蒂，各十二两

上为末，每服三钱，米饮下。

水煮木香丸　治一切下痢，赤白脓血相杂，里急后重。

御米壳去穰，二两一钱　青皮去白，二两四钱　甘草炙，三两　当归　诃子肉　木香不见火，各六两

上为末，炼蜜为丸，如弹子大。每服一丸，水一盏，煎化至六七分，空心食前服。

真人养脏汤　治大人小儿冷热不调，下痢赤白脓血，或如鱼脑髓，里急后重，脐腹疼痛。或脱肛坠下，酒毒，便血并治。

御米壳去蒂，蜜炒，三两六钱　人参　当归各六钱　肉桂八钱　诃子去核，一两二钱　木香不见火，二两四钱　肉果面煨，五钱　白术炒，六钱　白芍一两六钱　甘草一两八钱

上每服六七钱，水煎，食前服。脏寒者，加大附子。

固肠汤《三因方》　治冷热不调，下痢赤白。

御米壳去蒂，醋炙，三两　白芍一两　当归　甘草各一两　陈皮　诃子　白姜炮，各五钱　人参　木香各三钱

上每服五六钱，水煎七分，食前服。

豆蔻固肠丸　治脾胃虚弱，脏腑频滑，下痢赤白。

木香　赤石脂　干姜　砂仁　厚朴制　肉果煨，各三两

为末，面糊为丸，梧桐子大。每服五十丸，米饮食前服。

白术安胃散东垣　治一切泻痢，脓血相杂，里急后重，日夜无度。又治男子小肠气痛，妇人脐虚冷，并产后儿枕块痛。亦治产后虚弱，寒热不止。

白茯苓　白术　车前子各一两　五味子　乌梅各五钱　御米壳蜜炙，二两

上每服一两，水煎服。

仲景桃花汤　治下便脓血不止。

赤石脂　干姜　粳米

水煎服。

异功散　治久痢脾胃虚弱。

四君子汤各一钱，加陈皮二钱，水二盏，煎八分，加姜枣，食前服。

休 息 痢

休息痢者，愈后数日又复痢下，时作时止，积年累月不肯断根者是也。此因始得之时，不曾推下，就以调理之剂，因循而致也。又或用兜涩药太早，以致邪不尽去，绵延于肠胃之间而作者。或痢愈之后，而肠胃虚弱，复为饮食所伤而作者。当看轻重调理，或热或寒，或消导，或再推下，然后以导功散等补剂加收涩之药。

张文仲治痢久下，经时不愈者，此名休息痢。取虎骨炙焦，为末，日服三次，每服二钱。

缩砂散　止休息痢。

砂仁炒

为末，空心米饮下一钱。

木香饮　治隔年痢不止，并治血痢尤佳。

木香　黄连各五钱，二味同炒

上为末，入麝香少许，每服二钱，米饮下。

芎粟散　治噤口红白久不愈者。

川芎　罂粟壳去蒂膜，各一两

为末，空心蜜汤调下八分。

虫痢

《济世方》治似痢非痢挟热者

苦楝根皮去粗皮，晒干

为末，糯米饮为丸，米饮下。

疟痢

疟未已，因食生冷痢作。

人参　白术　茯苓　陈皮　半夏　甘草　生姜　草果　乌梅用盐少许，淹少时，以厚纸裹，水湿，煨热

水煎，未发前服。

痢未愈，继之以疟，**十味六和汤。**

藿香　厚朴　赤茯苓　人参　木瓜　香薷　扁豆　杏仁　甘草　砂仁

丹溪治痢活套

丹溪曰：下痢初得之时，元气未虚，必推荡之，此通因通用之法。稍久气虚，则不可下。壮实、初病，宜下；虚弱、衰老、久病，宜升之。其或下积腹痛后重，小水短，此为里证，宜和中疏气。用炒枳壳、制厚朴、芍药、陈皮、滑石、甘草。其或在下则缠住，在上则呕食，此为毒积未化，胃气未平。寒则温之，热则清之，虚则用参、术补之，毒解积下，饮食自进。其或身倦，自觉气少，恶食，此为挟虚证，宜加白术、当归身尾，甚者加人参，又十分重者，止用此一条，加陈皮补之，虚回而痢自止。其或气行积少，但虚坐努责，此为无血症，倍用当归身尾，却以生芍药、生地、桃仁佐之，陈皮和之，血生自安。其或缠坠减退十之七八，秽积已尽，糟粕未实，当炒芍药、炒白术、炙甘草、陈皮、茯苓煎汤下固肠丸三十粒，然固肠丸性燥，恐尚有滞气未尽行者，但当单饮此汤，固肠丸未可遽用，盖固肠丸有去湿实肠之功。其或痢后，糟粕未实，或粥食积多，或饥甚方食，腹中作痛，切不可惊恐，当以陈皮、白术各半，煎服，和之而安。其或久痢后体虚气弱，滑下不止，又当以药涩之。可用诃子皮、肉豆蔻、白矾、半夏，甚者牡蛎可择用之，然须用陈皮为佐，恐太涩亦能作痛，又甚者，灸天枢、气海。上前方用厚朴专泻凝滞之气，然厚朴性大温而散气，久服大能虚人，滞气稍行则去之。余滞未尽，则用炒枳壳、陈皮，然枳壳亦能耗气，比之厚朴稍缓，比陈皮稍重，滞气稍退。亦当去之，只用陈皮以和众药，然陈皮去白，有补泻之功，若为参、术之佐，亦纯作补药用。凡痢疾腹痛，必以白芍、甘草为君，当归、白术为臣。恶寒者加桂，恶热者加黄柏。达者更能参以岁气、时令用药，则万举万全，岂在乎执方而已哉！

禁　方

乳香止痛散　治下痢赤白，疼痛不已。

御米壳去穰，蜜炒，五钱　橘红五钱　炙甘草五钱　乳香二钱，另为末　没药二钱，另为末

水煎，去渣，入乳、没，食前服。如白痢热服，红痢冷服。如痢不止，加青皮四钱。

治男妇老幼赤白痢。红花、胡椒等分，为末，红枣煮肉捣为丸，如梧桐子大，白面为衣。赤痢甘草汤下三十一丸。白痢姜

汤下，先通为度，次早空心，再服三十丸。不拘红白，俱以滚水下，即愈。

不治症及危症

下如鱼脑者，半生半死。下如尘腐色，死。下如屋漏水者，死。下如竹筒注者，不治。下痢纯血，身热而脉洪数者，死。

王节斋治例

痢乃是湿、热、食积三者，别赤、白、青、黄、黑五色以属五脏。白者湿热伤气分；赤者湿热伤血分；赤白相杂，气血俱伤；黄者食积。治法：泻肠胃之湿热，开郁结之气，消化积滞，通因通用。其初只是下之，下症未愈，随症调理。稍久者不可下，胃虚故也。痢多属热，亦有虚与寒者。虚者宜补，寒者宜温，年老及虚弱人不宜下。

主方

黄芩炒，二钱五分　黄连炒，一钱五分白芍炒，二钱，以上三味，痢疾必用之药　木香　枳壳炒，一钱五分　槟榔三分　甘草炙，三分

若腹痛加当归一钱五分，砂仁一钱，再加木香、芍药各五分。若后重加滑石，炒，一钱五分，再加枳壳、槟榔各五分，芍药，生用，再加五分，条芩亦加五分。

若白痢加白术、茯苓、炒滑石、陈皮各一钱。

初欲下之，加大黄五钱，兼食积加山楂、枳实各一钱。

若红痢加当归、川芎、桃仁各一钱五分。

初欲下之再加大黄五钱。

若红白相杂加当归、桃仁、川芎各一钱五分，以理血；滑石、陈皮、苍术各一钱五分，以理气，有山楂、枳实。

若白痢久，胃弱气虚，或下后未愈，减连、芩、芍药各七分，加白术一钱五分，黄芪、茯苓、陈皮各一钱，砂仁五分，去槟榔、枳壳，再加干姜，炮，五分。

若红痢，人虚弱，血虚，或下后未愈，减芩、连各五分，加当归、川芎、熟地黄、阿胶、陈皮各一钱，白术一钱五分。

若色赤黑相杂，此湿胜也。小便赤涩，少加木通、泽泻、茯苓各一钱，山栀，炒，五分，以分利之。

若血痢加当归、生地、桃仁炒、槐花各一钱。久不愈减芩、连各七分，去槟榔、枳壳，再加阿胶炒、侧柏叶各一钱五分，干姜，炒黑，一钱，白术一钱五分，陈皮二钱。

若痢已久而后重不去，此大肠坠下，去槟榔、枳壳，用条芩，加升麻一钱，以升提之。

若呕吐食不得下，加软石膏一钱五分，陈皮一钱，山栀仁，炒，五分，入生姜汁，缓呷之，以泻胃口之热。

有一样气血虚而痢者，四物汤加人参、白术、陈皮、黄连、黄芩、阿胶之类补之，而痢自止。

有一样寒痢，用黄连、木香、芍药、当归、干姜、砂仁、厚朴、肉桂之类。

若得痢而误服温热止涩之药，则虽稍久，亦宜用前法以下之，后方补之。

若得痢便用前正法下之而未愈，又用前调理法治之而久不愈，此属虚寒而滑脱。可于前虚补寒温二条择用，更加龙骨、赤石脂、御米壳、乌梅肉等收涩之药。

胎前痢疾

《本事方》治妇人胎前、产后，不拘

赤白。生姜二斤，捣取自然汁，以鸭子一枚，打碎入姜汁内搅匀，煎之至八分，入蒲黄三钱，再煎五七沸，空心温服，立效。

《大全良方》治妊娠素弱，下痢频并，腹痛瘦甚，面色萎黄，不进饮食。

厚朴一两半　白术　川芎　白芍　熟地黄　当归　干姜　人参各二两　诃子三钱　甘草一钱

上服五六钱，姜三片，水煎服。

黄芪当归汤　治妊娠下痢，腹痛，小便涩。

当归　黄芪各一两　糯米一合

上和匀，水煎，分四服。

罗太无**大宁散**　治妊娠下痢赤白灰色，泄泻，疼痛，垂死者。

黑豆三十五粒　粟壳二两，一半生，一半炒　甘草二两，半生半炒

上加姜三片，水煎，食前服，神效。

《大全良方》治妊娠挟热下痢，亦治男子常痢。

黄连　黄柏各二两　栀子二十枚

上每服六七钱，水煎浓服。若呕者加陈皮一两半、生姜三两。

黄连汤　治妊娠下痢赤白脓血不止。

黄连八分　厚朴制　阿胶炒　当归　干姜各六分　艾叶　黄柏各四分

上为末，空心米饮调下方寸匕，日三服。

厚朴散　治妊娠下痢，黄水不绝。

厚朴姜制，三两　黄连三两　肉豆蔻一枚，连皮用

上为粗末，水煮顿服。

肉果饮　治妊娠脏气本虚，脾胃衰弱，脏腑虚滑，脐腹疼痛，日夜无度。

厚朴姜制，二两　肉豆蔻一枚，面裹煨

上㕮咀，每服五钱，姜三片，水煎服。

阿胶汤　治妊娠腹中绞痛，心下急痛，及疗产后血晕，崩中，久痢。

阿胶二两　酒二升半，煎取一升，顿服。

《宣明》**白术汤**

白术　黄芩　当归各等分

水煎，食前服。

产　后　痢

救急救　治产后赤白痢，腹中绞痛。

白芍好酒炒　阿胶　艾叶　熟地各一两　甘草　当归各三两

每服二两，水煎浓，空心服。

当归芍药散　治妊娠腹中绞痛，心下急痛，及疗产后血晕，崩中，久痢。方见妊娠腹痛。

经验方　治产后胎前痢疾。

龟甲一枚

米醋炙为末，醋汤调下。

丹溪治妇人患堕胎后膈满食少，痢不止，脉虚，左手尤甚。

滑石　白芍　苍术各五钱　白术二钱半　干姜四钱　茯苓一钱　诃子煨，二钱

为末，水煎，下保和丸四五十粒。

云箕子治产后血痢，脐腹疼痛。四物汤加槐花、黄连、御米壳等药。

仲景**白头翁甘草阿胶汤**　《脉经》谓：新产重下，虚极热痢。

白头翁　阿胶各三两　黄连　黄柏　秦皮各三两　甘草二两

分三服，水煎，食远服。

产后血痢小便不通，脐腹疼痛。主马齿苋捣汁二合，煎一二沸，下蜜一合调，顿服。

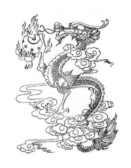

赤水玄珠　第十一卷

气 门

《内经》曰：百病皆生于气。气，一也，因所触而为九：怒、喜、悲、恐、寒、热、惊、思、劳也。故怒则气上，喜则气缓，悲则气消，恐则气下，寒则气收，炅则气泄，惊则气乱，思则气结，劳则气耗。

【九气见症】

怒气所至：为呕血，为飧泄，为煎厥，为薄厥，为阳厥，为胸满胁痛，食则气逆而不下，为喘渴烦心，为消瘅，为肥气，为目暴盲，耳暴闭，筋纵，发于外为痈肿。

喜气所至：为笑不休，为毛革焦，为肉病，为阳气所收，甚则为狂。

悲气所至：为阴缩，为筋挛，为肌痹，为脉痿，男为数溲血，女为血崩，为酸鼻辛頞，为目昏，为少气不能报息，为泣则臂麻。

恐气所至：为破䐃脱肉，为骨酸痿厥，为暴下绿水，为面热肤急，为阴痿，为惧而脱颐。

惊气所至：为潮涎，为目睘，为口呿，为痴痫，为不省人事，为僵仆，久则为瘛。瘛，音裙，瘛也。

劳气所至：为噎病，为喘促，为嗽血，为腰痛骨痿，为肺鸣，为高骨坏，为阴痿，

为唾血，为冥视，为耳闭，男为少精，女为不月。

思气所至：为不眠，为嗜卧，为昏目，为中痞，三焦闭塞，为咽嗌不利，为胆瘅呕苦，为筋痿，为白淫，为不嗜食。

寒气所至：为上下所出水液澄澈清冷。

炅气所至：为喘呕吐酸，暴注下迫。

凡此九气，《内经》以五行相胜之理治之。故悲可以治怒，以怆恻苦楚之言感之。喜可以治悲，以谑浪亵狎之言娱之。恐可以治喜，以遽迫死亡之言怖之。怒可以治思，以污辱欺罔之言触之。思可以治恐，以虑彼忘此之言夺之。五者之外，炅可以治寒，寒可以治炅，逸可以治劳，习可以治惊，要在审证察脉而施治之，不可执一也。

脉沉实者宜下，弦急者宜温，虚细微弱者宜补。痛在上者宜散，痛在下者宜利。气虚者宜镇坠，气结者宜疏顺。

夫治气之法，唯在适中。气积于中，固宜疏顺、疏导，过剂则又反耗元气，元气走泄，则下虚，中满之证生焉。故曰疏启于中，峻补于下，中满既除，下虚斯实，此之谓也。

治有余之证，脉沉实而中满，大便秘，按之疼，则宜下法。当用大黄，然亦须入桂皮，以辛温和其气，以苦寒泄其实，气

得泄越，痛亦随愈。

凡用利药，其法有三：驶利则用大黄、芒硝，温利则用硫黄、乳粉，泻积则用巴豆、硇砂。他如磨积化结聚，则以三棱、蓬术为先。导引闭塞，则以木香、槟榔先使。温散凝滞，则以姜桂为主。疏顺暴戾，则以苏、橘为宜。补虚益气则以人参、白术为君。坠下辅阳者，以黑锡养正为镇。

生生子曰：治气之剂，东垣有法可准，如枳壳利肺气，多服损胸中至高之气。青皮泻肝气，多服损真气。木香行中下焦气。香附快滞气。陈皮泄逆气。紫苏散表气。厚朴泻胃气。槟榔泻至高之气。藿香馨香，上行胃气。沉香升降真气。脑麝散真气。若此之类，气实所宜。设认冷生气，概以燥热投之，是以火济火，病日益甚。丹溪曰：气有余即是火，乃戒好用温热治气者之误也。

《原病式》曰：气为阳，而主轻微，诸所动乱劳伤，乃为阳火之化。子和、河间治喜、怒、悲、恐、思之证，皆以平心火为主。至于劳者伤于动，动便属阳。惊者骇于心，心便属火。故治皆以平心火为主，深中病情。又曰：五志过极，皆为火也，若用香辛散气，燥热伤气，真气耗散，浊气上腾。犹曰：肾虚弗能摄气归原？遂用降气镇坠之剂，不悟肺受火炎，子气亦弱，降令不行，火无所制。丹溪有曰：上升之气，自肝而出，中挟相火，其热为甚。自觉其冷，非真冷也。火极似水，积热之甚，阳亢阴微，故有此证。认假作真，似是之祸，可胜言哉！又曰：气无补法，俗论也。痞闷壅塞，似难于补，不思正气虚者，由七情劳伤所致。脾土受伤，转输失职，胃虽受谷，不能运化。故阳升阴降而成天地，不交之否，清浊相混，若不补养，

邪何由行。

【脉法】

卜手脉沉便知是气，极沉则伏，涩弱难愈。其或沉滑，气兼痰饮。滑者血多少气，涩者少血多气，大者气血俱多。脉来大而坚者，血气俱实，小者，血气俱少。

七气汤　治七情之气郁结，心腹绞痛。

人参　炙甘草　肉桂各一钱五分　半夏一钱

姜三片，水煎服。

《指迷》**七气汤**　治同上。

香附二钱　青皮　陈皮　桔梗　蓬术官桂　益智仁　藿香　半夏　甘草炙，各等分

姜三片，枣二枚，水煎服。

缩砂香附汤　调中快气，治心腹刺痛。

香附炒，十两　乌药五两　炙甘草二两砂仁二两

上为末，每服一钱，紫苏叶三片，盐少许，沸汤调下。大便秘，陈皮汤下，一方去乌药，加沉香五钱。

大七气汤　治喜怒不节，致脏气不平，心腹胀满。

半夏　茯苓各四钱　厚朴三钱　紫苏二钱

加姜，水煎服。

木香流气饮　诸气痞塞不通，胸膈膨胀，面目虚浮，四肢肿满。

半夏　厚朴　青皮　紫苏　香附　甘草各一钱　陈皮二钱　桂　莪术　丁皮　大腹皮　麦门冬　槟榔　木香　草果各六分木通八分　藿香　白芷四分　茯苓　白术木瓜　人参　石菖蒲

加姜、枣，水煎服。

秘传降气汤　上盛下衰，气不升降，头目昏眩，痰实呕逆，胸膈不快。怒则气

上，惊则气乱尤宜。

骨碎补　诃子　草果　五加皮　半夏
各五分　桔梗五分　桑白皮　地骨皮　枳壳
陈皮　甘草各一钱

水煎服。

升阳顺气汤　七情所伤，及劳役，饮食不节，满闷短气。恐则气下者尤宜。

升麻　柴胡　陈皮各一钱五分　半夏
人参各三钱　黄芪四钱　甘草　黄柏各五分
川归一钱　神曲炒，一钱五分　草豆仁二钱

每服五六钱，姜三片，水煎服。

苏子降气汤　治中脘不快，心腹胀满，噎塞喘促，咳嗽痰涎，宿食留饮，胁下支结，及脚气冲心。方在痰饮门。

分心气饮　忧思留滞，致使心胸痞闷，胁肋胀满，噫气吞酸，头目昏眩，日渐瘦弱，或大肠虚秘。

紫苏茎叶，四两　羌活　半夏　肉桂
青皮　陈皮　桑白皮　大腹皮　木通　芍药　炙甘草　赤茯苓各一两

每服五六钱，姜三片，枣二枚，灯心十根，水煎。

四磨汤　治七情伤感，上气喘息，妨闷不食。方在喘门。

推气丸　治三焦痞塞，大便涩，小便赤黄。方在胀满门。

神保丸　治诸气刺痛，流入背膂及胁下，诸药不效者。方在胀满门。

槟榔木香丸　疏导三焦，破痰饮，快气消食。

木香　槟榔　枳壳　杏仁去皮，麸炒
青皮各一两　半夏曲　皂角去白，酥炙　郁李仁去皮，各二两

各为末，另以皂角四两，用浆水一碗，搓揉成膏，更入熟蜜少许，和丸如梧桐子大。每服五十丸，姜汤下。

九气丸　治九气。膈气、风气、寒气、热气、忧气、喜气、惊气、怒气、瘴气，积聚坚牢如杯，心腹疼痛，时作时止。

姜黄　甘草　香附

为末，每服一钱，入盐少许，百沸汤点，空心服，立效。

赚气散　治胸膈痞闷，腹胁虚胀，气不宣通，及伤寒两胁刺痛攻心。

三棱　蓬术煨，各五钱　白术三钱　枳壳一钱　木香五分

每服二钱，加姜三片，水一盏半，煎八分，食前服，用砂糖少许压下。

分气紫苏饮　治心下胀满，胁痛气塞，呕逆不止。方在喘门。

匀气散　胸膈胀满，宿冷不消，心腹刺痛，呕吐。

丁香　檀香　木香　白豆仁各一两
藿香　甘草炙，各八两　砂仁四两

为末，每服两钱，入盐一字，沸汤调服。

复元通气散　气不宣通流利，并闪挫腰胁气痛。

茴香炒　川山甲蛤粉炒，二两　延胡索炒　白丑炒　陈皮　甘草各一两　木香一两五钱

为末，每服二钱，热酒调服。一方加乳香、没药。

清膈丸　因湿热气滞。

黄芩　黄连炒，各五钱　香附一两半
苍术二两

为末，取黄熟瓜蒌去皮捣烂，和丸绿豆大，每服三五十丸。

桔梗枳壳汤　诸气痞结满闷。

桔梗　枳壳各四钱　甘草炙，一钱五分
生姜五片，水煎服。

升降六一汤

香附六两，炒　藿香一两

为末，每服二钱，白汤下。

二圣散　诸气痛。

芫花醋煮干，五钱　延胡索炒，一两五钱

二味为细末，每服一钱。

男子元脏气痛，葱酒调下。妇人血气痛，川归酒下。诸气痛，薄荷汤下。小肠气痛，茴香汤下。

胜金散　治男妇一切冷气。

乌药酒浸，微炒　茴香炒　青皮去白

良姜等分

上为末，每服二钱，空心温酒调下。妇人用姜煎，童便调服。

半夏汤　治上气呕吐，不能下食。

半夏三钱　陈皮　白术　甘草炙　桂心各五钱　人参一两　厚朴二两

每服五钱，姜五片，枣三枚，水煎服。

手拈散　一切气痛。

草果　延胡索　乳香　没药　五灵脂酒拌，炒

等分为末，每服二钱，好酒调下。一方加良姜。

一人病气上冲，口中出如烟雾，耳内常鸣，此冲脉逆上。与八物汤加炒黄连二分，黄柏三分，数剂而愈。

苏合香丸《和剂方》。专能顺气化痰，并治传尸骨蒸痨瘵，卒暴心痛，鬼魅瘴疟，赤白下痢，小儿惊搐等症。

沉香　麝香研　丁香　青木香　诃黎勒煨，用皮　安息香另为末，用无灰酒一升，熬膏　香附子炒，去毛　荜茇　白术　白檀香　朱砂研飞　乌犀角各二两　熏陆香另研　龙脑研　苏合油入安息香膏内

上末，研匀，用安息膏并蜜丸梧子大，空心温水化下四丸，酒亦可。

血　门

诸见血症总论

《内经》曰：阳明厥逆，喘咳身热，善惊衄、吐血。又曰：大怒则形气绝，而血菀于上。又曰：脾移热于肝则为惊衄，胞移热于膀胱则癃而尿血。又曰：结阴者，便血一升，再结二升，三结三升。夫血者，生化于脾，总统于心，藏受于肝，宣布于肺，施泄于肾，灌溉一身。阴气一伤，变生多病。妄行于上则吐衄；衰涸于中则虚劳；妄反于下则便红；移热膀胱，则癃闭尿血；渗透肠间，则为肠风；阴虚阳搏，则为崩中；湿蒸热淤，则为滞下；热极腐化，则为脏血；火极似水，血多紫黑；热胜于阴，则为疮疡；湿滞于血，则为痛痒；隐疹皮肤，则为冷痹；蓄之在上，则为喜忘；蓄之在下，则人喜狂；坠恐跌仆，则淤血内凝。又细分之，则咳血、衄血出于肺；呕吐出于胃；痰涎血出于脾；咯血、唾血出于肾。便血清者属营虚有热；浊者属热与湿；色鲜者属火；黑者火极；血与泄物并下者，属有积，或络脉伤也。尿血因房劳过度，阴虚火动，以致营血妄行，而或者又以此为得之虚寒，当以脉别。有呕吐紫凝血者，《原病式》云：此非冷凝，由热甚销烁，以为稠浊。而热甚则水化制之，故赤兼黑而紫也。又有汗血者，由夫大喜伤心，喜则气散，血随气行故也。又，下血，先见血，后见便，为近血，自大肠来。先有便，后见血，此远血，自小肠来。肠胃中本无血，良由气虚肠薄，故血渗入而从下出也。东垣曰：除伤寒家衄血外，杂病见血，多责其热，旨哉言乎。大凡血

上行为逆，其治难；下行为顺，其治易。若血上行，或唾，或呕，或吐，忽变而下行为恶痢者，吉兆也。丹溪曰：口鼻出血，皆是阳盛阴衰，有升无降，血随气上，越出上窍，法当补阴抑阳，气降则血归经矣。

《素问》曰：有病胸胁支满者，妨于食，病至则先闻腥臊臭，出清液，先唾血，四肢清，目眩，时时前后血。病名为何？何以得之？岐伯曰：病名血枯。此得之年少时，有所大脱血，若醉入房中，气竭肝伤，故月事衰少不来也。帝曰：治之奈何，复以何术？岐伯曰：以四乌鲗骨一藘茹，二物并合之，丸以雀卵，大如小豆，以五丸为后饭，饮以鲍鱼汁，利肠中及伤肝也。

王海藏云：胸中聚集之残火，复里积，久之，太阴上下隔绝，脉络部分阴阳不通。用苦热以定于中，使辛热以行行于分，升以甘温，降以辛润，化严肃为春温，变凛冽为和气，汗而愈也。然余毒土直犹有存者，周身阳和，尚未泰然，胸中微躁，而思凉饮，因食冷物，服凉剂，阳气复消，余阴再作，脉退而小，弦细而迟，激而为衄血、唾血者有之，心肺受邪也。下而为便血、尿血者有之，肾肝受邪也。三焦出血，色紫不鲜，此重沓寒湿化毒，凝泣水谷道路，浸积而成。若见血证，不详本源，便用凉折，变乃生矣。阳证溢出鲜血，阴证下如豚肝。

上而血者，黄芪桂枝汤、白芍当归汤。中而血者，当归建中汤、增损胃中汤。下而血者，芎归术附汤、桂附六合汤。若三血证在行阳二十五度见，黄芪四君子主之。若三血证在行阴二十五度见，当归四逆加吴茱萸主之。

生生子曰：按海藏此论，虽为伤寒而发，实戒用药者要认血来本原，不可妄治，以致变乱。夫治血当明血出何经，时师多

宗丹溪有曰：吐血、衄血，多是火载血上，错经妄行，越出上窍。此论固是，犹有未尽，乃所以启后人过用寒凉之惑也。夫火者，无形之气也，非水可比，安能称载？盖血随气行，气和则血循经，气逆则血乱。气有余，即是火也。实由气逆而血妄行，兼于火化，因此为甚。经曰：怒则气逆，甚则呕血，暴瘅内逆，肝肺相搏，血溢鼻口是也。又东垣曰：血妄行上出于鼻口者，皆气逆也。况血得寒则凝，得热则行，见黑则止。迹此观之，治血若不兼之调气，而纯以寒凉是施，则血不归经，而且为寒凉所凝滞，虽暂止而复来也。且脾统诸血，寒凉伤脾，脾虚尤不能约束诸血，其变证可胜言哉。

《素问·示从容论》曰：夫伤肺者，脾气不守，胃气不清，经气不为使，真脏坏决，经脉旁绝，五脏漏泄，不衄则呕。

《纲目》云：伤肺即伤气也，当于气虚不能摄血条参治。

戴元礼云：吐血者，荣气溢入浊道，留聚膈间，满则吐血，名曰内衄，宜苏子降气汤加人参、阿胶。饮酒太过，伤胃吐血，用理中汤加青皮、栀子、干葛、川芎。劳太过，吐血不止，苏子降气汤加人参、芍药。打损吐血，黑神散童便调服。有时或吐血两口，随即无事，过数日又发，经年累月不愈者，宜黑神散。吐血发渴，名为血竭也，或四物汤、十全大补汤，量胃气虚实用之。

《统旨》云：吐血先哲皆以为热，其因于寒者，理亦有之。何则？寒邪属阴，人之荣血亦属阴。古人云：风伤卫，寒伤荣，各从其类，人果身受寒邪，口受寒物，邪入血分，血得冷而凝，则被寒矣。在上则从口而出，在下则从便而出，若此者，

实病机之所有，焉得为尽无也。但其血色之黑，与吐血因热极而反兼水化者相似。兹则宜于脉证间求之。脉微迟而身又清凉者，寒也。脉洪数而身又烦热者，热也。寒则温之，热则清之，治法大不同矣。

呕吐血

生生子曰：吐血成碗吐出者，甚至有出而盈盆者。丹溪云：多是阳盛阴虚，故血不得下行。因火炎上之势，而上出，脉必大而芤，大者发热，芤者血滞与失血也。

又曰：有气虚中寒，阴阳不相守，血乃妄行而吐出者，经所谓阳虚阴必走者是也。当用四物理中汤加干姜、甘草煎服。中温则血自归经矣。切不可投苦寒之剂。

丹溪云：山栀子最能清胃脘之血。先吐红，后见痰嗽，多是阴虚火动，痰不下降，四物汤加痰药、火药。先痰嗽，后见红，多是痰积热，降痰火为急。痰嗽涎带血出，此是胃口清血，热蒸而出，重者栀子，轻者蓝实。或暴吐紫血一碗者，无事，吐出为好，此热伤血死于中，用四物汤、解毒汤之类。吐血挟痰积，吐一二碗者，亦只补阴降火，四物汤加火剂之类。挟痰若用血药，则泥而不行，只治火自止，吐血乃火病也。大吐血不止，以干姜炮黑为末，童便调，从治。喉脘痰血，荆芥散妙。又云：呕吐血出于胃也，实者犀角地黄主之，虚者小建中汤加黄连主之。

《千金方》云：吐血有三种，有内衄，有肺疽，有伤胃。内衄者出血，如鼻衄，不从鼻孔出，是近在心肺间，津液出还流入胃中，或如豆羹汁，或如切衄血，凝停胃中，因即满闷，便吐，或出数斗至一石者是也，得之于劳倦饮食过常也。按《韵书》：衄音勘，凝血也。肺疽者，或饮酒后热毒满闷，吐之时血从吐后出，或一合、半合，半升、一升是也。伤胃者因饮食大饱之后，胃中冷，不能消化，便烦闷，强呕吐，便所食之物，与气共上，冲蠚因伤裂胃。今吐血色鲜正赤，腹亦绞痛，自汗出，其脉紧而数者，为难治也。

刘宗厚曰：凡治血必血属之药，欲求血属之药，其四物之谓乎。河间谓随证辅佐，谓之六合汤者，详言之矣。余故陈其气味专司之要，不可不察。夫川芎，血中气药也，通肝经，性味辛散，能行血滞于气也。地黄，血中血药也，通肾经，性味甘寒，能补真阴之虚也。当归分三，治血中主药也，通肝经，性辛温，全用能活血，各归其经也。芍药，阴分药也，通脾经，味酸寒，能凉血，治血虚腹痛也。若求阴药之属，必于此而取则焉。《脾胃论》有云：若善治者，随经损益，摘其一二味之所宜为主治可也。此特论治血病，而求血药之属者也。若气虚血弱，又当从仲景，血虚以人参补之，阳旺则生阴血也。若四物汤者，独能主血分受伤，为气不虚也。辅佐之属，若桃仁、红花、苏木、血竭、丹皮者，血滞所宜。蒲黄、阿胶、地榆、百草霜、棕榈炭者，血崩所宜。乳香、没药、五灵脂、凌霄花者，血痛所宜。苁蓉、锁阳、牛膝、枸杞子、益母草、夏枯草、败龟板者，血虚所宜。乳酪血液之物，血燥所宜。干姜、桂者，血寒所宜。生地、苦参，血热所宜。特取其证治大略耳，若能触类而长，可谓应无穷之变矣。

《脉诀举要》曰：诸症失血，皆见芤脉，随其上下，以验所出。大凡失血，脉贵沉细，设见浮大，后必难治。

【治火之剂】

大蓟散　治辛热伤肺，呕吐血，或一碗，或半升，名曰肺疽。

大蓟根　犀角屑　升麻　桑白皮　蒲黄
杏仁去皮尖　桔梗各二钱　甘草炙，五分

上分作二服，每服姜三片，水煎服。

四生丸　治吐、衄，血热妄行。

生荷叶　生艾叶　侧柏叶　生地黄各
等分

捣烂为丸，如鸡子大。每服一丸，用
水二盅，煎至一盅，去渣服。

犀角地黄汤　治血积胸中，吐血、
衄血。

犀角镑　赤芍药　牡丹皮　生地各一钱

水煎服。此方若有痰者，及气逆不降
者，服之皆不效。予每用加枳壳、桃仁、
滑石，效。

茜根汤　治吐血、咯血、呕血等症。

四物汤加童便浸香附一钱五分　茜草根
二钱半，忌铁

水煎服，二三服立愈。

治吐血

大黄末一钱　生地黄汁一合

水半盅，煎四五沸服，即愈。

又方

好墨，煨去胶气，为细末，每服二钱，
以白汤化阿胶清调服。

治吐血暴甚，昏运不止

人参一两

为末，用鸡子清调如稀糊，以匙挑服，
服尽效。五更服之尤妙。

治吐血

生地黄五斤，捣汁　生蜜二斤半

共以瓦器盛贮锅内，重汤桑柴文武火
熬三日夜，取出入人参末四两，茯苓末六
两，搅匀，不拘时服，此即琼玉膏也。

又方

加入青蒿汁熬膏，再加槟榔末一两，

以降其气，使下行也。

奇方　治饮酒过多，蕴热胸膈，以致
吐血、衄血。

葛花二两　黄连四两

上为末，以大黄末熬膏为丸，如梧桐
子大。每服百丸，温汤下，或煎服亦可。

辰胶散　治大人小儿吐血。

阿胶炒　蛤粉各一两　辰砂少许

上为末，藕节捣汁，和蜜调下，食
后服。

龙脑鸡苏丸　治膈热咳嗽，或吐血、
衄血。方在火热门。

茯苓补心汤　治心虚为邪气所伤，吐
血。方在心痛门。

藕节散　治吐衄不止。

藕汁　生地黄汁　生蜜五匙　大蓟汁
各三合

上和匀，每服一小盅，不拘时服。

《拔萃》犀角地黄汤　治热甚而血积
胸中。

生地黄二两　黄芩　黄连各一两　大黄
五钱

每服一两，水二盅，煎一盅，食后服。

双荷散　治卒暴吐血。

藕节七个　荷叶顶七个

捣碎入蜜，用水二盅，煎八分，去渣
温服，或研末蜜调下。

枇杷散　治暑毒攻心，呕吐鲜血。方
在暑门。

龙肝膏　治吐血不止。

伏龙肝一两　生地汁　麦冬汁　小蓟
汁　藕汁各三合　姜汁一合

入蜜半匙，慢火熬成膏，每服一匙。

【带补之剂】

奇方　治肺损，嗽血、吐血。

生地四两，取汁　鹿角胶一两，炒为末

上以地黄汁拌和，每服三钱，童便加姜汁少许调下。

侧柏散　治内损吐血、下血，或用酒太过，劳伤于内，其血妄行，出如涌泉，口鼻皆流。须臾不救则死。

侧柏叶一两半，蒸焙　人参　荆芥穗烧炭存性，各一两

为末，每服二钱，面一钱，新汲水调如糊，啜服。

麦冬饮子　治吐血久不愈者。

五味子十粒　麦门冬　黄芪各一钱　当归　人参　生地黄各五分

水煎服。

白术散　治饮食过度，负重伤胃，吐血。

白术　人参　黄芪炙　白茯苓各二钱　炙甘草一钱　山药　百合　柴胡　前胡各六钱

分作三帖，每服加姜、枣，水煎服。

又方　治同上。理中汤加葛根。

鸡苏散　治劳伤肺经，吐红，咽喉不利。

紫苏叶　白茅花　黄芪　生地　阿胶各二钱　麦门冬　桑白皮　桔梗　贝母　蒲黄炒　甘草

加姜、枣，煎服。

天门冬汤　治思虑伤心，吐衄不止。

天门冬　白芍药　麦门冬　生地黄　远志　藕节　黄芪　阿胶　没药　当归　甘草各一钱五分　人参一钱

分作二服，姜三片，水煎服。

莲心散　治同上。

莲子心　糯米各五十粒

为末，空心，温酒调服。

归脾汤　治思虑伤脾，心多健忘，其血妄行，或吐或下。

白术　茯神　黄芪炙　人参　酸枣仁炒，各二钱五分　木香一钱　炙甘草五分　圆眼肉五枚

姜一片，枣一枚，水煎服。

赤茯苓汤　治大怒伤肝，气逆于胸，吐血衄血。

赤茯苓　人参　桔梗　陈皮各三钱　麦门冬　芍药　槟榔各一钱五分

分二服，姜三片，水煎服。

丹溪方　治见血后脾胃弱，精神少，血不止者。

人参一钱　黄芪二钱　五味子十三粒　芍药　甘草　当归　麦门冬各五分

加郁金尤妙。水煎服。

又方　治同上。

人参　白术　茯苓　陈皮各一钱　甘草　川芎　半夏曲各五分　神曲　青皮各三分

水煎服。如胃不和加藿香。渴者加葛根五分。痰结块者加贝母一钱，黄芩、橘红各五分。小便赤加黄柏五分。大便燥结加当归七分。心烦加酒炒黄连五分。小便滑加牡蛎。若见血多，去半夏，恐燥，加生地一钱，牡丹皮五分，桃仁三分。若胃中不足，饮食少进，加炒山栀仁五分。若血溢入浊道，留聚膈间，满则吐红，苏子降气汤加人参、阿胶各五分。上膈热壅、吐血者，以四物汤加荆芥、阿胶各五分，更不止，于本方中加大黄、滑石各五分。胃伤吐血，宜理中汤加川芎、干葛各五分，此是饮酒伤胃也。吐血不止，茜根为末，用二钱，待冷，食后服，良。

必胜散　治男妇血妄流溢，或吐，或咳，或衄。

小蓟　人参　蒲黄　当归　熟地　川芎　乌梅去核，各一两

每服六钱，水煎服。

大阿胶丸　治肺虚客热，咳嗽咽干，多唾涎沫，或有鲜血。劳伤脾胃，吐血，呕血，并皆治之。方在后咳血门。

【止血之剂】

白及散　治吐血。

白及末，井花水调服，每服二钱。

地黄饮　治衄血、吐血。

新生地，捣煮，日服数升，三日愈。此方治经闭效甚。

干姜散　治吐血不止。

姜炭为末，童便调服。

治诸血上行，用韭菜汁、姜汁、童便磨郁金饮之。其血自清。如无郁金，以山茶花代之。

又方　用血余炭三钱，为末，冷水调下。

治吐血咯血，用藕节捣汁饮之。

花蕊石散　治劳证，五内崩损，涌喷血出成升斗者，服之立止。

花蕊石煅过

为末，童便一盏，煎温调药末三钱，极甚者五钱，食远服。如男子病则和酒一半，妇人病则和醋一半，与童便和调，服之立止。其瘀血化为黄水。服此药后，患人必疏解其体，却服独参汤补之。

【调气止血之剂】

芎附散　治衄、吐血不归经。

川芎二两　香附四两

为末，每服二钱，茶汤调下。

《纲目》云：治怒气伤肝气而呕血。以黄连、香附、青黛、柴胡、甘草，平其肝自愈。宜服赤茯苓泻心汤。

大七气汤入川芎煎调苏合香丸。

咳　血

咳嗽有声，而痰内有血者是也。或咳出纯是血痰。

丹溪云：乃火升痰盛。身热多是血虚，四物汤加减用。丹溪云：痰带血丝出，童便竹沥止之。经血逆行，或血腥、吐血、唾血，韭汁服，立效。咯血用姜汁、童便、青黛，入血药中，加四物汤、牛膝膏、地黄膏之类。

又方　用韭汁、童便二物，加郁金研细末，合和服之，其血自消。

脉大发热，喉中痛者，是气虚。用参、芪蜜炙，黄柏、荆芥、地黄、当归、韭汁、童便、姜汁，磨郁金饮之，其血自消。此补兼解郁也。

《统旨》云：嗽出痰内有血者名咳血。又云：嗽血其因有二. 热壅于肺者易治，不过凉之而已；久嗽损于肺者难治，此已成劳也。热嗽有血，宜金沸草散加阿胶。痰盛加瓜蒌仁、贝母。劳嗽有血，宜补肺汤加阿胶、白及。嗽血而气急者，加杏仁。痰中带血丝者，此是阴虚火动，劳伤肺脏，宜滋阴保肺汤。

又方

香附童便浸　北杏仁童便浸，去皮尖，炒　山栀仁炒　青黛　海粉　瓜蒌仁　诃子　马兜铃

为细末，入白硼砂少许，炼蜜少加姜汁为丸。嚼化一丸，白汤下。

天一丸　此壮水之主，以镇阳光剂也。与前方相兼服，治阴虚火动咳血等症，甚效。

怀地黄　牡丹皮　黄柏童便浸，晒干　知母童便浸，晒干　枸杞子　五味子　麦门冬　牛膝　白茯苓

为末，炼蜜为丸，梧子大。空心，白汤吞下八九十丸。

天门冬丸　润肺止嗽。治咯血、吐血、

咳血。方在咳嗽门。

丹溪鹿黄丸 治酒色过度，饥饱失时，吐血、咳血、痰血，神效。

枇杷叶 款冬花 北紫菀 杏仁去皮尖 木通 鹿茸炙 桑白皮各一两 大黄五钱

为末，炼蜜为丸，临睡含化。

七伤散 治血污、血郁、血热，劳嗽吐血，血痰。丹溪方。

黄药子 白药子各一两 赤芍药七钱五分 延胡索 知母各五钱 郁金二钱半 当归五钱 山药 乳香 没药 血竭各二钱

为末，每服二钱，茶汤下。

《纲目》云：肺热此方极有效。《本草》云：白药子、黄药子治肺热大有功。一方红花、当归煎汤调下。

海藏甘桔加阿胶紫菀汤 治肺痿咳唾脓血。方见《纲目》伤寒咽痛门。

罗太无大阿胶丸 治血虚嗽血、吐血。

阿胶微炒 卷柏 生地 熟地 大蓟 山药 鸡苏叶 五味子各一两 柏子仁另研 麦门冬 茯苓 百部 远志 人参 防风各五钱

为末，炼蜜丸，如弹子大。煎小麦、麦门冬汤，嚼下一丸。

《纲目》云：保养精血纯补剂也。血虚有潮热者宜之。

劫劳散 治肺痿痰嗽，痰中有红线，盗汗发热，过则冷，饮食减少。方在咳嗽门。

陈日华云：有一女子及笄，病症甚危，百药不效，偶得此，只一料除根。

罗太无五味黄芪散 治嗽咯血成劳，眼痛，四肢困倦，脚膝无力。

麦门冬 熟地黄 黄芪 桔梗各五钱 白芍药 五味子各二分 人参二钱 甘草一分

每服五钱，水煎服，一日三服。

人参黄芪散 治虚劳客热，肌肉消瘦，四肢倦怠，五心烦热，咽干，颊赤，心冲潮热，盗汗，减食，咳嗽脓血。

人参一两 秦艽 茯苓各二两 知母二钱五分 桔梗一两 桑白皮一两五钱 紫菀 柴胡各二两五钱 半夏洗，一两五钱 黄芪三两五钱 鳖甲去裙，酥炙，二两

每服五钱，水煎服。

人参蛤蚧散 治二三年间肺气上喘，咳嗽，咯吐脓血，满面生疮，遍身黄肿。

蛤蚧一对，全者，河水浸五宿，逐日换水，洗去腥气，酥炙黄色 杏仁去皮尖，炒，五两 甘草炙，三两 人参 茯苓 贝母 知母各三两 桑白皮二两

为细末，每日如茶点服，神效。

海藏云：蛤蚧补肺劳虚嗽，治久嗽不愈。肺间积虚热久则成疮，故嗽出脓血，晓夕不止，喉中气塞，胸膈噎痛，用蛤蚧、阿胶、生犀角、鹿角胶、羚羊角，各一两。除胶外，皆为屑，次入胶，分四服，每服用河水三升，于银石器内，慢火煮至半升，去渣，临卧微温细细呷之。其渣候服尽，再捣，都作一服，以水三升，煎至半升，如前服。病人久虚不喜水，当减水。蛤蚧系补中有通，久嗽不愈者宜之。

麦门冬汤 治伤寒后伤肺，咳唾脓血，胸胁胀满，上气羸瘦。

麦门冬 桑白皮 生地黄各一两 紫菀 竹茹 半夏洗 桔梗炒 麻黄去根节，各七钱五分 五味子 甘草各五钱

为粗末，每服五七钱，加枣三枚去核，姜三片，水煎服。

罗太无续断散 治骨蒸劳热，传尸瘦病。潮热烦躁，喘嗽气急，身疼盗汗。兼

治咳嗽吐脓血。

续断　紫菀　桔梗　竹茹　五味子各三钱　生地　桑白皮各五两　甘草炙，二两　赤小豆半斤

每服五七钱，入小麦五十粒，水煎，日三服。

海藏**紫菀汤**，治咳嗽吐血，虚劳症，肺痿变痈。方在咳嗽门。

《本事方》云：治劳瘵吐血损肺，及血妄行。**神传膏**，用剪草一斤，婺台州皆有，唯婺州者可用，状如茜草，又如细辛。每用一斤，净洗为末，加入生蜜一斤和为膏，以器盛之，不得犯铁，九蒸九晒，日一蒸曝。病人五更起，面东坐，不得语，用匙挑药如粥调，每服四匙，良久用稀粟米粥压之。药冷服，粥饮亦不可太热，或吐或下皆不妨。如久病肺损咯血，只一服愈。寻常咳嗽血妄行，每服一匙可也，神验。

治肺经呕咳诸血，及痰中有血。初生用萝卜汁半盏，入盐少许，服之立效。如无生萝卜，用萝卜子一钱，紫苏叶一钱同煎服。次用鸡苏散加阿胶治之。《本草》云：萝卜大下气，气下则血亦下也。

经验方　治咳嗽甚者，或有吐血。

鲜桑白皮一斤，米泔浸三宿，净刮去上黄皮

上剉细，入糯米四两，焙干，同捣为末，每日一二钱，米饮调下。

《本事方》治久嗽咯血成肺痿，及吐白涎，胸膈满闷不食。**扁豆散。**

扁豆　生姜各五钱　枇杷叶去毛　半夏　人参　白术各一分　白茅根三分

上水三升，煎一升，去渣，加槟榔末一钱，和匀分作四服，不拘时候。

《千金方》治上气咳嗽，喘息，喉中有物，唾血。

生姜汁　杏仁各二升　糖　蜜各一升　猪膏二合

上五味，先以猪膏煎杏仁，色黄出之，以纸拭令净，捣如膏，和姜汁、蜜糖等合煎，令可丸。每服杏仁一枚，日夜服六七次，渐次增加。

款花补肺汤

人参　麦门冬各一钱二分　五味子十五粒　款冬花　紫菀　桑白皮炒，各一钱　当归一钱五分　芍药　知母　贝母　茯苓　橘红各八分　甘草五分

水煎服。

宁嗽汤

五味子十五粒　茯苓一钱　桑白皮一钱二分　陈皮一钱　知母一钱　马兜铃一钱五分　川芎一钱　麦门冬一钱二分　粉草五分

水煎服。

滋阴保肺汤

黄柏盐水炒　知母　天门冬各一钱二分　当归一钱五分　芍药　生地　橘红　紫菀　桑白皮炒，各八分　大粉草五分　阿胶一钱二分，蛤粉炒　五味子十五粒

水煎服。

咯血　唾血　痰涎血

咯血者，喉中常有血腥，一咯血即出，或鲜或紫者是也。又如细屑者，亦是也。治法：四物入姜汁、童便、青黛之类。有咯出痰带血丝者同治，但宜加痰火药。

唾血者，鲜血随唾而出者是也。二者皆出于肾，也有瘀血内积，肺气壅逼不能下降。用天门冬、知母、贝母、桔梗、黄柏、熟地、远志，或加炮姜。

生生子曰：唾血症，曾见二人，口中津唾皆是紫黑血水，如猪血之色，晦而不

鲜，形瘦体热，盗汗，为有怫郁所致，如此者年余。治以清痰、降火、开郁等药，或止或发，其一乃侄妇也。后因注肛大吐痰涎数碗，其症再不复萌。由是观之，唾血亦有木郁之症，不可不知。

痰涎血出于脾，以葛根、黄连、黄芪、芍药、当归、甘草、沉香之类主之。

丹溪曰：咯血痰带血丝出者，用姜汁、青黛、童便、竹沥，入血药中用。如四物汤加地黄膏、牛膝膏之类。

滑伯仁曰：寒凉之溢水，乃泻火也。温热之助火，乃折水也。衄血，手阳明循手经上行入清气道中。咯血乃入于所合也，所合肺也。

又曰：咯血为病最重，且难治者。以肺手太阴之经，气多血少。又肺者金象，为清肃之脏，今为火所制，迫而上行以为咯血，逆之甚矣。上气见血，下闻病音，谓喘而咯血且咳嗽也。

唾血责在下焦阳火煎迫而为之也。肾主唾，为足少阴，少血多气，故其证亦为难治。

恩袍散　治咯血、吐血、唾血，及烦躁咳嗽。

生蒲黄　干荷叶　茅根各等分

为末，每服三钱，浓煎桑白皮汤，食后温服。

丹溪方　治咯血。

桑白皮一钱五分　半夏炒　知母　贝母　茯苓各一钱　生地黄　陈皮各一钱　阿胶炒　甘草　杏仁炒，各五分　山栀子　桔梗各七分　柳桂二分，入此以治上焦

姜、葱白，水煎服。

又方　治咯血、衄血。

白芍药一两　犀角二钱五分

各为末，新汲水调服一钱，血止为限。

又方　治咯血。

荷叶，焙干，为末，米汤调下二钱。

又方　治痰中血。

白术一钱五分　贝母　芍药　桑白皮　桃仁各一钱　甘草三分　山栀炒黑，一钱二分　牡丹皮一钱五分

水煎服。

又方　治痰中血。

橘红一钱五分　半夏　茯苓　贝母　牡丹皮　桃仁各一钱　黄连　甘草　大青各五分

姜三片，水煎服。

又方　治痰中血。

橘红二钱　半夏　茯苓　白术　枳壳　黄芩　桑白皮各一钱　五味子十五粒　甘草三分　人参五分　或加青黛五分

水煎服。

地黄散　治一切吐血、咯血，能解一切毒及诸热烦躁。

茜草根四钱　大豆子　黄药子　甘草各二两

上为末，每服二钱，新汲水调下，加人参二两，治痰嗽有血。

又方　治吐血热渴。

茅根一味，绞汁饮之，一日三服，效。治虚劳久嗽咯血。

五倍子炒，为末

每服一钱，温茶调匀，米饮送下。

白及散　治咯血。

白及一两　藕节五钱

为细末，每服一钱，白汤调下，神效。或云白及下咽，直至血窍，窍为之填而血止也。《医说》云：治肺损咳血，殊效。

四血散　治衄血、吐血、便血。

益元散加当归、井泉石。淋者加栀子，茎中痛加蒲黄，水泻加车前子。米汤调下。

《元戎》方　治鼻血、口血，大小便血。服时随病上下、食前、后服。

丹参　蒲黄　紫苏　滑石等分

为末，调服。

鼻　衄

陈无择曰：衄者，因伤风、寒、暑、湿，流传经络，涌泄于清气道中而致者，皆外所因。积怒伤肝，积忧伤肺，烦思伤脾，失志伤肾，暴喜伤心，皆能动血，随气上溢而致者，皆内所因。饮酒过多，啖炙煿辛热，或坠堕车马伤损而致者，皆不内外因也。

《原病式》曰：衄者，阳热怫郁，干于阳明，而上热则血妄行而鼻衄也。

丹溪云：衄与吐血同，凉血行血为主。犀角地黄汤加郁金。

又曰：衄血出于肺，以犀角、升麻、栀子、黄芩、芍药、生地黄、紫菀、丹参、阿胶之类主之。愚谓言肺者，以窍言也。言阳明者，以血海言也。其治亦多相须。

戴元礼曰：鼻通于脑，血上溢于脑，所以从鼻而出，治宜茅花汤调止衄散服之。有头风自衄，头风绕发则血不止，治头风兼止衄之剂。有因虚致衄者，此为下虚上热，不宜过用凉剂，宜四物汤加参、芪、沉香磨服。伤湿而衄，肾著汤加川芎。伏暑而衄，茅花汤调五苓散。上膈极热而衄，犀角地黄汤加黄芩、茅花、荆芥，虚者茯苓补心汤。饮酒过多而衄，茅花汤加川芎、干葛。病衄愈后，血因旧路，一月或三四衄，又有洗面而衄，日以为常，四物汤加阿胶、蒲黄，仍佐以苏子降气汤，使血随气下。

《统旨》谓：风行水动，气行血流。治衄者，则知血药以治衄，而不知气降则血归经。古人所以血药中必加气药一二味，如上所谓苏子降气汤之类是也。前人谓身热则死，寒则生，亦是大概言之耳。岂无热生而寒死者乎，必兼详脉症而后可也。

【治风寒之剂】

桂枝汤方见伤寒。

【治热之剂】

犀角地黄汤方见吐血门。

茜根散　治鼻衄不止。

茜根　阿胶蛤粉炒　黄芩　侧柏叶生地各一两　甘草五钱

加姜三片，水煎服。

黄芩芍药汤　治鼻血不止。

黄芩　芍药　甘草

水煎服。

川芎三黄散《直指方》。治实热衄血。

大黄湿纸煨　川芎　黄连　黄芩各等分

上为末，每服二钱，井水调下，食后服。

黄连散《经验方》。治大人小儿盛热，乘于血，血随热气散溢于鼻，谓之鼻衄。凡血得寒则凝涩结聚，得热则流散妄行。

黄连　黄芩　柏叶　甘草各等分　豆豉三十粒

上每服一两，水煎服。

治血衄、血汗，以人中白新瓦上焙干，为末，入麝香少许，酒调下。

生地黄汤　治荣中有热，及肺壅鼻衄生疮，一切丹毒等疾。

生地　赤芍　当归　川芎各等分

水煎，食后温服。若鼻衄加蒲黄。生疮加黄芩。丹毒加防风。

《济生》麦冬饮　治衄血不止。

麦门冬　生地黄各等分

每服一两，水煎服。

一方　治鼻衄，及酒疸黄，沙淋。

萱草根捣汁一盏，生姜汁相和，时时细呷。

贯众散 治鼻衄。

贯众根，为细末，水调一钱，立止。

罗太无寸金散 治鼻衄不止。

黄药子五钱 土马鬃五钱，有足者 生甘草一钱

上为末，每服二钱，新水调下，未止再服，立瘥。《本草》云：土马鬃即苔与垣衣之类，垣衣生墙垣之侧，土马鬃生墙垣之上，背阴古墙上有。

一方 治衄血。蛀竹，末，米糊调下二钱，效。

茅花汤 治衄。

茅花一大握，剉，水煎，饮之立止。

【清热带补之剂】

生地黄散 治咯血、衄血、吐血，诸血证皆治之。

枸杞子 柴胡 黄连 地骨皮 天门冬 白芍药 甘草 黄芩 生地黄 熟地黄

各等分，水煎服。治便血加地榆。

海藏龙脑鸡苏丸 治上焦热，除烦解劳，去肺热咳衄，血热惊悸，脾胃口疳，吐血，肝胆热，泣出口苦，肾热神志不定。上而酒毒，膈热，消渴。下而血滞，五淋，血崩等疾。

薄荷一斤 麦门冬去心 阿胶炒 黄芪 薄黄炒 人参已上俱净药 木通 银柴胡各二两，剉，同木通浸一宿，绞出汁 生地黄六两 甘草一两五钱 黄连一两

上为细末，好蜜二升，先煎一二沸，然后下生地黄末，不住手搅匀，加木通、柴胡汁浸熬成膏，勿冷火紧焦了，然后加前药末和丸，如豌豆大。每服二十丸，白汤下。虚劳、虚烦，栀子汤下。肺热，黄芩汤下。心热惊悸恍惚，人参汤下。咯、唾、吐衄，麦门冬汤下。肝热，防风汤下。肾热，黄柏汤下。治五淋及妇人漏下，车前子汤下。痰嗽者，生姜汤吞下。茎中痛，蒲黄、滑石，水一盏，调下。气逆者，橘皮汤下。室女虚劳，寒热潮作，柴胡人参汤下。

地黄饮 治衄血往来久不愈者，甚效。

生地黄 熟地黄 枸杞子 地骨皮各等分

上为末，每服二钱，蜜汤调下，日三服。

【补虚之剂】

止衄散

黄芪六钱 赤茯苓 白芍药 当归 生地 阿胶炒，各三钱

为末，以黄芪汤调下三钱。

产后鼻衄

《大全》云：产后口鼻黑气起，及鼻衄者，名胃绝，此证不可治。遇有此者，急取绯线一条，并产妇顶心发两条，紧系中指节，即止。

治产后鼻衄，中风。

以荆芥为末，童便调下。气虚者不可用。

齿衄 又名牙宣

《统旨》云：血从齿缝中或齿根出者，谓之齿衄。有风壅，有肾虚。风壅者，消风散，外以祛风擦牙散；肾虚者，以肾主骨，齿者骨之余，虚火上炎，服凉药而愈甚，此属肾经下虚而上盛，宜盐汤下安肾丸，间服黑锡丹，仍用青盐炒香附黑色为末擦之。亦有胃热而牙龈出血者，宜清其热，清胃散主之。

附　方

《肘后方》治齿血不止。

苦竹茹，以醋浸一宿含之。

《千金方》治同。

矾石一两，滚汤三升，煮取一升，先拭齿，乃含之。

又方　浓煎竹叶汤，入盐少许含之。

《衍义方》治齿缝出血，不止。

用纸捻蘸蟾酥少许，插入出血处立止。

《灵菀方》治虚气攻牙，齿痛，血出，牙龈痒痛。

骨碎补二两，细剉炒黑色，为末擦之。早晨漱久吐出，临睡擦毕，俟津液满口咽之。

丹溪治阴虚牙出鲜血，气郁。

四物汤加香附、牛膝、生甘草、侧柏叶服。

罗太无治牙痛肿痒动摇，牙龈宣露，出血，口气等疾。

当归　藁本　地骨皮　防风　白芷槐花　川芎　甘草　升麻　北细辛各等分

为末，擦痛处。甚者取三钱，水盅半，黑豆半合，生姜三片，煎至一盅，乘热漱之，冷则吐出。

《本事方》治一切牙疼风热，龈常出鲜血，以至崩落、口臭不可近人者，宜服之。

大黄米泔浸软，切片　生地黄大者薄切

上二味旋切，各用一二片，合定，贴所患牙上，一夜即愈。未瘥，可再如前用，忌说话，恐引风毒津液渍患处。

舌 衄

舌上或出血如簪孔者，香薷汁服一升，日三服。

又方

发灰二钱，米醋调，敷舌上血出处。

文蛤散　治热壅，舌上出血如泉。

五倍子洗　白胶香　牡蛎粉各等分

上为末，每用少许擦患处，或烧热铁熨孔上。

槐花散　治舌上无故出血如线。

槐花炒

为末掺之，仍用麦冬煎汤调下妙香散。

妙香散方在妇人门第二卷，梦与鬼交条下。

肌衄一名血汗

河间**定命散**　治胆受热，热血妄行，鼻中衄蔑，并血汗不止。

朱砂　寒水石　麝香

为末，每用五分，新汲水调下，不拘时候。看老幼虚实加减。

肌衄者，血从毛孔而出，前人多主于肺热。古方以男胎发烧灰扑之。

大全竹茹汤方见便血条。

黄芪建中汤　辰砂妙香散

小便血尿血不痛，痛者乃血淋也，当与淋门参治。

经云：胞移热于膀胱，则癃尿血。

仲景曰：热在下焦则尿血，亦令淋闭不通。

《玄珠经》云：小便出血，是心伏热在于小肠，宜镜面竹自然汁加生蜜一匙，服之。或以八正散加麦门冬、葱煎服。如小便涩痛，以海金沙细末调治之。

《纲目》云：胞络绝则溲血。故经曰：悲哀太甚则胞络绝，胞络绝则阳气内动，发则心下崩，数溲血也。

凡咳而溲血脱形，其脉小劲，是逆也。

凡淋不可发汗，汗之必便血。便血不止，用柿一个，烧存性，为末，米饮调下。

《统旨》云：属热，属血虚，有因心肾气结所致，或忧劳房事过度。此得之虚寒，不可专以血为热而淖。二者皆致尿血。热用小蓟汤、四物汤煎服，效。虚用四物汤调牛膝膏。火动荣血妄行者，再加黄柏、知母。虚寒者，十全大补汤加炒蒲黄。

滑伯仁曰：小便血，足太阳随经入膀胱也，与小肠血同。

附　方

治房事劳伤，小便出血。

山药一两　鹿角五钱　发灰二钱

为末，苎根捣汁，打糊为丸，梧子大。每服五十丸，空心食前，白汤吞下。

治大小便出血不止。

刘寄奴为末，茶清调服，立止。

治尿后有干血，干柿饼三枚，烧灰，陈米汤调服。

罗太无**发灰散**　治小便尿血。

发灰《本草》云：发灰能消瘀血，通关格，利水道，破痈疽血蛊。丹溪云：发补阴甚捷。

上一味，每用一二钱，以米醋二合，汤少许服，并花水调亦可。

一法　茅草根、车前子煎汤调下尤妙。兼治肺疽、心蛊、内崩，吐血一两口，或舌上出血如针孔。若鼻衄，吹内立已。

葛氏方　治小便出血。

当归四两　酒三升　煎一升，顿服。

《肘后方》治尿血。

苎麻根十根，水五升，煎取二升，一服效。

《外台秘要》治尿血。

车前草汁五合，空心服。茅草根汁亦妙，或加酒少许冲服。

小蓟饮子　治下焦结热，尿血成淋。

生地四两　小蓟根　滑石　通草　山栀仁　当归酒洗　淡竹叶　藕节　蒲黄炒　甘草各五钱

上每服一两，水煎，空心服。

丹溪云：尿血有实热者，可用当归承气汤，后以四物汤加山栀。当归承气汤，即调胃承气汤加当归是也。

又方　治尿血属热。

山栀炒

水煎服。或用小蓟、琥珀。血虚者，四物汤加牛膝膏。

又方　治血淋。

木通　甘草梢　瞿麦　山栀

水煎服。

《济生》**鹿角胶丸**　治房事劳伤，小便尿血。

鹿角胶五钱　没药另研　油头发灰各三钱

上为末，用茅根汤打糊为丸，如梧桐子大。每五十丸，盐汤送下。

玉屑膏　治气虚尿血，并五淋砂石，疼痛不可忍。

黄芪　人参各等分

为末，用大萝卜切一指厚三四片，蜜腌少时，蘸蜜炙干，复蘸复炙，尽蜜二两为度，勿令焦，至熟。蘸黄芪、人参末吃，不时仍以盐汤送下。

又方　治老人小儿尿血不止。

川升麻一两半

作一帖，水煎服妙。

又方　治虚而尿血。

阿胶三两，炙

捣为末，酒二升和，温服。

当归散　治妇人小便出血，或时尿血。

当归　羚羊角　赤芍药各五钱　生地黄一两　大蓟叶七钱半

分作三帖，水煎，食前服。

六味地黄丸　治老人尿血，及阴虚尿血。

玄胡散　治尿血作痛。

玄胡索一两　朴硝三分

水煎服。

五倍汤　治尿血不止。

五倍子煎汤，露一宿，次早取上面清者，温服。

龙骨散　治尿血。

龙骨末一钱五分

水调服，日三服瘥。此二方皆收涩之剂。

治尿血、血淋方

小蓟根　琥珀

二味为末，水煎服。盖二味能治下焦热结。

琥珀散　治五淋涩痛，小便脓血。

琥珀　海金沙　没药　蒲黄各一两

为极细末，每服三钱，食前，煎萱草汤调下。

治血淋及小便闭方

杜牛膝根二两　朴硝一两

用雪水二碗，煎牛膝至一碗，去渣，入朴硝搅匀，空心服。

治小便出血，茎痛不可忍

淡豆豉一撮

煎汤温服之，甚效。

治血淋方

牛膝一两　黄柏　知母　泽泻各一两　麦门冬　天门冬　山栀仁各一两半　生地黄二两

为末，粥糊丸，如梧桐子大。每空心白汤吞下八九十丸。

又方　治同上。

人参　白术　川归　熟地　川芎　山楂　茯苓各八分　黄芪七分　升麻三分

水煎服。

又方　治同上。

牡丹皮　当归　生地　山栀子　白芍　甘草梢　滑石　泽泻　白茯苓　木通各等分

每服五七钱，加生姜皮二分、灯心一分，水煎，食前服。

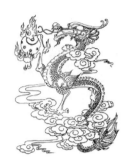

赤水玄珠　第十二卷

下　血

《素问》云：结阴者便血一升，再结二升，三结三升。骆龙吉云：结阴之病，阴气内结不得外行，血无所禀，渗入肠间，故便血也。其脉虚涩，因血结不行故下。

《本事方》云：如下清血鲜色者，肠风也。血浊而色黯者，脏毒也。肛门射血如线者，虫痔也。

仲景云：下血先便后血者，此远血也，黄土汤主之。先血后便者，此近血也，赤小豆当归散主之。

洁古云：治血下，防风为上使，黄连为中使，地榆为下使。若血瘀色紫者，陈血也，加熟地黄。若血鲜色红者，新血也，加生地黄。若寒热者，加柴胡。若肌热者，加地骨皮。若脉洪实痛甚者，加酒浸大黄。

生生子曰：便血有湿、有热、有虚、有寒、有食积、有酒积、有风入大肠。治之之法，切不可纯以寒凉，损坏脾胃。脾虚，尤不能约束其血也。故丹溪戒人，凡用血药，不可单行单止，不可纯用寒凉，必于寒凉中加辛味为佐。久不愈者，复用温药，必兼升举药中加酒炒、酒煮凉药，如酒煮黄连之类。

丹溪曰：肠风独在胃与大肠出，治用黄芩、秦艽、槐角、升麻、青黛。定肠风痛，用苍术、滑石、当归、生地、黄芩、甘草，下血属虚者，当温散之，四物汤加干姜、升麻。便血过多者，四物汤加猬皮。有热者，四物汤加山栀、升麻、秦艽、阿胶。有兼风者，苍术、秦艽、芍药、香附。胃清血，非蓝实不除。

《玄珠经》云：大便下血曰肠风，切勿止涩。究其本末症状，先清其表，后攻其里，其血自止。如脉洪大，又当以四物合解毒汤调理。

热则流通，虚则下溜，故便血属热属虚。亦有风伤肝而下陷，及湿盛而伤血者。热而下血，或清或浊，宜四物汤加黄芩、山栀、炒槐花、秦艽、胶珠。虚者四物加干姜、升麻，凉药随虚实加减。风伤胃，独下清血者，宜四物汤加防风、升麻、荆芥、柴胡升提之。湿入肠胃，下如豆汁色者，宜四物加苍术、白术、黄连、黄柏、地榆、槐花。阴虚下血无热者，十全大补汤加止血之剂。

《统旨》云：便血或清或浊，或鲜或黑，或在便前，或在便后，或与泄物并下，此由内外有所感伤，凝停在胃，随气下通，亦是妄行之意。便血清者属荣虚有热，浊属热与湿，色鲜者属火，黑者火极。先血后粪为近，先粪后血为远。与泄物并下者，属有积者在内，或络脉伤也。并宜分治，又当别其色而分寒热也。色鲜多因肠胃蕴热，必是饮酒过多，辛热煿炙之故也，宜连蒲散，或黄连阿胶汤。色瘀或因寒邪凝滞，血逐冷气，入客肠胃，宜理中汤加胶珠炒黑香附，其应甚捷。大抵下血后，必以胃药收功，胃气回，血自循其经络矣。

伏暑纯下鲜血，黄连香薷饮治之。方见伤暑门。

风热流入大肠经，下血不止。败毒散治之。方见伤风门。

风湿乘虚入于肠胃，下清血，或下瘀血，胃风汤治之。

滑伯仁曰：大便前后下血，便前由手阳明随经下行，渗入大肠，传于广肠而下也；便后由足阳明随经入胃，淫溢而下者也。古人谓近血、远血者是也。又有所谓肠风脏毒者，肠风则足阳明积热，久而为风，风以动之也；脏毒则足太阴积热，久而生湿，从而下流也。风则阳受之，湿则阴受之。

【和中去湿之剂】

东垣**升麻补胃汤**　治宿有肠血症，因五月大热吃杏，肠澼下血，远三四尺，散漫如筛，腰沉沉然，腹中不痛，血色紫黑，病名湿毒肠澼。是阳明、少阳经血症。

升麻　柴胡　防风各一钱半　羌活一钱　当归身　葛根各三分　独活　白芍　生地　丹皮　熟地　甘草炙，各五分　黄芪一钱　肉桂少许

水煎，食前服。

和中益胃汤　治太阴、阳明腹痛，大便常溏泄，设不泄，即秘结。在后传为湿热毒，下鲜红血，腹中微痛，胁下急缩，脉缓而洪弦，中指下得之，按之空虚。

熟地三钱　归身酒洗　甘草炙　益智各三分　升麻　柴胡各五分　苏木一分　藁本二分

水煎，食前服。

升阳除湿和血汤　治肠澼下血，另作一派，其血溯出有力，而远射四散如筛下。春二月中旬日下二行，腹中大作痛，乃阳明气冲热毒所作也。当升阳去湿热，和血脉，不两服而愈。

生地　丹皮　甘草生炙，各五分　白芍一钱半　熟地　黄芪各一钱　升麻七分　归身　苍术　秦艽各三分　肉桂　陈皮各二分

水煎，食前服。

当归和血散　治肠澼下血，湿毒下血。

槐花　青皮　荆芥　熟地　白术各六分　当归　升麻各一钱　川芎四分

为末，食前米饮调下。

椿皮丸《本事方》。

臭椿皮十四两　苍术　枳壳各二两

为末，醋糊丸，梧子大。空心，食前米饮下三四十丸。

玉屑丸　治肠风泻血久不止者。

槐根白皮去粗皮　苦楝根去皮，各三两　椿根白皮四两，三味于九月后、二月前采，阴干　天南星　半夏各五钱，并生用　威灵仙一两　寒食面三两

上末，滴水丸，梧子大。每服三十丸，以水一盏，煎沸，下丸子，煮令浮，以匙抄起，温温送下，不要嚼，空心食前服。有人下血几盈盆，顿尔疲萎，诸药不效，许学士以此治之，良愈。

槐花饮　治肠风有湿，胀满下血。

苍术　厚朴　陈皮　当归　枳壳各一两　槐花二两　甘草　乌梅各五钱

每服一两，水煎，空心服。

治下血方

椿根白皮去粗皮　枯白矾一两　甘草　滑石等分　血竭五钱　人参三钱　黄连二钱

共为末，米饮下。

【治寒之剂】

乌荆丸 治肠风。

川乌头一两，泡去皮尖　荆芥穗二两

为末，醋丸，桐子大。每服二十丸，酒送下，白汤亦可下。病发时，日进三服，不发时，日进一服。

黄土汤 治先便后血，名远血。

粉草　熟地　白术　附子泡　阿胶　黄芩以上各三两　灶中土半升

上七味，以水八升，煮取三升，分作三服。

赤豆当归散 治先血后便，名近血。

赤小豆五两，浸令芽出，晒干　当归一两

为末，白汤调下二钱，日三服。梅师云：治热毒下血，或因食热物发动，以赤小豆杵末，水调下方寸匕。

又方 治肠风。

赤小豆炒黑为末，每服二钱，米饮调下。由此观之，赤小豆寒热皆能治也。

益智和中汤 治肠澼下血，红或深紫黑色，腹中疼，腹皮恶寒。右三部脉中指下得之俱弦，按之无力，关脉甚紧。肌表阳明分凉，腹皮热而喜热物熨之，内寒明矣。

升麻　甘草炙　归身　黄芪各一钱　葛根　益智　半夏　丹皮　柴胡　白芍药钱半　桂枝　肉桂　干姜少许

水煎，食后服。

罗太无治真定总管，因勉强饮酸酒得腹痛，次传泄泻十余日，便后见血，或红或紫，肠鸣腹痛。医以诸见血皆热，治以芍药柏皮汤之类，前证如故，仍不欲饮食，食则呕酸，形体愈瘦，面青黄不泽，心下痞，恶冷物，口干，时有烦躁，不得安卧。请予治之。诊得脉弦细而微迟，手足梢冷。

《内经》曰：结阴便血一升，再结二升，三结三升。又曰：邪至五脏，则阴脉不和，阴脉不和则血留之。结阴者，病阴气内结，不得外行，血无所禀，渗入肠间，故便血也。以**平胃地榆汤**主之。

苍术一钱　厚朴　陈皮　茯苓　白术　干葛　当归　甘草炙，各五分　干姜　炒曲　白芍　人参　益智仁各三分　地榆七分　升麻　黑附子炮，各一钱

生姜三片，枣二枚，水煎，食前温服。

此药温中散寒，除湿和胃，数服病减大半。又灸中脘二七壮，引胃气上升。次灸气海百壮，生发元气。以还少丹服之，以长肌肉。至春再灸三里三七壮，治脾壮胃，生发元气。次服芳香之剂，慎言语，节饮食而安。

王海藏云：治杨师醉醒发大渴，饮水三大盏，又饮冷茶三碗，后病便鲜血四次得一盆。先与吴茱萸丸，次日又与平胃、五苓各半散三大服，血止后自利，又与神应丸四服，自利乃止。或问曰：何不用黄连之类以解毒？予曰：若用寒药，其疾大变，难治。寒饮内伤，复用寒药，非其治也。况血为寒所凝，入大肠间而便下血，温之，乃所以得热则自止。

杨氏饮冷酒泻血，对金散止之。亦是理中脘，分别阴阳，安定血脉之意也。唐生病因饮酪水及食生物，下利紫黑血十余行，脾胃受寒湿，与六神平胃散半两，加白术三钱，以利腰脐间血，一服愈。

胃风汤 治大人小儿风冷乘虚入客肠胃，水谷不化，泄泻注下，及肠胃湿毒，下如豆汁，或下瘀血，日夜无度。

人参　茯苓　川芎　官桂　白术　当归　芍药各等分

每服五六钱，加粟米百粒同煎，稍热

服。若加熟地黄、黄芪、甘草等分，名十补汤。若虚劳嗽加五味子。有痰加半夏。发热加柴胡。有汗加牡蛎。虚寒加附子。寒甚加干姜，皆依本方等分。骨蒸发热，饮食自若者，用十补汤加柴胡一两。气弱加人参，小便不利加茯苓。脉弦涩加川芎；恶风加官桂；脉涩加当归；腹痛加白芍，胃热湿盛加白术。

草豆蔻散 治丈夫伤血，妇人血崩，渍入大肠出血。

草豆蔻 槟榔各炒紫色 罂粟壳烧灰

等分为末，每服二钱，米饮下。

《济生》**剪红丸** 治脏腑虚寒，下血不止，面色萎黄，日久羸瘦。

侧柏叶炒黄 鹿茸火去毛，酥炙 附子炮，去皮脐 川续断酒浸 黄芪 阿胶蛤粉炒 白矾枯，五钱 当归酒浸，各一两

为末，醋煮米糊为丸，如桐子大。每服七十丸，空心米饮下。

罗太无**结阴丹** 寒湿下血者为结阴。治肠风下血，脏毒下血，诸大血疾。

枳壳麸炒 威灵仙 黄芪 橘红 椿根白皮 何首乌 荆芥穗各五钱

为末，酒糊丸，桐子大。每服七十丸，陈米饮入醋少许煎过，少冷送下。

【血热之剂】

黄连汤 治大便后下血，腹中不疼，谓之湿毒下血。

黄连 当归各五钱 甘草炙，一钱五分

水煎，食前服。

聚金丸 治肠胃积热，或酒毒大便下血。腹中热痛，烦渴，脉弦数。

黄连四两，四制：生一两，酒炒一两，灰火煨一两，姜汁炒一两 黄芩一两 防风一两

上为末，糊丸桐子大。服五十丸，米泔浸枳壳水下。

《保命集》**芍药黄连汤** 治大便后下血，腹中痛，谓之热毒下血。

芍药 黄连 当归各五钱 淡桂五分甘草炙，二钱 大黄一钱

上每服一两，水煎服。如痛甚者加木香、槟榔末各一钱调下。

《拔萃》**凉血地黄汤** 如饮食不节，起居不时，阴受之。阴受之则入五脏，入五脏则填满闭塞，下为飧泄，久为肠澼，水谷与血另作一派溯出也。时令值夏，湿热太盛，正当客气胜而主气弱也。故肠澼之证甚，此汤主方。

熟地 当归 青皮 槐花炒，各五分知母炒 黄柏炒，各一钱

水煎服。如脐下闷，小便涩，或大便后重，调木香、槟榔末各五分，稍热空心服。如里急后重又不去者，宜下之。如有传变，随症加减治之。

一方

槐花 荆芥穗各等分

为末，酒调下一钱半，空心，仍食猪血妙。

连蒲散

黄连 蒲黄炒，各一钱二分 黄芩 当归 生地黄 枳壳麸皮炒 槐角 芍药川芎各一钱 甘草五分 如酒毒加青皮、干葛，去枳壳；湿毒加苍术、白术。

水二盅，煎一盅，食前服。

槐角丸 治五种肠风下血，痔漏脱肛。

槐角三两 地榆 黄芩 当归 防风枳壳麸炒，各二两

上为末，酒糊丸，桐子大。每服七十丸，空心米饮下。

大脏丸 治肠风下血及痔疾，神效。

黄连半斤，去芦为末，入肥大肠脏头一段内，前后用线缚定，蒸烂为度

捣为丸，桐子大。每服百丸，空心米饮下。

秘方柏叶散　治便血甚效。

扁柏叶晒干为末　糯米炒黄为末，等分

每服五钱，空心白汤调下。如未止，再加炒黑木耳末一钱。

又方　治脏毒不止。

当归　枳壳　侧柏叶　槐角　百草霜　芍药各一两

上共一处，炒令烟微起为度，研末，每服二钱，空心温酒调下，日午米汤下甚妙。

又方　治积血便血。

苍术　陈皮各二钱五分　黄柏　黄芩各七钱五分　连翘五分

上为末，以生地黄膏六两为丸，桐子大。空心及食前白汤下七八十丸。

丹溪方　治脉缓大，口渴便血，及妇人月水紫色，劳挟湿热。

白术五钱　地黄　黄柏炒　白芍药各三钱　地榆　香附各二钱　黄芩一钱

为末，蒸饼为丸。

又方　治便血久久伤血，并麻风症，癣疮见面者。

龟板二两　升麻　香附各五钱　白芍两半　侧柏叶一两　椿根皮七钱五分

为末，粥丸桐子大。以四物汤加白术、黄连、甘草、陈皮，煎汤下。

槐花散　治肠风脏毒。

槐花炒　侧柏叶焙　荆芥　枳壳炒，等分，俱为末

每服二钱，米饮下，空心食前服。

又方　治下血。

槐花炒　枳壳炒　地榆蜜炒，各三钱

水煎，露一宿，炖温服之立愈。

柏黄丸　治肠风脏毒，下血鲜红。

生地黄　黄柏炒，各一斤

为末，炼蜜丸，桐子大。每空心食前米饮下八九十丸。

枳壳散　治诸便血。

枳壳麸炒黄色，十两　甘草炙，三钱

为末，每服一钱，空心米饮调下酒煮黄连丸。

酒煮黄连丸

黄连去芦，十二两　好酒五升，煮黄连，以酒干为度，焙干

为末，面糊丸，桐子大。每服三十丸，空心服。

加减四物汤　治肠风下血。

侧柏叶　生地　川归　川芎各八两　枳壳　槐花炒　荆芥　甘草炙，各四分　地榆　条芩各六分　防风六分

加乌梅一个，姜三片，水煎服。

参柏丸　治肠风下血。

苦参　黄柏等分

为末，酒打米糊丸，空心酒吞百丸。

【补虚之剂】

竹茹汤　治妇人汗血、吐血、尿血、下血。

竹茹　熟地各二两　人参　白芍　桔梗　川芎　当归　甘草炙　桂心各一两

每服一两，水煎，食远服。

参苓白术散　治脾气虚，不能约束其血，或为寒凉药伤，以致饮食少进，面色萎黄。

补中益气汤加阿胶、蒲黄　治清气下陷，中气不足，下血不止。

十全大补汤　理中汤　胃风汤

杂　方

固荣散　治吐血、便血。

白芷五钱　蒲黄炒　地榆各一两　甘草

一钱五分

上为末，每服二钱，温酒调服。气壮者加石膏一两。

一方 治粪后下血不止。

艾叶汁 生姜汁

各三合，和服。

一方 治中毒下血。

刺猬皮炒成珠

为末，每服二钱，水调下，日三服。

乌梅丸 治便血下血。

乌梅三两，烧存性

为末，醋糊丸，桐子大。空心米饮下七十丸。

一方 治便血。

白芷 五倍子

为末，粥丸桐子大。每服五十丸，米汤下。

《灵苑方》治肠风下血久不止。

茄蒂煅存性为末

每服三钱，食前米饮下。

丹溪云：茄蒂烧存性，山栀炒，等分，为末丸之，米饮吞下百丸效。

《本事方》治肠风。

丝瓜烧存性

空心酒调下二钱。

五槐丸 治脏毒。

五倍子 槐花陈者 百药煎好者，各等分

为末，酒糊丸，桐子大。每服二十丸，空心米饮下，日三服。

又方 治肠风脏毒，酒痢下血。

黄连 生姜

二味煎汤下二气丸，次服五槐丸。

又方

金星草五两，味苦寒，大解丹石毒 陈干姜

上为末，空心，新汲水调下一钱。

蒜连丸 治脏毒。

黄连为末，以大蒜煨熟去衣，研和丸，桐子大。每服五十丸，陈米饮下。蒜能清血。

东垣乌梅丸 治肠风下血。

真僵蚕 乌梅肉各一两，焙干

为末，糊丸，鸡头子大。每服百丸，白汤吞下，日三服。

一方 治肠风下血。

马鞭草捣自然汁服，良。

一方 治肠风下血，及血崩。

丹溪云：亦治污血。

五灵脂炒，去火，为末

每服二钱。

二曲散 治酒积下血不止，粪后见，诸药不效者。

神曲两半 白酒药二丸

俱为末，清水调，捏成饼子，慢火上炙黄，为末。每服二钱，白汤下，亦治泄泻神效。

丹溪方 治肠澼。

陈年棕榈烧存性，百药煎为丸，服。

又方 治脏毒便血。

生藕节切片，清晨蘸平胃散嚼下。

治肠痔大便带血，葱白三五斤，煎汤，盆中坐浸之，瘥。

又灸法：平直量骨脊与脐中处椎上，灸七壮，或年深者，更于椎骨两旁各一寸，灸七壮，除根。

治肠风下血，椿根皮好酒浓煎服，即愈。

治下血不止，木贼二两，作二帖，水煎空心服，如人行五里，再服。

九窍出血
耳、目、口、鼻、大小便皆出血者是也。

黄金散 治九窍出血。

牛黄 郁金等分为末

血余散 治血淋，兼治内崩吐血，舌血，小便出血。

乱发皂角水洗净，晒干，烧灰，为末

每服二钱，以茅草根、车前草，煎汤下。《本草》谓：发灰消瘀血，通关格，利水道，破癥痕、血蛊，有人生血瘤大如粟，常被衣擦破则血出不止，血余灰敷之愈。一人刀伤血流不止，用胎发灰敷之立愈。

孙真人治九窍出血，用黄荆叶捣汁，酒和服之。

丹溪治九窍出血，以大蓟一握捣汁，以酒和服之。如无生者，以干者为末，冷水调下三钱。

一方 龙骨末酒煎，通口服。

中蛊下血

《纲目》云：唾水沉者，心腹绞痛，下血如烂肉者为蛊。

《千金方》治中蛊，下血如鸡肝出，其余四脏俱坏，唯心未毁，或鼻破待死。

取马蔺根，末，水服方寸匕，随吐即出，极神。此苗葛蔓绿紫，生子似橘。

《梅师方》治卒中蛊毒，下血如鸡肝，昼夜不绝，脏腑败坏，待死。

用白蘘荷叶，密置病人卧席下，勿令病人知觉，自呼蛊主姓名。

《百一选方》治中蛊毒，或吐血下血如烂肝者。

取蚯蚓十四条，以苦酒三升渍之，蚓死，但服其汁已。将死者，皆可治。

《千金翼》治蛊毒下血。

猬毛烧末，服方寸匕，当吐蛊毒。

《肘后方》治中蛊吐血下血皆如烂肝者。

苦瓠一枚，水二升，煮取一升，服之吐，即愈。

又方 用苦酒一升，煮苦瓠令消，服之神效。

金疮出血

《军中方》治金疮出血不止。

半夏生用，为末掺之，紧扎立止。

又方 风化石灰，五月端阳日取苎叶，捣汁拌匀，做成大饼子，阴干，每用，研极细末，罨上立止。

桃花散 治金疮出血，及杖疮。

风化石灰一斤 将军末子四两

先将灰炒，渐投将军末子，候看灰如桃花色即止。每用少许敷之，血立止。杖丹以调做膏药贴之。

一方 胎发灰敷之立止。三七末罨上立止。血竭细末敷之立止。

一子堕车，血滞于中。大黄、川归各等分，每服一两，水煎服，或五钱。

血郁汤

桃仁 香附 抚芎 红花 青黛等分

上糊丸，桐子大。每服白汤下四五十丸。

虚怯虚损痨瘵门

总 论

生生子曰：虚是气血不足，怯是不能任劳，损是五脏亏损。由虚而至怯至损，皆自渐而深。治之须极体认，不可轻易投剂。少有差误，则轻者反重，重者死矣。古患虚怯者，虽是不治之症，尚或延过二三年。今之患虚怯者，周岁半载之间，卒不可救，深可悯也。求其速死之由有三大愆，不容不急讲也。病家欲求速效，不久任师，屡更屡试。殊不知虚者精气夺也，须多服补药，非假以岁月不见功，病者厌其效迟，更师调理，故屡换而屡试之。后师窥前方之不效，疑非其症，又更方治，讵思其药力之未逮也。由是脾胃转伤，遂至不救。犹恨天下无良师也。此其一愆也，乃愆之小者也。自丹溪倡阳有余阴不足，及相火易动之论，而《明医杂著》和之，《统旨》《大旨》又和之。故今之人，绕见虚弱发热，一委之阴虚火动，开场便用滋阴降火，不分阳虚阴虚，脾胃勇怯，一概用黄柏、知母、生熟地黄、天麦门冬、牛膝、天花粉、五味子、童便之类。胃强而阴血不足者，间或无虞；胃弱气虚而无实热者，服此纯阴苦寒之剂，其火愈炽，甚至恶心胸满，咳嗽痰沫，泄泻声哑而毙。哀哉！叩其师则曰：书以阴虚火动著其症，吾以滋阴降火应其病，病之不起，天也。虽屡试屡死，而师家、病家，终莫能醒其药之误，而一归之天。吁！天何冤也。丹溪阳有余阴不足之论，盖为当时《局方》温补之药害人，故著此以救一时之弊。至于按病投剂，阴虚则补阴，阳虚则补阳，曷尝固执，又曷尝提防流害一至于此。据经云：火郁则发之。又曰：轻者可降，重则从其性而升之。盖火之性上炎，以轻扬之剂鼓之，则易散也。若不察，而一以降火为言，将逆其性而使之愈炽矣。故曰：甘温去大热是也。按东垣书，只有升阳散火汤、火郁汤二方，并无滋阴降火之法。岂贤如东垣者，尚昧此滋阴降火之法欤！

缘脾胃喜温而恶寒，形寒饮冷则伤肺，体既虚弱，肤腠不密，易致风邪，由此咳嗽潮热，故以轻扬之剂投之，其热顿释，热退即以补剂收其功。时师暗于此理，动藉开口则曰丹溪诸公云云。人身之虚皆阴虚也，故任前药而不疑。不思滋阴降火之药，皆敛肺助湿，滞痰损脾者，风邪火热皆莫能散，愈投愈咳，愈进愈热也。此弊吴浙间尤罹其毒。盖王节斋、吴茭山、何大英皆浙产，益易见信故耳。此其二愆也，乃愆之大者也。膏粱之家，厚味相竞，内多积聚。丹溪曰：蒸蒸发热，积病最多，嗜欲者，中心实怯，故每迎师，用药喜补而惮攻，抑不知积之不去，热之不去也。多补则重闭其气，是资其邪而益其病也。初起未久，胃气尚强，急当推之而后议补。则无反顾之忧。若失机会，迁延日远，莫能为计。欲补则无成功，欲攻则胃气已坏，畏首畏尾，待死而已。此其三愆也，乃愆之中者也。予壮岁患此，百师莫能瘳，幸遇至人，指示轩岐要领，病之禁忌，恬澹内观，三年乃起。是以深悟此三大愆，不敢自秘，谨将缜密授受治法，吐露篇末。以惠苍生。不识同志者，宁少易其故辙否耶。

凡治虚损之症，当从《难经》治法。损其肺者益其气；损其心者调其营卫；损其脾者调其饮食，适其寒温；损其肝者缓其中；损其肾者益其精；此治损之法也。今人乐看方书，不究竟经义，一遇虚热之症，动辄便是滋阴降火。顾生平所蕴，不过是《明医杂著》《诸症辨疑》《活人》《指掌》等小书，识见浅近，易于观览，元宋已前诸大家之旨，有至老未尝触目者。间有涉猎丹溪，则又仅能用其粗而略其精。丹溪治阴虚之法，固未尝纯弃人参，节斋则畏之如虎。汪石山病用参芪论及营卫论云：丹溪言，阳有余而阴不足者，乃对待之言，是大概之论。阴虚乃营中之阴气虚，非特言肾阴也。此言发前人之所未发，深有功于丹溪者。近代诸公所云阴虚，非精则血，故用剂唯养血滋阴也。予既详之于前，复申之于后，诚重人命而惩其偏，亦欲同志者，有所警悟也。

治虚损之症，再要识得利害。丹溪云：脉数而无力者难治；大肉脱甚者难治；肺胀郁遏不得眠者难治。形瘦脉大胸中多气者，死；泻而加汗者，死；热不为汗衰者，死；不为泄减者，死；嗽而下泄上喘者，死；股肉全消者，死。左不得眠者，肝胀；右不得眠者，肺胀。又，嗽而喉疼声哑，粪门瘘疮者，死。皆不治之症。

《脉诀举要》曰：骨蒸劳热，脉数而虚，热而涩小，必殒其躯。加汗加咳，非药可除。

治虚损之症吃紧处功夫，只在保护脾胃为上。如和解、攻里二法，义之所当用者，虽老弱久病，亦所不避，乃拨乱反正之意。唯要用舍得宜，有先攻而后补者，有先补而后攻者，有攻补并行者。当攻则攻，当补则补。如丹溪治一人久嗽吐红，发热消瘦，众以为瘵，脉弦数，日轻夜重，行倒仓法而愈，次年生子。滑伯仁治宋无逸病疟，瘵损，馈粥难下咽者六十余日，殆甚，脉数，关上尤弦。疾久，体瘵而神完，是积热居脾，且滞于饮食。法当下，众疑而难之，药再进而疾去其半，继以甘露饮、白虎汤而安。观此乃当攻则攻也，纵久病瘦弱，法有所不避也。丹溪治一人咳嗽恶寒，胸痞，口干，心微疼，脉浮紧而数，左大于右，盖表盛里虚，问其素嗜酒肉有积，后因行房、涉寒、冒雨、忍饥，

继以饱食。先以人参四钱，麻黄连根节一钱半，与二三帖，嗽止寒除，改用厚朴、青皮、陈皮、瓜蒌、半夏为丸，参汤下，二十服而痞除。汪石山治一人，年弱冠，房劳后，忽洒洒恶寒，自汗发热，头背胃脘皆痛，唇赤舌强，呕吐，眼胞青色，午后谵语发热，小便长，初日脉皆细弱而数，次日脉浮弦而数，医以手按脐下痛，议欲下之。石山曰：此疫也，疫兼两感，内伤重外感轻耳。脐下痛者，肾水亏，若用利药是杀之也。古人云疫有补、有降、有散，兹宜合补降二法，以清暑益气汤，除苍术、泽泻，加地黄而安。此当补则补也。夫业医者，胆欲大而心欲小，毅然独断于衷，病所当泻则须泻之，幸无曰虚弱者何敢弄险。经曰：有故无殒，亦无殒也。设务姑息，而一唯调补是务，此犹南宋和议之说，岂知邪正不两立，王业不偏安，然不伐贼，王业亦亡，坐而待亡，孰若伐之。古人以医譬国，岂徒语哉！

《抱朴子》曰，《内经》云：今人未及半百而衰，以酒为浆，以妄为常，醉以入房，欲竭其精，耗散其真。则人之根源，从此而虚损矣。五脏六腑，如何不弱？五劳六极七伤，如何不至？劳伤既至，则阴阳亏，寒热作，饮食减，脉道乖。故虚劳之脉有浮而大者，微而弱者，弦而数者。夫脉浮而大者，血气未衰，病势未羸，大肉未消，饮食未减，虽有寒热诸邪，犹可以治。若脉微弱者，血气已衰，病势已羸，饮食减，骨肉枯，寒热蒸，呕泄作，于此则滋补两难，何以下手。单弦犹可，若带双弦，则为贼邪侵脾，尤为难治。加数则正气已竭，病必殆矣。善治者，当病势未深之时，调养脾胃，安镇心神，滋补肾水，俾心肾气交，脾胃充实，饮食日进，血气

自生，病无不瘳。又如经曰：精不足者补之以味，味阴也。补精以阴，求其本也。然味乃谷、粟、菜、果，出于天赋，自然冲和之味，故有食人补阴之功。非醯酱烹饪偏厚之味，出于人为者也。又经曰：形不足者温之以气。温，养也，温存以养，使气自充，气充则形完矣。今医失补之道，轻则鹿茸、雄桂，重则起石、丹砂，加之灼艾补燥其水。夫五行之气，水特其一耳。一水不胜五火，况又加以热剂，则水愈涸而火转盛，久而咳痰、咳血，潮热烦渴，喜冷，犹且喜补不已，如此死者，医杀之耳。夫凉剂能养水清火，劳为热证明矣，还可用补乎！然五脏气血虚损，补剂虽不可无，用之亦必有道，必先治其诸虫、痰饮、宿癖，一一除尽，方可以服补剂。不尔，必不得力。其体虚者，最易感风邪，尤当先行和解、微利、微下，从其缓而治之，次则随证调之。若邪气未除，便行温补，邪气得补，遂入经络，致死不治。如此死者，何啻千万？唯无虫痰积癖之人，其脉举按无力而弱者，方可补之。然五脏虽皆有劳，心肾为多。心主血，肾主精，精竭血燥，心肾虚矣。肾气虚则水走于下，心气欠则火炎于上，火炎上则为痰，为嗽，为烦热，为口干，为咯血，为上气，为呕逆，为盗汗，为耳鸣目眩，为睡中惊悸。水走下，则为腰痛，为脚弱，为泄泻，为赤白浊，为遗精梦泄，为小便滑数，为皮毛焦枯，皆虚劳变证生于心肾者也。故补法当以调心补肾为先，唯宜温养，以缓取效，不宜用峻烈之剂。经又曰：脾者孤脏，以灌四旁。又曰：五脏皆禀气于胃。脾胃健顺，运纳五谷，虽有虚劳，复之亦速。脾胃苟虚，若不先补益，而便用补本脏之药，则脾不能纳化，滞而不行，用力多而成功少也。故治虚劳者，须先健顺脾胃，然后徐用本脏补药，无不成功；否则不效，疑其为误，更法治之，以此误人者，可胜计哉。然病人亦须爱惜身命，坚心定志，绝房室，息妄想，戒恼怒，节饮食，以自培其根；否则虽服良药无益也。

《抱扑子》曰：按痨瘵之症，曰骨蒸、殗殜、伏连、尸疰、劳疰、虫疰、毒疰、热疰、冷疰、食疰、鬼疰。若骨髓热者，为骨蒸。半卧半起者，为殗殜。五脏内传为伏连。诸疰者，即今之传尸也。盖疰者，注也，自上注下，与前人相似，故曰疰。其变多种，大概令人寒热，沉沉默默，不的知其所苦，而无处不患，若寒热自汗，面白目干，口苦神昏，善恐，不能独卧，传在肝也。若寒热，面黑，鼻燥，善忘，大便秘涩，口舌生疮，传在心也。若寒热面青，唇黄，舌本强硬，言语不出，饮食无味，羸瘦吐涎，传在脾也。若寒热，面赤，鼻白，干燥毛折，咳嗽喘急，吐涎脓血，传在肺也。若寒热，面黄，耳焦，脚胻酸痛，小便白浊，遗沥，腹痛，传在肾也。此皆传尸劳瘵之所苦者。然世人闻其名，则神惊而志恐，一抱其病，谓之必死无生，往往淹延，竟至不救，伤哉！此病四方之民皆有之，然东南之民，患者接踵，有传染而殒绝子孙者。西北之民，百无一二，是何故耶？盖西北之地，土厚水深，居民食面啖肉，不嗜汤饮，居禀实，脏腑固。东南之地，土薄水浅，居民食米啖鱼，多嗜汤饮，居禀弱，脏腑滑。所禀既殊，血气亦异，方土之所致也。凡人一身之间，三尸九虫均有之矣，人呼则呼，人吸则吸，北人肌肉厚，肤腠密，有以滋养，隐而不动。南人肌肉薄，肤腠疏，无以滋养，动而不隐，不隐则害人。始而呼吸血气，血气既少，呼吸真气，真气已衰，其虫亦困，将随人殒。独肺虫一种，则禀杀厉之气，已成灵物，人将气绝，飞遁而出，变化不测，一着虚衰之人，则至于死，所以谓之传尸痨瘵。古方虽有狸骨、獭肝、天灵盖等药，未尝见效。唯在辨证分明，气血未愈，精神未散，脉不弦数之时，早用崔氏灸四花穴法，及药证相对，必有所济。若妄意不察，凡遇寒热咳嗽，便以鳖甲、黄芪为补虚羸之主宰，殊不知因风得补，非劳成劳。或以柴胡、黄芩为解劳热之先锋，殊不知因虚得寒，不损成损。或以地黄、当归为滋血之良方，殊不知此药性滞，大能损脾。或以人参、白术为补气之佳品，殊不知此药力善补，偏用无功。大要须知传尸之证，乃异常怪病，必患者能异常调摄，医者能至诚合神，或药之，或艾之，则有不测之神以助之，而此病可瘳矣。若患者如常而调摄，医者如常而疗理，虽药之、艾之，神亦不知助，病必不可瘳矣。如以为难治之病，而即弃之，非仁术也，其可乎哉。

近世童男室女，多患劳怯。或失血咳嗽，或恶寒潮热，脉弦而数，此等之证，皆劳心失血之所致。乃治者虚则参、芪、桂、附，反补其阳，而愈耗其阴。嗽则枳壳、杏仁、桑白皮，不顾其肾虚而反泻其肺，是损其至高之气也。阴血既亏，气盛似火，乃内虚无邪之热，俗用芩、连、栀子，岂不损其胃哉。阴虚潮热，与有邪之热不同，俗用柴胡、薄荷，于卫宁无伤乎？脾阴既亏，痰盛似火，半夏、陈皮、南星胜湿之剂能治耶？阴火旺则其人不食，又岂香砂、麦芽消导之剂可治耶？至于思虑内伤经络，失血停胸，亦非侧柏、棕灰之可止也。世俗皆治其标，而未治其本，安

望其能效耶！今详抑火有三法：有泻、有降、有滋阴。芩、连、栀子，泻火之药，泻其有余。黄柏、知母，降火之药，补其不足。天麦门冬、生熟地黄、当归，助阴生血滋阴之药，川芎、芍药，推陈致新，行血之药。非甘草、白术难以约脾；非陈皮、青皮无以导气，以远志、酸枣仁可收其心。以柴胡、白芍药可伐其木。用栝蒌、贝母而消此痰。用阿胶、五味而痊此嗽。石莲、芡实治梦遗，秦艽养血退其热，茜根、藕汁止其血，此数味滋阴降火之圣药。其间果是气虚血少，当入参、芪；气分不虚，决不可入。唯寒湿痰气，禁用此方。余者但能知加减，决得其宜，又能静心节养，无不大效。

生生子曰：《石山医案》行世六十余年矣，内辩王汝言忌用参芪论极其确切，而时师尚胶滋阴降火之偏，甘弃参芪，宁守滋阴降火之说，纵至脾胃泄泻，痞胀浮肿，痰喘气逆，恶心声哑，虽死无恨。予目击如斯而死者，何下数十百人，故不得不揭石山之书，痛言而极论之。石山此辨，亦丹溪《发挥》救时之意，岂得已哉。石山之书既行，而人尚循习如故，何也？予意时师或未见石山书也。或者曰子言实匡时之语也，第未免有多言之病。予曰：吾亦深知多言之足病也。且子之不疾固而独病，予之多言亦过矣。见孺子之入井，孰不欲以手引之。况接踵而入井乎。接踵而入井，安得尽以手而引之？予将图以塞其井也。多言恶足病。

辨《明医杂著》忌用

参芪论出《石山医案》

按汝言王公撰次《明医杂著》，其中有曰：若酒色过度，伤损肺肾真阴，咳嗽

吐痰、衄血、咳血等症，此皆阴血虚而阳火旺也，宜甘苦寒之药，生血降火。若过服参、芪等甘温之药，则死不可治。盖甘温助气，气属阳，阳旺则阴愈消故也。又云：咳嗽见血，多是肺受热邪，气得热而变为火，火盛而阴血不宁，从火上升，治宜滋阴降火，忌用人参等补气之药。又撰次《本草集要》云：人参入手太阴而能补火，故肺受火邪咳嗽，乃阴虚火动，劳嗽吐血者忌用之。误用多致不救。予常考其所序，固皆本之丹溪。然丹溪予无间然矣，而王氏未免有可议者。丹溪曰：治病必分血气，气病补血，虽不中病，亦无害也；血病补气，则血愈虚散矣。此所以来王氏阳旺则阴愈消之说也。丹溪又曰：补气用人参，然苍黑人多服之，恐反助火邪而烁真阴。此所以又来王氏咳嗽见血，多是火盛阴虚，忌用人参补气之论。而《集要》复有人参补火，肺受火邪，劳嗽吐血等症忌用人参之戒也。夫王氏之书，虽出丹溪，但过于矫揉，而又失之于偏也。不曰误服参芪多致不救，则曰多服参芪死不可治。言之不足，又复申之，唯恐人以咳嗽失血为气虚，不作阴虚主治也。篇末虽亦有气虚咳血之言，又恐人因此言复以咳嗽失血为气虚，故即继之曰：但此症不多尔。是以愈来后人之惑，使凡遇咳血，虽属气虚，终以前言为主，而参芪竟莫敢用也。殊不知丹溪立法立言，活泼泼地何尝滞于一隅。于此故曰血病忌用参芪，于他章则又曰虚火可补，参、术、生甘草之类。又曰：火急甚者兼泻兼缓，参、术亦可。是丹溪治火，亦未尝废人参而不用，王氏何独但知人参补火，而不知人参能泻火邪？丹溪又曰：阴虚喘嗽，或吐红者，四物加人参、黄柏、知母、五味子、麦门冬。又曰：好

色之人，元气虚，咳嗽不愈，琼玉膏；肺虚甚者，人参膏。凡此皆酒色过伤肺肾，咳嗽吐血症也，丹溪亦每用人参治之而无疑，王氏何独畏人参如虎耶？叮咛告诫，笔不绝书，宜乎后人印定耳目，确守不移，一遇咳嗽血症，不问人之勇怯，症之所兼，动以王氏藉口，更执其书以证，致使良工为之掣肘，病虽宜用，亦不敢用，唯求免夫病家之怨尤耳。病者亦甘心忍受苦寒之药，纵至上吐下泻，去死不远，亦莫知其为药所害，兴言及此，良可悲哉！兹取丹溪尝治验者以证之：一人咳嗽恶寒，胸痞口干，心微痛，脉浮紧而数，左大于右。盖表盛里虚，闻其素嗜酒肉，有积，后因行房，涉寒冒雨，忍饥，继以饱食。先以人参四钱，麻黄连根节钱半，与二三帖，嗽止寒除。改用厚朴、青皮、陈皮、瓜蒌、半夏为丸，参汤送下，二十服而痞除。夫既咳嗽嗜酒，不可谓肺无火也；复因行房感冒，不可谓阴不虚也。初服人参四钱，再用参汤送药，不可谓不多服也，何如不死。又一人患干咳嗽声哑，用人参、橘红各钱半，半夏曲一钱，白术二钱，知母、瓜蒌、桔梗、地骨皮各五分，夏加黄芩五分，入姜，仍与四物加炒柏、童便、竹沥、姜汁，二药昼夜相间，服两月声出而愈。夫患干咳嗽声哑，不可谓肺无火邪也，不可谓阴不受伤也，服人参两月，不可谓不多也，又何如不死。又一壮年，因劳倦不得睡，咳痰如脓，声不出，时春寒，医与小青龙汤，喉中有血丝腥气逆上，渐有血线自口右边出，昼夜十余次，脉弦大散弱，左大为甚。此劳倦感寒，强以辛甘燥热之剂动其血，不治恐成肺痿，遂以参、芪、归、术、芍药、陈皮、生甘草，带节麻黄煎，入藕汁，服二日嗽止，去麻黄，与四

日血除。但脉散未收，食少倦甚，前药除藕汁，加黄芩、砂仁、半夏，半月而愈。夫咳嗽如脓，声不出者，不可谓肺不热也。又以甘辛燥热动其血，不可谓血不病也，服参芪亦不可谓不多也，又复何如而不死。凡此诸病，以王氏言之，未免皆作酒色伤阴，而用滋阴泻火之药，然而丹溪率以参芪等剂治之而愈，并不见其助火增病者，盖病有所当用，不得不用也，虽劳嗽吐红，亦有所不避也耳。古今治瘵，莫过于葛可久，其保真汤、独参汤，何尝废人参而不用？但详其所挟之症何如耳。岂可谓其甘温助火，一切弃而不用哉！肺受火邪，忌用人参，其源又出于海藏本草汤液之所云，而丹溪实绎其义，不期流弊至于此，又尝因是而推广之。丹溪曰：苍黑之人，多服参芪，恐助火邪而烁真阴；肥白之人，多服再好，此固然矣。考其尝治一人，形瘦色黑，素多酒不困，年半百有别馆，一日大恶寒发战，言渴不饮，脉大而弱，又右关稍实略数，重则涩。以王氏观之，以形色论之，正合滋阴泻火之法。而丹溪谓此酒热内郁，不得外泄，由表热而虚也。用黄芪二两，干葛一两，煎饮之，大汗而愈。既不以苍黑忌用参芪为拘，亦不以酒色伤阴忌服参芪为禁。是知丹溪立言以示人者法之常，施治而不以法为拘者，善应变也。王氏但知其立法之常，而未察其治不以法为拘之变，故于参芪等剂，每每畏首畏尾，若不敢投，盖亦未之考也。《杂著》所制诸方，虽未尽废参芪，察其用处，必须脉细微而迟者，方始用也。然而东垣、丹溪之用参芪，亦不专在于此。东垣曰：血虚脉大，症象白虎，误服白虎汤者必死。乃用黄芪六钱，当归一钱，名曰当归补血汤以治之。是血虚脉大，东垣亦尝用黄芪矣。

丹溪曰：一人滞下，一夕昏仆，目上视，溲注汗泄，脉大无伦，此阴虚阳暴绝也。盖得之病后酒色，灸气海，服人参数斤而愈。是阴虚脉大，丹溪亦尝用人参矣，岂必脉之细微迟者而后用哉？考之本草，仲景治亡血脉虚，以人参补之，取其阴生于阳，甘能生血。故血虚气弱，仲景以人参补之，是知人参不唯补气，亦能补血，况药之为用，又无定体，以补血佐之则补血，以补气佐之则补气。是以黄芪虽专补气，以当归引之，亦从而补血矣。是以东垣用黄芪六钱，只以当归一钱佐之，则名曰补血汤。可见黄芪功力虽大，分两虽多，为当归所引，不得不从之补血矣，矧人参功兼补血者耶。人参性味不过甘温，非辛热比也。稍以寒凉佐之，必不至助火，如此之甚，积温成热，若中病则已，亦无是也。夫芎归味辛甘温，或用治劳热血虚之病，并无所疑，然辛主耗散，本非血虚所宜。彼人参甘温，而味不辛，比之芎归，孰轻而孰重哉？抑劳嗽吐血，阴虚之病，亦有始终不用人参，莫克全其生者，何也？或肉食不节，则古人所谓厚味厝热也。或房劳不远，则古人所谓纵欲伤生也。二者不谨，而独致畏于人参，是谓不能三年之丧而缌小功之察，何其谬耶。噫！医之用药固所当审，不可轻视人之死生，如咳嗽失血等症，若果脾胃强健，饮食无阻，则当从王氏所论，与之滋阴泻火，固无不可。设或上兼呕逆，中妨饮食，下生泄泻，汗自泄，而洗洗恶寒，四肢倦而兀兀多睡，则又当从阴虚阳虚，权其轻重而兼治之可也。苟不知此，而专主乎王氏，未免陷于一偏，而有无穷之患矣。故予不得不极论之，莫辞乎僭逾之罪焉。

虚损治法

脉虚者以牛膝、红花、川芎补之。骨虚者苁蓉、锁阳、虎骨补之。筋虚木瓜、杜仲、破故纸、龟板补之。肉虚山药、大枣、甘草。皮毛虚者栝蒌、桂枝、黄芪。气虚人参、黄芪、附子。血虚当归、地黄、芍药。津虚天花粉、玄参、升麻、麦冬。髓虚五味子、地黄、当归补之。

秦越人曰：损其肺者益其气，四君子加黄芪、麦冬、五味子、山药之类。损其心者益其营卫，八珍汤加枸杞子、酸枣仁、石斛、柏子仁。损其脾者调其饮食，适其寒温，二陈汤或加白术、益智、白芍、砂仁、人参。损其肝者缓其中，四物汤倍加白芍、甘草、枸杞子、山茱萸。损其肾者，熟地黄、牛膝、人参、五味子、菟丝子、苁蓉之类。此补五脏虚损之大概也。

凡心虚者，恍惚忧烦，少颜色，或惊悸多汗，宜人参养营汤、归神丹、养心丸之类。虚而热，烦而渴者，十全大补汤。心悬如大饥之状者，平补镇心丹主之。

肺虚者呼吸少气，哄然喘乏，咳嗽嗌干，宜以紫菀散调其气。若短气少气不足以息者，四君子汤。气促气短，上焦虚而热者，加生脉散；虚而寒者，十全大补汤。表虚不任风寒者，黄芪建中汤。皮肤灼热，不耐风寒，补中益气汤。皮肤干燥，日渐黑瘦，麦门冬饮子。咽喉干者亦同。津液不到咽者，四君子加五味子、桔梗。

脾虚者面黄肌瘦，吐利清冷，腹胀肠鸣，四肢无力，饮食少进，宜益黄散，或参苓白术散加木香、藿香、香附子。食后便卧，精神短少，补中益气汤加砂仁。手足酸软，行步欹侧，四君子汤、黄芪汤。手足擅振，筋惕肉瞤似风，以十全大补汤。手足酸软，不耐劳役，一有动作，多汗困热，十全大补汤。脏腑不调，中气不运，病久不能食，理中丸少加附子。

肝虚者，目眩筋挛，面青，恐惧如人将捕之状，宜六味地黄丸加牛膝、肉桂、人参、川归、木瓜主之。眼昏少精神，无比山药丸。目中溜火，视物昏花，寝汗憎风，行步不正，卧而多惊，补益肾肝丸。视物不明，筋弱阴痿，阴下湿痒，八味地黄丸。

肾虚者背脊腰膝厥逆而痛，耳鸣精滑，小便频数，宜八味地黄丸去附子，加鹿茸、五味子、山药，以生其精。若腰背肩胛头痛，不任房事，十全大补汤。腰胯腿膝无力，牛膝丸。脚膝酸软，下元虚冷，八味地黄丸。脚弱胫酸，无比山药丸。肾冷精虚，阳事不举，还少丹、离珠丹、金锁正元丹、三才封髓丹选用。梦遗白浊，巴戟丸。小便如泔，寒精自出，小菟丝子丸。小便频而遗，十全大补汤加益智。

东垣谓补肾不若补脾。缘脾处于中焦，上交于心，下交于肾。道家交媾心肾，以脾为黄婆，正是此意。

何柏斋曰：丹溪论虚损之症，归之阴虚，其言亦有所取，盖以精血为阴也。但所制补阴丸，专用寒凉则偏矣。夫五谷化为精血，非火不能。虚损之微，有真火尚存，服寒凉犹可，虚损之甚者，真火已亏，药用寒凉，岂能使之化为精血，以补其虚乎？或问士大夫率喜服补阴丸何也？曰：虚损之症，皆下寒上热，所谓火水不交者也。其重感于寒者，则下焦作痛，不感寒者，则不痛，至于上焦燥热则一也。上焦方苦烦热，初得寒凉则暂快，遂以为药之功，故喜服之。久而下注，则下元愈寒，火热为寒迫而上行，使上焦复热愈甚，辗转反复，遂致沉痼而不可救，盖暗受其害而不觉也。然则治之奈何？曰：补以寒凉，佐以温热。补三佐二，空心凉服，所谓热因寒用者也，久则精生热退而病愈矣。虽然虚损之疾，起于过用，必慎房劳，简思虑，节饮食，庶服药有功，毋独恃药饵也。

生生子曰：心者万化万物万象之主。《内经·灵兰秘典》曰：心者，君主之官，神明出焉。主明则下安，主不明则十二官危。是故五脏系皆通于心，心通五脏系也。五脏一有不平，心即应之。补心之方，前哲固不少矣，然未能贯通乎五脏也。唯赵敬斋有补心丸一方，极其缜密，可以为法，特附于此，以为准标。

补心丸

麦冬二两半　远志甘草汤煮　石菖蒲香附子童便浸，二两　天冬　栝蒌根　白术贝母　熟地　茯神　地骨皮各一两半　人参川归　牛膝　黄芪各一两　木通八钱

上方能安心养神，又治心气不足，惊恐健忘。俱为细末，大枣肉为丸，梧桐子大，每酒或圆眼汤吞五七十丸。此方不但补心，兼治五脏，无偏胜之弊，可以久服。

论精气夺则虚

夺谓精气减少，如夺去也，出《内经·通评虚实论》。人禀冲和之气，而生身有三：曰元精，曰元气，曰元神者，本身中之真精、真气、真脉也。夫精乃脏腑之真，非荣血之比，故曰天癸。气乃脏腑之大经，为静静之主，故曰神机。脉为天真委和之一气。经谓其名有三：曰命之本，气之神，形之道。其机运升降，皆随气而动，因血而荣，精气资始，相生不失，以养一身，为人之司命，形质之体用也。至若精不足，则气失资化；气不足，则血失所荣；血不

足，则气无所附。天真散乱，则气、精、神无禀命矣。是以相生长养之道，精化气，气生神，而皆禀乎身之脏腑之真也。夫气血从乎营卫，营卫又宗乎经隧。营卫者，精气之化，为先天清浊之始。经隧者，胃之水谷之化，此经隧不能生营卫，营卫不能不散而养经脉，经脉不能不顺而资天真。为生养涵容，造化形质，理之然也。凡人之视、听、言、动，壮寿，皆此理之常也。疾病盲聩关格，夭折，皆此理之失也。故有精神、气血不足则病，真脉散乱则死者，皆由平日摄养之过与不及，动止之过逾常度也。经云：出入废则神机化灭，升降息则气立孤危。然房劳甚，则精血竭，而神无所依，气无所附，则忽致暴绝也。窃尝第究先哲经义，济生微旨，益气之补肺，补精之滋肾，皆资其化源也。盖人精血而常不足，加之数夺其真，资化失则荣气乃虚，虚则卫气不固，精亦滑脱，肾气竭而阴微，不能与胃气上升，以接清阳之气，故病多头重或痛，气弱而食少。元气下陷，脉即微弱，外欲绝而虚洪，或见损脉，此实元精不足之所致，非有外感贼邪之病也。

论形气不足有余用补泻法

东垣曰：黄帝云：形气之逆顺奈何？岐伯曰：形气不足，病气有余，是邪胜也，急泻之。形气有余，病气不足，急补之。形气不足，病气不足，此阴阳俱不足也，不可刺之，刺之重不足，重不足则阴阳俱竭，血气皆尽，五脏空虚，筋骨髓枯，老者绝灭，壮者不复矣。形气有余，病气有余，此谓阴阳俱有余也。急泻其邪，调其虚实。故曰：有余者泻之，不足者补之，此之谓也。

夫形气者，气谓口鼻中喘息也，形谓

皮肉筋骨血脉也。形胜者为有余，消瘦者为不足。其气者审口鼻中气，劳役如故，为气有余也。若喘息气促，气短或不足以息者，为不足。故曰：形气也，乃人之身形中气血也，当补当泻，全不在于此，只在病势潮作之时。病气增加者，是邪气胜也，急当泻之；如潮作之时，精神困弱，言语无力，及懒语者，是真气不足，急当补之。若病人形气不足，病来潮作之时，病气亦不足，此乃阴阳俱不足也，禁用针，宜补之以甘药，不可以尽剂，不已，脐下一寸五分气海穴取之。以上出《玉机微义》。

赤水玄珠　第十三卷

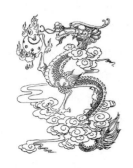

痨瘵

痨瘵之病，非止一端。其始也，未有不由素体虚弱，劳伤心肾。又有外感风、寒、暑、湿之气，或先为疟疾，以致咳嗽，邪气入里，失于调理，又不能保养，过于房劳，伤于饮食，而成痨瘵之候。其为证也，令人肌肉羸瘦，皮毛干枯，寒热盗汗，遗泄白浊，或腹中有块，或脑后两边有小结核，或聚或散，或咳吐脓血，其传变不可胜言也。治宜保和汤、保真汤、秦艽扶羸汤、黄芪鳖甲散、清骨散之类选用。

节斋云：男子三十岁前后，色欲过度，损伤精血，必主阴虚火动之病。睡中盗汗，午后发热，哈哈咳嗽，倦怠无力，饮食少进，甚则痰涎带血，咯唾出血，或咳血、吐血、衄血，身热脉沉数，肌肉消瘦，此名痨瘵，最重难治。轻者用药数十服，重者期以岁月。然必病人爱命，坚心定志，绝房室，息妄想，戒恼怒，节饮食，以自培其根，否则，虽服良药无效也。此病治之于早则易，若到肌肉销铄，沉困着床，尺脉沉取细数，则难为矣。

丹溪云：此阴虚之极，痰与血病，亦或有虫者。其传尸一证，不可云无。传尸一证，最为恶疾，世有阖门尽死。古方虽有天灵盖等散，专治此疾，其得生者亦千百中之一二耳。

《玄珠经》曰：骨蒸之极，声嗄咽痛，面鳖脉躁，直视，汗出如珠，喘乏气促，出而无入，毛焦唇反，此皆不治之症。虽有神医，亦无如之何矣。

《千金方》云：夫众疾聚积，皆起于虚，虚生百病。积者五脏之所积，聚者六腑之所聚。如斯等疾，多从旧方，不假增损。虚而劳，其弊万端，宜应随病增减，聊复审其冷热，记其增损之主耳。虚劳而头痛复热加枸杞、萎蕤；虚而欲吐加人参；虚而不安，亦加人参；虚而多梦纷纭加龙骨；虚而多热加地黄、牡蛎、地肤子、甘草；虚而冷加当归、芎䓖、干姜；虚而损加钟棘刺、苁蓉、巴戟天；虚而大热加黄芩、天门冬；虚而多忘加茯神、远志；虚而惊悸不安加龙齿、沙参、紫石英、小草；若冷则用紫石英、小草；若客热，则用沙参、龙齿；不冷不热皆用之；虚而口干加麦门冬；虚而吸吸加胡麻、覆盆子、柏子仁；虚而多气，兼微咳，加五味子、大枣；虚而身强，腰中不利加磁石、杜仲；虚而多冷加桂心、吴茱萸、附子、乌头；虚而劳，小便赤加黄芩；虚而客热加地骨皮、黄芪；虚而冷加黄芪；虚而痰复有气，用生姜、半夏、枳实；虚而小肠利加桑螵蛸、龙骨、鸡膍胵。聊叙增减之一隅，处方者宜准此。

四君子汤　治真气虚弱，及短气脉弱。

人参　黄芪　白术　茯苓等分

为粗末，每服五钱，水一盏，煎至七分，食远温服。

生脉散

人参　五味子　麦门冬

益气丸　治言语多，损气懒语，补上益气。

麦门冬去心　人参各二钱　橘红　桔梗炙甘草各五钱　五味子二十一粒

上为极细末，水浸蒸饼为丸，鸡头子大。每服一丸，细嚼，津唾咽下。

人参黄芪汤

人参二钱　黄芪　白术　陈皮去白，各一钱　甘草五分　当归　茯苓各一钱

上㕮咀，水煎，空心服。

四物汤　益营卫，滋气血。

熟地黄补血，如脐下痛，非此不能除，乃通肾经之药　当归如血刺痛，非此不除　川芎治风，泄肝木也，如血虚头痛，非此不能除　芍药和血

上为粗末，水煎。

三才丸

天门冬　地黄　人参等分

为末，蜜丸，空心服。

八物汤偶方，四物、四君子二方和合也。

白术　茯苓　人参　黄芪　当归　芍药　川芎　地黄

上为散，每用五钱，水煎，食后服。

虚劳忧思诸不足，**黄芪建中汤**主之。

黄芪三两　桂枝二两　芍药六两　甘草炙，二两　大枣十二枚　生姜二两　胶饴二升

上水七升，煮取三升，去渣，纳胶饴，更上微火消解，温服一升，日三服。气短

胸满者加生姜；腹满者去枣加茯苓一两半。及疗肺虚损不足，补气加半夏一两。

东垣治脉弦自汗，四肢发热，或皮毛枯槁，发脱落，宜黄芪建中汤。

仲景虚劳里急，悸衄，腹中痛，梦失精，四肢酸疼，手足烦热，咽口干燥，**小建中汤**主之。

桂枝　甘草炙，各三钱　白芍药六钱　大枣二枚　生姜二钱　阿胶炒，一合

水煎服。

双和散　补血益气，治虚劳少力。

黄芪　熟地黄　当归　川芎各一钱　白芍药钱半　官桂　甘草各七分

上为粗末，每服四大钱，水一盏半，生姜三片，枣三枚，煎至八分服。此是建中、四物二方。凡伤寒疟疾，中暑，大疾之后虚劳气乏，以此调治皆验。不热不冷，温而有补。

十全大补散　治心肺损，男子妇人诸虚不足，五劳七伤，不进饮食，久病虚损，时发潮热，气攻骨脊，拘急疼痛，夜梦遗精，面色萎黄，脚膝无力，喘嗽中满，脾肾气弱，五心烦闷，并皆治之。方见痿门。

八物汤　治心肺虚损，皮聚而毛落。血脉虚损，妇人月水愆期。益气和血。方见前。

金刚丸　治肾损骨痿，不能起床，益精补肾。方在痿门。

牛膝丸　治肝肾损，骨痿，不能起床，筋缓不能收持，宜益精缓中。

牛膝酒浸　萆薢　杜仲炒　苁蓉酒浸菟丝子酒浸　沙苑蒺藜　防风等分　桂一分

上末，酒煮猪腰子为丸，桐子大。每服五七十丸，空心酒下。

煨肾丸　治肝肾损及脾，食谷不化，宜益精、缓中消谷，及腰痛不起者神效。

即牛膝丸加葫芦巴、补骨脂，丸法亦同。

上阴阳虚损诸方，盖谓虚而无热者设也。若虚而有热者，作虚热治之。

补肾丸

龟板酒炙，四两　知母酒浸，炒　黄柏炒焦，各三两　干姜一两

上为末，粥丸。一方无姜，有侧柏叶，用地黄膏为丸。

补血丸

龟板酒炙黄　黄柏炒　知母炒，各三两　生干姜一两　杜牛膝二两

为末，粥丸。

固真丸

龟板醋炙，二两　虎骨酥炙，一两　苍耳酒蒸九次，三两　生地姜汁制炒　柏皮半两　乌药半两　干姜三钱

为末，姜汁糊丸。

三才封髓丹　降心火，益肾水。

麦门冬去心　熟地　人参各半两　黄柏炒，三两　炙甘草七钱半　缩砂仁一两半

为细末，糊丸，梧子大。每服五十丸，用苁蓉半两，作片，酒浸一宿，次日煎三五沸，去渣，送下，空心服。

八味丸　治肾气虚乏，下元伤惫，脐下疼痛，夜多漩溺，脚膝缓弱，面色萎黄或黧黑。及虚劳不足，渴欲饮水，腰重疼痛，小腹急痛，小便不利，并宜服之。脾恶湿，肾恶燥，古人制方，益肾皆湿润之药也。故八味丸，仲景谓之肾气丸，以熟地黄为主。

熟地黄半斤　肉桂　附子各一两　牡丹皮　泽泻　白茯苓各三两　山茱萸四两　干山药四两

上八味为细末，炼蜜丸，皆君主之药也。若不依易老加减服之，终不得效。若加五味子为肾气丸，述类象形之剂也。益火之源，以消阴翳；壮水之主，以制阳光。此补五脏不足之剂，易老迭为宾主，是得仲景立方之心，拘之以地黄为君，则不效也。

钱氏地黄丸加减法：如阳事多痿不振，依今方。然夏月减附子。三停，精完，全减桂、附，只六味。血虚阴衰，熟地黄为君；精滑，山茱萸为君；小便或多或少，或赤，或黄，或白，茯苓为君；小便淋漓，泽泻为君；心虚，肠胃积热，心火炽盛，心气不足，牡丹皮为君；皮肤涩，干山药为君。以上言为君者，其分两用八两，其干地黄只依为臣分两，余皆同。

离珠丹　又名神珠丹。治下焦阳气虚乏，脐下冷痛，足胫寒。

杜仲炒去丝，三两　萆薢二两　诃子炮，五个　龙骨一两　破故纸　巴戟酒浸去心，各三两　胡桃一百个，去皮　朱砂另研，一两半　缩砂仁半两

上为末，酒为丸，梧桐子大，朱砂为衣。每服三十丸，空心温盐汤任下。

水芝丸　又名玉女长春不老丹。

牛膝根汁、苍耳根汁各二碗，不可入水，和一处，瓷器熬成膏如稠蜜，金樱子为末半斤，用不去皮莲子实，入雄猪肚内蒸熟，取莲子晒干四两，和前二味膏子丸，如梧子大。温酒下二十丸，一月身和缓，二月觉精神，服三料验甚。

龙虎丸　补下焦。

白芍　陈皮各二两　锁阳　当归各一两半　知母酒炒　熟地各三两　虎骨酒浸酥炙，一两　黄柏半斤，盐炒　龟板四两，酒浸酥炙

上为末，酒煮羊肉捣汁丸服。冬月加干姜半两。

补阴丸

黄柏　侧柏　乌药叶各二两　苦参三两

龟板酒炙，五两　黄连半两　冬加干姜，夏加缩砂。

上为末，地黄膏丸，梧子大。

又方

黄柏半斤，盐酒炒　知母酒浸炒　熟地各三两　陈皮　白芍炒　龟板四两，酒浸炙　牛膝各二两　锁阳　当归各一两半　虎骨一两，酒浸酥炙

为末，酒煮羊肉为丸。每服五十丸，盐汤下。冬加干姜半两。

又方　治体弱，肌肥壮，血虚脉大。

龟板三两　生地　白芍各一两半　侧柏酒浸　乌药叶酒蒸，各七钱半

上除生地细切熬膏，余皆作末，同捣为丸，以白术四钱，香附一钱半，煎汤下。

锁阳丸

龟板炙　知母酒炒　黄柏酒炒，各一两　虎骨炙　牛膝酒浸　杜仲姜炒　锁阳酒浸，五钱　破故纸　续断酒浸，各二钱半　当归一两　地黄二两

为末，酒糊丸，梧子大，每服五十丸。

补心丸

朱砂二钱半　瓜蒌五钱　黄连三钱　归身尾三钱半

上为末，猪心血为丸。

济阴丸

黄柏酒炒，二两七钱　龟板炙，一两三钱半　陈皮　虎骨酥炙，各七钱　当归　知母酒炒　锁阳各一两　牛膝　菟丝子酒浸，各一两三钱半　山药　白芍　砂仁　杜仲炒　黄芪盐水炒，各七钱　破故纸炒，三钱半　枸杞子五钱　熟地七钱

上为末，以地黄膏为丸，每服七十丸。

茯神汤　治脉虚极，或咳则心痛，喉中介介，或肿。

人参　黄芪　茯神　远志　麦冬　通草　桔梗　甘草等分

姜三片，水煎。

无比山药丸　治诸虚百损，五劳七伤，肌体消瘦，肤燥脉弱。

赤石脂　茯苓　泽泻　山茱萸　牛膝酒浸　巴戟去心，各一两　山药　杜仲炒去丝　菟丝子　熟地各三两　苁蓉四两，酒浸　五味子二两

上为末，炼蜜丸，梧子大。每服五十丸，空心酒下。

还少丹　大补真气虚损，肌体瘦弱。

肉苁蓉　远志去心　茴香　巴戟　山药　枸杞　石菖蒲　熟地　牛膝　杜仲炒　楮实　茯苓　五味子　山茱萸肉各等分

为末，炼蜜同枣肉为丸，梧子大。每服三五十丸，温酒或盐汤下，日三服。此药平补，力衰体倦，小便浑浊宜服之。有热加山栀子一两；心气不宁加麦冬一两；少精神倍加五味子一两；阳弱加续断一两。

巴戟丸　治肾肝俱虚，收敛精气，补戢真阳，充肌肤，进食止汗。

五味子　巴戟去心　苁蓉　人参　熟地　白术　菟丝子　覆盆子　益智炒　骨碎补去毛　茴香各一两　白龙骨二钱半　牡蛎煅，二钱

上为末，炼蜜丸，梧子大。每服五十丸，空心盐汤下。

八味定志丸　补益心神，安定魂魄，治痰，去胸中邪热，理肺肾。

人参　菖蒲　远志　茯神　茯苓各一两　白术　麦冬各半两　朱砂一钱　牛黄二钱，另研

上为末，炼蜜为丸，梧子大。每以米饮下三十丸。若髓竭不足加生地、当归。若肺气不足加天麦二冬、五味子；若心气不足加人参、茯神、菖蒲；若脾气不足加

白术、白芍、益智；若肝气不足加天麻、川芎；若肾气不足加熟地、远志、牡丹皮；若胆气不足加细辛、酸枣仁、地榆；若神昏不足加朱砂、茯神、预知子。

海藏大五补丸　补诸虚不足。

天冬　麦冬　茯神　远志　菖蒲　人参　益智　枸杞子　地骨皮　熟地黄

上为末，蜜丸，梧子大。空心酒下三十丸，数服后，以七宣丸泄之。

补肾丸有效不燥

熟地　菟丝子酒浸，各八两　归身三两半　苁蓉酒浸，五两　黄柏酒炒　知母酒浸，各一两　破故纸酒炒，五钱　山茱萸三两五钱

上为末，酒糊丸，梧子大，每服五十丸。

小菟丝子丸　治肾气虚损，目眩耳鸣，四肢倦怠，夜梦遗精。又云心腹胀满，脚膝痿缓，小便滑数，股内湿痒，水道涩痛，小便出血，时有遗沥，并宜服之。

石莲子肉二两　菟丝子酒浸，五两　白茯苓一两　山药二两七钱半，打糊

上为末，山药糊丸，梧子大。每服五十丸，空心盐汤下。脚无力，木瓜汤下。

人参养荣汤　治积劳虚损，四肢倦怠，肌肉消瘦，面少颜色，吸吸短气，饮食无味。

白芍三两　当归　陈皮　黄芪　桂心　人参　白术　炙甘草各一两　熟地黄　五味子　茯苓各七钱半　远志五钱

生姜三片，枣一枚，水煎。若遗精加龙骨，咳嗽加阿胶。

固精丸　治心神不安，肾虚，自泄精。

知母炒　黄柏　牡蛎煅　龙骨　芡实　莲蕊　茯苓　远志去心，各三钱　一方加山茱萸肉三钱。

上为末，煮山药糊丸，梧子大，朱砂为衣，每服五十丸。

沉香百补丸

熟地六两　菟丝子四两　杜仲炒　山药　当归　苁蓉各三两　知母炒　黄柏酒炒　人参各二两　沉香一两

上为末，酒糊丸。

滋肾百补丸

当归四两，酒浸　菟丝子四两，酒浸　知母　黄柏酒炒褐色　山药　菊花　楮实　杜仲炒，各二两　沉香五钱　青盐一两，炒　熟地八两

上为末，酒糊丸，或炼蜜丸服。

明目益肾丸

枸杞子　当归酒浸　生地酒浸，各一两　五味子　山药　巴戟去心　甘菊花　天门冬　人参各五钱　知母　黄柏俱酒炒，各七钱　茯神　菟丝子酒浸，各一两

上为末，蜜丸，梧子大。空心盐汤下五十丸。

固真丸　治肾经虚损，真元不足。

鹿角胶二两　鹿角霜一斤　茯苓五两

上为末，将胶水为丸，梧子大。空心米汤或酒服下一百丸。

地芝丸　和颜色，利血气，调百节，黑发坚齿，逐风散气。

生地黄　天门冬各八两　甘菊花　枳壳麸炒，各四两

上为末，酒糊丸，梧子大。空心酒服下三十丸。

黄连茯苓丸　壮水源，降心火。

黄连　白茯苓各五两　破故纸炒　菖蒲各五钱

上为末，酒糊丸，梧子大。空心温水下。

柏子仁丸　补益元气，充实肌肤。

山茱萸四两　柏子仁微炒　远志去心，

各半两 覆盆子 山药各一两，取末

上为末，将山药、白面同酒糊丸，梧桐子大。每服三十丸，温酒下。

八物肾气丸 平补肾气，坚齿驻颜。

熟地黄半斤 山茱萸 山药各四两 五味子 桂各二两 泽泻 牡丹皮 白茯苓各三两

上为末，蜜丸服。

肉苁蓉丸 壮元气，养精神。

苁蓉二两，酒浸 山茱萸 楮实子 枸杞子 山药 地肤子 五味子 覆盆子 菟丝子 草薢 狗脊去毛 远志去心 破故纸炒 石菖蒲 熟地 杜仲去粗皮，炒去丝 石斛去根 白茯苓 牛膝酒浸 泽泻 柏子仁炒，各一两

上为末，酒糊丸，梧桐子大。每服六七十丸，空心温酒下。

益寿地仙丹 补五脏，填骨髓，续绝伤，黑髭发，清头目，聪耳听。

肉苁蓉四两，酒浸 甘菊花 巴戟去心，各三两 枸杞子二两

上为末，蜜丸，梧子大。每服三十丸，空心盐汤下，温酒亦可。

秘真丸 治肾水真阴本虚，心火阳狂过甚，心有所欲，速于感动，应之于肾，疾于施泄。此药秘固真元，降心火，益肾水。

莲蕊 半夏泡，各一两 白茯苓五钱 砂仁五钱 益智仁一两 黄柏酒炒，二两 甘草炙，二两 猪苓二钱半

上为末，水浸蒸饼丸，梧子大。每服五十丸，空心酒下。

固本丸 此方常服甚有补益，但因效迟，而有痰者，往往泥膈，殊不知制方有法耳。

怀生地黄择新肥者，竹刀切 麦门冬去心，各一斤半，用淡酒浸一日，盐点汤泡一日 怀熟地黄 天门冬去心膜，各一斤半，用生姜自然汁，浸二日，醇酒浸二日

上四味，俱不犯铁器，浸足，同磨，或擂，以渣尽为度，旋加水，亦如造浆粉之法，少加杏仁易澄脚矣。共取澄底药泥，晒干为末，取净一斤。

人参另为末，四两

上五味，炼蜜丸，梧桐子大。每服百丸，空心酒送下。

壮阳丹 此药强壮阳道，固暖精血，宜二三日用一服，或与固精丸间服。

肉苁蓉酒浸一宿 五味子 蛇床子 远志 莲蕊 菟丝子酒浸一宿，蒸半日，捣烂，晒，另研为末 益智仁各一两 山药二两 沉香五钱

上为细末，炼蜜丸，如梧桐子大。每服五十丸，空心温酒下。

固精丸 此药益阴固精，壮阳补肾。可常服，又能生子。

莲蕊四两，拣净用新者 山茱萸肉四两，用肥者，酒浸去核 覆盆子四两，酒浸蒸，去蒂穰 菟丝子一两，酒浸一宿，蒸半日，捣烂晒干 芡实五百枚，去壳 破故纸五钱，炒微香 白蒺藜五钱，去角刺，微炒 五味子拣红润者，五钱

上为细末，炼蜜丸，舂千余下，丸如梧桐子大。每服五十丸，空心温酒白汤任下。

班龙丸 治真阴虚极，及老人、虚人常服延年益寿。

鹿角胶 鹿角霜 菟丝子酒浸二日，研细 柏子仁去壳 熟地黄酒浸二日，研细

上为细末，以鹿角胶入好酒烊化，为丸，或加蜜少许，丸如梧桐子大。每服五十丸，空心，用盐汤或酒送下。

天王补心丹 宁心保神，益血固精，壮力强志，令人不忘。清三焦，化痰涎，祛烦热，除惊悸，疗咽干口燥，育养精神。

人参 丹参 玄参 白茯苓去皮 远志甘草汤煮，去心 酸枣仁炒 百部 石菖蒲 柏子仁去壳 五味子 桔梗 天门冬去心 茯神去皮木 当归酒洗 熟地黄酒蒸，各等分

上为细末，炼蜜，每两作五丸，金箔为衣。临卧，灯心枣汤化下。

炙甘草汤 治虚劳不足，汗出而闷，脉结悸，行动如常，不出百日危急者，十日死。

炙甘草二钱 麦门冬一合 桂枝 生姜 人参 阿胶各一钱 生地三钱 麻子仁一合 大枣二枚

上㕮咀，水煎，入酒些小，日作三四料服。

严氏**芪附汤** 治气虚阳弱，虚汗不止，肢体倦怠。

黄芪蜜炙 附子炮，各等分
上㕮咀，每四钱，加生姜，水煎。

参附汤 治真阳不足，上气喘急，自汗盗汗，气短头晕。

人参半两 附子炮去皮脐，一两
上㕮咀，分作三服，加生姜水煎。

《瑞竹堂》**补气汤** 治气虚脉浮而软，怔忡无力，自汗。

黄芪三两，蜜炒 人参 甘草炙，各半两 麦门冬去心 桔梗炒，各一两

上㕮咀，每四钱，入姜三片，水煎服。《三因方》名润神散。

莲心散 治虚劳，或大病后，心虚脾弱，盗汗遗精。

人参 白茯苓 莲肉 白术 甘草 黄芪 白扁豆炒 薏苡仁炒 桔梗炒 干

葛炒，各一两半 百合 桑白皮 半夏曲 干姜炮 山药炒 五味子 木香 杏仁炒 白芷 神曲炒 丁香各一两 当归半两

上每服三钱，生姜三片，枣同煎，空心，温服。

黄芪鳖甲散 治虚劳客热，肌肉消瘦，四肢烦热，心悸盗汗，减食口渴，咳嗽红痰。

生地三两 桑白皮 半夏 知母 赤芍 黄芪各三两半 秦艽 白茯苓 地骨皮 柴胡各三两三钱 天门冬 鳖甲醋煮，各五两 紫菀 甘草各二两半 人参 肉桂 桔梗各二两六钱半

上剉，每服三钱，水煎服。

清骨散 治男子妇人五心烦热，欲成痨瘵。

北柴胡 生地各二两 人参 防风 熟地黄 赤茯苓 秦艽各一两 胡黄连半两 薄荷七钱半

上每服四钱，水煎，温服。

葛可久先生痨症
《十药神书》内摘书七方

夫人之生也，禀天地氤氲之气，在乎保养真元，固守根本，则万病不生，四体康健。若曰不养真元，不固根本，疾病由是生焉。且真元根本，即气血精液也。余尝闻先师有言曰：万病莫若痨症最为难治。盖痨之由，因人之壮年气血完聚，精液充满之际，不能保养性命，日唯酒色是耽，无有休息，以致耗散元神，虚败精液，则呕血吐痰，骨蒸体热，肾虚精竭，面白颊红，口干咽燥，白浊遗精，盗汗，饮食艰难，气力全无，谓之火盛金衰。重则半年而毙，轻则一载而亡。况医者不究其源，不穷其本，或投之以大寒之剂，或疗之以

大热之药，妄为施治。殊不知大寒则愈虚其中，大热则愈竭其内，所以世之医劳者，万无一人焉。先师用药治痨，如羿之射，无不中的。今开用药次第于后：如呕吐咯嗽血，先以十灰散遏住，如甚者，须以花蕊石散止之。大抵血热则行，血冷则凝，见黑则止，理之必然。血止之后，其体必倦，次用独参汤补之。令其熟睡一觉，不要惊动，睡起病去五六分，后服诸药。保和汤止嗽宁肺；保真汤补虚除热；太平丸润肺除痿；清化丸下痰消气。

保和汤内分血盛、痰盛、喘盛、热盛、风盛、寒盛六事，加味和之。

保真汤内分惊悸、淋浊、便涩、遗精、燥热、盗汗六事，加味用之，余无加。服药之法：每日仍浓煎薄荷汤，灌嗽喉中，用太平丸先嚼一丸，徐徐咽下，次嚼一丸，缓缓溶化，至上床时，亦如此用之。夜则肺窍开，药得流入窍中，此诀要紧。如痰壅却先用饴糖拌清化丸一百丸吞下，次又依前嚼嚼太平丸，令其仰面卧而睡。服前七药后，若肺有嗽，可煮润肺丸食之。如常七药之前，有余暇，煮此服之，亦可续煮白凤膏食之，固其根源。病可之后，继以十珍丸，完其根本，此为收功起身之妙用也。

十灰散　治痨症呕血，咯血，嗽血，先用此遏之。

大蓟　小蓟　柏叶　荷叶　茅根　茜根　大黄　山栀　牡丹皮　棕榈灰各等分

上烧灰存性，研细，用纸包，碗盖，地上一夕出火毒。用时先以白藕捣碎绞汁，或萝卜捣绞汁亦可，磨真京墨半碗，调灰五钱，食后服。病轻用此立止，病重血出升斗者，如神之效。

又方

花蕊石烧过，存性，研如粉

上用童子小便一盏，煎醋调末三钱，极甚者五钱，食后服。如男子病则和酒一半，妇人病则和醋一半，一处调药，其瘀血化为黄水。服此药后，其人必疏解其病体，却用后药而补。

独参汤　治痨症后以此补之。

人参一两去芦

上㕮咀，水二盅，枣五个，煎，细细服之。

保和汤　治痨嗽肺燥成痿者，服之决补。

知母　贝母　天门冬　麦门冬　款冬花各三钱　天花粉　薏苡仁　杏仁各二钱，炒　粉草炙　紫菀　五味子　马兜铃　百合　桔梗各一钱　阿胶　生地黄　当归　紫苏　薄荷各五分　生姜三片

上水煎，入饴糖一匙药内，服之，每日三服，食后进。一方无地黄，有百部。若血盛加蒲黄、茜根、藕节、大蓟、茅花；痰盛加南星、半夏、橘红、茯苓、枳壳、枳实、栝蒌实炒；喘盛加桑白皮、陈皮、大腹皮、萝卜子、葶苈子、苏子；热盛加山栀子、炒黄连、黄芩、黄柏、连翘；风热加防风、荆芥、金沸草、甘草、菊花、细辛、香附；寒盛加人参、芍药、桂皮、五味子、蜡片。

保真汤　治痨症体虚，骨蒸，服之决效。

当归　生芐　熟地　黄芪　人参　白术　赤茯苓　白茯苓　莲心各半钱　天冬　麦冬　赤芍药　白芍药　五味子　知母　黄柏炒　地骨皮　柴胡　甘草　陈皮各三钱

上以水煎，生姜三片，枣一枚，食后服。惊悸加茯神、远志、柏子仁、酸枣仁；淋浊加萆薢、乌药、猪苓、泽泻；遗精加龙骨、牡蛎、莲须、莲子；便涩加木通、

石韦、萹蓄；燥热加滑石、石膏、青蒿、鳖甲；盗汗加浮麦、炒牡蛎、黄芪、麻黄根。

太平丸　治痨症咳嗽日久，肺痿肺痈，并宜噙服。

天冬　麦冬　知母　贝母　款冬花　杏仁各二钱　当归　生地　黄连　阿胶炒，各一两半　蒲黄　京墨　桔梗　薄荷各一两　北蜜四两　麝香少许　一方有熟地黄。

上炼蜜和丸，如弹子大。食后浓煎薄荷汤，先灌漱喉中，细嚼一丸，津唾送下，上床时再服一丸。如痰盛，先用饴糖拌清化丸一百丸送下，后即噙嚼此丸，仰面睡，从其流入肺窍。

清化丸

白茯苓　青礞石煅黄金色　白矾枯　橘红　牙皂炙　半夏　南星各二两　枳实　枳壳各一两半　薄荷叶一两

上为末，以神曲打糊，丸如梧子大。每服一百丸，上床时，饴糖拌吞，次噙嚼太平丸，二药相攻，痰嗽扫迹除根。

草还丹　治阴虚骨蒸。

青蒿一斗五升，童便三斗，文武火熬，约童便减至二斗，去蒿，再熬至一升，入猪胆七个，再熬数沸，用甘草末收和为丸，梧子大，每服五十丸。

丹溪治痨病用四物汤加竹沥入小便。阴虚发热四物汤加黄柏，降火补阴，甚者加龟板。

《御院》**琼玉膏**　滋血补气，延年益寿。

人参三十六两，净，为末　白茯苓二十四两，为末　生地黄十六斤，捣取汁，去渣　蜜六斤

上汁入银石器内，以油纸包口，外仍以箬包缚紧，重汤内悬胎煮之，文武火不

住三昼夜，入井中浸一日，出火毒，又煮一日，出阴毒，取出。每空心或酒或白汤调下。

罗氏**清神甘露丸**　男子妇人虚痨不足，大骨枯，大肉陷并治。

生地汁　莲藕汁　生乳汁

等分，砂石器内，文武火熬成膏子，用后药：人参、白术、黄连、黄芪、五味子、胡黄连各等分为末，以膏和为丸，梧桐子大。每服五十丸，人参汤下。

补肾丸　治阴虚有痰，膈不清者。

龟板酥炙，一两半　黄柏炒，一两半　牛膝二两　干姜二钱　陈皮五钱

为末，姜汁打糊为丸，每服七八十丸。

《保命集》黑地黄丸加五味子为**肾气丸**。治阳盛阴衰，脾胃不足，房事虚损，形瘦无力，面多青黄而无常色，此补气益肾。

苍术一斤，油浸　熟地一斤　五味子半斤　干姜秋冬一两，夏半两，春七钱

上为末，枣肉丸，梧子大。食前，米饮或酒服百丸。治血虚久痔甚妙。经曰：肾恶燥，急食辛以润之。此药开腠理，生津液，通气。又五味子酸以收之。此虽阳盛而不燥热，乃是五脏虚损于内，故可益血收气，此药类象品方也。

丹溪云：虚劳皆积热做成，始健时可用子和法。日后羸败，四物汤加减送消积丸，使热不作也。蒸蒸发热，积病最多。

退实热劳积痰方。

鳖甲　龟板　侧柏　半夏　瓜蒌仁　黄柏　黄连

上为末，炊饼丸。

又湿痰发热。

黄芩炒　黄连炒　香附生　苍术

上为末，瓜蒌穰为丸。

罗太无柴胡饮子　解一切肌骨蒸热，寒热往来，及伤寒发汗不解，或汗后余热，劳复，或妇人经病不快，产后，但有如此之症，并宜服之。

黄芩　甘草炙　大黄　芍药　柴胡　人参　当归各五钱

姜三片，水煎服。

《保命集》防风当归饮子　治烦热，皮肤索泽，食后煎服，空心，宜以此饮子下地黄丸。

柴胡　人参　黄芩　甘草　防风　大黄　当归　芍药各五钱　滑石二钱

每服五钱，水一盏半，姜三片，煎服。如痰嗽加半夏；如大便黄，米谷完出，惊悸尿血，淋闭，咳血，衄血，自汗，头痛，积热肺痿，后与大金花丸。

大金花丸

黄柏　黄芩　黄连　山栀子生用，各一两

上为末，水丸，小豆大。每服百丸，温水下，日二三服。或大便实，加大黄自利；如中外热，此药作散煎服，名解毒汤。或腹痛，呕吐欲作利者，每服解毒汤半两，加半夏、茯苓、厚朴各三钱，姜三片。如白脓后重下利者，加大黄三钱。

麦煎散　治少男室女骨蒸，妇人风血，攻疰四肢。

赤茯苓　当归　干漆　鳖甲醋炙　大黄煨　常山　柴胡　白术　生地　石膏各一两　甘草五钱

上为末，每服三钱，小麦五十粒，水煎食后临卧服。若有虚汗，加麻黄根一两。东坡云：此黄州吴判官疗骨蒸，黄瘦，口臭，肌热，盗汗极效。吴君宝之，不肯妄传。

地骨皮枳壳散　骨蒸壮热，肌肉销铄，少力多困，夜多盗汗。

地骨皮　秦艽　柴胡　枳壳　知母　当归　鳖甲醋炙，等分

上桃柳枝头各七个，姜三片，乌梅一个，水煎临卧服。

罗氏秦艽鳖甲散　骨蒸壮热，肌肉消瘦，舌红颊赤，目倦盗汗。

鳖甲醋炙　柴胡　地骨皮各一两　知母　秦艽　当归各五钱

上为粗末，每服五钱，水一盏，入乌梅一个，青蒿五味，同煎至七分，早晚各一服。

人参地骨皮散　治脏中积冷，营中热，按之不足，举之有余，阴不足而阳有余也。

地骨皮　人参　柴胡　生地各一两半　茯苓五钱　知母　石膏各一两

每服一两，生姜三片，水煎细细服。

人参柴胡散　邪热客于经络，肌热，痰嗽，五心烦躁，头目昏痛，夜有盗汗，妇人虚劳骨蒸尤宜。

白茯苓　白术　柴胡　半夏曲　当归　人参　干葛　甘草炙　赤芍药各等分

每服五钱，生姜五片，枣三枚，水煎，乘热服。

许学士云：但有痨症皆可服，热退即止。大抵透骨葛根第一，柴胡次之。一方有黄芩五钱。

海藏六合汤　治妇人骨蒸。

当归　白芍药　川芎　地黄以上补血　地骨皮泻肾火　牡丹皮泻包络火，各等分

水煎服。

处方　治骨蒸。

桃仁一百二十枚，去皮留尖，研，为丸。平旦井花水服，令尽服讫，随量饮酒，仍须吃水，甚效。隔日一服，百日不得食肉。

罗氏逍遥散　血虚劳倦，五心烦热，颊赤盗汗，室女血弱，营卫不和，月水不调，痰嗽潮热，肌体羸瘦，渐成骨蒸。

白术　茯苓　芍药　当归　柴胡　甘草炙　薄荷少许

生姜一片，水煎服。

蒸病治者各随经虚实，内外深浅加减。宜《古今录验》**五蒸汤**。

茯苓　甘草　人参　竹叶　地黄　葛根　知母　黄芩　石膏　粳米二合

水三盏，小麦二合，煎至二盏，去小麦纳药，煎至一盏，温服，随症加减于后。忌海藻、菘菜、芜荑、大醋。

实热：加黄芩、黄连、黄柏、大黄。虚热：气加乌梅、秦艽、柴胡；血加青蒿、鳖甲、紫菀、蛤蚧、小麦。肺蒸：鼻干加乌梅、天冬、麦冬、紫菀。大肠：右鼻孔干痛加大黄、芒硝。皮蒸：舌白、唾血加石膏、桑白皮。肤蒸：昏昧、嗜卧加牡丹皮。气蒸：鼻干喘促，遍身气热加人参、黄芩、山栀。心蒸：舌干加黄连、生地。小肠：下唇焦加赤茯苓、生地、木通。血蒸：发焦加生地、当归、桂心、童便。脉蒸：唾白浪语，脉络溢，脉缓急不调，加当归、生地。脾蒸：唇焦加白芍、木瓜、苦参。胃蒸：舌下痛加石膏、大黄、芒硝、干葛、粳米。内蒸：食无味而呕、烦躁不安加白芍。肝蒸：眼黑加川芎、当归、前胡。胆蒸：眼色白加柴胡、栝蒌。筋蒸：甲焦加当归、川芎。三焦蒸：乍寒乍热加石膏、竹叶。肾蒸：两耳焦加生地、石膏、知母、寒水石。膀胱蒸：右耳焦加泽泻、茯苓、滑石。脑蒸：头眩热闷加生地、防风、羌活。髓蒸：髓枯，骨中蒸加生地、当归、天门冬。骨蒸：齿黑，腰痛，足逆冷，疳虫食脏加鳖甲、地骨皮、生地、牡丹皮、当归。臀蒸：肢细趺肿，脏腑皆热加石膏、黄柏。胞蒸：小便黄赤加泽泻、茯苓、生地、沉香、滑石。

凡此诸症，皆热病后食肥甘油腻，房事，饮酒，犯之而成。久蒸不除，变成疳病，死期近矣。

牡丹皮治无汗之骨蒸。能泻阴中之火。知母治有汗之骨蒸。《衍义》治骨蒸劳用薄荷汁，与众药熬成膏。

经验方治痨烧香法
玄参一斤　甘松六两

为末，炼蜜一斤，和匀，入瓷瓶内封闭，地中埋窨半日取出。更以炭末六两，炼蜜六两，再和匀，复入瓶，封窨五日，取出烧。使鼻中常闻香气，或于房中，或床下烧之，痨瘵顿愈。

传 尸 痨

华佗治传尸痨**太乙明目丹**　其病肌瘦面黄，呕吐咳嗽不安。先烧安息香令烟出，病人吸之，若不嗽者，非传尸也，不可用此药。

雄黄　木香各五钱　天灵盖炙　鳖甲酥炙，各一两　兔屎二两　轻粉二钱半

上为末，用法：酒一大升，大黄末一钱三分，熬膏入前药为丸，弹子大，朱砂为衣。五更初服，勿令人知，以童便和酒化一丸服，如人行十里许，必吐出虫，状如灯心细长，及如烂瓜子，又如虾蟆，状各不同，未效，次日再服，以应为度。

紫庭　治传尸伏尸

皆有虫，须用乳香熏病人之手，乃仰手掌，以帛覆其上，熏良久，手背上出毛长寸许，白而黄者可治，红者稍难，青黑者即死，最验。若熏之良久无毛者，即非此症，乃属痨瘵虚损，即用前参、芪温补

之药。

取传尸伏尸瘵虫法

天灵盖十字解者，酥炙为末，三分 安息香五钱 虎粪骨人骨为上，兽骨次之，酥炙，五钱 鳖甲大者九肋，醋炙，一两 桃仁去皮尖，二钱半 麝香另研 槟榔一钱 青蒿苗六两 豉三百粒 葱头一百二十枚 童便半碗 枫叶二十一叶 桃柳东南枝如筋头大者，各七条，各七寸

上先将青蒿、桃、柳、葱头用水二官升，煎半干，去渣，入灵盖、虎粪骨、鳖甲、安息香、童便，煎取汁，去渣，约有四五合，将槟榔、麝香研匀，调作一服。早晨空心服，以被盖之，使汗出。恐汗内有细虫，以白纸拭之，投火中，须臾必下。如有虫以大火焚之，弃流水。所用药，勿令病人知之。半月后血气复完，再进一服，依前法三次，无虫乃止，以美酒食调理，其病自愈。又一方有阿魏五钱。上天灵盖，古人不得已而用也。如得已可勿用。

陈无择治瘵虫法

桃枝 柳枝 桑枝 梅枝 石榴枝各七茎，长四寸 青松一小握

上用童便一升半，葱白七茎，去头叶，煎及一半去渣，别入安息香、阿魏各一分，煎一盅，滤去渣，调辰砂末半钱、槟榔一分、麝香一字，分作二服调下。五更初一服，五更三点时一服，至巳牌后取下，虫色红者可治，青者不治。见有所下，即进稀粥饮，温暖将息，不可食粉面、生冷、毒物。合时须择良日，不得令猫、犬、孝服、秽恶妇人见之。

《济生》**神人阿魏散** 治骨蒸传尸等，寒热羸瘦，困倦喘嗽。

阿魏三钱 青蒿一握，研 东北方桃枝一握 甘草如病人中指许大，男左女右，细剉

上以童便二升半，隔夜浸药，明旦煎取一大升。空心温服，分为三服。每次调入槟榔末三分，如人行十里，再进一服。男病女煎，女病男煎。合药时，忌孝子、孕妇、病人，及腥、秽鸡、犬等物。服后忌油腻、湿面、生冷、硬物，服至一二剂，则吐出虫子，或泻出，更不须服余药。若未吐利，即当尽服，病在上则吐，在下则利，所出虫如马尾、人发即愈。服药后，觉五脏虚，魂魄不安，即以白茯苓汤补之。

白茯苓汤

茯苓一钱 人参 犀角各五钱 远志去心 龙骨 防风去芦，各二钱 甘草三分 生地 麦门冬去心，各四钱 大枣七枚

上以水二大盏，煎作八分，作三次温服。如人行十里一服，仍避风寒，若觉未安，隔日更作一剂。以上药饵，须连服之。

罗氏**紫河车丸** 治传尸瘵，三月必效。其余瘵症，只消数服。

紫河车一具，米泔浸一宿，洗净焙干 鳖甲醋炙 桔梗 胡黄连 白芍药 大黄 龙胆草 败鼓皮心醋炙 黄药子 贝母 知母以上各二钱半 芒硝 犀角 莪术各一钱半 辰砂二钱

上为末，炼蜜丸，梧子大，辰砂为衣。空心温酒服四十丸。

《肘后方》治尸疰鬼疰病，用桃仁五十枚，研碎，以水煮取四升，作一服，尽，当吐，如病不尽，二三日再服。

又方 以獭爪屑为末，酒服之，其虫即去，妙妙。

蜈蚣散

赤脚蜈蚣以竹筒盛，姜汁浸，焙干，一条 乌鸡粪二钱半，将鸡于五日前，以火麻子喂之，然后取其粪用 槟榔二钱半 辰砂一钱二分半 麝香一钱，另研

上五味研为细末，和匀，入煎药内服。凡合药宜六甲建除日，忌孝子、鸡犬、妇人见之，亦不可与患者知。如利下恶物并虫，急用火烧，其病者所穿衣服被褥，尽烧之。食葱粥将息，以复元气，务要清心静养。

方外还丹

生生子曰：余游方之外，殆五十有年所矣，至人难遇，大药难炼。抱朴子曰：不得金丹，若服草木之药，及修小术，可以延年迟死，但不得仙也，顾人之难得者生。释曰：生死事大，无常迅速。凡为道者，常患于晚，不患于早也。余故采仙经要语以示人之摄养须当及时，药饵须早修制，不可尽委之天命。盖人定亦可以胜天也。仙经曰：养生以不伤为本。伤之一字，包括甚广。非独五味、七情过多为伤，诸如才所不逮而困思之为伤；力所不胜而强举之为伤；汲汲所欲之为伤；久谈言笑之为伤；寝息失时之为伤；沉醉呕吐之为伤；饱食即卧之为伤；跳走喘乏之为伤；勉强色欲之为伤。凡言伤者，亦不便觉也，久则损寿耳。是以养生之家，唾不及远，行不疾步，耳不极听，目不极视；坐不至久，卧不及疲；先寒而衣，先热而解；不欲极饥而食，食不过饱；不欲极渴而饮，饮不过多。凡食过则结积聚，饮过则成痰癖。不欲甚劳甚逸，不欲起晚，不欲汗流，不欲多睡，不欲多啖生冷，不欲饮酒当风，不欲数数沐浴，冬不极寒，夏不穷凉，不露卧星下，不眠中见肩，大寒、大热、大雾、大风皆不欲冒之。故善摄生者，卧起有四时之早晚，兴居有至和之常制，调利筋骨有偃仰之方，杜疾闲邪有吞吐之术，流行营卫有补泻之法，节宣劳逸有与夺之

要。忍怒以全阴气，抑喜以养阳气。然后先服草木以救亏缺，后服金丹以定无穷。长生之理，尽于此矣。

【还丹秘要论】

夫还丹者，乃返本还原之道。人禀父精母血而生，初为赤子时，元精、元气、元神，无不纯全，及其年渐长成，盖因眼耳口鼻门所诱，一灵真性，被色、声、香、味所触，习染深固，以是日复日，岁复岁，元精化为交感精，元气化为呼吸气，元神化为思虑神，此三元分泄，难复天真。故祖师垂言立教，载诸丹经，示人以修补之法。精损则以精补，气损则以气补，神损则以神补，是用返本还原之道以复之。且复者何也？以全精为深根，以全气为固蒂，以全神为妙合。能全此三者，实为身中之真药物也。诸如以天地为炉鼎，以日月为水火，以乌兔为药物，以阴阳为化机，以龙虎为妙用，以子午为二至，以卯酉为二分。此皆法象譬喻，其实无过身心意三者。身系乎精，心系乎气，意系乎神。返者，返此三者而逆行，还者，还此三者而复真也。三全合真，乃曰还丹也。

【固精法、止梦遗】

生生子曰：精不可以不秘，不秘则无以全乎神。夫精神者犹阴阳，然相依相附，不可时刻相离也。养生之家，全贵秘精。然秘精之法，妙在水火既济。倘久旷不泄，淫火萌动，阳刚时举，苟无一法制之，安能摄养？若强以固涩之药涩之，恐防作病。当用升降之法制之，不唯精固，其阳可以立痿。阳痿则精亦随归原，永无他患，胜如服药远矣。其法：开天门，塞地户，息心静念，以意想于两足涌泉穴，烘烘然微热，随以意导之，从两内臁而上两腿入两胯，乃用气缩身一提，如忍大便之状，升

至腰俞，又微微缩胁提起，自双关夹脊而上，直至后项玉枕关，略昂头导至泥丸宫、百会穴内，略聚气，一聚随又降自额门天庭穴、两眉间，分从两太阳顺下，将至鼻间，即当卷舌尖，缄在金津、玉液二窍，勿使真气从口漏泄，速以鼻吸清气，轻轻然咽从喉下，送之心管之内，略待气定，又即直送至丹田气海之中，水火自然既济，阳事立痿。如此三升三降，精气归原，久久行之，自然不泄，庶可行功养摄，至妙至妙。

【药贵同类】

仙经曰：同类易收功，非种难为巧。兹求同类之药，配合之方，以为补益之助，得之者宜宝之。

取红铅法： 凡择女鼎忌犯十恶，须用五善，调养百日，不可食五荤三厌辛热等物。算他生年月日，至五千四百八十日足，天应星，地应潮，红光满面，发火烧身，癸将至矣。预备金银橐籥形如偃月器样，时至即系合虎穴，令骑坐空窍凳上，不可欹侧倒卧，已降取下，再换一器。外用绢帛以收其余。看器中有一点硬子，红如朱砂者，乃黍米珠也。急取出以真土为衣，金银器合贮，否则气泄化为黄水，不堪用矣。余不成粒者为红铅，听后制用。次早，以乳煎汤服之。凡觉精神昏闷，四大不收，浑身火热，急取初生蟠桃乳服之以解燥渴。得此一度，百病蠲除，精神强壮，益寿延年，诚人元服食之妙品也。近有十二三岁而来者，有十六七岁而来者，皆由禀受气偏，调养失宜，但可作首经金铅而已。

取梅子法： 夫梅子者，乃癸水之先气，五脏之精粹也。凡取之须预养女子，不使喧哗歌舞，以致失坠，五千四百八十日之前，但见两脸生花，印堂红见，身热气粗，

腰膝酸疼，癸将降矣。即与橐籥如上法用之，俟其降，取视中有一点结硬如桃红色者即是。急取出以真土为衣。如癸水中不见，令黄婆视鼎内有血丝悬吊如小樱桃者，以中指挑断取出，真土为衣，乳煎汤服之。如觉燥渴困闷，以头生男乳解之。余红铅另制。

制首经金铅法： 取女子真正首经，或器或帛以童便洗下，对加清水，量投晋矾。如红铅一碗，用矾一钱，搅百余转，澄清去水，又打，澄，去水尽，量入头生无病乳，置金银盘或瓷盘内，纸糊口，晒干。或金银罐内，盐泥封口，小火养三日，取出为末，乳膏为丸。一鼎可作九丸或十五丸，真土为衣。择吉日，净身心，夜半无灰酒或乳送下三丸，凡服铅药，须存神定意，默固守中，如觉燥热，以乳解之，七日不可出户，一月戒劳欲。

此三品皆可延命，一品黍米珠，二品梅子，三品首经金铅，此外功效缓矣。夫四大流行其间，人赖之以营养百骸，酬酢万事。亏丧之后，真阳一衰，百病迭出。故假未破女子之阴，以补助亏欠之阳，正所谓采阴补阳之义。上三等皆纯气未耗，为同类之妙品，故特表于先焉。

生取梅子法： 照前择鼎，癸将动时，急以宝珠丹服之。与彼橐籥骑坐定，额上轻拍几掌，其经即降，已降，可照前取梅子法一样取之。取出以真土为衣，银盒收贮。如经不至，可服宝珠丹催之降，而后止。如无真土，或朱砂、金箔亦可，乳汤服之，其功亦妙，以其气全故也。

制红铅法： 先以乌梅一斤，煎水一桶，去梅冷定。如得红铅一斤，用梅汤三碗，多寡量用，洗下红铅，再对加井水，搅百余转，盖定，澄去清水。如此七次，或九

次。去膻秽气尽，预以盆贮灰，按实，灰上铺绢，绢上铺纸，倾铅纸上，渗去水，日干，为末。配合服之，助血养神，功效甚大。

制白铅法：照前用梅汤洗下，少加矾，搅，澄去水，如此五七次，用干绿豆粉置碗内，按实，中做一圆池，倾铅池内，渗干取出。如未白，仍以梅汤搅，澄去水，豆粉渗干，以白为度。晒极干，研细，银器收贮。早晚单服，或配药，或乳膏丸服。此药不作燥热，安神益气，功难尽述。

制灵铅法：将所取红铅，量多少以烧酒洗下。如红铅一碗，烧酒二碗。搅百转，澄清，去酒。再用酒一碗，仍搅，澄，去酒。再用清水搅，澄，去酒味，瓷盘晒干。其铅如牛黄色，不泄元气，配金乳粉为丸。每五更酒下五分，自觉身体轻健，精神倍常，阳事兴壮。丹书云：先补气，后补血，补得丹田温温热，上至顶门泥丸宫，下至脚底涌泉穴，一身四大俱补穴，致使精神无漏泄，正此之谓也。

凡女子首经为金铅，二经为红铅，三则后天红铅矣。以上诸品，皆能及补真气，真气既足，更求伏气之法，长生之道在是矣。

制真土法：秋分后，取山东地方人粪，在野地上拣择方圆成颗粒者，稀片不用。晒干，木槌打碎，火烧存性，入缸中河水煎滚，冲泡，搅之，待冷，以布滤去黑渣。将汁露天熬干，连锅煅紫色，烟尽退火，取起研末。再用秋露水淋煎干铲出，入阳城罐内，铁灯盏盖口，盐泥封固，大火打一炷香，取出研末，仍用露水纸淋，煎干，打三炷香。如此九次，或七次、五次取出。其土形如冰雪，气味香美，听配药用。此药能擒制真铅，归我黄舍，补食之妙药也。

山东人多食黍稷，故用之。

宝珠丹　催经极妙。

当门子一粒　樟脑五分　紫梢花去梗　丁香　大力子　急性子各一钱　斑蝥一对，去翅足　红娘子一对，去翅足

上共为细末，每服半分，无灰酒送下，不降再服，催之，梅落即止。

炼乳膏法：取头生男一二日内小儿未食者，挤下，银锅炼成膏。不可火大，恐乳焦则力减。或慢火焙干，或晒干为粉。即蟠桃乳。

制金乳粉法：取头生美鼎乳，须婴儿有神气，年在三七内者，挤下乳，对同露水搅百转，露一夜，水乳自分，去水，瓷盘晒干，渐积听用。

取乳酥法：取乳同上。每乳一碗，入秋石半分，搅匀，饭上蒸熟，取出冷定。面上结如腐皮者是酥，挑出晒干。酥下乳晒干，亦可对酒服。又取乳粉法：将乳于瓷盘内晒干为粉，配药或单服皆妙。

取碧玉仙桃法：即初生婴儿口中血球也。收生之际，预以绵裹食指，甘草汤蘸湿，俟儿头出牝户，速于口中取出，如杏核大，红似朱砂者是也。一名混元丹，一名万年粮。若待落地即吞下矣。全在收生婆手快方可取得。以乳膏为粉裹之，沉香盒收贮。盒底内盛朱、汞，浮仙桃汞上，盖密，悬吊井中一夜，以解胎火。次早煎乳，陈黄精酒吞一枚。避风将养，觉燥热用乳解之。此乃父母媾精元始之气，能补人真一之精，消除沉痼宿疾，功效难尽，配方具后。

取交梨火枣法：婴儿脐带内有米大珠十余颗是也，取出入沉香盒内。照前去胎火，配合丸药，功效亚于仙桃，或同首经用之，殊妙。

取后天月月一枝花：此药虽是后天渣滓，然亦精气所结。服之亦可壮阳却疾，择年三七以内美鼎，身无疾苦，经事调匀者。橐龠接下，视中有成粒，如枸杞子样者。急以真土为衣，银器收贮，乳酒送下。或配后混元球霜丸服，或配混元丹服，又妙。每月服二三粒，亦可使人精神无败，久服可以生子。诗曰：月月一花，阴山是我家，有人认得我，还精大补他。

阴炼秋石法：置缸三四口于静处，每缸贮龙虎二水五分，加井水五分，明矾二两，白术二两，松、柏叶各二两。柳棍五根一扎，顺搅千余转，盖定，待澄清，倾去清水，又满加井水，以绢滤去渣，又搅，又澄，又倾，如此十余次，直候水香为止。去水尽，米筛内铺薄纸，倾浑龙虎水于纸上，日干，如粉之白为上，用瓷罐收贮。此药专治咳嗽痰火虚弱症，听后配用。

阳炼秋石法：砌灶二口于露天，安大锅一口，次小锅一口，洗去锈，以前所积二水，每入五勺于大锅，文火煎之，撇去油沫尽，起置小锅中，如此煎完，就于小釜内，文火慢煎，铁铲不住手铲之，勿使生底，候成黑膏子，以小缸一口合之，周围盐泥封固，留一孔，看水气尽，有青气金星飞出，急以泥塞之，湿布盖，缸底以水润之。文火烧至釜底紫色为度。冷定，去封口泥，尽将升上缸的已汞，或红黑白各色，各收取候用。将黑膏另入釜内。煅烟尽通红，冷定，研细，下滚水泡之，或露水、雪水尤妙。筛铺薄纸，滤去黑不用，看淋下水清碧，以瓷盘煎出净石，如略黄色，仍前煎干，淋过直候清同井水，方以瓷盘文火渐煎干，少潮，日干，其色白如雪，即阳炼龙虎石也。或入药服，或代盐入肉蔬中食之。滋补甚大，久久服之，阳精坚固，肌体润泽。

又阳炼法：先用盐泥羊毛固济阳城罐十余个，阴干听用。将二水桑柴煎成黑粉，入罐内，铁盏盖口，铁线扎紧，盐泥固缝。三钉支起百眼炉，从文至武，打火三炷香，盏内频以水激之，香尽退火，冷定，取开，升盏上者另收，听后打黄芽，罐内石，取出研末，滚水淋过，银锅煎干，如此九次，入瓷罐，蜡封口，坠井中三日，出火毒。每日空心白滚汤下三五分。此石乃人身五脏之精，以法炼成，大能生肾中之阴水，壮丹田之元气，实人元之丹药也。书云：九熬九炼大还丹，人得饵之寿延长，正此谓也。

秋石冰片法：将前淋出极清的水不拘多少，入大白瓷罐，盖口紧密，于冬至后极寒天，埋露天地中，冻七日取出，倾水于另器，取水晒干，银器收贮。空心服之，其味甜淡，大能消痰降火，补气生津。

炼伏火黄芽法：以前所冻龙虎石，秋露水淋过，打火九次，形同白玉，方入阳城罐内，明炉武火化成清汁，将前所取已汞点之，以白点白，以红点红，以黑点黑，待汁清取出，成一饼，其色唯定，或红，或白，或黑，或紫。丹书云：其白容易得，一黑最难求，所以外备五色，内滋五脏，乃养生之妙药也。

取秋石水花法：凡瓷盘煎龙虎水时，看煎至六分时候，飞起圆泡，急用银匙挑起，白绵纸晒干，银器收贮。此水花乃先天轻清之药，服之令人肌肤光莹，身体轻健。

炼黄芽法：取小白瓷罐，口如钱大者。以猪毛泥固济，阴干，入前所取已汞五钱或一两，用白碟底打成圆钱，坐口上，铁丝扎紧，盐泥封固，火炙干，三钉支起二指高百眼炉，先文火，次略武，打三炷香，盖上以水激之，香尽取出，其芽升在盖上，金色，一饼取下。此乃龙虎初弦之气，名曰金花，又号黄芽，服之令人五脏生精，元神壮实，功效弥大。

炼白雪法： 照前取黄芽法一样封固打火。黄芽乃初阳之气，易飞易走，宜火小，火小则色变轻黄。白雪乃二阳之气，火宜略大，其色变白，此火候之妙，造化自然，非人力所能为也。火足取出，成饼如白玉之状。此龙虎至英之气，名曰玉英，又号白雪，服之补三田，助五脏，蠲病除痰，补益非小。

晒甜秋石法： 择僻处筑一台，高三尺五寸，上置缸五口，按五行，积龙虎水五满缸，于三伏天晒露，遇雨盖之，晒至半缸，并作三缸，以按三才。仍晒至三中之一，并一缸，以象太极。又晒至二三斗，方入不见水新砖十二块，以合十二时，夜浸日晒，水尽为度。先扫净阴静空房一间，喷水湿地，竹片铺地，侧竖砖于竹片上，上用筐盖，待生白霜，鹅毛扫下，贮银器内，又生又扫，尽而止。此石不经水火，不泄元气，又受日月精华，较之火煅，功效尤大。

取秋石冰法： 腊月极寒天，将雪水淋清龙虎石茶碗，各盛半碗，置露天中，次早水面冰结，以小刀贴碗轻划，挑出，大瓷盘内，日干，此冰花侵晨噙化少许，极能生津化痰，功效甚速。余水以银锅煎干，原是秋石。

制混元球甜石法： 照前晒甜秋石法一样，待干至大半缸，投混元球十数个于内，密盖之，待至来年伏天，取出球来，日中曝晒，伏尽，剖开球内取雪玉英，其味甘美，大能补心血，化痰涎，缸底生结如米者，取出晒干，功力亦与球内者同。球研末，犹可入补药。

取秋石精英法： 择童男十六、童女十四岁，调养，于冬至日积起，九九日止，桑柴火煎成黑膏子，入瓷罐封口，待夏至日取出，晒干研细。以秋天荷叶、五谷上露水拌浸，铺大瓷盘内，晒干勿动，夜露，日收阴室，其药自生出盘边上，其色红黄，其味如水。取下再加露水拌晒，直至不生方止。所取精英，再以秋露拌晒，复使生出，色淡味甜为佳，尽则止，以首经乳汁拌湿，入洁净瓷盘内，日晒夜露，盘上架水晶珠五枚，以吸日月精华，每日加头生男乳、女子首经，一次晒至八月十六日止，收贮听用。名曰水中金。实养生最上一乘之神品也。

取秋露水法： 八月朔起至二十三日止。每日天未明时，以极净布拭五谷荷叶上露水，捏出新缸中，或新坛内，密封，久窖不败。

取雪水法： 取十二月入腊后雪，贮新缸中，或新坛内，密封，可留五六年不败。

三妙丹

乳酥　红铅　秋石

各等分，为丸。空心，每服三分。所谓乳补气，铅补血，石补精，精气充足，何病之有？

三元丹

金铅一鼎　仙桃一枚　乳粉二钱五分

为丸，空心服之，久服可为人仙。

五精丸

阴炼石　阳炼石　乳粉　红铅　仙桃　混元球霜

共为丸，芥子大，真土为衣。空心乳酒下三分。

补真膏

黄精　山药　怀地黄　熟地黄　天冬

麦冬　莲肉　巨胜子　柏子仁　松子仁　何首乌　人参　茯苓　菟丝子　杜仲各一两　肉苁蓉五钱　五味子三钱　黄柏三两，盐酒、童便各制一半　白术四两　当归三两　甘草　陈皮　砂仁　知母　白芍　川芎　鹿茸　小茴　苍术各五钱

以上各制净，入银坛中，封口，露水熬出浓汁，绵滤去渣，丹入银坛封固，慢火熬成膏，听用。

紫虚延龄丹

碧玉仙桃男女各三枚　交梨火枣男女各三十六枚　秋石精英二两四钱　补真膏四两

上择天德，合月德。续世益后福生，黄道吉日，炼蜜和丸，捣三百杵，丸如梧子大。空心面东服九丸，沉香黄精煎酒对乳下。

此药能却寒暑，填精髓，有返老还童之功，发白转黑之验，服之久久，功效自见。一七瘥宿患，三七精神强，七七功难比量。

凡红铅、秋石、仙桃诸品，皆可配滋补药中用，故止录示数方，以为式耳。

辨钟乳石：钟乳石，本草云：甘温无毒。主治咳逆上气，明目益精，安五脏，通百节，利九窍，益气补虚损，疗脚弱疼冷，下焦阳竭强阴，久服延年益寿。好颜色，不老，令人有子。治泄精寒嗽，壮元气，益阳事，通声补五劳七伤，补髓，治消渴引饮。

生生子曰：按钟乳石，本天地冲和之气，融结而成。故服食之，可以壮元阳而疗百病也。柳子厚博洽人也，目击当时服食者之有功，姑载入文集，以广其传。朱丹溪乃谓金石之药不可过服，以讥子厚之多事。斯犹不识钟乳之妙，火非众石比伦。众石体质坚顽，必假火煅炼，始乃可服。

由久经火炼，则石之性，从火而化为燥烈者矣。夫钟乳之为物，服食不必煅炼，入腹便化。即从营卫之气，流行而至各脏。缘以气补气，故无凝滞。以不经火，亦无燥烈，此古圣所以命为钟乳也。盖钟者聚也。云乳者，亦非独谓其形象乳，极言其补养之功用气味象乳也。丹溪不唯不识水炼之法，玩其辞，犹不识钟乳乃冲和之气融结而成，悉以石类慓悍气偏目之，殆亦智者千虑一失也。据《本草》所载，明目益精，安五脏，补虚损，久服延年益寿等语。岂神农、伊尹之神圣，其所慎反不逮丹溪哉，此亦可概见矣。余历验有功，故特表出，以为养生补益之一助云。

炼钟乳石法：取上好洁白，有蝉翼纹钟乳石，打碎入金银罐中，内着水浸高二指，重汤煮五七日夜，干则添水，七日足，再换清水，煮一日则其性皆纯矣。取出研极细末，玉槌着水研之，极其光腻，点于舌上即化，无半毫渣滓之声，可为眼药为度。功夫全在细上，以瓷罐收贮听用。

钟乳丸　治丈夫衰老阳绝，肢冷气乏，减食，腰痛脚痹，久服延年益寿，全神驻颜。

钟乳粉三两　菟丝子水淘净，酒浸三日，焙干　石斛去根，各一两　吴茱萸汤泡七次，五钱

为末，炼蜜和丸，梧桐子大。每服七丸，空心温酒或米汤下。一日二服，服讫忌食参、术及一切臭败之物。初服七日，不可犯房失，庶药有功，七日外听行。

钟乳煎　治同上。

钟乳粉三两

以夹绢袋盛之，牛乳一大碗，煎减三之一。取乳饮之，一日一服，次日用酒将袋淋净，再入牛乳，照前煎服，一袋可煎

三十度，则力尽，再换。其用过者，和面喂乌骨鸡，使其生蛋，食之有益。

五子全鹿丸　补五脏，养精神，填骨髓，壮元阳，健筋骨，多生育，延年益寿，功效非常。

金樱子去核　枸杞子酒洗，去蒂　菟丝子制如前　黄柏去粗皮，各五斤　白茯苓去皮　牛膝去芦　杜仲去粗皮，姜汁炒，各二斤　车前子洗净，一斤　五味子酒洗，一斤半

上俱粗末，用鹿角一双，取血拌药，晒干，其角煎胶，肉与五脏煮极烂，将药末拌匀，捣成饼，焙干，骨用油炙酥，皮煮成胶，将前饼复磨为细末，用鹿角胶及鹿皮胶加酒拌匀，再加炼蜜为丸，梧桐子大。每空心及下午食前，淡盐汤送下七八十丸，寒月酒下。

紫石英散　抱朴子云：紫石英久服成仙。《本草》云：壮神气。此方治虚怯惊悸，饮食不进，成痨者，服之有奇功。

紫石英五两

打成粗米粒。以水一斗，煎取三升，澄清，去渣，将汁作羹粥食之，服尽再煎，五料见功。久服能驻颜住世。

阴证阴毒，下元虚冷，元气将绝，及阳痿不起，诸虚弱者服此可回阳复命。

硫黄一两　青盐二钱

同为细末，用蒸饼为丸，绿豆大。每服五丸或十丸，空心酒下，即以食压之，神效。

驻颜小还丹　诸虚百损，男子妇人久服返老还童，功效殊常，真仙品也。

鹿角霜八两　龟板霜八两　虎胫骨好酒炙，六两　天门冬酒洗，去心　熟地黄各四两　人参去芦，二两　松子仁二两　柏子仁二两　紫河车一具，焙干

鹿角胶、龟板胶各四两，酒化开，同前药为丸，梧桐子大。每空心秋石汤送下五六七十丸。

【按】此方用龟、鹿、虎者，以其多寿也，能壮人之筋骨；用天冬、地黄、人参者，法象三才，以补人之精髓；用紫河车以补人之元神；松柏耐岁寒，皆足以养神气，非泛常草木可比，故有驻颜延年之功。素有火者，加雄猪胆汁五枚，炼熟入之，以寓降火之意。

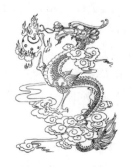

赤水玄珠 第十四卷

郁 证 门

郁脉多沉伏，郁在上则见于寸，郁在中则见于关，郁在下则见于尺，左右皆然。郁脉或促，或结，或涩。滑伯仁云：气血、食积、痰饮，一有留滞于其间，则脉必因之而止涩矣，但当求其有神。所谓神者，胃气也。夫郁者，结滞而不通畅之谓。当升而不得升，当降而不得降，当变化而不得变化，所以为郁。气血冲和，百病不生。一有怫郁，诸病生焉。丹溪云：病之属郁者十常八九，但病有因别脏所乘而为郁者，有不因别脏所乘而本气自郁者，此五郁也。又有气郁、血郁、痰郁、食郁、火郁、湿郁六者，此六郁也。苍术、香附子、川芎，总解诸郁，故制越鞠丸通治之，随证加入诸药。按苍术气味雄壮辛烈，开发水谷之气，乃足阳明太阴之药。香附子下气最速，乃阴血中快气之药。一升一降，足以解散其郁。川芎直达三焦，俾生发之气，上行头目，下行血海，通阴阳气血之使也。况苍术尤能径入诸经，疏泄阳明之湿，故诸郁用之多效。

王汝言云：丹溪治病，不出乎气、血、痰三者，故用药之要有三：气用四君子汤，血用四物汤，痰用二陈汤。久病属郁，故立治郁之方曰越鞠丸。盖气、血、痰三病，多有兼郁者，或误药杂乱而成郁，故用三方。治病时以郁法参之，气病兼郁用四君子加开郁药；血病、痰病亦然。

五脏本气自郁证：心郁者，神气昏昧，心胸微闷，主事健忘，治宜肉桂、黄连、石菖蒲。肝郁者，两胁微膨，嗳气连连有声，治宜青皮、川芎、吴茱萸。脾郁者，中脘微满，生涎，少食，四肢无力，治宜陈皮、半夏、苍术。肺郁者，皮毛燥而不润，欲嗽而无痰，治宜桔梗、麻黄、豆豉。肾郁者，小腹微硬，精髓乏少，或浊或淋，不能久立，治宜肉桂、茯苓、小茴香。又有胆郁者，口苦，身微潮热往来，惕惕然如人将捕之，治宜柴胡、竹茹、干姜。

气郁者，其状胸满胁痛，脉沉而涩，宜二陈汤加苍术、川芎、香附子，或分心气饮、木香分气饮、七气汤之类。血郁者，其状四肢无力，能食，便血，脉沉涩而芤，宜四物汤加桃仁、红花、川芎、牡丹皮、香附子，或越鞠丸。痰郁者，其状动则喘，寸口脉沉而滑，宜二陈汤加南星、海石、枳壳、香附子、瓜蒌仁，或化痰丸。食郁者，其状嗳酸，胸满腹胀，不能食，或呕酸水，恶闻食气，宜二陈汤加苍术、神曲、麦芽、山楂、香附子，或保和丸。火郁者，其状瞀闷，小便赤涩，脉沉而数，骨髓中热，肌痹热，扪之烙手，宜二陈汤加黄连、青黛、贝母、香附子、川芎、苍术、山栀子，或火郁汤。湿郁者，其状周身肿痛，或关节痛，阴雨则发，体重，头重痛，脉沉而细，宜白芷、二术、茯苓、川芎、香附子，或升阳除湿汤。

又有素虚之人，一旦事不如意，头目眩晕，精神短少，筋痿，气急，有似虚证。先当开郁顺气，其病自愈。宜交感丹，不效用归脾汤。

分心气饮

木通　青皮　半夏　陈皮　茯苓　甘草　桂　桑白皮　大腹皮　羌活　紫苏　生姜　灯草　大枣

水煎服。

交感丹

香附子童便浸七日，晒干，醋炒黄，一斤　茯神去皮心，人乳浸，日晒夜露七日夜，四两

上为末，炼蜜丸，弹子大。空心滚汤细嚼一丸。

开郁汤

香附子　苍术　川芎　贝母　神曲　山栀子　陈皮　半夏　茯苓　甘草炙

生姜水煎服。气加木香、枳壳、槟榔、紫苏。血加桃仁、红花、牡丹皮。痰加胆南星。食加山楂、麦芽、砂仁。热加黄连、黄芩、柴胡。湿加羌活，倍苍术。

严用和云：人之气道贵乎顺，顺则百脉流通。

气郁者，胸胁痛，脉沉涩。湿郁者，周身走疼，或关节痛，遇阴寒则发，脉沉细。痰郁者，动则喘咳，寸口脉沉滑。热郁者，瞀闷，小便赤，脉沉数。血郁者，四肢无力，能食，便红，脉沉数。食郁者，嗳酸，腹饱不能食，人迎脉平和，气口脉紧盛。

苍术、抚芎总解诸郁，随症加入诸药。凡郁皆在中焦，以苍术、抚芎开提其气以升之。假如食在气上，提其气则食自降。余仿此。

气郁：香附童便浸　苍术米泔浸　抚芎

湿郁：白芷　苍术　川芎　茯苓

痰郁：海石　香附　南星姜制　瓜蒌

热郁：山栀炒　青黛　香附　苍术　抚芎

血郁：桃仁去皮　红花　青黛　川芎　香附

食郁：苍术　香附　山楂　神曲　针砂醋制

春加川芎，夏加苦参，秋冬加吴茱萸。

越鞠丸又名芎术丸。总解诸郁。

苍术　香附　抚芎　神曲　栀子炒

为末，滴水为丸，绿豆大。

痿　证　门

痿痿谓痿弱，无力以运动。

帝曰：五脏使人痿，何也？岐伯曰：肺主身之皮毛，心主身之血脉，肝主身之筋膜，脾主身之肌肉，肾主身之骨髓，故肺热叶焦，则皮毛虚弱急薄著，则生痿躄也。王注：肺热则肾受热气，故足挛躄不得伸以行也。心气热，则下脉厥而上，上则下脉虚，虚则生脉痿，枢折挈，胫纵而不任地也。肝气热，则胆泄口苦，筋膜干，则筋急而挛，发为筋痿。脾气热，则胃干而渴，肌肉不仁，发为肉痿。肾气热，则腰脊不举，骨枯而髓减，发为骨痿。曰：何以得之？曰：肺者，脏之长也，为心之盖也；有所失亡，所求不得，则发肺鸣，鸣则肺热叶焦。肺藏气，志若不扬则气郁，

气郁不利，故喘息有声，而肺热叶焦也。故曰：五脏因肺热叶焦，发为痿躄，此之谓也。悲哀太甚，则胞络绝，胞络绝则阳气内动，发则心下崩，数溲血也。故《本病》曰：《本病》古经篇名也。大经，大经脉也。以尿血故空虚，脉虚则热内薄，卫气盛，荣气微，故发为肌痹，后渐脉痿。故曰传为脉痿也。大经空虚，发为肌痹，传为脉痿。思想无穷，所愿不得，意淫于外，入房太甚，宗筋弛纵，发为筋痿，及为白淫也。故《下经》曰：筋痿者，生于肝，使内也。《下经》古经名，使内谓劳役筋肉，费竭精气也。有渐于湿，以水为事，若有所留，居处相湿，肌肉濡渍，痹而不仁，发为肉痿。故《下经》曰：肉痿者，得之湿地也。地之湿气，感则害人皮肉筋脉，此则谓害肉也。有所远行劳倦，逢大热而渴，渴则阳气内伐。谓伐腹中之阴气也。内伐则热舍于肾，肾者水脏也，今水不胜火，则骨枯而髓虚，故足不任身，发为骨痿。故《下经》曰：骨痿者，生于大热也。曰：何以别之？曰：肺热者，色白而毛败；心热者，色赤而络脉溢；肝热者，色苍而爪枯；脾热者，色黄而肉濡动；肾热者，色黑而齿槁。曰：如夫子言可矣。论言治痿者，独取阳明何也？曰：阳明，五脏六腑之海，主润宗筋，宗筋主束骨而利机关也。宗筋，谓阴毛中横骨上下脐两旁之竖筋也，上络胞膈，下贯髋尻，又经于背腹，上头项，故云宗筋。主束骨利机关。然腰者，肾之大关节，所司屈伸，故曰机关。冲脉者，经脉之海也。十二经之海。主渗灌溪谷，与阳明合于宗筋，阴阳总宗筋之会，会于气街，而阳明为之长，皆属于带脉，而络于督脉。故阳明虚则宗筋纵，带脉不引，故足痿不用也。曰：治

之奈何？曰：各补其荣而通其输，调其虚实，和其逆顺，筋脉骨肉，各以其时受月，则病已矣。时受月，谓受气时月，如肝王甲乙，心王丙丁之类也。《痿论》。

《素问》帝曰：脾病而四肢不用，何也？岐伯曰：四肢皆禀气于胃，而不得至经，必因于脾，乃得禀也。今脾病不能为胃行其津液，四肢不得禀水谷气，气日以衰，脉道不利，筋骨肌肉皆无气以生，故不用焉。曰：脾与胃以膜相连耳，而能为之行其津液何也？岐伯曰：足太阴者三阴也，其脉贯胃属脾络嗌，故太阴为之行气于三阴。手足三阴之经。阳明者表也，五脏六腑之海也，亦为之行气于三阳。手足三阳之经也。脏腑各因其经，而受气于阳明，故为胃行其津液。四肢不得禀水谷气，日以益衰，阴道不利，筋骨肌肉无气以生，故不用焉。《太阴阳明篇》。刘河间曰：四肢不举，俗曰瘫缓，故经所谓脾太过则令人四肢不举。又曰：土太过则敦阜。阜，高也。敦，厚也。既厚而又高，则令除去，此真所谓膏粱之疾。其治则泻，令气弱阳衰土平而愈，或三化汤、调胃承气汤，选而用之。若脾虚则不用也。经所谓土不及则脾陷卑下也。陷，坑也。故脾病四肢不举。四肢皆禀气于胃，而不能至经，必因于脾，乃能受禀，今脾病不能与胃行其津液，四肢不得禀水谷气，气日以衰，脉道不利，筋骨肌肉皆无气以生，故不用焉。其治可十全散加减四物，去邪留正。

脾实病痿，经云：脾病者，肉痿足不收。又云：脾脉太过则令人四肢不举。又云：其犯雨湿之地，则为痿者是也。夫所谓实，谓太过者，皆指脾之湿邪而言也。

今采补通荣输穴法于下：

肺热叶焦，则肺喘鸣，生痿躄，色白

而毛败者。补其荥鱼际，通其输太渊。至秋病已。

心热生脉痿，数溲血，枢不相提挈，胫纵不能任用于地，色赤而络脉溢者。补其荥劳宫，通其输大陵。至夏病已。

肝热生筋痿，下白淫，口苦，筋急挛，色苍而爪枯者。补其荥行间，通其输太冲。至春病已。

肾热生骨痿，足不任身，腰脊不举，骨枯髓减，色黑而齿槁者。补其荥然谷，通其输太溪。至冬病已。

脾热生肉痿，干渴，肌肉不仁，色黄而蠕动者。补其荥大都，通其输太白。至长夏病已。

又痿躄足不收，取之少阳、阳明之别。经云：足少阳之别，名曰光明，去踝五寸，别走厥阴。虚则痿躄，坐不能起，取之所别也。又云：淫泺胻痿不能久立，治少阳之维，在外踝上五寸。又云：足阳明之别，名曰丰隆，去踝八寸，别走太阴，其病虚则足不收，胫枯，取之所别者是也。

骨痿懈惰，取足少阴髓海。经云：少气，身漯漯也，言吸吸也，骨酸懈惰不能动，补足少阴。又云：脑为髓之海，其俞上在于其盖，下在风腑。髓海不足，则脑转耳鸣，胫酸，懈怠安卧。审其俞而调其虚实者是也。百节弛纵，取脾手太阳之络。经云：脾之大络，名曰大包，出渊腋，下腋三寸，布胸胁，虚则百节尽皆纵，此脉若罗络之血者，取之脾之大络也。又云：手太阳之别，名曰支正，上腕五寸，实则节弛肘废，取之所别者是也。

《甲乙经》曰：痿不相知，太白主之。一云耳重，骨痿不相知。足下缓失履，冲阳主之。足缓不收，痿不能行，不能言，手足痿躄不能行，地仓主之。

肾脉微滑为骨痿，坐不能起，起则目无所见。

陈无择曰：人身有皮毛、血脉、筋膜、肌肉、骨髓以成其形，内则有肝、心、脾、肺、肾以主之。若随情妄用，喜怒、劳役，致内藏精血虚耗，使皮血筋骨肉痿弱，无力以运动，故致痿躄，状与柔风脚气相类。柔风、脚气皆外因，痿则内脏不足所致也。

论治痿独取阳明之旨

生生子曰：《内经》治痿独取阳明之法，乃治痿之大概也。原其病皆自肺中来，在于方萌之时，故独治阳明，使宗筋润，能束骨而利机关之意，是澄其源而流自清之谓也。设五痿之疾既痼，而阳明虚，宗筋纵，带脉不引，足痿不用之时，而独治阳明，斯亦晚矣。当即其五痿之所主者而参治之，庶得以尽其用也。按《内经》阳明虚，带脉不引之后。帝曰：治之奈何？岐伯曰：各补其荥而通其输，调其虚实，和其逆顺，筋脉骨肉各以其时受月，则病已矣。此虽兼针刺而言，实治痿之纲领也。

林氏曰：考之《内经》皮、肉、肌、骨、脉，五痿分属五脏，如无择所云者，似又当分治之可也。治阳明之法，只可治脾肺。若夫肝之筋痿，心之脉痿，肾之骨痿，其受病又自不同，岂可只取阳明而治之乎？故治筋痿宜养其肝，脉痿宜益其心，骨痿宜滋其肾，不可执一而论也。经亦曰：各补其荥而通其输，调其虚实，云云。此可以见治法之不专于阳明也。

东垣清燥汤 治湿热成痿，以燥金受湿热之邪，是绝寒水生化之源，源绝则肾涸，痿厥之病大作，腰以下痿软，瘫痪不能运动方在暑门注夏类。

健步丸 治膝中无力，屈伸不得，腰背腿脚沉重，行步艰难。

羌活　柴胡　滑石　甘草炙　防风
瓜蒌根酒洗，各五分　泽泻　酒防己　川乌
酒苦参各一钱　肉桂五分

上为末，酒糊丸，桐子大。每服七十丸，空心煎愈风汤送下。愈风汤方在中风门。

《三因》**加味四斤丸**　治肝肾虚弱，热淫于内，致筋骨痿弱不能胜持。

苁蓉酒浸　鹿茸燎去毛，切，酥炙　五味子酒洗　菟丝子酒煮透，炒，另研　熟地黄　牛膝　木瓜　天麻各一两

上为末，炼蜜丸，桐子大。温酒或米饮下五十丸。刘宗厚曰：按此热淫于内而用温补，何也？然阴血衰弱，血不养筋，筋缓不能自持，阳燥热淫于内，故用此养阳滋阴，阴实则水升火降矣。

藿香养胃汤　胃虚不食，四肢痿弱，行立不能，皆由阳明虚，宗筋失养之故也。

藿香　人参　茯苓各一钱　白术二钱半夏曲　苡仁　山药各八分　荜澄茄　砂仁　神曲　陈皮各六分　甘草炙，四分

姜三片，枣二枚，水煎服。

大防风汤　气血两虚，风湿相挟，麻痹痿弱，或久病痢后，脚弱缓痛，不能行履，或两脚肿痛。足胫枯腊，名鹤膝风症，其效如神。

川归　熟地　白芍　杜仲姜汁炒　黄芪　白术各一钱　人参　防风　川芎　牛膝各七分　羌活　附子　甘草炙，各四分

姜三片，枣二枚，水煎服。

鹿角胶丸　治血气虚弱，两足痿软，久卧床褥，神效。常服补肾益精壮筋骨。

鹿角胶一斤　鹿角霜　熟地黄各半斤当归四两　牛膝　菟丝子　人参　茯苓白术　杜仲制，各二两　龟板酥炙　虎胫骨

酥炙，各一两半

上为末，将鹿角胶用无灰酒熔化，为丸，桐子大。每服百丸，空心，淡盐汤送下。

丹溪云：有湿热，有痰，有血虚，有气弱，亦有死血者，有食积妨碍不降者。上文论痿起于肺热，实痿之本，论治法之大要也。而此云然者，盖以其发而为病，所因所挟或有不同，而主治亦各当著其所重也。

东垣取黄柏、苍术为下部要药。丹溪即此意以治痿蹶痛风，取效甚多。

湿热：东垣健步丸加燥湿降火之剂，黄柏、黄芩、苍术。

湿痰：二陈汤加苍白术、黄芩、黄柏之类，入竹沥、姜汁。

血虚：四物加苍术、黄柏，下补阴丸。

气虚：四君子汤加苍术、黄芩、黄柏。

以上方法，虽所主有不同，而降火清金，所谓治法之大要，而无不同也。

虎潜丸、补肾丸，皆治骨痿之剂也。肉痿当以清燥汤治之。

五加皮酒　治筋痿拘挛疼痛，不便屈伸。

五加皮半斤　苍耳子六两　枸杞子　苡仁各四两　生地黄二两　木香五钱

以好酒一大埕，将药囊盛悬埕中，浸七日，取出焙干，为末，炼蜜丸，桐子大。空心，酒吞八九十丸。其酒听饮，但常使酒气频相接为妙。

大生脉汤　治心热脉痿，胫纵不任地。

人参　麦冬　五味子　天冬　黄柏川归　牛膝　红花　枸杞子　生地

水煎服。有汗加黄芪。

王启玄传玄珠耘苗丹三方序曰：张长沙戒人妄服燥烈之药，谓药势偏，有所助

胜克流变，则真病生焉。犹悯苗不长而揠之者也。若禀血不强，合服此而不服，是不耘苗者也，故名耘苗丹。此丹养五脏，补不足，秘固真元，均调二气，和畅荣卫，保神守中。

五味子半斤　巴戟去心　远志去心　枸杞子　山药　茯苓　肉苁蓉酒浸　百部酒浸一宿，焙　杜仲炒　蛇床子　柏子仁　菟丝子酒浸，另研　防风各二两

上为末，蜜丸，桐子大。食前，温酒盐汤任下三十丸。春干枣汤下。夏加五味子四两，秋加枸杞子六两，四季月加肉苁蓉六两。

卫生汤　补虚劳，强五脏，除烦热，养真元，退邪热，顺血脉。

黄芪八两　当归　白芍各四两　甘草炙，一两

年老加酒半盏，同水煎。

何首乌酒　治骨软风腰膝痛，行履不得，遍身瘙痒。

何首乌，大而有花者，同牛膝各一斤，以好酒一升，浸七宿，焙干，于木臼捣末，蜜丸。每日空心、食前酒下三五十丸。

萧炳丹参酒方　治风软脚弱，可逐奔马，故曰奔马草，极效。

丹参不拘多少，酒浸服下。

《本事》治筋骨诸疾，手足不遂，行动不得，遍身风疮，**左经丸**。

草乌白大者，去皮脐　木鳖去壳　白胶香　五灵脂各三两半　斑蝥五枚，去头足翅，醋炒

上为末，用黑豆去皮，生为末，一升，醋糊，同前药共和匀，为丸，鸡豆子大。每服一丸，温酒磨下。治筋骨疾，但未曾经针伤损者，三五服立效。此药曾医一人，软风不能行，不十日见功。专治心、肾、

肝三经，通小便，除淋沥，通营卫，活经络。此方因净圣寺僧得之，大有奇功。所治乃湿痰污血为病。

又方　治丈夫酒色过度，下焦虚惫，足膝软乏，小便滑数，外肾湿痒。

五味子五两　菟丝子酒浸透，研炒　山药　石莲肉　茴香各二两　白茯苓一两

上糊丸，梧子大。每五十丸，温酒或盐汤下，空心服。如脚气及膝无力者，木瓜酒空心下六十丸，下午再服，妙。

龙虎丹　治痿。

锁阳七钱半　败龟板　虎骨　黄柏俱酒炙　干姜一钱半　金箔十片　神曲

如懒言语加山药七钱。

上糯米粉糊为丸，空心白汤吞下。

丹溪补益丸　治痿。

白术二两　龟板　锁阳各酒炙　生地　归身　牛膝　白芍俱酒浸，各一两　陈皮　干姜各七钱半　黄柏炒　虎骨酒炙　茯苓各五钱　五味子二钱　甘草炙，一钱　菟丝子酒蒸，研如糊，入余药末，晒干

上以新鲜紫河车为丸，如无紫河车用猪骨髓为丸亦可。

神龟滋阴丸　治足痿。

龟板酒炙　黄柏　知母各酒炒，二两　枸杞子　五味子　锁阳各一两　干姜半两

炼蜜丸，梧子大。空心盐汤下七十丸。与龙虎丹相兼服，妙。

丹溪治痢后脚弱渐细。

苍术一两　白芍　龟板酒炙，二两半　黄柏五钱，酒炒

上粥丸，以四物汤加陈皮、甘草，煎汤吞。

刘河间**十全散**者，盖治气血俱虚而四肢不用也；治男子、妇人诸虚不足，五劳七伤，不进饮食，久病虚损，时发潮热，

气攻骨脊，拘急疼痛，夜梦遗精，面色萎黄，脚膝无力，喘嗽，中满，脾肾气弱，五心烦闷并治。

人参　黄芪　白术　茯苓　甘草　肉桂　当归　川芎　熟地　白芍药各等分

上为粗末，每服二大钱，生姜三片，枣二枚，水一盏，煎七分，不拘时温服。桂、芍药、甘草，小建中汤也；加黄芪，即黄芪建中汤也；人参、白术、茯苓、甘草，四君子汤也；当归、川芎、地黄、芍药，四物汤也。以其气血俱衰，阴阳并弱，法天地之成数，故名曰十全散。

壮元丸　治下元阳气大虚，及脾有寒湿，足膝痿弱，大便不实，湿动生痰，面色黄白，恶风，懒语，一切倦弱及阴痿不起，饮食不思，虚弱等症。此方得遂州仙茅或汉中仙茅为君，妙不可言，屡验。昔在吴下，治行人公孙治质庵老先生，患痿不出户者三年，用此收功。仕至江右宪副。

山茱萸肉　杜仲盐水炒，各四两　破故纸盐水炒　龟板酒炙，各三两　鹿茸酒炙　菟丝子酒浸透，研炒　远志去芦，甘草煮　头二蚕沙炒　人参各二两　茯苓一两半　大附子童便煮，面煨，七钱

俱制净药，以干山药粉四两，打糊为丸，梧桐子大。空心淡盐汤或酒送下五六十丸，下午再服。

上方服后须痛断房室，以培其根。勿恃此药壮阳，而助其春兴，自取其愆也。叮之，戒之。

金刚丸　治肾损骨痿，不能起床，益精补肾。

草薢　杜仲炒　苁蓉酒浸　菟丝子酒浸，等分

上末，酒煮猪腰子为丸，桐子大。每服五七十丸，空心酒下。

脚 气 门

脚 气

《内经》曰：诸湿肿满，皆属脾土。又曰：伤于湿者，下先受之。盖脾主四肢，足居于下，而多受其湿，湿郁成热，湿热相搏，其痛作矣。古无脚气之说，《内经》名厥，两汉间名缓风，宋齐之后，谓之脚气。有从外感而得者，有从内伤而致者，其为湿热之患则一而已。北方高燥，多饮醲酪肉食，及醇酒湿热之物，下流足腔所致。南方卑下，湿气迷满山泽，血气虚弱之人，或遇房失及负重远行，冲冒雨雪，寒湿虚而袭，遂成此症。大抵风、寒、暑、湿之气，中于诸阳，病在外，其诊多在足外踝及足背，宜散之而愈。中于诸阴，病在里，其诊多在足内踝及臁内，宜温利之。外症自汗走注为风胜；无汗疼痛挛急为寒胜；肿满重着为湿胜；烦渴热烦为暑胜。如四气兼有，但推其多者为胜。寒则温之，热则寒之。在表则散，在里则下。若大虚气乏，间作补汤，随病冷热而用之，不可拘执不得服补药之说。

大抵麻者为风，痛者为寒，肿者为湿。

《痹论》云：寒胜则虫，热胜则纵。虫者，皮肤中如虫行之状。

严氏曰：脚气南北所感，虽有内外之殊，然皆由肾虚而生。妇人病此者，亦由血海虚而得之。

《发明》曰：南方自外而入者，止于下胫肿痛。北方自内而致者，乃或至于手节也。治法初用解散，次必推荡大便，以导其邪气。

又曰：脚气湿热胜者，成水泡疮，或

成赤肿丹毒，或如疝气，攻上引下。

脉法：浮为风，紧为寒，缓细为湿，洪数为热。又沉而弦者亦为风，沉而紧者为寒，沉细为湿，沉数为热。

又曰：脉弦者风，濡弱者湿，洪数者热，迟者寒，微者虚，牢坚者实。结则因气，散则因忧，紧则因怒，细则因悲。入心则谬妄呕吐，食不入，睡不安。左寸脉乍大乍小，乍有乍无者，死。

入肾则腰脚肿，小便不通，呻吟，目与额皆黑，气冲胸而喘。左尺脉绝者死。

《千金翼》云：《外台》《总录》所录皆谓南方卑湿露雾之地，其民腠理疏，阳气不能外固，因而履之，则清湿袭虚，病起于下。此因血虚气弱，受清湿之邪，气与血并行于肤腠，邪气盛，正气少，故血气涩，涩则痹，虚则弱，故令痹弱也。后人名曰脚气。《针经》云：有道以来，有道以去，治之多以灸焫为佳，以导引湿气外出，及饮醪醴，以通经散邪。所制之方，寒药少，热药多，用麻黄、川乌、姜附之属。《内经》云：湿淫于外，以苦发之，麻黄苦温发之者也。川乌辛热，走而不能守，通行经络；姜附辛甘大热，助阳退阴，亦能散清湿之邪。又察足之三阴三阳是何经络所起，以引用药为主治，复审六气中何气当之，择其佐使。孙真人云：医者意也。随时增损，初无定方，真知言哉。

东垣曰：《异法方宜论》云，北方者，其地高陵居，风寒冷冽，其俗饮醴酪而肉食。凡饮醴酪，以饮多饮速者为能。经云：因而大饮则气逆。又云：食入于阴，长气于阳，今乃反行阳道，是为逆也。夫乳酪醇酒，湿热之属，加以奉养太过，亦滋其湿。水性润下，气不能响，故下痓于足胫，积久而作肿痛，此饮食下流之所致也。

《通评虚实论》云：谷入多而气少，湿居下也，况醴酪醇酒之湿热甚于谷者也。《至真要大论》云：太阴之胜，火气内郁，流散于外，足胫胕肿，饮发于中，胕肿于下，此之谓也。若饮自倍，脾胃乃伤，胃气不能施化，脾气不能四布，故下流乘其肝肾之位，痓于足胫，加之房事不节，邪气乘虚，遂成痼疾。孙真人云：古人少有此疾，自永嘉南渡，衣缨士人多有之，亦此意也。

《活人》云：脚气属冷者，小续命汤，煎成入生姜自然汁服之，最快。

丹溪曰：脚气须用升提药，随气血用。

当归拈痛汤　治湿热为病，肢节烦痛，肩背沉重，胸膈不利，遍身疼痛，流注手足，痛不可忍。

羌活　甘草炙　黄芩酒炒茵陈酒炒，各五钱　当归身　苦参酒洗　人参　升麻葛根　苍术各二钱　猪苓　泽泻　知母　防风各三钱　白术一钱半

每用一两，水煎，不拘时服。

罗太无治中书粘，年四旬，体魁梧，丙辰春，从征扬州，脚气忽作，遍身肢体微肿，其痛手不可近，足胫尤甚，履不任穿，跣以骑马，空两镫而以竹器盛之。以困急来告。予思《内经》有云：饮发于中，胕肿于下。又云：诸痛为实，血实者宜决之，以三棱针数刺其肿上，血突出，高二尺余，渐渐如线，流于地约半升许，其色黑紫，顷时肿消痛减。以当归拈痛汤一两半服之，其夜得睡，明日再服而愈。

苍术丸　治干湿脚气，筋脉拘挛疼痛不能行。

苍术米泔浸，炒，四两　乳香　没药各二两，另研　青盐　牛膝各五钱　熟艾四钱川乌三钱　全蝎炒，二钱

上为细末，共研药和匀，以木瓜一个大者，切一头留作盖，去穰，入上件药于内，盖定，安木瓜于黑豆中，蒸令极烂，取出去皮，连药研成膏，却入生苍末拌匀，丸如桐子大。每服五十丸，空心，木瓜汤下。以温盐酒亦可，日三服，忌血与蒜。

丹溪脚气肿痛方

黄柏酒炒　苍术盐炒　川芎　生地　白术　甘草梢　黄连　犀角　防风　木通　槟榔

热加黄芩，痰加竹沥、姜汁，时令热加石膏，大便秘加桃仁，小便涩加牛膝。

食积流注者

苍术　黄柏　防己　南星　白芷　犀角　槟榔　川芎

血虚加牛膝、龟板；如寻常肿者，专主湿热，肥人加痰药。

一如人足肿。

黄柏　苍术　生地　川芎　牛膝酒洗　龙胆草　南星

脚弱筋痛

牛膝二两　白芍药一两半　黄柏炒　知母炒　龟板酒炙，各一两　甘草炙，五钱

酒糊为丸。

便尿阻涩，心下痞满者，宜微下之。

东垣曰：杨太受云脚气之疾，自古皆用疏下，为疾壅故也。然不可太过，恐伤脾胃。使营运之气不能上行，反下注为脚气。又不可不及，则壅不能消散。今立三方于后，详而用之。

羌活导滞汤

脚气初发，一身尽痛，或肢节肿痛，便尿阻隔，先以此导之，后用当归拈痛汤。

大黄酒煨，一两　羌活　独活各五钱　川归　防己各三钱　枳实麸炒，二钱

每服七钱，水煎服，服微利则已，量虚实加减。

开结导饮丸

饮食不消，心下痞闷。

陈皮　白术　茯苓　泽泻　麦蘖　酒曲　半夏各一两　枳实　青皮　干姜各五钱

如有积块者，加巴豆霜一钱。

上为末，蒸饼糊丸，梧子大。每服五十丸，温汤下。

又方

治湿热并诸湿邪，腿膝重痛，足胫浮肿。

甘遂　威灵仙　葶苈　槟榔　赤芍　泽泻　乳香各二两　没药一两　牵牛　大戟炒，三两　陈皮四两

上为末，面糊为丸，梧子大。每服五十丸，加至七十丸，食前温水送下。得更衣，止后服。忌酒二日，又忌面及甘草三两日，食温淡粥以补胃气。

乙巳春，廉平章年三十八，身体充肥，脚气始发，头面浑身肢节微肿，皆赤色，足胫肿痛不可忍，不敢扶策，手着皮肤，其痛转甚，起而复卧，卧而复起，昼夜苦楚，难以名状。求予治之。平章以北土高寒，故多饮酒，积久伤脾，不能运化饮食，下流之所致。投以当归拈痛汤一两二钱，其痛减半，再服肿痛悉除。只右手指末微赤肿，以三棱针刺于爪甲端，多出黑血，赤肿全去。不数日，因食湿面，肢体觉疼，再以**大黄枳实汤**治之。

大黄酒煨，三钱　羌活一钱半　当归一钱　枳实五分

夫脚气之疾，皆水湿之为也。面滋其湿，血壅而不行，则肢节烦疼。《内经》曰：风能胜湿。羌活辛温，透关节去湿，故以为君主，血留而不行，则当归之辛温散壅止痛；枳实之苦寒，治痞消食以为臣；大黄苦寒，以导面之湿热，并治诸老血留结，取其峻驶以为使也。

上只作一服，水一盏半，煎八分，空心食前服，利下两行，痛止。

控涎丹方见痰饮门。治脚气，加胭脂一钱，槟榔、木瓜各一两，卷柏五钱。先以盐水煮半日，次日白水煮半日，同前药为丸。每服三十丸，加至四五十丸，取下恶物，立效。

《衍义》云：有人嗜酒，日须五七十杯，后患脚气甚危，或教以巴戟半两，糯米同炒，去米不用，大黄一两，剉炒，同为末，炼蜜为丸，梧子大。温水下五七十丸，仍戒酒，遂愈。

《本事方》治风气积滞成脚气。常觉微肿，发则或痛，**茵芋丸**。

茵芋炒　苡仁各五钱　郁李仁一两　牵牛生，三两，取头末两半

上为末，炼蜜丸，梧子大。每服三十丸，姜枣汤下，未利再加十丸，日三服，以快利为度，白粥补之。

《三因》**千金丹**　治脚气上攻，心肾相击，足心隐痛，小腹不仁，烦渴，小便秘或利，关节挛，皮疼痛，神效。

肉苁蓉　石斛各酒浸　狗脊去毛　萆薢　茯苓　牛膝酒洗　地仙子　远志去心，炒，各一两　杜仲去皮，炒　熟地各三两

上炼蜜丸，如梧子大。每服五十丸，温酒盐汤任下。

《本事》疗丈夫腰脚痹缓急，行履不稳者。以萆薢二十四分，合杜仲八分为末，每日温酒和服三钱匕，增至五钱，忌牛肉。

《活人》**苡仁酒**　治脚痹。

苡仁　牛膝各二两　海桐皮　五加皮　独活　防风　杜仲各一两　熟地一两半　白术五钱

上为粗末，入绢袋内，用好酒五升浸，春秋冬二七日，夏月七日。分作数服，逐帖浸酒，空心，每服一盏或半盏，日三四服，常令酒气醺醺不绝。久服觉皮肤下如数百条虫行，即是风湿气散。

丹溪治一妇人，血少多气，大便后脚痛而麻。

当归二钱半　芍药　白术各二钱　陈皮　青皮各一钱　地黄一钱半　川芎五分　甘草二分　桃仁十八枚

上分二帖，水煎服。

韩彦正暴得疾，手足不举，诸医皆以为风，针手足亦不知痛。召孙尚证之，尚曰：此脚气耳。用槟榔末三钱，生姜三片，干紫苏七叶，陈皮三钱。水煎服，数帖而安。

槟榔散　治脚肿。

陈皮　苍术炒，等分

水一大碗，酒半盏，同煎，去渣，调槟榔末二钱。

《圣惠方》治脚气及风寒湿，四肢挛急，脚疼不可践地。

紫苏六两，捣碎，水三升，研取汁，以苏子汁煮粳米粥二合，和葱豉椒姜，食之即止。

《济世方》治一切脚气神奇。

穿山甲前两足者，烧存性，研细，入麝少许，多少随人斟酌。要服此药，须去他事，在晚不可进饮食，候至夜深腹空时调服，坐卧随意。及鸡鸣又一服，痛立止。过一二日便能步履如常，极妙如神。

《千金方》治脚气十二风痹，不能行。**松叶酒**。

松叶六十斤，剉细，以水四石，煮取四斗九升，以酿米五斗，如常法。另煮松叶汁以渍米，并馈饭酿，封头七日后，澄饮之，取醉，得此酒力者甚众。

《济世方》诸般脚气，一服除根。

防风　羌活　蝉蜕各三分　薄荷五分　紫苏四分

上为末，每服五钱，以无灰酒半碗，热服讫，服至一时久，即煎后药，汤倾桶内，披厚衣于桶上坐，勿令走气，将脚腿熏之，当自下而上汗出，直至顶门，其出如水，尽为度。

熏洗用：紫苏半斤　忍冬花四两　木馒头七个　苏木二两

上为粗末，以水一盏，煎数沸，桶盛，分三度添用，只一次洗完，永除根。

东垣曰：《活人》云，凡脚气服补药及用汤渫洗，皆医之大禁也。为南方外感湿气，乘虚袭人，为肿痛而言，非为北方内受湿气，注下肿痛而言也。盖湿气不能外达，宜淋渫开导，泄越其邪，名曰**导气除湿汤**。

威灵仙　防风　荆芥穗　当归　地骨皮　升麻　白芍　蒴藋叶各等分

水二斗，煮取一斗五升，乘热淋洗。

五味败毒散　治三阳经脚气流注，脚踝上热肿，寒热如疟，自汗或无汗。

羌活　独活　前胡　柴胡　枳壳　桔梗　甘草　人参　茯苓　川芎　大黄　苍术等分

每服四钱，姜三片，薄荷头一个，水盏半，煎一盏，热服。皮肌瘙痒加蝉蜕。

八味丸　治少阴肾经脚气，腰脊疼，小指之下连足心，循内踝入跟中，腨内腘中内廉皆疼，上冲胸咽，呕吐，自汗，小腹不仁，善恐。此症最急，以肾乘心，水克火。死不旋踵。方在虚怯门。

紫苏散　治风毒脚气，腹内痰恶，脚重虚肿。

紫苏　木通　桑白皮　茴香各一两　枳壳二两　羌活　独活　荆芥穗　木瓜　青皮　甘草各半两　大腹子十个

每服三钱，姜三片，葱白一茎，水煎服。

桑白皮散　治脚气盛发浮肿，小便赤涩，腹满气急。

桑白皮　郁李仁各一两　赤茯苓二两　木香　防己　大腹子各半两　紫苏子　木通　槟榔　青皮各七钱半

每服三钱，姜水煎。

薏苡散　治脚气弱痹肿满，心下急，大便涩。

薏苡仁　防风　川芎　防己　猪苓　郁李仁　火麻仁　槟榔　羚羊角屑各一两　枳实七钱　甘草五钱　桑白皮二两

为末，每服三钱，熟水调下。

紫苏子汤　通治脚气，中满喘急，呕吐，自汗。

紫苏子炒　前胡　半夏　厚朴　甘草炙　川归　黄芩各二两　桂心　桔梗各三两　虚甚者加炮附子一两。

每服六钱，姜七片，枣二枚，水煎，食后服。

茱萸丸　治脚气入腹，胀，不仁，喘闷欲死。

吴茱萸洗　木瓜去穰，切片，干

上酒糊为丸，梧子大。每服五十丸至百丸，酒或米汤下。或以木瓜蒸烂研膏为丸，尤妙。

卷柏散　治远年脚气难治，此方特效。体虚人减半服。

卷柏随用，先以盐水煮半日，次用冷水煮半日，火上焙干，取东向者佳　黑牵牛取头末　槟榔　甘遂

上各为末，不得相杂，每服各一钱，唯槟榔末二钱，五更初浓煎，葱白汤下，至巳时取下恶物如鱼冻，随吃淡粥，病安。

更宜服后药：

大腹子三两　木瓜二两半　苏子炒　槟榔　荆芥穗　乌药　陈皮　苏叶各一两　萝卜子炒，五钱　沉香三钱　桑白皮炒　枳壳麸炒，各两半

每服三钱，姜五片，煎服。

槟榔汤　治脚气，顺气防壅。

槟榔　香附子　陈皮　苏叶　木瓜　五加皮　粉草各一两

每服四钱，姜五片，煎服。妇人脚气多由血虚，加川归半两；室女多因血实，加赤芍药一两半；大便秘结，虚弱者加枳实，盛者加大黄。

一方　治脚气冲心，大便秘，宜服三黄散加土乌药，春夏常服妙。

木瓜茱萸汤　治脚气入腹，困闷欲死，腹胀喘急。

木瓜　槟榔各二两　吴茱萸汤洗七次，炒，一两

每服四钱，水煎，食前服。大木瓜二枚，吴茱萸五两，二味并用水四碗，煎一碗，分二服。如人行十里久，再进一服，或汗或吐或泻，即瘥，不拘时服。

三将军丸　治脚气入腹冲心，大便不通。

吴茱萸　木瓜　大黄各等分

大黄或随其病加减。

上米糊丸，如绿豆大。每五十丸，粳米、枳壳汤下。未应，加丸数再服，以通为度。

杉木节汤　治脚气冲心，或心胁有块，毒胜痰逆，痞满喘急，汗流搐搦，昏闷，上视，咬齿，甚至垂绝不知人。

杉木节一大升　橘叶一升，无叶用皮亦可　大腹子七个，连皮剉碎

上以童小便三升，煎一升半，分二服。

若一服得快利，停后服。

木通散　治脚气服热药太过，小便不通，脐下胀。

川归　栀子　赤芍　赤茯苓　甘草各一两

每服三钱，水煎。

苍术散　治一切脚气。

苍术米泔浸一日夜，盐炒过　黄柏去皮，酒浸一日夜，炙焦

每服四钱，水盅半，煎一盅，日进三四服。

乌药酒　治一切脚气发动。

土乌药用粗皮，揩净，以瓦片刮下屑，收于瓷器内。以好酒一升，浸一宿，次日空心，去药，只将瓷器内所浸药酒，热汤上坐，温入生麝香少许尤妙，一服即安。无麝香则多服，服后溏泄病去。

升麻散　治脚气。

升麻　独活　苍术　牡丹皮等分

上每服半两，酒煎，空心服。如痛甚者，加麝香。

治六经脚气发起赤肿者

五苓散一帖，内用桂枝　苏木比上药多些　生姜捣一块

水二盅，煎一盅，空心，连进三服。至午时即不痛矣。

治久患脚气下体虚冷者

五积散一帖，水二盅半，煎一盅。搅下末药同服　龙骨　虎骨　乳香　没药　五灵脂各一钱，为末

上空心连进三服，见下肢节渐暖即愈。

轻脚丸　逐风去湿，消肿行血止痛。

地肤子　桃仁各一两，麸炒　白术　赤茯苓　赤芍药　紫苏叶　葫芦巴　猪苓　泽泻　槟榔　枳实　茴香各半两

上炼蜜丸，梧子大。每三五十丸，空

心紫苏汤下，渐加至百丸，神效。

涂法：猪牙皂角不蛀者　大皂角不蛀者
南木香各等分

上为末，醋浓调，先于肿上不肿处，用药围涂之，阔三四寸，若围然，截断毒气，不使冲上。次涂下面肿，只留脚尖不涂，仍剪脚甲出毒气，时时用醋润之。

凡用小续命汤、活络汤，须两料，候通身得汗，如续命汤香，疾乃去体。

活络汤　治寒湿脚气及一切疼痛诸疾。

白术　杜仲各六钱　牛膝　附子炮，各五钱　甘草　人参　官桂各二钱半　川姜炮，七钱半　川归一两二钱

每五钱，水煎，病在上食后，病在下食前服。

椒囊法：川椒二三斤，实于疏布囊中，置火踏上，跣足踏椒囊，久久痊愈。

一方加切片槟榔并熟艾各三分之一，尤妙。

治脚气止痛。草乌为末，同酒糟捣烂贴。姜汁调草乌贴亦可。姜汁调赤小豆、南星末，涂时吃熟萝卜令饱以下气。

治脚气止痛。用牛皮胶一块，剉碎，同麦麸炒成珠，研细末，每用酒调下一钱，其痛立止。如大便秘结者，服搜风顺气丸亦可。

脚气冲心为厥逆

丹溪云：脚气冲心，宜四物汤加炒柏，再宜涌泉穴用附子末，津唾调敷，上以艾灸，泄引其热下行。

脚气冲心，用白槟榔一个，如鸡心大者，为末，用童便、生姜汁、温酒共半盏，调作一服。《广利方》不用姜汁、酒，但用童便五合调服。再服治冲心闷乱不知人。

三脘散　治脚气冲心，腹气饱闷，大便秘涩者最良。

独活　白术　木瓜焙干　大腹皮炙黄　紫苏各一两　沉香　木香　川芎　槟榔面裹煨熟，各七钱半　甘草炙，半两　橘红三分

每二钱，水煎，分三服，取便利为效。

大腹子散　治风毒脚气，肢节烦疼，心神壅闷。

大腹皮　桑白皮　赤芍药　木通　紫苏　羌活　独活　木瓜　荆芥　青皮各一两

每服四钱，姜五片，葱白七寸，水煎，空心温服。

韦宙方疗脚气浮肿，心腹满，大小便不通，气急喘息者。以郁李仁十二分，捣碎，水研取汁，薏苡仁捣碎如粟米，取三合，以米作粥，空腹食之佳。

凡脚气之病，始起甚微，多不令人识也。食饮嬉戏，气力如故，唯卒起脚屈弱不能动，此为异耳。凡脚气之候，见食呕吐，憎闻食气，或有腹痛下利，或大小便闭涩不通，或胸中冲悸，不欲见光明，或精神昏愦，或喜迷忘，语言错乱，或壮热头痛，或身体极冷痛烦，或觉转筋，或肿或不肿，或背腿顽痹，或时缓纵不随，或复百节挛急，或小腹不仁，此皆脚气状貌也。脚气有肿者，有不肿者。其小腹顽痹不仁者多不肿。小腹顽后，不过三五日，即令人呕吐者，名脚气入心，如此者，死在旦夕。其人黑瘦者易治，肥大肉厚赤白者难愈。黑人耐风湿，赤白人不耐风湿，瘦人肉硬，肥人肉软则受病难愈。凡脚气觉病候有异，决然气急，即须大言使其恐惧，而气下行为妙。治之稍缓，则气上入胸胁逆满，气上肩息，急者死，不旋踵；宽者数日必死，不可不急治也。但见心下急，气喘不停，或自汗数出，或乍寒乍热，

其脉促短而数，呕吐不止者，死。

治肾脏风，壅积，腰膝沉重

威灵仙末，蜜和丸，梧桐子大。初服酒下八十丸，平明微利恶物，如青脓桃胶，即是风毒积滞也。如未动，夜再服一百丸。取下后，吃粥补之，一月，仍当服温补药。

治肾脏风攻注脚膝方

连珠甘遂一两　木鳖子一雌雄，去壳

上为末，猭猪腰子二个，劈开，用药末一钱，掺匀，湿纸裹数重，火煨熟，放温。五更初，细嚼，米饮下。积水多则利多，少则利少，宜软饭将息。若患一脚，须看左右，如左脚用左边腰子，右脚用右边腰子，药末止许一钱。壬子年在昆陵，有姓马鬻酒者，宿患肾脏风，今一足发肿如瓠，自腰以下巨细通为一律，痛不可忍，欲转侧面，人挟持方可动，或者欲以鈹刀决之，予曰不可，吾有药。如上法服之，辰巳间下脓水数升，即时痛止肿退，一月后尚拄拐而行。予再以赤乌散令涂贴其膝，方愈。后十年至昆陵，率其子列拜以谢云：向脚疾至今不复作，虽积年肾脏风，并已失去，今健步自若矣。

《本草》云：有人重病，足不履地者十年，良医殚技莫能治。所亲置之道旁，以求救者，遇一游僧见之，告曰：此疾一药可治，但不知此土有否。因为之入山求索，果得，威灵仙也。使服之，数日能步履，其后山人邓思济知之，遂著其法云：采得阴干月余，捣筛，温清酒和二钱匕，空心服之。如人本性杀药，可加及六钱匕，利过两行则减之，病除乃停服，其性甚善。不触诸药，但恶茶及面汤，以甘草、栀子代饮。

白　浊　门

生生子曰：白浊乃小病，今人亦有一二年不愈者，皆是用药无律。今将吃紧要处，次第条陈，庶初学者有取则焉。大抵属湿热为多，缘中宫不清，痰浊下流，渗入膀胱，治当审小便痛与不痛，若小便将行而痛者，气之滞也；行后而痛者，气之陷也；若小便频数而痛，此名淋浊。治以二陈汤加木通、山栀、升麻、柴胡之类。若只浊而不痛，宜燥中宫之湿，二陈汤加苍白术、桔梗、升麻之类，提之即愈。若久浊而不痛为虚，宜补中益气汤。阴虚下脱者加牡蛎、山茱萸涩之。久而阴虚腰膝酸疼，六味地黄丸；挟热者加黄柏、知母；挟寒者加桂心、菟丝子、川巴戟之类；虚甚者加鹿茸。

有心、脾二经不足，但经思虑，其浊愈甚者，宜定志丸。善饮酒人，湿热下流，用白螺蛳壳，火煅醋淬，为末，三钱，用干葛、青蒿、苦参酒炒各三钱，煎汤调下。

治法：以二陈汤加白术、苍术、黄柏、升麻、柴胡、木通、石菖蒲。加生姜三片、灯心二十根，食前服。

前方加白葵花三五朵，极妙。白鸡冠花亦佳。

凡治淋浊二症，先当用此以清中宫湿热痰气，即易愈。丹溪云：二陈汤加升提之法，能使大便润而小便长。此端本澄源之意，服二三帖，然后看气血孰虚，乃用对症之药，此最万全法也。时医好用渗利之药，殊不知久浊不愈者多阴虚，而渗利在所当忌。又不可先用补剂及止涩之药，盖此症始末有不因于湿热下流者，补涩太早，反闭其邪，浊愈甚矣。由是有积年累月不效者，皆治法失先后次第故也。

丹溪加减珍珠粉丸　治便浊极妙。凡治便浊，先时以此丸合前汤兼服，其效甚速。

蛤粉　青黛此二味主胃中浊气下流，降入膀胱　樗皮大燥湿热　滑石　黄柏　干姜盐水炒褐色，味苦，敛肺气下降，使生阴血

上等分，炒神曲糊为丸，梧子大。空心下三五十丸。

秘传二奇汤　治便浊疼痛神效，兼治偏坠。

升麻　乌药

煎汤，食前服。若小便前痛者，以乌药三钱，升麻减半，加小茴香五分，黄柏五分，木通五分，龙胆草五分，汉防己三分。若小便后痛者，用升麻三钱，乌药减半，仍加黄柏五分、柴胡五分。

若服前药，头觉作晕，此阴虚因升动其火故也，急以六味地黄丸料加黄柏、知母、麦门冬治之，一服而愈。若服前药，胸中饱闷，此必中宫有痰，宜二陈汤加香附、白术、炒曲消之。

茯苓丸　治心气不足，思虑太过，肾经虚损，其阳不固，尿有余沥，小便白浊，梦寐频泄。

菟丝子酒浸，研，五两　石莲子去壳，三两　白茯苓去皮，二两

上酒糊丸，梧子大。每三十丸盐汤下，常服亦能补虚。

金箔丸　治下焦虚，小便白浊、白淫，夜多异梦，遗泄。

补骨脂炒　韭菜子炒　晚蚕蛾　肉苁蓉　山茱萸　桑螵蛸　菟丝子酒浸　牛膝酒浸　龙骨各一两

为细末，炼蜜丸，梧桐子大，金箔为衣。每服三十丸，空心，温酒下。

萆薢分清饮　治白浊，小便凝如脂油，光彩不定，凝脚如糊。

益智仁　川萆薢　石菖蒲　乌药

各等分，每四五钱，水煎，临服入盐少许。一方加茯苓、甘草。

定志丸　治心气不足，脾弱不能摄精，心肾不交，小便白浊。

远志去心芦，净，以甘草汤煮　石菖蒲　白茯苓　人参　山药

打糊为丸，食远白汤送下五六十丸。

赤水玄珠　第十五卷

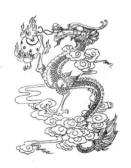

梦遗门 附：精滑不禁

丹溪曰：梦遗主热，精滑主湿热。许学士曰：治梦遗有数种，有下元虚惫，精元不禁者；有年壮气盛，久旷，经络壅滞者；有情欲淫动，所愿不遂者，名曰白淫。虚惫不禁者，宜补涩。壅滞者宜清心，以决其壅。所愿不遂者，宜清痰热，以猪苓丸治之。正如瓶中煎汤，气盛盈溢者，如瓶中汤沸而溢。欲动心邪者，如瓶倾侧而出。虚惫不禁者，如瓶中有罅而漏，不可一概用药也。

《内经》云：主闭藏者肾也。又云：肾藏精，肾衰则不能管摄，故妄行而出精不时也。又曰：思想无穷，所愿不得，意淫于外，入房太甚，宗筋弛纵，发为白淫、梦遗等症。先贤治法有五：

用辰砂、磁石、龙骨之类镇坠神之浮游是其一也。

其二，思想结成痰饮，迷于心窍而遗者，许学士以猪苓丸导利其痰是也。

其三，思想伤阴者，洁古以珍珠粉丸降火补阴是也。

其四，思想伤阳者，罗谦甫以鹿茸、苁蓉、菟丝子等补阳之药是也。

其五，阴阳俱虚者，丹溪治一人，形瘦，便浊，梦遗，作心虚治，用珍珠粉丸、定志丸。内伤气血不能固守，以致梦遗、精滑、便浊不禁者当补，以八珍汤加减，吞樗根皮丸。予尝治一少年，梦遗无度，且精滑甚，玉茎才举，其精即流，目见妇人，精即注下，夫妇之私皆废，背心痛如被槌，两耳皆聋，腰酸膝软，此大虚症也。用补天丸加止涩之药，鹿茸、沙苑蒺藜、白蜡之类，服之一月精固，二月耳聪而背心痛止，次年育女。

仲景云：夫失精家，少腹弦急，阴头寒冷，目眩发落，脉极芤虚迟，为清谷，亡血，失精，脉得诸芤动微紧，男子失精，女子梦交。以**桂枝龙骨牡蛎汤**主之。

桂枝　白芍药　生姜　牡蛎煅　龙骨煅，各三两　甘草二两　大枣十二枚

作八帖，水煎服。

猪苓丸

半夏一两，剉如豆大　猪苓末二两

先将一半炒半夏，色黄不令焦，出火毒；取半夏为末，糊丸，桐子大，候干，更用前一半猪苓末子，同炒微烈，入砂瓶内养之。空心，温酒盐汤下三四十丸，常服于申未间，温酒下。

萧氏云：此古方也，今盛行于时，而人多莫测其用。盖半夏有利性，而猪苓导水，缘肾司闭藏，久用涩药，及有郁滞，

用之使气通而郁散。予医囊中尝贮此药，缓急与人三五服，皆随手而验。又云：详治梦遗方，属郁滞者居大半，庸医不知其郁，但用龙骨、牡蛎等涩剂固脱，殊不知愈涩愈郁，其病反甚。尝治一壮年，梦遗白浊，少腹有气冲上，每日腰热，卯作酉凉，腰热作则手足冷，前阴无气，腰热退则前阴气耕，手足温，平旦多泄屁，暮多噫，时振，隔一旬、二旬必遗。脉朝弦滑而大，午后洪大。予知其有郁滞也。先用沉香和中丸大下之，次用四物汤吞滋肾丸百粒，若稍与蛤粉等涩药，则遗与浊反甚，或一夜二遗，遂改用导赤散，大剂煎汤服之，遗浊缘止渐安。又一中年，梦遗，医或与涩药反甚，连遗数夜。愚先与神芎丸大下之，却再制此猪苓丸服之，皆得全安。又丹溪先生治镇守万户萧伯善，便浊精滑不禁，百药不效，试倒仓法而安。于此见梦遗属郁者多矣。

尝治丁氏一友，壮年体肥而色苍，善饮酒，常兼人之食，每五日则梦遗一度，准准如此，医近一年，罔效。季冬就予治。诊左弦数，右三部皆滑数，知其酒多湿热重，况厚味生痰，但清其湿热，或可愈也。乃制一方，名曰**端本丸**。

苦参二两，（本草）苦参解酒毒，补阴气，清湿热，补阴最捷　川黄柏二两　牡蛎　蛤粉　白螺蛳壳煅，各一两。此三味燥湿热，清痰　葛根一两，解酒热而引清气上升　青蒿一两，清热而利小便，是上下分消其湿也

以神曲糊为丸，梧子大。空心及食前，白汤吞下七十丸，服至第五夜，竟不遗。至十九夜又被酒过醉，其夜又遗。乃令却酒一月，未终剂而精固矣，次年生子。端本丸至今行之，百发百中。

洁古珍珠粉丸　治白淫，梦遗精滑不收。年壮节欲精溢者，降火补阴为主。

黄柏一斤，新瓦上炒赤　真蛤粉一斤

滴水丸，如梧子大。每服一百丸，空心，温酒送下。法曰阳盛故精泄也。黄柏降火，蛤粉咸而补肾阴。

丹溪云：精滑不禁用蛤粉、青黛、香附、黄柏、知母之类。

大凤髓丹　治心火太盛，阳狂不已，又补肾水。真阴虚损，心有所欲，速于感动，应之于肾，疾于施泄。此方固真元，降心火，益肾水，大有神效。

黄柏炒，二两　缩砂一两　甘草半两　半夏炒　猪苓　茯苓　莲芯　益智仁各三钱五分

上神曲糊丸，梧子大。每服七十丸。

若只用黄柏、甘草、缩砂三味，名正凤髓丹。古人云：泻心者非也，乃泻心包络相火，益肾水之剂。

许学士**清心丸**　治经络热，梦遗，心忪恍惚，膈热。

黄柏一两，研为末，加生脑子一钱，同研极细，炼蜜丸，梧子大。每服十丸至十五丸，浓煎麦门冬汤下。

大智禅师云：梦遗不可全作虚冷治，亦有经络热而得之者。尝治一男子，至夜脊心热梦遗，用珍珠粉丸、猪苓丸遗止。终服紫雪，脊热始除。又一男子，脉洪，腰热，遗精，沉香和中丸下之，导赤散治其火而愈。由此知身有热而梦遗者，皆热遗也。

治梦遗之药，若清之不止为虚寒。愚壮年得梦遗症，每四五夜必一遗，累用凤髓丹、秘真丸，虽少效，终不能除根。后改用石菖蒲、远志、韭子、桑螵蛸、益智、酸枣仁、牡蛎、龙骨、锁阳等剂，为丸服，良愈。又一中年男子梦遗，以珍珠粉丸等

药与服之无效，亦以远志、菖蒲等剂服之，随手而愈矣。

河间秘真丸　治白淫，小便不止，精气不固，及有余沥，或梦寐多泄。

龙骨一两，另研　朱砂一两，研细，留一分为衣　大诃子皮五枚　缩砂五钱

上面糊为丸，绿豆大。每服一二十丸，空心，温酒白汤下，不可多服，恐太秘也。思想外淫者，宜镇心、导滞、补虚，此方得之矣。

五苓丸　治虚而泄精，脉弦大，累与加减八物汤吞秘真丸，及珍珠粉丸，精泄不止。后用五倍子，涩脱之功，敏于龙骨、蛤粉矣。

海藏乌金散　治梦泄精滑不禁。

九肋鳖甲，每用二枚，以清酒一碗，童便三盏，葱白七寸，同煎七分，服之，日进二次。此亦补阴意也。《本草》云：主心腹癥痕坚积。

东垣治男子梦与鬼交，心神恍惚。刮鹿角屑为末，三钱酒调下，日进二服。《本草》云：鹿角逐恶气恶血，然亦是补剂，否则何能治此。

《妇人良方》**锁精丸**　治下元虚弱，小便白浊，白淫，白带淋漓，小便频数。

破故纸炒　五味子炒　白茯苓　青盐各等分

上酒糊丸，梧子大。每三十丸，盐酒或盐汤下。

固精丸　治胞冷虚寒，小便白浊，白淫，梦遗等症。

菟丝子酒浸蒸炒　五味子炒　白茯苓　桑螵蛸　牡蛎　龙骨各煅　韭子炒　白石脂各等分

酒糊丸，梧子大。每七十丸，空心盐汤送下。

汗门　附：头汗、手足汗、无汗

治汗之法有数种，各列治于后：

阳虚自汗者，宜严氏芪附汤、黄芪建中汤。阴虚盗汗者，当归六黄汤。热甚盗汗者，正气汤。湿胜自汗者，表虚，不任风寒者，周卫汤；痰热者，凉膈散或滚痰丸。饮食饱甚，汗出于胃，宜消其食，详所饱何物，以枳实、山楂之类治之。惊而夺精，汗出于心，宜紫石英、小草、龙骨、酸枣仁、人参之类。摇体劳苦，汗出于脾，宜归脾汤，或当归补血汤。疾走恐惧，汗出于肝，宜龙齿、酸枣仁、当归、枸杞、山茱萸之类。持重远行，汗出于肾，以山药、山茱萸、熟地黄、鹿角胶、羊脊髓之类。

东垣治汗，春夏用黄芪，秋冬用桂枝。此亦是治自汗法也。

夏月汗多，口渴，气喘促者，及阴虚注夏，体热自汗，或盗汗者，急以生脉散加黄芪治之。六味地黄丸加知母、龙骨、牡蛎，治劳损盗汗殊妙。

芪附汤　治阳气大虚，汗出不止，肢体倦怠。

黄芪去芦，蜜炙　大附子炮，去皮脐，各等分

每服四钱，姜十片，水一盏，煎八分，食前温服。

丹溪治阳虚汗多者。

人参、黄芪，少佐桂枝汤，甚者附子亦可用。

【按】此即东垣黄芪建中汤意也。

东垣**当归六黄汤**　治阴虚盗汗之圣药也。

当归　黄连　黄芩　黄柏　黄芪　生

地黄　熟地黄各等分

每服七钱，水煎服。

东垣**正气汤**　治热在阴分，盗汗。

黄柏炒，二钱　知母三钱　甘草一钱

水煎，食远服。

许学士**人参丸**　通治诸虚，补精气，止肝邪，平补五脏虚羸，六腑怯弱，充肌肤，进饮食，止虚汗。

人参　白术　茯苓　山药　石斛　五味子　黄芪取头末

各一两，为细末，蜜丸，梧子大。每服三十丸，空心食前米饮下。久服不热，尤宜少年。

东垣**周卫汤**　治湿胜自汗，补卫气虚弱，表虚不任风寒。

黄芪　麻黄根各一钱　生甘草　当归梢　生黄芩　半夏各五分　猪苓　羌活各七分　麦门冬　生地黄各二分　五味子七粒　红花　苏木各一分

水煎，温热服。中风症必自汗，汗多不得重发汗，故禁用麻黄而用根节也。

羌活胜湿汤　治湿胜自汗，恶寒重，添厚衣，心胸闷躁，头目昏愦壅塞，饮食减，湿热大盛，汗出不休，以风药去其湿，以甘草泻其热。

甘草炙，三钱　黄芪七分　生甘草五分　生黄芩　酒黄芩　防风各三分　人参三钱，以取气益胃，以上药泻胸中之热　独活二分　川芎　藁本各三分　升麻　柴胡各五分，以上风药胜其湿　细辛　羌活　蔓荆子各三分　薄荷一分，以上清利头目

上水二盏，煎盏半，才入后四味细辛等药，再煎至一盏，热服，一服而止，诸症悉去。

凉膈散方见热火门。滚痰丸方见痰门。

附　杂　方

陈无择**牡蛎散**　治诸虚不足，及新病暴虚，津液不固，体常自汗。许学士云：亦治盗汗不止。

黄芪　麻黄根　牡蛎煅，研，各二钱

上水煎，入浮小麦一百粒，不拘时服。

河间**白术散**　治饮酒中风，汗多不可单衣，食则汗出如洗，久不治，必成消渴症。

牡蛎煅，二钱　白术一两二钱　防风二两半

为末，每服一钱，温水调下，不计时。如恶风倍防风、白术；如多汗、面肿，倍牡蛎。

丹溪**白术汤**　治盗汗。

白术四两，分作四制：一两黄芪同炒；一两石斛同炒；一两牡蛎同炒；一两麸皮同炒

各味炒黄色，余药不用，只用白术研末。每服三钱，用粟米煎汤送下，药尽为效。

《济世良方》治盗汗

山药为末，临卧酒调下三钱。

《衍义》云：椒目治盗汗尤切，将椒目微炒，捣细末，用五钱。以生猪上唇煎汤一合，调匀，临卧服，无有不效。盖椒目能行水，治水蛊尤胜。

治盗汗，桑叶为末，茶服之。治药不应者累验。出《医说》。

豆豉能治久盗汗，以一升，微炒令香，清酒二升，渍两三日，取汁，任人服之，不瘥，更作三两剂即止。

愚谓此方出《纲目》，必是伤风，表中有风邪，以致毛腠不闭。豆豉原能发汗散邪，以邪散而腠理闭也。今取其能治久盗汗，岂豆豉亦能补阴乎？录此以备参考。

《衍义》以煅过牡蛎、麻黄根等分，同研细末，治盗汗及阴汗。

头汗

王海藏云：头汗出，齐颈而还，血症也。额上偏多，何谓也？曰：首者，六阳之所会也，热熏蒸则汗出也。额上偏多，以部分左颊属肝，右颊属肺，鼻属中州，颐属肾，额属心，三焦之火，涸其肾水，沟渠之余，迫而上入于心之分，故发为头汗。而额上偏多者，属心之部，而为血症也。至于杂症，阴火迫肾水上行，入于心为盗汗或自汗，传而为头汗出者，或心下痞者，俱同血症例治之。无问伤寒杂病，酒积下之。而心下痞者，皆血症也。可参痞门同治。

生生子曰：头汗亦非止血之一字可尽。予族伯，每饮食入腹，则登时头面汗出如雨，齐颈而还，稍顷自收。此胃中有热，阳气虚甚而然。何则？头面属阳明为多，饮食入胃，冲动其热，如雾露之升腾，越出而为汗。经谓云出天气，雨出地气是也。观海藏以痞症为对，俱同血症例治之。缘其以下多亡阴，谓亡阴而阳失依附，故飞越也。今益脾土而以血药兼之，可谓得治法之本矣。

手足汗

手足汗乃脾胃湿热内郁所致，脾胃主四肢。亦有肠胃中有实热者，仲景承气症，谓手足濈濈然汗出，乃肠胃热甚而旁达四肢也。

东垣**安胃汤**　治因饮食汗出，日久，心中虚风虚邪，久则令人半身不遂，见偏风痿痹之病，先除其汗，剽悍之气按而收之。

黄连　五味子　乌梅去核　生甘草各一钱　炙甘草六分　升麻四分

水二盅，煎一盅，食远温服。忌湿面，五辛大料，发热之物。

治脚汗

白矾　干葛等分

每用五六钱，水三碗，煎十数沸，洗。逐日洗一次，才三五日，自然无汗。

无汗

丹溪曰：盛夏浴食无汗为表实。一人脉涩而短，重取而弱，此久受湿伤，且多年无汗，遇劳身热，倦怠如沙病状。

苍术　白术　芍药　甘草　红花各五钱　陈皮六两　当归身二两

分六帖，姜三片，煎服。

治夏月无汗成久嗽病，**半苏散**。

半夏　紫苏叶

二味为末，入蛤粉、神曲、蚬壳灰等分，为末，以桃仁泥五钱，瓜蒌穰一枚，为丸。先服三拗汤三帖，却服此丸，临卧白汤送下七十丸。

治虚劳自汗不止，**芍药黄芪汤**。

黄芪二两　白芍药　白术各一两半　甘草一两

每服五钱，煨姜三片，枣一枚，水煎服。

参术散　治同前，阳虚甚者加附子。

人参一两半　白术二两　桂心七钱

每服五钱，水煎服。

消瘅门启玄子注：瘅为消热病也。

渴而多饮为上消，消谷善饥为中消，渴而便数有脂膏为下消。

东垣曰：上消者，舌上赤裂，大渴引

饮。经曰：心移热于肺，传为膈消是也。以白虎汤加人参主之。

洁古曰：上消者上焦受病，又谓之膈消。多饮水而少食，大便如常，小便清利，知其燥在上焦，治宜流湿以润其燥。

上消者，经谓之膈消，渴而多饮是也。

治上、中、下三消水火图：

上消：熬猪肚汤，羊肉冬瓜汤。上消手太阴，大渴不止。麦门冬饮子、化水丹。

中消：调胃承气汤。瘅成消中，而数小便，消中足阳明，胃热消谷善饥，易老顺气散。

下消：益火之源，以消阴翳，则便尿有节。肾气丸、地黄丸。肾消足少阴，饮少溲多，小便如膏。内化丸、凤髓丹。壮水之主，以制阳光，则渴饮不思。

东垣论消渴，末传能食者，必发脑疽背疮；不能食者，必传中满鼓胀。《圣济总录》皆为必死不治之症。唯洁古分而治之。能食而渴者，白虎加人参汤主之；不能食而渴者，钱氏白术散倍加葛根主之；上中既平，不复传下消矣。前人用药，厥有旨哉。或曰：末传疮疽者，何也？此火邪胜也。其疮痛甚而不溃，或赤水者是也。经曰：有形而不痛者，阳之类也，急攻其阳，无攻其阴。治在下焦，元气得强者生，失强者死。末传中满者，何也？以寒治热，虽方士不能废绳墨而更其道也。然脏腑有远近，心肺位近，宜制小其服；肾肝位远，宜制大其服，皆适其至所为。故知过与不及，皆诛罚无过之地也。如膈消、中消，制之太急，速过病所，久而成中满之疾。正谓上热未除，中寒复生。非药之罪，失其缓急之宜也。处方之际，宜加审焉。

《总录》论消渴有三种：一曰渴而饮水多，小便数，有脂似麸片而甜者，消渴病也。二者吃食多，不甚渴，小便少有似油而数者，消中病也。三者虽渴，饮水不能多，腿脚瘦小痿弱，小便数，此肾消也。特忌房劳。

《千金方》云：消渴病宜慎者有三：一忌酒，二忌房劳，三忌咸食及面。能慎此三者，虽不服药，亦可自愈。消渴之人，愈与未愈，尝须虑患大痈，必于骨节间忽发痈疽而卒。

《内经》云：热中消中，不可服膏粱芳草石药。石药发瘨，芳草发狂。芳草之气美，石药之气悍，二者其气急疾坚劲。故非缓心和人，不可以服此二者。

东垣谓滑石治渴，本为窍不利而用之。以燥能亡津液也。天令湿气太过当用之，若无湿而用之，是犯禁也。小便不利而渴，知内有湿也；小便自利而渴，知内有燥也。湿宜泄之，燥宜润之。

《内经》云：脉实大，病久可治；脉悬小坚，病久不可治。又《脉经》曰：消渴脉数大者生，细小浮短者死。

【上消治例】渴而多饮为上消。

丹溪云：治消渴，养气、降火、生血为主。瓜蒌根治消渴之神药。心移热于肺，传为膈消。

人参石膏汤 治膈消，上焦烦渴，不欲多食。

人参五钱　石膏一两　知母七钱　甘草四钱

每五钱，水煎，食后温服。

洁古治能食而渴者，白虎倍加人参汤主之。

王海藏治脾胃虚弱，大渴不止而食少，小便不利，大便不调，精神短少，腹窄狭如绳束。

白茯苓　橘红各一两　生姜五钱

上炼蜜丸，弹子大。每二丸，空心白汤化服。忌生冷硬物、怒发、思虑过度。如脉弦或腹中急甚者，加甘草三钱。

易老门冬饮子 治老弱虚人大渴。

人参 枸杞子 白茯苓 甘草各三分 五味子 麦门冬各五钱

加姜，水煎服之。

罗太无门冬饮子 治膈消，胸满心烦，精神短少，多为消渴。

知母 甘草炙 瓜蒌仁 五味子 人参 葛根 茯神 生地 麦门冬各一两

每五钱加竹叶十四片，同煎服。

火府丹 治消渴。

《本事方》云：一卒病渴，日饮水三斗，不食者三月，心中烦闷。时孟冬，予谓心中有伏热，与此丹数服，每服五十丸，温水下。越二日来谢云：当日三服，渴止，又次日三服，饮食如故。此方本治淋，用以治渴得效。信乎，药要变通，曷能执一？

丹溪治渴泄泻，先用白芍药、白术、各炒，为末，调服，后随症用药。

钱氏加减地骨皮散 治上消。

知母 柴胡 甘草炙 半夏 地骨皮 赤茯苓 黄芪 石膏 黄芩 桔梗 白芍药

每三钱，姜五片，水煎，食远服。

东垣止渴润燥汤 治消渴，大便干燥，喜温饮，阴头缩，舌上白燥，唇裂，口干，眼涩难开，及于黑处如见浮云。

升麻一钱半 柴胡七分 甘草五分 红花少许 杏仁六个，研 桃仁研 麻仁研 防风 归身 荆芥穗 黄柏 知母 石膏各一钱 熟地二钱 川椒 细辛各一分

水煎，食远热服。

化水丹 治手足少阴渴饮不止，或心痛者。《本事》治饮冷水多者。

川乌脐大者，四枚，炮去皮 甘草炙，一两 牡蛎生用，三两 蛤粉用厚者，炮，六两

为细末，醋浸，蒸饼为丸。每服十五丸，新水下。心痛者醋汤下，立愈。饮水一石者，一服愈。王海藏此药能化停水。

甘草石膏汤 治渴病痊愈再剧。舌白滑微肿，咽喉咽唾觉痛，嗌肿，时渴饮冷，白沫如胶，饮冷乃止。

升麻一钱半 柴胡七分 甘草梢五分 石膏六分 黄柏 桃仁 防风 荆芥穗 生地 知母 当归身各一钱 杏仁六枚 熟地 黄连各三分 细辛一分 红花少许 川椒三粒

水煎，食后热服。

丹溪云：消渴病退后，而燥渴不解，此有余热在肺经，可用参、苓、甘草少许，生姜汁冷服。虚者可用人参汤。

东垣六经渴治例

太阳经渴，其脉浮，无汗者，五苓散、滑石之类主之。阳明经渴，其脉长，有汗者，白虎汤、凉膈散之类主之。少阳经渴，其脉弦而呕者，小柴胡汤加瓜蒌之类主之。太阴经渴，其脉细，不欲饮，纵饮思汤不思水者，四君子汤、理中汤之类主之。少阴经渴，其脉沉细，自利者，猪苓汤、三黄丸之类主之。厥阴经渴，其脉微引饮者，宜少少与之。

《圣济》治时气烦渴，用生藕汁一盏，入蜜一合和匀，分为三服。

【中消治例】消谷善饥为中消。

瘅成为消中，胃中热则消谷善饥。东垣曰：消渴中消，自古只治燥止渴误矣，殊不知《内经》云：三阳结，谓之消。三阳者，足太阳也。又手阳明大肠主津液，所生病，热则目黄、口干，是津液不足也。

足阳明主血，所生病，热则消谷善饥，血中伏火，是血不足也。结者津液不足，结而不润，皆燥热为病也。此因数食甘美而多肥，故其气上溢转为消渴，治之以兰，除陈气也。不可服膏粱、芳草、石药，其气悍烈，能助热燥也。越人云：邪在六腑，则阳脉不和，阳脉不和，则气留之，气留之，则阳脉盛矣。阳脉太虚，则阴气不得荣也，故肌肉皮肤而消削也。

《素问》有病口甘者，病名为何？何以得之？岐伯曰：此五气之溢也，名曰脾瘅。夫五味入口，藏于胃，脾为之行其精气，津液在脾，故令人口甘也。此肥美之所发也，此人必数食甘美而多肥也。肥者令人多热，甘者令人中满，故其气上溢转为消渴，治之以兰，除陈气也。

洁古治胃热善消水谷，以甘辛降火之剂治之。用黄连末，生地、白藕各自然汁，牛乳各一升，熬成膏，和黄连末一斤，丸如桐子大。每服三十丸，白汤下，日进十服。

河间**猪肚丸** 治消渴。

猪肚一具 黄连一两 天花粉四两 麦门冬四两 知母一两

为细末，纳猪肚中，线缝置甑中，蒸极烂，乘热于石臼中杵，可丸为度，如硬加蜜，丸如桐子大。每服三十丸，渐加至四十丸，渴则进之。

《三因方》多粱米、杜仲。《本草》云：猪肚能补中益气，止渴。

调胃承气汤 治消中，渴而饮，多食
此初起时宜服之。

三黄丸 治三焦热渴。

易老顺利散 治中热在胃，而能食，小便赤黄，微利至不欲食为效，不可多服。

厚朴 枳实各一两 大黄煨，四两
每服五钱，水煎，食远服。

大肠移热于胃，善食而瘦，又谓之食㑊。食㑊者，谓食移易而过，不生肌肤，亦易饥也。东垣云：善食而瘦者，胃伏火邪于气分，则能食，脾虚则肌肉削也。

胃移热于胆，亦曰食㑊。

河间**参蒲丸** 治食㑊，胃中结热，消谷善饥，不生肌肉。

人参 菖蒲 赤茯苓 远志 地骨皮 牛膝酒浸，各一两

上炼蜜丸，每服二十丸，米饮下。

【下消治例】渴而小便数，有膏，为下消。

罗太无治张芸夫，四十五岁，病消渴，舌上赤裂，饮水无度，小便数多。先师以此方治之良愈。消渴多传疮疡，为不救之疾。既效后，亦无患，享年七十五而终，名之曰生津甘露饮子。治消渴上下齿麻，舌硬，赤烂肿痛，食不下，腹时胀满疼痛，浑身色黄，目白睛黄，甚则四肢痿弱无力，面尘脱色，胁下急痛，善嚏善怒，健忘，臀肉腰背疼，两丸冷甚。

生津甘露饮子 一方石膏用一两二钱

石膏一钱二分 人参 甘草生 山栀 白豆蔻 白芷 连翘 荜澄茄 黄连 姜黄 藿香 炙甘草 杏仁 木香各五分 白葵 麦冬 当归身 兰香 柴胡各三钱 黄柏酒炒，一钱五分 升麻根 知母酒炒，各二钱 桔梗三钱 全蝎二枚，去毒

上为末，汤浸蒸饼和匀，捏作饼子，晒干，杵碎如黄米大。每服二钱，挑于掌内，以舌舐之，津液送下，或白汤，食后服之，神效。凡消渴为病，燥热之气胜也。《内经》云：热淫所胜，佐以甘苦，以甘泻之。热则伤气，气伤则无润，折热补气，非甘寒之剂不能，故以石膏之甘寒为君。启玄子曰：壮水之主，以镇阳光。故以柏、

连、栀子、知母之苦寒，泻热补水为臣；以当归、杏仁、麦门冬、全蝎、连翘、白葵、兰香、甘草，甘寒和血润燥为佐；柴胡、升麻，苦平行阳明、少阳二经，荜澄茄、白豆蔻、木香、藿香，反佐以取之；又用桔梗为舟楫，使浮而不下也。

东垣和血养气汤　治口渴，舌干，小便数，舌上赤裂，此药生津，除燥，生肌。又名地黄饮子。

黄连酒炒　生地各七分　红花少许　黄柏酒炒，一钱　升麻一钱　甘草炙　防己酒洗，各三分　桃仁六枚　当归四分　知母酒煮　羌活各五分　麻黄根三分　口渴舌干再加杏仁六枚　生甘草三分　小便数加石膏六分。

上作一服，水煎，稍热。忌酒、面、房事。

清凉饮子　治消中能食而瘦，口舌干，自汗，大便结，小便数。

羌活梢　柴胡梢　甘草梢　知母酒制　黄芪　黄芩酒炒，各一钱　升麻梢四分　防风梢　防己　生地酒洗，各五分　当归六分　石膏　龙胆草　黄柏各一钱五分　红花少许　桃仁　杏仁各五枚　甘草炙，一钱

水二盅，酒一小盏，煎服。

甘露膏　治消渴，饮水极多，善食而瘦，大便结燥，小便频数。又名兰香饮子。

石膏二钱　知母一钱五分　甘草生　防风各一钱　炙甘草　人参　半夏　兰香　白豆蔻　升麻　桔梗　连翘各五分

上浸，蒸饼为丸，或捏作饼子，晒干，碎如米大。每用淡姜汤下二钱。

黄连末治消渴要药，加天花粉末、人乳，生地黄汁、生藕汁，二物为膏，入山药末，搜和，以姜汁和炼蜜为膏，徐徐挑于舌上，以白汤少许送下亦可。能食而渴者，加石膏。

治消渴以天花粉为末，用人乳汁、生韭汁煎膏，丸如绿豆大。每服百丸，食后白汤下。

《肘后方》治消渴，小便多者。煮瓜蒌根汁，饮之良。

《济世方》云：治消渴无方可治者。用天花粉、大乌头炒，等分，为细末，蒸饼丸。每服百丸，黑豆汤下。

以上四方，皆以天花粉为君。《本草》主消渴，止小便，通月水、乳汁。夫既能止小便，又能通月水，知其流湿润燥，治消渴之要药也。

《千金》地黄丸　治肾渴。

黄连四两，为末　生地半斤，取汁，连渣拌黄连末，和匀晒干用

为细末，炼蜜为丸。食后，麦门冬汤下五六十丸。

麦门冬汤　治消渴，日夜饮水无度，饮下即溲。

麦门冬　黄连　冬瓜各二两

每服五钱，水煎，去渣，温服。若无干冬瓜，用新冬瓜肉三斤，去穰，分作十二片，为十二服，每服用一片，劈破，水煎，日三服。

冬瓜饮子　治消渴，能食而饮水多，小便如脂麸片，日夜无度。

冬瓜一枚　黄连十两，为细末

先以冬瓜破开去穰，掺黄连末在内，却用顶盖定，于热灰中煨熟，去皮，切细，烂研，绞汁。每服一盏至二盏，日三服，夜一服。

三消丸　用好黄连为细末，不拘多少，切冬瓜肉，研取自然汁，和成饼，阴干，再为细末，用汁浸和，加七次即用，为末，仍以瓜汁为丸。煎大麦仁汤送下。寻常渴疾，只一服，效。

以上五方，黄连、冬瓜为君。丹溪云：冬瓜性走而急，久病与阴虚者忌之。又有黄连为佐，用者尤当裁酌。

治消渴，饮水不止，小便数。用田螺五升，水一斗，浸一宿。渴则饮之，每日一度，易水换螺为妙。又方，以水煮取汁，饮之，螺亦听食。

【愚按】以上诸方，列于下消之例，观其用药，在上中为多，亦是端本澄源之意。上中既平，不复传下消矣。故于真阴虚肾消之病。而又自有补下焦之药也。用药者宜审焉。

张子和治饮水百杯，尚犹未足，小便如沙，或如杏色。此方三五日，小便毒大注下，十日除根。此方子和自云：此重剂也，试有验。

水银四钱　锡二钱，熔化，同水银炒成砂子　牡蛎　知母　密陀僧　紫菀　苦参　贝母各一两　天花粉半斤　黄丹半两

俱为细末，用雄猪肚，妇人用猯猪肚，一具，纳药于内，以麻线缝之。用新瓦二片，绳缚一二遭，别用米一升，天花粉末半升，于新水内煮熟。取出放冷，不用米及天花粉，只将猪肚并肚中药，烂捣和为丸，如硬加蜜。食前米汤下三四十丸。《三因方》无贝母。

河间**胡粉散**　治大渴，百方不痊者，亦治肾消。

黄丹　胡粉　泽泻　石膏　赤石脂　白石脂各五钱　天花粉二两半　甘草一两

蜜为丸，绿豆大。每服十五丸至二十丸止，多则腹痛，日进二服。

葛根汤　治消渴、消肾，日饮石水者。

葛根三两　瓜蒌根　黄丹各二两　大附子炮去皮脐，一两

蜜丸，桐子大。每十丸，日进三服，

春夏去附子。

六味地黄丸　治肾消效。

经验方　治消不止，下元虚者。用牛膝五两，细锉为末，生地黄汁五升，昼晒夜浸，以汁尽为度，蜜丸。空心，温酒下三十丸。久服壮筋骨，驻颜色，黑须发，生津液。

仲景治消渴小便反多，如饮水一斗，肾气丸主之。

张子和治肾消以肾气丸，本方加山药一味外，桂附从四时加减：冬用一两，春秋用三钱，夏用一钱。又法：肾气丸去附子，加五味子一两半。

张子和治诸虚不足，胸中烦悸，时常消渴，唇口干燥，或先渴而欲发疮，或病痈疽而后渴，宜用黄芪汤多服。方见痈疽门。

凡消渴而小便反多，有脂者，皆肾气不管摄津液也。宜多服黄芪，黄芪乃补气之要药。

《外台秘要》治消肾，小便数。

鹿角一俱，炙焦，捣为极细末，酒服方寸匕，渐渐加之。心移寒于肺消者，饮一溲二不治。肾脏销铄，气无所摄，故饮一溲二也。

口燥咽干此寻常口干者，非前消渴症也。

《本事方》以**黄芪汤**治心烦躁，不生津液，不思饮食。

黄芪　人参　五味子　麦门冬　熟地甘草　白芍药各三两　白茯苓一两　天门冬五钱

每服三钱，姜、枣、乌梅同煎，食后服。

燥热咽干，忌南星、半夏。又渴者，不得利小便，是以五苓散在所当禁也。

赤水玄珠　第十六卷

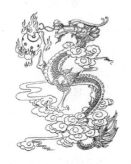

痹　门

生生子曰：按《内经》《灵枢》所云，痹证有脏腑、营卫、筋脉、肌皮、骨及俞合刺法，论包甚广，而世之认痹证者绝少。丹溪拟名痛风，编门论治，是从《内经》寒气多者为痛痹论得其一也。其有不痛，及各脏腑俞合等证，世皆不详载者。意其以风、寒、湿三气为病之本，散寓于各证之下，随各证而分治之。如胞痹寓淋，肠痹寓飧泄，心痹寓噫气，肺痹寓喘满之类皆是。然则痹之不名也久矣。宜乎其有认为痿，认为风，认为脚气同治者，此不务研经旨，而唯务求同俗也。可慨夫！予今列经旨于篇首，以全轩岐旧意，以痛风复痛痹，以昭中古诸贤证治，得痹之一，俾合前后而考之，庶可因名而循其实也。设不复之，则痛者，固可以为风，而于不痛者，独不可以为风乎？抑凡见筋骨作痛，而亦有血虚，有阴火，有痰涎者，又皆可以风名之乎？在丹溪诸公，必自能融会体认。其如因名迷实之弊，流害已久，名不正，则言不顺，予故不能无容言也。后之明哲，幸鉴予心。

黄帝问曰：痹之安生？岐伯对曰：风、寒、湿三气杂至，合而为痹也。其风气胜者为行痹。行痹者，行而不定也，今称为走注疼痛，及历节风之类是也。寒气胜者痛痹。痛痹者，疼痛苦楚，世称为痛风及白虎飞尸之类是也。湿气胜者为着痹。着痹者，着而不移，世称为麻木不仁，必着而不移。刘河间所谓气之道路，着而麻者得矣。或痛着一处，始终不移者是也。启玄子注曰：风则阳受之，故为痹行。寒则阴受之，湿则皮肉筋骨受之，故为痹着而不去也。故乃痹从风、寒、湿之所生也。

帝曰：其有五者何也？岐伯曰：以冬遇此者为骨痹，以春遇此者为筋痹，以夏遇此者为脉痹，以至阴遇此者为肌痹，以秋遇此者为皮痹。此皆以所遇之时，所客之处命名，非行痹、痛痹、着痹之外，又别有此五痹也。以时令配五脏所合而言也。

帝曰：内舍五脏六腑，何气使然？启玄子注曰：言皮、肉、筋、脉、骨痹，以四时之外遇，然内居脏腑，何以致之。岐伯曰：五脏皆有合，病久而不去者，内舍天其合也。故骨痹不已，复感于邪，内舍于肾；筋痹不已，复感于邪，内舍于脉；脉痹不已，复感于邪，内舍于心；肌痹不已，复感于邪，内舍于脾；皮痹不已，复感于邪，内舍于肺。所谓痹者，各以其时重感于风、寒、湿之气也。凡痹之客五脏者，肺痹者，烦满喘而呕；心痹者，脉不通，烦则心下鼓，暴上气而喘，嗌干善，厥气上则恐；肝痹者，夜卧则惊，多饮数小便，上为引如怀孕；肾痹者，善胀，尻以代踵，脊以代头；脾痹者，四肢解堕，发咳呕汁，上为大塞；肠痹者，数饮而出不得，中气喘争，时飧泄；胞痹者，少腹、膀胱按之内痛，若沃以汤，涩于小便，上为清涕。阴气者，静则神藏，躁则消亡，饮食自倍，肠胃乃伤，淫气喘息，痹聚在肺；淫气忧思，痹聚在心；淫气遗尿，痹聚在肾；淫气乏竭，痹聚在肝；淫气肌绝，痹聚在脾。王注：淫气谓气之妄行者，各随脏之所主，而入为痹也。诸痹不已，亦益内也。其风气胜者，其人易已也。帝曰：痹，其时有死者，或疼久者，或易已者，其故何也？岐伯曰：其入脏者死，其流连筋骨间者疼久，其留皮肤间者易已。帝曰：其客于六腑者何也？岐伯曰：此小其饮食居处，为其病本也。六腑亦各有俞，风、寒、湿气中其俞，而饮食应之，循俞而入，各舍其腑也。帝曰：以针治之奈何？岐伯曰：五脏有俞，六腑有合，循脉之分，各有所发，各随其故，则病瘳也。《甲乙经》以随为治。

帝曰：营卫之气亦令人痹乎？岐伯曰：营者，水谷之精气也，和调于五脏，洒陈于六腑，乃能入于脉也，故循脉上下，贯五脏络六腑也。卫者，水谷之悍气也，其气慓疾滑利，不能入于脉也，故循皮肤之中，分肉之间，熏于肓膜，散于胸腹。逆其气则病，从其气则愈，不与风、寒、湿气合，故不为痹也。帝曰：善。痹或痛，或不痛，或不仁，或寒，或热，或燥，或湿，其故何也？岐伯曰：痛者，寒气多也，有寒故痛也。其不痛不仁者，痛久入深，营卫之行涩，经络时疏，故不通。《甲乙经》作痛。皮肤不营，故为不仁。其寒者，阳气少，阴气多，与病相益，故寒也。其热者，阳气多，阴气少，病气胜阳遭阴，故为痹热。其多汗而濡者，此其逢湿甚也，阳气少，阴气盛，两气相感，故汗出而濡也。帝曰：夫痹之为病，不痛何也？岐伯曰：痹在于骨则重，在于脉则血凝而不流，在于筋则屈不伸，在于肉则不仁，在于皮则寒，故具此五者，则不痛也。凡痹之类，逢寒则急，逢热则纵。帝曰：善。

刺痹穴法

冬感风、寒、湿者为骨痹，久不已则内入于肾，病肾胀，足挛，尻以代踵，身蜷，脊以代头。取太溪、委中。

春感风、寒、湿者为筋痹，久不已则内入于肝，病卧则惊，多饮，数小便。取太冲、阳陵泉。

夏感风、寒、湿者为脉痹，久不已则内入于心，病心下满，暴喘，嗌干，善噫，恐惧。取大陵、少海。

长夏感风、寒、湿者为肉痹，久不已则内入于脾，病解堕，发咳呕汁。取太白、三里。

秋感风、寒、湿者为皮痹，久不已则内入于肺，病烦满，喘呕，取太渊、合谷。

《灵枢》黄帝问于岐伯曰：周痹之在身，上下移徙，随脉其上下左右相应，间不容空，愿闻此痛，在血脉之中邪？将在分肉之间乎？何以致是？其痛之移也，间不及下针，其揣痛之时，不及定治，而痛已止矣，何道使然？愿闻其故。岐伯答曰：此众痹也，非周痹也。黄帝曰：愿闻众痹。岐伯曰：此各在其处，更发更止，更居更起，以右应左，以左应右，非能周也，更发更休也。帝曰：善。此痛安在何因而有名？岐伯曰：风、寒、湿气，客于外分肉之间，迫切而为沫，沫得寒则聚，聚则排分肉而分裂也，分裂则痛，痛则神归之，神归之则热，热则痛解，痛解则厥，厥则他痹发，发则如是。此内则不在脏，而外未发于皮，独居分肉之间，真气不能周，故命曰众痹。

仲景《金匮要略》论血痹乃尊荣人骨弱肌肤盛，重困疲劳汗出，卧不时动摇，加被微风，遂得之。但以脉自微，涩在寸口，关上小紧，宜针引阳气，令脉和，紧去则愈。血痹阴阳俱微，寸口关上微，尺中小紧，外证身体不仁，如风痹状，黄芪桂枝五物汤主之。

严用和曰：痹证因体虚，腠理空疏，受之而成。逢寒则急，逢热则纵，随所受邪气而生证也。诊其脉大而涩为痹，脉来急亦为痹，脉涩而紧者亦为痹。又有风血痹，阴邪入于血经故也。

刘宗厚曰：人之感三气而为痹者，以其形虚、血虚耳。但有肌、皮、血、脉浅深之异，故人脏者死，缘痹之为证，有筋挛不伸，肌肉不仁者，与风证绝相似，故世俗类于风痿、痹证通治，此千古之弊也。大抵固当分其所因，风则阳受之；痹感风寒湿之气，则阴受之，为病多重痛、沉着，患者难易得去。如钱仲阳为宋之一代明医，自患周痹，止能移于手，足为之偏废，不能尽去，可见其为难治也。况今世俗多类于风证通治，宜乎不能得其病情也。

《统旨》曰：风痹者游行上下，随其虚邪与血气相搏聚于关节，筋脉弛纵而不收也，宜防风汤。寒痹者四肢挛痛，关节浮肿，宜五积散。湿痹者留而不移，汗多，四肢缓弱，皮肤不仁，精神昏塞者，宜茯苓川芎汤。热痹者脏腑移热，复遇外邪，客搏经络，留而不行，阳遭其阴，故痛痹熻然而闷，肌肉热极，体上如鼠走之状，唇口反裂，皮肤色变，宜升麻汤。

三气合而为痹，则皮肤顽厚，或肌肉酸痛，此为邪中周身，搏于血脉，积年不已则成瘾疹、风疮，搔之不痛，头发脱落，治宜疏风凉血。

肠痹者数饮而小便不通，中气喘争，时作飧泄，宜五苓散加桑白皮、木通、麦门冬，或吴茱萸散、木香丸。

胞痹者少腹膀胱按之内痛，若沃以汤，涩于小便，上为清涕，宜肾着汤、肾沥汤。方见淋闭门。

血痹者邪入于阴血之分，其状体常如被风，所以骨弱劳瘦，汗出、卧则不能摇动也，宜当归汤。

周痹者在血脉之中，上下游行，周身俱痛，宜触痹汤、大豆蘗汤。

支饮者手足麻痹，臂痛不举，多睡眩冒，忍尿不便，膝冷成痹也，宜茯苓汤。

东垣云：身体沉重，走注疼痛，湿热相搏而风热郁不得伸，附著于有形也，宜苍术、黄柏之类。

行痹治剂 即走注疼痛。

仲景**桂枝芍药知母汤** 治诸肢节疼痛，身体尪羸，脚肿如脱，头眩短气，兀兀欲吐，痛风神效。

桂枝　知母　防风各四两　芍药三两
甘草　麻黄　附子炮，各二两　生姜　白术各五两

水七升，煮取二升，温服，一日三服。

乌头汤 历节风不可屈伸，疼痛。

麻黄　芍药　黄芪各三两　甘草炙　川乌五枚

㕮咀，以蜜二升，煎取一升，即去乌

头，水三升，煎一升，去渣，纳蜜，再煎七合，不时尽服之。

河间**防风汤** 治行痹走注无定。痛风神效。

防风 当归 赤茯苓 杏仁去皮尖，炒，各一钱 甘草 桂各五分 黄芩 秦艽 葛根各二分 麻黄去节，五分

水、酒各二盏，枣三枚，姜五片，煎一盏，去渣，温服。

《本事方》**薏苡仁散** 治湿伤肾，肾不能生肝，肝自生风，遂成风湿，流注四肢筋骨，或入左肩髃，肌肉疼痛，渐入左指。

薏苡一两 当归 芎䓖 干姜 甘草 官桂 川乌 防风 白术 茵芋即山药 麻黄 独活各五钱

上末，每服一钱，空心，临卧酒调下，一日三服。

麝香丸 治白虎历节风疼痛，游走无定，状如虫啮，昼静夜剧，及一切足疼痛。

川乌大者三个，生用 全蝎二十一个，生用 黑豆二十一个，生用 地龙五钱

上末，入麝香半字，同研匀，糯米糊为丸，绿豆大。每服七丸，甚者十丸，夜卧令膈空，温酒下，微出冷汗一身便瘥，予得此方，凡是历节及不测痰痛，一二服便瘥。在歙州，日有一贵家妇人，遍身走注疼痛，至夜则发，如虫啮其肌，多作鬼邪治。予曰：此正历节风病也，三服愈。

丹溪**龙虎丹** 治走注疼痛，或麻木不遂，半身疼痛。

苍术 草乌 白芷各一两

上末，水拌，待发热过，再入乳香二钱，当归、牛膝各半两，酒糊为丸，弹子大，酒化下。

无择**附子八物汤** 治历节风，四肢疼痛如如锤锻，不可忍。

附子炮，去皮脐 干姜炮 芍药 茯苓 半夏 桂心各三两 白术四两 人参三两

每服五六钱，水煎。

加味二妙散 痛风走注疼痛。

黄柏酒炒 苍术酒炒，各二钱

水煎，调酒洗威灵仙末、羚羊角灰臣，苍术佐，白芥子使，生姜一片，入药末一钱，擂碎，以前药再温服。

东垣**和血散痛汤** 治两手十指一指疼了一指疼，疼后又肿，骨头里痛，膝痛，左膝痛了右膝痛，发时多则五日，少则三日，昼轻夜重，痛时觉热，行则痛轻，肿却重。注云：先血后气，乃先痛后肿，形伤气也。

羌活 升麻 麻黄去节，各一钱半 桃仁十个 柴胡 防风 黄柏 知母酒炒，各一钱 黄连酒炒 防己各六分 猪苓 独活各五分 当归各一分 甘草炙，二分 红花一分

分二服，水煎，食前热服。

罗太无治真定府张大，素好嗜酒，五月间病手指节肿痛，屈伸不利，膝膑亦然，心下痞满，身体沉重，不欲饮食，食即欲吐，面色萎黄，精神减少，至六月间，求予治之。诊其脉沉而缓，缓者脾也。《内经》云：诸湿肿满，皆属脾土。仲景云：湿流关节，肢体烦痛，此之谓也。宜以**大羌活汤**主之。

羌活 升麻各一钱 独活七分 苍术 防风 甘草 威灵仙 茯苓 当归 泽泻各五分

分二帖，水煎，食前一服，食后一服，忌酒面生冷硬物。

牛蒡子汤 治风热成历节，手指赤肿麻木，甚则攻肩背两膝，遇暑热或大便闭。

牛蒡子　新豆豉炒　羌活各三两　生地
二两半　黄芪一两半

为末，汤调二钱，空心。食前，日三
服。此病胸膈生痰，久则赤肿，附着肢节，
久久不退，遂成厉风。此孙真人预戒也，
宜早治之。

河间**大豆蘗散**　治周痹走注五脏留滞，
胃中结聚，益气出毒，润泽皮毛，补肾。

大豆蘗一升，炒香熟，为末

每服五分，温酒调下，空心服，加至
一钱，日三服。

《本草》云：大豆消瘀血，破妇人恶
血，治热痹，筋挛，膝痛。古人多用酒沃
豆蘗取汗，盖表药也。

犀角汤　治热毒流入四肢，历节肿痛。

犀角二两　羚羊角一两　黄芩　栀子
射干　大黄　升麻各四两　豉一升

每七八钱，水二盅，煎服。

张子和治一税官，风、寒、湿痹，腰
脚沉重，浮肿，夜则痛甚，两足恶寒，经
五六月间，犹绵缠靴，足膝，皮肤少有跣
露，则冷气袭之，流入经络，其病转剧，
走注上下，往来无定，其痛极处，便挛急
而肿起，肉色急而肿起，肉色不变，腠理
如虫行，每遇风冷，病必转增，食减，肌
体瘦乏，起须人扶。所服者乌、附、姜、
桂种种燥热，燔针着灸，莫知其数，前后
三年不愈。一日，予脉之，其两手皆沉滑
有力，先以导水丸、通经散各一服。是夜
泻三十余行，痛减半，渐服赤茯苓汤、川
芎汤、防风汤。此三方在《宣明论》中，
治痹方是也。日三服，煎七八钱，絷絷然
汗出。予欲作玲珑灶法熏蒸，血热必增极。
诸汗法，古方中多有之，唯以吐法者世罕
知之。

丹溪**控涎散**　治身及胁走痛，痰挟死

血，加桃仁泥丸。治走注疼痛。

威灵仙　栀子炒　苍术　当归各一钱
川芎七分　肉桂一分　桃仁七个　甘草五分
生姜五片

水二盏，煎半干，入童便半盏，竹沥
半盏，热服。忌肉、鸡、面。

定痛方　治一切风湿痹痛。

乳香　没药　地龙　木鳖子肉　金星
石　五灵脂等分

蜜丸，弹子大。每服一丸，临卧酒下。

升麻汤　治热痹，肌肉热极，体上如
鼠走，唇口反纵，皮毛黑，兼治诸风。

升麻三两　茯神　人参　防风　犀角
镑　羚羊角　羌活各一两　官桂五钱

每服五六钱，生姜一块，捣碎，竹沥
少许，同煎至一盏，温服。

八珍丸　治痛风走注，脚气头风。

乳香　没药　代赭石　穿山甲生用，各
三钱　羌活　草乌生用，各五钱　全蝎各二十
一个，炒　川乌生用，不去皮尖，一两

上末，醋糊丸，梧桐子大。每服十
一丸。

四妙散　治痛风走注。

威灵仙酒浸，五钱　白芥子一钱　苍耳
子一钱五分　又云是苍术　羊角灰二钱

上末，每服一钱，姜一大片，捣汁入
汤调服。二妙散同调尤妙。

《济生》**羌活汤**　治白虎历节，风毒
攻注，骨节疼痛，发作不安。

羌活二两　附子炮，去皮脐　秦艽　桂
心　甘草炙　木香　牛膝酒浸　桃仁　骨
碎补　川芎　当归　防风各一两

姜五片，每服五六钱，水煎。

痛痹丹溪编为痛风门，
　　今改之以复旧，从经旨也。

丹溪痛风论曰：痛风者，四肢骨节走

痛也，他方谓之白虎历节风。夫气行脉外，血行脉内，昼行阳二十五度，夜行阴二十五度，此平人之造化也。得寒则行迟而不及，得热则行速而太过。内伤于七情，外伤于六气，则气之运或迟或速而疾作矣。彼痛风者，大率因血受热，已自沸腾，或再涉冷受湿取凉，或坐卧当风，热血得寒，污浊凝涩，所以作痛。夜痛甚者，行于阴也。治当以辛热之剂，流散寒湿，开发腠理，则血行气和而愈。然亦有数种治法不能无少异也。因湿痰浊血流注为病，以其在下焦，道路远，非乌、附气壮者不能行，故用为引经。若以为主治，非唯无益，而有杀人之毒。此病必行气，流湿，舒风，导滞血，补新血，降阳升阴，治有先后，须明肿与不肿可也。不可食肉，肉属火，大能动火。素有火盛者，小水不能制，若食肉厚味，下有遗尿不已，上有痞闷之甚，虽鱼、面、酱、醋、酒皆断之。先以二陈汤加酒浸白芍药，少佐以黄连降心火。看作何应而为之区处。

生生子曰：按丹溪不以痹分门而以痛风分门，谓血先受热，而后受冷湿，乃所以为痛。夜痛甚，行于阴也。及戒人不可徒以乌、附为主。斯言不唯补前人之余蕴，而犹有深意存焉者。实惩时俗与脚气、痿证混治之误，而另立痿门、脚气门分治之。而又另分麻木为一门者，此尤有见也。麻木固亦有湿、有痰所致者，而气血不足居多，分而治之，良有特识。设一概而作风、寒、湿治，则虚虚之祸，无有穷已。不独麻木为然，而行、痛、着三痹，其中未能无虚。虚者或久作风、寒、湿治，用疏风刚燥之剂太过，而气血为之暗损，或气血先虚而后受邪。经曰：邪之所凑，其气必虚。此皆不可以不慎也。陈无择谓有支饮作痹，此均有补于经文者。诚以今之患痛痹者历之，每每如丹溪、无择所论。治验数条，犹其精工，故毕录之以为法。

大法用苍术、南星、川芎、白芷、当归、黄芩。在上者加羌活、桂枝、桔梗、威灵仙；在下者加牛膝、防己、木通、黄柏。治痛风取薄桂者，以其味淡，独此能横行手臂，领南星、苍术等药至痛处。

一方四物汤加桃仁、牛膝、陈皮、茯苓、甘草、白芷、龙胆草。在上属风，在下属湿，加药同俱倍之桂等分，无桔梗。气虚者加苍术、龟板；痰加南星；血虚加芎归，佐以桃仁、红花。

因痰者，二陈汤加酒炒黄芩、羌活、苍术。

因湿者，苍白术之类，佐以竹沥及行气药。或曰：有湿郁而周身走痛者，或关节间痛，遇阴寒即发，当作湿郁治。

因于风者，小续命汤极验。因血虚者，芎、归之类，佐以桃仁、红花。

肥人多是湿与痰饮流注经络，瘦人多是血虚与热。

下部有湿肿痛，防己、龙胆草、黄柏、知母固是捷药。若肥人病此，宜苍术、白术、南星、滑石、茯苓之类。瘦人宜当归、红花、桃仁、牛膝、槟榔等同用。

上、中、下痛风

黄柏酒炒　苍术米泔浸一宿　南星各二两　神曲炒　台芎各一两　龙胆草五分　白芷　防己　桃仁各五钱　威灵仙酒洗　桂枝　羌活各三钱　红花酒洗，一钱五分

上为末，曲糊丸，食前下百丸。威灵仙治上体痛风，虚弱勿用。

肢节肿痛属火，肿属湿兼受风寒而发，动于经络之中，湿热流注肢节之间而无已也。用麻黄去根节、赤芍药各一钱，防风、

荆芥、羌治、独活、白芷、苍术、威灵仙、片芩、枳实、桔梗、干葛、川芎各五分，甘草、归尾、升麻各三分。下焦加酒炒黄柏，妇人加酒炒红花。肿多加槟榔、大腹皮、泽泻，更加没药一钱，定痛尤妙。一云脉涩数者有瘀血，宜桃仁、红花、芎归及大黄微利之。

气血两虚，有痰浊，阴火痛风。

人参　山药　海石　南星各一两　白术　熟地　黄柏炒黑　龟板酒炙，各二两　干姜炭　锁阳各五钱

上为末，酒糊丸。

二妙散　治筋骨疼痛，因湿热者。有气加气药，血虚加血药，痛甚者加生姜汁，热辣服之。

黄柏炒　苍术米泔浸，炒

上为末，沸汤入姜汁，调服。二物皆有雄壮之气。表实者加酒少许佐之。若痰带热者，先以舟车丸或导水丸、神芎丸下伐后以趁痛散服之。一法二妙为君，加甘草、羌活各二钱，陈皮、芍药各一钱，酒炒威灵仙半钱，服之佳。

趁痛散

乳香　没药　桃仁　红花　当归　羌活　地龙酒炒　牛膝酒洗　甘草　五灵脂酒炒　香附童便浸

上为末，每服二钱，酒调，或加酒炒芩、柏。

潜行散　黄柏酒浸，为末，入汤药调服。

治酒湿痰痛风

黄柏酒炒　威灵仙酒炒，各五钱　苍术羌活　甘草各三钱　陈皮　芍药各一钱

上为末，每服一钱或二钱，沸汤入姜汁调服。

治气实表实骨节痛方

滑石飞，六钱　甘草一钱　香附　片芩各三钱

上为末，姜汁糊丸，梧子大。每服五七十丸，白汤吞下。

治食积肩腿痛

龟板酒浸，炙，一两　酒柏叶　香附各五钱　辣芥子　凌霄花各一钱半

上末，酒糊为丸，桐子大，煎四物汤加陈皮甘草汤下。

丹溪治一男子，家贫多劳，秋凉忽浑身发热，两臂膊及腕、两足并胯皆疼痛如煅，昼轻夜剧。医与风药则增痛，与血药则不效，唯待毙而已。脉之两手俱涩而数，右甚于左，饮食则如平时，形瘦削，盖大痛而瘦，非病也。用苍术、酒黄柏各一钱，生附子一片，生甘草三分，麻黄五分，研，桃仁五个，作一帖煎，入姜汁些少，令辣。服至四帖后，去附子加牛膝一钱。至八帖后，来告急云：气上喘促不得睡，痛似微减，意其血虚，因服麻黄过剂，阳虚被发动而上奔，当与补血镇坠及酸剂收之。遂以四物汤加川芎、芍药、人参各二钱，五味子十二粒，与二帖，服之喘随定，是夜遂安。三日脉之，数减大半，涩脉如旧，问其痛则曰不减，然呻吟之声却无，察其起居则疲弱无力，病人却自谓不弱。遂以四物汤加牛膝、白术、人参、桃仁、陈皮、甘草、槟榔，入姜三片，煎服。如此药与五十帖而安。一月后因负重担复痛作，饮食亦减，再与此药加黄芪三分，又二十帖痊愈。

一人年逾六十，性急作劳，患两腿痛，动作则痛甚。视之曰：此兼虚证，当补血则病自安。遂与四物加桃仁、陈皮、牛膝、生甘草煎，入姜研潜行散，热饮，三四十帖而安。

何县长年四十余，形瘦，性急，因作

劳背痛，臂疼，骨节疼，足心发热，可与四物汤带热下大补丸、保和丸共六十粒，食前服。

一妇人脚疼怕冷，夜剧日轻。

生地　白芍　归尾　黄柏炒　黄芩　白术各五钱

上分四帖，水煎，带热服。

鲍子年二十余，因患血痢，用涩药取效。后患痛风，喊叫撼邻里，予视之曰：此恶血入经络证，血受湿热，久为凝浊，所下未尽，留滞隧道，所以作痛，经久不治，恐成枯细，遂与四物汤、桃仁、红花、牛膝、黄芩、陈皮、甘草煎生姜汁研潜行散，入少酒饮之。数十帖，又与刺委中出黑血近三合而安。

朱阆内年三十，味厚，性急，患痛风，挛缩数月，医不应。予视之曰：此挟痰与气症，当和血疏痰导气病自安。遂以潜行散入生甘草、牛膝、枳壳、通草、陈皮、桃仁、姜汁煎，饮半年而安。

陆郎左腿叉骨旧痛，小便赤涩，此积忧痰涎所为。

白术　枳壳　赤芍各一钱　条芩　连翘　通草　甘草梢各三分

上剉，水煎服。

一妇脚叉骨痛。

苍术　白术　陈皮　芍药各三分　木通二钱　甘草五分

分二服，送大补丸五十粒。

上丹溪治痛风法，主于血热、血虚、血污，或挟痰，皆不离四物、潜行、牛膝、甘草、桃仁、陈皮、苍术、姜汁，而随症加减。发前人之余蕴，医世俗之所不能医，其有功于后人也大矣。

凡痛在胃之脉络者，宜解食毒。许学士医检正，患鼻额间痛，或麻痹不仁，如是数年，忽一日连口唇、颊车、发际皆痛，不开口言语、饮食皆妨，在额与颊上常如糊，手触之则痛。予作足阳明经络受风毒，传入经络，血凝滞而不行，故有此症。或者以排风、小续命、透髓丹之类与之皆不效。制此**犀角升麻汤**赠之，数日愈。

犀角十两一钱　升麻　防风　羌活各三两　川芎　白附子　白芷　黄芩各五钱　甘草一分

上用四大钱，水煎服，食后临卧各一服，一日共服四次。夫足阳明胃也。经云：肠胃为市。又云：阳明多血多气，胃之中，腥膻五味无所不纳，如市廛无所不有也。以其腐熟饮食之毒聚于胃。此方以犀角为主，解饮食之毒也。阳明经络环唇挟舌起于鼻，合頗中，循颊车上耳前，过客主人，循发际至额颅，今所患皆一经络也。故以升麻佐之，余药皆涤降风热。升麻、黄芩专入胃经，稍通者自能晓。

海藏**四物苍术各半汤**　治肢肿不能举动。

四物汤、苍术各半两，各煎服，效。与活血丹相表里。

活血丹　治遍身节疼痛如神。与苍术四物各半汤相表里。

熟地黄三两　当归　白术　白芍　续断　人参各一两

上末，酒糊丸，如桐子大。

东垣**苍术复煎散**　治寒湿相合，脑户痛，恶寒，项脊强，肩背胂卯痛，膝膑痛，无力行步，能食，身沉重，其脉沉缓洪上急。

苍术四两，水二碗，煎至二大盏，去渣入下药：羌活一钱，升麻、柴胡、藁本、泽泻、白术各五分，黄柏三分，红花一分。

上用苍术二盏，煎至一大盏。空心温

服，微汗为效。忌酒面。

缓筋汤　治目如火，肿痛，两足及伏菟骨筋痛，膝少力，身重，腰痛，夜恶寒，痰嗽，项颈筋骨背急痛，目多眵泪，食不下。

羌活　独活各二钱　藁本　麻黄　草蔻　黄柏　黄芩　归身　生地　柴胡各三分　生甘草二分　升麻三分　炙甘草　熟地黄各二分　苏木一分　苍术五分

水二盏，煎一盏，热服。

罗太无活血应痛丸　治风湿客于肾经，血脉凝滞，腰背肿痛，不能转侧，皮肤不仁，遍身麻木，上攻头目虚肿，耳目常鸣，下注膝重痛少力，行履艰难，项背拘急，不得舒畅，常服和血脉，壮筋骨，使气脉宣通。

金毛狗脊去毛，六两　苍术米泔浸，十两　香附炒，十二两　陈皮九两　没药一两二钱　草乌炮，二两五钱　威灵仙三两

上末，酒糊为丸，桐子大。每服十五丸，不拘时，温酒或热汤送下。忌食桃李、雀鸽诸血物。

乌灵丸　久患风寒痛风，及麻木行步艰难。

五灵脂二两　川乌一两，炮，去皮脐

上末，酒糊为丸，桐子大。每服十丸，加至五十丸，空心温酒下。忌冷物。

史丞相遇仙方　诸般痛风，手足艰难，筋骨疼痛，口眼㖞斜，言语謇涩。

附子炮，去皮脐　川乌制同　当归　川芎　肉苁蓉酒浸，焙　杜仲姜汁炒　羌活　黄芪　人参　白术　白蒺藜　牛膝酒浸　防风　天麻　白茯苓　狗脊炒，去毛　草薢　续断　独活　肉桂　赤芍药各一两　虎胫骨酥炙，二两五钱

上以生绢袋盛之，用无灰酒浸，密封瓶口，春三日，夏二日，秋七日，冬十日，取出晒，焙干，为末，酒糊丸，桐子大。用浸药酒一盏，空心送下五十丸。忌生冷油腻、豆腐、面食、发风物。

五加皮酒　治风湿，遍身疼痛，俗名痛风。或肿，或瘫，或脚气，不能履动者。

五加皮，不拘多少，入白曲内同酿白酒，饮之效。

丹溪治环跳痛不已，防生附骨疽方，以苍术佐黄柏之辛，行以青皮。冬加桂枝，夏加黄芩，体虚加杜仲、牛膝，以甘草为使，大料煎入酒。深者恐术、柏、桂枝十数帖发不动，以少黄连一二帖，又不动者，恐毒将成，撅地成坑，以火煅红，沃以小便，赤体坐其上，以被席围包下体，使热蒸，腠理开，血气畅而愈。

仲景治妇人六十二种风，及腹中血气刺痛，以**红蓝花酒**主之。

红花一味，以酒一大碗，煎减半，顿服一半，顷之再服。

虎骨丸　治经络凝滞，骨节疼痛，筋脉挛急，遇阴寒愈痛。

乳香　没药各另研　赤芍药　熟地　当归　虎胫骨酥炙黄　血竭各五钱

上末，用木瓜一枚，切破去核，入乳香末在内，以麻线缠定，勿令透气，好酒六升，煮酒尽，取木瓜去皮，研如泥，更入熟蜜少许，杵和为丸，桐子大。每服五十丸，看病三下服。

麒麟散　治寒湿传于经络，疼痛不可忍。

血竭　乳香　没药　白芍　当归各六钱　水蛭杵碎，炒令烟尽　麝香各三钱　虎胫骨酥炙黄，五钱

上为末，和匀。每服二三钱，食前温酒调下。

《统旨》云：痛痹，五积散佳。四肢挛痛，关节浮肿殊效。

治白虎历节风及肿痛者。

以酽醋五升，热煎三四沸，切葱白二三升，煮一沸，滤出，布帛包裹患处熨之，以瘥为度。

严氏蠲痹汤 治身体烦疼，四肢项背拘急，或疼，或痛重，举动艰难，手足冷痹，腰腿沉重，筋脉无力。

当归　芍药　黄芪　羌活　片子姜黄各一两五钱　甘草炙，五钱

每服六七钱，姜、枣煎服。

独活寄生汤 治肝肾虚弱，感风湿致痹，两经缓纵，痹弱不仁。方出脚气门。

河间**茯苓汤** 寒气胜为痛痹。宜通气温经，尤治四肢疼痛，拘倦浮肿。

赤茯苓　桑白皮各二两　防风　官桂川芎　芍药　麻黄去节，各一两半

每服六七钱，枣一枚，水煎服。继以姜粥投之，汗出愈。

脚跟痛有血热，有痰。血热者，四物加黄柏、知母、牛膝之类；痰用二陈加南星、黄柏、防己。

肩背痛附：臂痛

肩背痛不可回顾者，此太阳气郁而不行，或脊痛项强，腰似折，项似拔者，此足太阳经不通。二者俱宜通气防风汤。有因湿热肩背沉重而痛者，当归拈痛汤。有因汗出，小便数而欠者，风热乘脾，脾气郁而肩背痛也。当泻风热则愈，宜升麻柴胡汤。有痰饮流注，肩背作痛，宜星香散，或导痰汤。有肾气不循故道，气逆挟背而上，致肩背作痛，宜和气饮加盐炒小茴香少许。有劳力或看书、著棋久坐而致脊背疼者，补中益气汤或八物汤加黄芪。背者

胸之腑，肺主气，居胸中。肺气滞则血脉泣，肺气虚则不能运行阳道，肺中有痰，流注肩背，皆能作胀疼。

肩背痛乃肺分野之病。经曰：西风生于秋，病在肺，俞在肩背。故秋气者，病在肩背，大过为病，在外则令人逆气背痛愠愠然也。

臂痛：臂为风、寒、湿所搏，或痰流气滞，或因提挈重物，皆致臂痛，有肿者，有不肿者。因于风寒，宜五积散加羌活；因于湿，蠲痹汤多加苍术；因于痰，导痰汤；因于气，乌药顺气散；因提重伤筋，用劫劳散，或和气饮加姜黄，盖姜黄能入臂故也。有人坐卧为风湿所袭，但遇外有寒邪所侵即痛者，宜羌活散。有饮酒太过，湿痰流注者，用二陈加南星、苍术、桔梗、枳壳、桂枝、酒芩。有血不荣于筋者，用四物加姜黄、秦艽、羌活。有气血凝滞经络不行所致者，舒筋汤。

控涎散 治肩背臂痛如神。方在行痹。

控涎丹加去油木鳖子一两，桂五钱，治臂痛，每服二十丸，加至三十丸，妙。

丹溪治臂痛

南星　半夏　白术　香附　酒芩各一钱　苍术二钱　陈皮　茯苓各五分　威灵仙三分　甘草少许

花曲散 治臂痛。

红花炒　神曲炒

为末，酒调下。

姜黄散 治臂痛，非风非痰。

姜黄　甘草　羌活各一两　白术二两腰以下痛者加海桐皮、当归、芍药。

东垣治臂痛，分六道经络，看痛在何经络之间，以行本经药通其气血，血气通则愈矣。若表上诸痛，若便拟下之则不可，当详细辨之。

上东垣云认经络用药，盖以两手伸直，其臂贴身垂下，大指居前，小指居后而定之。则其臂臑之前廉痛者，属阳明经，以升麻、白芷、干葛行之。后廉痛者属太阳经，以藁本、羌活行之。外廉痛者属少阳，以柴胡行之。内廉痛者属厥阴，以柴胡、青皮行之。内前廉痛者属太阴，以升麻、白芷、葱白行之。内后廉痛者属少阴，以细辛、独活行之。并用灸法，视其何经而取之也。

通气防风汤　肩背痛不可回顾者，此太阳气郁而不行，以风药散之。脊痛项强，腰似折，项似拔者，此足太阳经不通也。

羌活　独活各一钱　藁本　防风　甘草各五分　川芎　蔓荆子各三分

水煎服。

当归拈痛汤　湿热为病，肢节烦痛，肩背沉重，胸膈不利，及遍身疼痛，下注于足胫，痛肿不可忍。方在脚气门。

加减当归饮子　治肩背忽痛。

当归　防风　柴胡　生地　大黄各一两半　芍药　黄芩　人参各一两　黄连五钱　滑石六两　甘草一两三钱

每服六七钱，水煎。

人参益肺散　治肩背痛，汗出，小便数而少者，风热乘肺，肺气郁甚也。当泻风热则愈。

升麻　柴胡　黄芪各一钱　防风　羌活　人参　甘草　陈皮各五分　藁本三分　青皮　黄芩　白豆蔻各三分

水煎服。如面色白、脱色、气短者勿服。

舒筋汤　臂痛不能举。有人常左臂痛，或以为饮，以为风，以为湿，诸药悉试，继以针艾，俱不效，得此方服之而愈。盖是气血凝滞经络不行所致。非风，非饮，

非湿。腰以下食前服，腰以上食后服。又名通气饮子。

片子姜黄四两，如无用嫩莪术代之　甘草炙　羌活各一两　赤芍药　海桐皮去外皮　白术　当归各二两

每服五钱，姜三片，水煎，临服入磨沉香少许。

治背痛

姜黄四两　甘草炙　羌活　白术各一两

每服一两，水煎。

防风饮子　治项筋急痛，诸药不效者。

黄芪　附子　甘草　苍术　陈皮　羌活　防风　桔梗等分

每服五钱，姜一片，水煎。

丹溪治一男子，忽患背胛缝有一线痛起，上肩跨至胸前侧胁而止，其痛昼夜不歇，不可忍。脉弦而数，重取豁大，左大于右，夫背胛小肠经也。此必思虑伤心，心脏未病而腑小肠先病，故从背胛起，及虑不能决，又归之于胆，故痛至胸胁而止。乃小肠火乘胆木，子来乘母，是为实邪。询之，果因谋事不遂所致。故用人参四分，木通二分，煎汤吞龙胆丸，数服而愈。

着痹治剂麻木同

经谓：湿气胜者为着痹。河间曰：着者，留着其处而不去，或四肢麻木拘挛也。经又曰：其不痛不仁者，病久入深，营卫之行涩，经络时疏，故不痛。皮肤不荣，故为不仁。夫所谓不仁者，或周身，或四肢，淫淫然麻木不知痛痒，如绳扎缚初解之状，古方名为麻痹者是也。《灵枢》曰：卫气不行则为麻木。丹溪曰：麻是气虚，木是湿痰死血，然则曰麻曰木者，以不仁中分而为二也。虽然亦有气血俱虚，但麻而不木者，亦有虚而感湿，麻木兼作者，

又有因虚而感风、寒、湿三气乘之，故周身掣痛、麻木并作者，古方谓之周痹。治法宜先汗而后补也。当以类而推治。

丹溪云：十指麻木，乃胃中有湿痰死血，宜二陈汤加苍术、白术、桃仁、红花、附子。

【脉法】

脉沉而濡属气虚，关前得之，麻在上体；关后得之，麻在下体也。脉浮而缓者属湿，为麻痹。脉紧而缓属寒，为痛痹。脉涩而芤属死血，为木不知痛痒。

东垣神效黄芪汤 治浑身麻木不仁，或左，或右，半身麻木，或面，或头，或手臂，或脚腿麻木不仁，并皆治之。又治两目紧急缩小，羞明畏日，隐涩难开。或视物无力，睛痛昏花，手不得近，或目少睛光，或目热如火，服五六帖神效。

黄芪 蔓荆子各二两 人参 甘草炙白芍药各一两 陈皮五钱

每服五六钱。如小便淋涩，加泽泻五分；如有大热症，加黄柏三钱，酒炒四次；如麻木不仁，虽有热，不加黄柏，再加黄芪一两；如眼缩小，去芍药，忌酒、醋、湿面、葱、韭、蒜、大料等物，及淡渗生冷硬物；麻木重甚者，加芍药一两、木通一两。

芍药补气汤 治皮肤间有麻木，此肺气不行也。

黄芪 橘红 甘草炙，各一两 白芍药一两半 泽泻五钱

每服一两，水煎。如肌肉麻，必待泻营气而愈。如湿热相合，四肢沉痛，当泻湿热。此洁古立效神方。

东垣治杜彦递患左手右腿麻木，大指次指亦尝麻木至腕，已三四年矣，诸医不效。脉之曰：麻者气之虚也，真气弱不能

流通，填塞经络，四肢俱虚，故生麻木不仁。与一药决三日效。遂制人参益气汤，服二日，便觉手心热，手指中间如气满胀，至三日后，又觉两手指中间皮肉如不敢触者，似痒痛、满胀之意，知其气已遍至，乃于两手指甲旁，各以三棱针一刺之，微见血如黍黏许，则痹自息矣。又为处第二、第三方，服之全安。

人参益气汤 治五六月间两手麻木，四肢倦怠惰嗜卧，乃湿热伤元气也。

黄芪八钱 人参 甘草生，各五钱 芍药 升麻各三钱 柴胡二钱半 五味子一百二十粒 甘草炙，二钱

每六七钱水煎，空心服，服后令少睡，于麻痹处按摩，屈伸少时。午饭前一服，日二。

第二次药，煎服如前：

黄芪八钱 红花五分 陈皮一钱 泽泻一钱

第三次服药：

黄芪六钱 黄柏一钱三分 橘红三钱白芍药五钱 升麻 泽泻各二钱 黄芩八钱五味子百粒 甘草炙一分，生四分

分四帖，煎服如前。秋凉去五味子，冬月去黄芩，效。

除湿补气汤 治左腿麻木沉重。

黄芪八钱 甘草梢六钱 升麻梢 柴胡当归 泽泻各二钱 五味子百二十粒 红花二钱半 青皮四钱 陈皮一钱

分四服，水煎，热服。

治赵节使，年七旬，病体热麻，股膝无力，饮食有汗，妄喜笑，善饥，痰涎不利，舌强难言，声哑不鸣，身重如山。诊得左脉洪大有力，是邪客于经络，两臂外有数瘢。遂问其故，对以燃香所致。予曰：君之病皆此也。夫人之十二经灌溉周身，

终而复始。盖手之三阳，从手至表，上行至头。加之以火邪并于阳，势甚炽焉。故邪热毒行散于周身而热麻。经云：胃中有热则虫动，虫动则胃缓，胃缓则廉泉开，故涎下。热伤元气，而沉重无力。饮食入胃，剽悍之气不循常度，故多汗，心火盛则妄喜笑，脾胃热则消谷善饥，肺金衰则声哑不鸣。仲景云：微数之脉，慎不可灸。焦枯伤筋，血难复也。君奉养以膏粱之味，无故加以火毒，热伤于经络而为此病明矣。乃制清阳补气汤服之，不旬日而愈。

清阳补气汤

苍术四钱　藁本　知母酒浸　当归　甘草生，各二钱　柴胡　黄柏酒浸　黄芪各三钱　升麻六钱　陈皮二钱半　五味子一钱半

每七钱，水煎，空心服。

治李正夫人病，诊得六脉中俱弦洪缓相合，按之无力。弦在其上是风热，下陷入阴中，阳道不行，其症闭目则浑身麻木，昼减夜甚，觉而目开则麻木渐退，久则绝止，常开其目，此病不作，惧其麻木，不敢合眼，故不得眠。身体皆重，时有痰嗽，觉胸中常是有痰而不利，时烦躁，短促而喘，肌肤充盛，饮食、大小便如常，唯畏麻木，不敢合眼为最苦。观其色脉，形病相应而不逆。《内经》曰：阳盛瞋目而动轻，阴病闭目而静重。又云：诸脉皆属于目。《灵枢》曰：开目则阳道行，阳气遍布周身，合目则阳道闭而不行，如昼夜之分，知其阳衰而阴旺也。且麻木为风，虽三尺之童，皆以为然。细校之则非，如久坐而起亦有麻木，假如绳缚系之人，释之觉麻木作而不敢动，久则自已。以此验之，非有风邪，乃气不行也。不须治风，当补其肺中之气，则麻木自去矣。知其经络阴火乘其阳分，火动于中，为麻木也，当兼去阴火则愈矣。时痰嗽者，秋凉在外，湿在上作也，当实其皮毛，以温剂。身重脉缓者，湿气伏匿而作也，时见躁作，当升阳助气益血，微泻阴火。去湿通行经脉，调其阴阳，则非五脏六腑之本有邪也。补气升阳和中汤主之。

补气升阳和中汤

黄芪五钱　人参　白芍各三钱　甘草炙　佛耳草各四钱　陈皮　白术　归身各二钱　甘草生，去肾热　黄柏酒浸，除湿清火　白茯苓除湿导火　泽泻同上　升麻行阳明经　柴胡　草豆蔻益阳退寒，各一钱

每服三五钱，水煎，稍热服，八帖愈。

温经除湿汤　李夫人，冬寒霜时病作，四肢无力，乃痿厥，湿热在下焦也。醋心者，是浊气不降欲满也。合眼麻木者，阳道不行也。开眼不麻木者，目开助阳道，故阴寒之气少退也。头旋眩运者，风气下陷于血分，不伸越而作也。

羌活七分　独活　当归　麻黄去节　黄柏各三分　白芍三钱　柴胡　黄连　黄芪　草豆蔻　神曲　木香各二分　陈皮　苍术各二钱　人参　甘草炙　白术　猪苓　泽泻各一钱　升麻五分

分二服，水煎，热服。治肢节沉重，疼痛无力之圣药也。

湿气风症不退，眩运麻木不已，**除风湿羌活汤**主之。

羌活　防风各一两　柴胡　独活　甘草炙，各五分　藁本　陈皮　黄柏　川芎各三分　苍术　黄芪各一钱　猪苓　泽泻各二分　茯苓二钱　黄连一分　升麻一分

每服五六钱，水煎，热服。量虚实用，如不尽症候，依加减法用之。

《济世》**茯苓汤**　治停饮、支饮，手足麻痹，多睡眩冒。

赤茯苓　半夏　陈皮各一两　枳实炒
桔梗　甘草炙，各半两

每服五六钱，姜三片，水煎。

《宣明》**茯苓川芎汤**　治着痹。湿地
水气甚，重着而不去，多汗而濡者。着痹
留注不去，四肢麻木，拘挛浮肿。

赤茯苓　防风　川芎　麻黄　芍药
桑白皮　甘草炙　官桂　当归各五分

枣三枚，水煎服。如欲出汗，以粥
投之。

五痹汤　风、寒、湿之气，客留肌体，
手足缓弱，麻顽不仁。

片子姜黄一两　羌活　白术　防己各二
两　甘草炙，五钱

每五六钱，姜三片，水煎服。

续断丸《本事方》治风湿流注，四肢
浮肿，肌肉麻痹。

川续断　当归　萆薢　大麻　防风
大附子各一两　川芎七钱半　乳香　没药各
五分

炼蜜为丸，梧子大。每四十丸，温酒
米饮任下。

又**增减续断丸**　治寒湿之气痹滞，关
节麻木疼痛。

人参　防风　鹿角胶　白术炒，各七两
黄芪　续断　苡仁　山芋　牡丹皮　麦门
冬　地黄　桂心　山茱萸　白茯苓　石斛
各二两

蜜丸，桐子大。每服六七十丸，空心
酒下。

三痹汤　治血气涩滞，手足拘挛，风
痹等疾。

川续断　杜仲姜汁炒　防风　桂心
人参　当归　白茯苓　白芍药　甘草　黄
芪　牛膝　细辛各一两　川独活　川芎
秦艽　生地各五钱

每服六七钱，姜三片，枣一枚，水煎。

《济生》**黄芪酒**　治风湿痹痛，筋脉
挛急，身体顽麻。

黄芪　当归　白术　虎骨　草薢　云
母粉　木香　防风　官桂　天麻　石斛
茵芋叶　仙灵脾　川续断　白芍药　甘草
炙，各一两

用绢袋盛，以好酒一斗浸之，春五，
夏三，秋七，冬十日。每服一盏，温饮之，
常令酒气相续为佳。

《宣明》**防风天麻散**　治风麻痹，走
注肢节疼痛，中风偏枯，或暴瘖难语，内
外风热壅塞。

天麻　甘草　羌活　防风　白芷　川
芎　归尾　草乌头　白附子　荆芥穗各五
钱　滑石二两

上末，热酒化蜜少许，调半钱，加至
一钱，觉药力运行，微麻为度。炼蜜丸，
弹大子。热酒化下半丸或一丸，细嚼白
汤下。

《衍义》**方**　治风冷气血闭，手足体
疼痛、冷麻。

五灵脂二两　没药一两　川乌头一两半，
炮，去皮　乳香五钱

上末，水丸，弹子大。每一丸，生姜
酒磨服。

河间**前胡散**　治荣虚卫实，肌肉不仁，
致令痛重，名曰肉苛。

前胡　白芷　细辛　官桂　白术　川
芎各三两　附子炮　吴茱萸　当归　川椒去
子并闭口者，生用，各二两

以茶酒三升，拌匀，同窨一宿，以炼
成猪脂膏五斤，入药煎，候白芷黄紫色，
滤其渣，成膏，病在处摩之。凡瘕痕、疮
痈皆治，并去诸风疮痒痛，伤折坠损，凡
摩内皆可用之。

吴茱萸散

吴茱萸　肉豆蔻面里煨　干姜　甘草炙　神曲炒　砂仁各一两　白术　厚朴姜制　陈皮各二钱

为末，每服二钱，空心，米饮调下。

肾沥汤

麦门冬　五味子　犀角各一钱半　杜仲　桔梗　赤芍药　木通各一钱　桑螵蛸一个

水二盅，入羊肾少许，煎至八分，食前服。

加味五痹汤　治五脏痹症。

人参　茯苓　当归　白芍　川芎各一钱，肝、心、肾痹倍之　五味子十五粒　细辛七分　白术一钱，脾痹倍之　甘草五分

姜一片，水煎，食远服。肝痹加酸枣仁、柴胡，心痹加远志、茯神、麦冬、犀角，脾痹加厚朴、枳实、砂仁、神曲，肺痹加半夏、紫菀、杏仁、麻黄，肾痹加独活、官桂、杜仲、牛膝、黄芪、草薢。

活络丹　治手足挛蜷，筋脉不舒，皆风邪湿毒留滞经络，浑身走注疼痛。

南星　川芎　草乌　地龙各六两　乳香　没药各二两

为末，酒糊丸，桐子大。每服五七十丸，空心酒下。

清凉润燥汤　治风热血燥麻木。

当归　生地各一钱半　黄连　黄芩　芍药　川芎各一钱　天麻　防风　羌活　荆芥各八分　细辛六分　甘草五分

水煎服，麻甚者加川乌，炮过，三分，以行经络。

止麻清痰饮　治口舌麻木，延及口角头面者。

黄连一钱二分　贝母　瓜蒌仁　黄芩　茯苓　桔梗　枳壳　橘红　南星用白矾、皂角、生姜同煮透，各一钱　天麻　甘草　细辛

各五分　血虚加当归一钱。

水煎，入姜汁一匙，竹沥三四匙，食远服。

经验三妙丸　治湿热下流，两脚麻木如火热。

苍术六两　黄柏四两，酒炒　川牛膝酒浸，二两

面糊丸，桐子大。每服五七十丸，空心淡盐汤下。

仲景治血痹桂枝五物汤　血痹阴阳俱微，外证身体不仁，如风痹状。

黄芪　桂枝　芍药各二两　生姜六两　大枣十二枚

水六升，煮取二升，温服七合，日三服。

木香丸　肠痹腹疠痛，时发飧泄，气不消化，小便秘涩。

木香　白术　官桂　芫荑　良姜　诃子皮各一两　附子炮　厚朴　肉蔻各二两　干姜三分　甘草五钱半

为末，曲面糊丸，桐子大。每服二十丸，空心姜汤吞下。

鹤膝风

罗太无蚵蜥丸

蚵蜥用头尾全者一条　桃仁生　白附子　阿魏　桂心　安息桃仁同研　白芷各一两　乳香　没药以上童便、酒浸，炒熟，各三分　北漏芦　当归　白芍　牛膝　羌活　地骨皮　威灵仙各一两

蜜为丸，弹子大。空心酒化下一丸。昔有人病风痉，手足指节皆如桃李，痛不可忍，服之悉愈。《宣明》方，安息用胡桃穰同研。

丹溪治一人，年七十，患膝肿痛，此血虚而挟湿热也。

生地　当归头　白芍　苍术　黄柏炒，各三钱　川芎　桂各二钱　木通一钱半

分四帖，水煎，热服。

又一人，年近三十，厚味多怒，秋间髀枢左右一点发痛，延及膝，昼静夜剧，痛剧恶寒，口或渴，或不渴，或痞，或不痞，医多用风药兼用补血，至次年春，其膝渐肿，痛愈甚，食愈减，形瘦。至春末，膝肿大不可屈伸，其脉左弦大颇实，寸涩甚，大率皆数，知其小便必数而短，乃作饮食痰积在太阳，阳明治之。炒柏一两，生甘草梢、犀角屑、苍术盐炒，各三钱，川芎二钱，陈皮、牛膝、木通、芍药各五钱，遇暄热加条芩三钱。为细末，每三钱与生姜汁同研，多少以水荡起，煎令沸，带热食前饮之，一日夜四次。至半月后，数脉渐减，痛渐轻，去犀角加牛膝、龟板半两，当归半两，如前服。又半月，肿渐减，食渐进，不恶寒，唯脚膝酸软，未能久立、久行，去苍术、黄芩，时当夏热，加炒黄柏至一两半，依本方内加牛膝，春夏用茎叶，冬用根，杵取汁用之，效尤速。须断酒肉、湿面、胡椒。当仲夏，加生地半两，冬加茱萸、桂枝。

接骨丹　治诸风及鹤膝风。

防风　牛膝　当归　虎骨酥炙，各一两　枸杞子二两半　羌活　独活　龟板　秦艽　草薢　松节　二蚕沙各一两　茄根二两　苍术四两

酒糊丸，空心服。

脚筋急痛

淡酒煮木瓜，令烂，作粥样，用裹痛处，冷则易，一宿三五度便瘥。

挛

经云：肝气热则筋膜干，筋膜干则筋急而挛。又曰：湿热不攘，大筋软短，小筋弛长，软短为拘，弛长为痿。

丹溪曰：大筋软短者，热伤血也，不能养筋，故为拘挛；小筋弛长者，湿伤筋，不能束骨，故为痿弱。挛皆属于肝，肝主筋故也。

丹溪治王秀湿热大作，脚痛，后手筋拘挛，足乏力。

生地　当归　川芎　白术各二钱　苍术一钱半　木通　甘草炙，各三分

煎汤下大补丸三十丸，其大补丸炒暖用。

薏苡仁散　治筋脉拘挛，久风湿痹。

薏苡仁一斗，捣散以水二升，取末数匙作粥，空腹食之。《衍义》云：筋急拘挛有两等，《内经》大筋受热则缩而短，故挛急不伸，则可用薏苡仁。若因寒筋急则不可用也。

有寒挛，经曰：寒多则筋挛骨痛。

《本事》云：张德操内子，昔患筋挛，脚不得伸屈逾年，动则令抱持，求医于泗水杨吉老，曰：此筋病，下三方，一年而愈。

治筋极**养血地黄丸**。春夏服之。

熟地　蔓荆各一分　山茱萸五钱　狗脊　地肤子　白术　干漆　蛴螬炒　天雄　车前子各三分　草薢　山芋即山药　泽泻　牛膝各一两

为末，炼蜜丸，桐子大。每服七十丸，酒下。

治筋痹肢节束痛**羚羊汤**。秋服之。

羚羊角　肉桂　附子　独活各一两三钱半　白芍药　防风　芎劳各一两

每服五七钱，水煎，姜三片，一日三服。

治寒冷湿痹，留于筋脉，缩不能转侧，

乌头汤。冬用之。

　　大乌头　细辛　川椒　甘草　秦艽　附子　官桂　白芍各七分　干姜　防风　当归　白茯苓各一两　独活一两三钱半

　　每服三钱，枣二枚，水煎，空心服。

　　《千金》**薏苡汤**　治筋挛不可屈伸。

　　苡仁　白蔹　芍药　桂心　干姜　酸枣仁　甘草　牛膝各一两　附子三枚

　　醇酒二斗，渍一宿，微火煎三沸；每一升，日三服，扶杖起行。不耐酒，服五合。

　　活血通经汤　董监军，腊雪初霁，因事到真定，忽觉风气暴作，六脉俱弦甚，按之洪实有力，其症手挛急，大便闭涩，面赤热，此风寒始加于身也。四肢者脾也，风寒伤之则挛痹。乃风淫末疾，而寒在外也。《内经》云：寒则筋挛。正此谓也。平素多酒，实热乘于肠胃之间，内则手足阳明受邪，外则足太阴脾经受风寒之邪。用桂枝、甘草以却其寒邪，而缓其急搐；用黄柏之苦寒，以泻实热而润燥，急救肾水；用升麻、干葛以升阳气，行手足阳明之经，不令遏绝；更以桂枝辛热入手阳明之经为引用；润燥复以芍药、甘草专补脾气，使不受风寒之邪而退木邪，专益肺金也。加人参以补元气为之辅佐，加当归身去里急而和血润燥，名之曰活血通经汤。

　　升麻　葛根　当归　人参　甘草炙，各一钱　桂枝　黄柏酒炒，各二钱　白芍药五分

　　水煎热服，令暖房中近火摩搓其手乃愈。

虚　挛

　　经所谓虚邪搏于筋则为筋挛。又云：脉弗荣则筋急。仲景云：血虚则筋急。此皆血脉弗荣于筋而筋成挛，故丹溪治挛用四物加减。《本事方》治筋急极用养血地黄丸，盖本乎此也。

　　丹溪治一村夫，背伛偻而足挛，已成废人。脉之，两手皆沉弦而涩。遂以戴人煨肾散与之，上吐下泻，过月余久，吐泻交作，如此凡三帖，然后平复。

　　煨肾散

　　甘遂末三钱，猴猪腰子细批破，盐椒腌透，掺药末在内，荷叶包裹，火内烧熟，温酒嚼下。

　　苍耳汤　治风湿痹四肢拘挛。

　　苍耳子三两

　　捣末，水一升半，煎七合服。木瓜粥裹筋痛处佳。方见鹤膝。

一身尽痛

　　《纲目》云：一身尽痛，其病暴似伤寒，属湿痹，并见伤寒太阳症门。其流连难已者，于此求之。寒而一身痛者，甘草附子汤。热而痛者，当归拈痛汤。

　　甘草附子汤　治风湿相搏，骨筋烦疼，掣痛不能屈伸，近之则痛剧，汗出短气，小便不利，恶风，不欲去衣，或身微肿者。

　　甘草　白术各一两　桂枝二两　附子炮，一枚

　　分四帖，水煎服。《活人书》云：身肿者，加防风一两；悸气小便不利者，加白茯苓一两半。

　　东垣**当归拈痛汤**　治湿热相搏，肩背沉重疼痛，上热，胸膈不利，及遍身疼痛。方见脚气门。

　　东垣**麻黄桂枝升麻汤**　李夫人患浑身麻木，睡觉则少减，开目久则全已，闭目则麻复至，此症用药已全去，又因家事不和，心中烦恼，遍身骨节疼，身体沉重，

饮食减少，腹中气不转运。

麻黄　人参　升麻　黄芪各五分　桂枝　甘草炙　白术　茯苓　泽泻各三分　陈皮　半夏　草豆蔻　厚朴　黄柏　附子各二分　木香　生姜各一分

水煎，热服。

《本事》方　治遍身皆痛如劳者。若伤寒身体痛者不可服。但少年虚损冷惫，老人诸疾，皆治之。

人参　黄芪　附子炮　甘草　木香　羌活　知母　芍药　川芎　前胡　枳壳　桔梗　白术　当归　茯苓　半夏各五钱　柴胡　鳖甲醋炙，各一两　酸枣仁　桂心各三分　杏仁炒，五分

每服二钱，姜三片，乌梅三个，葱白三寸，同煎空心服。

产后身痛

薤白趁痛散　产后气弱血滞，遍身疼痛，身热头疼。

当归　牛膝　桂心　白术　黄芪　独活　生姜各五钱　甘草　薤白各三钱五分

每服五六钱，水煎。

五积散加酒煎，治感寒头疼身痛。方见伤寒。与四物汤各半服之，治一身痛甚稳。加桃仁，治腰痛，逐败血，去风湿。

大全牛膝散　产后遍身青肿，疼痛，及众疾。

牛膝、大麦芽为细末，以新瓦罐子中填一层麦芽，一层牛膝，如此填满，用盐泥固济，火煅赤，放冷，研末。但是产后诸疾，热酒调下二钱。

金枣丹　治一切风疾等症。

川乌生用，去皮脐　两头尖　防风　白芷　独活　蔓荆子　荆芥各四两　白术　羌活　细辛各五钱　全蝎　僵蚕　天麻　威灵仙各二两　雄黄　木香　乳香各一两　苍术八两　川芎五两　何首乌一两八钱　没药　草乌各一两半　藁本二两半　当归三两

上末，糯米糊丸，枣样大，金箔为衣。每服一锭，伤风流涕，好酒化下。中风不语，生姜汤下。左瘫右痪，好酒调下。白虎历节风，遍身走痛，生姜汤或好酒下。破伤风昏倒在地，牙关紧急，好酒调服，仍磨敷患处。雷头风并干癣麻痹，温酒调服；洗头风，酒服；偏正头风，及夹脑风，研末吹鼻中，吐涎，再用生姜汁调药涂两太阳穴，仍用茶清调服。疯狗咬伤，噙水洗净敷之。蜈蚣伤，噙水洗过敷之。蛇伤，入白矾少许，敷患处，就以津唾调搽亦可。蝎咬唾调搽。痔漏口漱浆水洗过敷之。多年恶疮，口不合者，口漱盐水洗过敷之，徐收。喘嗽，桑白皮汤调服。红丝鱼眼，裤脚脑疽，发背疔疮，里外廉疮，用自己小便洗过，井水调敷，薄纸贴上，再用里外搽之。丹瘤，井花水调药，鹅毛扫二三次。不发灸疮，噙水洗过，贴上二三次，起发方止。

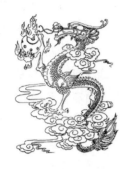

赤水玄珠　第十七卷

内伤门 兹以伤饮、伤食为一门，而劳心竭力不足之症，则节抄东垣《脾胃论》附之。

伤饮　伤食

生生子曰：伤饮、伤食之症，多是有余，当另标一门，不当与内伤门混治，何者？夫内伤二字，乃病机总辞。凡诸劳心、劳神，耗竭精气，及损伤营卫、脏腑、筋骨、血脉，莫不皆内伤病也。故古人有五劳七伤之谓，斯为不足之疾，症多类似，东垣《内外伤辨惑》已详之矣。夫有余当消，不足当补，天壤悬绝，症涉疑似而又溷为一门，恐初学于有余中之不足，不足中之有余，及纯有余，纯不足之证，茫无分别，则用药未免有虚虚实实不误。予故所以另标为一门，庶几易于寻治也。且也此证所患甚多，紧关妙处只三节，随轻重缓急治之，百发百中。初食伤之时，填塞胸膈，胀满疼痛，急宜用吐法，吐而出之。缘食未入于胃，停积膈间，吐之甚易，经谓：在上者因而越之是也。食已下膈入胃，则不可用吐法，强吐之，亦不能尽出。又不宜遽用下药，下之早则伤中气。胃既为饮食所伤，又复能受药之伤乎？而清纯冲和之气，并为之下陷。故曰：杂病酒积下

之早，亦作痞气，唯当健脾消导，俟其尽入大肠。而痛在脐腹，乃可用下法下之。经谓：在下者引而竭之是也。是皆顺其势而利导之。殊易为力，故治亦无所误也。

东垣曰：《阴阳应象大论》云：水谷之寒热，感则害人六腑。《痹论》云：阴气者，静则神藏，躁则消亡，饮食自倍，肠胃乃伤。此乃混言之也。分之为二，饮也，食也。饮也者水也，无形之气也。因而大饮则气逆、形寒，饮冷则伤肺，肺病则为喘咳，为肿，为水泻。轻则当发汗，利小便，使上下分消其湿。解醒汤、五苓散、生姜、半夏、枳实、白术之类是也。如重而蓄积为物也，有形之血也。如《生气通天论》云：因而饱食，筋脉横解，肠癖为痔。又云：食伤太阴、厥阴，寸口大于人迎两倍、三倍者，或呕吐，或痞满，或下痢肠澼，当分寒热轻重治之。轻则内消，重则除下。如伤寒物者，半夏、神曲、干姜、三棱、广茂、巴豆之类主之；如伤热物者，枳实、白术、青皮、陈皮、麦蘖、黄连、大黄之类主之。亦有宜吐者，《阴阳应象大论》云：在上者因而越之，瓜蒂散之属。然而不可过剂，过则反伤肠胃。盖先因饮食自伤，又加之以药过，故肠胃复伤，而气不能化，食愈难消矣，渐至羸困。故《五常政大论》云：大毒治病，十

去其六，小毒治病，十去其七，常毒治病，十去其八，无毒治病十去其九，不可过之。此圣人之深戒。伤饮多以五苓散为主。

五苓散 治饮，烦渴，饮水过多，或水入即吐，心中澹澹，停湿在内，小便不利。方见暑门。治伤冷饮者，煎五苓散送半夏枳术丸。治伤饮不恶寒，胸中微觉夯闷，身重，饮食不化者，或小便不利者，五苓散去桂，依前斟酌服之。如瘀热在里，身发黄疸，食前浓煎茵陈汤调服，愈。

除湿散 伤马牛乳酪，及冰水一切冷物。

半夏汤泡　干姜各三钱　车前子炒　泽泻各五钱　甘草炙　红花各二钱　茯苓七钱

上为细末，每服二钱，食前白汤调下。

导饮丸 治水饮。

吴茱萸三钱　白茯苓　苍术各一两　黄连五钱　独活七钱

上为细末，神曲糊丸服。

丹溪**茱萸丸** 治饮。

白滑石六两　甘草　吴茱萸各一两

水丸服。

伤 酒

东垣曰：酒者，大热有毒，气味俱阳，乃无形之物也。若伤之只当发散，汗出则愈矣。其次莫如利小便，乃上下分消其湿。今之病酒者，往往服酒癥丸，大热之药下之。又有用牵牛、大黄下之者，是无形元气受病，反下有形阴血，乖误甚矣。酒性大热，已伤元气，而复重泻之，亦损肾水真阴，及有形阴血，俱为不足。如此则阴血愈虚，真水愈弱。阳毒之热大旺，反增其阴火，是以元气销铄，折人长命，不然则虚损之病成矣。酒疸下之早，久则为黑疸，慎不可犯，宜以葛花解酲汤主之。

王海藏曰：治酒病，宜发汗，若只利小便，炎焰不肯下行。故曰火郁则发之，以辛温散之，是从其体性也。是知利小便，则湿去热不去，若动大便，尤为疏陋。盖大便者有形质之物，酒者无形之水，从汗而发之，是为近理，湿热俱去。故治以苦温，发其火也，佐以苦寒，除其湿也。

《统旨》曰：伤酒恶心呕逆，吐出宿酒，昏冒眩晕，头痛如破，宜二陈汤加黄连、干葛煎服。或冲和汤、缩脾汤、五苓散，用干葛煎汤调服。久困于酒，遂成酒积，腹痛泄泻，或暴饮有灰酒亦能致之，并宜酒煮黄连丸。多饮结成酒癖，腹中有块，随气上下，冲和汤加黄连、蓬术。酒停胸膈为痰饮者，枳实半夏汤加曲蘗，用吐法尤妙。

刘宗厚曰：酒者，是有形之物，即水饮同体也。今言无形元气受病，不得伤于有形阴血者，盖谓酒者湿热之物，入胃则脏气俱热，逐气升降之际，而半有消耗之矣。至伤于肠胃，则升之不散，降之不下，郁于气分无形之地位，故言无形之物，非若水饮性体全降于肠胃中也。若今人之饮醇酒则便少，此其可验。是以伤则宜汗之，泄之，不得用重峻下剂。盖此等药不能入气分，反伤有形阴血耳。但斯意隐然，使人不能无疑。故或有辨之者，兹不复具。然昔人有用下剂者，盖或有酒饮伤积日久，而汗之、泄之不能愈，则重峻下剂而或可哉。故用者自宜对症详审，勿以辞害意可也。

东垣**葛花解酲汤** 饮酒太过，呕吐痰逆，心神烦乱，胸膈痞塞，手足战摇，饮食减少，小便不利。

青皮三分　木香　橘红各五分　人参　茯苓　猪苓各一钱　神曲炒　泽泻　干姜

白术各二钱　白豆蔻　葛花　砂仁各五钱

上为细末，每服三钱，白汤调下。但得微汗，则酒病去矣。此盖不得已而用之，岂可恃此酗饮成病，自损元气，唯病酒者宜之。

丹溪乌梅丸　治酒毒，化痰消食。

乌梅一斤　半夏　白矾各八两　生姜二两

上为细末，以新瓦二片夹定，火焙三日夜为度，次入神曲、麦芽、陈皮、青皮、莪术、枳壳、丁皮、大腹子各四两，糊丸。每服四五十丸，姜汤下。

洁古百杯丸　酒停胸中，膈气痞满，面色黄黑，将成癖疾，饮食不进，日渐羸瘦。如欲饮者，先服不醉。

生姜一斤，去皮切片，以盐二两腌一宿，焙干　橘红　干姜各三两　木香　茴香炮，各一钱　广茂炮，三钱　益智仁二十粒　丁香五十粒　砂仁　白豆蔻各三十粒　甘草炙　三棱炮，各二钱

上炼蜜丸，每一两作五丸，朱砂为衣，姜汤嚼下。

酒煮黄连丸方见下血门。

《济世方》**酒积乌梅丸**

乌梅一两　青木香四钱　砂仁五钱　巴豆霜一钱　半夏曲七钱　枳实五钱　杏仁三钱　黄连一两，酒浸一宿

上蒸饼糊为丸，绿豆大。每服八丸，白汤下。

伤　食

生生子曰：伤食痛急者，用前上、中、下三法。不痛而发热，头疼痞闷者，究其所伤何物，寒热孰多而为之治。今收各家方法，详列于后。东垣《脾胃论》中已具者，兹不复入，但于彼参治可也。

丹溪曰：伤食恶食者，胸中有物，宜导痰补脾，用二陈汤加白术、山楂、川芎、苍术服之。忧郁伤脾，不思饮食，炒黄连、酒炒芍药同清六丸末，加香附以姜汁浸，蒸饼糊为丸服。

《统旨》曰：伤食胸膈痞塞，吐逆咽酸，噫败卵臭，畏食，头疼，发热，恶寒。病似伤寒，但身不痛，气口脉紧盛，治中汤加砂仁或十香丸。

洁古枳术丸　治痞积，消食强胃。王海藏云：本仲景枳术汤也。今易老改为丸治老幼虚弱，饮食不化，或脏腑软弱者。

枳实去白，麸炒，一两　白术二两

上为末，荷叶包烧饭为丸，桐子大。每服五十丸，白术汤下。服白术者，本意不取其食速，但久服令人胃气强，食不复伤也。

曲糵枳术丸　为人强食所致，心胸满闷不快。

神曲炒　麦糵炒　枳实炒，各一两　白术二两

上为末，荷叶烧饭为丸，每服五十丸。

木香枳术丸　破滞气，消饮食，开胃。

木香　枳实各一两　白术二两

照上法为丸服。

又方　开胃进食。

木香三钱　人参　干姜各一钱半　枳实一两　白术二两

为末，照上法为丸，白汤吞五十丸。

槟榔丸　消食破滞气。

槟榔三钱　木香　人参各二钱　陈皮五钱　甘草一钱

上蒸饼糊为丸，每服五十丸。

罗太无**槟榔木香丸**　疏三焦，宽胸膈，破痰饮，快意，润肠。方在气门。

丹溪**保和丸**　治食积酒积。

山楂肉一两　半夏姜制　萝卜子炒　黄连姜汁炒　橘红　神曲各五钱　麦芽炒，三钱

上神曲糊为丸。每服七八十丸，姜汤下。

大安丸　脾经消导之剂。

山楂二两　神曲炒　半夏制　茯苓各一两　陈皮　连翘　萝卜子炒，各五钱　白术二两

上神曲糊为丸，每服五十丸。

白术丸　治伤豆粉、湿面、油腻之物。

白术　半夏制　神曲　枳实各一两，炒　橘红七钱　黄芩五钱　枯矾三钱

上浸蒸饼糊为丸，量所伤多寡，加减服之。如素食多用干姜，故以黄芩泻之。

半夏枳术丸　治因冷食内伤。

半夏姜制，二两　枳实炒　白术各一两

上末，荷叶饭为丸。一方有泽泻一两，为小便淋也。

木香干姜枳术丸　破滞气，消寒饮食。

木香三钱　干姜炮，五钱　枳实炒，一两　白术二两

上荷叶饭为丸，每服五十丸。

丁香烂饭丸　治食伤太阴，又治卒心痛、胃疼。

丁香　甘草炙　三棱炮　广茂炮　木香各一钱　丁皮　甘松净　砂仁　益智仁各三钱　香附五钱

上浸蒸饼糊为丸，每服七十丸。

香砂和中汤　治饮食所伤，脾胃呕吐，胸满嗳噫，或胸腹胀疼。

藿香　砂仁各一钱半　苍术二钱　厚朴　陈皮　半夏　茯苓　青皮　枳实麸炒，各一钱　甘草三分　大便泻去枳实、青皮，加麦蘖、山楂。

水二盅，姜三片，煎八分，食远服。

加味枳术丸

白术米泔浸，四两　枳实去白，麸炒，二两　陈皮　半夏炮　神曲炒　麦芽炒　山楂肉各一两半　如胃寒或冬月加砂仁一两；气滞不行加木香五钱；常有痰火，又兼胸膈痞闷加黄连姜汁炒、茯苓各一两。

上末，荷叶饭为丸，每服五六十丸。

化食养脾汤

人参　白茯苓　陈皮　半夏　神曲炒　麦芽炒　山楂各一钱　砂仁八分　甘草三分　白术一钱半　胸膈痞胀甚者加厚朴、枳实各一钱；胃脘痛加草蔻仁一钱；气滞痰盛者去人参，加香附一钱半，夏倍之。

水三盅，姜三片，煎八分，食远服。

秘方**思食调中丸**　脾胃久弱，饮食不消，气滞，胸膈痞闷，呕逆痰水。

白术米泔浸，二两　人参七钱　木香五钱　砂仁　香附　陈皮　半夏曲炒　神曲炒　麦芽炒，各一两　甘草炙，四钱

上末，陈米糊为丸，梧子大。每服百丸，白汤下。

治中汤　即理中汤加青皮、陈皮。

十香丸　伤饮食，胸膈腹疼，或气滞积聚，皆可服。

甘松炒　益智仁炒　香附子各四两　京三棱二两　莪术二两　青皮　陈皮各三两　砂仁一两半　木香　甘草炒，一两

水浸，蒸饼糊为丸，梧子大。每服五十丸，姜汤下。

枳实半夏汤

枳实麸炒　半夏泡，各五钱

姜五片，水二盅，煎服。

治心腹膨脖，多食积所致。

南星姜制　半夏姜制　瓜蒌仁各一两半　香附童便浸，一两　黄连姜汁炒，三两　青礞石煅　萝卜子炒　连翘　陈皮各五钱　麝香

少许

上末，神曲糊为丸。

治因面内伤发热，头痛作吐。

白术一钱半　白芍　陈皮　苍术各一钱　茯苓　黄连　人参　甘草各五分　姜三片，口渴加葛根二钱。

《杨氏家藏》**豆蔻橘红散**　温脾养胃，升降阴阳，和三焦，化宿食。

丁香　木香各一两　人参　白豆仁　厚朴姜制　橘红　神曲炒　干姜炒　半夏曲　甘草炒　藿香　白术各五钱

每服五七钱，姜三片，枣一枚，水煎服。

红丸子　温脾胃，消寒冷食积，并治冷疟。

京三棱　莪术　陈皮去白　青皮去白，各五斤　干姜炮　胡椒各二斤

上末，醋煮糊为丸，梧子大，以矾红为衣。每服二十丸，食后姜汤下。

消食化气香壳丸　醒脾去积，顺气化痰。

青皮炒　陈皮炒，各四两　萝卜子炒　木香　三棱炒　蓬术　神曲　麦芽各一两，炒　枳壳炒，二两　半夏二两半　枳实炒，一两　香附子醋炒，一两半　槟榔　山楂　草果各一两　陈仓米一升，同巴豆二十粒炒黄色，去巴豆不用

上末，醋糊丸，梧子大。每服四五十丸，渐加至七十丸，食后，白汤下。

青橘皮散　食过饱，痞闷，消食，化气，醒酒。

青橘皮去白，炒　葛根一两　砂仁五钱

为细末，浓茶调服。

宽中丸　治胸膈痞闷，停滞饮食。

山楂肉，蒸熟，为末，丸服。

除湿益气汤　伤湿面，心腹满闷，肢体沉重。

枳实麸炒　白术　黄芩各一两　萝卜子炒半两　神曲一两　红花三钱

荷叶饭为丸，绿豆大，每服六十丸，白汤下。

二黄丸　伤热食，痞闷，兀兀欲吐，烦乱不安。

黄芩二两　黄连酒炒，一两　升麻　柴胡各三钱　甘草二钱　枳实炒，五钱

蒸饼糊为丸，每服七十丸，姜汤下。

白术和胃丸　病久不能食，而脏腑或结，或溏，此由胃虚弱也。常服则和中理气，消痰去湿热饮食。

厚朴炒　半夏各一两　白术一两二钱　陈皮八钱　槟榔　枳实各二钱半　木香一钱　人参七钱　甘草炙，三钱

上末，姜汁浸，蒸饼糊为丸，梧子大。每服五十丸，白汤送下。

吴梅坡**冲和健脾丸**　益心开胃健脾，宽胸顺气，进食和中，资扶三焦，培植五内。凡体欠强盛者，多服大有益也。慎勿以人参见疑。膈气、膈食、翻胃、噎食、中满者亦效。

白术炒，四两　白豆蔻一两，拌白术末匀，饭上蒸　人参三两　陈皮三两，同参饭上蒸　白茯苓二两　山楂肉二两　石斛盐水洗，同茯苓、山楂饭上蒸熟　甘草绵纸上炒焦黄色，七钱

上各自为末，麦芽粉打糊为丸。每服五十丸，白汤下。

家传**三因冲和丸**　养心扶脾，疏肝开胃，畅达三焦，通贯五脏，赞坎离有升降之能，和表里无壅塞之患。利用一元，斡旋五内，家传四世之秘也。歌曰：医家纲领在三因，多少钻研那得真，发出肺肝玄妙处，信乎一决胜千金。

人参　石斛　白豆仁　广陈皮各为末，各一两　山楂肉末，二两

以上五味合研匀，碗盛碟盖，饭上蒸熟，取起待冷方开。此乃调胃补心，接丹田之气也。

远志甘草汤泡，去心，取末，一两　山栀炒焦色，取末，二两　香附童便浸半日，洗净，醋炒，末，二两

此三味，共研匀，如上法蒸熟，勿令泄气。乃透畅心胞，达膈间之滞气也。

海石末，二两　苍术米泔浸，洗去浮皮，炒黄取末，二两

此二味如上法同蒸，乃消痰饮而通内外之用也。

川芎末，二两　北柴胡末，一两　青黛一两

此三味和匀，蒸如上法，乃疏肝郁，调达者也。

夫心为脾母，补心则土有力。肝为脾贼，平贼则土乃和。故曰安谷则昌。用谷蘗取粉，打糊为丸，梧子大。晒干，用益元散五钱，水飞过神砂五钱为衣，食后少顷，白汤下。量人大小轻重丸数服之。常用五十丸，胃开气顺，少觉舒泰则减数服之。可与补中益气汤、六君子汤相兼服。此丸不犯炎凉，久服无妨，平康为度。不拘内外诸病，服其该料之药，而兼此丸，每日一服，则胃和脾壮，行诸药以健成功。此秘妙之嘱，慎毋忽焉。

参苓造化糕

人参二两，虚者用四两　白茯苓四两　干山药　芡实　莲肉去皮心，炒　苡仁炒　白扁豆炒，各半斤　糯米打白炒，五升　白糖霜二斤半

上为末，瓷瓶收贮。每用四五钱，白汤随加白糖霜调服，一日三四次。此平调脾胃，久服精神倍加。

【吐法】

瓜蒂散　上部有脉，下部无脉，其人当吐，不吐者死。

瓜蒂、赤小豆，为末，每服一钱匕，温浆水调下，取吐为度。设两手脉不绝无者，不可便用此药，恐损元气，令人胃气不复。若止胸中窒塞不通，以指探去之。如不得吐者，以物探吐之，得吐则已。如是食不得去者，方用此药吐之。

【攻下之剂】

备急丸　疗心腹诸疼，卒百病。

大黄　干姜　巴豆去皮，各一两

上择精品者，为末，蜜和捣千杵，丸如小豆大。每服三丸，大小量之。若中恶客忤，心腹胀满，卒痛如锥刀刺痛，气急，口噤，尸厥卒死者，以酒或汤服之；口噤以物搅开灌之，药一卜咽，须臾瘥，如未瘥，更与三丸，以腹中鸣转，即吐下便愈；若口噤，须折齿灌之。忌芦笋、猪肉、冷水、肥腻之物。易水张先生又名独行丸，乃急剂也。

神妙列仙散　饮酒所伤，以致遍身疼痛，腰脚强跛，手足顽麻，胃脘疼痛，胸膈满闷，肚腹膨胀，呕吐泻痢，及酒食停久，或一切积聚，黄疸，热鼓，并皆治之。

沉香　木香　茴香炒　槟榔各一钱　萹蓄三钱　大黄微炒，一两　麦芽一两半　瞿麦五钱

上末，每服三五钱，五更热酒调下。能饮者，多饮二三杯不妨，仰面卧，手叉胸前，至天明，取下大便如鱼脑，小便如血，效。忌生冷、硬物、荤腥，唯啖米粥。

木香和中丸　和脾胃，消宿食，利胸膈，化痰涎，除膈热，进饮食。

木香　黄芩　青礞石　枳壳　槟榔

青皮　橘红各五钱　白滑石二两　沉香二钱
大黄一两一钱　黑牵牛取头末，二两三钱

上末，水丸，梧子大。每服五十丸，姜汤或茶清下。

木香槟榔丸　一切气滞，心腹痞满，胁肋胀闷，大小便结涩不利者。

木香　槟榔　青皮去白　陈皮去白　枳壳　莪术煨　黄连　黄柏各一两　香附　大黄炒　黑丑取头末，各三两

上末，水丸，梧子大。每服六十丸，生姜汤下，以利为度。

枳实导滞丸　伤湿热之物，不得施化，痞闷不安。

茯苓　黄芩　白术　黄连各三钱　泽泻二钱　大黄一两　枳实炒　神曲各五钱

蒸饼糊丸，绿豆大，每服七十丸。

三黄枳术丸　伤食肉湿面，辛辣厚味之物，填塞闷乱。

黄芩二两　黄连　大黄煨　神曲炒　白术　陈皮各一两　枳实炒，五钱

上蒸饼为丸，服如上。

海藏**神应丸**　一切冷物、冷水及潼乳酪，小腹痛，肠鸣，水谷不化。

巴豆　杏仁　干姜　百草霜各五钱
木香　丁香各二钱　黄蜡一两

先将黄蜡用醋煮，去渣，将巴豆、杏仁同炒黑烟尽，研如泥，将蜡再上火，入少油溶化，入在杏仁等药内搅匀，旋下丁香等药，研匀，搓作梃子，油纸裹了旋丸。每用三五丸，食前米饮下。

秘方**化滞丸**　理一切气，化一切积。夺造化，有通塞之功；调阴阳，有补泻之妙。久坚沉疴，磨之自消；暴积乍留，导之立去。

丁香去苞　木香　青皮去白　橘红　黄连各二钱半　京三棱煨　莪术煨，各五钱

半夏曲二钱，俱为末，五分　巴豆去壳，滚汤泡过，再研开，去心膜，以瓦器，用好酒煮干，用六钱，研细和前药末，再研入后药　乌梅肉厚者去核，焙干为末，用五钱，以米醋调，略清，慢火熬成膏，入前药

上共和匀，以面糊为丸，粟米大。每服五七丸，人盛者十丸，五更陈皮汤下。常服磨积。不欲泻者，津液咽下。停食饱闷，枳壳汤下。但有所积物，取本物煎汤，冷下。因食吐不止，津液咽下即止。食泻不休，及霍乱呕吐，俱用冷水下。赤痢，甘草汤冷下。白痢，干姜汤冷下。心痛，石菖蒲汤下。小肠气痛，茴香酒下。妇人血气，当归汤下。若欲攻积热，姜汤下，仍加丸数，未利再服，泻不止，饮冷水一口立止。小儿量岁数加减服。疳积米饮下。孕妇勿服此药，得热则行，冷则止。

丹溪**小胃丹**

芫花好醋拌匀，过一宿，于瓦器上不住手炒至黑色，勿令焦　甘遂湿面色，水浸半日，洗晒干。一云水浸，冬七日，春秋五日，或用水煮亦可　大戟水煮一时，洗，晒干，各半两　大黄湿纸裹煨，勿焦，焙干，再以酒润，炒熟，焙干，一两半　黄柏炒，三两

上末，以白术膏丸，萝卜子大，临卧津液吞下，或白汤送下。取其膈上湿痰热积，以意消息之，欲利，空心服。一方加木香、槟榔各五钱，蒸饼糊为丸，每服七八十丸。

东垣**蠲饮枳实丸**　逐饮消痰，导气清膈。

枳实炒　半夏制　橘红各二两　黑丑取头末，三两

上末，面糊为丸，每五十丸，食后姜汤下。如所食在膈间，兀兀欲吐，及郁闷乱，以物探吐，甚者用瓜蒂散。

海藏**金露丸**　肉伤心痞，气下升降，

水谷不消。

大黄一两　枳实炒，五钱　桔梗二两　黑丑二钱半

上末，荷叶烧饭丸，每服白汤下三五十丸，常服减半。一方姜糊丸。

伤狗肉不消，心下坚硬，或腹胀口干，发热，妄语，水煮芦根汁饮之。

伤鱼鲙及生鲊，停在胸膈不化，必成癥瘕，马鞭草捣汁饮之，饮生姜汁亦消，橄榄煎汤饮之亦佳。

伤豆腐，以萝卜煮食，或用萝卜子煎汤饮之消。

伤蟹，用紫苏、生姜煎汤饮。

伤瓜果，以健脾消食之剂内加麝香服之，立消。

不 能 食

生生子曰：不能食者，由脾胃馁弱，或病后而脾胃之气未复，或痰客中焦，以故不思食，非心下痞满而恶食也。治当补益以开豁之，丹溪导痰运脾之法皆是也。下元虚亦令人不思食。宋黄山谷《刀笔手束》载云：有将菟丝子淘净，炒干，日服数匙，酒下，服之十日，饮食如汤沃雪。又有服补脾药不效，用二神丸治之愈。

罗谦甫云：脾胃弱而饮食难任者，不可一概用克伐之剂，宜钱氏异功散补之，自然能食。或嗜食太过，伤脾而痞满呕逆，权用枳术丸一服，慎勿多服。昔人有治久疟后，食少汗多，先用补剂加黄连、枳实月余，食反不进，汗亦不止，因悟谦甫之言，纯用补剂，又令粥多于药，气虚甚者加附子一二分佐之。

钱氏**异功散**　治脾胃虚弱，难任饮食。

人参　白术　茯苓　粉草　橘红　木香各等分

加姜枣，煎服。

二神丸　脾胃虚弱，全不思饮食，服补脾药不效者。

破故纸炒，四两　肉果生，二两

上末，肥枣四十九枚，生姜四两，切片煮烂，去姜剥去枣核，研膏入药末，和丸，桐子大。每三四十丸，盐汤下。

积 聚 门

《黄帝针经》百病始生得三云：积者，盖厥气生足悗，悗生胫寒。胫寒则血脉凝涩，凝涩则寒气上入肠胃，则䐜胀，䐜胀则肠外之汁沫迫聚不得散，日以成积，卒然多饮食则肠满，起居不节，用力过度，则络脉伤，阳络伤则血外溢，血外溢则衄血，阴络伤则血内溢，血内溢则后血，肠胃之络伤，则血溢于肠外，有寒汁沫与血相搏，则并合凝聚不得散而成积矣。或外伤于寒，内伤于忧怒，则气上逆，气上逆则六输不通，温气不行，凝血蕴裹不散，津液凝涩渗著而不去，而成积矣。《难经》云：肝之积名曰肥气，肥气以季夏戊己日得之。何以言之？肺病传于肝，肝当传脾，脾季夏适王，王者不受邪，肝复欲还肺，肺不肯受，故留结为积，故知肥气以季夏戊己日得之。心之积名曰伏梁云云，脾之积名曰痞气云云，肺之积名曰息贲云云，肾之积名曰奔豚云云，并见本方。

滑伯仁曰：越人之意，盖以五行之道，推其理势之所有者，演而成文尔。初不必论其感，亦不必论其还不还，与其必然否也。请以所胜传不胜，及王者不受邪，遂留结为积观之，则不以词害意，而思过半矣。

论妇人肠覃石瘕

《水胀篇》云：石瘕何如？岐伯曰：石瘕生于胞中，寒气客于子门，子门闭塞，气不通，恶血当泻不泻，衃以留止，日以益大，状如怀子，月事不以时下，皆生于女子，可导而下。《宝鉴》曰：夫膀胱为津液之府，气化则出矣。今寒客于子门，气塞不通，血壅不流，而衃以止之，结硬如石，是名石瘕也。此气先病而血后病，故月事不来，则可宣导而下出者也。故《难经》云：任之为病，其内苦结，男子为七疝，女子为瘕聚，此之谓也。非大辛之药不能已，可服见睍丹。

肠覃何如？岐伯曰：寒气客于肠外，与卫相搏，气不得营，因有所系，癖而内着，恶气乃起，息肉乃生。其始生也，大如鸡卵，稍以益大，至其成，如怀子之状，久者离岁，按之则坚，推之则移，月事以时下，此其候也。

夫肠者大肠也，覃者延也。大肠以传道为事，乃肺之腑，腑主卫，卫为气，气得热则泄，寒则凝。今寒客于大肠，故卫气不营，有所系止，而结瘕在内贴着，其延久不已，是名肠覃也。气散则清，气聚则浊，结为瘕聚，所以恶气发起，息肉乃生，小渐益大，至期而鼓，其腹则如怀子状也。此气病而血未病，故月不断以时下，本非妊娠，可以此为辨矣。

刘宗厚曰：按此谓石瘕为血壅不流，故月事不来；肠覃为气聚而浊结成瘕，故血未病，月水不断。而知此二积之异，然亦有诸积所致，或有病痈脓而似此二证者，不可不察也。

丹溪曰：痞块在中为痰饮，在右为食积，一云痰积。在左为血块。气不能作块成聚，块乃有形之物，痰与食积死血而成也。用醋煮海石、醋煮三棱、蓬术、桃仁、红花、五灵脂、香附之类为丸，石碱白术汤吞下。瓦垄子能消血块，次消痰。石碱一物，有痰积有块可用，洗涤垢腻，又能消食积。治块当降火消食积，食积即痰也。行死血块，块去须大补。凡积病不可用下药，徒损真气，病亦不去，当用消积药，使之融化则根除矣。凡妇人有块多是血。

生生子曰：积聚一症，《难经》以某日得积及不受欲还之说，后人皆难遵信。此下诸书，虽亦各有发明，终未有能扩其蕴而可为万世法者。近汪子良特揭而辨之，乃分表里、邪正、脏腑、内外。曰积、曰聚，及著治验数条，多有启悟。与丹溪治案，可相表里，深有功于《难经》者。而后人得以此取则焉，幸亦大矣。谨述于下：

汪子良曰：尝读《难经》积聚之说而疑之，虽有及于病情，而其说自相矛盾，有胶固而难通。予虑后学之误于承用也，为之辨论，附以积聚常变之法，亦有自效于匡救之忠已乎。

《五十五难》曰：积者阴气也，聚者阳气也，故阴沉而伏，阳浮而动。气之所积名曰积，气之所聚名曰聚。故积者五脏之所生，聚者六腑之所成。积者阴气也，其始发有常处；聚者阳气也，其始发无根本，上下无所留止，其痛无常处。又《五十六难》曰：肝之积名曰肥气，在左胁下，如覆杯，有头足，久不愈，令人发咳，连年不已，以季夏戊己日得之。何以言之？肺病传脾，脾季夏适旺，旺者不受邪，肝复欲还肺，肺不肯受，故留结为积，故知肥气以季夏戊己日得之。心之积名曰伏梁，起脐上，大如臂，上至心下，久不愈，令人烦心，以秋庚辛日得之。何以言之？肾病传心，心当传肺，肺秋适旺，旺者不受邪。心复欲还肾，肾不肯受，故留结为积。故知伏梁以庚辛日得之。脾之积名曰痞气，在胃脘，覆大如盆，久不愈，令人四肢不收，发黄疸，饮食不为肌肤，以冬壬癸日得之。何以言之？肝病传脾，脾当传肾，肾以冬适旺，旺者不受邪，脾复欲还肝，肝不肯受，故留结为积。故知痞气以冬壬癸日得之。肺之积名曰息贲，在右胁下，覆大如杯，久不已，令人洒洒寒热，喘嗽，发肺痈，以春甲乙日得之。何以言之？心病传肺，肺当传肝，肝以春适旺，旺者不受邪，肺复欲还心，心不肯受，故留结为积。故知息贲以春甲乙日得之。肾之积名曰奔豚，发于少腹，上至心下，或上或下无时，久不已，令人喘逆，骨痿少气，以夏丙丁日得之。何以言之？脾病传肾，肾当传心，心以夏适旺，旺者不受邪，肾复欲还脾，脾不肯受，故留结为积。故知奔豚以夏丙丁日得之。

夫谓积者阴气也，聚者阳气也，是以血气分阴阳也。殊不知阴血阳气也，皆能成积，但脏腑所主之不同耳。心肝多主于血，丹溪所谓在左属血是也。脾肺多主气，本文所谓肺积息贲者是也。息者气之息也，是阳气亦能成积。况又曰：气之所积名曰积，与其积阴之说不相合矣。又谓积者五脏之所生也，聚者六腑之所成也。殊不知有形质之物，积滞不行，则为之积，五脏六腑俱有之。如仲景所谓热结膀胱，搏血，蓄积下焦，其人如狂，小腹满硬，而小便自利，抵当汤主之。又东垣所谓食积肠胃，腹满卒痛者，备急丸下之。是六腑之位，亦有其积，岂谓积于脏乎？至论肝积肥气，夫肥气者，言其皮里膜外有块，以致皮肤有肥满之状，所谓疟母是也。此肝之外积，

非肝之内积也。又谓脾积痞气，夫脾居于右胁，今积在于心膈之位，乃与本文积在本位之说不相合矣。又谓肾积贲豚，发于少腹，上至心下，若豚状，或上或下无时，乃与聚证走动相类，与本文积属阴沉伏之说不相合矣。且五脏之积，未言所因，治何所据。又谓肝积于季夏戊己日得之之类，其说之失明者，自当知之。愚谓积伏而有常处，其症静也，因于血气、痰食、水火之所成。聚者对散而言，散而无形，或集为有象，其症动也，因于气虚不能运行之所致。作于腹中者属内，作于皮肤四肢者属外。如血积，左胁作痛，日轻夜甚，其脉沉涩者，所谓在左属血，治用芎、归、红花、苏木、麝香、肉桂、莪术之类。又有火郁，左胁而痛甚者，治用当归龙荟丸之类。又有里热蓄水，在于左胁而作痛者，如仲景所谓心下痞硬，痛引胁下，干呕短气，汗出不恶寒者，十枣汤主之。又有食积，右胁而作痛者，所谓在右属食，丹溪云：右胁一条隆起作痛，色不红者，此食积也。予尝用补中益气汤去陈皮加青皮、草果、木香之类。又有食块积于右胁而不痛者，宜治消导为主，如白术、枳实、三棱、莪术、砂仁、吴茱萸之类。又有痰饮积于心膻作痛，才食热辣汤则暂止，而脉沉滑，治用白螺丸之类。又有气积胸中而为胀痛、喘急，脉沉者，治用紫苏、杏仁之类。又有水积胸膈作痛，手不可近，身凉脉沉紧者，治用陷胸汤之类。又有湿郁心膈而为痞满者，治用大消痞丸之类。所谓五脏之积者如此。又有积于六腑之位者，余尝治一人，膈下大痛，有块不移，呕吐不食，吐兼腹痛，此中焦吐也，从于积，用紫沉丸下之而愈。又尝治一人，腹中大痛不移，才得大便，其痛稍减，两尺脉沉

弦而涩，他医作房后阴证治之，弗应。余曰：据其尺脉阴沉，当作阴证治之。据其大便去后而痛减者，此食积也，用备急丸下之而已。又尝治一妇，产后将及一月，小腹之位有块如鸡卵作痛，日轻夜重，呕吐，寒热，此血积也，治用芎、归、肉桂、莪术、乳、没、琥珀、麝香之类，一服而块消，诸症悉退。又《宝鉴》云：寒气客于子门，则气塞不通，血壅不流，而㟜以止之，结硬如石，是名石瘕，见睍丸主之。又云：清浊之气结聚肠外，成如怀妊，按之则坚，推之则移，月事以时下，名曰肠覃，晞露丸。又尝治一妇人，经闭三月，脐下胀痛不移，他医作血积治弗效。予曰：此气虚不能上升而陷于下也，丹溪所谓阳病极于下者此也，治用人参、陈皮而安。又尝治一人，脐左有块不痛，或时降起，此亦食积也，治用白术、三棱、莪术、砂仁、吴茱萸、木香、神曲，糊丸服之；外于块上灸之而消。又尝治一人，小腹左边有块，坚痛不移，大便燥结，或因恼怒辛苦即作膈痛，呕吐不食，诸医罔效，已一年余。余作痰火治，用顺气消痞丸远志肉、酒炒黄连、姜制厚朴各二两，海藻、昆布、青皮、山楂肉、神曲、苍术、川归、枳实各一两，玄明粉六两，同牛肉一斤，切碎煮熟，焙干，同前诸药为末，醋煮蒸饼糊为丸。每服二钱，空心汤下。未及一月而块消痛止。又治一人，右胁块痛，用三补丸加栀子、苍术，服至半月而愈。所谓六腑之积者如此。其余菜果、酒肉、寒冷等积，可类推焉。腑之积甚者倒仓法治之，此皆内积之症治者也。又有外积者，作于皮肤四肢之位也。如痈疽、瘰疬、疟母之类，治各从其所宜。夫痈疽属阳者，仙方活命饮之类；属阴者，内托复煎汤类。瘰

疬未消者，破结散之类；已破者，如神散之类。疟母，又名肥气，宜降痰火之剂。余尝治一人，疟后左胁之下皮里膜外有块，大如掌许，用七胰散治之，瓦楞子煨、天蓼花子各二两，为末，猪胰七个，针乱刺孔，同玄明粉四两煮熟，入前二末，捣烂，焙干，为末。每服二钱，酒下。为丸服亦可。服之而效，此皆外积之症治者也。且以聚病言之，夫内聚者腹中走痛也，由于气虚不能运行故耳。余尝治一人，腹中有块作痛，或上或下，或有或无，此聚也。治用人参、黄芪、白术、当归、枳壳、木香之类而止，此内聚之症治者也。又有外聚者，亦由气衰滞于四肢百节作痛，痛作随肿，痛退随消。经曰：先痛而后肿者，气伤形也。此也。治用补气散邪之剂，如人参、黄芪、白术为君，佐以羌活、五加皮、薏苡仁之类，此外聚之症治者也。由是观之，积者，由于气、血、痰、食、水、火之所成，而有脏腑外内之分也。聚者，由于气虚不运之所致，而有表里邪正之别也，则常变虚实之治得矣，《难经》之说云乎哉！

汤氏三棱散　治积气肚痛。

砂仁　甘草炒　益智仁炒，去壳　三棱
莪术　青皮去穰，炒，各等分

上末，白汤点下。

散聚汤　久气积聚，状如癥瘕，随气上下，心腹绞痛，攻刺腰胁小腹膜胀，大小便不利。

半夏　槟榔　当归各三分　陈皮　杏仁去皮尖，炒　桂各二两　茯苓　甘草炙
附子炮　川芎　枳壳　厚朴　吴茱萸汤洗，各一两　大黄看势轻重用

每服四钱，水煎。大便利者去大黄。

大七气汤　治同上。

京三棱　蓬术　陈皮　益智　香附各一两半　肉桂　藿香　甘草　青皮　桔梗各三两

每服五钱，水煎。

玄胡丸　内消癥瘕，气结，虫烦，心腹胀痛。

玄胡索　川归　青皮　木香　雄黄飞，另研　槟榔　广术炮，各四两　京三棱炮，六两

上末，入雄黄拌匀，糊丸，梧子大。每服三十丸，姜汤下，不拘时。

木香三棱散　和胃进食，消化生冷物，心腹刺痛。

木香　神曲炒，各一两　京三棱炮　甘草炙，各二两　广茂六两　益智　橘红各四两

上末，每二钱，入盐，沸汤点服。

五食丸　虚实积气，蛊胀积块，水气，年深癥瘕。

大戟去皮　甘遂生，各半两　牙皂去皮子，生　芫花醋浸一宿，炒黄　胡椒各一两　巴豆去心膜，醋煮，二十个，研，半两

上末，入巴豆和匀，糊丸，绿豆大。每服五七丸，气实者十丸，夜卧，水一盏，用白米、白面、黑豆、生菜、猪肉各少许，煎至半盏，去渣，用汤下药。忌油腻黏滑物。

圣散子　远年积块，及妇人干血气。

硇砂　麦蘖各六两　大黄八两　干漆烧过　萹蓄　茴香炒　槟榔各一两　如妇人干血气，加穿山甲二两，炮。

上细末，每三钱温酒调下，仰卧。此药只在心头，至天明大便如鱼肠，小便赤，为验。并无毒，神效。小儿用一钱，十五以上二钱，空心服之更效。

荆蓬煎丸　破痰癖，消癥块，及冷热积聚，顺气消食。

木香　槟榔　枳壳　青皮　茴香　三棱各二两，酒浸，冬三日，夏一日　广茂二两，醋浸，冬三日，夏一日，以去皮巴豆二十个，同炒黄色，去巴豆不用

上末，糊丸，如绿豆大。每服三十丸，姜汤下。

三棱丸　治五谷等积食。

陈仓米一两，巴豆五枚，去壳同炒焦色，去巴豆不用　陈皮　三棱各一两　砂仁各二钱　麦芽　木香各一钱

上末，醋糊丸，绿豆大。每十五丸至二十丸，姜汤，食远服。

曲蘖丸　治热酒积，噫酸胁痛。

神曲　麦芽各一两　黄连五钱，同巴豆五粒炒黄色，同用

上末，沸汤和丸，桐子大。每五十丸，食远姜汤送下。

一方　治冷酒积。平胃散加丁香、砂仁、麦芽、神曲、姜、枣、盐煎服。

水积丸

甘遂一钱，为末，以猪槽头肉一两，细切，捣烂，和末作一丸，纸裹火煨令香熟，取出。临卧嚼细，酒咽下，取下病根。若治酒积，用枣汤吞下。

涩积炒粉丸　积聚涩块结于心腹，干呕刺痛。

蚌粉一两　巴豆七枚，去壳及膜

上二味，同炒赤色，去巴豆，以醋丸，桐子大。丈夫脐腹痛，炒茴香酒下二十丸；妇人血气，姜酒下；败血冲心，童便和当归酒服；常服姜汤下。

茶积丸　治茶积，饮食减少，面黄腹痛。

陈仓米半升，巴豆七粒，去壳同炒赤色，去巴豆　青皮　陈皮各二两

上末，醋丸，如绿豆大。每二十丸，食后淡姜汤下。

又方　花椒为末，面糊丸，桐子大。每二十丸，茶汤任下。

茶癖散　治茶积。

黄芩　石膏　升麻等分

为末，每三钱，砂糖汤调下。

鳖甲桃仁煎丸　治诸积。

桃仁泡，去皮尖，五两，水研滤汁三升　三棱煨　木香　槟榔　青皮各一两　鳖甲醋炙黄，三两

上末，将桃仁汁慢火熬二升，再加醋一升，再熬如糊，和药丸，桐子大。每服七十丸，淡醋汤下，空心食前，日二服。

晞露丸　感寒气凝结肠外，久为癥瘕疼痛，名肠覃。

广术　三棱各一两，酒浸，用巴豆三十粒，去壳，同术、棱炒黄色，去巴豆不用　干漆炒　川乌炮，各五钱　茴香炒　青皮　雄黄各三钱　穿山甲炮，二钱　硇砂四钱，研　轻粉一钱　麝香五分

上姜汁糊丸，桐子大，每服二三十丸，空心姜汤下。

阿魏丸　诸积聚癥瘕痞块。

山楂　南星皂角水浸　半夏同上　麦芽　神曲　黄连姜炒，各一两　连翘炒　阿魏醋浸　瓜蒌　贝母各五钱　石碱　风化硝　萝卜子　胡黄连各二钱半

上末，姜汁浸，蒸饼糊为丸，桐子大。每服五十丸，姜汤下。

见睨丸　妇人石瘕，状如怀子者。

大附子炮　鬼箭羽　紫石英各三钱　肉桂　玄胡索　泽泻　木香各二钱　血竭　水蛭一钱，炒烟尽　槟榔二钱半　桃仁三十枚，炒　三棱五钱　大黄二钱，同三棱酒浸一宿，焙

上末，酒糊丸，桐子大。每三十丸，食前盐汤或酒下。

脾积膏　治诸积神效。

鸡子五枚　阿魏五分　黄蜡一两

锅内一处煎，分作十服，温汤空心服。诸物不忌。设腹痛是积化动，十日后当有血从大便中出，是其效也。

剪红丸　专治久积有虫者。

雷丸　槟榔　三棱　莪术各醋煮　木香　芜荑　黑丑　狗脊　大黄　使君子　鹤虱　牙皂　锡灰　茵陈　黄丹各等分

为末，以茵陈煎汤为丸，梧子大，外以黄丹为衣。大人每服三钱，小儿每用一钱，空心以酒下。福建者，以冷茶吞。

奇验方　黑羊肝一副，入左顾牡蛎三钱，黄蜡一两，水煮肝烂，食肝并汤，空心，食肝尽即效。但不厌其苦，须多服效。

敷方　荞麦面水调，围硬处，内用皮硝葱重重铺三层，以火熨之，日三次。外服橘半积术丸加莪术。

又方　以红曲为糟，将生威灵仙同捣极烂敷之，外觉痞块消即拭去，迟恐坏肌肤。

熨痞方　吴茱萸三升，研碎，酒煮熟，以布裹熨癥上，冷更炒，更番熨之，癥逐移走，熨之消乃止。

二仙膏　贴痞气及积块。

明矾　雄黄

为末，先将二两，水糊和成膏，贴患处，俟大便如脓下即愈。未愈，再以二两和膏，贴之即效。

七胰散 汪子良论中七胰散有瓦楞子

只用皮硝七钱，每一钱擦一胰，腌七日，铁器上焙干燥，为末。又水红花子只用七钱，无瓦楞子。

罗太无干柿丸　取虚实积下膈甚妙。

朱砂飞为衣　没药　牙皂去皮弦子，为末　干姜炮　干漆炒烟尽　三棱炮　轻粉　青礞石煅，各一钱　巴豆三十粒，去皮膜，醋煮十沸　水银一钱，铅一钱，结成砂子

上末，和匀，饭丸，绿豆大。煎柿蒂汤冷下三丸或五丸。有孕妇人勿服。

神功助化散　男妇腹中痞块，不拘气血食积所成。

萹蓄　麦芽各五钱　瞿麦穗　甘草各五分　木香一钱半　沉香　神曲各二钱半　大黄二两

上末，和匀，男以淡竹叶、甘草等分煎汤，及无灰酒同调服。妇以红花、灯心、当归等分煎汤，及无灰酒同调服。俱酒多于汤。忌油腻、动气之物及房事一月。其药夜服，大小便见恶物为度。此方神妙，不可尽述。

红丸子　大人脾积气滞，胸膈满闷，面黄，腹胀，四肢无力。酒积不食，干呕不止，脾连心胸及两乳痛，妇人脾血积气，诸般血癥、气块，及小儿食积，骨瘦，面黄，腹胀，气急，不嗜饮食，渐成脾虚，并宜服之。方见伤食。

二贤散　进食消积块。

橘红一斤，净　甘草四两　盐半两

用水三四碗，从早煮至夜，以烂为度，水干则添，日干，为末，淡姜汤调下。有块者加姜黄半两，气滞者加香附二两，俱同前药煮。气虚者加沉香半两，噤口痢加莲肉二两，去心，俱另入。

小三棱煎　食瘕，酒癖，血癥，气块，时发刺痛，全不思饮食，积不消，心腹坚胀，痰逆呕哕，噫酸吞酸。

京三棱　蓬术各四两　芫花一两，去梗叶

上同入瓮器中，用米醋五升浸满，封

器，以炭火煨令干，取出棱、术，将芫花以余醋炒令微焦，焙干，为末，醋糊丸，绿豆大。每十五丸，姜汤下。

猪腰子方　治腹中有块。

猪腰子一双，切薄片，木鳖子肉一两，与猪腰片相间缚定，外用湿纸包，火煨熟，去纸，擂盆内捣如泥，入黄连末和丸。每二十丸，乌梅甘草汤下。第二服二十五丸，三服三十丸，渐加至以痛为度。大便利，其块自消，神效。

《元戎》温白丸　治心腹积聚久壅，痞块大如杯碗；黄疸，呕吐，满闷，上气腹胀，心下坚结，上抢心，旁及胁；十种水病，八种痞塞；翻胃、吐逆、噎膈；五种淋疾，九种心疼；积食不消成疟，连年不瘥；及一切风，身体顽痹，不知痛痒，或半身不遂，眉发堕落；七十二种风，三十六种遁尸疰忤，癫痫；或妇人诸疾，断续不生，下淋沥，五邪失心，忧愁思虑不乐，饮食无味，月水不调，及一切病有似怀孕，羸瘦，困弊，或歌，如鬼所使等症。

川乌去皮脐，炮，二两半　紫菀　菖蒲　柴胡　厚朴制　吴茱萸　桔梗　皂荚去弦子，炒　茯苓　干姜炮　人参　黄连　巴豆去油，研炒　桂　蜀椒去目，炒，各五钱

上末，入巴豆令匀，蜜丸桐子大。每三丸，姜汤下，食后，临卧服，加至五六丸止。

肝之积肥气，温白丸加柴胡、川芎治之；心之积伏梁，温白丸加菖蒲、桃仁、黄连治之；脾之积痞气，温白丸加干姜、吴茱萸治之；肺之积息贲，温白丸加人参、紫菀治之；肾之积奔豚，温白丸加丁香、茯苓、远志治之。

肥气丸　肝之积在左胁下，如覆杯，脉弦而细。

青皮　当归　苍术各一两半　蛇含石煅，醋淬七次　蓬术　三棱　铁孕粉各二两，与三棱、蓬术同入醋煮一伏时

上末，醋煮，米糊丸，绿豆大。每四十丸，当归酒送下。

伏梁在心下结聚不散，用桃奴三两，为末，空心温酒调下。桃奴，树上干桃子是也。正月采，经冬不落者。

肺喘久不愈为息贲，**五灵丸**。

五灵脂二两半　木香半两　马兜铃炒，一两　葶苈

上末，枣肉丸，桐子大。每二十丸，姜汤下，日三服。

《本事》云：肺之积曰息贲，在右胁下，大如杯，令人洒洒寒热，喘嗽，发肺痛，**枣膏丸**。

葶苈子　陈皮　桔梗各等分

上后二味末，入葶苈研匀，煮肥枣肉和丸，桐子大。每五七丸，米饮下。予尝患停饮，久渍肺经，食已必嚏喘，觉肺系大急，服此良验。

当归丸　治妇人月经不调，血积。

当归　赤芍　川芎　熟地　京三棱　广茂各五分　神曲　百草霜各二钱半

上末，酒糊丸，桐子大，温水下。

尚书媳妇马氏，年三十二，腹中血块作疼，经五六年，形已骨立，众皆曰不可为，奈其未死，何家甚贫，而大小慇之。一日召杜至，告杜曰：但以济物为怀则可，业已请召明公非所言也。遂以少物帛赠杜，杜不受，曰：但服其药必获安，无以是为疑。遂示方，用没药、牛膝、干漆、当归各半两，硇砂、木香、水蛭炒、红娘子炒、红花、牡丹皮、朱砂各一分，海马一个，斑蝥去翅足炒，十四个，为末，酒醋各半升，熬为膏，每日天明用一皂子大，酒醋

化下。一月病退，六十日渐安，果如其言。

黑神丸

神曲　茴香各四两　木香　川椒炒香出汗　丁香各半两　槟榔四个　干漆六两，半生半熟，用姜汤煮半日令香

上除椒漆外，五物皆半生半炒，为细末，用前生熟漆和丸，弹子大。又用茴香十二两，铺阴地荫干，候外干，并茴香收器中，至干，去茴香，用治肾气膀胱疝癖，及疝坠，五膈，血崩，产后诸血，漏下赤白，并一丸，分四服。死胎一丸，皆绵灰酒下。若难产，炒葵子四十粒，杵碎，酒煎下。诸疾不过三服，痃气十服，膈气癥癖五服，血瘕三丸。一妇有块如杯，每发痛不可忍，诸药莫愈，投此丸三服，杯块尽消，终身不复作矣。

没药散　治一切血气，脐腹作痛，产后恶露，儿枕痛。

血竭　没药并细研　桂心　当归　蒲黄　红花　木香　玄胡索　干漆炒　赤芍各等分

上细末，每服二钱，热酒调下，食前。血块冲心痛甚者，以大顺散三钱，酒调服，立止。

牡丹散　妇人久虚羸瘦，血块走注，心腹疼痛。

牡丹皮　玄胡索　桂心　当归各一两　牛膝　赤芍药　莪术各三两　京三棱一两半

每服三钱，水酒各半盏，煎服。

芍药汤　治产后诸积不可攻，宜养，去热。

芍药一斤　黄芩　茯苓各六两

上每服半两，水煎，日三服。

帝曰：病胁下满气逆，二三载不已，是为何病？岐伯曰：病名曰息积。此不妨于食，不可刺灸，只为导引，服药，药不

能独治也。《奇病论》王注云：气逆息难，故名息积也。用息贲法治之亦可。

磨积丸

胡椒一百五十粒　木香二钱半　全蝎十枚，去毒

上末，粟米糊丸，绿豆大。每十五丸，陈皮汤下。

化气汤　治息积。

木香　砂仁　桂心各二钱半　甘草炙茴香炒　丁香皮　青皮　陈皮　干姜　蓬术炮，各半两　沉香　胡椒各一钱

上末，每服二钱，姜苏盐汤调下，妇人醋汤服。

肝之积肥气丸　治积在左胁下，如覆杯，有头足，久不愈，令人咳逆痎疟，连年不已。

厚朴半两　黄连七钱　柴胡二两　椒四钱　巴霜五分　川乌炮，去皮脐，一钱二分干姜五分　皂角去皮弦子，煨，一钱半　白茯苓一钱半　广茂炮　昆布　人参各二钱半甘草三钱

上除茯苓、皂角、巴豆外，为极细末，再另研巴霜，旋入和匀，炼蜜丸，桐子大。初服二丸，一日加一丸，二日加二丸，渐加至大便微溏，再从两丸加服，周而复始，积减大半勿服。

上后积药，依此法服之。春夏秋冬另有加减法，在各条下。秋冬加厚朴一半，通前重一两，减黄连一钱半。若治风痫，于一料中加人参、茯苓、菖蒲各三钱，黄连只依春用七钱，虽秋冬不减。淡醋汤，空心服下。

加减肥气丸　治同前，仲夏合此。

柴胡　厚朴各半两　黄连一两　川椒甘草各五分　肉桂　川乌各二钱　巴霜六钱干姜　人参各半两

上细末，旋入巴霜，研匀，炼蜜丸，桐子大。初服二丸，一日加一丸，二日加二丸，渐加至大便微溏，再从二丸加服。空心，淡醋汤下，大便利。秋冬去干姜半钱，加厚朴一倍，减黄连一半。

心之积伏梁丸　起脐上，大如臂，上至心下，久不愈，令人心烦。

黄连一两半　人参　厚朴去皮，姜制，各半两　黄芩三钱　肉桂　红豆　茯神　丹参各一钱　菖蒲　干姜　巴霜　川乌炮，去皮脐，各五分

上末，研巴霜，旋入和匀，炼蜜丸，桐子大。初服二丸，日加一丸，渐加至大便溏，从二丸加服。食远，淡黄连汤下。周而复始，即减半勿服。秋冬加厚朴半两，减黄连半两，黄芩不用。

鳖甲汤　治伏梁积气，心下如臂，痞痛不消，小便不利。

鳖甲去裙，醋炙黄色　三棱　大腹皮芍药　当归　柴胡　生地各一两　官桂生姜切片，焙干，各三分

每服三钱，水一大盏，入生姜、木香半钱，同煎至八分，空心温服。

脾之积痞气丸　在胃脘，腹大如盘，久不愈，令人四肢不收，发黄疸，饮食不为肌肤。

厚朴制，半生半炒　黄连八钱　吴茱萸黄芩　白术各三钱　白茯苓另为末　泽泻各一钱　巴豆霜另研，四分　干姜炮　缩砂茵陈各一钱半　川乌炮，去皮脐　川椒炒，各五分　桂四分　人参一钱

上末，旋入巴霜、茯苓和匀，炼蜜丸，桐子大。初服二丸，日加一丸，渐加至大便微溏。再从二丸加服。食远，淡甘草汤下。周而复始，积减大半勿服。

加减痞气丸　孟秋合此。

黄芩酒炒　益智　吴茱萸　归尾　橘红　附子各三分　厚朴一钱　黄连酒炒　半夏　红花各五分　青皮　广茂　神曲　茯苓　昆布　熟地　人参　炙甘草　巴霜　葛根各二分　泽泻

上末，蒸饼糊丸，桐子大。初服二丸，日加一丸，加至大便微溏，再从二丸加服，淡甘草汤下。

《宣明》白术丸　治息积胁下，气逆妨闷，喘息不便呼吸，引痛不已。不可针灸，宜导引服药尔。

白术　枳实　官桂各一两半　人参二两　桔梗醋炒　陈皮　甘草各一钱

为末，炼蜜丸，桐子大。每服二十丸，温酒下，日三服。

加减息贲丸　仲夏合此。其积为病，寒热喘咳，气上奔，脉涩，失精，亡血，气滞则短气，血凝泣则寒热相参，气分寒，血分热，治宜益元气，泄阴火，破气，消其坚也。

川乌　干姜　桔梗　白豆蔻各一钱　人参　桂枝各二钱　陈皮八钱　黄连一两三钱　紫菀　厚朴　茯苓　川椒炒，去汗　京三棱　天门冬去心，各一钱半　青皮七分　红花少许　巴豆霜四分

上末，蒸饼糊为丸，桐子大。初服二丸，日加一丸，加至大便微溏，从二丸加服，食前姜汤下。忌酒、面、辛辣、生冷物。

肾之积奔豚丸　发于小腹，上至心下，若豚状，或上下无时，久不已，令人喘逆，骨痿少气，及男子内结七疝，女子瘕聚带下。

苦楝酒煮，三钱　黄连炒，五钱　白茯苓　泽泻　菖蒲各二钱　川乌炮　丁香各五分　玄胡索一钱半　全蝎　附子　独活各一钱　巴豆霜四分　厚朴姜制，七钱　肉桂三分

上末，旋入巴豆霜、茯苓和匀，蜜丸桐子大。服法如前，食远，淡盐汤下。秋冬加厚朴半两。如积热坚大，先服前药不减，于一料中加牡蛎三钱，疝带勿加。如大积大聚，消其大半乃止药，过剂则死。如积满腹，或半腹，先治其所起是何积，当先服本脏积药，诸疾自愈，是其本也，余积皆然。如服药人觉热，加黄连；如服药人气短，加厚朴；如服药人闷乱，减桂。

治积要法

许学士云：大抵治积，或以所恶者攻之，所喜者诱之，则易愈。如硇砂、水银治肉积；神曲、麦蘗治酒积；水蛭、虻虫治血积；木香、槟榔治气积；甘遂、牵牛治水积；雄黄、腻粉治痰积；巴豆、礞石治食积，各从其类也。若用群队之药，分其势，则难取效。须要认得分明，是何积聚，兼见何证，然后增加佐使之药；不尔，反有所损，要在临时通变也。治积当察其所痛，以知其病有余不足，可补可泻，无逆天时。详脏腑之高下，如寒者热之，结者散之，客者逐之，留者行之，坚者削之，强者夺之，咸以软之，苦以泻之，全真气药补之，随其所积而行之。节饮食，慎起居，和其中外，可使必已。不然，遽以大毒之剂攻之，积不能除，反伤正气，终难复也。可不慎欤！

治鱼蟹积，香苏散多加生姜、陈皮、橄榄，煎服。

果菜积，平胃散加丁香、麝香，为末，盐汤调服。

索粉积，紫苏浓煎汁，加杏仁泥服，即消。

面积，阿魏丸，浓煎萝卜子汤下。

糍糕伤积，酒面五钱，木香一钱，为末，盐汤调服，口有酒香是效。

治妇人血块，有孕难服峻药。

香附子四两，醋煮　桃仁一两，去皮尖

海石二两，醋煮　白术一两

神曲糊为丸。

奇方　治一切癥瘕积聚。

鳖甲一两，醋煮　三棱五钱，炮　白术五钱　青皮　桃仁　红花　昆布各二钱　香附醋煮，七钱

上末，糊丸，梧子大。每一钱，煎白术汤下。

治中脘有块，中常跳动。

橘红四钱　桃仁去皮尖，二钱　木通一钱　白术八钱

水煎服。

治中脘水饮积块，坚大如盘。

白术二两　枳实七枚

分三服，水煎。

治小儿疳积，大安丸加胡黄连末五钱，神曲糊丸，黍米大，米饮下。

丹溪治一人，肚左边带胁下有块，先吃呕食牛乳者成气痛，又因酒肉，块大如桃，食减三分之一。

滑石五钱　白术四钱　陈皮　三棱各三钱　萝卜子　黄连　连翘各一钱　干葛二钱半　桃仁三十枚　甘草炙，一钱半　黄芩一钱

分三帖，水煎服。

一妇胁下有块，大如掌，脉涩，时作热，此虚中有气积，先与补虚，次与磨积药。

白芍药　当归尾各四钱　白术三钱　青皮　川芎　木通各一钱　甘草五分

水煎服。

磨积药

三棱醋煮，一钱　青皮　枳实　桃仁

大黄各五钱　桂枝一钱半　海藻醋煮，三钱

神曲糊为丸，梧子大。每服五十丸。

一人有块在胁内，有痰热，汗不得泄，两脉大而散软，此挟虚症。

三棱五钱　黄连　白术　连翘　木通各三钱　人参二钱半　桂　川芎各一钱　甘草五分

水煎，吞下保和丸。

一妇疟后左胁下有块，小便少。

厚朴　柴胡各二钱　三棱　青皮　木通各五钱　白术六钱半　甘草五分

姜一片，水煎服。

一人因饱食牛肉、豆腐，患呕吐，又不节饮食，右胁下生一块，渐长大如掌，痛发则见，痛止则伏，脉弦数，性急，块上不可按，按之愈痛，痛则必吐黄酸苦水，此足太阴食积湿痰。

荔枝核二枚，烧　山栀仁五枚，炒　枳实十五枚　山楂九枚　吴茱萸炒，九粒

一方有人参。急流水一盏，煎沸，入生姜汁服，四帖，止其痛，却与消块药。

消块药方

半夏末六钱，皂角六枚，水煮，取汁拌半夏末，晒干　黄连炒，五钱　石碱二钱

上末，以糖球膏为丸，胡椒大。

惊风成块者，妙应丸加穿山甲炒、鳖甲烧，各三钱，玄胡索，蓬术各四钱。每服五十丸，加至七十丸，以利为度。妙应丸即控涎丹，方见痰门。

酒积方，累效。即乌梅丸，方出伤饮门。

《衍义》有人病心腹满烦，弥二岁。诊曰：腹有虫，误食发而然。令饵雄黄一剂，少刻吐一碗，如拇指，无目，烧之有发气乃愈。此杀毒虫之验也。

丹溪治食积死血，痰积成块，在两胁，

动作腹鸣，嘈杂，眩运，身热，时作时止。

黄连一两半，吴茱萸、益智仁同炒　山栀半两，炒　川芎　神曲　桃仁去皮尖　三棱　蓬术各半两，并醋煮　香附童便浸　山楂各一两　萝卜子炒，一两半

一方有青皮半两，白芥子炒一两半。上面糊丸。

治妇人血块，牛膝根，切，焙干，酒煎温服效。

肠覃生于肠外，月事时下。石瘕生于胞中，月事不以时下。二病皆似蛊胀。并见胀门。

产后消血块。

滑石三钱　没药二钱　血竭一钱

上末，醋糊丸，如恶露不下，以五灵脂为细末，面糊丸。白汤下，陈皮汤下妙。

又方　消血块。

香附童便浸　桃仁去皮尖

为末，醋糊丸。

陈无择云：导引法随意行之皆可。愚谓或按摩满处，或手足相屈伸，或八段锦，或六字气之类，以气通为效。

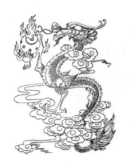

赤水玄珠　第十八卷

癫狂痫门 此三证大旨已于

《医旨绪余》中详言之矣，当参看。

生生子曰：《灵枢》云：癫痫瘈疭，不知所苦，两跷之下，男阳女阴。后人以癫痫为一门者，迹此也。又曰：暴挛痫眩，足不任身，取天柱。后人言风痫者，迹此也。

明癫症

书云：多喜为癫，多怒为狂。《难经》谓：重阴者癫，重阳者狂。

《素问·厥论篇》曰：阳明之厥，则癫疾欲走呼，腹满不得卧，面赤而热，妄见而妄言。《长刺节论篇》曰：病之初也，岁一发；不治，月一发；不治，月四五发，名曰癫病。又《通评虚实论篇》曰：癫疾厥狂，久逆之所生也。脉搏大滑，久自已，小坚急，死不治。虚可治，实则死。

《灵枢·癫狂篇》曰：癫疾始生，先不乐，头重痛，视举目赤，甚则极已而烦心。啼呼喘悸。先反僵，因而脊痛。又有骨癫、筋癫、脉癫。呕多沃沫，气下泄者，不治。又曰：癫疾者，疾发如狂者，死不治。据此言，疾发如狂者，死不治，可见癫狂非一病也。

《素问·奇病论篇》黄帝曰：人生而有病癫疾者，病名何？安所得之？岐伯曰：病名为胎病，此得之在母腹中时，其母有所大惊，气上而不下，精气并居，故令子发为癫疾。启玄子注曰：癫谓上巅，即头首也。

《纲目》曰：以其病在头巅，故曰巅疾。治之者，或吐痰而就高越之，或镇坠痰而从高抑之，或内消其痰邪，使气不逆，或随风、寒、暑、湿之法，用轻剂发散上焦，或针灸头中脉络而导其气，皆可使头巅脉道流通，孔窍开发，而不致昏眩也。是知癫痫之癫，与厥成癫疾，眩冒癫疾之癫，一疾也。王注误分癫为二疾，独孙真人始能一之。今特冠此气乱头癫等经文于癫痫篇首，使人知疾有所归，而治有所据也。

《玉机微义》曰：按《内经》言癫而不言痫，古方以癫痫或并言，或言风痫，或言风癫，或言癫狂，所指不一。盖痫病归于五脏，癫病属之于心。故今以风痫另立一门，而癫狂合为一门也。

生生子曰：按此以风痫另立一门，明其不与癫狂相类，则是之矣。而云癫狂合为一门，今终集考之，并无癫狂门目，岂未之补欤。

孙兆治相国寺僧充，忽患癫疾半年，

名医皆不效，召孙疗之。孙曰：但有咸物尽与食之，但待云渴，可来取药，今夜睡着，明日便愈也。至夜僧果渴，孙乃与酒一角，调药一服与之，有顷，再索酒，与之半角，其僧遂睡两昼夜乃觉，人事如故。僧谢之，问其治法。曰：众人能安神矣，而不能使神昏得睡，此乃《灵苑方》中朱砂酸枣仁乳香散也，人不能用耳。

辰砂散　治风痰诸痫，狂言妄走，精神恍惚，思虑迷乱，乍歌乍哭，饮食失常，疾发仆地，吐沫，戴目，魂魄不守，医药无验。

辰砂光明有墙壁者，一两　酸枣仁微炒，半两　乳香半两

各为末，上量患人能饮酒几何，先令恣饮，但勿令吐，至静室中，以前药都作一帖，温酒调下，作一盏调之，令顿饮。如饮酒素少者，但随量取醉，服药讫，便安置床枕令卧。病浅者，半日至一日；病深者，二三日。令家人伺之，鼻息匀调，但勿唤觉，亦不可惊触使觉，须待其自醒，则神魄定矣。万一惊寤，不可复治。正肃吴公少时心病，服此一剂，五日方寤，遂瘥。

经云：悲哀动中则伤魂，魂伤则狂妄不精，不精则不正，此悲哀伤魂而狂，当用温药补魂之阳。仲景方以地黄汤、《本事》惊气丸之类，即是也。

经云：喜乐无极则伤魄，魄伤则狂，狂者意不存人。此喜乐伤魄而狂，当用凉药，补魄之阴。辰砂、郁金、白矾之类是也。

《济世方》治失心。

郁金七两，须四川蝉肚者乃真　明矾三两

为末，薄糊为丸，桐子大，每六十丸，汤水任下。昔有妇人癫狂数年不愈，后遇至人授此方，初服觉心胸中有物脱去，神气洒然，再服顿苏。至人云：此病忧惊得之，痰裹心窍。此药能去郁痰。

明　狂　症

《灵枢·癫狂》篇曰：狂之始生也，先自悲也，喜忘善怒善恐，得之忧饥。及狂之发，少卧不饥，自高贤也，自辩智也，自贵倨也，善骂詈，日夜不休。狂言，惊，善笑，好歌乐，妄行不休者，得之大恐，目妄见，耳妄闻，善呼，多食，善见鬼神，善笑而不发于外者，得之有所大喜。

林亿公曰：狂为痰火盛实，癫为心血不足，狂病宜大吐下。

生生子曰：据此言，心血不足者，乃医治攻克太过，以致中气馁弱，而神志不定，非癫病一起初便有此不足症也。

丹溪曰：神不守舍，狂言妄作，经年不愈。如心经蓄热，当清心除热。如痰逆心窍，当去痰宁心。大率多因痰结于心胸间，治当镇心神，开痰结。亦有中邪而成此疾者，大概是热。又曰：狂病宜大吐下则除之。

《素问》云：阳厥强怒，饮以铁落。狂怒出于肝，肝属木，铁落，金也。以金制木之意。予曾用数次果效。考《本草》能治鬼打注，安心神，治惊邪，主癫痫，镇心热狂走，除胸膈中热气、痰涎。

《病能篇》帝曰：有病狂怒者，此病安生？岐伯曰：生于阳也。帝曰：阳何以使人狂？岐伯曰：阳气者，因暴折而难决，故善怒也，病名曰阳厥。曰：何以知之？曰：阳明者常动，巨阳少阳不动，不动而动大疾，此其候也。曰：治之奈何？曰：夺其食即已。夫食入于阴，长气于阳，故夺其食即已。使之服以生铁落为饮。生铁

落者，下气疾也。

夫狂之为病少卧，少卧则卫独行阳不行阴，故阳盛阴虚，令昏其神。得睡则卫得入于阴，而阴得卫填则不虚，阳无卫助不盛，故阴阳均平而愈矣。

王海藏治许氏病阳厥狂怒，骂詈亲疏，或哭，或歌，六脉举按无力，身表如冰石，发则叫呼，声高。《内经》云：夺其食即已，因不与之食，乃以大承气汤下之，得脏腑积秽数升，狂稍宁，数日复发，下如此五七次，得大便数斗，疾瘥，身温脉生良愈，此《内经》夺食法也。

《保命》当归承气汤

当归 大黄各一两 芒硝七钱 甘草五钱

上每二两，水一大碗，姜五斤，枣十枚，煎至一半，温服。若阳狂奔走骂詈，不知亲疏，此阳有余阴不足。大黄、芒硝去胃中实热，当归补血益阴，甘草缓中，加姜枣者，胃属土，此引入胃也。经所谓微者逆之，甚者从之，此之谓也。以大利为度，微缓以瓜蒂散入防风末、藜芦末吐之，其病立安。后用调心散、洗心散、凉膈散、解毒汤等调之安。

明痫症

生生子曰：痫，痰火所致，前人有称为风痫者。刘河间谓由热甚而风燥，为其兼化，涎溢胸膈而瘛疭，昏冒，僵仆也。

东垣曰：病痫者，涎沫出于口，冷汗出于身，清涕出于鼻，皆阳跷、阴跷、督、冲四脉之邪上行，肾不任煎熬沸腾，上行为之也。此奇邪为病，不系五行阴阳十二经所拘。当从督、冲、二跷四穴奇邪之法治之。

痫症亦从冲、任、督三脉气逆而发者，

当寻此三脉治之。督脉寻长强、撅骨间灸之。任脉寻气海、阴交。冲脉附足少阴脉上行，去中行各五分，阴交穴，乃任脉阴冲之会。

洁古曰：昼发灸阳跷，夜发灸阴跷，各三七壮。阳跷起于跟中，循外踝上行，入风池、申脉穴也。阴跷亦起于跟中，循内踝上行，至咽喉，交贯冲脉，照海穴也。

刘宗厚曰：痫与痉略相类，而实不同。其病发身软，时醒者谓之痫。身强直，反张如弓，不时醒者谓之痉。痫病随其痰之潮作，故有时而醒。痉病比痫为甚，而有挟虚者，故因其昏冒而遂致亡者多矣。

《纲目》曰：癫痫即头眩，痰在膈间，则眩微不仆；痰溢膈上，则眩甚仆倒于地而不知人，名之曰癫痫。徐嗣伯云：大人曰癫，小儿曰痫，其实一疾也。然与中风、中寒、中暑、尸厥等仆倒不同。凡癫痫仆时口中作声，将省时吐涎沫，省后又复发，时作时止，而不休息。中风、中寒、中暑、尸厥之类，则仆时无声，省时无涎沫，后不复发，间有发者，亦非如癫痫常发状也。

《千金方》云：病先身热，瘛疭，惊啼，叫唤，而后发痫，脉浮者，为阳痫，病在六腑，外在肌肤，犹易治也。病先身冷，不惊瘛，不啼呼，而病发时，脉沉者，为阴痫，病在五脏，内在骨髓，为难治也。刘宗厚谓：此论痫之阴阳，后世有认为寒热者误也。盖此疾皆以痰热所作而得，在表面浅为阳，故云易治；入里而深为阴，故曰难治。乃表里、浅深之谓，非寒热之谓也。

张子和曰：夫痫病不至目瞪如愚者，用三圣散投之。更用火盆于暖室中，令汗、吐、下三法并行，次服通圣散百余日则愈矣。至于目瞪愚者，不可治。《内经》曰：

神不守，谓神乱也。大凡此疾，乃肝经有热，吐后可服泻青丸下之。刘宗厚谓：多由风痰胶固胸膈上下，故大法先宜吐之，吐后可用清热之药。如东垣安神丸、守真龙荟丸之类，皆可服，不独通圣散也。痰实在里不解，宜导痰清热，亦不独泻青丸也。

刘宗厚曰：按痫病古方或云风，或云惊痫，或云癫痫，由此疾与中风、癫狂、急慢惊相类，故命名不同也。原其所由，或在母腹中受惊，或因闻大惊而得。盖小儿神气尚弱，惊则神不守舍，舍空则痰涎归之。或饮食失节，脾胃有伤，积为痰饮，以致痰迷心窍而作者，治法必当寻火寻痰而论。前人多用镇坠清心之药，固可以治热，可以清痰。若有顽痰胶固者，此药未易驱逐。在上者，必先用吐，吐后方宜服此。更有痰实在里者，亦须下之，随病轻重而用也。或曰：痫有阴阳何也？予曰：此与急慢惊者，可同论也。阳痫不因吐下，由其有痰、有热客于心胸之间，因闻大惊而作，若盛热，虽不闻惊，亦自作也，宜用寒药以攻治之。阴痫亦本于痰热所作，医以寒凉攻下太过，损伤脾胃，变而成阴，宜用温平补胃燥痰之药治之。若曰不因坏症而有阴阳之分，则是指痰热所客表里、脏腑、浅深而言，痫病岂本自有阴寒者哉。

丹溪曰：痫属惊与痰，不必分五等，大率行痰为主。黄芩、黄连、瓜蒌、半夏、南星，随痰火多少治之，无有不愈。有热以凉药清其心。此症必用吐，吐后用平肝之药青黛、柴胡、川芎之类。

《素问·大奇论篇》云：心脉满大，痫瘛筋挛。肝脉小急，痫瘛筋挛。

凡灸痫，必须先下之乃可灸，不然则气不通，能杀人，针则不拘。鸠尾穴必高手乃可下针，但宜灸，亦不可多壮，壮多则令人健忘。

心痫面赤，心下热，短气喘息。灸巨阙三壮。

肝痫面青，反视，手足摇动。灸丘墟三壮。

脾痫面黄，腹大，善利。胃脘并脘旁一寸各三壮，冲阳、隐白。

肺痫面白，口吐沫。灸肺俞、少商、少阳各三壮。

肾痫面黑，正直视，身不摇，如尸厥。金门、少海、至阴、涌泉各三壮，刺一分。

【治癫之剂】始治多用攻痰法，继以养心壮神补剂收功。

矾丹丸 治五癫五痫，无拘阴阳冷热。

虢丹 晋矾各一两

上用砖凿一窠，可容二两许，先安丹在下，次安矾在上，以炭五斤，煅令炭尽，取出，研细，以不经水猪心血为丸，如绿豆大，每服十丸至二十丸，橘皮汤下。

《元戎》**二白丸** 治癫与痫。

白矾一两，以湿面包，蒸熟，去面入轻粉三五分，量虚实加减。丸如桐子大，每服二三十丸，生姜汤下。小儿丸小些。

鸱头丸

皂角五条，酥炙 鸱头一枚，烧存性 虢丹五钱，研细

上末，糯米糊为丸，绿豆大。每服十五丸，加至二十丸，米饮下。

神应丸 治风癫。久服，其痰随粪而下。

生明矾一两 腊茶五钱

上末，蜜丸，桐子大。每服三十丸，腊茶下。

乳朱丹

乳香 朱砂飞

上用乳香熔化，拌和朱砂，丸如龙眼

大。每服一丸，以侧柏叶浸酒磨化，温服。

天冬散 治风癫，胁痛，耳鸣，吐逆。

天门冬去心皮

干为末，酒调下二钱。

《宝鉴》龙脑安神丸 治男妇五种癫痫，无问远近，发作无时。

地骨皮 麦门冬 桑白皮 甘草 人参各二两 茯神三两 马牙硝二钱 麝香 冰片各三钱 牛黄五钱 乌犀一两 朱砂二钱 金箔大者五帖

上细末，炼蜜丸，弹子大，金箔为衣。如风痫病，冬月温水化下，夏月凉水化下，不拘时。二三岁者，日进二服，小儿一丸分作二服。虚劳发热咳嗽，新汲水化下。

茯苓丸 常服治心疾，良验。

人参 石菖蒲 远志 茯神 茯苓 辰砂飞 南星 半夏曲 真铁粉各等分

上木，姜汁打糊丸，桐子人，另用辰砂为衣。每服十丸，加至三十丸，夜卧，姜汤下。

养心汤 治心虚血少，惊惕癫痫。

黄芪炙 茯苓 茯神 半夏 川归 川芎各五钱 酸枣仁 柏子仁 五味子 人参 远志 桂心各二钱半 甘草炙，四钱

加姜、枣，水煎服。加赤茯苓、槟榔，治停水怔忡。

星黄汤 治心风及邪祟。

南星 大黄

等分，水煎服。吐痰。

蕊珠丸 治心恙及邪祟。

猪心血 朱砂一两 干青靛花一匙

先将猪心血同靛花研匀，入朱砂末，和丸，桐子大。每二十丸，茶酒任下。甚者不过三服。

治癫痫经验方一宗四方 先服此一剂伐邪。

竹茹一钱 半夏曲八分 枳实 橘红 甘草炙，各五分 山栀炒黑，一钱半 玄明粉 灯草各三分

加姜、枣，水煎服。

第二次服方，可服三剂，又服前方一剂，又再服此方三剂。

人参一钱半 黄芪五分 归身一钱 百合二钱半 酸枣仁生，三分 熟酸枣仁四分 贝母 小草各一钱 麦门冬五分 白芍药吴茱萸炒过，八分 甘草梢三分 茯神 酒红花各二分 姜三片 枣二枚

水煎服。

第三方，服前二方半月，觉神气稍完，继服此药。

紫河车一具，洗净，砂锅煮烂，入盐少许，与服后半月，勿服药，觉少减，又服前方一剂，第二方三剂，又再服下项丸药，仍将前二药间服。

丸药方 牛胆南星八钱 真牛黄四钱 辰砂三钱 真麝香三分

煮甘草膏为丸，芡实大，金箔为衣，薄荷汤下五丸。

清神汤 治痰迷包络，心热癫痫。

茯神 黄连各二钱 酸枣仁炒 石菖蒲 柏子仁肉 远志各一钱 甘草五分

水煎服。痰盛者加南星、半夏、橘红、瓜蒌、竹沥、姜汁。

海藏治癫痫狂邪，不欲眠，自贤自智，妄行不休，此方能安五脏，下心气。

白雄鸡一只，煮熟，五味调和，作羹粥食之。

仲景**防己地黄汤** 治病如狂状，妄行，独语不休，无寒热，其脉浮。

防己一钱 桂枝 防风各三钱 甘草二钱

上以酒一杯，渍一宿，绞取汁，生地

黄二斤，蒸之如斗米饭久，以铜器盛其汁，更绞地黄汁，和匀，分二服效。

一醉膏　治心恙。

无灰酒二碗，香油四两，和匀，用杨柳枝二十条，逐条搅一二百下，候香油与酒相入成膏，煎至八分，灌之，熟睡，则醒时或吐下即安矣。

【治狂之剂】

泻心汤　治心受积热，谵语发狂，逾墙上屋。

大黄　黄芩　黄连

每四钱，水煎服。泻数行，然后用安神药调理。

苦参丸　治狂发无时，披发，大叫杀人，不避水火。

苦参为末，蜜丸，梧子大，每服十五丸，薄荷汤下。

调胃承气汤　治狂。方在火热门。

大承气汤　治阳明大实发狂。方在伤寒门。

抱胆丸　治癫狂不定，非轻剂所能愈者。

水银二两　黑铅一两半　辰砂　乳香各一两

上将铅入铫内熔化，离火略冷，入水银搅硬，研碎，入辰砂、乳香，乘热用柳木槌搋匀，丸如芡实大，每服一丸，灯心汤下，病者得睡，切莫惊动，觉来即安，再进一丸。又方以猪心血为丸，井水吞下，用治狂言妄语。

牛黄泻心汤　治心经邪热，狂言妄语，心神不安。

牛黄　冰片　朱砂各一钱半　大黄生，一两

上末，每服三钱，生姜、蜜水调下。

六神散　治发狂。此二方皆禁方。

寒水石　黄连童便炒，各一两　丹皮三钱　青礞石煅过　龙胆草各五钱　冰片二分

上末，童便调下。

镇心丹　治惊悸自汗，心烦短气，喜怒悲恶，不自知，忘魂失魄，状若神灵所凭，及男子遗泄，女子带下。

辰砂飞　白矾枯

上末，水丸，鸡豆大，每一丸，人参汤下。

妇人热入血室，发狂不认人，以《保命集》**牛黄膏**妙。

牛黄二钱半　朱砂　郁金　丹皮各三钱　甘草　冰片各一钱

上末，炼蜜丸，枣子大，新汲水化下。

《本事方》**宁志膏**　治狂不睡。

人参　酸枣仁各一两　辰砂五钱　乳香二钱半

上末，炼蜜丸，弹子大，每一丸，薄荷汤化下。

予族弟，缘兵火失心，与此方服二十丸，良愈。亲旧多传去，服之皆验。

【治痫之剂】

碧霞丹　治五种痫疾，时作搐掣，痰涎壅塞，牙关紧急，心神迷闷，目睛上视。

石碌研九度，飞，一两　附子尖七枚　乌头尖七枚　蝎梢七枚

上末，面糊丸，芡实大，每用薄荷汤化下一丸，更以酒半合温服之。须臾吐出痰涎，然后随症治之。口噤者，斡开灌之。

仲景**风引汤**　除热，治癫痫，又治大人风引，少小惊痫瘛疭，日数十发，医所不疗。又治脚风。

大黄　龙骨　干姜各四两　桂枝三两　甘草　牡蛎各二两　寒水石　赤石脂　白石脂　滑石　石膏　紫石英各六两

上粗末，以韦囊盛之，取三指撮，井

花水三升，煮三沸，温服一升。治风热瘰
疭，食后量多少呷之，无不效，不用渣。

犀角丸　治风癫痫，发作有时，扬手
掷足，口吐痰涎，不省人事，暗倒屈伸。

犀角末五钱　赤石脂三两　朴硝二两
白僵蚕一两　薄荷叶一两

上末，面糊丸，梧子大，每服二十丸
至三十丸，温水下，日三服，不拘时。觉
痰多即减数。忌油腻、煿炙。

《杨氏家藏》五痫丸　治癫痫，不问
新久，并宜服之。

南星泡　乌蛇肉酒浸一宿，去皮骨，焙干
白矾各一两　辰砂二钱半　全蝎二钱，去尾，
炒　半夏酒洗焙，二两　雄黄一钱半　蜈蚣半
条，去头足，炙　僵蚕炒，两半　白附子炮，
半两　麝香三钱　皂角四两

上先将皂角捣碎，水半升，揉汁与白
矾同熬十，为末，入各药末，以姜汁打面
糊丸，桐子大，每服三十丸，姜汤下。

丹溪金矾丸　治诸痫。

明矾　郁金　防风　牙皂角各一两
川芎二两　蜈蚣一条

上末，蒸饼糊丸，梧子大，空心，茶
下十五丸，一日除根。

钱氏五色丸　治五痫。

辰砂五钱　水银二钱半　雄黄飞　珍珠
一两　铅三两，同水银结砂子

上末，蜜丸，麻子大，每四五丸，金
银薄荷汤下。

《三因》六珍丹　治风痫，失性，颠
倒欲死，或作五畜等声，掣纵吐沫，久而
方苏。

丹砂五钱　水银一两半　铅二两，与水银
结砂子　雄黄　雌黄　珍珠各一两

上细末，炼蜜丸，梧子大，每服三五
丸，姜枣汤下。丸此药须要捣二三万杵，

不然难丸。

严氏控涎丸　治诸痫久不愈，顽涎聚
散无时。

生川乌　半夏　僵蚕不炒，以生姜自然
汁浸一夕，各五钱　全蝎去尾，七枚　铁粉三
钱　甘遂二钱半

上生姜自然汁，打薄糊为丸，绿豆大，
朱砂为衣，每服十五丸，食后姜汤下。忌
甘草。此下痰剂也。

《千金》龙胆汤　治婴儿血脉盛实，
四肢惊掣，发热，并诸惊痫。

龙胆草　钩藤　柴胡　黄芩　桂枝
芍药　茯苓　甘草各六铢　螳螂二枚　大黄
一两

上水一升，煮取五合服之。

《本事》人参散　治诸痫并慢脾风，
神昏痰盛。

人参五钱　南星一两，切片，以生姜汁并
浆水浸煮过性，晒干，为末

上每服一钱，姜三片，水煎服，加冬
瓜仁少许。

断痫丹　治因惊成痫者。

黄芪　钩藤　细辛　半夏　南星　菖
蒲各三钱　蝉蜕　甘草　桂心　远志　防
风　露蜂房各二钱　杏仁二钱半

炼蜜丸，绿豆大，用朱砂、麝少许为
衣，每服二十丸，枣汤下，日二服，夜
一服。

甘遂丸

甘遂不蛀者三钱，为细末，将猪心剖
开，入甘遂，以线缚定，用纸裹数层，慢
火煨熟，不可令焦。取甘遂，乘润入辰砂
末一钱，捣匀，作四丸，每服一丸，猪心
煮汤下。

蛇黄丸

蛇黄小者二十枚，以猪胆汁拌匀，入

火煅通红，取出，地上出火毒，研极细。

上用狗胆一枚，取汁，和粟米饭丸，绿豆大，每服十五丸，温酒下，吐涎乃效。

蛇黄丹　治诸痫及小儿急惊风。

蛇黄四枚，瓷盏内煅红，以猪胆汁一碗，淬干　白附子　南星　辰砂另研　麝香各五钱

上末，糯米糊丸，桐子大，每服量大小，或一二丸，或三五丸，温酒、米汤任下。

当归龙胆丸　治肾水阴虚，风热蕴积，时发惊悸痫搐。即龙荟丸。方在胁痛门。

补胃燥痰丸　治阴痫，服凉药太过，损伤脾胃。

白术二钱　苍术　陈皮　半夏　南星茯苓各一钱半　木香一钱　藿香七分　甘草四分

甚者加附子五分，姜五片，水煎服。

《宝鉴》**沉香天麻丸**　治一小儿四岁，因长老摩顶受记，生人念咒，恐惧发搐，痰涎有声，目多白睛，强项背，一时许方醒，后每见皂衣人即发，多服犀、朱、脑、麝镇坠之药，已四年余无功。又添行步、动作、神思如痴，脉沉弦而急。《针经》云：心脉满大，痫瘈筋挛。病久气弱，多服镇坠寒凉之剂，复损正气，故添动作如痴。先灸两跷各二七壮，次服此药。

又肝脉小急，盖小儿神气尚弱，因而被惊，神思无依，又动于肝，肝主筋，故痫瘈筋挛。

沉香　益智　川乌各二钱　天麻　防风　半夏　附子炮，各三钱　羌活五钱　甘草　当归　僵蚕各一钱半　独活四钱

经云：恐则气下，精气怯而上焦闭，以羌活、独活苦温引气上行，又入太阳为引，用以为君。天麻、防风辛温以散之。

当归、甘草辛甘温，以补气血之不足，养胃以为臣。附子、川乌、益智大辛温，行阳退阴，又治客寒伤胃；肾主五液，入脾为涎，以生姜、半夏燥湿化痰，沉香辛温，体重气清，去怯安神，故以为使。

每服五钱，生姜三片，水煎，去渣，温服，食前，三剂愈。

刘宗厚曰：按痫症本从热治，然亦有坏症而成阴者。如钱仲阳所治王氏子吐泻，诸医药下之至虚，变慢惊，手足瘈疭而身冷，医复与八正散。钱氏曰：不能食而胃中虚，若利大小便即死。久则脾肾俱虚，当身冷而闭目，必用益黄散、使君子丸，补脾遂能饮食。后又不语，钱氏以地黄丸补肾，一月而安，皆此意也。此方用大热之药，乃从权以救前治之失，非常治之道也。

密陀僧治暗风癫痫，以开痰迷心窍。

密陀僧成块者，缠以铁线，又用铁线挂火中煅红，用酒醋一升，淬尽，出火毒。为极细末，每服一钱，麝香汤调下。

许学士**惊气丸**　发则牙关紧急，涎潮昏塞，醒则精神若痴。

附子　木香　僵蚕　白花蛇　橘红　天麻　麻黄　干蝎　天南星姜汁浸一夜，各五钱　苏子一两　朱砂二钱半为衣

上为末，加冰麝少许，炼蜜丸，如龙眼大，每服一丸，金银薄荷汤化下，温酒亦可。此予家秘方也。一军人犯法，临刑得释缚，精神顿失如痴，与一丸服讫而寐，及觉，病已失矣。一妇因避盗失心数年，授此方不终剂而愈。又一妇狂厥者十年，诸治不验，予授此方去附子加铁落，亦不终剂而愈。铁粉非但化痰镇心，至如摧抑肝邪特异，若多恚怒，肝邪大盛，铁粉能制伏之，此金制木之意也。

颤 振 门

生生子曰：颤振者非寒禁鼓栗，乃木火上盛，肾阴不充，下虚上实，实为痰火，虚则肾亏，法则清上补下。

新寨马叟，年五十九，因秋欠税，官杖六十，得惊气成风搐已三年矣。病大发则手足颤掉不能持物，食则令人代哺，口目张唊，唇舌嚼烂，抖擞之状，如线引傀儡，每发市人皆聚观。夜卧发热，衣被尽褰，遍身燥痒，中热而反外寒，久欲自尽，手不能绳，倾产求医，至破其家而病益坚。叟之子，邑中旧小吏也，以父母病讯戴人。戴人曰：此病甚易治，若隆暑时不过一涌再涌，夺则愈矣。今已秋寒，可三之，如未更刺腧穴必愈。先以通圣散汗之，继服涌剂，则痰一二升，全晚又卜五七行，其疾小愈，待五日再一涌出痰三四升，如鸡黄成块状，如汤热。叟以手颤不能自探，妻与代探，咽嗌肿伤，昏愦如醉，约一二时许，稍稍省。又下数行，立觉足轻颤减，热亦不作，足亦能步，手能巾栉，自持匙箸，未至三涌，病去如濯，病后但觉极寒。戴人曰：当以食补之，久则自退，盖大疾之去，卫气未复，故宜以散风导气之药，切不可以热剂温之，恐反成他病也。

生生子曰：据戴人此治，非真知其为痰火盛实者，莫敢如此疗也。木之有余，由金之衰弱，病既久，恐亦有始同终异者。况吐、汗、下之后，谓绝不必补养，得乎？病之轻者，或可用补金平木、清痰调气之法，在人自斟酌之。

摧肝丸 镇火平肝，消痰定颤。

胆星 钩藤 黄连酒炒 滑石飞 铁华粉各一两 青黛三钱 僵蚕炒，五钱 天麻酒洗，二两 辰砂飞，五钱 大甘草二钱

上末，以竹沥一碗，姜汁少许打糊丸，绿豆大，食后及夜，茶下一钱五分。忌鸡羊。

《本事》**钩藤散** 治肝厥头摇眩运，能清头目。

钩藤 陈皮 半夏 麦冬 茯苓各七分 人参 甘菊勿误用野菊花 防风各五分 石膏一钱 甘草三分

姜二片，水煎服。

参术汤 气虚颤掉。

人参 白术 黄芪各二钱 茯苓 甘草 陈皮各一钱 甚者加附子。水煎服。

《统旨》秘方**补心丸** 心虚手振。

当归 生地各一两半 川芎 甘草 人参各一两 柏子仁 酸枣仁各三两 远志去心，二两半 辰砂飞 胆星各五钱 金箔二十斤 麝香一钱 琥珀三钱 石菖蒲六钱 茯神去皮心，七钱

为末，蒸饼糊丸，绿豆大，辰砂为衣，每七八十丸，津唾咽下，或姜汤下。

《统旨》秘方**定心丸** 老人战动风气所致，及血虚而振。

天麻蒸熟 秦艽去芦 全蝎去头尾 细辛各一两 熟地 生地 川归 川芎 芍药各二两 防风 荆芥各七钱 白术 黄芪各两半 威灵仙酒洗，五钱

为末，酒糊丸，梧子大，每服七八十丸，食远，白汤或酒送下。

瘛 疭 门

生生子曰：瘛，缩也；疭，伸也。伸缩不止，手如拽锯，搐之类也。汗多不止为虚，无汗能食为实。

《内经》曰：心脉急甚者为瘛疭。此心经虚寒，治宜补心牛黄散之类。

又曰：心脉满大，痫瘛筋挛。此心火实热也，治宜泻心火，凉惊丸主之。

又曰：肝脉小急，亦痫瘛筋挛。此肝虚也，宜续断丸主之。若肝脉盛，宜救脾，加减建中汤。《内经》谓脾脉急甚，亦为瘛疭。此脾虚肝乘之而瘛也，故宜实土泻木之剂，建中汤是也。

刘河间曰：诸热瞀瘛，皆属于火。热胜风搏，并于经络，风主动而不宁，风火相乘，是以瞀瘛生矣。治心祛风涤热之剂，折其火热，瞀瘛立愈。若妄加灼艾，或饮以发表之剂，则死不旋踵矣。

东垣人参益气汤　热伤元气，四肢困倦，手指麻木，时时瘛疭。

黄芪二钱　甘草炙　升麻各五分　柴胡六分　五味子三十粒　甘草生，五分　人参一钱二分　白芍七分

水煎服。

独活汤　风虚昏愦，不自知觉，手足瘛疭，或为热，血虚不能服发汗药，及中风自汗，尤宜服之。

独活　羌活　人参　防风　川归　细辛　茯神　远志　半夏　桂心　白薇　菖蒲　川芎各五钱　甘草炙，二钱半

每一两，姜五片，煎，温服。

胃风饮　虚风症，能食，麻木，牙关紧急，手足瘛疭，目肉蠕眴，胃中有风，面肿。

白芷一钱二分　升麻二钱　葛根　苍术　蔓荆子　川归身各一钱　甘草　柴胡　藁本　羌活　草豆仁　黄柏　麻黄不去节，各五分

姜三片，枣二枚，水煎，温服。

《千金》薯蓣丸　肾气虚弱，风气百疾，头眩，惊悸，瘛疭。

薯蓣廿八分　当归十分　桂心七分　神曲炒　熟地黄　人参各十分　川芎　芍药　白术　麦冬　杏仁各六分　甘草二十分　柴胡　桔梗　茯苓各五分　鹿角胶七分　干姜　白蔹各三分　防风　黄芩各六分　大豆黄卷七分　大枣百枚，为膏

上末，和枣膏，加炼蜜丸，如弹子大，空心，酒服一丸，日三服。

续断丸　肝劳虚寒，胁痛胀满，眼昏不食，挛缩瘛疭。

续断酒浸　川芎　川归　半夏姜制　橘红　干姜炮，各一两　桂心　甘草炙，各五钱

上末，炼蜜丸，桐子大，每百丸，白汤下。

牛黄散　心虚风，筋脉挛搐，神昏语涩。

牛黄　冰片　朱砂　麝香各一钱　蝉蜕　乌蛇肉各一两　全蝎炒　僵蚕炒　桑螵蛸　羚羊角　天麻　阿胶　防风　甘菊　桂心　细辛　蔓荆子　侧子去皮　独活　犀角各五钱　麻黄七钱半

上为末，和匀，再研，每服一钱，豆淋酒下。

续命煮散　风气留滞，心中昏愦，四肢无力，口眼眴动，或时搐搦，或渴，或自汗。

防风　独活　当归　人参　细辛　葛根　熟地黄　芍药　川芎　甘草　远志　荆芥　半夏各五钱　官桂七钱半

每一两，姜三片，煎。汗多者，加牡蛎一钱半。

独活散　治风热化痰。

细辛　石膏　甘草炙，各五钱　独活　防风　藁本　旋覆花　川芎　蔓荆子各一两

上每服三钱，姜三片，水煎服。

痉 门附：劳风

生生子曰：《内经》云：肺移热于肾，传为柔痉。痉，古云痓，劲切之谓也。仲景诸公伤寒书，皆以为太阳风湿所致，亦有兼阳明经者。仲景谓汗下过多，及疮家发汗过度皆成痉。此指外感之邪，原系伤寒家法也。陈无择、张子和诸公云，亦有风火痰热之内因者。谓此病多由亡血，筋无所营，故邪得以所袭。丹溪谓此病为虚，此皆指内伤之症也。观刚、柔二字则亦当有虚实之别。大抵刚者多从外感，柔者多从内伤。故治斯疾者，但明知从外感而来，则用伤寒家法，若从杂症而来，则用陈无择、丹溪、刘宗厚、张子和诸家之法。庶表里详尽，始无遗此失彼之患矣。

《内经》云：诸痉项强，皆属于湿。王注太阳伤湿。又云：诸暴强直，皆属于风。王注阳内郁而阴行于外。刘宗厚云：按《内经》言痉，肺、肾、太阳、督脉与夫六气皆能为之。大抵皆主于湿。

仲景云：太阳病，发热无汗，反恶寒者，名曰刚痉。成无己曰：痉者痓也，强也。《千金》曰：太阳中风，重感寒湿则变痉。太阳病，发热无汗为表实，则不当恶寒，今反恶寒者，则太阳中风，重感于寒，为痉病也。以表实感寒，故曰刚痉。

太阳病，发热，汗出，不恶寒者名曰柔痉。成无己曰：太阳病，发热，汗出，为表虚，则当恶寒，其不恶寒者，为阳明病，今发热，汗出，而不恶寒者，非阳明证，则是太阳中风，重感于湿，为柔痉也。表虚感湿，故曰柔痉。

太阳病，发热，脉沉而细者，名曰痉。成无己曰：太阳主表，太阳病发热为表病，脉当浮大，今脉反沉细，既不愈，则太阳中风，重感于湿，而为痉也。《金匮要略》曰：太阳病，其证备，身体强，几几然，脉反沉细，此为痉，栝蒌桂枝汤主之。

太阳病，发汗太多因致痉。成无己曰：太阳病，发汗太多则亡阳。《内经》曰：阳气者，精则养神，柔则养筋，阳微不能养筋，则筋脉紧急而成痉也。

病身热足寒，颈项强急，恶寒时头热，面赤，目脉赤，独摇头，卒口噤，背反张者，痉病也。

成无己曰：太阳中风为纯中风也，太阳中寒为纯伤寒也，皆不作痉。唯是太阳中风重感寒湿，乃变为痉也。身热足寒者，寒湿伤下也。时头热面赤，目脉赤，风伤于上也。头摇，风主动也。独头摇者，头为诸阳之会，风伤阳也。若纯伤风者，身亦为动摇，手足为之搐搦，此皆内挟寒湿，故头摇也。口噤者，寒主急也。卒口噤者，不常噤也，有时而缓。若风寒相搏，则口噤而不时开，此皆加之风湿，故卒口噤也。足太阳之脉起于目内眦，上额，交巅上，其支别者，从巅入络脑，还出别下项，循肩膊内，夹脊抵腰中，下贯臀以下至足。风寒客于经中，则筋脉拘急，故颈项强急而背反张也。

风病下之则痉，复发汗必拘急。

疮家虽身疼痛不可发汗，汗出则痉。

刘宗厚曰：按此谓汗下而致痉，则不专于风、寒、湿之外传矣，是又因坏证而成也。发汗下之太过，皆亡津液损血之所由也。

刘宗厚曰：按痉症属风、寒、湿所伤，有汗者脉必浮缓，无汗者脉必浮紧，若其脉沉细者，湿所伤也。坚直上下行，皆紧之象也。发汗已，其脉如蛇，亡津液而无胃气之象也。

子和云：吕君玉妻，年三十，病风搐，目眩，角弓反张，数日不食，诸医皆作惊风、暗风、风痫治之。以南星、雄黄、乌附用之不效。戴人曰：诸风掉眩，皆属肝木，曲直摇动，风之用也。阳主动，阴主静，由火盛制金，金衰不能平木，肝木茂而自病。因涌风痰二三升，次以寒剂下十余行，又以排针刺百会穴出血一杯愈。

刘宗厚曰：按风搐，本与痉症不同，而痉症属湿，土极必兼风木动摇之化，风搐属木，木极必见金燥紧敛之形。要之亦可同论。故取此条以证痉病不专风、寒、湿之外至，亦风火热之内作者也。

《三因方》云：夫人之筋，各随经络结束于身，血气内虚，外为风、寒、湿热之所中则痉，以风散气，故有汗而不恶寒，曰柔痉。寒泣血，无汗而恶寒，曰刚痉。原其所因，多由亡血，筋无所营，故邪得袭之。所以伤寒汗下过多，与夫病疮人及产后致于斯疾者，概可见矣。诊其脉皆沉伏弦紧，但阳缓阴急则久久拘挛，阴缓阳急则反张强直。二证各异，不可不别。

丹溪曰：痉切不可作风治，兼用风药。大率与痫相似，比痫为甚，为虚，宜带补。多是气虚有火有痰，宜用人参、竹沥之类。一男子，二十余岁，患痘疮，靥谢后，忽患口噤不开，四肢强直不能屈，时或绕脐腹痛一阵，则冷汗如雨。痛定则汗止，时作时休。其脉弦紧而急，如真弦状。向知此子极勤苦，意其因劳倦伤血，山居多风寒，乘虚而感，又因痘疮，其血愈虚，当用辛温养血，辛凉散风，遂以当归、芍药为君，川芎、青皮、钩藤为臣，白术、陈皮、甘草为佐，桂枝、木香、黄连为使，更加红花少许，服二十帖而安。

王海藏云：发汗太过，多因致痉。身热足寒，项强恶寒，头热面肿，目赤，头摇，口噤，背反张者，太阳痉也。若头低，视下，手足牵引，肘膝相构，阳明痉也。若一目或左右斜视，并一手足搐搦者，少阳痉也。汗之，止之，和之，下之，各随其经，可使必已。在表无汗，宜汗之；有汗，宜止之。阳明痉属里，宜下之。少阳痉半表半里，宜和之。所谓各随其经也。

刘宗厚曰：谨按伤寒痉病，《活人》以太阳中风，又感寒湿而致，则专于外邪所伤。然仲景亦有汗下过多之戒，则又出于坏证所成矣。盖外邪所伤者，通宜解散。仲景言刚柔，《活人》分阴阳，《难知》论经络等，诸方详矣。至于治坏证，补虚救失之法，诸方则亡也。又《千金》谓温病热入肾中亦为痉，小儿病痫热盛亦为痉。若此治法，俱未见之也。况此二者之外，又有血气本虚之人，如产后汗出多而变痉者，或因七情怒气而发痉者，或因湿热内盛，痰涎壅遏经络而作痉者，治各不同也。大抵伤寒有外邪之可解，宜用风药发散风寒，又风药亦能胜湿耳。至于邪热入肾，亦非风药之所能疗也。其内证作痉，本无外邪，前人岂可仍用风药处治，唯宜补血降火，敦土平木，清痰去湿，随证而用，不可不察也。

海藏云：若汗后不解，乍静乍躁，目直视，口噤，往来寒热，脉弦者，少阳风痉。宜**柴胡防风汤**。

柴胡　防风各一两　人参　黄芩各五钱　半夏制，六钱　生姜　甘草各六钱半　枣三枚

每服一两，水煎服。

若发汗过多，发热，头面摇，卒口噤，背反张者，太阳兼阳明也。宜去风养血，

防风当归散主之。

防风　当归　川芎　地黄

每服一两，水煎服。

神术汤　治刚痉，解利无汗。

苍术三钱　防风二钱　甘草一钱

姜葱水煎服。

白术汤　加桂心、黄芪，治柔痉，解利有汗。

白术三两　防风二两　甘草一两

每服五钱，姜三片，水煎服，一日二服，渐渐汗止为解。

仲景葛根汤　太阳无汗而小便少，气上冲胸，口噤，不得语，欲作刚痉者。

葛根四两　麻黄　生姜各三两　桂枝　芍药　甘草各二两　大枣十二枚

每服五钱，煎服，取微汗。

若发热无汗、恶寒，名曰刚痉。宜**麻黄加独活防风汤**。

麻黄　桂枝各一两　芍药三两　甘草五钱　独活　防风各一两

每服一两，水煎，温服。

瓜蒌桂枝汤　太阳病其证备，身体强几几，然脉反沉迟，此为柔痉。

瓜蒌根　甘草　芍药各二两　桂枝　生姜各三两　大枣十二枚

水九升，煎取三升，分三服，取微汗，汗不出啜粥发之。

海藏治发汗、自汗而不恶寒者，名柔痉。宜**桂枝加川芎防风汤**。

桂枝　芍药　生姜各一两半　甘草　防风　川芎各一两　大枣六枚

每服一两，水煎服。

凡刚柔二痉，皆可与小续命汤，但要识加减法。若柔痉自汗者，去麻黄，夏间及病有热者，减桂枝一半。冬及初春去黄芩。

《千金》续命汤　卒中半身不遂，手足拘急，不得屈伸，身体冷，或智，或痴，或身强直不语，或生，或死，狂言不可名状，角弓反张，或欲得食，或不用食，大小便不利，皆疗之。

人参　桂心　川归　独活　黄芩　甘草炙　干姜炮，各七钱半　石膏一两半　杏仁四十枚

以水九升，煮取三升，分温三服，日二服。无汗者加麻黄。

若汗后不解，乍静乍躁，目直视，口噤，往来寒热，脉弦者，少阳风痉，宜柴胡加防风汤。

柴胡　防风各一两　人参　黄芩各五钱　半夏六钱　生姜　甘草各六钱半　枣三枚

每服一两，水煎。

仓公当归汤　贼风口噤，角弓反张，痉证。

川归　防风各七钱半　独活一两半　附子一枚　细辛五钱　麻黄一两三钱

酒五升，煮取三升，服一升。口不开者，格口纳之，一服当苏，二服小汗，三服大汗。

《活人》八物白术散　阴痉一二日，面肿，手足厥冷，筋脉拘急，汗不出，恐阴气内伤。

麻黄　白术　茯苓　五味子　羌活各五钱　桂心　附子各三分　良姜一分

每四钱，姜五片，水煎服。

附子散　阴痉手足厥逆，筋脉拘急，汗出不止，头项强直，头摇，口噤。

桂心　川芎各三钱　附子炮　白术各一两　独活五钱

每三钱，枣一枚，水煎服。

桂心白术汤　阴痉手足厥冷，筋脉拘急，汗出不止。

白术　防风　甘草　桂心　川芎
附子

每五钱，姜五片，枣二枚，水煎，
温服。

丹溪治虚妇，因怒，手足强直，十指
如束，右手脉弦虚，左手脉弦大而强稍坚。
此风木攻脾土，宜速泻肝气，助肺金补脾
土之阴。

黄连二钱　南星　白术　人参　黄芩
天麻　川芎　木通　陈皮　青皮各五钱
甘草一分

水煎，入姜汁辣服。

《肘后方》中风体强直不得屈伸，反
复，刮枳树皮，细切一升，以酒二升，浸
一宿，每日温服半升，酒尽再作。即枳实
树皮，去风湿效。

《千金方》治口噤，手足不随，而身
体强直。伏龙肝五升，以水七升，搅匀，
取汁饮之。

痓痉辨

生生子曰：丹溪云：痓当作痉，传写
之误耳。考之诸书，亦未有能辨之详，注
之确者。唯郭雍氏云：痓与痉当是二病，
谓昔刘寅氏有言，病以时发者谓之痓，不
以时发者谓之痉。似亦未能详悉。厥后以
其所历见及治之效与不效者，反复考橛二
症之名，二字之义，其用心可谓至勤至恳
者矣。然终未能昭著允若，故后之人，疑
其为二症者，不亦宜乎。

【愚按】完素、仲景以下诸书云痓、
云痉，字虽两般，治多雷同，殆亦不必犁
而为二也。若辨之则愈支离，肤见谓痓乃
病之名，痉乃病之状。原其有刚、柔二种，
以病发之时，而经筋脉络僵劲，角弓反张，
故曰痉。痉，是劲急也，是以其病发之状象

而名之也。不然，何历代诸公或以治痓之方
治痉，或以治痉之方治痓，诸皆能效。治既
同而不殊，则症当一而不二也，焉用分？

劳风 即痓之类

丹溪云：痓比痫为虚，盖因劳汗遇风，
内挟太阳寒湿之邪，治亦与痓同法，但当
视其所劳，则知虚在何脏。如房劳则肾虚，
汗出腠理开，风入皮腠，得寒则闭，风不
能出，与水俱行，其人当目下肿，如卧蚕
之状。戴人云：肾主水，其经至于目下故
也，不禁房室则死。明其虚在肾也。所以
关于太阳何也，太阳主寒，其经最在外，
腠理得寒则闭，故太阳先受邪也。治宜八
物白术散、仓公当归汤。

黄芪汤　汗多气虚发痓。

黄芪蜜炙，二钱　人参　白术　茯苓
白芍炒，各一钱　甘草炙，八分　桂枝五分
水煎服。

当归散　血虚及去血过多发痓。

当归酒洗，二钱　川芎　熟地　防风
黄芪各一钱　芍药一钱半　甘草四分
水煎服。

理气平肝散　七情所伤发痓。

乌药　香附各一钱半　青皮　枳壳　芍
药　川芎　柴胡　木香各一钱　甘草
姜三片，水煎服，木香磨水二匙加入。

清痰汤　痰火攻作，项强，口噤，角
张反痓。

山栀　黄芩　半夏炮　橘红　茯苓
瓜蒌仁　枳壳　贝母　香附童便浸，各一钱
甘草五分
水煎，入竹沥、姜汁各三四匙，食
远服。

去湿清热散

白术二钱　苍术二钱半　泽泻　茯苓

天花粉　山栀各一钱　羌活七分　甘草四分

水煎服。

芎枳丸　治劳风，强上冥视，肺热上壅，唾稠。

川芎　枳壳等分

为末，蜜丸，桐子大。每服三五十丸。食后，温水下，日三服。

祛风清金散　肺热壅盛，痰唾如脓。

防风　栝蒌根　桔梗　枳壳　旋覆花　川芎各一钱　山栀　黄芩　贝母　瓜蒌仁炒　茯苓　天门冬　麦门冬　橘红各八分　五味子十五粒　甘草四分

水煎服。

生生子曰：按《内经·评热病论篇》帝曰：劳风之病何如？岐伯曰：劳风发在肺下，其为病也，使人强上冥视，唾出若涕，恶风而振寒，此为劳风之病。帝曰：治之奈何？岐伯曰：以救俯仰。巨阳引精者三日，中年者五日，不精者七日，咳出清黄涕，其状如脓，大如弹丸，从口中若鼻中出，不出则伤肺，伤肺则死也。引精谓目中之精明引动，能辨人与物也。

启玄子注曰：劳风者，从劳生风，故曰劳风，劳谓肾劳也。肾脉者，从肾上实肝膈，入肺中。故肾劳风生，上居肺下也，强上好仰也，冥视谓合眼视不明也。肾精不足，外吸膀胱，膀胱气不能上营，故使人头项强而视不明也。肺被风薄，劳气上熏，故令唾出若鼻涕状；肾气不足，阳气内攻，劳热相合，故恶风而振寒。肺伤则营卫散解。魄不内治，故死。林氏谓强上者，似角弓反张也。冥视者，目开不见物也。凡痉病皆同。不识人，或反视、斜视也。治法当与痉同。《千金方》冥视作目眩。

不　得　卧

《灵枢》曰：病而不得眠者，何气使然？岐伯曰：卫气不得入于阴，常留于阳。留于阳则阳气满，阳气满则阳跷盛，不得入于阴则阴气虚，故目不瞑矣。《大惑论》。

黄帝问于伯高曰：夫邪气之客人也，或令人目不瞑不卧出者，何气使然？伯高曰：五谷入于胃也，其糟粕、津液、宗气分为三隧。故宗气积于胸中，出于喉咙，以贯心脉而行呼吸焉。营气者，泌其津液，注之于脉，化以为血，以荣四末，内注五脏六腑，以应刻数焉。卫气者，出其悍气之慓疾，而先行于四末分肉皮肤之间而不休者也。昼日行于阳，夜行于阴，常从足少阴之分间，行于五脏六腑。今厥气客于五脏六腑，则卫气独卫其外，行于阳，不得入于阴。行于阳则阳气盛，阳气盛则阳跷陷，不得入于阴，阴虚故目不瞑。黄帝曰：善。治之奈何？伯高曰：补其不足，泻其有余，调其虚实，以通其道而去其邪。饮以半夏汤一剂，阴阳已通，其卧立至。黄帝曰：善。此所谓决渎壅塞，经络大通，阴阳和得者也。愿闻其方。伯高曰：其汤方以流水千里以外者八升，扬之万遍，取其清者五升煮之。炊以苇薪，火沸，置秫米一升，治半夏五合，徐炊，令竭为一升半，去其滓，饮汁一小杯，日三稍益，以知为度。故其病新发者，覆杯则卧，汗出则已矣。久者三饮而已。此去饮之剂也。

《内经》曰：胃不和则卧不安。帝曰：人之不能偃卧者何也？岐伯曰：肺者脏之盖也。肺气盛则肺大，肺大则不能偃卧。

王海藏云：胆虚不眠寒也。《圣惠方》酸枣仁炒，为末，以竹叶汤调服。

张子和治一富家妇人，因思虑过甚，二年不得寐，无药可疗，其夫求治。脉之两手俱缓，此脾受邪也。脾主思故也。乃与其夫议以怒激之，多取其财，饮酒数日，不处一法而去。其妇大怒汗出，是夜困眠。如此者八九日不寤，自是食，其脉得平。此怒胜思法也。

水肿病，令人不得卧，卧则惊，惊则咳甚，此水气凌肺也。

温胆汤治大病后虚烦不得眠，或则惊悸，极效。

丹溪治烦不得眠，益元散加牛黄服之。

有心血不足而不寐者，用益荣汤。

仲景酸枣汤　治虚烦不得眠。

酸枣仁二升　甘草一两　知母　茯苓　川芎各二两

水八升，煮酸枣仁得六升，纳诸药，煎取三升，分温三服。一方加生姜二两。

《本事》**鳖甲丸**　胆虚不得眠，四肢无力。

酸枣仁　鳖甲　羌活　牛膝　黄芪　人参　五味子各等分

蜜丸，梧子大，每四五十丸，温酒下。

《圣惠》**酸枣地黄汤**　骨蒸劳，烦心不得眠。

酸枣仁一两

水一大碗半，研，绞取汁，下米二合，煮粥熟，再入地黄汁一合，更煮过，不计时服之。

六物汤　治振悸不得眠。

四君子加酸枣仁、生姜煎服。

许学士**珍珠母丸**　肝虚内受风邪，卧则宽散而不收，状若惊悸。

珍珠母另研末，三钱　当归　熟地各一两半　人参　茯苓　酸枣仁　柏子仁　犀角各一两　沉香　龙齿各五钱

为末，蜜丸，梧子大，辰砂为衣，每四五十丸，金银薄荷汤下，日午及夜服。一方多虎睛一对、麝香一钱。

独活汤　治同前，相兼服。

独活　羌活　人参　前胡　细辛　半夏　酸枣仁　沙参　茯苓　甘草　五味子各等分

每七钱，姜三片，乌梅一个，不拘时煎服。

绍兴癸丑，予待次四明，有董生者，患神气不宁，每卧则魂飞扬，觉身在床而神魂离体，惊悸多魇，通夕无寐，更医不效。予为诊视，询之曰：医作何病治？董曰：众皆以为心病。予曰：以脉言之，肝经受邪，非心病也。肝气因虚，邪气袭之。肝，藏魂者也。游魂为变，平人肝不受邪，卧则魂归于肝，神静而得寐。今肝有邪，魂不得归，是以卧则魂飞扬若离体也。肝主怒，故小怒则剧。董欣然曰：前此未之闻，虽未服药，已觉沉疴去体矣。愿求治之。予曰：公且持此说，与众医议所治之方，而徐质之。阅旬日，复至云：医遍议古今方无与病相对者，故予处此二方以赠，服一月而病悉除。此方用真珠母为君，龙齿佐之，真珠母入肝经为第一，龙齿与肝同类也。龙齿、虎睛今人例以为镇心药，殊不知龙齿安魂，虎睛定魄，各言其类也。盖东方苍龙木也，属肝而藏魂；西方白虎金也，属肺而藏魄。龙能变化，故魂游而不定。虎能专静，故魄止而有守。予谓治魄不宁者，宜以虎睛，治魂飞扬者，宜以龙齿。万物有成理而不失，在夫人达之而已。

益荣汤　血不足，不寐，及怔忡惊悸。

当归　黄芪　远志　配枣仁炒　茯神　柏子仁　麦冬　白芍　人参　紫石英各一

钱　木香七分　甘草五分

姜三片，枣二枚，水煎服。

多 卧

黄帝曰：人之多卧者，何气使然？岐伯曰：此人肠胃大而皮肤湿，而分肉不解焉。肠胃大则卫气留久，皮肤湿则分肉不解，其行迟。夫胃气者，昼常行于阳，夜行于阴，故阳气尽则寐，阴气尽则寤。故肠胃大，则卫气行留久；皮肤湿，分肉不解，则行迟。留于阴也久，其气不精，则目瞑，故多卧矣。其肠胃小，皮肤滑以缓，分肉解则卫气留于阳也久，故少瞑焉。黄帝曰：其非常经也，卒然多卧者，何气使然？岐伯曰：邪气留于上焦，上焦闭而不通，已食若饮汤，卫气留久于阴而不行，故卒然多卧焉。《大惑篇》。

海藏曰：胆实多睡，热也。

生枣汤　治胆热多睡。生酸枣仁，为末，茶姜汁调服。

又方　生酸枣仁一两，腊茶二两，以生姜汁涂炙微焦，为末，每服二钱，水七分，煎六分，温服。

醒睡汤

酸枣仁　沙参各一钱半　麦冬一钱　茯神　甘草各五分

姜一片，水煎服。

烦 躁 门

仲景云：烦属肺，躁属肾，火入于肺则烦，入于肾则躁。大抵烦躁皆心火为病。火旺则金烁而水亏也。唯火独存，故肺肾合而为烦躁。又脾经络于心中，心经起于脾中，二经相搏，湿热生烦。夫烦者，扰扰心乱，兀兀欲吐，怔忡不安。

成无己曰：烦为扰乱而烦，躁为愤怒而躁。合而言之，烦躁为热也。析而言之，烦阳也，躁阴也。烦为热之轻者，躁为热之甚者。

陈无择曰：内热为烦，外热为躁。又曰：虚烦身不觉热，头目昏疼，口干，咽燥，不渴，清夕不寐，皆虚烦也。

娄英曰：先贤治烦躁齐作，有属热者，有属寒者，独烦而不躁者，多属热。唯悸而烦者，为虚寒，躁不烦者，多属寒，唯火邪者，为热。盖烦者心中烦，或胸中烦，皆内热也。躁者，身体手足躁扰，或裸体不欲近衣，或欲坐井中，为外热也。内热者，有本之热，故多属热。外热者，多是无根之火，故属寒也。

生生子曰：仲景、成无己二公所论，烦躁皆为火热，是祖《内经》。夫热病皆伤寒之类也，乃伤寒家语，言其邪自外而入。至于烦躁皆为热候，予谓躁有阴阳，烦有虚实。陶节庵曰：先烦而悸者为实，先悸而烦者为虚。又曰：烦渐生躁，有阴阳虚实之别。心热则烦，阳实阴虚。肾热则躁，阴实阳虚。烦为热轻，躁为热重。此亦伤寒家语也。杂症之烦躁，又各有虚实寒热不同，须当分别而治。虚烦者，心中扰乱，精神不能任持，似胀不胀，恨恨闷闷，饮食不甘美，睡卧不安宁者是也。治以养心血，镇火安神之剂，如安神丸之类。实烦者，或心火燔盛，或水饮痰涎，停于胸膈，壅闷不安者是也。治以消痰逐饮散邪之剂，如栀子豆豉汤、蠲饮汤、五苓散之类。阳躁者，烦渴欲饮，愤激躁怒，二便不利。经云：诸躁狂越，皆属于火者是也。治如丹溪用妙香丸之类。阴躁者，渴不欲饮，极其躁扰，或上热下寒，此为阴盛格阳，为阳气虚惫，不能复入，皇皇欲坐井中者是也。治以理中汤、四逆汤之类。大抵烦症多属于虚。经曰：夏脉者心也，其不及，令人烦心。又云：肝、肾、脾虚，皆令人体重烦冤，迹是知烦多由于虚也。当寻伤寒法外之治，今录治方于下，以备采用。

内外俱虚，身冷而汗出，微呕而烦扰，手足厥逆，不得安静者死。

热病七八日，其脉微细，小便不利，加暴口燥，脉代，舌黑焦干者死。

《保命集》云：起卧不安，睡不稳谓之烦。宜栀豉汤、竹叶石膏汤。

《活人书》云：但独热者，虚烦也。诸虚烦热与伤寒相似，但不恶寒，身不疼痛，故知非伤寒也，不可发汗。头不痛，脉不紧数，故知非里实也，不可下。病此者，内外皆不可攻，攻之必遂烦渴，当与竹叶汤。若呕者，与陈皮汤一剂，不愈，再与之。孙真人云：此法数用有效。

陈皮汤

陈皮一两半 甘草炙 竹茹各五钱 人参一钱半

每服七钱，姜三片，枣二枚，水煎服。

淡竹茹汤 心虚闷，头疼，短气，内热不解，心中闷乱，及产妇心虚惊悸，烦闷欲绝。

麦门去心 小麦各二两半 甘草炙，一两 人参 茯苓各一两半 半夏汤洗，二两

每服四钱，姜七片，枣二枚，淡竹茹一块，水煎服。

东垣朱砂安神丸 心乱烦热，怔忡，心神颠倒，兀兀欲吐，胸中气乱而热，有似懊憹之状。皆膈上血中伏热，蒸蒸不安，宜用权法，以镇阴火之浮行，以养上焦之元气，用甘草之甘温补之。当归、生地又为长生阴血之圣药，黄连去心烦，除湿热，

朱砂纳浮游而安神明。方见怔忡门。

仲景下痢后，更烦，按之心下濡者，为虚烦也，栀豉汤主之。

丹溪治一女子，年二十余岁，在室素强健，六月间发烦闷，困怠不食，发时欲入井，六脉皆沉细而弱数，两日后微渴，众以为病暑，治不效。四五日加呕而人瘦，手心极热，喜在阴处，渐成伏脉，时妄语。予急制局方妙香丸，如桐子大，以井水下一丸，半日许大便，药已出，病无退减。遂以麝香水洗药，以针穿三窍，次日以凉水送下，半日许大便下稠痰数升，是夜得睡。困顿伏枕，旬日而愈。因记《金匮》云：昔肥而今瘦者痰也，遂作此药治之。

妙香丸 丹溪云：疏决肠胃，制伏木火药也。

辰砂飞，四两 牛黄 龙脑 腻粉 麝研，各一两 巴豆三百五十粒，去皮膜，炒熟，研 金箔九十片

上研匀，炼黄蜡六两，入好蜜三分，同炼令匀，为丸，每两作三十丸。如要此药速行，针刺一眼子，冷水浸少时服，效更速。小儿百病，丸如绿豆大。

远志汤 治心虚烦热，夜卧不宁及病后虚烦。

远志去心 黄芪 当归 麦冬 石斛 酸枣仁炒，各一钱二分 人参 茯神各七分 甘草五分

水煎服。烦甚者加竹叶、知母。

竹叶汤 伤寒大病后，及霍乱吐泻后，心虚烦闷，内热不解。

竹叶 麦冬 人参 茯苓 小麦 半夏各一两 甘草五钱

每六钱，姜五片，水煎服。

小草汤 虚劳忧思过度，遗精，白浊，虚烦不安。

小草　黄芪　川归　麦冬　石斛　酸枣仁各一两　人参　甘草各五钱

每六钱，姜五片，水煎服。

地仙散　伤寒后，伏暑后，烦热不安，及虚劳不安。

地骨皮二两　防风一两　甘草五钱

每六钱，姜五片，水煎服。

竹茹麦冬汤　大病后表里俱虚，内无津液，烦渴心躁，及诸虚烦热，与伤寒相似，但不恶寒，身不痛，不可汗下者。

淡竹叶、麦门冬等分。每八钱，水煎服。

酸枣仁汤　霍乱吐下后增剧，虚劳烦扰，奔气在胸中，不得眠，或发寒热，头疼晕闷。

酸枣仁一两七钱半　人参　桂心各二钱半　知母　茯苓各三钱　石膏五钱　甘草二钱

每七钱，姜、枣煎服。

人参竹茹汤　胃口有热，呕吐咳逆，虚烦不安。

人参五钱　半夏一两

分两帖，加姜七片，陈皮二钱半，竹茹一钱，水煎服。

竹茹石膏汤　大病后余热烦闷。

温胆汤　大病后虚烦不得眠，及惊悸。

五苓散　水停心下，作惊悸烦闷。

清心连子饮方见癃闭门。

栀子豆豉汤　治邪在上焦。

四逆汤

理中汤

健 忘 门

戴元礼曰：健忘者，为事有始无终，言谈不知首尾。此以为病之名，非比生成之愚顽也。

《灵枢》经曰：人之善忘者，何气使然？岐伯曰：上气不足，下气有余，肠胃实而心气虚，虚则荣卫留于下，久之不以时上，故善忘也。

《丹溪心法》曰：此证皆由忧思过度，损其心胸，以致神舍不清，遇事多忘，病在心脾。凡思伤脾，以故令人转盼遗忘。治之以归脾汤。须兼理心脾，神宁意定，其证自除也。

归脾汤　思虑过度，劳伤心脾，健忘怔忡。

白术　茯神　黄芪　酸枣仁各一两　人参　木香各五钱　甘草炙，二钱半

每六钱，姜三片，枣二枚，圆眼肉五枚，水煎服。

定志丸　心气不定，恍惚多忘。

远志　石菖蒲各二两　人参一两　白茯苓三两

上末，炼蜜丸，梧子大，朱砂为衣。每服三十丸，米饮下。一方加茯神。

加味茯苓汤　痰迷心窍，健忘失事。

二陈汤加益智仁、香附、人参。姜水煎服。

读书丸　健忘服之，日记千万言。

石菖蒲　菟丝子　远志各一两　地骨皮二两　生地　五味子　川芎各一两

为末，薄糊丸，梧子大，每服七八十丸，临卧白汤下。

孔子大圣枕中汤　常服令人聪明。

龟甲　龙骨　远志　菖蒲

各等分，为末，酒服方寸匕，日三服。《圣惠》《千金翼》同。补心虚，治健忘，令人耳目聪明，以戊子日服之，开心不忘，菖蒲、远志各等分，为末，每服方寸匕，常服令人耳目聪明。从外见里，令

人长生，去三百病，毒不能为害。

二丹丸　安神定志，和血治健忘。

熟地黄　天门冬　丹参各一两半　茯苓　甘草各一两　远志　人参各五钱　麦门冬一两

上末，炼蜜丸，梧子大，朱砂五钱为衣。每服五十丸，白汤下。

又读书方

菖蒲　远志　桂　甘草　地骨　人参　巴戟天

倍煮茯苓糊丸服，读书日记万千言。

状元丸　教子第一方。

菖蒲去毛　远志甘草水煮，去心，各一两　白茯神去木皮　巴戟天水煮，去心，五钱　人参　地骨皮去心，各三钱

上末，用白茯苓去皮二两，糯米二两，共为粉，用石菖蒲三钱，煎浓汤，去渣，打糊为丸。每食后、午时、临睡，各服三五十丸。

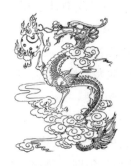

赤水玄珠 第十九卷

秘 结 门

经曰：大便者，肾之所主，肾主五液也。肾气充则大便润，虚则津液耗竭而燥结矣。又饥饱劳役损伤胃气，及食辛热厚味之物，而助火邪，伏于血中，煎熬真阴，皆能使大便燥结。又有年老阴血不足而燥者，唯当补而润之，不可用峻利之剂。又大便燥结者，不得发汗，汗则重亡津液，必秘结而死矣。

有阳结，有阴结，有风结，有实结，有虚结，有气秘，有血秘。

仲景曰：脉浮数，能食，不大便者，此为实，名曰阳结也，期十七日当剧。脉沉而迟，不能食，身体重，大便反硬，名曰阴结也，期十四日当剧。阳结者散之，阴结者热之，风结者诸药中加羌活、防风之类。此二味虽是风药，然味辛，所以能润燥也。经曰：肾恶燥，急食辛以润之。

洁古曰：脏腑之秘，不可一概治疗。有虚秘，有实秘。胃实而秘者，能食，小便赤，以麻仁丸、七宣丸之类主之。胃虚不能食而小便清利者，厚朴汤主之。实秘者物也，虚秘者气也。

东垣曰：有物有积而结者，当下之。食伤太阴，肠满，食不化，腹响响然不能

大便者，以苦泄之。仲景麻仁丸、局方七宣丸，皆以大黄为君之类是也。治注夏，大便涩滞者，血少，血中伏火也。黄芪人参汤加生地、当归身、桃仁泥润之。如润之大便仍久不快者，少加煨大黄微利之。如加大黄久不快利者，非血结、血秘，是热生风，止当服黄芪人参汤，内用羌活、防风各五钱，水四盏，煎至一盏，空心服之，其便必大走也。

丹溪戒人用峻利，但宜滋养阴血，使孤阳之火不炽，而金行清化。木邪有制，脾土清健，而运行津液，津液入胃则肠润而通矣。须知在西北以开结为主，在东南以润燥为主，慎勿胶柱而鼓瑟也。

王海藏云：桃、杏仁俱治大便秘，当以血气分之。年老虚人大便秘，脉浮在气，杏仁、陈皮主之。脉沉在血，桃仁、陈皮主之。所以俱有陈皮者，以其于阳明病与手太阴为表里也。脉多沉伏而结，阳结脉沉实而数，阴结脉伏而迟或结。老人虚人便结，脉雀啄者不治。

七宣丸

柴胡　枳实麸炒　诃子皮　木香各五两　桃仁去皮尖、炒，六两　甘草炙，四两　大黄面包煨，十五两

上炼蜜丸，桐子大，每服二十丸，米饮下。渐加四五十丸，以利为度。

厚朴汤　胃虚而秘者，不能饮食，小便清利。

陈皮　半夏曲炒　枳实炒，各一两　甘草炙　厚朴制，各二两　白术三两

每三五七钱，姜三片，枣一枚，水煎服。

《保命集》**大黄牵牛散**　相火之气游走脏腑，大便秘结。

大黄一两　牵牛头末，五钱

为细末，每三钱，有厥冷合用酒调，无厥冷而手足烦热者，蜜汤调下。食后，以微利为度。此谓不时而热者，湿热也。凡用大黄半两至一两，而大便不通利者，加麝香少许，调于药中，则大便必大走也。

半硫丸　治年高虚秘，冷秘。方见燥门。

大润肠丸　治大便秘涩通用。

杏仁炒　枳壳　麻仁　陈皮各五钱　阿胶　防风各二钱半

上炼蜜丸，梧子大，每五十丸，老人苏子煎汤下，壮者荆芥汤下。

麻仁丸　实秘，能饮食，小便赤，此丸与七宣丸主之。

枳壳　川芎等分　麻仁泥减半

炼蜜丸，梧子大，食前，温水下。

又**麻仁丸**　风秘脾约症，小便数，大便秘。

大黄　枳壳　赤芍药各一两　厚朴五钱　麻仁　杏仁各一两，二味俱另研

炼蜜丸，梧子大，每服三五十丸。

皂角丸　治有风人大便秘涩。

牙皂　枳壳　羌活　桑白皮　槟榔　杏仁　麻仁　防风　白芷　陈皮等分

蜜丸，梧子大，每服三五十丸，蜜汤下。

皂角枳壳丸　大肠有风，秘结，老人宜服。

皂角炙，去皮子　枳壳炒，各等分

蜜丸，梧子大，每七十丸，空心，食前，米饮下。

搜风顺气丸　治大肠秘涩。

大黄五两，半熟半生　山茱萸　麻仁泥　郁李仁炮，去皮研　菟丝子　山药　牛膝　槟榔各二两　防风　枳壳　独活各一两　车前子二两半

炼蜜丸，梧子大，每二三十丸，米饮下，平旦临卧各一服。

二仁丸　治老人、虚人风秘，不可服大黄者，妙。

麻仁　杏仁　枳壳　诃子等分

蜜丸，梧子大，每三十丸，温水下，未利增之。

四磨汤　气滞腹急，大便秘涩。

沉香　木香　槟榔　乌药等分

各磨半盏，和匀，温服。有热者加大黄、枳壳，名六磨汤。

橘杏丸　治气秘，老人虚弱人，皆可服。

橘红　杏仁等分

炼蜜丸，梧子大，每七十丸，空心，米饮下。

苏麻粥　顺气，滑大便。

苏子　麻仁

二味不拘多少，研烂，水滤取汁，煮粥食之。

苁蓉锁阳粥　老人阴血不足，大便燥结。

肉苁蓉　锁阳

煮粥服。

小通气散　虚人忧怒伤肺，致令秘涩。曾服燥药而大便秘。

陈皮　苏叶　枳壳　木通等分

水煎服，立通。

金液丹　治挟冷结滞，兼治伤寒阴结，以杏仁、麻仁煎汤吞下。方在寒门。

神功丸　治气壅风盛，秘结后重，疼痛烦闷。

大黄　诃子各四两　人参　麻仁各二两

上蜜丸，梧子大，每二十丸，米饮下，食后，临卧服此药，虚实加减。

小柴胡汤　治伤寒阳结，能食而大便结。

槟榔丸　治大肠实热不通，心腹胀满。

槟榔　大黄　麻仁　枳实　羌活　杏仁　牵牛　白芷　黄芩各一两　人参五钱

蜜丸，梧子大，每四十丸，空心，温水下。

四顺清凉饮　治同前。

每加灯心十根，枳壳十片，水煎服，效。

槟榔散　治肠胃有湿，大便秘结。

槟榔不拘多少，为末，每服二钱，蜜汤点服。

香苏散　治同上。

加枳壳、槟榔，水煎服。

五仁丸　津液枯竭，大肠秘结，传道艰难。

桃仁　杏仁各一两　柏子仁　郁李仁炒松子仁各二钱半　陈皮四两，另为末

上五仁，另研为膏，入陈皮末，研匀，蜜丸，梧子大，空心，米饮下五十丸。

调气滋补温肠丸　治发汗，利小便，亡津液，以致秘结。

沉香一两，另为末　肉苁蓉二两

为末，用麻子仁汁打糊，为丸，梧子大，每七十丸，空心，米饮下。

润肠丸　治脾胃中伏火秘结，及风结、血结。

桃仁　麻仁　当归尾　大黄　羌活各五钱　升麻　红花　郁李仁

上除桃、麻仁另研为泥外，余为末，炼蜜丸，梧子大，每三五十丸，空心，白汤下。

一方加防风三钱，皂角仁烧存性，两半，无升麻以下三味。

威灵仙丸　治年高气衰，津液枯燥，秘结。

黄芪　枳壳　威灵仙等分

炼丸，梧子大，每五七十丸，姜汤热水任下。

陈黄汤　治老人大便秘结。

黄芪　陈皮各五钱，为末

每服三钱，用火麻仁一合，研烂，以水投，取汁一盏，滤去渣，于银石器中煎，候有乳花起，即入白蜜一大匙，再煎令滚，调药末，空心服。

独枣汤　治大便积日不通。

大枣一枚，劈开入轻粉五分，依旧合起，以麻线缚扎，慢火，水煮熟，嚼碎，以枣汁送下。

丹溪治虚热大肠秘。

白芍药一两半　陈皮　生地黄　当归身各一两　条芩　甘草各二两

上粥丸，每七八十丸，白汤下。

润麻丸　治血燥，大便不通。此丹溪秘方。

麻仁　当归　桃仁　生地黄　枳壳各一两

蜜丸，梧子大，每五十丸，空心，白汤下。

导滞通幽汤　治大便难，幽门不通，上冲吸门不开，噎塞不便，燥秘，气不得下，治在幽门，以辛润之。

当归身　桃仁泥　升麻各一钱　生地

熟地各五分　炙甘草　红花各三钱

水煎，食前，调槟榔末五钱，或加麻仁泥一钱。若加大黄，名当归润燥汤。

润燥汤

升麻　生熟地黄各二钱　当归梢　生甘草　大黄煨　桃仁泥　麻仁泥各三钱　红花五分

上除二仁另研，作一服，水煎数沸，下二仁煎，空心热服。

活血润燥丸　治大便风秘，血秘，时常燥结。

当归梢一钱　防风三钱　大黄纸裹，煨羌活各一两　桃仁　麻仁各二两，研如泥皂角烧存性，一两三钱，其性得湿则滑，滑则燥湿自解

上除二仁另研外，余为末，蜜丸，梧子大，空心服五十丸，白汤送下三两。服后以苏子麻仁粥，每日早晚食之，大便不致燥结。以瓷器盛药纸封。

脾约麻仁丸《和剂方》　治肠胃热燥，大便秘结。

厚朴去皮，姜制　芍药　枳实麸炒，各八分　杏仁去皮尖，炒　麻仁另研，各五钱大黄蒸焙，一两六线

蜜丸，梧子大，每二十丸，临卧温水下，以通利为止。

润肠丸　治大便秘涩，连日不通。

麻子仁一盏半，细研，用水浸，滤去皮，取汁　芝麻半盏，微炒，研，用水浸汁　桃仁泡去皮尖，炒黄，研如泥　荆芥穗为末，各一两

上前药，入盐少许同煎，可以代茶饮之，以利为度。

三和散　治七情之气结于五脏，不能流通，以致脾胃不和，心腹痞闷，大便秘涩。

川芎三两　羌活去芦　紫苏去梗　沉香宣木瓜　白术　木香　槟榔　陈皮　甘草各七钱半　大腹皮

每服五钱，水煎服。

木香三棱散　治腹中有虫，面色萎黄，一切积滞。

黑丑半生半炒，君　大腹子君　槟榔木香　三棱煨　雷丸　莪术煨　锡灰醋炒大黄以上各二两

上为末，每服三钱，空心，蜜水调下，或砂糖水亦可，须先烧肉一片，口中嚼之久久，吐出口中肉汁，然后服药。

大小便不通

乌桕汤　治大便不通如神。亦能通小便。

乌桕木皮，方一寸七，劈破，以水煎取小半盏，服之立通，不用多服，其功神圣。兼能取水，或以此汤调下五苓散二钱，空心服。

推车散　治大小便秘经月，欲死者。

推车客七枚　土狗七枚

如男子病，推车客用头，土狗用身。如女子病，土狗用头，推车客用身。

上新瓦上焙干，为末，用虎目即虎杖树皮，向南者，浓煎汁调，只一服，经验如神。

皂荚散　治大小便关格不通，经三五日。

不炷皂角烧灰，米汤调下三钱即通。

甘遂散　治大小便不通。

甘遂二两

用赤皮者，为末，炼蜜二合，和匀，每一两重分作四服，蜜水下，如未效，第二服渐加之。

蜜硝汤　治大小便不通。

好蜜一盅，入皮硝二钱，用滚水一碗，空心调下，立通。

导引法 蜜二匙，葱汁二匙，猪胆汁二匙 青黛二分 皂角末五分 玄胡索三分

上同和一处，以猪小肠一节，将此药灌入肠内，一头用竹筒一个，两头俱用线扎定，将竹管入肛门，徐徐挤药进去，肛门得药气即通，神效。

蜜兑法 凡诸秘结不通，或兼他症，及老弱虚极，不可用下药者。蜜熬老，入皂角末少许，以葱作骨，乘热捻作兑，候冷硬，用油涂肛门，插入立通。

猪胆汁导法 大猪胆一枚，泻汁和醋少许，入竹管，灌谷道中，少刻即通。

霹雳煎 用盐与蜜，乘热捻如蜜兑法，上头锐，用寸许纳入谷道中，少刻化开即通。

一法 用蜜兑不通者，用盐吹入肛门亦妙。

提盆散 治杂病非阴候者。

草乌头不拘多少，为极细末，每用葱一枝，肥者，削去须，圆头上有汁，湿蘸之，纳谷道中。

海藏用盐与蜜兑相合，亦可。盖盐能软坚润燥，草乌能化寒消结，可随症阴阳所宜用之。

宣积丸

巴豆 干姜 韭子 良姜 硫黄 白槟榔 甘遂各等分

为末，研饭为丸，圆眼大，早朝先用椒汤洗手，麻油涂手掌口握药一粒，移时便泻，欲止以冷水洗之。

大小便不通，盐烧红填脐内，切蒜一片，盖盐上，艾炷灸三五壮即通。

孙尚治赵令女忽吐逆，大小便不通。

烦乱，四肢渐冷，无脉，凡一日半。与大承气汤一剂，至夜半，渐得大便通，脉渐和，翌日乃安。此关格之病，极为难治。垂死而活者，唯此一女耳。

孙兆方 治大小便不通。

皂角烧存性，为末，粥饮调下三钱，立通。

《外台秘要》方治胀满，大小便不通。

独蒜煨熟去皮，纸包，纳入下部，气立通。

止吐透格汤

藿香 砂仁 白蔻仁各一钱 陈皮半夏各二钱 茯苓 厚朴 苍术各一钱半

水二盅，煎七分，入姜汁三匙，徐徐频服。如火热者，去藿香、蔻仁，加黄连姜汁炒、山栀、竹茹，郁结气滞者，加香附、贝母、槟榔。

通关导滞散

木香 槟榔 枳壳 当归尾 厚朴各一钱 大黄三钱

如小便不通，加瞿麦、木通、滑石各一钱半。

用八正散水煎，食前服。

闭癃遗尿不禁辨

生生子曰：闭者小便不出，塞而不通也。癃者，罢弱而气不充。淋，淋沥。沥，点滴而出，或涩而疼，一日数十次，或百次，俗名淋病者是也。闭则多是急病，癃则是缓病。遗尿，睡梦中尿出，醒而方知是也。不禁者，日夜无遍数，频频而尿也。今各分枝门，详载治法，以见新久、虚实、寒热、气血各有所攸重也。唯肝与督脉、三焦、膀胱主之。

经云：肝主小便淋溲。肝，足厥阴之脉，绕阴器，所生病者，遗尿闭癃。又云：

督脉者，女子入系廷孔。其孔，尿孔之端也。其男子循茎下至篡与女子等。其生病癃痔遗尿。故遗尿闭癃，皆取厥阴腧穴及督脉腧穴也。又三焦主之者，经云：三焦下脉，在于足太阳之前，少阳之后，出于腘中外廉，名曰委阳，足太阳络也。三焦者，足太阳、少阳之所，将太阳之别也。上踝五寸，别入贯腨肠，出于委阳，并太阳之正，入络膀胱约，下焦实则闭癃，虚则遗尿。遗尿则补之，闭癃则泻之是也。又膀胱主之者，经云：膀胱不利为癃，不约为遗尿。然遗尿闭癃不取膀胱腧穴者。盖膀胱但止藏尿，其出尿，皆三焦及肝、督脉也。又经云：三焦者，决渎之府，水液出焉。膀胱者，州都之官，津液藏焉，气化则能出矣。由是言之，膀胱藏水，三焦出水，治小便不利，故刺灸法但取三焦穴，不取膀胱穴也。

小便不通门

东垣谓小便不通有在气在血之异。夫小便者，足太阳膀胱所主，长生于申，申者西方金也，金能生水，金者肺也，肺中伏热，水不能生，是绝小便之源也。人法象天地，膀胱之源自头项下至于足，故曰阳中之阴，如渴而小便不通者，肺不能降是也。治法者，用清燥金之正化，气味薄之药，茯苓、猪苓、泽泻、琥珀、灯心、通草、车前子、瞿麦、萹蓄之类。皆为淡渗之药，能泻肺火而清肺金，滋水之化源也。若不渴，热在下焦，是绝其流而尿不泄也。须用气味俱厚，阴中之阴药治之。二者之病，一居上焦，在气分而必渴；一居下焦，在血分而不渴。血中有湿，故不渴也。二者之殊，至易分别耳。

《纲目》云：气郁于下，微者香以散之，甚者吐以提之。血郁于下，微者轻剂行之，甚者峻剂破之。

丹溪云：小便不通，有气虚，血虚，有实热，有痰气闭塞，皆宜吐之，以提其气，气升则水自降，盖气乘载其水也。先哲譬之如滴水之器，必使上窍通而后下窍之水出焉。气虚，参、术、升麻，先服后吐。血虚，四物汤先服后吐。痰气闭塞者，二陈加木通、香附，探吐。实热当分利之，或八正散，大便动则小便自通。老人气短者，四物加参芪，吞滋肾丸。下焦血气干者死。

《统旨》云：气虚而小便不通者，经曰：膀胱者，津液藏焉，气化则能出矣。气虚则不能化，故不通也。血虚而小便不通者，盖血即津液之属，血虚即津液燥而尿道不利，故不通也。与痰气闭结于下者，虚实之情不同。今丹溪皆用吐法，乃急则治其标也。虽然气虚、血虚，以虚为本，虚则必补之而后可。夫以参术、四物，调其真气而吐之，诚可以通其尿，而其本之虚也，岂参、芪、四物之类顷刻下咽，遂能以补益之耶？吾恐病根犹在，不久必复作。故愚意以为，若果气虚、血虚，必用补气、补血之药，使其气盛而施化，血生而津润，其便自可以通，不必探吐。果宜吐者，必须先吐，俟其尿通，继服补剂，庶可平复。非如痰气闭结者，但吐之而可已。此丹溪未尽之意，予故表而出之。

戴元礼云：汗多而小便赤涩，夏月多有此症，盛暑所饮既多，小便反涩，缘上停为饮，外发于汗，津道不通，小肠闭涩，则水不运下，五苓散。然有虚劳汗多而反涩者，乃是五内枯燥，滋腴既去，不能生津，当以温养润肺，十全大补汤或养荣汤，不可过用利小便药。盖汗者心液，心主血，养血则心得所养，汗止金生，不待通尿而自清矣。诸失精血及患痈毒人，或有小便反涩之症，亦是枯竭不润之故也。

罗太无曰：小便不利有三，不可概论。若津液偏渗于肠胃，大便泄泻而小便涩少者一也，宜利而已。若热搏下焦津液，则湿热不能行者二也，必渗泄则愈。若脾胃气涩不能通调水道，下输膀胱而化者三也，可顺气，令施化而出。

丹溪云：诸淋皆属于热，余每用黄柏滋肾丸。每百丸用四物汤加甘草梢、杜牛膝、木通、桃仁、滑石、木香煎汤，空心吞服。兼灸三阴交，如鼓应桴，累试累效。

《保命集》云：淋闭者，凉膈散加滑石四两，茯苓一两。

【治热在气分之剂】

东垣**清肺散**　治渴而小便闭，或黄涩，邪热在气分。

茯苓二钱　猪苓　泽泻各三钱　琥珀　瞿麦　桂各五分　通草　灯心各二分　木通　萹蓄各七分　车前子炒，一钱

每服五钱，水煎热服。五苓散、八正散亦宜用。

仲景**猪苓汤**　治脉浮，发热，渴而小便不利。

猪苓　茯苓　阿胶　滑石　泽泻各一两

水四升，煎二升，去渣，绞胶，煎溶，温服，一日三服。

茯苓戎盐汤

茯苓半斤　白术二两　戎盐弹丸大，一枚

为末，白汤调下。

清肺饮　治肺燥而小便不通。

黄芩一钱　山栀子三枚　盐豉二十粒

长流水煎服。

【治热在血分之剂】

东垣**滋肾丸**　下焦阴虚，脚膝软无力，阴汗阴痿，足热不能履地，不渴而小便闭者，邪热在血分也。

黄柏　知母俱酒洗，焙，各二两　肉桂二钱

上滚水为丸，梧子大，每百丸加至二百丸，煎百沸汤，空心服。

洁古**黄连丸**　治因服热药过，小便不利，诸药莫能效者；或脐下痛不可忍。

黄连炒　黄柏炒　甘草各等分

水煎服。如再不通，加知母，此药助气，使气得化则通矣。

罗太无**白花散**　治小便不通，膀胱有热。

朴硝为末，每服二钱，煎茴香汤调下。

东垣**导气除燥汤**　小便不通，乃血涩，致气不通而窍涩。

知母酒洗　泽泻各三分　黄柏四钱　滑石炒　茯苓各二钱

水煎，不拘时服。

小便不通，腹下状如覆碗，痛闷难忍者，乃肠胃干涸，膻中气不下，则便不化。启玄子谓：胞器若得气海之气施化，则溲便下。气海之气不及，则隐秘不通，故不得便利也。先用木香、沉香各三钱，酒调下，令气通达，便自通利。

又方　煎陈皮茯苓汤，调木香、沉香末服之。

上二方，正《纲目》所谓气郁于下，微者，香以散之是也。

丹溪治气郁于下甚者，以吐法提之。

血郁于下，小便不利，微者轻剂行之，如蒲灰散、滑石白鱼散、茯苓戎盐汤皆主之。

仲景蒲灰散

蒲黄粉七分　滑石三分

为细末，白汤调，一日三服。

滑石白鱼散

滑石　乳发灰　白鱼各二分，乃衣鱼也

为末，米饮服五分，一日三服。

罗太无**发灰散**　治脐下急满，小便不通。

发灰二钱，米醋二合调服。一法与葵子等分，为末，米饮服二钱讫，即炒黑豆叶盖其上，即通。

上滑石能逐污血，蒲黄、发灰能消污血。丹溪谓发髪补阴之功甚捷。

血郁于下，小便不利，甚者，峻剂破之。

《本事》**桃仁煎**　治妇人积血，小便不通，脐腹胀疼不可忍。众医皆作淋治，如八正散之类，数种皆治不效。诊之，乃知血瘕也，非瞑眩药不可去，予用此药得愈。

桃仁　大黄　朴硝各一两　虻虫半两，炒黑

四味，为末，先以醇醋二升半，银石器内慢火煎，取一升五合，下大黄、桃仁、虻虫等，不住手搅，良久出，丸如梧子大。前一日不晚食，五更初，温酒吞下五丸，至日午，腹大痛不可忍，卧少顷，下血块如拳者数枚，小便如黑豆汁，或如鸡肝虾蟆衣状，其痛止。此药极峻，气虚血弱者不可轻用，凡用宜少服之，渐加可也。如见鲜血即止药，续以补药调理。此方出《千金方》。

倒换散　治癃闭，大小便不通，小腹急痛，肛门肿痛。

大黄小便不通减半　荆芥穗大便不通减半

为末，每服二钱，温水调下。

朴硝牛膝汤　治小便不通或血淋。

杜牛膝二两

以雪水二碗，煎至一碗，调朴硝一两，空心服，立通。

杂　方

治小便闭，用大田螺，生去壳，捣细，封脐上即通。

治伤寒后小便不通，生姜八九块，杵碎，水十余碗，麻布五六尺，同煎数沸，用桶盛，候可通手以布频熨小腹，良久，恰用红豆末一钱，江茶二钱，井花水调服，神效，小便如注。

《本事方》治小便难，小腹胀急，不速治即死。

葱白一斤，细切，炒令热，以帕子裹，分作两处，更替熨脐下即通。

圣通方　治小便难，腹满闷，不急疗即死。

秦艽一两，去芦

以水一大碗，煎七分，食分二服，服之瘥。

《济世方》治小便不通。杏仁二十一枚，研碎，水调，分作二服，效。

《千金方》治妇人卒不得小便。用紫菀末，以井水调服三撮便通，如小便血，五撮立止。

灸小便淋涩法　炒盐不拘多少，热填满病人脐中，是神阙穴也，却用箸头大艾炷，灸七壮良验。或灸三阴交穴。

又法　治小水秘涩。猪胆连汁笼套玉茎，少刻，汁入即通。妇人用药末贮袋子，安入玉户中必通。

《玄珠经》云：阴阳关格，前后不通，利小水自行，中有转脬之症，诸药不效，无救则胀满闷乱而死。曾以甘遂末，水调敷脐上，内以甘草节汤饮之，药汁至脐，二药相反，而胞自转，小水来如涌泉，此救急良方。

一法 治小便不通，诸药无效。或转胞至死。

用猪尿胞一个，底头出个小窍，用翎筒通过。放在窍内，根底细线系定，翎筒口子细杖子堵定，上用黄蜡封，尿胞口头吹满气七分，系定了，再用手捻定翎筒根头，放了黄蜡，堵塞其翎筒，放在小便头，放开翎筒根头手，其气透入里，自然小便下，神效。

瓜蒌散 治腹胀，小便不通。

瓜蒌仁，不拘多少，为末，每服三钱，温酒调下，如不能食酒，米饮下，以通为度。

葵子散 治小便不通。

黄蜀葵子　赤茯苓各三钱

水煎服。

鸡苏散 治小便不通。

鸡苏一握　生地　通草各四两　滑石石苇炒，去毛，各一两　冬葵子一两半

以水六碗，煎至三碗，分三服，空心进一服，约人行五里路，又进一服。一方加榆荚、黄芩、车前子。

治小便不通垂死者。玄明粉一两，淡竹叶三十片，灯心五分，煎汤徐徐调下即通。

治老人、虚人小便不通，亦治心痛。琥珀为末，人参汤调下妙。

王海藏云：胕转小便不通，非膀胱小肠厥阴之气也。盖因强力房事，或过忍小便，以致此疾，非可利之药所能利之。法当治气，宜以**沉香汤**主之。

沉香　木香各三钱

为细末，煎陈皮茯苓汤，空心，食前调服。

癃　门

生生子曰：癃，罢也。下元罢惫，而气馁弱不能施化，故小便淋沥点滴而下，是又称为淋也。

陈无择曰：淋，古谓为之癃，名称不同也。癃者，罢也。淋者，滴也。古方皆云：肾气郁，致小肠膀胱不利。复有冷淋、湿淋、热淋等，属外所因。既言心肾气郁与惊思恐忧，即内所因。况饮啖冷热，房失劳役，及乘急忍尿，多致此病，岂非不内外因也。大率有五：曰冷、曰热、曰膏、曰血、曰石，五种不同，皆以气为本。

严氏曰：五淋，气、石、血、膏、劳是也。气淋为病，小便涩，常有余沥。石淋茎中痛，尿不得卒出。膏淋，尿似膏出。劳淋，劳倦即发，痛引气冲。血淋，遇热即发，甚则尿血。候其鼻头色黄者小便难也。大抵此症，多由心肾不交，积蕴热毒，或酒后房劳，服食热燥，七情郁结所致。癃闭、淋闭为病，皆一类也。

张子和曰：世人多为服金石燥热之剂得之。常见农家有此症，岂是服金石之人也。大抵是膀胱蓄热而成此疾。如汤瓶久在火中煮，瓶底白碱而不能去，沙石淋之症，与此理同。刘宗厚曰：此譬极当。《内经》云：小腹热，溲出白液。亦甚似之也。

东垣曰：凡小便癃闭，闭是无阴而阳气不化也。凡利小便之药，皆淡味渗泄为阳，止是气药，阳中之阴，非北方寒水阴中之阴所化者也。此乃奉养太过，膏粱积热，损北方之阴，肾水不足，膀胱肾之室，久而干涸，小便不化，火又逆上而为呕哕，非膈上所生也。独为关，非格病也。

洁古云：热在下焦，填塞不便，是治

关格之法。因治王善夫病小便不通，渐成中满，腹大，坚硬如石，壅塞之极，腿脚肿胀，破裂出黄水，双睛突出，昼夜不得眠，饮食不下，苦痛不可名状，求予治之。因问受病之始，知病不渴，近苦呕哕，众医皆用治中满，利小便，渗淡之药。急难措手，乃辞归，从夜至旦，耿耿不寐。穷究其理，记《素问》有云：无阳则阴无以生，无阴则阳无以化。此病小便癃闭，是无阴则阳无以化也。今病者内关外格之症悉具，死在旦夕，但治下焦可愈。随处以北方寒水所化，大苦寒之气味俱阴者，黄柏、知母为君，桂为引，名曰滋肾丸。沸汤下二百丸，少顷，前阴如刀刺火烧之痛，尿出如涌泉，卧具皆湿，床下成流，顾盼之间，肿胀消散。予惊喜曰：大哉圣人之言，岂可不遍览而执一者也。其症小便闭塞而不渴，时见烦躁者是也，凡诸病在下焦皆不渴也。

《千金方》治小便淋痛，以杜牛膝，以酒煮服。

《肘后方》以杜牛膝根、茎、叶，酒煮服。治小便不利，茎中痛欲死。及治妇人血结坚痛如神，盖牛膝治淋之圣药也。但虚人当用补药监治之耳。

仲景云：淋家不可发汗，发汗则便血。

《宝鉴》曰：《痹论》云：胞痹者，小腹膀胱按之内痛，若沃以汤，涩于小便，上为清涕。夫膀胱为州都之官，津液藏焉，气化则能出焉。今风、寒、湿邪客于胞中，则气不能化出，故胞满而水道不通，其症小腹膀胱按之内痛，若沃以汤，涩于小便。以足太阳经其直行者，上交额下，入络脑，气下灌于鼻窍，则为清涕也。

刘宗厚曰：按此则知淋闭有寒热之殊，大抵人之所禀，虚实受病不同，宜参脉理分治。

方古庵云：淋症其感不一，或因房劳、厚味、醇酒、忿怒所致。夫房劳者，阴虚火动也。忿怒者，气动生火也。醇酒厚味者，酿成湿热也。积热既久，热结下焦，所以小便淋沥，欲去不去，不去又来，而痛不可忍者。初则热淋、血淋，久则煎熬水液，稠浊如膏、如沙、如石也。诸方中类多散热利小便，而于开郁、行气、破血、滋阴，盖少焉。若夫散热利小便，只能治热淋、血淋而已。其膏淋、沙淋、石淋三者，必须开郁行气，破血滋阴方可也。古方用郁金、琥珀开郁药也。用青皮、木香行气药也。用蒲黄、牛膝破血药也。用黄柏、地黄滋阴药也。东垣用药凡例：小腹痛用青皮、黄柏。夫青皮疏肝，黄柏滋肾，缘小腹、小便，乃肝肾之部位也。学者不可不知。

【治热之剂】

火府丹　治心经热，小便涩，及治五淋，脐下满痛。

生地　木通　黄芩　甘草

炼蜜，杵丸，梧子大，每二十丸，木通煎汤下。

导赤散　治心蕴虚热，小便赤涩，或成淋痛。

生地　甘草　木通

加竹叶，水煎服。

车前子散　治诸淋，小便痛不可忍。

车前子五钱　淡竹叶　赤茯苓　灯草荆芥穗各二钱

分二帖，水煎服。

地肤子汤　治诸病后，体虚触热，热结下焦。小便赤涩，多起少出，茎痛如刺，或尿血。

地肤子　猪苓　知母　黄芩　海藻通草　瞿麦　枳实　升麻　葵子各等分

姜三片，水煎服。

立效散 治下焦结热，小便淋闭作痛，有时尿血。

甘草炙，三两　瞿麦一两　山栀仁炒，五钱

每一两，姜三片，葱白三根，灯心三十根，水煎服。

通草汤 治诸淋。

通草　葵子　茅根　蒲黄　当归　王不留行　桃胶　瞿麦　滑石各一两　甘草五钱

每一两，姜五片，水煎服。

石韦散 治膀胱有热，淋沥不去，脐腹急痛，蓄作有时，劳役即发，或尿如豆汁，或出沙石，并治。

芍药　白术　滑石　葵子　木通　瞿麦各二两　当归　甘草　王不留行各一两　石韦去毛，二两

为末，每服二钱，空心，小麦汤调下。

五淋散 肾气不足，膀胱有热，水道不通，淋沥不出，或如膏、如沙、如石、如豆汁，并治之。

赤芍药　山栀仁各十两　当归　甘草生，各五两　条芩三两　赤茯苓六两

每服七八钱，水煎。

八正散 治大人、小儿心经蕴热，脏腑闭结，小便赤涩，癃闭不通，热淋、血淋、膏淋、沙淋、石淋，并皆治之。

车前子　瞿麦　萹蓄　滑石　甘草　山栀　大黄面包煨　木通各等分

每服五七钱，入灯心十茎，煎至六分，食前服。

又方 治诸淋。

四苓散二钱　益元散　山栀子各一钱　灯心三十根

水煎服。

又方 益元散加车前子末一钱，或加阿胶一钱。

石韦饮 治小便不利，茎中痛。

石韦去毛　冬葵子各二两　瞿麦一两　滑石五两　车前子三两

为末，每服二钱，日三服，熟水下。

葵花汤 治小便淋涩。

葵花根洗净，捣碎，水煎服。

又方 治沙淋。

车前草捣汁，半碗，入蜜一两，悬井中，五更取起，温服。若是沙淋、石淋，则以煅寒水石为末，调服。如治白淋用砂糖。

治淋闭，茎中作痛，神效方。

石韦　滑石　瞿麦　萹蓄　木通　冬葵子　王不留行　地肤草各等分

为末，每服三钱，白汤调下。

一方 治淋及尿血，立效。

旱莲草、车前草同取汁，每服半碗。

一方 治淋痛及尿血。

侧柏叶、藕节、车前子等分，取汁，调益元散三钱，神效。

治石淋方

杜牛膝

捣碎，水五碗，煎至一碗，去渣，入麝香少许，调服效。

一方 治沙淋。

石首鱼脑骨五对，火煅　滑石五钱

为末，分二服，煎木通汤调下，连服数剂，看沙尽止药。

海金沙散 治膏淋。

海金沙　滑石末各一两　甘草二钱半

为末，每二钱，麦冬汤调服。灯心汤亦可。一方加木通、瞿麦穗、通草、杏仁。

鹿角霜丸 治同上。

鹿角霜　白茯苓　秋石各等分

为末，面糊丸，梧子大，每五十丸，

米汤送下。

大海金沙散 治小便淋沥，及下焦湿热不施化，或五种淋疾，癃闭不通。

海金沙研 木通 瞿麦穗 滑石 通草各半两 杏仁去皮尖，一两

每五钱入灯心二十根，水煎服。

牛膝膏 治死血作淋。

牛膝四两，去芦，酒洗一宿 桃仁一两，去皮尖，炒 当归尾二两，酒洗 赤芍药一两半 生地一两半，酒洗 川芎五钱

用水，以炭火慢熬至二盅，入麝少许，分作四服，空心服。如夏月用凉水换，此膏不坏。

滋阴降火汤 治火燥、血少，气不得降而淋。

当归 黄柏盐水炒，各一钱半 知母 牛膝 生地各一钱 白芍一钱二分 甘草梢 木通各八分

水煎，食前服。

《灵苑》透膈散 治五种淋疾，气淋，热淋，劳淋，石淋，及小便不通至甚者。

硝石一两，雪白者，为末

每服二钱，各依汤使服。如劳倦虚损，小便不出，小腹急痛，葵子煎汤下。通后，更须服补虚丸药。如血淋，小便不出，时下血疼痛，并用冷水调下。如气淋，小腹满急，尿后常有余沥，木通煎汤下。如石淋，茎内痛，尿不能出，内引小腹膨胀急痛，尿下砂石，令人闷绝，将药末先入铫子内，隔纸炒至纸焦为度，再研，令细，温水调下。如小便不通，小麦汤下。卒患诸淋，并以冷水调下。以上并空心，先调药消散如水，即服之，更以汤使送下，凡服药未效者，服此立愈。

《灵苑》方 治卒患诸淋，遗尿不止，小便赤涩疼痛。

三叶酢浆草取嫩者，捣汁一合，酒一合，搅匀，空心服之，立通。酢浆草即布谷饭。

一方 治血石淋。

杨树蛀屑，乌梅一，大枣三，水煎服。

罗太无石燕丸 治石淋，多因忧郁，气注下焦，将所食碱物结成砂石，小便磣痛不可忍。必俟砂石出而后小便通。

石燕烧赤，水中淬三次，研，水飞过 滑石 石韦去毛 瞿麦穗各一两

为末，糊丸，梧子大，煎灯心瞿麦汤吞下十丸，一日三服。

葛粉丸 治男女淋病，疼痛，效速，勿轻忽之。

砂糖《本草》云：治心肺大肠热 葛粉

和丸，梧子大，井花水化开一二丸。

《斗门方》治五淋，苎麻根两茎，打碎，水煎，顿服，大妙。丹溪云：苎根补阴行滞血。

治石淋方

蝼蛄一枚，盐二两，用于新瓦上铺盖焙干，研末，温酒调下一钱匕，服下即愈。

白薇散 治热淋，血淋。

白薇、芍药等分，为末。每服二钱，温酒调下，立效。或加槟榔。

一方 治血淋，诸热淋。

山茵陈 淡竹叶 木通 山栀 滑石 甘草 猪苓 瞿麦

每服五七钱，加灯心，煎服。大便秘加大黄。

二神散 治诸淋急痛。

海金沙七钱半 滑石五钱

为末，每服二钱，木通、麦冬、车前草煎汤，入蜜少许，调下。

治淋闭便浊神方

五爪龙藤连根一两 土茯苓 杜牛膝

根各八钱

共用酒三碗，煎至一碗，空心服，三服全愈。又治下疳如神，五帖后疳愈，再不发他疮毒。

肾沥汤 治胞痹，小便不利，小腹急。

麦冬 木通 桔梗 桑白皮 杜仲炒 犀角屑 五加皮各一钱 赤芍五分

水二盅，加羊肾一枚，切碎，煎至八分，入竹沥少许，食前服。

《济生》木通散 小便不通，小腹痛不可忍。

木通 滑石各一两 黑丑头末，五钱

每服五钱，灯心十茎，葱白一茎，水煎服。

【治气开郁之剂】

芍药槟榔散 治五淋。

赤芍药一两 槟榔一枚，面包煨

为末，每服一钱匕，空心，白汤调下。

丹溪生气药

砂仁三钱 海金沙 红曲 檀香各二钱 白豆仁 木香 丁香各一钱

分五帖，研桃仁十四枚，入气药。

治诸般沙石淋。

琥珀三钱，研细末，空心，用葱白头煎浓汤调下，无问诸般淋疾，一二服神效。《本草》云：琥珀消污血极验。

通秘散 治血淋，痛不可忍。

陈皮 香附 赤茯苓等分

水煎服。

沉香散 治气淋疼，此多因五内郁结，气不舒行，阴滞于阳，而致壅滞，小腹胀满，便尿不通。

沉香 石韦 滑石 当归 王不留行各五钱 葵子 芍药各七钱半 甘草 陈皮 木香 青皮各二钱半

为末，每服三钱，煎大麦汤下。

治卒淋急痛方

益元散二钱 茴香一钱，微炒黄 木香 槟榔各二分半

上为末，水调服。

琥珀散 治五淋砂石淋。

滑石 琥珀各一两 木通 当归 木香 郁金 萹蓄各五钱

为末，每五钱，以芦苇叶煎汤调服。如无芦苇叶，以竹叶煎汤送下。

一方 治同上。

石燕子七枚，捣如黍米大 新桑白皮三两，剉，同拌匀

二味分作七帖，用水煎，一日三服。

治肝经气滞蕴热，小便淋痛方。

甘草梢子五钱 青皮 黄柏 泽泻各一钱

水煎服，效。

【补气血之剂】

丹溪治朱郎小便淋痛，脉大，右涩。此为劳伤经血，勿作淋。治可补血、行肝经滞血，自愈。

生地 当归 赤芍各一钱 川芎 条芩 甘草梢各三分 陈皮 木通各五分 黄柏炒，二分 红花一分 杜牛膝一钱

上以桃仁泥研滑石同煎，待淋病退，减桃仁、滑石、杜牛膝、木通，入川牛膝代木通，分两倍之。

气虚者，八物汤加杜牛膝、黄芩煎服。

老人气虚亦能淋，参术中加木通、山栀。

治劳苦伤血，脉沉而大，下焦蕴结而淋。

人参 归尾 白芍 香附各五钱 条芩三钱 木通三钱 山栀仁炒，三钱半 黄芪 甘草梢生，各五分

分四帖，煎杜牛膝汤，煎服。

茯苓琥珀汤 小便涩，茎中痛不可忍，

相引胁下痛。

川楝子去核，炒　甘草生，各一钱　人参五分　伏苓四分　琥珀　当归梢　泽泻　柴胡各三分　玄胡索七分

水煎服，数服效。

六味地黄丸　治久淋阴虚者。

清心莲子饮　治上盛下虚，心火炎上，口舌咽干，烦渴微热，小便赤涩，或欲成淋，并治之。

黄芪蜜炙　石莲肉　赤茯苓　人参各七钱半　甘草炙　车前子　地骨皮　麦门冬　黄芩各五分

每服七八钱，水煎，温服。发热加薄荷、柴胡。

治气虚脾虚消渴淋浊。

人参　滑石各一钱　白术一钱半　赤茯苓　泽泻各七分　麦门冬　甘草各五分　竹叶三十片　加灯心二十根，水煎服。

【治寒之剂】

《千金》茯苓丸　治胞痹，小便内痛。

赤茯苓　防风　细辛　白术　泽泻各五钱　紫菀　天花粉　牛膝　黄芪　芍药甘草炙，各三钱　山药　山茱萸肉　独活半夏各一钱　附子炮　官桂各二钱

炼蜜丸，梧子大，每服五六十丸，空心温酒下。

肾着汤　治胞痹，小便不通。

赤茯苓　白术各四两　甘草炙，三两干姜炮，一两

每服五七钱，水煎，一日三服。

巴戟丸　治胞痹，脐腹痛，小便不利。

巴戟去心，一两半　桑螵蛸麸炒　远志去心　生地黄　山药　附子炮　肉苁蓉酒浸续断各一两　杜仲炒　鹿茸酥炙　石斛菟丝子　五味子　山茱萸　官桂　龙骨各三钱

炼蜜丸，梧子大，空心，温酒下三十丸。

《三因》生附散　治淋而脉沉微，小便秘涩，数起不通，窍中痛。

瞿麦　木通　半夏各一两半　滑石五钱　附子五钱

每二钱，生姜三片，灯心二十茎，蜜半匙，水煎，食前服。

淋闭余论

生生子曰：淋闭一证，《玉机微义》阐述详尽，极当检阅。如刘河间之热，罗知悌之寒，张洁古分在气、在血之异，严用和之五淋，陈无择之三因，朱彦修之痰积死血，刘宗厚之肾虚火炽。述《素问》《灵枢》《脉经》之要旨，门分类析，甚便后学。唯妇人治法尚略，顾今时妇人患此颇多，鲜获奇效。缘由未得其真括也。考之经曰：肝主小便淋溲，妇人经未绝年，皆厥阴肝经用事，肝主谋虑者也。妇人之性，多于偏鄙，郁而不决，气道因涩，郁久成火，凝滞浊液，渐结成粒，名曰砂石淋是也。今之治淋者，动手辄用五苓、八正之类，皆淡渗利窍之剂，于病未尝远也，而底绩不树何耶？殊不知淡渗，皆在天之阳也，但能利肺气，是气降而水利矣，非治有形之阴病也。肾乃肺之子也，淡渗过剂，肾气夺矣，阴血日亏，郁火日炽。经曰：无阳则阴无以化，无阴则阳无以生。淡渗皆泄气而损血者，血损则窍愈涩，涩则病剧，治当开郁火，养阴血，兼之以导气之药。经曰：壮者气行则愈。阴血旺，气道滑，病自瘳矣。正如河涸舟粘，纵用力多，未若决水之为易也，学者其可忽诸。

丹溪牛膝膏加郁金以开郁，山栀以降火，生地以补阴，琥珀以导气利窍则愈矣。

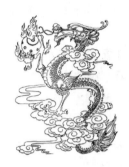

赤水玄珠　第二十卷

遗 尿 门

生生子曰：按遗尿，遗失也。睡梦中遗失，醒而后觉，童稚多有此，大人少有也。夫童稚阳气尚微，不甚约束，好动而魂游，故夜多遗失也。古方多用暖药，乃温养阳气之意。经谓虚则遗尿。又曰：不约为遗尿，从可知矣。曾见数人二三十岁，仍遗失不止，后皆无子，得非下元虚寒所致欤！

东垣曰：小便遗失者，肺金虚也。宜安卧养气，禁劳役，以黄芪、人参之类补之。不愈，当责有热，加黄柏、生地。又曰：立夏前误用白虎汤过多致遗尿者，宜温药升阳以解之。

《甲乙经》云：肺脉不足以息，卒遗失无度。

《原病式》云：遗尿不禁者，是热甚客于肾部，干于足厥阴之经，廷孔郁结极甚，而气不能宣通，则痿痹而神无所用，故液渗入膀胱，而旋尿遗失，不能收禁也。

丹溪尝治一男子遗尿不觉，脉洪大盛，以黄柏、知母、杜牛膝为君，青皮、甘草为臣，木香为佐，桂些小为反佐，服数帖大效。此法与《千金翼》白薇散，皆治热甚廷孔郁结，神无所用，不能收禁之意也。

生生子曰：按刘河间、丹溪、《千金翼方》有认为热者，必以脉症相参看治，庶无偏热偏寒之弊。予前论寒者，以大概而言也。诸病皆有寒热、虚实，多有始同终异。故治法不能执一而无权也。

桑螵蛸散　治遗尿。

桑螵蛸酒炒，为末，姜汤调下二钱。

鸡内金散　治尿床失禁。

鸡脘胵一具，即鸡肫内黄皮，并肠，洗净，烧存性，男用雌，女用雄，研为末，每二钱，酒服妙。

大人遗尿不知，蔷薇根细研，酒下。

鸡肠草汤　治小便不禁，或睡中遗出不觉。

鸡肠草一两　牡蛎粉三钱　龙骨　麦冬　白茯苓　桑螵蛸各五钱

每服三钱，枣一枚，去核，煎服。

一方　治同上。

补骨脂炒为末，黄柏煎汤调下。

又方　治同上。

桂皮末、雄鸡肝，等分，捣丸，如小豆大，温水下。

治小儿梦中遗尿。薏苡仁一合，去心不去壳，敲碎，入盐一小撮，同炒黄色，水煎，空心服之效。

缩泉丸　治小儿遗尿，脬气不足，小便频多。

乌药、益智仁去壳，盐水泡，等分，为末，酒煮山药糊为丸，空心，盐汤下二钱。

又方　治同上。

乌药　益智仁各五钱　桑螵蛸一两

为末，空心，盐汤调下二钱，效。

治遗尿方

白茯苓　牡蛎醋煅　桑螵蛸各五钱　龙骨　桂各三钱

为末，以鸡肠一具，烧存性，为末，和匀，空心，白汤调下一钱。

禁方　治遗尿。

阿胶炒　牡蛎煅　鹿茸酒炙　桑螵蛸酒炙

各等分，为末，糯米为丸，梧子大，每五十丸，空心，酒下。

治遗尿淋沥

桑螵蛸炙焦　龙骨等分

为末，每二钱，空心，盐汤下。

《千金翼》**白薇散**　治尿出不知时。

白薇　白芍药等分

为末，温酒下方寸匕，日三服。

《济世方》**神芎导水丸**　治遗尿有实热者。每百丸，空心白汤下，若一服得大便利，止后服。此谓淫气遗尿，痹聚在肾。痹，谓气不宣通也。

鸡肠散　肾与膀胱虚冷，不能约制，故遗尿失禁，或睡自出。

肉桂　龙骨各一钱半　白茯苓　桑螵蛸　牡蛎粉各三钱　鸡肠一具

分二帖，水煎，姜三片，枣二枚，空心温服。

小便不禁

生生子曰：不禁，谓无禁约，小便多而频，不计遍数。按经云：水泉不止者，是膀胱不藏也。有湿热，有下元虚惫，数而少为热，数而多为虚，老人多有此。盖阳气衰微不能约束。历见数人，卒皆不救。由其不能摄养，而神气耗散故也。古人有谓不通为热，不禁为寒，乃心肾气弱，阳道衰冷，而传化失度，法当温补。温存以养其神，药石以坚其肾。神完肾固，膀胱气充自可约束。然必调治及早，庶或十全三五。

王节斋曰：小便不禁或频数，古方多以为寒，而用温涩之药，殊不知属热者多。盖膀胱火邪妄动，水不得宁，故不能禁而频数来也。故年老人多类此，是膀胱血少，阳火偏旺也。治法当补膀胱阴血，泻火邪为主，而佐以收涩之剂。如牡蛎、山茱萸、五味子之类，不可用温药也。病本属热，故宜泻火。因水不足，故火动而致小便多，小便既多，水益虚矣。故宜补血泻火，治其本也。收之、涩之，治其标也。

【按】此乃本之于《原病式》热郁廷孔之说也。

生生子曰：按节斋此论，亦是以大概言也，老人下元虚惫，气弱不能乘载其水，膀胱停湿浸淫，皮泻不能收持，故频数不禁。必如河间、节斋所云。然则癃闭已主于热矣，而不禁又主于热，是无虚寒之症也。何古方有温补之法，经有寒虚之文耶。不若以小便频而清白长者为虚寒；频而少，黄赤涩者为热。及脉洪数，有力，无力，或滑，或涩，参验之，始无差误。凡热天小便少，寒月小便多，寒热之理亦易见尔。

大便秘结而小便频多，属脾约症。以脾约丸治之。

茯苓丸　心肾俱虚，神志不守，小便淋沥不禁。

赤茯苓、白茯苓等分，为末，新汲水

挼洗，澄去新沫，控干，别取熟地黄汁，与好酒同于银石器内熬成膏为丸，弹子大，空心，盐酒嚼下一丸。

二气丹 治内虚里寒，膀胱积冷，阳气渐微，小便不禁。

硫黄 肉桂各二钱 干姜炮 朱砂为衣，各二钱 附子一枚，大者，炮去皮脐，为末，五钱

上糊丸，梧子大，每五十丸，盐汤下。

姜附赤石脂丸 小便数而不禁，怔忡多忘，梦魇不已。

附子生 干姜各五钱 赤石脂一两半，飞 朱砂伏火者，一两

酒糊丸，绿豆大，每十五丸至三十丸。大便有病，米饮下。小便不禁，茯苓汤下。

王海藏云：此方妙在朱砂伏火上。论载《玉机微义》甚详。

御药院**秘元丹** 治内虚里寒，自汗时出，小便不禁。

白龙骨三两 诃子十枚 砂仁 灵砂各一两

上糯米糊为丸，梧子大，每五十丸，空心盐汤下。

菟丝子丸 治小便多，或致失禁。

菟丝子 肉苁蓉酒浸，各二两 牡蛎煅 附子炮 五味子 鹿茸酒炙，各一两 鸡胜胵炙干 桑螵蛸酒炙，各五钱

上酒糊丸，梧子大，每七十丸，空心盐汤温酒下。

《三因》**家韭子丸** 下元虚冷，小便不禁，或成白浊。

家韭子炒，六两 鹿茸酥炙，四两 肉苁蓉酒浸 牛膝 熟地黄 当归各二两 巴戟去心 菟丝子酒浸，各一两半 杜仲 石斛 桂心 官姜炮，各一两

酒糊丸，梧子大，每百丸，空心盐汤酒任下。

桑螵蛸散 治小便频数，或如米泔稠浊。

桑螵蛸盐水炙 远志 石菖蒲盐炙 龙骨 人参 茯神 当归 鳖甲醋炙，各等分

为末，每二钱，临卧，人参汤调服。一方用龟甲。

五子丸 治小便频数，时有白浊。

菟丝子酒蒸 家韭子炒 益智 茴香炒 蛇床子去皮，炒，各等分

酒糊为丸，梧子大，每七十丸，米饮盐汤任下。

丹溪鹿茸丸 治久虚冷，小便白浊，滑数不禁。

鹿茸 川椒去子，取头末 桂心 附子 牡蛎 石斛 沉香 补骨脂 肉苁蓉 鸡胜胵各一两 桑螵蛸三分

上酒为糊丸，梧子大，食前，酒下三十丸。

又方 治污血淋沥。

鹿角屑炒黄，为末，温酒下二钱，妙。《本草》云：鹿角逐阴中邪气恶血。

水芝丸 治下焦真气虚弱，小便频多，日夜无度。

莲子去皮，先以好酒浸一二宿，用猪肚一具，入莲子在内，水煮熟，取出莲子，切片晒干，为末，醋糊丸，如鸡头子大。每五十丸，温酒送下。

一方 治禀赋虚弱，小便频数不禁。

五味子四两 肉苁蓉半斤 熟地六两 菟丝子酒煮，炒干，二两

上酒煮山药糊为丸，梧子大，每五七十丸，空心盐汤或酒送下。

萆薢丸 治小便频数。

川萆薢不拘多少，为末，酒糊丸，如梧子大，每五十丸，空心盐汤送下。

一方　治夜多小便，老人虚人，多有此症。

白芷一两　糯米五钱，炒褐色

上糯米糊丸，梧子大，馒头煎汤，空心下七十丸。

玄菟丹　治小便多。

菟丝子酒浸，焙末，十两　五味子酒浸，研末，七两　白茯苓三两　莲肉三两

为末，干山药末六两，将所浸酒余者，添酒煮糊为丸，捣千杵，丸梧子大，每五七十丸，空心米饮下。

小菟丝丸　治肾气虚损，目眩耳鸣，四肢倦怠，夜梦遗精。

石莲子肉二两　菟丝子酒浸，研，五两　白茯苓一两五钱　山药二两七钱

打糊丸，梧子大，每五七十丸，空心温酒或盐汤送下。

一方　生山药半斤，刮去皮，先用酒熬沸，入山药，不得搅动，待熟加盐、葱白，更添酒，空腹下二三盏，妙。

益智散　治小便多。

益智三十四枚，为末，水一盏，煎八分，入盐五分，临卧温服。

《本事方》**卫真汤**　治丈夫、妇人元气衰惫，荣卫怯弱，真阴不固，三焦不和，上盛下虚，夜梦鬼交，觉来盗汗，面色精彩，唇口舌燥，耳内蝉鸣，腰痛，背倦，心气虚乏，精神不宁，惊悸，健忘，饮食无味，日渐瘦瘁，外肾湿痒，夜多小便，肿重冷痛，牵引小腹，足膝缓弱，行步艰难。妇人血海久冷，经候不调，或过期不至，或一月两来，赤白带下，漏分五色，子宫感寒，久不成孕，并皆治之。此药大能生气血，遇夜半子时，肾水旺极之时，补肾实脏，男子摄血化精，诸病未萌之前，皆能制治，使不复为梗。

川归酒浸一夜　丁香　青皮去白，各一两　熟地黄　白茯苓　木香　肉果　山药各三两　生地　川牛膝各二两，童便煮，各半盏，浸一夜　人参一两半　石斛五两

为末，每三大盏，酒调下，盐汤亦得，空心食前服。妇人诸病，童便同酒调，空心服。

辰砂妙香散方在妇人门。

尿　赤

诸病水液浑浊，皆属于热。小便黄者，少腹中有热也。

治小便黄，无如黄柏、知母效。

《脉经》云：足胫逆冷，小便赤，宜服附子四逆汤。

《纲目》载小便黄有四：

一、属肝热。经云：肝热病者，小便先黄是也。

二、属胃实。经云：胃足阳明之脉，气盛则身已前皆热，其有余于胃，则消谷善饥，尿色黄者是也。

三、属肺虚。经云：肺手太阴之脉，气虚则肩背痛寒，少气不足以息，尿色变故耳。

四、属肾虚。经云：冬脉者肾脉也。冬脉不及，则令人胁清脊痛，小便变是也。

脱肛门附：截肠病

生生子曰：脱肛之症，多由肠内有积而清气不升，如痢疾里急后重而下脱也。治当从滞下门，先推去积滞，然后升补。积滞去而清气自升，不复脱下。其或因下血及痢疾之后，脱而不收者为虚，升补之药看气血孰重。脱之已久，当以涩剂收之，肠胃有风，脱而下血者，以风药举之。脱

久亦有虚寒者，当温药微洗，内服大补之剂。

丹溪曰：有气虚、气热、血虚、血热。气热者，条芩六两，升麻一两，为末，面糊为丸服之，其证肛脱红肿者是也。气虚者，参芪、芎归、升麻，或加白术、诃子，有热加条芩，其证多于劳倦房欲而发者是也。血热者，四物汤加炒黄柏，其证多于好酒及辛辣之物而发，及便血也。血虚者，用四物汤加升麻、荆芥，其证下血过多，面色萎黄者是也。

下痢脱肛 痢门参治

截肠病，其证大肠头出痛苦，干又落，落又出，肠尽则死。初出寸余时，治之以芝麻油一盏，以臀坐之，饮火麻子汁数升愈。

脱肛之症，前人以为肺气虚寒。盖肺与大肠为表里，肺脏蕴热则闭结，虚寒则脱。妇人有此疾者，多由产育用力过多。小儿有此疾，皆因久痢，大肠虚冷所为也。有肠头作痒者，此系肠中有虫。

黄桂峰云：亲见一人，里急后重，肛脱红肿，百药皆试，乃有虫在肛故也。

《济世方》治男女脱肛，用五倍子，小便浓煎洗之。

《圣惠方》治脱肛不收，蜗牛烧灰，猪脂调敷之。

砂仁汤 治大肠虚脱肛，挟热红肿者。

砂仁 黄连 木贼等分

为末，每服二钱，米饮下。

文蛤散 大肠虚寒，肛门脱出不收，或用力太过，及小儿叫呼，久痢后重者。

五倍子 为末，水煎汁浸洗，更入白矾、蛇床子尤佳。后用赤石脂为末，少许掺在芭蕉叶上，频用托入。或有脱出尺许者，亦用此汤温浸，频换药水，以缩为度。

倍榆散 治小儿脱肛。

五倍子 地榆等分

为末，每五分或一钱，米饮调下。

治老人脱肛

防风芦 苍术 黄柏 五倍子

煎汤熏洗，内服清凉大肠之药而愈。

治脱肛下血。韭菜一大握。擂碎，瓦罐煎熟，再用生韭菜汁冲在汤内，将肛门坐在瓶口，熏一二次，神效。

槐角丸 五种肠风下血，痔漏脱肛并治。

槐角三两 地榆 黄芩 当归 防风枳壳麸炒，各二两

上酒糊丸，梧子大，每七十丸，空心，米饮下。

凉血清肠散

生地 当归 芍药各一钱二分 防风升麻 荆芥各一钱 黄芩炒 黄连 香附炒川芎各八分 甘草五分

水煎服。

《三因方》**香荆散** 大人小儿肛门脱出并治。

香附 荆芥穗各等分

一方加砂仁。

上为末，每服三匙，水一大碗，煎数沸，乘热洗。

秦艽汤 肠胃湿热及有风而脱肛不止。

秦艽去芦，酒洗，七钱

水煎，空心服，服后安卧一时，渣再煎。

补中益气汤 治劳倦脱肛效。

一方 五倍子为末，每用三钱，入白矾一块，水煎洗，或以五倍末用纸衬之，托上。

一方 木贼烧存性，为末，搽肛上按

入即收。

二灵散　治久痢肠胃俱虚，肛门脱下。

龙骨煨，五钱　木贼烧存性，二钱半

为末，搽上托之。

治男女脱肛。五倍子、荆芥，小便浓煎洗之。

《本事方》　肠风下血，及脱肛不收。

皂角三茎捣碎，水一碗，揉令皂角消尽，用绢二层，滤取清汁，将肛浸在汁中，自收，并不待手托。如大肠收了，即用汤荡其肛门上下，令皂角气行，则不再作荡，三次全愈。

《集验方》　治脱肛历年不愈。

生铁三斤，水一斗，煮取五升，以汁浸洗。

一方　用刀浆水洗亦效。

《肘后方》　治肠头脱肛出，转久不可收入。生栝蒌汁浸之，猪肉汁中洗，随以手按之，令暖自收。

《济世方》　治脱肛。

荆芥　龙脑　薄荷　朴硝

上煎汤，一日洗数次，自入。

《本事方》　治肠风脱肛及有血。

蛇床子炒为末，贴肛上，立收。

猬皮散　治肛门或因洞泄，或因用力，脱出不收。

猬皮一枚，烧存性　礞石煅，五钱　桂心五钱　此寒而脱肛也。

上为末，米饮服方寸匕。忌持重及房事。

《肘后方》　治女人阴脱，前方加鳖头一枚，烧存性，研入。

黑圣散　治泻多时，脱肛疼痛。

大蜘蛛一枚，瓠叶重裹，线札定，合于内，烧存性，研，入黄丹少许同研，凡有上件疾，即先用白矾葱椒汤洗拭，干后，搽药，以手托上。

《千金方》　治脱肛历年不愈。

鳖头一枚，烧令烟尽，为末，敷上，手按按之。

丹溪方　治脱肛。葫荽烧烟熏之，立入。

《海上方》　诸般痔、脱肛。

死蛇一条，如指大，湿者，掘地坑烧之，以有孔板子盖之，坐其上，以肛受烟熏之，烟尽为止，大效。

《济世方》　治肛出。

皂角熏，次用蜒蚰一条，入蜜浸，去蜒蚰，将蜜调土朱敷上，即入。

一女子脱肛，用糯米一勺，浓煎饮，去米洗肛温柔，先以砖一片，火烧通红，用醋沃湿，以青布铺砖上，坐肛于青布上，如太热，加布令厚，其肛暖自收入。

又方　莲房壳、荆芥、枳壳、槐花、黄柏、防风、独活，煎汤洗之，或以木贼灰，或文蛤末敷上，立收。

治肛门肿痛。木鳖子去壳，取油，四五枚，研如泥，入水盆中，以滚汤泡之，乘热洗，另用少许为末敷上。

肛门肿痒，杏仁捣膏，敷上。亦治谷道痛蚀。

《外台秘要》　治下部虫啮。

桃叶一斛，蒸之令极热，纳小口器中，以下部坐上受熏，其虫尽死。

《脉经》云：䘌蚀阴脱，其脉虚小者生，紧急者死。

一人脱肛，里急后重，百方莫能收。一僧教以取猪肚一具，刮下垢腻，入花椒末拌匀，涂肛上，以青绵布袋兜之，再以温汤入埕内，坐其上熏之，少顷肛瘪肠收，袋上虫不计其数，从此再不复发。

前阴诸疾

前阴所过之脉有二：一曰肝脉，二曰督脉。经云：肝足厥阴之脉，入毛中，绕阴器，抵小腹，是肝脉所过也。又云：督脉者起于小腹以下骨中央，女子入系廷孔，循阴器，男子循茎中至篡，与女子等，是督脉所过也。

阴缩阴纵

阴缩谓前阴受寒，缩入腹内也。阴纵谓前阴受热，挺长不收也。经曰：足厥阴之筋伤于寒，则阴缩入，伤热，纵挺不收。治在行水清阴气是也。

丹溪治鲍兄，年二十，玉茎挺长肿而痿，皮塌常润，磨股不能行。两胁气上，手足倦弱。先以小柴胡加黄连大剂，行其湿热，略加黄柏，降其逆上之气，其挺肿渐收，渐减及半。但茎中有坚块未消，遂以青皮一味为君，佐以散风之剂，末服，外加丝瓜汁调五倍子末敷而愈。

平江王氏子，年三十，忽阴挺长肿而痛，脉数而实，用朴硝荆芥汤浸洗，又用三乙承气汤大下之愈。

《内经》曰：阴缩而死者，皆属肝伤。又云：悲哀动中则伤魂，魂伤则狂妄不精，不精则不正当，阴缩而挛筋，两胁骨不举，毛悴色夭，死于秋。又云：厥阴终者喜尿，舌卷卵上缩是也。

玉茎肿，前阴肿是也。其证不一，有通身水气，癫胫俱肿者，此属水肿，以治水之法治之。其肾风抓搔成疮，以致肿者，以治疮毒之法治之。有妒精蚀疮肿毒，以干疮之药治之。此缘妒精蕴结，毒气未散，而成肿痛也。有服金石秘涩之药，精气壅遏不能宣扬。或试紧炉之方，取一时之快，热毒内蕴，俱能为肿。有血气凝滞癫间，窍道闭塞，致使茎肿。或由忍尿，致气结不行而成肿。凡此诸症，并以灯心汤调五苓散服之。以荆芥、木通煎汤，淋洗。此条出《钩玄》。

阴痿　阴汗　阴冷　阴臭

阴痿皆耗散过度，伤于肝筋所致。经云：足厥阴之经其病伤于内则不起是也。

东垣阴痿阴汗阴臭论。一富者，前阴间尝闻臊臭，又因连日饮酒，腹中不和，求予治之。予应之曰：夫前阴者，足厥阴之脉，络阴器，出其挺末，臭者，心之所主，散入于五方为臭，入肝为臊臭，此其一也。当于肝中泻行间，是治其本。后于心经，泻少冲，以治其标。如恶针，当用药除之，治法当求其本。连日饮酒，夫酒者，气味俱能生湿热，是风、湿、热合于下焦为邪。故经云：下焦如渎。又云：在下引而竭之。酒者是湿热之水，亦宜决前阴以去之。是合下焦二法治之，龙胆泻肝汤是也。

龙胆泻肝汤　治阴部时复湿痒，有臊臭。

柴胡梢　泽泻各一钱　车前子　木通各五分　当归尾　龙胆草　生地黄各三分

水煎，空心饥时热服。便以美膳压之。柴胡入肝为引，用泽泻、车前子、木通，其淡渗之味，利小便，亦除臊臭。是名在下者引而竭之。生地黄、龙胆草之苦寒，泻酒湿热。更兼车前子之类，以彻肝中邪气。肝主血，用当归以滋肝中血不足也。

固真汤　治两丸冷，前阴痿弱，阴汗如水，小便后有余沥臊气，尻臀并前阴冷，恶寒而喜热，膝亦冷。

升麻　柴胡　羌活各一钱　甘草炙　泽泻各一钱半　黄柏　知母炒　龙胆草炒，各二钱

水煎，空心服，以美膳压之。

温肾汤　面色萎黄，身黄脚软，阴汗，阴茎有夭色。

麻黄六分　防风根　苍术各一钱半　白术　猪苓　白茯苓　升麻　黄柏酒炒，各一钱　泽泻二钱　柴胡梢六分

水煎，食前服之。候一时辰许方食。

补肝汤　前阴如冰冷，并冷汗，两脚痿弱无力。

黄芪七分　人参　葛根各三分　甘草炙苍术各五分　升麻　猪苓各四分　知母　柴胡　羌活　当归身　陈皮　黄柏炒　防风白茯苓　泽泻　神曲　连翘各二分

水煎，食前热服。忌酒、面。

清震汤　治尿黄臊臭淋沥，两丸如冰，阴汗浸两股，阴头亦冷。正值十二月，天寒凛冽，寒之极矣。

泽泻　升麻　苍术　黄芩各五分　柴胡　当归身　甘草炙，各二分　羌活　黄柏酒炒，各一钱　防风　麻黄根　藁本　猪苓各三分　红花一分

水煎服。忌酒、面。

柴胡胜湿汤　两外肾冷，两髀枢阴汗，前阴痿弱，阴囊湿痒臊气。

柴胡　甘草生，各三钱　升麻　羌活泽泻各一钱半　当归　麻黄　龙胆草　汉防己各一钱　黄柏酒炒，二钱　五味子二十粒红花少许　白茯苓一钱

水煎，热服。忌酒、面、房事。

仲景**八味丸**　治阴痿不振，今依前方，夏减桂附一半，春秋减三之一。病去全减桂附。

椒粉散　治前阴两丸湿痒，秋冬尤甚。

麻黄一钱　狗脊　蛇床子各五分　斑蝥二枚　当归梢　猪苓　小椒各三分　肉桂二分　轻粉　红花各少许

为细末掺上，避风、寒、湿冷处坐卧。

又方　治肾囊湿痒。

先以吴茱萸汤洗过，后用吴茱萸半两，寒水石三钱，黄柏二钱半，樟脑、蛇床子各五钱，轻粉一钱，白矾三钱，硫黄二钱，槟榔三钱，白芷三钱，为末掺之。

《千金方》云：有人阴冷，渐渐冷气入阴囊肿满，恐死，日夜痛闷不得眠。取生椒，择之，洗净，以布帛裹着丸囊，令厚半寸，须臾热气大通，日再易之，取出瘥。

《本事》云：曾有人阴冷，渐次冷气入阴囊，肿满，昼夜疼闷不得眠，煮大蓟汁服，立瘥。

阴肿　阴痛　阴吹

妇人阴肿，肾痛。枳实半斤，切碎，炒热，布包熨之，冷即易。

交接劳复，阴卵痛。是劳复，阴阳易。

仲景云：胃气下泄，阴吹而正喧，此谷气之实也，膏发煎导之。其方猪膏半斤，乱发如鸡子大三枚，以发入膏中煎至发尽，分再服。病自从小便中出，能治诸疽症，殊效。

雄黄散　阴肿大如斗，核痛，人所不能治者。

雄黄一两　矾二两　甘草生，半两

以水五升，煎洗。

荆芥散　治肾肿。

荆芥穗一两　朴硝二两

萝卜、葱同煎汤洗。

男子阴肿大如升，睾痛甚，捣马鞭草涂之。

《和剂》**三白散**　治小儿膀胱蕴热，风湿相乘，阴囊肿胀，大小便不利。

白牵牛一两　桑白皮　木通　白术　橘红各五钱

为末，姜汤调二钱。

癞风俗名肾脏风

癞风之症，起于下部虚热，或行路体倦，及夏月久坐冷地，为风湿所袭，乃发为疾。其症囊湿皮厚，生水泡疮疥作痒。古方用蛇床子一味，煎汤淋洗，痒甚者，以姜汁入香油数滴，搅匀，涂上自愈。

沐浴长春散　治下元阴湿久冷，阴囊夜痒，抓之则喜，手住则痛，成疮流水，为患甚苦。及治妇人下部阴湿，子胞久冷，并效。

牡蛎　蛇床子　破故纸　紫梢花　官桂　薄荷叶

各等分，每用一两半，入葱白数茎，水煎一小锅，先熏后洗，再用津调散搽之，全安。

津调散　治妒精疮，脓汁淋漓，臭烂。

黄连　款冬花等分　麝香少许

为末，先洗过，或以地骨皮、蛇床子煎汤洗，帛拭干，津调敷。忌生冷生汤洗。一方无麝。

又方　治外肾及两腿风湿疮。

全蝎　槟榔　蛇床子　硫黄各一钱

为末，麻油调，入手心擦热，吸三口，用手抱囊一顷，次擦药两腿上。

疝　气　门

《内经·四时刺逆从篇》曰：厥阴脉滑则病狐风疝，少阴脉滑则病肺风疝，太阴脉滑则病脾风疝，阳明脉滑则病心风疝，太阳脉滑则病肾风疝，少阳脉滑则病肝风疝。又《骨空篇》曰：任脉为病，男子内结七疝，女子带下瘕聚。《大奇论篇》曰：肾脉大急沉为肾疝，肝脉大急沉为肝疝，心脉搏滑急为心疝，肺脉沉搏为肺疝。三阳急为瘕。三阴急为脾疝。三阴脾脉也。

《脉经》曰：寸口脉弦而紧，弦紧相搏，则为寒疝。

生生子曰：《内经》以六经脉滑为风疝。又以大急沉为五脏疝。按此六经五脏皆有疝也。而以风字加之于六经之疝者何也？意者无乃以风字作气字者看耶！或以巽为风，则木之气，肝之所主也。又成疝之地乃肝部也。夫滑脉主痰饮食积，是言各经之痰饮食积，流传于肝之部地，乃成疝也。因肝主风，故以风字加之也。又夫急者紧急之谓也，紧主病为寒，沉亦为寒为气，大亦为气，是亦言五脏寒气流于下部，发为疝也。盖寒喜伤下，肾肝俱在下，而肝之络，环绕阴器，故以疝属肝也。据任脉起于胞门，循腹里，与冲脉厥阴会，故男为七疝，女为瘕聚也。其病极为难治。而诸书所言亦不一，唯张戴人一主于肝，搜辑甚博。且曰：非《灵》《素》《铜人》之论，法皆不取。要之欲穷其原耳。故其历举经义、俞穴及七疝症图，殊为详悉。但用治诸方，多是渠生平所长之三法。人或病其峻，抑不知有是病用是药，医而不善用此，是无术也。则未免有过时失机之悔。顾其症积滞根固，渊薮偏僻，非峻剂曷能以达。第不可孟浪乱投，法所当用，又何畏缩。在设施者消息经权，务求其当可也。刘守真言，此症亦有热者。丹溪亦主于肝，且又言有湿热死血及痰积，因寒郁而发，间亦有虚者。此亦深鉴前人纯拟于寒，而一以刚燥为剂也。今以诸贤大意述列于后，以便参治。

刘守真曰：癥疝，小腹控卵肿急绞痛也。寒主拘缩故也。寒极而土化制之，故肿满也。经言：丈夫癥疝，谓阴器连小腹急痛也。故言妇人少腹肿，皆厥阴肝之脉也。经注曰：寒气聚而为疝也。又按经言五脏皆主疝，但脉急也。注言脉急者寒之象也。然寒则脉当短小而迟，今言急者，非急数而洪也。由紧脉主痛，急为痛甚，病寒虽急，亦短小也。所以有痛而脉紧急者，脉为心之所养也。凡六气为痛，则心神不宁，而紧急不得舒缓，故脉亦从之而见也。欲知何气为其病者，适其紧急相兼之脉而可知也。如紧急洪数，则为热痛之类也。又经言：脾传之肾，病名疝瘕，小腹冤热而痛，出白蛊。注言小腹痛，溲出白液也。一作客热内结，销铄肌肉，如蛊之食，故名白蛊也。然经复言热为疝瘕，则亦不可止言为寒，当以脉症弘之。

丹溪曰：疝主肝经，与肾经绝无相干，疝痛之甚者，睾丸连小腹急痛也。或有形，或无形，或有声，或无声。自《素问》以下，皆以为寒。盖经络得寒收引，不行所以作痛。世有得寒而无疝者，又必有说以通之可也。予屡踢冰徒涉，不曾病此，以予素无热也。因而思此病始于湿热，在经郁遏至久，又感外寒湿热，收郁而作痛。若只作寒论，恐为未备。或曰：此症多客厥阴一经，湿热之积何由而致？予曰：大劳则火起于筋，醉饱则火起于胃，房劳则火起于肾，大怒则火起于肝。火郁之久，湿气便盛，浊液凝聚，并入血隧，流于厥阴。肝属木，性速急，火性暴，为寒束，宜其痛甚而暴也。愚见古方以乌头、栀子等分作汤用之，其效亦速。后因此方随形症加减，无有不应，又须分湿热多寡而治

之，但肿多为湿癥是也。却有水气而肿，又有挟虚而发者，当以参术为君，而佐以疏导。诊其脉沉紧而豁大者是也。若不以补剂而行决裂之法，祸不旋踵。

许学士曰：大抵此疾因虚得之，不可以虚而骤补。经云：邪之所凑，其气必虚。留而不去，其病必实。故必先涤所蓄之热，然后补。是以诸方多借巴豆气者，盖谓此也。

张戴人曰：疝本肝经，宜通勿塞。疝有七，前人论者甚多，非《灵枢》《素问》《铜人》之论，余皆不取，非余好异也，但要穷其原耳。七疝者何？寒、水、筋、血、气、狐、癥是也。俗工不识，目为膀胱，又为肾冷，又或为小肠气，小儿曰偏气，立名既谬，并丧其实，何哉？盖医者既断为膀胱、肾冷、小肠气，又曰虚寒所致，其药之用也，不鹿茸、巴戟，则杜仲、苁蓉；不附子、乌头，则干姜、官桂；不楝实、茴香，则金铃、补骨脂。朝吞暮饵，曾无殊效，三二十年，牢不可去。间因微病，稍似开通，执此微芒，浸成大错，标既不除，本必归甚。处处相传，曾无觉者。岂知诸疝皆归肝经，其奈庸流归之小肠膀囊。夫膀胱水府，专司渗泄，小肠水道，专主通流。肾为少阴，总统二水。人之小溲，自胃入小肠渗入膀胱。膀胱者，脬囊也。气化则水出茎端，此常道也。及其为疝，乃是厥阴肝经。盖环阴器而上入小腹者，足厥阴肝经也。夫肾肝皆属于下，冲、任、督相附，然《灵枢》经言：足厥阴肝经病则有遗尿、癃闭、狐疝，主肾与小肠、膀胱三经。则不言疝，是受疝之处，乃肝之部分也。且《内经》男子宗筋为束骨之会也。而肝主筋，睾者囊中之丸，虽主外肾，非厥阴环而引之，与玉茎无由伸缩。

在女子则为篡户，其内外为二：其一曰廷孔，其二曰窈漏。此足厥阴与冲、任、督之所会也。《灵枢》言：足厥阴之经筋聚于阴器，其病伤于寒则阴缩入，伤于热则纵挺不收。治在行水清阴气。故阳明与太阴、厥阴之筋，皆会于阴器。唯厥阴主筋，故为疝者，必本之厥阴。《灵枢》又言：足厥阴之别，名曰蠡沟，去内踝五寸，别走少阳，循胫上睾，结于茎，其病气逆、睾肿、卒疝。实则挺长，虚则暴痒，取之所别矣。岂非厥阴为受病之处耶？《灵枢》又言：邪在小肠，连睾系属于肾，贯肝，络肺，系心，气盛厥逆，上冲肠胃，熏肝，散于肓，结于脐，故取之肓原以散之，刺太阴以平之，取厥阴以下之，取巨虚、下廉以去之，按其所过之经以调之。此其初虽言邪在小肠，至其治法，必曰取厥阴以下之。乃知诸疝关于厥阴，可以无疑。以脉考之，《素问》云：厥阴滑为狐风疝，少阴滑为肺风疝，太阴滑为脾风疝云云。凡此六疝，虽见于他脉中，皆言风疝者，足厥阴肝经之气也。《灵枢》亦曰：心脉微滑为心疝。肝脉滑甚为癃疝。肾脉滑甚为癃癃。凡此三脏脉之疝，亦以滑为疝也。《素问》又云：脉大急皆为疝。心脉滑，传为心疝。肺脉沉，传为肺疝。三阴急为疝，三阳急为瘕。王太仆云：太阳受寒，血凝为瘕。太阴受寒，气聚为疝。此言太阴受寒，传之肝经也。可以温药逐之，不可以温药补之。若补之者，是欲病去而强挽留之也。历考《素问》三阳为病发寒热，其传为癃疝。此亦言膀胱非受病之处，必传于厥阴部分，然后为疝也。又言病在少腹，腹痛，不得大小便，病名曰疝，得之寒。言脉急者曰疝瘕，少腹痛。凡言少腹者，岂非厥阴之部分耶？又言脾气传胃，

名曰疝瘕。此谓非肝木不能为风气，名曰厥疝。盖脾土虚而不能制水，又为肝木所凌也。又方督脉为冲疝，盖厥阴与冲、任、督俱会于前阴也。岂不明哉？至于运气中，又言岁太阳在泉，寒淫所胜，民病少腹控睾。盖寒客于小肠、膀胱，则肝木缩而不得伸行，母传之子也。阳明司天，燥淫所胜，丈夫癃疝，妇人小腹痛，此言肝气不得上行，为金所抑，鬼贼故也。又言太阴在泉，土胜则寒气逆满，食饮不下，甚则为疝。此亦言寒客太阴湿土，土不能胜水，水传之肝经也。又尝遍阅铜人俞穴，亦相表里。如背上十三椎俞肝经言寒疝，腹部中行，唯阴交一穴，言寒疝，任脉之所发也。关元一穴，言暴疝，小肠之募，足三阴任脉之会也。曲骨一穴，言癀疝，任脉足厥阴之会也。其腹部第二行肓俞二穴，言寒疝，冲脉足少阴之会也。四病上穴，言疝瘕，冲任脉足少阴肾之会也。其腹部第三行大巨二穴，言癀疝，足阳明脉气之所发也。气冲二穴，言癃疝，茎中痛，两丸寒痛，亦足阳明脉气之所发也。其腹部第四行，府合二穴，言疝痛，足六阴，厥阴、阴维之交会也。亦太阴部三阴阳明支别也。冲门二穴言阴疝，足太阴厥阴之会也。其在侧胁者，五枢二穴言寒疝。阴邪上入少腹，带脉下三寸也。其在足六经者，足厥阴穴十名，言疝者七。谓大敦、行间、太冲、中封、蠡沟、中都、曲泉。足少阳穴十四名，言疝者一，谓丘墟穴也。足太阴穴十一名，言疝者一，谓阴陵泉也。足阳明穴十五名，言疝者一，谓阴市穴也。足少阴穴十名，言疝者五，谓然谷、太溪、照海、交信、筑宾也。足太阳穴十八名，言疝者二，谓金门、合阳也。由是言之，唯厥阴言疝独多，为疝之主也。其各经穴

虽亦治疝，终非受疝之地，但与足厥阴相连耳。或在泉寒胜，木气挛缩禁于此经，或司天燥胜，木气抑郁于此经。或忿怒悲哀，忧抑顿挫，结于此经，或药淋外固闭，尾缩精壅于此经。其病差别如此，不知世间之药多热补，从谁而受其方也。信其方，则《素问》《灵枢》《铜人》皆非也。信《素问》《灵枢》《铜人》则俗方亦皆非也。不知后之君子，以孰为是。呜呼！余立于医，四十余岁，使世俗之方，人人可疗，余莫知敢废也。谙练日久，因经识病，然后不惑。且夫遗尿，闭癃，阴痿，胞痹，精滑，白淫，皆男子之疝也，不可妄归之肾冷。血涸不月，月罢腰膝上热，足躄，嗌干，瘕闭，少腹有块，或定或移，前阴突出，后阴痔核，皆女子之疝也。但女子不谓之疝而谓之瘕。若年少而得之，不计男子、妇人，皆无子。故隐蔽委曲之事，了不干脬肾小肠之事，乃足厥阴肝经之职也。奈俗方只言脬肾小肠，殊不言肝木一句，惑人甚矣。且肝经乙木也，木属东方，为心火之母也。凡疝者，非肝木邪，则肝木自甚也。不可便言虚而补之。《难经》所谓东方实，西方虚，泻南方，补北方。此言泻火木自平，金自清，水自旺矣。昔审言为蔡之参军也。因坐湿地疝痛不可堪，诸药莫救，余急以导水丸、禹功散，泻三十余行，肿立消，痛立减。又顷闻一男子病卒疝，暴痛不任，倒于街衢，人莫能动，呼余救之，余引经证之，邪气客于足厥阴之络令人卒疝，故病阴丸痛也。余急泻大敦二穴，大痛立已。夫大敦穴者，乃是厥阴之二穴也。殄寇镇一夫，病痎疟，发渴，痛饮蜜浆，剧伤冰水。医者莫知泻去其湿，反杂进姜、附，湿为燥热所壅，三焦闭溢，水道不行，阴道不兴，阴囊肿坠，大于升

斗。余先以导水百余丸，少顷，以猪肾散投之，是夜泻青赤水一斗，遂失痛之所在。近颍尾一夫，病卒疝，赤肿大痛，数日不止，诸药如水投石，余以导水一百五十丸，令三次咽之，继以通经散三钱，空腹淡酒调下，五更下脏腑壅积之物数行，痛肿皆去，不三日平复如旧。《内经》曰：木郁则达之，达谓吐也。令条达肝之积，本当吐者，然观其病之上下，以顺为贵。仲景所谓上宜吐下宜泻者此也。敢列七疝图于左，以示后之君子，庶几有所凭藉者焉。

寒疝，其状囊冷，结硬如石，阴茎不举，或控睾丸而痛，得于坐卧湿地，或寒月涉水，或冒雨雪，或卧坐砖石，或风冷处，使内过劳，宜以温剂下之。久而无子。

水疝，其状肾囊肿痛，阴汗时出，或囊肿而状如水晶，或囊痒而燥出黄水，或小腹中按之作水声。得于饮水酒醉，使内过劳，汗出而遇风、寒、湿之气，聚于囊中，故水多，令人为卒疝，宜以逐水之剂下之，有漏针去水者，人多不得其法。

筋疝，其状阴茎肿胀，或溃，或脓，或痛而里急筋缩，或茎中痛，痛极则痒，或挺纵不收，或白如精，随溲而下，得于房失劳伤，及邪术所使，宜以降心之剂下之。

血疝，其状如黄瓜，在小腹两旁，横骨两端约中。俗云便痈，得于重感，春夏大燠，劳动使内，气血流溢，渗入脬囊，留而不去，结成痈肿，脓少血多，宜以和血之剂下之。

气疝，其状上连肾区，下及阴囊，或因号哭忿怒，则气郁之而胀，怒止号罢，则气散者是也。有一治法，以针出气而愈者。然针有得失，宜以散气之药下之。或小儿亦有此疾。俗曰偏气，得于父年已老，

或少年多病，阴痿精怯，强力入房，因而有子，胎中病也。此疝不治，唯筑宾一穴针之。

狐疝，其状如瓦，卧则入小腹，行立则出小腹入囊中。狐则昼出穴而尿，夜则入穴而不尿。此疝出入，上下往来，正与狐相类也。亦与气疝大同小异。今人带钩铃是也。宜以逐气流经之药下之。

癫疝，其状阴囊肿缒，如升如斗，不痒不痛者是也。得之地气卑湿所生。故江淮之间，湫塘之处，多感此疾。宜以去湿之药下之。女子阴户突出，虽亦此类，乃热则不禁固也。不可便谓虚寒而涩之、燥之、补之。本名曰瘕，宜以苦下之，以苦坚之。王冰云：阳气下坠，阴气上争，上争则寒多，下坠则筋缓，故睾垂纵缓，因作癫疝也。

以上七疝，下去其病之后，可调则调，可补则补，各量病势，勿拘俗法。经所谓阴盛而腹胀不通者，癫癃疝也，不可不下。

《统旨》曰：或问疝气，古方有以为小肠气者，有以为膀胱气者，唯戴人、丹溪专主肝经，其说不同，何以辨之？予曰：小肠气，小肠之病；膀胱气，膀胱之病；疝气，肝经之病，三者自是不一。昔人以小肠膀胱气为疝者误也。殊不知足厥阴之经，环阴器，抵小腹，人之病此者，发则睾丸胀痛而连及小腹，则疝气之系于肝经也可知矣。且小肠气俗谓之横弦、竖弦。绕脐走注小腹攻刺，而膀胱气则在毛际之上，小腹之分作痛，与疝气之有形如瓜，有声如蛙，或上于腹，或下于囊者不同也，但小肠膀胱，因经络并于厥阴之经，所以受病连及于肝，则亦下控引睾丸为痛，然只是二经之病，不可以为疝也。学者唯考张、朱二公之说，则庶乎其不惑矣。

生生子曰：按《统旨》此论，只可以言狐疝，不足以尽经义，然《素问》六经皆有疝，故后之言疝者，或名小肠气，或名膀胱气，或名肾冷气，张戴人、朱丹溪乃独属之肝经。要之各有所本，而肝肾居多尔。按《灵枢经》云：邪在小肠，连睾系，属肾、贯肝、络心系，心气盛，厥气上冲也。大凡邪气袭于人之经也，随各经而名之，袭于肾为肾气，袭于膀胱，为膀胱气，袭于小肠，为小肠气。肾与膀胱相为表里，其气通于外肾，系于睾丸，此三经与厥阴互相联络，而又俱在下部，与冲、任、督诸脉会也。戴人亦曰，肾之穴十，而言疝者五。丹溪乃言与肾绝无相干。绝之一字，未细考尔，实相须也。凡久立过内则伤肾，劳力远行则伤筋，肾伤则膀胱虚，筋伤则肝气弱，一有所伤风、寒、湿邪，乘虚而袭入于肾，则胂囊肿，小腹痛，而足冷，舌本强，此肾经受病之候。入于肝，则先从阴器冷痛，上抵胠胁，唇青足厥，甚则舌卷囊缩，此肝经受病之候也。膀胱乃胞之室，《素问·骨空论篇》曰：任脉起于中极之下，以上毛际，循腹里上关元，自胞上过带脉，贯脐而上。故任脉为病，男子内结七疝，或指膀胱气者，以此也。又冲脉为病，逆气里急，督脉起少腹以下，骨中央。女子入系廷孔，其孔尿孔之端也。其络绕阴器，合纂间，绕纂后，别绕臀至少阴。其男子循茎下至纂，与女子等，其少腹直上者，贯脐中央，上贯心，此生病从少腹上冲心而痛，不得前后为冲疝。注曰：冲、任、督皆奇经，一源而三歧，都与肾肝会也，由是考之，各有所本，匪谬也。唯肝肾居多，肾不得无相干，肝不得独主疝，从可知矣。揣戴人之意，若独属之肝，则东方实，为有余，有余者泻之，庶可以行生平所长之技也。师者诚能体认不谬，则通塞一适其宜。丹溪、戴人不多让矣。

挟虚者当用参、术为君，佐以疏导之药。其脉豁大，按之无力者虚也，又按之不定者，亦属虚，必用桂枝、山栀炒过，乌头细切炒过，为末，以姜汁糊为丸，每服三四十丸，姜汤下，大能劫痛。食积与死血成痛者，栀子、桃仁、山楂、枳实、吴茱萸并炒，以生姜汁、顺流水煎汤，调服。一方加茴香、附子。

戴元礼曰：木肾者，心火下降，则肾水不患乎不温，真阳下行，则肾水不患乎不和，安有所谓木强者哉？夫唯嗜欲内戕，肾家虚惫，故阴阳不相交，水火不相济，而沉寒、痼冷凝滞，胀大作痛，顽痹结硬，不可纯用燥热，当温散温利以逐其邪。邪气内消，荣卫流转，盎如寒谷春回，盖有不疾而速，不行而至之妙矣。

橘核散　单止痛，此盖湿热，因寒郁而发。用栀子仁以除湿热，用乌头以散寒郁，况二药皆下行之药。而乌头又为栀子所引，其行尤速，不使胃中停留也。

橘核　桃仁　栀子　川乌炒　吴茱萸
水煎服。

又方　劫痛。
乌头细切，炒　栀子仁炒，等分
为末，或加，或减，白汤丸服亦可。

积疝方
山楂炒，一两　茴香炒　柴胡炒，各三钱　牡丹皮一钱
酒糊丸，如梧子大，盐汤下六十丸。

又方　治疝痛。
山楂炒，四两　枳壳炒　茴香炒　山栀仁炒，各二两　牡丹皮　柴胡　桃仁炒　大茴炒，各一两　吴茱萸五钱

酒糊丸，盐酒吞下五十丸。

又方　治疝痛。
苍术盐炒　香附盐炒　黄柏酒炒，为君
青皮　玄胡索　益智　桃仁为臣　茴香为佐
大附子盐炒　甘草为使
水煎服。一痛过，更不再作矣。

一人有疝，腹内有块，每块痛作疝痛止，疝痛作块痛止。
三棱　莪术醋煮　神曲炒　姜黄　南星各一两　山楂二两　木香　沉香　香附各三钱　黄连吴茱萸同炒，去茱萸用净黄连，五钱　桃仁　萝卜子　山栀仁　枳核炒，各五钱
姜汁蒸饼糊为丸。

治小肠气及木肾偏坠
黑丑一斤，用猪尿胞装满，以线缝口，好酒、米醋各一碗，于砂锅内煮干为度，取出黑丑，用青红娘子各十九枚，于铁锅内炒燥，去青红娘子，将黑丑研，取头末四两，另入猪苓、泽泻细末各二两，醋糊为丸，梧子大，每服三十丸，空心，盐酒送下，不可多服，多服令人头眩。如头眩，可服黑锡丹。

《元戎》**加味五苓散**　治疝气卒痛，小便涩，本方加川楝子一分。

《局方》**三白散**　治膀胱蕴热，湿热乘，阴囊肿痛，大小便不利。方见前阴门。

复元通气散
舶上茴香　川山甲　蛤粉炒，各二两
陈皮　玄胡索　黑丑炒末　甘草炒，各一两
木香一两半
为末，每一大钱，食前热酒调服。

《宝鉴》**控引睾丸**　小肠病结，上而不下，痛引心臆。
茴香炒　川楝子炒　食茱萸　陈皮
马蔺花醋炒，各一两　芫花醋炒，五钱
醋糊为丸，梧子大，每十丸至二十丸，

空心，温酒下。

《三因》**大乌头桂枝汤** 治风寒疝气，腹中刺痛，手足不仁，身体拘急，不得转侧，或致阴缩。

大乌头五枚，去皮尖，蜜煎过，洗切 桂心 白芍各三钱 甘草一钱

每服四钱，姜枣煎服。

《局方》**夺命丹** 远年近日小肠疝气，偏坠搐痛，脐下撮痛，闷乱，外肾肿硬，日渐滋长，阴间湿痒，搔成疮。

吴茱萸净，一斤四两，用酒醋汤、童便各浸一宿，焙干 泽泻二两

酒糊为丸，梧子大，每五十丸，空心，盐汤下。

葫芦巴丸 小肠气，蟠肠气，奔豚疝气，偏坠阴肿，小腹有形如卵，上下来去，痛不可忍。或绞结绕脐，攻刺呕吐者。

葫芦巴炒，一斤 巴戟炒，六两 川楝子炒，一斤二两 川乌泡，去皮，六两 茴香炒，二十两 吴茱萸汤洗七次，十两

酒糊为丸，梧子大，每二十丸，空心，酒下。

戴人禹功散

黑丑头末，四两 茴香炒，一两

为末，以生姜自然汁调一二钱，临睡服，或加白术一两。

茴香楝实丸 治阴疝痛不可忍，及小肠气痛。

川楝子炒 茴香炒 青皮 陈皮 芫花醋炒 山茱萸 食茱萸 吴茱萸 马蔺花各等分

醋糊丸，梧子大，温酒下三十丸。

天台乌药散 治小肠疝气，牵引脐腹疼痛。

乌药 木香 茴香炒 青皮 良姜炒，各五钱 槟榔二枚 川楝子十枚 巴豆七

十粒

上先以巴豆微打破，同川楝、麸皮炒黑，去巴豆、麸皮不用外，余药同为末，每用一钱，酒调下，甚者姜汤下亦可。

《济生》**葵子汤** 膀胱实热，腹胀，小便不通，口舌干燥。

赤茯苓 猪苓 葵子 枳实 瞿麦 车前子 木通 黄芩 滑石 甘草各等分

每五钱，入姜煎，空心服。

《局方》**蟠葱散** 治寒疝、气疝，冲心疼痛。

玄胡索 苍术 甘草各半斤 茯苓 蓬术 三棱 青皮各六两 丁皮 砂仁 槟榔各四两 桂 干姜各二两

每服二钱，入连须葱一茎，水煎，食前服。

《金匮》**当归生姜羊肉汤** 寒疝腹中痛，及胁痛里急。

当归三两 生姜五两 羊肉一斤

水八升，煮三升，温服七合，日三服。如寒多加生姜，呕者加陈皮二两、白术一两。

蜘蛛散 治阴狐疝气，偏有大小，时时上下。

蜘蛛十四枚，熬 肉桂五钱，一云五分

为末，取八分，米饮调服，或蜜丸服亦可。王海藏凡用以黑大者，去头足，研如膏，入药中，乃效，炒黑不妙。

东垣**丁香楝实丸** 男子七疝，痛不可忍，妇人瘕聚带下，皆任脉所主阴经也，乃肾肝受病，故治法同。

当归 附子炮 川楝子 茴香炒，各二两

好酒三升，同煮尽为度，焙干，作细末，每一两入丁香、木香、玄胡末各五钱，全蝎十三枚，后四味末，入在同药末内和

匀，酒糊丸，梧子大，每三十丸加至百丸，空心，温酒下。

熨法　盐半斤，炒极热，以旧绵包，熨脐腹痛处。

又方　葱白研碎一握，置脐中，上用熨斗熨之，或以艾于上灸之尤妙。

海藻溃坚丸　治木肾如斗，结硬如石。

海藻　昆布　川楝肉　吴茱萸汤泡，各一两　木香　青皮　小茴　荔枝核炒　玄胡索炒　肉桂各五钱　海带　橘核炒　桃仁麸炒，去皮尖，各一两　木通七钱

酒糊为丸，梧子大，每六十丸。空心盐酒任下。

癞疝，大如升斗者是也，唯大不痛。丹溪谓非痛断房事、厚味不可，用药唯促其寿。若苍术、神曲、白芷、半夏、山楂、枳实皆要药，人视其为浅鄙，以启慢心，又不能断欲，以爱护其根者，非徒无益，而又补其害者多矣。且其药宜随时令寒温，更按君、臣、佐、使加减。大抵癞属湿多。

苍术　神曲　白芷散水　山楂　川芎枳实　南星　半夏

神曲糊为丸。有热加山栀一两，坚硬加朴硝五钱，秋冬加吴茱萸二钱半。

又方　治癞疝。

南星　山楂　苍术各二两　白芷　半夏　枳核　神曲各一两　海藻　昆布各五钱玄明粉　吴茱萸各二钱

酒糊丸。

治木肾不痛方

南星　半夏　黄柏酒洗　苍术盐炒　枳实　山楂　白芷　神曲炒　滑石炒　吴茱萸　昆布

酒糊丸，空心盐汤下。一方加枸杞子。

治偏坠初生

川山甲、茴香为末，酒送下，干物

压之。

洁古**海蛤丸**　治癞疝，从小便中利出恶物。

海蛤醋淬三次　海金沙　腻粉　硼砂川归各一钱　海藻　粉霜各五分　水蛭二十一条，炒　青黛　滑石　乳香各一钱　朱砂二钱　地龙二十一条，盐水洗去泥

上用盐煮面糊为丸，小豆大，朱砂为衣，每十丸，灯心汤空心服之，小便下冷脓恶物乃效。却以黄连、紫河车、板蓝根各二钱，煎汤漱口以固牙。一方去板蓝根，加贯众。

王海藏**地黄膏子**　男子妇人脐下奔豚气块，小腹疼痛，阴肿控睾而痛，上冲心腹不可忍者。

血竭　沉香　木香　人参　广茂炮玄胡索　蛤蚧　川归　川芎　续断　白术川楝子炒　全蝎　茴香炒　柴胡　没药吴茱萸

以上分两，随症加减用之。气多者加青皮，血多者加肉桂。为末，地黄膏子为丸，梧子大，空心，温酒下二十丸，日加一丸至三十丸。

《本事方》念珠丸　膀胱疝气，外肾肿痛不可忍。昔有人货此药，治疝如神。一日货数千丸，一国医，多与金而得之，用果良验。

乳香　硇砂飞，各三钱，为末　黄蜡一两

熔化，分作一百单八丸，以线穿之，露一宿，次日用蛤粉为衣，旋取用乳香汤送下。

丹溪治郑子敬酒后饮水及水果，肾偏大，时作蛙声，或作痛。炒枳实一两，盐炒茴香，炒栀子各三钱，研，煎汤送下保和丸。又一人膀胱气下坠如蛙声，臭橘核

炒十枚，桃仁二十枚，萝卜汁下保和丸七十丸。

一人年三十，左肾核肿痛，此饮食中湿坠下成热，以臭橘核五枚，桃仁七枚，细研，顺流水一盏，煎沸汤，热下保和丸。

丹溪治木肾，以水晶蒲桃叶、野紫苏叶、苍耳叶，浓煎汤熏洗。

一方 治水癩偏大，上下不定，疼痛不止。

牡蛎不拘多少，盐泥固济，炭三斤，煅令火尽，冷取出二两，加干姜一两，焙为细末。二味和匀，以冷水调涂病处，小便大利而愈。

又方

玄胡索盐炒　全蝎

为末，每二钱，温酒调下。

雄矾散 治阴肿大如斗，核痛。

雄黄一两　白矾二两　甘草五钱

水煎，先熏后洗，效。

治偏坠 一人核肿痛甚，二子不分，大如升，遍医不效，以此治除根，松江甚神此方。

牡丹皮二两　苍术米泔浸三日，盐水拌炒，六钱　荔枝核炒，一两　山楂一两半　橘核炒，七钱　山栀仁去皮，以吴茱萸汤炒，三两

神曲糊丸，梧子大，空心，白汤下五十丸。

解钳丸 治小肠气及膀胱气，横弦竖弦，木肾偏坠，下部诸疝气痛。

木鳖子二两，净去油，用木通二两，切碎同炒焦黑色，去木通　茴香二两，用斑蝥二十一枚，去头、翅、足，同炒香熟，去斑蝥　黑丑二两，用萝卜子二两，略研碎，同炒香熟，去萝卜子　半夏二两，用薤荔二两，向阳者，剉碎，同炒黄色，去薤荔　补骨脂二两，用猪苓二两，剉碎，同炒去猪苓

酒糊丸，梧子大，空心服三十丸，炒姜盐灯心酒下，下午后、临睡各一服。

五妙丸 治一切下部气，速效如神。

黑丑　补骨脂　川楝肉各一两，用地龙一两，同三件炒，去地龙　半夏一两，用猪苓一两同炒，去猪苓不用　茴香一两，用斑蝥十四枚，同炒，去斑蝥不用　丁香二分，用土狗七枚，同炒，去土狗　玄胡索一两，炒

酒糊丸，梧子大，每服十丸，加至十五丸，空心盐酒送下。

乳姜汤 治寒疝气上冲，中脘筑痛。

乳香末二钱　生姜自然汁二钱

水一大盏，同煎三五沸，通口服，一服效。

香术丸 寒湿成疝，肾肿疼痛。

苍术半斤，米泔水浸一宿，晒干，用生姜半斤，葱白四两，捣炒苍术干，去葱、姜不用　茴香半斤，用生姜汁四两，浸一二宿，后用盐炒干　吴茱萸汤泡，炒，四两

上末，捣葱白成膏，为丸，梧子大，每五十丸，空心温酒或盐汤下。

又方 治诸疝痛，及心痛，临发时服。

海石、香附，为末，姜汁调下。

一人患疝，因服热药多，以致小便不通，后用五苓散，分三帖，每加连须葱一根，麝香少许，盐五分，煎服，连进三服，其夜下黑汁二升，脐下遂宽，续用硇砂丸，数日痊愈。

赤水玄珠　第二十一卷

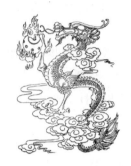

霍乱门

霍乱者，挥霍撩乱，其势急暴，有似鬼祟，实非邪也。乃内有所伤，外有所感，阴阳乖隔而成。此前人格论。

《内经》曰：岁土不及，风乃大行，民病飧泄霍乱，体重腹痛，筋骨摇并。盖言木乘土而为病也。夫霍乱者，挥霍撩乱也。其症心腹卒痛，呕吐下痢，发热憎寒，头痛眩晕，或吐而不泻，或泻而不吐，或吐泻并作。夫邪在上焦，则先心痛而吐。邪在中焦，则先腹痛而泻。邪客上、中二焦，则吐泻俱作，甚则转筋，入腹则毙。盖阴阳反戾，清浊相干，阳气暴升，阴气顿坠，阴阳痞膈，上下奔逆。治之唯宜温暖，更详别三因以调之。外因诸风则恶风有汗，伤寒则恶寒无汗，冒湿则重着，伤暑则烦热。又有内因九气所致，郁聚痰饮，痞隔不通，遂致满闷，随其胜复，必作吐利。或诸饱食脍炙，恣餐乳酪，寒浆旨酒，脾胃受伤，遂成吐利。又有转筋者，盖阳明胃主养宗筋，今暴吐下，津液顿亡，宗筋失养，以致挛转，甚则卵缩舌卷，为不治之症。又有干霍乱者，上不得吐，下不得利，壅闭正气，关格阴阳，躁扰喘胀，命在须臾。若湿霍乱，则所伤之物，因吐泻而出，吐泻尽则止，故犹可治。大抵热胜痰郁则闷乱，湿胜饮郁则利下。其治湿霍乱，宜藿香正气散加生姜，不唯可以温散风湿，抑亦可以调理吐泻。其若伤暑所致者，亦不可遽用香薷沉冷之剂，合先用橘皮、半夏、生姜之类，开散结滞，次则以香薷、五苓温服，散暑解烦。或挟寒而手足厥逆，腹中绞痛，宜以四逆、理中之类温之。亦不遽用峻补兜涩之剂，则邪愈滋而变症百出。治干霍乱，急以盐汤灌之，令其大吐，庶有可生。切不可与谷食，恐胃中邪物，吐泻不尽，新谷一入，脾不能化，转增危殆，慎之慎之。大概其脉浮洪者易治，若脉微迟，加以气少昏沉不语者，皆难治也。

丹溪曰：内有所积，外有所感，致成吐泻，仍用二陈汤加减，作吐以提其气，切莫与谷食，虽米饮一呷入口即死。必待吐泻尽，过二三时，直至饥甚，方可与稀粥。其脉多伏欲绝。又曰：虽已吐泻不彻，还用吐提其气，或用樟木煎汤吐之。大法生姜理中汤最好，不渴者可用，如渴者用五苓散，亦可下者。干霍乱最难治，死在须臾，升降不通，邪无从出，当吐提其气，极是良法。世多用盐汤，为内有食伤，外有邪遏，故吐之，吐中就有发散之义。

转筋不住，男子以手挽其阴，女子以

手牵其乳近两边，此《千金》妙法也。转筋入腹者死。

《脉诀举要》曰：滑数为呕，代者霍乱，微滑者生，涩数凶断。又曰：滑而不匀，必是吐泻，霍乱之候，脉代勿诧。

《内经》曰：脉伏者霍乱，脉微而涩，或代而散，或隐而伏，或大而虚。脉右关滑，为霍乱吐泻，脉结促代者，皆不可断以死。脉大者生，脉洪者为热，弦者为饮。气口脉弦滑，膈间有宿食留饮。

缩脾饮 解伏热，除烦渴，消暑毒，止吐泻，宜沉冷频服。

草果仁四两 乌梅肉三两 甘草炙，二两半

每服五钱，姜十片，水煎服。

藿香正气散 中湿霍乱吐泻。

苍术 陈皮 半夏 藿香各二钱 甘草炙，一钱 姜五片 枣二枚

水煎服。

桂苓甘露饮 中暑霍乱吐泻，发渴引饮。方见中暑。

不换金正气散 霍乱转筋，呕吐泄泻，头疼。方见疫门。

五苓散 方见暑门。

藿苓汤 外感风寒，内伤饮食，霍乱转筋吐泻。

藿香 厚朴 白术 茯苓各一钱二分 甘草炙，五分 大腹皮 紫苏 白芷 桔梗 半夏 陈皮各一钱 肉桂六分 猪苓 泽泻各一钱半

姜五片，水煎服。

诃子散 霍乱吐利如神。又治心脾冷痛。

诃子 甘草 厚朴 干姜 草果仁 陈皮 良姜 茯苓 神曲 麦芽等分

水煎入盐服。

二香散 暑湿相搏，霍乱转筋，烦渴闷乱。

藿香 白术 厚朴 陈皮 茯苓 半夏 白扁豆 紫苏 桔梗 白芷 香薷 黄连各一钱 大腹皮 甘草炙，五分 姜五片 葱白三根

水煎服。

加味四君子汤 霍乱转筋吐泻，腹中痛，体重，脉沉而细。

人参 白术 茯苓各二钱 甘草炙 芍药 良姜各一钱

姜三片，枣二枚，水煎服。

通脉四逆汤 霍乱多寒，内冷脉绝。

吴茱萸炒，二两 附子炮，一两 桂心 木通 白芍药 细辛 甘草炙，各五钱 当归三钱

每服七钱，水一盏，酒半盏，姜七片，枣一枚，煎七分，温服。

七气汤 七气郁五脏之间，互相刑克，阴阳不和，挥霍变乱，吐利交作。

半夏五两 厚朴 桂心各三两 白芍药 茯苓各四两 紫苏叶 橘皮各二两 人参一两

每七钱，水一盏半，酒半盏，姜七片，枣一枚，煎温服。

木瓜汤 霍乱吐泻，转筋扰闷。

酸木瓜二两 茴香微炒，二钱半 甘草炙，二钱 吴茱萸炒，二两

每服五六钱，姜七片，紫苏十叶，水煎服。一方无茴香。

姜附汤 霍乱转筋，手足厥冷，多汗，呕逆。方见寒门。

加味香薷饮 伏暑吐利不止，烦闷多渴。

本方加槟榔，黄连。每五钱，水酒各半，煎服。

冷香汤　夏秋伏暑引饮，过食生冷，遂成霍乱。

良姜　附子　甘草　檀香各一钱　干姜炒，一钱　草果一钱半　丁香三分

分二服，水煎，连瓶沉井内，待冷服。

人参散　霍乱体痛，四肢逆冷，服理中、四顺不效者。

人参　白芍　川归炒　良姜各一两　附子　陈皮　桂心　白术各三钱

每五钱，加红枣三枚，水煎服。

活命散　霍乱吐泻不止，面色青黑垂死者。

防风　羌活　独活　干姜　细辛各一分　草豆蔻　肉豆蔻　川芎各五钱　官桂半分　吴茱萸　木瓜各一两

每三钱，浓煎木瓜汤调服。

回生散　霍乱不已，吐利不止，但有一点胃气存，无不效者。

陈皮　藿香叶各五钱

水煎，或为末，热酒调服。

秘方　霍乱吐利转筋，神效。

白扁豆叶一根

研取汁一碗，入米醋同服，立瘥。

加减理中汤　霍乱呕吐。

白术　人参　干姜各三钱　甘草炙，一钱

水煎服。若为寒气、湿气所干者，加附子一钱，名附子理中汤。若霍乱吐泻，加陈皮、青皮各一钱，名治中汤。若干霍乱心腹作痛，先以盐汤少许频服，候吐出令透，即进此药。若呕吐者，加丁香、半夏各一钱，姜十片同煎。泄泻者，加橘红、茯苓各一钱，名补中汤。溏泻不已，于补中汤内加附子二钱，不喜饮食，及米谷不化，再加砂仁一钱。霍乱吐下，心腹作痛，手足逆冷，于本方内去白术加熟附子，名

为四顺汤。伤寒结胸，先以桔梗、枳壳等分，煎服。不效者，及诸吐利后胸痞欲绝，心膈高起胀痛，手不可近者，加枳实、茯苓各一钱，名枳实理中汤。若渴者，再于枳实理中汤内加瓜蒌根一钱。霍乱转筋者，理中汤内加火煅石膏一钱。若脐上筑者，乃肾间动气也，去术加官桂一钱半，肾恶燥，去术恐作奔豚也，故加桂，取辛以润之。若悸者，加茯苓一钱。渴欲饮水者，加白术五分。腹满者，去白术加附子一钱。若寒者，再加干姜一钱。饮酒过多，及啖炮炙热物，发为鼻衄者，加川芎一钱。伤胃吐血，以此药能理中脘，分利阴阳，安定血脉，只用本方。

《三因》白术散　中暑呕吐眩晕，及大病后调理失宜，劳复，及脾胃虚损，面色青黄，饮食不思，口吐酸水，滑泄腹鸣。饮食所伤，霍乱吐泻，并宜服之。

白芷　甘草炙　青皮　白茯苓　桔梗　香附子　山药各三两　干姜五钱　白术　陈皮各一两

每一两，姜三片，枣一枚，木瓜一片，紫苏三叶，水煎服。若吐泻加白梅煎。喘加桑白皮、杏仁。伤寒劳复加薄荷。膈气加木通，入麝香少许。中暑呕逆，加香薷。霍乱加藿香。产后泄泻加荆芥。气厥加盐煎服。

调中白术散　大病后吐泻烦渴，霍乱虚损，气弱，及酒毒呕哕。

白术　茯苓　人参各五钱　藿香五钱　甘草炙，一两五钱　木香一钱　葛根

为末，白汤调服二钱。烦渴加滑石二两，甚者加姜汁。

经验方人参散　止吐逆及泻后烦渴，常服调中和气。

人参　茯苓各五钱　葛根一两　藿香

木香　甘草炙，各一钱半

分三帖，水煎服。泻后渴甚者，加滑石一钱。

止渴汤　霍乱烦渴。

甘草炙　人参　麦冬　茯苓　桔梗瓜蒌根　泽泻　葛根各五钱

上末，蜜汤调下二钱。

姜盐饮　霍乱欲吐不吐，欲泻不泻。

盐一两，生姜五钱，捣碎同炒令色变，以水一碗，煎热温服。甚者加童便一盏。

蓼汤　霍乱转筋不止。

蓼一大握，水煎汤熏洗。或以帛蘸汤熨患处。

一方　每遇转筋时，即以盐揩擦痛处，三五十匝，即虽皮破亦不妨，可以断根。

灸法　霍乱已死，腹中尚暖，犹未绝气者。用盐纳脐中令满。大艾炷灸三五七壮，苏。

麦冬汤　霍乱已愈，烦热多渴，小水不利。

麦门冬　茯苓　半夏　陈皮　白术各一钱半　人参　小麦　甘草各一钱

生姜五片，乌梅半个，煎服。

青金丹　霍乱吐泻不止，及转筋诸药不效者。

硫黄一两　水银八钱

上二味，铫子内炒，柳木篦子不住手搅匀，更以柳枝蘸冷醋频洒，候结如铁色，即成青金丹。乃刮下再研如粉，留小半为散，余以粽子尖三个，醋约半盏，研，稀稠得所，成膏，丸如鸡豆子大，朱砂为衣，每服一丸，煎丁香汤磨化下，热服。如作散服，以丁香汤调下一钱。伤寒阴阳乘伏，用龙脑冷水磨下，一日二三服。

海藏云：吐泻转筋，身热，脉长，阳明本病也。宜和中四君子汤、平胃散、建中汤。每一两，姜五片，水煎服。如吐泻转筋，自汗脉浮者，四君子汤加桂五钱。吐泻转筋，胁下痛，脉弦者，宜建中加木瓜柴胡汤。平胃散加木瓜五钱亦可也。

建中木瓜柴胡汤

桂枝二两半　芍药三两　甘草一两　胶饴糖半斤　生姜一两半　大枣六枚　木瓜五钱　柴胡五钱

每一两，水煎，临服加饴糖两匙。吐泻后小便不通，胸中实痛者，四君子汤加大黄一两。吐泻腹中痛，转筋，体重，脉沉而细者，宜四君子加高良姜、白芍药。四君子四味各一两，芍药、良姜各五钱，同前煎法服。吐泻霍乱，四肢拘急，脉沉而迟者，宜四君子汤加姜附厚朴汤，四君子四味各一两，生姜、附子、厚朴炮制，各三钱，同前煎服。吐泻转筋，四肢厥冷，脉微缓者，宜建中加附子当归汤。

桂枝一两　当归二钱　芍药二两　粉草五钱　饴糖半升　生姜一两　附子炮，三钱　大枣六枚

同前煎服。吐后转筋，木瓜一味煎服良。

转　筋

寻常转筋，四时皆有，不因霍乱而发者，其发多于睡中，或伸欠而作。丹溪谓此多属血热，以四物汤加苍术、红花、酒芩、南星，水煎服。

有筋转于足大指，转上至大腿近腰结了。乃因奉养过厚，饮冷感寒而作。寒遏其热，寒主收引劲急，故筋转而疼也。前方加姜汁，临时服之。

足太阳之下，血气皆少，则善转筋，踵下痛。

丹溪曰：转筋遍身入肚不忍者，作极

咸盐汤于槽中，暖浸之。矾汤亦妙。蓼汤亦好。

仲景云：转筋之为病，其臂脚直，脉上下行，微弦，转筋入腹者，**鸡屎白散**主之。

鸡屎白炒，为末，取方寸匕，以水六合，和温服。

《圣惠方》肝虚转筋，用赤蓼茎叶切作三合，水一盏，酒三合，煎四合，分二服。

孙尚药　脚转筋疼痛挛急。

松节二两，剉如米粒，乳香一钱，以瓦器内慢火炒令焦，只留一分，出火毒，为末，每一钱至二钱，热木瓜酒调下。但是筋病疼痛皆妙。不独转筋而已。

《外台》治转筋，取旧绵以酽醋浸甑中蒸，及热，用绵裹患脚上，冷则易，勿伤皮，以瘥为止。

秘方　脚转筋无时，甚好。

雄猪阴茎一条，全者，薄切，香油煎熟，细嚼，盐酒送下，空心服，连进三朝奇验。

中恶客忤门

中恶客忤者，无故忽然而病倒者是也。多受于道途及早晚门外忽得之，卒受非节之气，令人心腹绞痛，胀满叫唤，气冲心胸，不急治则死。磨好真烟墨一盏，热汤解服之。又有盐汤探吐亦好。卒死鬼击，或先病，因睡卧间忽然而绝，皆是中恶之候。若脉气应指，心头仍暖者，捣石菖蒲灌之立苏。如口噤，须灌从鼻入。

中恶暴死，石菖蒲为末，每用五分，安舌底，又吹入两耳及鼻中，则苏。

中恶入心须死，阿魏末，盐酒调下一钱半，连进二服，效。

中恶吐血，生桔梗取汁，每服一盏，日三，无生者，以干者为末，仍以桔梗汤调下。

中恶客忤，苏合香丸姜汤调下妙。

咳 逆 门

《内经》曰：岁金太过咳逆，金郁之发咳逆，少阴二气咳逆。古谓之呃逆，气上逆作声之名也。经曰：诸逆冲上，皆属于火。是心火刑于肺金也。易老曰：咳逆者，火热奔急上行，而肺金不纳，何其当哉。俗以为哕者非，盖哕者出声也，哕出其气，哕声尽，然后呼也，出入呼吸，大有不同。况哕者本于胃，咳逆者本于肺，又岂可例论哉！然是证或由水渍于肺而心痞，或喜笑过多而气噎，或咽饮错喉而气呛，或急食干物而气塞，皆令作咳逆之声，连续不绝，俗谓呃忒是也。人或以纸捻取鼻嚏而止，或冤以恣贼，因恐而止，或鼻热闻食香调气而止，皆抑之骇之而使气下也。又有胃气寒而呃，元礼戴氏以杂病发呃者皆属寒，唯有伤寒发呃属热。盖由阳明内实，过经失下，清浊不得升降，以致气不宣通而作。或又有饮食填塞胸中而气不得升降者，或有痰闭于上，火起于下，而气不得伸越者。又有吐利后胃虚膈热而作呃者，又有气血虚作呃者，不可以不辨也。

伤寒阳症咳逆者，盖由阴消将尽，肠火暴甚，直冲而上，出于胃，入于肺而作声。所以东垣用凉药以泻热降火。其阴症咳逆者，盖以阴气先消，阳火将竭，浮于胸中，亦欲散也。故反用丁香、干姜之属，以养胃中阳气，胃气一和，阳生则阴长也。

丹溪云：伤寒发呃亦有四症不同。有

中气不足，脉虚微，气不相续而发呃者，宜补中益气汤加生脉散，加黄柏以降虚火，或少加附子服之立愈。有阳明内实失下而发呃，宜大承气汤下之。有渴而饮水太过，成水结胸而发呃者，宜小陷胸汤，或小青龙汤去麻黄加附子，治水寒相搏发呃者妙。有传经伤寒热症，误用姜桂热药助起火邪，痰火相搏而为呃者，宜用黄连解毒、白虎汤及竹沥之类。大凡食呃，便秘者，大承气下之；便软者，泻心汤主之。久病虚者见此症最危。《心法》云：咳逆有痰、有气虚、有阴火，视其有余不足治之。其详在《格致余论》。不足者，人参白虎下大补丸。有余并有痰者，吐之，人参芦之类。痰碍气而呃逆者，用蜜水吐，此乃燥痰不能出。痰者，以陈皮、半夏；气虚，人参、白术；阴火，黄连、黄柏、滑石。咳逆自痢者，滑石、甘草、炒黄柏、白芍药、人参、白术、陈皮加竹沥服。

戴元礼云：咳逆因痰与热，及胃火者极多。

橘皮竹茹汤　胃热多渴，哕呃不进饮食。

赤茯苓　陈皮　枇杷叶　麦门冬　竹茹　半夏各二钱五分　甘草炙　人参一钱二分

分二服，每服姜七片，水煎。一方只用人参、陈皮、甘草、竹茹。

小柴胡汤加姜三片，柿蒂三枚，轻服，治同上。

橘皮干姜汤　胃寒咳逆。

陈皮　通草　干姜　桂心　人参　甘草各等分

水煎。

丁香柿蒂散　病后胃中虚寒，咳逆至八九声相连，收气不回者，难治。

人参　茯苓　陈皮　半夏　良姜炒　丁香　柿蒂各一两　生姜一两半　甘草五钱

水煎服，调苏合香丸服尤妙。一方只有良姜、丁香、柿蒂、甘草，四味水煎服。

柿蒂汤　胸满咳逆不止。

柿蒂　丁香各三钱

一方加人参、姜五片，水煎服。

皂荚半夏汤　治咳逆欲死。

半夏一两　皂荚八钱，去皮弦，酥炙

为末，炼蜜丸，梧子大，每三丸，枣汤吞，日三服，夜一服。

羌活附子汤　吐痢后胃寒咳逆。

羌活　附子炮，去皮脐　茴香炒炙，半两　干姜炮　丁香各一两

每二三钱，水一盏，盐少许，煎七分服。

灸咳逆法　乳下一指许，与乳相直，骨间陷处，妇人三壮，男左女右，只灸一处，火至则瘥，不瘥即不治。又云：其穴只当取乳下骨间动脉处是。

无病偶然致呃，此缘逆气而生，宜小半夏茯苓汤加枳实半夏汤，或用煎汤泡萝卜子研取汁，调木香调气散，乘热服，逆气用之佳。

人参白术汤

人参　黄芩　柴胡　干姜　甘草炙　栀子仁各五钱　白术　防风　半夏炮　五味子

每服五六钱，加姜五片，水煎服。

《宣明》桂苓白术散　消痰止咳逆，散痞塞，开坚结痛闷，进饮食，和脏腑。

干生姜　官桂各二钱半　茯苓　半夏各一两　白术　橘红　泽泻各五钱

上末，面糊丸，小豆大，姜汤下三十丸，日三服。一方加黄连半两、黄柏二两，水丸，效尤速。

噫 门 俗作嗳气

《灵枢》曰：寒气客于胃，厥逆从下上散，复出于胃，故为噫。又曰：心为噫，胃为哕。释之者曰：神不守心故噫，胃精内竭故哕。伤寒书，上焦不至其部，故为噫；中焦不至其部，故为哕。什之曰：上焦竭，善噫。以上焦受中焦气，中焦不和，不能消谷，故令噫。又曰：缓者胃气有余，噫而吞酸，此言有余者，谓胃中有谷物未消，故使噫而吞酸。由此观之，一由于胃寒，一由于胃有宿食，然亦有胃火冲逆而致者也，有阴虚火因上炎而致者，难以概论也。治法寒者温之，热者凉之，中焦未和者则消导以通之。至于病久虚惫而噫，则为神不守心，而为死症矣。

噫与咳逆不同，噫乃出气，咳逆则为入气。然治法，胃寒亦宜橘皮干姜汤，胃热宜橘皮竹茹汤。中焦未和而热壅郁，或以调胃承气下之，或以加减平胃散以消之。阴虚宜以四物汤或芎归汤加知母、甘草以滋之。

《灵枢》注云：噫象火烟随焰出。心不受邪故噫出之，宜甘草泻心汤，以生姜易干姜。若有微热时噫者，小柴胡汤。

二阳一阴发病，主惊骇背痛，善噫欠也。

仲景旋覆代赭汤　治痞而噫。

《本事方》**枳壳散**　心下蓄积痞闷，或作痛，多噫败卵气。

枳壳　白术各五钱　香附一两　槟榔二钱

为末，每二钱，米饮调下，日三服。

丹溪云：噫气胃中有痰、有火。又云：曾治宣州一人，气上筑心膈，噫气。脉之，右关短弱，左关尺洪长而大数，此肝有热，宜泻肝补脾。

青皮一钱　白术二钱五分　木通　甘草各二分

水煎下保和丸十五粒，抑青丸二十粒。

清胃中痰火　郁热嗳气。

南星制　半夏各一两半　软石膏　香附各一两　山栀子七钱

每八钱，水煎服。

下 气 门

下气属心虚。经云：夏脉者心也，心脉不及，下为气泄者是也。

河间云：肠胃郁结，谷气内发，而不能宣通于肠胃之外，故善噫而或下气也。

诊论云：癫痫劳瘵，若气下泄不止者必死。此真气竭绝，肠胃腠理闭塞，谷气不能宣通于肠胃之外，故从肠胃中泄出也。

漏气走哺门

病者身背皆热，肘臂挛痛，其气不续，膈间厌闷，食入则先吐而后下，名曰漏气。此由上焦伤风，开其腠理，经气失道，邪气内着。**麦冬汤**主之。

麦门冬　生芦根　竹茹　白术　人参甘草　茯苓　陈皮　葳蕤

走哺病者，下焦实热，大小便不通，气逆不续，呕逆不禁，名走哺。人参汤主之。

人参汤即前方加知母、石膏、黄芩。

嘈 杂 门

生生子曰：《内经》云：胃为水谷之海，无物不受。若夫湿面鱼腥，水果生冷，以及烹饪黏滑难化等物，恣食无节，脾气受伤，失其健运之常，清痰稠饮，由此而生，嘈杂由此而作也。夫嘈杂之为症，似饥不饥，似痛不痛，而有懊恼不自宁之态是也。或兼嗳气，痞满恶心，渐至胃脘作痛，数者多挟痰火。故丹溪云：嘈杂是痰因火动，治法宜以南星、半夏、橘红之类，以消其痰。芩、连、知母、石膏、栀子之类，以降其火。苍术、白术、芍药之类，以健脾行湿。又食郁者，栀子、姜炒黄连、山楂之类。又有湿热郁滞，不喜食者，宜三补丸加苍术，倍香附。蒋氏云：心嘈索食，白术、黄连、陈皮作丸，白汤下七八十丸。数服而愈，要在临症加减。

【脉法】

右寸脉紧而滑，两寸弦滑，胸中有留饮。寸脉横者，膈上有横积也。右关弦急甚者，为木乘土位，欲作胃反，难治。

嘈杂亦有中气不足者，以六君子汤加竹茹、黄连。

三补丸

黄芩　黄连　黄柏等分

蒸饼糊丸服。

三圣丸

白术四两　黄连四钱　陈皮一两

神曲糊丸，姜汤下。右关脉沉，嘈杂，二陈汤加藿香。若吐而有物有声者，加砂仁。有声无物加姜炒黄连。

眩 晕 门

丹溪曰：眩言其黑，晕言其转。

林氏曰：眩者，玄也，谓忽然眼见黑花昏乱，少顷方定。晕者，运也，谓头目若坐舟车而旋转运也。甚有至于卒倒而不知者。

丹溪又曰：此症属痰者多。盖无痰不能作眩。虽因于风，亦必有痰，痰在上，火在下，火炎上而动其痰，则作眩也。治宜二陈汤加黄芩、苍术、羌活，挟气虚者，亦治痰为主，兼补气降火，如东垣白术半夏天麻汤之类。伤湿者，降湿汤加川芎。左脉数热多，脉涩有死血，右脉实有痰积。脉大，久病眩运不可当者，以大黄酒炒为末，茶汤调下甚效。戴云：有因虚致晕，虽晕，然醒时面常欲得热手按之，盖头者乃诸阳之会，阳气不足故耳。有头眩而耳中常鸣，头上如鸟雀啾啾之声，切不可全谓耳鸣为虚，此头脑挟风所为也。《原病式》曰：诸风掉眩，皆属肝木。风主动故也。所谓风气甚而头目眩晕者，由金虚不能制木，而复生火，风火皆属阳，阳主动，两动相搏，则为之旋转也。成无己曰：伤寒头晕与眩冒者，皆发汗、吐、下后所致，由阳虚也。严用和曰：眩晕之症，经虽云皆属于肝风上攻，然体虚之人，外感六淫，内伤七情，皆能眩晕。当以脉证别之：风则脉浮，有汗，项强不仁；寒则脉紧，无汗，筋挛掣痛；暑则脉虚，烦闷；湿则脉沉重则吐逆。及其七情所感，遂使脏气不平，郁而生涎，结而为饮，随气上逆，令人眩晕，眉棱骨痛，眼不可开，寸脉多沉，此为异耳。若疲劳过度，下虚上实，金疮吐衄，便利，及妇人崩伤，产后去血过多，皆令人眩晕，当随其因治之。张子和曰：头风眩晕，手足麻痹，胃脘发痛，皆风、寒、暑、湿之气杂至，合而为痹也。在上为之停饮，可用独圣散吐之，吐后服清上辛凉之药。刘宗厚曰：眩晕一症，人皆称为上盛下虚所致，而不明言其所以然之故。所谓虚者，血与气也；所谓实者，痰涎风火也。原病之由，有气虚者，乃清气不能上升，或多汗亡阳，当升阳补气。有血虚者，乃因亡血过多，阳无所附，当益阴补血。此皆不足之症也。有因痰涎郁遏者，宜导痰开郁，重则吐下。有因风火所动者，宜清上降火，又有外感而得者。严氏虽分四气之异，皆当散邪为主。此皆有余之症也。世所谓气不归元，而用丹药镇坠，沉香降气之法。盖香窜散气，丹药助火，其不归之气，岂能因此而复耶？《内经》所谓治病必求其本，气之不归，求其本而用药则善矣。林氏曰：淫欲过度，肾家不能纳气归元，使清气逆奔而上，此眩晕出于气虚也。吐衄崩漏，肝家不能收摄荣气，使诸血失道妄行，此眩晕生于血虚也。气虚者宜益气补肾汤，血虚者宜补肝养荣汤。若专用温热镇坠丹药，多致飞越之亢，其害有不可胜言者矣。

生生子曰：按刘、林二公，慎丹剂，戒燥热，俱为保金、水二脏真阴而言也。木之有余则挟火势而侮肺金，金受火侮，津液枯涸，降令不行，生化之源绝矣。况斫丧枯燥之肾，曷能为其母复仇耶？由是假药饵以相济也。既知其肾虚不能纳气归元矣，宁复更以燥热伤其母可乎？都缘滞于温补下元之说，不体认夫真阴真阳之虚实，以故相循习俗而为流弊也。凡物各有属也，肺出气，肾纳气，今气不归元，是肾之真阴不足，当益肾阴以全其职可也。肾虽属阴脏，而用药亦自有气血之分焉。气虚则用补骨脂、杜仲、菟丝子之类，如安肾丸之谓也。若血虚则以山药、山茱萸、熟地黄之类，如六味地黄丸之谓也。气是无形者，至清，所以能走空窍而施精明，非有形之丹石所能镇坠，二公辨之允矣。或曰：经云形不足者温之以气，精不足者补之以味，吾子以温补为谬可乎？予曰：

前人已注之矣。温是温存之温，非专指温暖之药而言也。味是味之厚者，乃阴中之至阴，本乎天造，非偏厚出于人为之味也。是皆不以温热为补明矣。前证若果属肾虚木旺，火亢金衰，则当从东方实，西方虚，泻南方，补北方之治，则其气自平而无偏倚之患也矣。

眩晕一证，前贤著述病因方药，可谓周且备矣。原其著述，各有所发明也。刘河间之肝木兼于风火之化；成无己之伤寒引汗、吐、下后之虚；严用和之四气七情；张子和之停饮吐法；朱丹溪之痰火、湿热、气虚、死血、久病，戴氏之阳虚；刘宗厚、林亿公之阴虚，戒温热香窜之丹剂。各剖其衷，制方立论，诚后学之宝鉴，一展视之，毫发毕睹。原其设意，盖以人之司命为重，故不以研心为劳也。庸是穷究精微，不为成说所缚，补前人所未尽，开来学之蒙蔽，得非仁人之心其心欤！今之医者，每每检方治疾，至于经旨病机，全不考究。甚至有得一侥幸之方，就以足为世世传家至宝，不妄泄人。噫！何其鄙哉！方前诸君子吐心露胆者，为何如人耶。圣人未尝以圣自期也，盖以其有公天下之心，立德不衰，而后人称之也。贤人未尝以贤自待也，盖以其有同天下之志，继圣不怠，而后人诵之也。后之视今，亦犹今之视古也。学者能不以圣贤之心为心焉。

钩藤散　肝厥头晕，清目。

钩藤　陈皮　半夏　麦冬　茯苓　石膏　人参　甘菊　防风各五钱　甘草一钱半

每服四钱，姜七片，水煎温服。

肝厥状如痫疾，不醒，呕吐，醒后头**虚晕发热。**

麻黄　钩藤取皮　石膏　干姜　半夏曲　枳壳　甘草　柴胡　甘菊

每四钱，姜三片，枣一枚，水煎温服。

妇人患头风眩者，十居其半，每发必掉眩如在车上，盖因血虚肝有风热故耳。余尝取此方以授人，比他药捷而效速。名曰**芎劳散**。

川芎一两　川归三两　羌活　旋覆花　蔓荆子　细辛　石膏　藁本　荆芥穗　半夏曲炒　防风　熟地　甘草各半两

每五钱，姜三片，水煎温服。

天麻半夏汤　风痰内作，胸膈不利，头旋眼黑，兀兀欲吐，上热下寒，不得安卧。

天麻　半夏各一钱　橘红　柴胡各七分　酒芩　前胡　甘草炙　白茯苓各五分　黄连三分　姜三片

水煎，食后温服，忌生冷酒面。

益气补肾汤　淫欲过度，肾家不能纳气归元，使诸气逆奔而上，此眩晕出于气虚也。

人参　黄芪蜜炙，各一钱二分　白术二钱　山药　山茱萸各一钱半　白茯苓一钱　甘草炙，五分　枣二枚

水煎服。

补肝养荣汤　吐衄崩漏，肝家不能收摄荣气，使诸血失道妄行，此眩晕生于血虚也。

当归　川芎各二钱　芍药　熟地　陈皮各一钱半　甘菊一钱　甘草五分

水煎，食前服。若肾气不降者，去菊花入前补肾汤。

清眩化痰汤　痰火上攻作眩，及气不降，胸满者。

川芎　酒芩各一钱半　天麻一钱　半夏汤泡，二钱　白茯苓　橘红各一钱二分　桔梗　枳壳各一钱　甘草四分

痰结眩晕甚者，加南星、旋覆花各一钱。

六合汤　风虚头晕，及血虚，或去血过多。

当归　川芎各二钱　白芍药　熟地各一钱半　秦艽一钱　羌活七分

水煎，食远服。

川芎散　劳倦后身体发热，眩晕，神魂不安。

山茱萸一两　山药　甘菊花　人参　茯神　小川芎各半两

上末，每服二钱，酒调下。

安肾丸　肾虚头眩，牙齿疼痛，腰痛。

破故纸炒　葫芦巴炒　茴香炒　川楝炒　续断炒，各三两　桃仁炒　杏仁炒，各一两　山茱萸　茯苓各一两半

上末，蜜丸梧子大，空心，盐汤下五十丸。

六味地黄丸见虚损门。

加味参夏汤　七情相干，眩晕欲倒者。

人参　半夏各一两半　肉桂一两　甘草炙，五钱　乳香三钱

每五钱，姜五片，水煎服。

又治七情之气郁于心腹，不可忍，脉沉迟，一服立效。

枯矾散　治痰晕。

枯矾为末，姜汤调下一钱，吐之立愈。

清上丸　安神，治痰火眩晕。

石菖蒲　酸枣仁　胆星　茯苓　黄连　半夏　神曲　橘红各一两　僵蚕　青黛　木香各五钱　柴胡七钱半

竹沥打糊为丸，食后，茶下一钱五分。

喑　门

喑者，邪入阴部也。经云：邪搏阴则为喑。然喑有二症：一曰舌喑，乃中风舌

不转运之类是也。一曰喉暗，乃劳嗽失音之类是也。盖舌暗，但舌本不能转运言语，而咽喉音声则如故也。喉暗，但喉中声嘶，而舌本则能转运言语也。

痰涎乘虚闭塞舌本之脉道，令人暗。丹溪谓一人年三十五，连日劳倦，发咳发疟，医与疟药三发后，变为发热，舌短，言语不辩，喉间痰吼有声，脉洪数似滑，遂以独参汤加竹沥两蚬壳许，两服后，吐胶痰三块，舌本正而言可辩，余症未退，遂煎人参黄芪汤，服半月而诸症皆退，粥食调补，两月方能起。

一中年，舌短言语不辩，始伤寒身热，师以伤寒药五帖后，变神昏而暗。遂作体虚有痰治，以人参五钱，黄芪、当归、白术、陈皮各一钱，煎汤入竹沥姜汁饮之十二日，其舌始能语得一字。又服之半月，舌渐能转运言语，热除而瘥。

足少阴脉挟舌本，足太阴之脉连舌本，手少阴别系舌本，若此三脉虚，则痰涎乘虚而闭塞其脉道，故舌不能转运言语也。若此三脉亡血，则舌无血营养而暗。

经云：刺舌下中脉太过，血出不止，为暗。治当补气血。

一男子年五十余，嗜酒，吐血桶许，后不食，舌不能语，但渴饮水，脉略数。与四物各一两，参、术各二两，陈皮一两半，甘草二钱，入竹沥、童便、姜汁，至二十余帖乃能言。凡此三脉，风热中之，则其脉弛纵，故舌亦弛纵，不能转运而暗。风寒客之，则其脉缩急，故舌强舌卷而暗，治在中风半身不收求之也。

《脉要精微篇》岐伯谓：心脉搏坚而长，当病舌转不能言。

丹溪治俞继道，遗精误服参、芪及升浮剂，遂气壅于上焦，而音声不出。用童便浸香附为末，调服而疏通上焦以治暗。又用蛤粉、青黛为君，黄柏、知母、香附佐之为丸，而填补下焦，以治遗，十余日良愈。《本草》云：童便主久嗽失音。故治暗多用之，由其能降火故也。

出音声方

诃子炮去核，木通各一两，甘草半两，用水三升，煎一升半，入生姜地黄汁一合，再煎数沸，放温分六服，食后，日三服。诃子治逆气，破结气。木通利九窍，治肺痈甚当。

诃子汤　治失音不能言语。

诃子四两，半生半煨　桔梗一两，半生半炒　甘草二寸，半炙半生

上末，每服二钱，童便一盏，水一盏，煎至七沸，温服，甚者不过三服愈。桔梗通利肺气，诃子泄肺导气，童便降火甚速。

又方

桔梗三两　大诃子四个　甘草炙，二两

每服三四钱，水煎，入砂糖一小块，不入童便，时时细呷，一日服尽，其效甚速。

发声散　治咽喉语声不出。

栝蒌皮　白僵蚕去头　甘草

俱炒黄，等分，为末，每温酒调下三钱，或生姜自然汁调下。用五分，绵裹噙化，咽津亦可，日二三次，不拘时。

《肘后方》咽喉卒失音不出。

陈皮五两

水三升，煮取一升，顿服。

玉粉丸　冬月寒痰结在咽喉，语声不出。

半夏炮五次　草乌炒，二分半　桂二分半

为末，生姜汁浸，蒸饼糊为丸，鸡豆大，每夜噙化一丸，多年不愈皆效。《黄帝针经》中说：寒气客于会厌，卒然而

哑，此药主之。

蛤蚧丸 治肺间邪气，胸中积血作痛，失音，并治久咳失音。

蛤蚧一对，去嘴足，温水浸去膜，刮了血脉，用好醋炙　诃子煨　阿胶炒　生地　麦门冬　北细辛　甘草炙，各五钱

为末，蜜丸，枣子大，每食后噙化一丸。

《千金方》暴失音，语声不出。

杏仁泥　姜汁　砂糖　白蜜各一升　五味子　紫菀各三两　通草　贝母各四两　桑白皮五两

上水九升，煮五味、紫菀、通草、贝母、桑皮，取三升，去渣，纳杏仁泥、姜汁、蜜、糖微火搅煎，取四升，初服三合，日再服一合，后稍加。

通声膏

五味子　款冬花　通草各三两　人参　石菖蒲　细辛　桂心　竹茹各二两　杏仁一升　白蜜二斤　枣膏　姜汁一升　酥五升

水五升，微火煎三上三下，去渣，纳姜汁、枣膏、酥、蜜煎令调和，酒服如枣大二丸。

丹溪治咳嗽声嘶者，此血虚受热也。用青黛、蛤粉，蜜调服之。

《济世方》治失音及咯血。槐花瓦上炒香，出火毒，三更后床上仰卧，随意吞之。

又方 治卒哑。

杏仁去皮尖，三分　桂一分

研如泥，和，取杏核大，绵裹含，细细呷之，日五夜三。

丹溪治失音，以桂末着舌下，咽津妙。《千金》《斗门》食忌，《圣惠方》同。

内侍曹都使，新造一宅，落成，入居半月，饮酒大醉，卧起失音不能语。召孙

至诊曰：因新宅，故得此疾耳。半月当愈，但服补心气薯蓣丸，治湿用川芎、细辛，又十日，其病渐减，二十日全愈。曹既安，见上，问谁治，曰：孙兆郎中。上乃召问曰：曹何疾也？对曰：凡新宅，壁上皆湿，地亦阴多，人乍来，阴气未散，曹心气素虚，饮酒至醉，毛窍皆开，阴湿之气，乘虚而客心经，所以不能语。臣先用薯蓣丸，使心气壮热，然后以川芎、细辛去其湿，所以能语也。

《灵枢经》黄帝问于少师曰：人之卒然忧患而言无音者，何道之塞，何气出行，使音不彰，愿闻其方。少师曰：咽喉者，水谷之道路也。喉咙者，气之所以上下者也。会厌者，声音之户也。口唇者，音声之扇也。舌者，音声之机也。悬雍垂者，音声之关也。颃颡者，分气之所泄也。横骨者，神气所使，主发舌者也。故人之鼻洞涕出不收者，颃颡不开，分气失也。是故厌小而疾薄则发气疾，其开阖利，其出气易。其厌大而厚则开阖难，其气出迟，故重言也。人卒然无音，寒气客于厌，不能发，发不能下至，其开阖不至，故无音。黄帝曰：刺之奈何？岐伯曰：足之少阴，上系于舌，络于横骨，终于会厌，两泻其血脉，浊气乃辟，会厌之脉，上络任脉，取之天突，其厌乃发也。

胎前产后喑

《素问》黄帝曰：人有重身，九月而喑，此为何也？岐伯曰：胞之络脉绝也。帝曰：何以言之？岐伯曰：胞络者系于肾，少阴之脉贯肾系舌本，故不能言。帝曰：治之奈何？岐伯曰：无治也，当十月复。

郭氏论产后不语者何？答曰：人身有七孔三毛，产后虚弱，多致停积败血，闭

于心窍，神志不能明了，心气通于舌，心气闭塞则舌亦强矣。故令不语，但服七珍散。

七珍散　产后败血闭塞心窍，令人不语。

人参　石菖蒲　生地　川芎各一两

细辛　防风　辰砂另研，各半两

为末，每服一钱，薄荷汤调下。

胡氏孤凤丹　产后闭目不语。

白矾研末，每一钱，热水调服。

疸 门

夫疸者，谓湿与热郁蒸于脾，面目肢体为之发黄是也。疸之名有五：一曰黄汗者，身体俱肿，汗出不渴，其汗能染衣，黄如柏汁。此由脾胃有热，汗出为风所闭，热结于中，其汗黄也。二曰黄疸，食已即饥，遍身俱黄，但欲卧，小便涩黄，憎寒壮热，此酒面炙煿蕴热瘀滞而得也。三曰谷疸，食毕即头眩，心中怫郁不安，遍身发黄，此脾胃有热，因大饥过食，有伤胃气所致也。四曰酒疸，身目俱黄，心中懊痛，足胫满，小便黄，面发赤斑，此由饥中饮酒大醉，当风入水所致也。五曰女劳疸，大劳淫欲，大热交接，衽席未几，遽就浴室，以致发热恶寒，小腹满急而身目俱黄也。五者之证虽不同，而其为黄则一也。原其所自，未有不由湿热而致者也。湿也，热也，而岂无轻重之别乎？湿气胜，则如熏黄而晦，热气胜，则如橘黄而明。盖脾主肌肉，土色本黄，湿热内蒸，或重或轻，自然见于外矣。自其湿热瘀而伤血，此又为血症发黄。何以明之？疸症之黄，小便不利，血症之黄，小便自利。夫脾受湿热，郁而不行，亦多有腹胀之疾。治法

大要，疏导湿热于大小便之中，如茵陈、五苓、黄连、三黄之剂，皆要药也。然又单阳无阴，病热已极，疸而不渴，犹为可疗；疸而后渴，加之腹膨，则为难治矣。甚者寸口无脉，鼻出冷气，与夫形如烟熏，摇头直视为心绝，环口黧黑柔汗发黄为脾绝，虽遇卢扁，亦将不救，孰谓黑疸其可疗乎！

加减五苓散　饮食伏暑，郁发为疸，烦渴引饮，小便不利。

茵陈　猪苓　白术　赤茯苓　泽泻各二钱

水煎，食前服。一方有桂心七分。

葛根豆豉汤　治酒疸。

葛根三钱　山栀仁　枳实麸炒　豆豉各二钱　炙甘草一钱

水煎服。

秦艽饮子　五疸口干，发热微寒。

秦艽　当归　芍药　白术　官桂　熟地黄　茯苓　陈皮　小草　川芎　半夏　甘草炙，各一钱

加姜五片，水煎服。

山茵陈汤　疸症发热，大小便秘涩。

山茵陈　栀子　赤茯苓　枳实各一钱半　葶苈　甘草各一钱

姜二片，水煎服。

加味四君子汤　治色疸。

人参　白术　茯苓　白芍药　黄芪炙　白扁豆炒，各二钱　甘草炙，一钱

姜五片，枣二枚，水煎服。

茵陈汤　时行瘀热在里，郁蒸不散，通身发黄。

茵陈一两　栀子仁一钱半　大黄三钱

水煎服。

当归白术汤　酒疸发黄，心胸坚满，不进饮食，小便黄赤，脉弦涩。

当归　黄芩　茵陈　甘草炙,各一钱
白术二钱　半夏　杏仁麸炒,去皮尖　枳实
麸炒　前胡各一钱半　茯苓二钱

姜三片,水煎服。

白术汤　酒疸因下后变为黑疸,目青面黑,心下如啖蒜齑状,大便黑,皮肤不仁,脉微而数。

白术　桂心各二钱　枳实　豆豉　葛根　杏仁炒,去皮尖　甘草炙,各一钱

水煎服。

桂枝加黄芪汤　黄汗身肿,汗出已辄轻,久久必身𤍠,胸中痛,腰以下无汗,其腰弛痛,如有物在皮中,剧者,不能饮食,烦躁,小便不利。

桂枝二钱　芍药三钱　甘草炙,一钱
黄芪三钱

姜五片,枣三枚,水煎服,忌生冷。

茵陈散　黄疸食已即饥,身体、面目、爪甲、牙齿及小便悉黄,寒热,或身体多赤多青,皆由酒食过度,为风湿所搏,热气郁蒸而成。

茵陈　木通　大黄炒　栀子各一两　石膏二两　瓜蒌一个　甘草炙,半两

每五钱,姜五片,葱白一茎,煎至八分服。大小便秘加枳实、赤茯苓、葶苈。

又有伤寒瘀血不解,郁于表,发为黄疸,其脉浮紧,当以汗解,独煎麻黄汤饮之。

黄芪汤　黄汗身体肿,发热不渴,汗出染衣黄色。

黄芪蜜炙　赤芍　茵陈各二两　石膏四两　麦门冬　淡豆豉各一两　甘草炙,半两
竹叶十四片

姜三片,水煎服。

滑石散　治女劳疸。

枯矾五钱　滑石一两半

为细末,每二钱,用大麦粥汤调服,以小便出黄水为度。

嚏药瓜蒂散　黄疸遍身如金色,累效。

瓜蒂二钱　母丁香四钱　黍米四十九粒
赤小豆五分

为末,每夜以少许吹两鼻内,嚏入便睡,明日取下黄水,次服黄连散。

黄连散　黄疸大小便秘,脏腑壅热。

黄连　大黄醋炒,各二两　黄芩　甘草炙,各一两

每服二钱,白汤下,日三。

犀角散　发黄,心膈烦躁,目赤痛。

犀角屑　黄芩　栀子仁　升麻各一两
茵陈　朴硝各二两

每五钱,竹叶七片,水煎服。

紫金丸　脾胃食积结块,令人四肢怠惰,身面俱黄,肚腹膨胀,俗名黄胖病,此药能理脾胃,消积聚,退黄,去胀,进饮食。

针砂银锅内醋炒赤色,研　紫金皮酒浸
香附炒　京三棱煨　苍术米泔浸,炒　陈皮
厚朴　砂仁各一两

面糊丸,梧子大,每三十丸,白汤下,或酒或川椒汤亦可。忌牛肉、沙鱼等物。

大温中丸　食积黄肿病。

苍术　厚朴　陈皮　三棱　蓬术　青皮各五两　香附一斤　甘草二两　针砂醋炒红,三两

醋糊丸,梧子大,每五十丸,空心姜汤下,午后盐汤下,临卧酒下。

金黄丸　食积、酒积、诸积面黄,积块坚硬,疸症。

京三棱　黑丑各二钱　巴豆四十九粒,去油为末　黍米粉　香附各半两　泽泻一钱半

为末,栀子煎汤和丸,绿豆大,每三

五丸，食远白汤下。

谷疸丸　专治谷疸。

苦参三两　龙胆草一两　牛胆一两

为末，以胆汁入少炼蜜丸梧子大，每五十丸，空心滚水或生姜甘草煎汤下。

治黄疸效方　生萝卜子焙为末，白汤调下，日三服，每用二钱。

厥 证 门

脉沉微而不数，谓之寒厥；沉伏而数，谓之热厥。

《内经》曰：厥之寒热者何也？阳气衰于下，则为寒厥，阴气衰于下，则为热厥。热厥之为热，必起于足者，阳气起于足五指之表，阴脉集于足下，而聚于足心，故阳气胜，则足下热也。寒厥之为寒，必从五指而上于膝者，阴气起于足五指之里，集于膝下，而聚于膝上，故阴气胜则从五指至膝上寒也。寒厥何如而然？前阴者，宗筋之所聚，太阴阳明之所合也。春夏则阳气多而阴气少，秋冬则阴气盛而阳气衰，此人质壮，秋冬多欲而夺其精，则阳气日衰，不能渗荣其经络，阴气独在，邪气因从之而上，故手足为之寒也。热厥何如而然？酒气盛而剽悍，酒入于胃则络脉满而经脉虚。脾主为胃行其津液者也。阴气虚则阳气入胃而胃不和，胃不和则精气竭而不荣其四肢。此人数醉，若饱以入房，气聚于脾中不得散，酒气与谷气相搏，热盛于中，故肾气日衰，阳气独胜，热遍于身，内热而尿赤，手足为之热也。此《内经》论寒厥为手足寒，热厥为手足热，不专以厥为手足冷矣。故以六经厥状言之，太阳之厥，肿首头重，足不能行，发为眴仆。阳明之厥，癫疾走呼，腹满不得卧，面赤而热，妄见妄言。少阳之厥，颊肿而热，暴聋胁痛，胻不可以运。太阴之厥，腹满膹胀，后不利，不欲食，食则呕，不得卧。少阴之厥，口干尿赤，腹满心痛。厥阴之厥，少腹肿痛，腹胀，溲不利，好卧屈膝，阴囊肿、胻内热。此分六经之厥，亦不出寒热二证。刘宗厚谓：阳证至为眴仆，为癫疾，为妄见。阴证至为膹胀，大小便不利，或呕，或心痛之类。皆素多痰气因虚所乘之为病。陈无择谓：考其所因，多以不胜乘其所胜，气不得行，遂致厥逆。如肾移寒于脾，则水乘于土，水既不行，乃成寒厥。如心移热于肾，则火乘于水，火既不行，乃成热厥。六经皆然，可次第论也。再考张仲景《伤寒论》阴阳二厥之证，则皆指手足逆冷而言，不以阳厥为手足热也。《原病式》谓：阴厥者，原病脉候皆为阴证，身凉不渴，脉迟而微。阳厥者，原病脉候皆为阳证，烦渴谵语，身热脉数。若阳厥极深，或失下变为身冷脉微欲绝，反见阴证者，正为热极而然。若误作阴证而用热药治之必死。王安道云：热极而成厥逆者，阳极似阴也。寒极而成厥逆者，独阴无阳也。阳极似阴用寒药，独阴无阳用热药。今详《内经》所论，寒热二厥，由肾之精气内竭而成，乃常病虚损之症。寒厥当补阳，热厥当补阴。王冰所谓：益火之源，以消阴翳；壮水之主，以镇阳光是也。若仲景、河间、安道所论厥证，乃伤寒传变手足厥冷者，病情不同，治法亦异。诊察之间，生死反掌，医者当详究焉。

按伤寒阳厥者，先自三阳气分感寒，起于头痛发热恶寒，后传入三阴血分，变出四肢厥冷，大便燥实，谵语烦渴，扬手掷足，不恶寒，反怕热，脉沉有力等证。

此因大实失下，使血气壅闭不通，故手足厥冷，其手冷上不过肘，足冷上不过膝，或有时而乍温，是外虽厥冷，内实热邪耳。如火炼金，热极则金反化水，所谓亢则害其物，承乃制其极也。厥微者热微，四逆散；厥深者热深，大承气汤。若误作寒证而投热药，是抱薪救火矣。伤寒阴厥者，是因三阴血分自受寒邪，初病无身热头痛，就便恶寒，四肢冷过肘膝，引衣蜷卧，或腹痛吐利，小便清白；或战栗，面如刀刮，口吐涎沫，脉沉迟无力，此阴证也。又有病自三阳传入三阴，久而变寒者，亦阴厥也。轻者理中汤，甚者四逆汤。且夫人之手足，乃胃土之末，凡脾胃有热手足必热，有寒手足必寒，此理之常。至于亢极反成兼化，此又病形之变也。故凡厥无脉可诊，未辨其为阴阳者，且与理中丸加甘草一倍试之。若阳厥便当见出热证，阴厥则无热证矣。此法记之。

汪子良内外厥论曰：《素问》云：盛则泻之，虚则补之，不盛不虚，以经取之。《灵枢》引此以言人迎寸口经刺之法，《难经》引此以言子母本经补泻之方，而王氏真邪相持之注，尤别夫圣人之言。所该自广，固可推而无不通。然此段属之六经厥状，病能之下，而意实兼承上文寒热之厥，而著其所以治之之法。故盛则泻之，言热厥也，虚则补之，言寒厥也。皆主内伤，不虚以经取之。言六经厥状，此主外感，按经有言，热为有余，寒为不足，寒热盛衰之别久矣。而人之一身脏腑咽喉之类属内，经脉四肢皮肤头项之类属外。故内伤之治在脏腑，外感之治在经络，不可紊也。观上文云热厥之故，因酒入内，气薄于脾胃，酒气剽悍，肾气独衰，阳气独盛，故手足为之热矣。阳挟酒毒，郁而为热，非

盛而何？故其治当泻阳气之有余也。又观上文云寒厥之故，因秋冬劳伤脾胃，阳虚不能渗营其经络，阳气独损，阴气独存，故手足为之寒也。阳为阴搏，痞而为寒，非虚而何？故其治当补阳气之不足也。此二治者，皆主内伤也，非因内伤则脏腑之内无盛虚之分，由外感邪气客于经脉之间，须审兼某经之证，则取其经，随病盛衰而施补泻也。如肿首头重，足不能行，发为胸仆者，取之太阳。如腑急挛，心痛引腹者，取之太阴之类。是知此则圣言各有所指，而意亦可以触类而通矣。

有人冒犯不正之气，忽然手足逆冷，肌肤粟起，头面青黑，精神不守，牙紧口噤，昏不知人，头旋晕倒者，此尸厥也。凡吊死问丧，入庙登冢，飞尸鬼击，多有此病。急以苏合香丸灌之，候稍苏省，以调气散合平胃散治之，名调气和胃散。一法急用姜汁半盏，酒半盏，煎沸灌之，灸百会四十九壮，气海丹田二三百壮，觉体暖即止，后以阴毒法治之，此脏气虚寒之证也。世俗不识，多作中风而治，鲜不毙矣。《灵枢经》云：邪客于手足少阴、太阴、足阳明之络，此五络者皆会于耳中，上络左角。若脏气相刑，或外邪相忤，则气遏不行，五络俱绝，诸脉伏匿，令人身脉皆动，而形无所知，其状若尸，故名尸厥。昔扁鹊治虢太子之尸厥，针三阳五会而愈，正此谓也。

有人七情内伤，卒然气逆身冷，僵仆，牙关紧急，痰涎潮壅，昏不知人者，此气厥也。凡忿怒太甚，多有此病，勿误作中风，而用疏风散之药。急以苏合香丸灌之，候省，以八味顺气散，或木香调气散，调降其气，自然平复。有痰者，以四七汤，加南星、木香治之。然暴厥不知人，有不

治自愈者。昔宋仁宗最宠贵妃，一日食饮，忽仆倒，遍身卒冷。急召孙尚、杜任至，奏曰：不妨，此气厥耳，少顷吐即复苏。御坐良久，果而苏。上问因何而得？二人并奏曰：贵妃方食，因忧怒气上，与食相并，故如此。吐即气通，故复苏也。《素问》云：厥，或令人腹满，或令人暴不知人，或至半日，远至一日，乃知人者。阴气盛于上则下虚，下虚则腹胀满，阳气盛于上则下气重上而邪气逆，逆则阳气乱，阳气乱则不知人也。又云：血之与气并走于上，则为大厥，厥则暴死，气复反则生，不反则死者是也。

厥因气虚而得者，其脉细小，宜四君子汤加黄芪、附子。因血虚而得者，脉洪大，宜四物汤加酒炒黄柏、知母。因气血两虚而得者，宜十全大补汤加附子。有吐衄不知人而厥者，此血厥也，治之无论其脉，急用芎归养荣汤、十全大补汤，或独参汤以救之。厥因饮酒而得者，宜二陈汤加黄连、栀子、干葛、青皮，或葛根解酲汤加减治之。

有人醉饱之后，或感风寒，或着恼怒，忽然厥逆，昏迷，口不能言，肢不能举者，此食厥也。盖食滞胸中，阴阳痞隔，升降不通，故生此症。若误作中风而用祛风散气之剂，则胃气重伤，死可立待。宜煎姜盐汤探吐其食，后以平胃散加茯苓、白术、麦芽、半夏之类调理，若有风寒尚在者，以藿香正气散解之，气滞不行者，以八味顺气散调之。

有小儿手足搐搦而发厥者，此风厥也，宜加减续命汤。

《五色篇》雷公曰：人不病而卒死，何以知之？黄帝曰：火气入于脏腑者，不病而卒死矣。雷公曰：病小愈而卒死者，

何以知之？黄帝曰：赤色出两颧，大如拇指者，病虽小愈，必卒死。黑色出于天庭，大如拇指，必不病而卒死。

姜附汤

干姜炮　附子

水煎，凉服。

星香散

南星四钱　木香临热磨五分

姜三片，水煎服。

顺元散

木香磨，五分　川乌炮，一钱　南星二钱　附子炮，一钱

姜三片，水煎服。

导痰汤

南星　半夏　枳实　橘红　赤茯苓　甘草炙

姜三片，水煎服。

调气和胃散

白豆蔻　木香　丁香　檀香　藿香叶　砂仁　甘草　苍术　厚朴　陈皮

水煎服。

八味顺气散

白术　茯苓　青皮　陈皮　人参　白芷　乌药　甘草

水煎服。

木香调气散

木香　藿香　丁香　檀香　白豆蔻　砂仁　甘草

为末，沸汤入盐少许，点服二钱。

芎归养荣汤

当归　川芎　白芍药　熟地黄　黄柏　知母　人参　枸杞子　麦门冬　甘草

水煎服。

加减续命汤

防风　防己　人参　黄芩　白芍药　川芎　甘草炙　麻黄　杏仁　桂枝　附子

炮　生姜

水煎服。上方太阳无汗，去桂枝、附子，有汗去麻黄、杏仁；阳明无汗加石膏、知母，有汗加葛根、黄芩。

伤寒病有胃中虚寒，蛔虫攻胃而手足厥冷，口吐清水，或吐蛔者，此蛔厥也，宜理中汤加炒川椒、槟榔，煎汤吞乌梅丸。如不止，用乌梅、川椒、黄柏煎服。盖蛔见酸则安，见辛则伏，见苦则不敢动也。

乌梅丸

乌梅二十五枚　细辛　附子炮　人参　黄柏　桂枝各五钱　干姜八钱　黄连一两三钱　当归　川椒各二钱

上末，以醋浸乌梅取肉蒸烂杵膏，加炼蜜和丸，每十五丸，食前服。

四逆散

甘草炙　柴胡　芍药　枳实等分

为末，白汤调服方寸匕，日三服。

苏合香丸　治厥。方见气门。

论　吐　法

王海藏曰：病有当吐而不可吐者，如尺中脉按之有力则当吐之。若尺中按之无力，不可吐也。有力则阳气下陷于阴中，为阴中所遏，故吐之，使阳气得上升而复其平也。

《纲目》论病不可吐者有六：病势剧盛，老弱气衰者不可吐，吐不止则亡阳。血虚者不可吐，诸吐血、呕血、咯血、嗽血、血崩、失血者，皆不可吐。病人无正性，妄言妄从者，不可吐。主病者不辨邪正之说，不可吐。性行刚暴，好怒喜淫之人，不可吐。

张子和曰：凡涌后有顿快者，有徐快者，有反闷者。闷者病未尽也，有反热者，不可不下也。大抵三日后无不快者。凡下不止者，以冰水解之。凡药，热即行，寒即止。

生生子曰：经云：上部有脉，下部无脉，其人当吐，不吐者死。王海藏谓尺脉按之无力，不可吐，非与经背也。经云：下部无脉者，谓病人当其正吐之时，气脉皆上逆而下虚，是言病势、脉势也。若其人不吐而脉不至于尺，乃肾经之原气绝矣。故云：下部无脉者死也。海藏谓尺脉按之无力不可吐者，是言治法也。凡尺脉有力，则肾间有原气，当吐去其邪则安矣。若尺脉无力，是肾阴已虚，吐则复伤其阳，阴阳俱虚，必致颠蹶。故曰尺脉无力者，不可吐也。经言其病，王言其治也。

茶调散　一名二仙散

瓜蒂不以多少，好茶中停。

上细末，每二钱，齑汁调下，空心服。

独圣散　瓜蒂不以多少，为细末，每一二钱，齑汁调下服之。胁痛加全蝎，头痛加郁金。

碧云散　治小儿惊风有涎。

胆矾半两　铜青一分　粉霜一钱　轻粉一分

上细末，每一字，薄荷汤下。中风以浆水调。

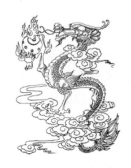

赤水玄珠　第二十二卷

伤寒门

热论

黄帝问曰：今夫热病者，皆伤寒之类也，或愈或死。其死者皆以六七日之间，其愈皆以十日以上者，何也？不知其解，愿闻其故。岐伯曰：巨阳者，诸阳之属也，其脉连于风府，故为诸阳主气也。人之伤于寒也，则为病热，热虽盛不死，其两感于寒而病者，必不免于死。帝曰：愿闻其状。岐伯曰：伤寒一日，巨阳受之，故头项痛腰脊强。二日阳明受之，阳明主肉，其脉侠鼻络于目，故身热目疼而鼻干，不得卧也。三日少阳受之，少阳主胆，其脉循胁络于耳，故胸胁痛而耳聋。三阳经络皆受其病，而未入于脏者，故可汗而已。四日太阴受之，太阴脉布胃中络于嗌，故腹满而嗌干。五日少阴受之，少阴脉贯肾络于肺，系舌本，故口燥舌干而渴。六日厥阴受之，厥阴脉循阴器而络于肝，故烦满而囊缩。三阴三阳，五脏六腑皆受病，荣卫不行，五脏不通，则死矣。其不两感于寒者，七日巨阳病衰，头痛少愈。八日阳明病衰，身热少愈。九日少阳病衰，耳聋微闻。十日太阴病衰，腹减如故，则思食。十一日少阴病衰，渴止不满，舌干已而嚏。十二日厥阴病衰，囊纵少腹微下，大气皆去，病日已矣。帝曰：治之奈何？岐伯曰：治之各通其脏脉，病日衰已矣。其未满三日，可汗而已。其满三日，可泄而已。帝曰：热病已愈，时有所遗者何也？岐伯曰：诸遗者，热甚而强食之，故有所遗也。若此者，皆病已衰而热有所藏，因其谷气相薄，两热相合，故有所遗也。帝曰：善。治遗奈何？岐伯曰：视其虚实，调其逆从，可使必已。帝曰：病热当何禁之？岐伯曰：病热少愈，食肉则复，多食则遗，此其禁也。帝曰：其病两感于寒者，其脉应与其病形何如？岐伯曰：两感于寒者，病一日则巨阳与少阴俱病，则头痛口干而烦满。二日则阳明与太阴俱病，则腹满身热，不欲食，谵言，三日则少阳与厥阴俱病，则耳聋囊缩而厥，水浆不入，不知人，三日死。帝曰：五脏已伤，六腑不通，荣卫不行，如是之后，三日乃死，何也？岐伯曰：阳明者，十二经脉之长也，其血气盛，故不知人，三日，其气乃尽，故死矣。凡病伤寒而成温者，先夏至日为病温，后夏至日为病暑，暑当与汗皆出，勿止。

仲景伤寒例

《阴阳大论》云：春气温和，夏气暑

热，秋气清凉，冬气冷冽，此则四时正气之序也。冬时严寒，万类深藏，君子固密，则不伤于寒，触冒之者，乃名伤寒耳。其伤于四时之气者，皆能为病，以伤寒为毒者，以其最成杀厉之气也。

中而即病者名曰伤寒，不即病者，寒毒藏于肌肤，至春变为温病。至夏变为暑病，暑病者，热极重于温也。是以辛苦之人，春夏多温热病，皆由冬时触寒所致，非时行之气也。凡时行者，春时应暖而复大寒，夏应大热而反大凉，秋时应凉而反大热，冬时应寒而反大温，此非其时而有其气。是以一岁之中，长幼之病多相似者，此其时行之气也。

夫欲候知四时正气为病及时行疫气之法，皆当按斗历占之。

九月霜降节后宜渐寒，向冬大寒，至正月雨水节后，宜解也，所以谓之雨水者，以冰雪解而为雨水故也。至惊蛰二月节后，气渐和暖，向夏大热，至秋便凉。

从霜降以后，至春分以前，凡有触冒霜露，体中寒即病者，谓之伤寒也。

其冬有非节之暖者，名曰冬温。冬温之毒，与伤寒大异。冬温复有先后，更相重沓，亦有轻重，为治不同，证如后章。

从立春节后，其中无暴大寒，又不冰雪，而有人壮热为病者，此属春时阳气，发于冬时伏寒，变为温病。

成云：此为温病也。《内经》曰：冬伤于寒，春必病温。

从春分以后，至秋分节前，天有暴寒者，皆为时行寒疫也。三月、四月，或有暴寒，其时阳气尚弱，为寒所折，病热犹轻；五月、六月，阳气已盛，为寒所折，病热则重；七月、八月，阳气已衰，为寒所折，病热亦微。其病与温及暑病相似，但治有殊耳。

中云：此时天令渐热，一时不正之寒感之，包时令热气在内，故发为疫病，非冬伤寒之谓也，故成云此疫气也。

十五日得一气，于四时之中，一时有六气，四六名为二十四气。

成云：节气十二，中气十二，共二十四。《内经》云：五日谓之候，三候谓之气，六气谓之时，四时谓之岁。

中云：节气者，如立春正月节之类也。中气者，如雨水正月之类也。

然气候亦有应至而不至，或有未应至而至者。或有至而不去者，或有至而太过者，皆成病气也。《金匮要略》曰：冬至之后，甲子夜半，少阳起，少阴之时，阳始生，天得温和。以未得甲子，天因温和，此为未至而至也。以得甲子而天未温和，此为至而不至也。以得甲子天大寒不解，此为至而不去也。以得甲子而天温如盛夏五六月时，此为至而太过也。《内经》曰：至而和则平，生而甚则病，至而反者病，至而不至者病，未至而至者病。

中云：非特冬为然，余三时亦当以此法观之。但冬甲子，尤一岁气运所关耳。

但天地动静，阴阳鼓击者，各正一气耳。

成云：天地之气鼓击而生春夏秋冬，寒热温凉，各正一气也。

是以彼春之暖，为夏之暑；彼秋之忿，为冬之怒。

成云：春暖为夏暑，从生而至长也。秋忿为冬怒，从肃而至杀也。

是故冬至之后，一阳爻升，一阴爻降也。夏至之后，一阳气下，一阴气上也。斯则冬夏二至，阴阳合也。春秋二分，阴阳离也。阴阳交易，人变病焉。

此君子春夏养阳，秋冬养阴，顺天地之刚柔也。小人触冒必婴暴疹，须知毒烈之气，留在何经，而发何病，详而取之。

是以春伤于风，夏必飧泄。夏伤于暑，秋必病疟。秋伤于湿，冬必咳嗽。冬伤于寒，春必病温。此必然之道，可不审明之。

成云：当春之时，风气大行，春伤于风，风气通于肝，肝以春适旺，风虽入之，不能即发，至夏肝衰，然后始动。风淫末疾，则当发于四肢。夏以阳气外盛，风不能外发，故攻内而为飧泄。飧泄者，下利米谷不化，而色黄。当秋之时，湿气大行，秋伤于湿，湿则干于肺，肺以秋适旺，湿虽入之，不能即发，至冬肺衰，然后湿始动也。雨淫腹疾，则当发为下利。冬以阳气固，湿气不能下行，故上逆而为咳嗽。当夏之时，暑气大行，夏伤于暑，夏以阴主内，暑虽入之，势未能动，及秋阴出而阳为内主，然后暑动传阴而为痎疟。痎者，二日一发；疟者，一日一发。当冬之时，寒气大行，冬伤于寒，冬以阳为主内，寒虽入之，势未能动；及春阳出而阴为内主，然后寒动传阳而为温病。是感冒四时正气为病，必然之道。

陶节庵辨仲景伤寒论

客有过予而问之曰：甚矣，伤寒之蕴奥，桂枝、麻黄二汤之难用也。服之而愈者才一二，不愈而变重者尝八九。仲景立法之大贤也，何其方之难凭有如此哉。今人畏而不用，以参苏饮、和解散等和平之剂代之，然亦未见其妙也。子盍与我言之。答曰：吁！难言也。请以经语证之。经曰：冬气严寒，万类潜藏，君子固密，则不伤于寒，触冒之者，乃名伤寒耳。其伤于四时，皆能为病，以伤寒为毒者，以其最成

杀厉之气也。中而即病，名曰伤寒，不即病者，其寒毒藏于肌肤，至春变为温病，至夏变为暑病，暑病者，热极重于温也。以此言之，伤寒者，乃冬时感寒即病之名。桂枝麻黄二汤，为当时之伤寒设，与过时之温暑有何预焉。夫受病之源则同，亦可均谓之伤寒，所发之时既异，治之则不可混也。请略陈之。夫春温、夏热、秋凉、冬寒者，四时之正气也。以成生长收藏之用。风亦因四时之气成温凉寒热也。若气候严寒，风亦凛冽，天道和煦，风亦温暖。冬时坎水用事，天令闭藏，水冰地冻，风与寒相因而成杀厉之气，人触冒之，腠理郁塞，乃有恶风恶寒之证。其余月时，则无此证也。仲景固知伤寒乃冬时杀厉之气所成，非比他病可缓，故其言特详于此书，而略于杂病也。倘能因名以求其实，则思过半矣。不幸此书传世久远，遗帖颇多。晋太医令王叔和，得散亡之余，注次流传，其功博矣。惜乎以己论混经，未免穿凿附会。成无己氏因之顺文注释，并无阙疑正误之言，以致将冬时伤寒之方，通解温暑，遗祸至今而未已也。温暑必别有方，今皆失而无征也。我朝宋景濂学士，尝叹伤寒非全书，得其旨哉。盖伤寒之初中人，必先入表，表者何，即足太阳寒水之经，此经行身之后，自头贯脊，乃有头疼、脊强、恶寒之证。在他经则无此证矣。况此经乃一身之纲维，为诸阳之主气，犹四通八达之衢，治之一差，其变不可胜言者矣。故宜此二汤发散表中寒邪。经曰：辛甘发散为阳者是也。若以此汤通治春温夏热之病，则误之甚矣。曰：伤寒发于冬时，已闻命矣。邪之在表，为太阳经也，一经而有二药之分，又何耶？曰：在经虽一，然则有荣卫之别焉。寒则伤荣，证乃恶寒发热无

汗脉浮紧为伤寒，有寒则见，无寒则不见也。当用麻黄汤轻扬之剂发而去之，寒邪退，汗出表和而愈矣。曰：紧脉固为寒矣，脉之缓者亦用桂枝汤又何耶？曰：风则伤卫，卫伤则自汗，缘太阳受风，不能卫护，腠理疏而汗泄，所以脉见浮缓也。脉虽浮缓，其受寒则一，故亦宜桂枝辛温之药解散寒邪，腠理闭而汗止表和而愈。又有荣卫俱伤者，二汤又难用也。故复设大青龙汤，然此药难用，非庸俗得而识也。曰：温暑既无方法治之，则将奈何？脉证与伤寒有何分别？曰：温暑虽亦冬时感受风寒，而不即散，在人身中伏藏，历过二三时之久，天道大变，寒化为热，人在气交之中，亦随天地之气而化。观仲景以即病之伤寒，与伤暑时令为病之名，岂无异哉！治之之方，亦必随时以辛凉苦矣，安得概用冬时治寒之方乎！今无其方者，盖散亡之也。经既称变为温，变为热，则已改易冬时之寒为温热矣，方亦不容不随时改更也。夫温病欲出，值天时和煦，自内达表，脉反见于右关不浮紧而微数。曰：恶寒否乎？曰：伤寒自冬月风寒而成，外则有恶风恶寒之证，既名为温，则无此症矣。曰：然则子之言有所据乎？曰：据乎经耳。经曰：太阳病发热不恶寒而渴者温病也。不恶寒则病非因外来，渴则明其自内达表。曰：春夏之病亦有头疼恶寒脉浮紧者何也？曰：此非冬时所受之寒，乃冒非时暴寒之气耳。或温暑将发，又受暴寒，虽有脉浮之证，未若冬时之甚。宜辛凉之药通其内热而解之，断不可用桂枝等剂。曰：温热与伤寒治之不同也，已闻命矣。敢问伤寒之在三阳则为邪热，既传三阴，则为阴证矣，以热治固其宜也。三阴篇以四逆散凉药以治四逆，大承气汤以治少阴，其故又何耶？

呜呼！此盖叔和以残阙之经，作全书铨次，将传经阴证混同立论，所以遗祸至今而未已也。故略陈之，盖风寒之初中人无常，或入于阴，或入于阳，皆无定体，非但始太阳终厥阴，或自太阳始，日传一经，六日至厥阴，邪气衰，不传而愈者。亦有不罢再传者，或有间经而传者，或有传至二三经而止者，或有始终只在一经者，或有越经而传者，或有初入太阳，不作郁热，便入少阴而成真阴证者，或有直中阴经而成寒证者。缘经无明文，后人有妄治之之失。若无自三阳传次三阴之阴证，外虽有厥逆，内则热邪耳。若不发热，四肢便厥冷而恶寒者，此则直中阴经寒证也。自前人立说之差，使后人蒙害者多矣。太阳受邪，行尽三阴气分，传次三阴之血分，则热入深矣。热入既深，表虽厥冷，真热邪也。经曰：亢则害，承乃制，热极反兼寒化也。若先热后厥逆者，传经之阴证也。经云：厥深热亦深，厥微热亦微是也。故宜四逆散、承气汤看微甚而治之。如其初病便厥，但寒无热，此则直中阴之寒证也，急宜四逆辈以温之。经曰：发热恶寒发于阳也，无热恶寒发于阴也。尚何疑哉！又有日传二经为两感者，传经未终而毙矣。病有标本，治有逆从，岂可概论之乎！曰：阴证之不同已闻命矣。尝读刘守真书云：伤寒无阴证，人伤于寒则为热病，热病乃汗病也，造化汗液皆阳气也。遍考《内经》《灵枢》诸篇，并无寒证阴证乃杂病也。叔和误入之耳，守真高明之士，亦私淑仲景者而议论之异者，何耶？曰：虽守真之明达，盖亦因《伤寒论》以桂枝麻黄通治温暑之误，而有是说，故叮咛云：天道温热之时，用桂枝汤必加冷药于其中，免致黄生斑出之患。若知此汤自与冬时即病之伤寒设，不与过时之温暑设，则无此论矣。观其晚年悟道，著《病机气宜保命集》，其中羌活汤辛凉之药，以治非时伤寒，其妙如神，足可补仲景之遗旨。何其高哉！夫《内经》言伤寒即为热病而无寒者，语其常也。仲景之论有寒有热者，语其变也。合常与变而无遗者也。所谓道并行而不相悖，而反相为用也。此其所以为医家万世之准绳标的也欤！

王执中曰：伤寒虽是一病，然所感不同，而证亦悬绝。有冬伤于风寒，即时便发，名曰正伤寒者。有至春变为温病，至夏变为热病，名曰伏热病伤寒者。有虽伏病在身，至春夏亦未发，偶因暴感风寒，或色欲不谨，或饮食不节，触动而发者，亦曰伏热病伤寒。有冬月饮食不节，误伤冷物而发者，亦名冬月正伤寒。此其所感之不同也。若夫春夏秋本无伏病在身，而偶感风寒，谓之四时伤寒，即杂病也，非仲景节庵之所谓伤寒也。故用参苏饮、藿香正气散等药，与仲景节庵伤寒门药大异。至于所见之证则又不同。有头痛、项强、腰脊痛、恶寒、发热者；有满身骨节痛，有不头疼，不项强，无腰脊痛，寒热骨节痛俱无者；有头不疼而即腰脊痛，恶寒发热骨节疼者；有只头疼，而诸症俱无者；有只腰脊痛，而诸症俱无者；有只恶寒发热，而诸症俱无者；有只骨节痛，而诸症俱无者；有寒热交争状似疟疾者；有协热利下利清水，状似痢疾者；有白泻腹痛状似水泻者；有既吐且利，挥霍撩乱，名曰霍乱者；有伤在一经，以次传遍者；有始终只在一经者，有越一经而传者，有越两经三经而传者，有传一二经而止者，有传变六经而再传者；有从阳经传入阳明腑中者，有从阴经传入阳明腑中，有不从六经

传来，直中阳腑者；此其症之不同也。至于用药一差，则坏症百出，莫测端倪，不可言纪。曰衄血，曰吐血，曰便血，曰发斑，曰发黄，曰发狂，曰如狂，曰腹痛，曰谵语，曰郑声，曰哕，曰呕，曰吐，曰泻，曰利，曰小水不利，曰大便自利，曰除中，曰不寐，曰自汗，曰盗汗，曰手足汗，曰头汗，曰阴结，曰阳结，曰能食，曰不能食，曰狐惑，曰脾约，曰吐蛔，曰阴阳易，曰劳复，曰食复，曰寻衣摸床，曰撮空，曰动气，曰奔豚，曰肉苛，曰舌卷囊缩，不能枚举。此其坏之不同也。然非愚之臆说，仲景先师分为太阳等篇，每条开示某经某症某脉，了了明白。东垣先师撮其大纲，究其玄旨。陶节庵先师又著《家秘》《琐言》，别门分类，便览初学，今具在十二卷中，医家检之，洞然自悉，何至妄投药剂，乃有杀人之惨也。

伤寒至捷法

发热恶寒身体痛，脉浮无汗怎生医，十神汤与香苏散，有汗伤风用桂枝。

四五日来口舌干，发热身疼卧不安，先服人参败毒散，小柴胡汤在后番。

七八日来热在内，口渴心烦腹胀汇，小便赤少大便难，大柴胡汤好通利。

发热口干大便泻，小便赤少烦躁结，小柴胡汤兼五苓，加上黄连真一绝。

汗下之后病不解，依然热渴如见怪，解毒汤兼小柴胡，诸般热病皆无碍。

十劝歌 彭用光

一、伤寒头痛及身热，便是阳证，不可服热药，伤寒传三阴三阳共六经，内太阴病，头不痛，身不热，少阴病有发热而无头疼，厥阴病有头疼而无发热，故知头

疼身热即是阳证，若妄投热药，决致死亡。

二、伤寒必须直攻毒气，不可补益邪气。在经络中，若随证早攻之，只三四日痊安，若妄谓先须正气，却行补益，使毒气流炽，多致杀人。

三、伤寒不思饮食，不可服温脾胃药，且伤寒不思饮食自是常事，终无饿死之理，如理中丸之类，不可轻服。若阳病服之，致热气增重，或致不救，丁香、巴豆之类，尤不可服。

四、伤寒腹痛亦有热证，不可轻服温暖药。《难经》云：疼为实。故仲景论腹满时痛之证有曰：疼甚者加大黄。疼甚而加大黄，意可见也。唯身冷厥逆而腹疼者，方是阴证，须消息之。每见腹疼便投热药，多致杀人。

五、伤寒自利当看阴阳证，不可例服补药、止泻药，自利唯身不热，手足温者属太阴，身冷四逆者属少阴、厥阴，其余身热下利皆属阳，当随证依仲景法治之。每见下利，使投暖药及止泻药者，致多死亡。

六、伤寒胸胁疼及腹胀满，不可妄用艾灸。常见村落间有此证，无药便用艾灸，多致毒气随火而盛，膨胀发喘，以不知胸胁疼自属少阳，腹胀虽属太阴，仲景以为当下之病，此外唯阴证脉微弱可灸。

七、伤寒手足厥冷当看阴阳，不可例作阴证，有阴厥，有阳厥，医者少能分辨，阳厥而投热药，杀人速于用刃，盖阳病不至极热，不能发厥。仲景所谓热深厥亦深。热深更与热药，宁复得生。而身热至三四日后，热气已深，大便秘，小便赤，或谵言昏愦，及别热证而发厥，必是阳厥，宜急用承气汤以下之。若初得病，身不热，大便不秘，自引衣盖身，或下利，或小便

数，不见热证而厥者，即是阴厥，方可用四逆汤之类。二厥所以使人疑者，缘为其脉皆沉。然阳厥脉沉而滑数，阴厥脉沉而弱。又阳厥时复指爪却温，或有时发热，阴厥则常冷，此可为别。

八、伤寒病已在里即不可用药发汗，然伤寒证须看表里，如发热恶寒则是在表，正宜发汗；如不恶寒反恶热，即是里证，若一例发汗，则真气已涸，死者必矣。又别有半在表半在里之证，不唯皆不可下，亦皆不可汗，但随证治之。

九、伤寒饮水为欲愈。不可令病人恣饮过度。病人大渴，当与之水以消热。故仲景以饮水为欲愈，人见此说，遂令病者纵饮，因而为呕、为喘、为咳逆、为下利、为肿、为悸、为痞、为结胸，小便不利者，多矣。且如病人欲饮一碗，只可与半碗，常令不足为善。

十、伤寒病初安，不可过饱及劳动，或食羊肉，行房，及食诸肉骨汁，并饮酒。如病方愈，不须再服药，兼脾胃尚弱，食饱不能消化，病即再来，谓之食复。病方好，气血尚虚，劳动太早，病即再来，谓之劳复。又食羊肉，行房并死。食诸肉骨汁，并饮酒再病，必重。上伤寒十劝，诚可为病家医家之便益治法也。

治伤寒看证法则 陶节庵

凡看伤寒，先观两目，或赤或黄，阳毒六脉洪大有力，燥渴者，轻则三黄石膏汤，重则大承气。黄为疸证，如小水不利或赤，兼小腹胀满不痛，渴而大便实，脉来沉实有力者，为湿热发黄，轻则茵陈五苓散，重则茵陈汤分利，小水清白为愈，黄自退矣。劫法开在杀车槌方前。

次看口舌有无苔状，如见滑白色者，

邪未入腑，属半表半里证，宜小柴胡和解。舌上黄苔者，胃腑有邪热也，宜下之，调胃承气汤。大燥实，脉沉有力而大渴者，方可下；便不实，脉不沉，微渴者，未可下，尤宜小柴胡汤。舌上黑苔生芒刺者，是肾水克于心火，十有九死，急用大承气下之无疑矣，此邪热已极也。劫法开在杀车槌方前。

已后以手按看其心胸至小腹，有无痛处，若按之当心下硬痛，手不可近，燥渴谵语，大便实，脉来沉实有力，为结胸证，急用大陷胸汤加枳、桔下之，量元气虚实，宜从缓治。若按心胸虽满闷不痛，尚为在表，未入乎腑，乃邪气填乎胸中，只消小柴胡枳桔以治其闷。如未效，本方对小陷胸一服如神。若按之当心下胀满而不痛者，宜泻心汤加枳、梗，是痞满也。以手按之小腹若痛，而小水自来利，大便黑，兼或身黄谵妄燥渴，脉沉实者，为蓄血，桃仁承气下尽黑物则愈。若按之小腹胀满不硬痛，小水不利，即尿涩也，五苓散加木通、山栀利之，不可大利，恐耗竭津液也。若按其小腹绕脐硬痛，渴而小水短赤，大便实者，有燥屎也，大承气下之。劫法备开杀车槌方前。

再后问其大小便通利若何，有何痛处，及服过何药，方知端的。务使一一明白，证脉相对，庶得下药不差。凡看伤寒，若见吐蛔者，虽有大热，忌下凉药，犯之必死。盖胃中有寒，则蛔上膈，大凶之兆，人皆未知。急用炮干姜理中汤一服，加乌梅二个，花椒十粒，服后待蛔定，却以小柴胡退热，盖蛔闻酸则静，见苦则安矣。凡治伤寒，若烦渴欲饮水者，因内水消竭，欲得外水自救，大渴欲饮一升，止可与一杯，常令不足，不可太过，若恣饮过量，使水停心下，则为水结胸等证。射于肺，为喘为咳。留于胃，为噎为哕。溢于皮肤，为肿。蓄于下焦，为癃。渗于肠间，则为利下，皆饮水多之过也。又不可不与，又不可强与。经云：若还不饮非其治，强饮须教别病生，正此谓也。

凡治伤寒若经十余日以上，尚有表证宜汗者，与羌活冲和汤微汗之。十余日若有里证宜下者，可与大柴胡汤下之。盖伤寒过经，正气多虚，恐麻黄、承气太峻，误用麻黄，令人亡阳，误用承气，令人不禁，故有此戒。若表证尚未除，而里证又急，不得不下者，只得以大柴胡通表里而缓治之。又老弱及血气两虚之人，有下证者，亦用大柴胡下之。不伤元气，如其年壮力盛者，不在禁例，从病制宜。

凡治伤寒尺脉弱而无力者，切忌汗下，寸脉弱而无力者，切忌发吐，俱宜小柴胡和之。

凡治伤寒，若汗下后不可便用参芪大补，宜用小柴胡加减和之。若大补使邪气得补而热愈盛，复变生他证矣，所谓治伤寒无补法也。如曾经汗下后，果是虚弱之甚，脉见无力者，方可用甘温之剂补之，此为良法。其劳力感寒之证，不在禁补之例，看消息用之。凡治伤暑与伤寒俱有热，若误治之，害矣！伤寒则外恶寒而脉浮紧，伤暑则不恶寒而脉虚，此为不同治。经云：脉盛身寒，得之伤寒，脉虚身热，得之伤暑。治宜小柴胡汤加石膏、知母，或人参白虎汤。天久淫雨，湿令并行，苍术白虎汤。若元气素弱而伤重者，用清暑益气汤治之。

中云：治暑不宜轻用小柴胡，夹暴感风寒者，或可用一二剂，盖伤暑非伤寒，至夏变热病之暑病也。

辨表里中三证 王好古

假令少阳证，头痛，往来寒热，脉浮弦，此三症但有一者，是为表也。口失滋味，腹中不和，大小便或闭而不通，或泄而不调，但有一者，是为里也。如无上下表里余症者，皆虚热也，是在其中矣。

辨阴阳二证 王好古

阴证身静，重语无声，气难布息，目睛不了了，鼻中呼不出，吸不入，往来口与鼻中气冷，水浆不入，大小便不禁，面上恶寒，有如刀刮，身表凉，知在阴经也，名曰阴证。

阳证身动，轻语有声，目睛了了，鼻中呼吸出入能往而能来，口与鼻中气皆然，身表热，知在阳经也，名曰阳证。

太阳六传 王好古

太阳者，乃巨阳也。为诸阳之首，膀胱经病。若渴者，自入于本也，名曰传本。

太阳传阳明胃土者，名曰巡经传。为发汗不彻，利小便，余邪不尽，透入于里也。

太阳传少阳胆木者，名曰越经传。为原受病，脉浮无汗当用麻黄而不用之故也。

太阳传少阴肾水者，名曰表传里。为得病急，当发汗而反下，汗不发，所以传也。

太阳传太阴脾土者，名曰误下传。为原受病，脉缓有汗，当用桂枝而反下之所致也。当时腹痛，四肢沉重。

太阳传厥阴肝木者，为三阴不至于首，唯厥阴与督脉上行与太阳相接，名曰巡经得度传。

太 阳 证

太阳证，头痛发热自汗恶风，脉当缓而反紧，伤风得伤寒脉也。

太阳证，头痛发热无汗恶寒，脉当紧而反缓，伤寒得伤风脉也。

王执中云：冬月此二证用九味羌活汤不应，仍用桂枝麻黄各半汤，盖稳于大青龙也。

二证脉不同本经，大青龙汤主之。易老初用桂枝麻黄各半汤，后用大青龙汤，以其有厥逆筋惕肉瞤及亡阳之失也。易老后又改为九味羌活汤，而不用桂枝麻黄也。

太阳证发热、恶寒、自汗，脉缓。

太阳证发热、恶风、无汗，脉缓。

此二证，易老原将麻黄一桂枝二为治，后复改用羌活汤。

太阳头痛

太阳膀胱，脉浮紧直至寸口，所以头痛者，头与寸口俱高之分也。兼厥阴与督脉会于巅，逆太阳之经上而不能得下，故壅滞为头痛于上也。左手浮弦，胸中痛也。沉弦，背俞痛。右手浮弦者亦然，头痛者木也，最高之分，唯风可到，风则温也，治以辛凉，秋克春之意，故头痛皆以风药治之者，总其体之常也。然各有三阴三阳之异焉。故太阳则宜川芎，阳明则宜白芷，少阳则宜柴胡，太阴则宜苍术，少阴则宜细辛，厥阴则宜吴茱萸也。

王执中曰：此即论风而不及寒者，风亦寒气所化，初从下起，后从上来，风与寒本相因，但感之不同耳。故治伤寒者，初分有汗无汗，到传经后则不分矣。由此观之，风药亦能散寒，其理同也。

治太阳则不可越经 王好古

假令治太阳阳明，不可遗太阳而只用阳明药。余仿此。用三阳经解药后，身番覆重者，若烦，则是有阳明也，若不烦而番覆轻者，知不传三阴也。不传三阴，则为解也。大抵三阴之体静重与湿相同。伤寒五日后无汗，谓谷消水去形亡，故下之。三日前谓内有水谷，故汗之。

问桂枝汤发汗

发汗，或云当得汗解。或云当发汗，更发汗，并发汗，宜桂枝汤者数方，是用桂枝发汗也。复云：无汗不得服桂枝。又曰：汗家不得重发汗。又曰：发汗过多者，却用桂枝甘草汤，是闭汗也。一药二用，如何说得仲景发汗与《本草》之义合而为一。答曰：《本草》云：桂枝味辛甘，热，无毒，能为百药长通血脉。止烦，出汗者，是调血而汗自出也。仲景云：脏无他病，发热自汗者，此卫气不和也。又云：自汗者为荣气和，荣气和则外不谐，卫气不与荣气相谐和也。荣气和则愈，故皆桂枝汤调和荣卫，荣卫既和则汗自出矣，风邪由此而解，非桂枝能开腠理，发出汗也。以其固闭，荣血卫气自和，邪无容地而出矣，其实则闭汗孔也。昧者不解闭汗之意，凡见病者，便用桂枝汤发汗，若与中风自汗者合，其效桴鼓，因见其取效而病愈，则曰：此桂枝发出汗也。遂不问伤寒无汗者亦与桂枝汤，误之甚矣。故仲景云：无汗不得服桂枝，是闭汗孔也。又云：发汗多叉手心悸欲得按者，用桂枝甘草汤，是亦闭汗孔也。又曰：汗家不得重发汗。若桂枝发汗，是重发汗也。凡桂枝条下言发字，当认作出字，是汗自然出也。非若麻黄能开腠理而发出汗也。《本草》出汗二字，上文有通血脉一句，是非三焦卫气皮毛中药，是为荣血中药也。如是则出汗二字，当认作荣卫和自然汗出，非桂开腠理而发出汗也。故后人用桂治虚汗，读者当逆察其意则可矣。噫！神农之作于其前，仲景之述于其后，前圣后圣，其揆一也。

太阳禁忌不可犯

小便不利不可使利之，利之是谓犯本，以是知五苓散不可妄用。大便不可易动，动之是谓动血，此为犯禁。表在不可下，下之尤犯禁也。

太阳证亦有当汗不当汗者

咽干、淋渴、鼻衄，小便不利，已经发汗，不得重发。如无以上忌证，虽经发汗，倘邪气未尽，亦当重发之。

当汗而不汗生黄

其证为风寒所伤，阳气下陷入于内，而排寒水上行于经络之间，本当发汗因以彻其邪，医失汗之，故生黄也。脾主肌肉四肢，寒湿与内热相合而生黄也。

当汗而发汗过多成痓

其证因发汗太过，腠理开泄，汗漏不止，故四肢急，难以屈伸。

不当汗而汗成蓄血

蓄血其证燥火也，当益津液为上，而反汗以亡其津液，其毒扰阳之极则慢阴也，故燥血而蓄于胸中也。

血证见血自愈

太阳病入膀胱，小便利而赤，蓄血证

也。血自下者愈也。

知可解

战而汗解者，太阳也。不战有汗而解者，阳明也。不战无汗而解者，少阳也。若先差经，必不尔矣。

太阳传阳明，其中或有下证，阳明证反退而热兼不竭，却退显少阳证，是知可解也。

太阳知可解者，头不痛，项不强，肢节不痛，则知表邪退也。

阳明知可解者，为无发热恶寒，知里易解也。

少阳病知可解者，寒热日不移时而作，邪未退也。若用柴胡而移其时，早移之于晏，晏移之于早，气移之于血，血移之于气，是邪无可容之地，知可解也。

知不可解

服解药而去沉困，只头痛目闷，是知湿去而风不去，则欲解也。若风去而湿不去，则不解，何以然？风则高，湿则下而入里也。

脉知可解不可解

可解之脉浮而虚，不可解之脉浮而实。浮而虚者，只是在表，浮而实者，知已在里也。汗多不解者，转属阳明也。伤寒不头痛，知邪不在经；若头痛者，知邪在经也。

易老九味羌活汤解利法

羌活 治太阳肢节痛，君主之药也。乃拨乱反正之主，故大无不通，小无不入，关节非此不治也。

防风 治一身尽痛，乃军卒中卑下之职，一听君令而行，随所使引之而至者也。

苍术 别有雄壮上行之气，能除湿下安太阴，使邪气不传于足太阴脾。

细辛 治少阴肾经头痛。

川芎 治厥阴头痛在脑。

白芷 治阳明头痛在巅。

生地黄 治少阴心热在内。

黄芩 治太阴肺热有神。

甘草 能缓里急，调和诸药。

以上九味虽为一方，然亦不可执，执中无权，犹执一也。当视其经络前后左右之不同，从其多少大小之不一，增损用之如神。

上水煎服。

若欲急汗，当热服以羹粥投之。若缓汗，温服之而不用汤投之也。

脉浮而不解者，先急而后缓。脉沉而不解者，先缓而后急。

本汤不独解利伤寒，治杂病亦有神。中风行经者加附子。中风秘涩者加大黄。中风并三气合而成痹等症，各随十二经上下内外，寒热温凉四时六气，加减补泻用之。炼蜜作丸，尤妙。

当汗而下之成协热利

当各随三阳本证，表药发之，表解下利自愈。若不愈者，方可以利药治之。

太阳一下有八变

太阳病下之，其脉促，不结胸者，此为欲解也。

脉浮者必结胸，脉紧者必咽痛。脉弦者必两胁拘急，脉细数者头痛不止，脉紧数者必欲呕，脉沉缓者协热利，脉浮滑者必下血。

里 传 表

太阳反下之，因而腹满时痛者，属太阴也。桂枝加芍药汤主之。至于大实痛者，胃也，桂枝加大黄汤主之。已传戊，妇告夫也。所以为里传表，即名误下传也。

三阳三阴辨证用药治法 彭用光

太阳无汗，麻黄为最。太阳有汗，桂枝可先。小柴胡为少阳之要领，大柴胡行阳明之秘坚。至三阴则难拘定法，或可温而或可下。宜数变以曲全生意，或可方而或可圆。

伤寒表证分别治法以便四时取用

伤寒表证是如何？左手脉浮紧。无汗恶寒身热多，头项俱疼脉浮取，轻手按之，脉浮大而紧。施方施剂汗之和。冬麻黄汤、十神汤，春夏羌活冲和汤。

伤寒里证治法宜次第

伤寒里证心腹疼，邪传入里，脉重取数洪。不恶寒而恶热蒸，其脉数沉兼自汗，二便秘少，下之生。轻则大柴胡汤，重则三承气汤选用。

阳证　阳证身热及头疼，体重、咽干、难卧动，或有谵语及循衣，脉息弦洪宜审用。

脉洪大有力。十神汤、九味羌活汤、解肌汤、葛根汤、大柴胡汤、三承气汤，次第选用。

阴证　阴证身凉二便清，病初自汗也头痛，也无烦躁也无渴，脉息沉微自可明。

脉沉微无力。五积散、理中汤、四逆汤、三建汤。

阴毒　手足甲青至节，三建汤。此证极危，灸关元、气海、丹田、脐中。

阳证似阴　阳证身凉冷四肢，小便赤少大便稀，心烦口燥脉沉数，白虎汤兼竹叶奇。

脉沉数有力。竹叶石膏汤、柴胡五苓、三黄解毒汤。

阴证似阳　阴证如阳面赤经，小便清利大便通，浑身微热沉迟脉，真武汤佳兼理中。

脉沉迟弱。五积散、羌附汤、附子理中汤。灸，服药而脉不回，宜灸气海、神阙、丹田。

阳厥　阳厥时时指爪温，必烦便秘口干论，脉来沉细中还疾，承气柴胡最可吞。

阴厥　阴厥身凉热不回，二便通滑不烦时，脉来沉伏知端的，三建汤兼四逆宜。

脉沉微，昏愦，先以星乌干姜汤，随用三建汤。灸，此证仓卒无药，只灸关元、气海、丹田妙。

血发黄　发黄恰如烟熏色，小便自利大便黑，唇焦漱水血家黄，桃仁承气汤堪择。

蓄血黄　此由脾胃热甚，失于汗下以致之，宜抵当汤、桃仁承气选用。

湿证黄疸　发黄浑似橘皮明，小便不利大便行，湿热相蒸名曰疸，茵陈汤共五苓平。

蓄热阴黄　头汗出，四肢沉重，如疟，俱用茵陈汤加五苓，兼小柴胡加栀子汤。

发斑、发狂　阳毒发斑是如何，栀子大黄黑奴科。此证甚危，红赤白易治，如黑斑则胃烂难治。如阳毒，五日内可治，六日、七日难治。人参石膏化斑汤、玄参升麻石膏汤、大青四物汤。

温毒　葛根橘皮汤、调胃承气汤、黄连橘皮汤、猪胆鸡子汤。

黑奴丸方　治阳毒发斑，烦躁大渴倍常，时行热病六七日未得汗，脉洪大或数，面赤目胀身痛，大热烦躁，狂言欲走，渴甚。又五六日以上不解，热在胸中，口噤不能言，为坏伤寒，医所不治，弃为死人，精魂已竭，心下才暖，拨开其口，灌下即活人。凡灌药下咽，便能即时苏醒。

黄芩　芒硝　麻黄　釜底煤　小麦奴灶突墨　梁上尘各一两　大黄一两一钱

上为末，炼蜜为丸，弹子大，井水化下，即当发汗，寒已汗出乃瘥。若时顷不汗，再服一丸，须见微利。若不大渴，不可与此药。

问两感邪从何道而入_{王好古}

答曰：经云：两感者，死不治。一日太阳与少阴俱病，头痛发热恶寒，口干，烦满而渴。太阳者腑也，自背俞而入之，人之所共知之。少阴者脏也，自鼻息而入，人所不知也。鼻气通于天，故寒邪无形之气，从鼻而入。肾为水也，水流湿，故肾受之。经曰：伤于湿者，下先受之，同气相求耳。又云：天之邪气感则害人五脏，以是知内外两感脏腑俱病。欲表之则有里，欲下之则有表，表里既不能一治，故死矣。故云两感者不治。然所禀有虚实，所感有浅深，虚而感之深者，必死。实而感之浅者，犹或可治。治之而不救者有矣，夫未有不治而获生者也。予尝用此，间有生者十得二三。故立此方，以待好生君子用之。

大羌活汤

防风　羌活　独活　防己　黄芩　黄连　白术　苍术　炙甘草　细辛各三钱知母　川芎　地黄各一两

上每服五钱，水煎热服。不解再服，三四次必解，病愈则止。若有余证，并依仲景随经法治之。

伤寒误下变有轻重

或问曰：伤寒杂证一体，若误下之，甚者变大。答曰：非一体也。伤寒误下，变无定体，杂病误下，变有定体。何以然？伤寒自外而入，阳也，阳主动；杂病自内而出，阴也，阴主静。动者犯之，其变无穷，静者犯之，其变止痞、腹胁痛而已。故变无穷者为重，痞与腹胁痛者为轻也。

辨内外伤

伤风鼻中气出粗，合口不开，肺气通于天也。伤食口无味，涎不纳，鼻息气匀，脾气通于地也。

外伤一身尽热，先太阳也。从外而之内者，先无形也。

内伤手足不和，两胁俱热，先少阳也。从内而之外者，先有形也。

内外俱伤，人迎气口俱盛，或举按皆实大，表发热而恶寒，腹不和而口液，此内外两伤也。

凡诊则必扪手心手背。手心热则内伤，手背热则外伤，次以脉别之。

冬伤于寒者，春必病温。夏为热病，长夏为大热病。盖因房失劳伤与辛苦之人，水亏无以奉春生之令，故春阳气长而为温病也。夏为热病者，是火先动于火未动之时，水预亏于已旺之日，故邪但藏而不为病也。夏令炎蒸，其火既旺，与前所动者，客邪与主气二火相接，所以为热病也。长夏为大热病者，火之方与秋之分皆手经居之，水之方与春之分皆足经居之，所伤者皆经不足。故夏火旺，客气助于手经，则不足者愈不足矣。故所用之药，皆泄有余，而非足经药。何以然？泄有余则不足者补矣。此伤寒本足经，只言足经而不言手经也。大意如此。至于传手经者亦有之，当作别论，与夫奇经之病，亦在其中矣。

狂言谵语郑声辨

狂言者大开目与人语，语所未尝见之事，即为狂言也。谵语者合目自言，言所日用常见常行之事，即为谵语也。郑声者，声战无力，不相接续，造字出于喉中，即郑声也。

阳明证不可犯禁忌

不当发汗，不当利小便，若发汗利小便，竭其津液，则生蓄血症也。唯当益津液为上，以其火就燥也。益津液者，莲须葱白汤是也。汗多亡阳，下多亡阴，小便重利之，走气，三者虽异为言，少津液则一也。

汗多亡阳

汗者本所以助阳也。若阳受阴邪，寒结无形，须当发去阴邪以复阳气，所谓益阳而除风寒客气也。阴邪已去而复汗之，反伤阳经。经曰：重阳必阴，故阳气自亡。汗多亡阳，此之谓也。

下多伤阴

下者，本所以助阴也。若阴受阳邪，热结有形，须当除去已败坏者，以致新阴。此所谓益阴而除火热邪气也。阳邪已去，而复下之，反亡阴也。经曰：重阴必阳，故阴气自亡。下多亡阴，此之谓也。

伤寒五脏受病脉证相克诀

心脏 心病舌强笑面赤，躁烦掌热口干谵，脐上动气洪紧数，反得沉微命不全。

肝脏 肝家面青目痛闭，筋急怒容脐左气，脉当弦急或兼长，浮涩短兮名不治。

脾脏 脾家不食面皮黄，体重肢痛喜卧床，动气当脐脉缓大，弦长而紧是凶殃。

肺脏 肺家面白带忧愁，吐血寒温喘嗽求，脐右气兮沉细涩，大而牢者死根由。

肾脏 肾家面黑爪甲青，耳闭足寒泄腹疼，脐下气兮脉沉滑，缓而大者死之形。

已以皆受克之脉，为贼邪，故凶也。

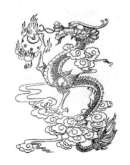

赤水玄珠　第二十三卷

痰　证

外证憎寒壮热，恶风自汗，胸满，气上冲，咽不得息，头不疼，项不强，若涎多者，亦隐隐头疼。脉有寸浮者，亦有寸伏者，以意参之。柴胡半夏汤、金沸草散、大半夏汤，气上冲，瓜蒂散吐之。此亦风痰证也，如食积痰、虚损痰，不用此药。

伤　食

亦头疼恶寒身热，但左手脉和平，右手脉紧盛，知为食，大橘皮二陈汤。心腹满胀，大柴胡汤下之。胸满呕吐者，瓜蒂散吐之。亦夹食伤寒也。全伤食者，恐不可用柴胡。

虚　烦

诸虚烦热与伤寒相似，但不恶寒，头不疼，身不痛为异耳。表既虚，不可汗。里不实，不可下。叔和云：虚烦有热不可攻。

脚　气

伤寒传足不传手，所以寒湿之气蒸于足，发则类伤寒，其证头疼身热，肢节痛，大便闭，或呕。但初病时，起于脚膝屈弱，不能移动为异耳。感于寒，所患必冷，越婢、小续命汤入生姜汁最妙。感于暑，所患是热，小续命去附子减桂一半。脚肿木瓜散、槟榔散。大便秘，脾约丸。

论伤寒用药法则

标本逆从之既明，五剂之药须用识。且如表汗用麻黄，无葱白不发。吐痰用瓜蒂，无豉不涌。去实热用大黄，无枳实不通。温经用附子，无干姜不热。甚则以泥清水加葱白煎之。竹沥无姜汁，不能行经络。蜜导无皂角，不能通秘结。非半夏、姜汁不能止呕吐。非人参、竹叶，不能止虚烦。非小柴胡，不能和解表里。非五苓散，不能通利小便。非天花粉、干葛，不能消渴解肌。非人参、麦门冬、五味，不能生脉补元。非犀角、地黄，不能止上焦之吐衄。非桃仁承气，不能破下焦之瘀血。非黄芪、桂枝，不能实表间虚汗。非茯苓、白术，不能去湿助脾。非茵陈，不能去黄疸。非承气，不能制定发狂。非枳桔，不能除痞满。非陷胸，不能开结胸。非羌活，不能治四时之感冒，身疼。非人参败毒，不能治春温。非四逆，不能治阴厥。非人参白虎，不能化斑。非理中乌梅，不能治蛔厥。非桂枝麻黄，不能除冬月之恶寒，热随汗解。非姜附汤，不能止阴寒之泄利。

非大柴胡，不能去实热之妄言。阴阳咳嗽，上气喘息，用加减小青龙，分表里而可汗下。此伤寒用药之大法也。

阴经用药格法

太阴脾土，性恶寒湿。非干姜、白术，不能燥湿也。

少阴肾水，性恶寒燥。非附子，不能温润。

厥阴肝木，藏血荣筋。非芍药、甘草，不能滋养。此经常之道。

治伤寒看证大略

凡证有头疼恶寒，皆是伤寒，无则皆否也。何则？盖伤寒则恶寒，伤食则恶食，理固然也。但风从上来，阳先受之，寒从下来，阴先受之。风与寒常相因，而感冒之时则又不同，及其证之外见者则一也。

《一提金》脉要

人之阴阳，即为先天。人之气血，即为后天。脉者非血非气，乃血气之先，即营行之道路。又问曰：既知先后天之脉理，须明持脉之要。曰举、曰按、曰寻三字。若此不明，即阴阳表里虚实何以别之？持脉者轻手循之曰举，重手取之曰按，不轻不重委曲求之曰寻。

《截江网》论脉

杂病以弦为阳，伤寒以弦为阴。杂病以缓为弱，伤寒以缓为和。两手无脉曰双伏，一手无脉曰单伏，必有正汗也。寸口阳脉中或见沉细者，但无力者为阳中伏阴。尺部阴脉中或见沉数者，为阴中伏阳。寸口数大有力为重阳，尺部沉细无力为重阴。寸脉浮而有力，主寒邪表实，宜汗；浮而无力，主风邪表虚，宜实。尺脉沉而有力，主阳邪在里为实，宜下；无力主阴邪在里为虚，宜温。寸脉弱而无力，切忌发吐。尺脉弱而无力，切忌汗下。初按来疾去迟，名曰内虚外实；去疾来迟，名曰内实外虚。尺寸俱同名曰缓，缓者和而生也。汗下后脉静者生；躁乱身热者死，乃邪气胜也。温之后脉来歇至者，正气脱而不复生也。纯弦之脉名曰负，负者死。按之解索名曰阴阳离，离者死。阴病见阳脉者生，阳病见阴脉者死。

《伤寒撮要》论脉

左右手脉俱急紧盛，是夹食伤寒。右手脉来空虚，左手脉来紧盛，是劳力伤寒。左手脉来紧，右手洪滑，或寸脉沉伏，身热恶寒，隐隐头痛，喘咳烦闷，胸胁体痛，是夹痰伤寒。左手脉来紧涩，右手脉沉数，心胸胁下小腹有痛处，是血郁内伤外感。

六经图正治法

足太阳经委中穴，在腘中央约纹动脉陷中。腘中央，即膝后相对腿弯中也。目内眦在面前眼内边。神庭在中间额上。额，额角也。

足太阳经

此图玉枕、至阴二穴，膀胱经穴也。风府穴，督脉穴也。膀胱与督脉会于顶巅，连于风府，太阳症项强，故并及之。

足太阳膀胱经图。头为诸阳之首，故多传变，受病为先也。其脉起于目内眦，从头下至项，连风府，行身之背，终于足也。其证头顶痛，项强腰疼，骨节痛。经曰：太阳头痛，脉浮，项背强而恶寒，呕逆身疼，或已发热，或未发热者，俱宜发表，不可辄下之，表邪乘虚内陷，传变不可胜数。又不可利小便，利之则引热入里，其害不浅。若本病烦热小便不利者，乃利之，则不禁。如小便自利如常，则不可利也。凡有汗不得再发汗，汗多不得利小便。

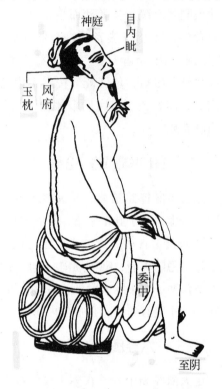

足太阳起于目内眦，上额过神庭，弯至玉枕，过项夹背脊，由后廉而下，至小趾外侧至阴穴止。

【太阳经见证法】

假如先起恶寒者，本病。已后发热者，标病。若有一毫头痛恶寒身热，不拘日数多少，便宜发散，自然热退身凉，有何变证。

此处寒热标本，指病之先后言。上文本病烦热之本字，指六经标本言。不可混看。

【辨证法】

表虚自汗者，为风伤卫气，宜实表。表实无汗者，为寒伤营血，宜发表。

【诊脉法】

诊脉，大凡皮肤之上，轻手按之便得，曰浮。脉浮紧有力为伤寒，脉浮缓无力为伤风。

【用药法】

冬月正伤寒，用升阳发表汤，即加减麻黄汤。冬月伤风，用疏邪实表汤，即加减桂枝汤。春秋无汗，用羌活冲和汤发表，有汗用加减冲和汤实表。腹痛小建中汤，痛甚桂枝加大黄汤。夏月无汗用神术汤，有汗用前加减冲和汤。

足阳明经

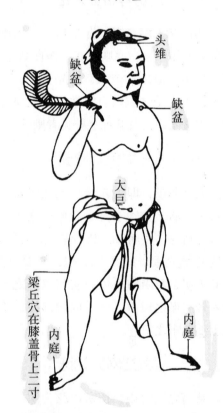

此图神庭穴督脉穴也。阳明经神庭过，故载之。

足阳明胃经图。乃两阳合明于前也。一曰腑者居中土也，万物所归也。其脉起于鼻额，上头额，络于目，循于面，行身之前，终于足也。经曰：伤寒二日阳明脉大。又曰：尺寸俱长者，阳明受病也。

足阳明起于鼻两旁，上头维，从乳中近外旁而下前廉梁丘穴，至大趾次趾之端厉兑穴止。

【阳明经见证法】

头额痛，目痛，鼻干，不眠，微恶寒，是足阳明胃经受病。假如先起目痛，恶寒身热者，阳明经本病。已后潮热自汗谵语发渴大便实者，正阳明胃腑标病。夫本宜解肌，标宜急下，看消息用之。

【辨证法】

目痛，鼻干，微恶寒，身热，病在经。潮热，自汗，谵语，发渴，便实，不恶寒，病在腑。

【诊脉法】

按至皮肤之下，肌肉之间，略重按之乃得之，脉见微洪，为经病。按至筋骨之间，重按之乃得，脉见沉数，为腑病。

【用药法】

微恶寒，自然目眶痛，鼻干，不眠者，用柴葛解肌汤，即加减葛根解肌汤。渴而有汗不解者，如神白虎汤，即加减白虎汤。潮热谵语发渴，揭去衣被，扬手掷足，斑黄狂乱，不恶寒反怕热，大便实者，轻则大柴胡汤，重则三承气汤选用。俱在秘方六一顺气汤加减治之。

足少阳经

足少阳胆经，其脉起于目锐眦，上头角，络耳中，循胸胁，行身之侧，终于足也。前有阳明，后有太阳，居二阳之中，所以居半表里。经曰：尺寸俱弦者，足少阳受病。其证头痛目眩，口苦胸满，耳聋胁痛，或心烦喜呕，或胸中烦闷而不呕，或心下病硬，或寒热往来，或发热寅申时尤盛，或身微热者，皆少阳也。凡头角痛，

耳中痛，耳中哄哄而鸣，耳之上前后肿痛，皆少阳所主部分，其火为之也。若口苦者，少阳之痰热，胁下硬者，少阳之结也。

足少阳起于目锐眦，上头角，络耳中，过乳外旁，从两胁由外廉而下至小指次指之端窍阴穴止。

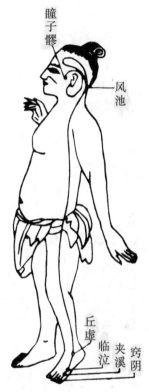

【少阳经见证法】

假如先起恶寒身热耳聋胁痛者，本病。已后呕而舌干口苦者，标病。缘胆无出入，病在半表半里之间，止宜小柴胡汤加减，和解表里治之，再无别汤。本方有加减法。此经有三禁，不可汗、下、利也。若治之得法，有何坏证。当须识此，毋致忽焉。

【辨证法】

耳聋胁痛，寒热，呕而口苦舌干，便属半表半里证。不从标本，从乎中治。

【诊脉法】

按至皮肤之下，肌肉之间，略重按之乃得，脉见弦数本经。

【用药法】

耳聋胁痛，寒热，呕而口苦舌干者，用柴胡双解饮。即加减小柴胡汤。若阳明少阳合病，则脉弦而长，此汤加葛根、芍药。

足太阴经

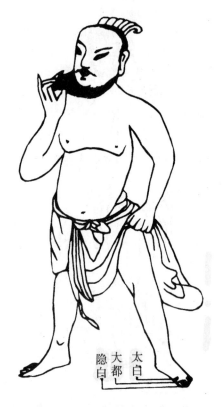

隐白　大都　太白

此图膻中穴任脉穴也，太阴脉过此，故载之。

足太阴脾经图。脾为中荣宫之坤土也。其脉始于足大指，上行至腹，络于嗌，连舌本，行身之前也。若寒邪卒中直入本经者，一时便发腹痛，或吐或利，宜温之。如四日而发腹满嗌干者，此传经之邪也，宜和之。若太阳病下之早，因尔腹痛者，此误下之而传也。凡治太阴症，自利不渴，脉沉细，手足冷，急温之。若脉浮者可发汗，宜桂枝汤主之。若发热脉数者，少阳之邪未解，小柴胡汤主之。如自利不渴者，

脏有寒也，宜理中汤，甚者加附子。重则回阳救急汤，即加减四逆汤。腹满呕吐食不下者，宜理中汤。手足冷，脉沉细者，宜四逆汤。若传经邪热内陷腹痛者，宜桂枝芍药汤主之。

足太阴从足大趾隐白穴，由内廉而上，环小腹，上乳内，旁膻中，其别从乳外近厥阴而上至喉下人迎止。

又云：凡阳经传来之邪，终是阳明腑证，皆不当和，亦不可用桂枝，只三承气选用。其用桂枝者，中在阴经，未入阴腑也。

【太阴经见证法】

腹满自利，津不到咽，手足温者，是足太阴脾经受证。假如先起腹满咽干者，本病。已后身目黄，标病。内有寒热所分，不可混治。临病之际，用在得宜。

【辨证法】

腹满咽干，发黄者，属腑热。自利不渴或呕吐者，属脏寒。

【诊脉法】

重手按至肌肉之下，筋骨之间方得，脉沉而有力，宜当下。脉见沉而无力，宜当温。

【用药法】

腹满咽干，手足温，腹痛者，桂枝大黄汤，即加减桂枝汤。身目黄者，茵陈大黄汤，即加减茵陈汤。自利不渴，或呕吐者，加味理中饮。重则回阳急救汤，即加减四逆汤。

足少阴经

足少阴肾经图。为人身之根蒂也。其脉始于足心，上行贯脊，循喉，络舌本，散舌下，注心中，行身之前也。若因欲事肾虚者，寒直中之也。其证一二日便发，

故发热脉沉足冷，或恶寒倦卧，宜温经散寒。若五六日而发躁舌干者，此传经之热邪，宜急下之，恐肾水干也。如其脉沉细足冷者，又不可下，急温之。脉沉疾有力者，乃可下之。凡少阴饮水而小便色白者，下虚有寒，引水自救非热，宜温之。盖少阴伤寒，多因劳伤肾经之所致，有紧有慢，其害甚速，宜温之，不可以寒凉之药妄投之也。但脉沉足冷，虽发热者，急宜温肾以扶元气。

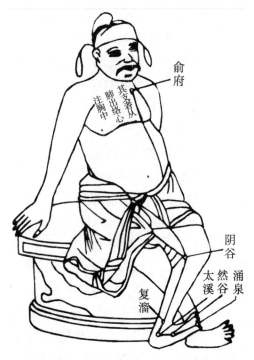

足少阴起于足心涌泉穴，由内廉而上，在太阴经之后，行入乳内旁近膻中，至喉下人迎止。

【少阴经见证法】

假如先起舌干口燥者，本病。已后谵语，大便实者，标病。至阴经则难拘定法，或可温而或可下。因分直中者寒证，传经者热证，是其发前人之所未发也。

【辨证法】

大要口干渴而谵语，大便实者，知其热，须详。呕吐泻利不渴，或恶寒腹痛者，别其寒。

【诊脉法】

重手按至肌肉之下，筋骨之间方得，脉见沉实有力，宜当下。脉见沉迟无力，宜当温。

【用药法】

口燥咽干，渴而谵语，大便实，或绕脐硬痛，或下利纯清水，心下硬痛者，俱是邪热燥屎使然，急用六一顺气汤，分轻重下之，即承气汤有加减法。无热恶寒，厥冷蜷卧，不渴，或腹痛呕吐泻利，沉重，或阴毒手指甲唇青，呕逆，绞痛，身如被杖，面如刀刮，战栗者，俱是寒邪中里使然。急用回阳救急汤温之，即四逆汤有加减法。

足厥阴经

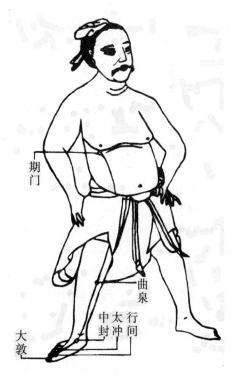

此图一经，从缺盆下乳上入里，会于顶巅。

足厥阴肝经图。厥者尽也，六经之尾也。其脉起于足大指上，环阴器抵小腹，循胁肋，上口唇，与督脉会于巅顶，行身之前侧也。若本经不足，寒邪直中之也。一日便发吐利，小腹痛，寒甚者，唇青厥冷囊缩，急宜温之，并着艾灸丹田、气海以温之。若六七日发烦满囊拳者，此传经热邪，厥深热亦深也。若脉沉疾有力者，宜急下之，若脉微细者，不可下也。凡伤寒传至厥阴经，则病势极矣。然死生在于须臾，可不谨察之也。大抵热深厥亦深，则舌卷囊缩，阴寒冷极亦舌卷囊缩也。当要仔细而辨其冷热之治，其法微矣。

足厥阴起足大趾大敦穴，由内廉而上，在太阴经之前，行入小腹，过胁下，从乳外旁弯入乳内旁，至中脘而止。其入里行者，会于巅顶也。图内不载。

【厥阴经见证法】

假如先起消渴烦满者，本病。已后舌卷囊缩者，标病。亦有寒热两端，不可概作热治。

【辨证法】

烦满囊拳消渴者，属热。口涎沫不渴厥冷者，属寒。似疟不呕，清便，必自愈。

【诊脉法】

脉沉实者，宜当下。脉沉迟者，宜当温。脉浮缓者，病自愈。

【用药法】

消渴烦满，舌卷囊缩，大便实，手足乍冷乍温者，急用六一顺气汤下之。即承气汤有加减法。口吐涎沫，或四肢厥冷不温，过乎肘膝，不渴，小腹绞痛，呕逆者，急用茱萸四逆汤，即回阳救急汤。有加减法。

煎 药 法

发汗药，先煎麻黄一二沸，后入余药同煎。

一、止汗药，先煎桂枝。

一、和解药，先煎柴胡。

一、下药，先煎滚水入枳实。

一、温药，先煎干姜。

一、行血药，先煎桃仁。

一、利水药，先煎猪苓。

一、止泻药，先煎炒白术。

一、消渴药，先煎天花粉。

一、止痛药，先煎白芍药。

一、发黄药，先煎茵陈。

一、发斑药，先煎青黛。

一、发狂药，先煎石膏。

一、止呕药，先煎半夏。

一、劳力感寒，先煎黄芪。

一、湿证药，先煎苍术。

一、感冒伤寒，先煎羌活。

一、暑证药，先煎香薷。

一、痓病药，先煎防风。

一、腹如雷鸣药，先煎煨生姜。

以上俱以主病者先煎，余药俱后入同煎。

劫 病 法

一、伤寒发狂奔走，人难制伏，先于病人处生火一盆，用醋一碗，倾于火上，其烟冲入鼻内即安。方可察其阳狂阴躁，亲切用药无差。若初起头疼，发热恶寒方除，已后登高而歌，弃衣而走，逾墙上屋，骂詈叫喊，大渴欲死，脉来有力，乃因邪热传里，阳盛发狂，当用寒药下之，此为阳狂。凡见舌卷囊缩者，不治。若病起无头疼，身微热，面赤戴阳，烦躁，脉来沉微无力，欲坐卧于泥水中，乃因寒热而发躁，手指甲面色青黑，冷汗不止，心腹结硬如石，躁渴欲死，即阴证似阳，当用热药温之。此为阴躁。凡见厥冷、下利、谵语者，不治。须详脉来有力无力，此为良法。

一、伤寒腹中痛甚，将凉水一盏，与病人饮之，其痛稍可者属热。当用凉药清之。清之不已，而或绕脐硬痛，大便结实，烦渴，属燥屎，急用寒药下之，若食痛同治法。若小腹硬痛，小水自利，大便黑，身目黄者，属蓄血，亦用寒剂加行血药，下尽黑物则愈。此三者，皆痛随利减之法也。若饮水愈加作痛，属寒，当用温药和之，和之不已，而或四肢厥冷，腹痛，呕吐，泻利，急用热药救之。须详脉来有力无力，此为良法。

一、伤寒直中阴经，真寒证，甚重而无脉，或吐泻脱元而无脉，用好酒、姜汁各半盏，与病人服之，其脉来者可治，当察其脉用药，不拘脉浮沉大小，但指下出见者生。如用此法脉不至者必死。又当问病人何处有痛证。要知痛甚者，脉必伏，宜随病制宜，方为吉兆。如无痛证，用此法而脉不至者，不为吉兆。尤当问病人，若平素原无正取脉，须用覆手取之，脉必见也。此属反关脉，诊法与正取法同。若平素正取有脉，后因病诊之无脉者，亦当覆手取之，而脉出者，阴阳错乱也，宜和合阴阳，如覆取正取俱无脉者必死，此为良法。

一、伤寒舌上生苔，不拘白滑黄黑，俱用井水浸青布片，于舌上洗净后，用生姜片子，时时蘸水刮之，其苔自退。凡见舌生黑苔芒刺者必死。此热毒入深，十有九死，是肾水克心火也。若发黄者，用生姜渣，时时周身擦之，其黄退。若心胸胁下有邪气结实，满闷，硬痛，用生姜一斤捣渣去汁，炒微燥带润，用绢包，于患处

款款熨之，稍可，又将渣和匀前汁炒干再熨，许久，豁然宽快，俱为良法。

一、伤寒鼻衄成流，久不止者，将山栀炒黑为细末，吹入鼻中，外将水纸搭于鼻中，其血自止。若点滴其血不成流者，其邪在经未解，照后秘方用药，不在此法。

一、伤寒热邪在里，服转药后，盐炒麸皮一升，将绢包于病人腹上款款熨之，使药气得热则行，大便易通矣。

一、伤寒吐血不止，用韭汁磨京墨呷下，其血见黑必止。如无韭汁，用鸡子清亦可。正谓赤属火而黑属水也。

一、伤寒直中阴经真寒证，或阴毒证，身如被杖，腹中绞痛，呕逆，沉重，不知人事，四体坚冷如石冰，指甲唇青，药不得入口，六脉沉细，或无脉欲绝者。将葱白一握，切去根叶，取白三寸许，如饼。先用麝香半分，填于脐中，后放葱饼于脐上，以火熨之，连换二三饼。稍醒，灌入生姜汁，煎服回阳救急汤。如不醒，再灸关元、气海二三十壮。使热气通其内，逼邪出于外，以复阳气。如用此法，手足温和，汗出即醒者，为有生也。如用此法，手足不温，汗不出，少省人事，必死。

一、伤寒热病，热邪传里，亢极无解，用黄连煎水一盏，放井中顿冷，浸青布搭于胸中，徐徐换之。待热势稍退即除，不可久渍。夏月用此法，冬月不宜用。

一、伤寒服药转吐出不纳者，随用竹管重捺内关，后将生姜自然汁半盏热饮，其吐即止。大凡服寒药热饮，热药寒饮，中和之剂温和服之。如要取汗，虽辛甘之剂亦宜热服，如要止汗，虽辛甘温之剂亦宜温服，此为良法。

一、中风痰厥昏迷，卒倒不省人事，欲绝者，先用皂荚末捻纸烧烟冲入鼻，有

嚏可治。随用吐痰法，用皂荚末五分，半夏、白矾各三分，为细末，姜汁调服，探吐后，服导痰汤加减治之。无嚏不可治，此为良法。

一、治干霍乱不得吐者，用滚汤一碗，入皂荚末三分，盐一撮，调服探吐，切莫与米汤，与之即死，是谷气反助邪气也。

一、中寒卒倒昏迷不醒者，先用热酒、姜汁各半盏灌入，稍醒后，服加味理中饮，为效。如不饮酒人，止用姜汁灌之，依此法调治，冬月有之，余月不多见。

制药法

一、用附子，去皮脐，先用盐水、姜汁各半盏，用砂锅煮七沸，后入黄连、甘草各半两，再加童便半盏，再煮七沸。住火，良久捞起，入瓷器盛贮，伏地气一昼夜。取出晒干，以备后用，庶无毒害。顶圆脐正，一两一枚者佳。

一、用川大黄，须锦纹者佳。到成饮片，用酒拌匀，燥干后用，不伤阴血。如年壮实热者，生用，不须制。

一、用麻黄，去节，先滚醋汤略浸片时，捞起以备后用，庶免大发。如冬月严寒，腠理至密，当生用，不须制。

一、用吴茱萸，将盐水拌匀，炒燥，庶无小毒。

一、用附子后，身目红者，乃附子之过。用萝卜捣水滤汁二大盏，入黄连、甘草各半两，犀角三钱，煎至八分服之，以解附子毒，其红即除。如解迟，必血从耳口鼻出者必死。无萝卜，用萝卜子捣水取汁亦可。如无萝卜子，用澄清泥浆水亦可也。

一、用大黄后泻利不止者。用乌梅二枚，炒粳米一撮，干姜三钱，人参、炒白术各半两，生附子皮一钱半，甘草一钱，升麻少许，灯心一握，水二大盏煎之，去渣，后入炒陈壁土一匙，调服即愈。取土气以助胃气也。

用麻黄后汗出不止者。将病人发披水盆中，足露出外，用炒糯米半升，龙骨、牡蛎、藁本、防风各一两，为细末，周身扑之，随后秘方用药，免致亡阳而死。此为良法。

羌活冲和汤 治太阳伤风，有汗脉浮缓。

羌活 白芷 黄芩 甘草各一钱半 防风 白术 生地各一钱半 川芎五分

上如前煎法，若一服汗仍未止，加黄芪一钱半、白芍一钱，仍未止，以小柴胡加桂枝、芍药各一钱。

葛根汤 治太阳阳明项背强急，无汗恶风，脉带弦浮而发热。又治太阳与阳明合病必自利，此汤并主之。

葛根一钱 甘草 麻黄各二钱，去节，汤泡二次

水二盏，姜四片，枣二枚，煎，略微覆取汗。

独活散 治伤寒温热等症。

羌活 独活 防风 枳壳 黄芩 麻黄泡二次 人参 细辛 茯苓 炙甘草 蔓荆子 甘菊花 石膏

水二盏，姜三片，薄荷五叶煎。

败毒散 治伤寒温疫，风温，头目昏眩，四肢疼痛，憎寒壮热，项强目睛疼，寻常风眩拘急。

羌活 独活 前胡 柴胡 川芎 枳壳 桔梗 茯苓 人参 甘草各等分

水二盏，如常煎服。

六神通解散

麻黄 黄芩 滑石各二两 石膏一两

甘草一两半　苍术四两

治时行，三日前加葱白香豉煎服而汗之，立效。中病即止，不可尽剂。

升麻汤　治伤寒中风头疼，憎寒壮热，肢体疼痛，发热恶寒，鼻中干，不得卧。兼治寒暄不时，人多疾疫，及暴热之顷忽然变寒，身体疼痛，头重如石。

升麻　甘草　芍药　葛根各等分

每服七八钱，煎如常法，若老人去芍药，加柴胡、茯苓、人参各一钱。

五积散　治阴经伤冷，脾胃不和，感冒寒邪。

苍术二十四两　桔梗十二两　陈皮八两　白芷　茯苓各四两　甘草　枳壳炒，各五两　肉桂　人参　川芎各二两　厚朴　半夏　芍药　当归　麻黄　干姜各三两

上十六味，除枳壳、肉桂、陈皮，其余共一处，生捣为粗末，用酒拌匀，晒干，分作六分，大锅内文武火炒令黄色，不得焦，掷冷。入壳、桂、陈皮，和匀，每服五钱，水二盅，姜三片，煎一盅服。

妇人血风证，因崩漏大脱血，或前后血，因而涸燥，其热未除，循衣摸床，撮空闭目，不省人事，扬手掷足，摇动不安，错语失神，脉弦浮而虚，内有燥热之极，气粗鼻干而不润，上下通燥，此为难治，宜服生地黄黄连汤。

治男子去血多，亦有此症，其妙不可容言。

生地黄黄连汤

川芎　生地　当归各七分　赤芍药　栀子　黄芩　黄连各三分　防风

每服五钱，水煎清饮，徐徐呷之。如脉实可加大黄下之，大承气汤，气药也，自外而之内者用之。生地黄黄连汤，血药也，自内而之外者用之。气血合病，循衣撮空，治同。

自气而之血，血而复之气者，大承气汤下之。自血而之气，气而复之血者，生地黄黄连汤主之。二者俱不大便，此是承气汤对子，又与三黄石膏汤表里，皆是三焦胞络相火之用也。病既危急，只得以此汤降血中火耳。不拘妇人男子，去血过多而有此症者，皆宜服之，无不效者。

秘用三十七方就注
三十七搥法

升麻发表汤　即麻黄汤附加减法。治冬月正伤寒，头疼发热，恶寒，脊强，脉浮紧，无汗，为表证。此足太阳膀胱经受邪，当发汗，以头如斧劈，身如火炽者宜此汤。有汗者勿用。

麻黄　桂枝　甘草　杏仁　升麻　川芎　防风　白芷　羌活

本经发热恶寒，头痛无汗而喘者，本方加干葛去升麻。本经发热恶寒身体痛者，本方加苍术、芍药去杏仁。本经恶寒发热，身痒面赤者，以其不得小便出故也，本方去白芷、升麻、杏仁，加柴胡、芍药。本经头痛发热恶寒，胸中饱闷者，本方加枳壳、桔梗。本经感寒深重，服汤不作汗者，再宜服二三剂，而汗不出者死。

本经汗后不解者，宜再服，量症轻重，用麻黄升麻，分多寡为当。

水二盅，姜三片，葱白二茎。搥法，加江西豆豉一撮煎之，热服，取汗有神。宜厚被覆首，凡中病即止，不得多服。多则反加别病。

疏邪实表汤　即桂枝汤附加减法。治冬月正伤风，头痛发热恶寒脊强，脉浮缓、自汗，为表证。此足太阳膀胱经受邪，当实表散邪，无汗者不可服。

桂枝　芍药　甘草　防风　川芎　羌活　白术

如汗不止加黄芪。喘加杏仁、柴胡。胸中饱闷加枳壳、桔梗。

水二盅，姜三片，枣二枚。搥法，加胶饴二匙温服。

羌活冲和汤　以代桂枝、麻黄、青龙各半等汤，此太阳经之神药也。治春夏秋非时感冒，暴寒头痛，发热恶寒，脊强，无汗，脉浮紧。此足太阳膀胱经受邪，是表症，宜发散，不与冬时正伤寒同治。此汤非独治三时暴寒，春可治温，夏可治热，秋可治湿，治杂症亦有神也。冬寒亦可用，唯黄芩须轻投耳。

羌活　苍术各一钱半　防风　黄芩　川芎　白芷　甘草　生地黄各一钱　细辛五分，不可多

水二盅，煎八分，热服，温被盖覆取微汗。湿土司天，加苍术一钱五分，天久淫雨亦加。如渴加石膏三钱，知母一钱，不渴不加，冬月禁之。如胸中饱闷，加桔梗、枳壳，去生地。夏月加石膏、知母，名神术汤。如服此汤后，不作汗，本方加苏叶，喘而恶寒身热，本方加杏仁、生地，汗后不解宜服。要汗下兼行，加大黄，乃釜底抽薪之法。其春夏秋感冒非时伤寒，亦有头疼恶寒、身热、脉浮缓，自汗，宜实表。本方去苍术，加白术。汗不止，加黄芪。即加减冲和汤。再不止，以小柴胡加桂枝、芍药一钱有神。搥法，姜三片，枣二枚，煎至一盅，加葱白捣汁五匙，再煎一二沸，如发汗热服，止汗温服。

柴葛解肌汤　即葛根汤附加减法。治足阳明胃经受邪，目痛鼻干，不眠，微头疼，眼眶痛，脉来微洪，宜解肌，属阳明经病。其正阳明腑病别有治法。

柴胡　葛根　甘草　黄芩　芍药　羌活　白芷　桔梗

本经无汗恶寒甚者，去黄芩加麻黄，冬月宜加，春宜少，夏秋去之，加苏叶。本经有汗而渴者，治法在如神白虎汤下，即白虎汤。

水二盅，姜三片，枣二枚。搥法，加石膏末一撮煎之，热服。

柴胡双解散　即小柴胡汤附加减法。足少阳胆经受证，耳聋胁痛，寒热，呕而口苦，脉来弦数，属半表半里，宜和解。此经无出入，有三禁，不可汗、下、利也。止有小柴胡一汤，随病加减，再无别汤。

柴胡　黄芩　半夏　甘草　人参　陈皮　芍药

若只小柴胡汤无芍药。本经症小便不利加茯苓；胁痛加青皮。本经呕者，入姜汁、竹茹。痰多加瓜蒌、贝母。寒热如疟加桂。渴加天花粉、知母。齿燥无津液加石膏。嗽者加五味、金沸草。坏症加鳖甲。本经症心下饱闷，未经下者，非结胸，乃表邪传至胸中，未入乎腑，证虽满闷，尚为在表，只消小柴胡加枳、梗。未效就以本方对小陷胸加枳、桔一服。虚烦类伤寒证，本方加竹叶、炒粳米。本经与阳明合病，本方加葛根、芍药。妇人热入血室，加当归、红花。男人热入血室，加生地黄。老妇人伤寒无表证，其热胜者，本方加大黄，甚者加芒硝。

水二盅，姜一片，枣二枚。搥法，加生艾汁三匙煎之，温服。

小柴胡汤证注释

治太阳病十日已去，脉细而嗜卧，外虽已解，设胸满痛，与服之。若脉浮者，麻黄汤。伤寒五六日，来往寒热，胸胁苦

痛，默默不饮食，心烦喜呕，或烦而不呕，或渴，或腹中痛，或胁下痞硬，或心悸，小便不利，或不渴，身有微热者，此汤主之。血气弱，腠理开，邪气因与正气相搏结于胸下，邪正分争，往来寒热。休作有时，默默不饮食，脏腑相连，其痛必下，邪高痛下致使呕也，此汤主之。服柴胡汤已，渴者属阳明，以法治之。伤寒五六日，身热恶风，头项强，胁下满，手足温而渴者，此汤主之。伤寒阳脉涩，阴脉弦，腹中急痛，先与小建中汤，不瘥者，此汤主之。太阳病过经十余日，发汗、吐、下后四五日，柴胡汤证仍在者，先以小柴胡汤，呕不止，心下郁微烦者，为未解也，与大柴胡汤下之则愈。妇人中风七八日，续得寒热，发作有时，经水适断者，此为热入血室，其血必结，致如疟状，此汤主之。伤寒五六日，头汗出，微恶寒，手足冷，心下满，不欲食，大便硬，脉细者，为阳微结，必有表复有里，脉沉亦里也，汗出为阳微。假令纯阴结，不得复有外症，悉入在里，此为半在表半在里也。脉虽沉紧，不得为少阴病，所以然者，阴不得有汗也，今头汗出，故知非少阴，可与此汤。设不了了，得尿而解。伤寒五六日，呕而发热者，柴胡汤症具，而以他药下之。柴胡症在者，复与小柴胡汤。心下痞为逆，必蒸蒸而振，却发热汗出而解；若心下满而腹痛者，此为结胸也，大陷胸汤主之；但满而不痛者，此为痞气，柴胡不可与之，宜半夏泻心汤。以上属太阴经。

末后五六日，呕而发热至太阴经一段，俱太阴证。节庵并及者，见太阴证，柴胡亦有当与不当与者。

阳明病发潮热，大便溏，小便自可，胸胁不利者，与此汤。阳明病胁下硬满，

不大便而呕，舌上白苔，皆可与之。上焦得通，津液得下，肾气因和，濈然汗出而解。阳明中风，脉弦浮大而短气，腹部满，胁下及心痛，久按之气不通，鼻干不得卧，一身及目悉黄，小便难，有潮热，时时哕，身前后肿，刺之少瘥，外不解，病过十日，脉续浮者，此汤主之。以上属阳明经。太阳病不解，转入少阳，胁下满，干呕不能食，往来寒热，尚未吐下，脉沉紧者，此汤主之。若凡吐下后，发汗，温针，谵语，小柴胡汤证罢，此为坏证，知犯何逆，以法治之。以上属少阳经，呕而发热，宜服此汤。伤寒已后更发热，此汤主之。若脉浮者，以汗解之。属阳易瘥后劳复脉证。

彭用光加减法：如胸中烦而不呕，去半夏、人参，加瓜蒌仁。烦者热也，呕者逆气也，今烦而不呕，则热聚而气不逆，邪气欲渐成实也。参甘恐补，去之无助热，夏味辛散，去之以无逆气也。瓜蒌仁苦寒，用之以通郁热于胸中。若渴者去半夏，恐燥津液，加人参之甘润，瓜蒌根之苦润相合，则津液生而渴已也。若腹中痛，去黄芩加芍药。寒邪入里，里气不足，寒邪壅则腹中痛，芩苦寒性坚而寒中，去之则中气易和；芍药味酸而和中，加之则里气得通而腹痛自愈。如胁下痞硬，去大枣之甘温，恐令满，加牡蛎之酸咸，则痞消而硬软矣。若心下悸，小便不利者，去黄芩之苦寒，恐蓄水浸行，加茯苓之甘淡，能渗利则津液通矣。若不渴，外有微热，去人参。微热恐有表邪，加桂枝取汗，发散表邪也。若咳者，去人参、大枣、生姜，加五味子、干姜，肺气逆则咳，参、枣、姜、甘温中则肺气愈逆，故去之。用五味子之酸，收敛肺气，干姜之辛热，以散内之寒气，则咳自止。若加葛根、芍药，治少阳

阳明合病。头略痛，发热耳聋胁痛，或往来寒热如疟，和解散治之。和解散即小柴胡汤加减。如呕逆，加姜九片，陈皮一钱，如头痛恶寒，加羌活、防风各一钱；寒热间作，加桂枝一钱。夏月中暑，发热头痛，加黄连一钱。春天温病时行，加生地黄、川升麻一钱。疟疾或先寒后热，加川常山、尖槟榔半钱。各要未发时煎服。伤寒恶寒头项强发热，前方冲和汤内去细辛、苍术，加白术二钱。

桂枝大黄汤 即桂枝汤加大黄，附加减法。治足太阴脾经受症，腹满而痛，咽干而渴，手足温，脉来沉而有力，此因邪热从阳经传入阴经。

桂枝 芍药 甘草 大黄 枳实 柴胡 本经腹满，不恶寒而喘者，加大腹皮，去甘草。

水二盅，姜一片，枣二枚。搥法，临服入槟榔磨，水三匙，热服。

中云：看此证，不如三承气汤选用，或一日初传太阴乃可。观仲景书，或者邪中阴经而留于腹者也。不然必外证未全除可也。不然此方亦当用在坏证例，非本经药也，直说阳症传来者误也。

加味理中饮 即理中汤附加减法。治太阴脾经受症，自利不渴，手足温，身无热，脉来沉而无力，此属脏寒。

干姜 白术 人参 甘草 肉桂 陈皮 茯苓

厥阴消渴，气上冲心，饥不欲食，食即吐蛔，腹痛，大便实者，本方加大黄、蜜少许利之。本经腹濡满时减者，本方去甘草。本经呕者入半夏、姜汁。本经倦卧沉重利不止，少加附子。利后身体痛者急温之，加附子。自利腹痛者，入木香磨姜汁调服和之。

水二盅，姜一片，枣二枚。搥法，临服入炒陈壁土一匙调服。取土气以助胃气。

茵陈将军汤 即茵陈汤附加减法。治足太阴脾经，腹满，身目发黄，小水不利，大便实，发渴或头汗剂颈而还，脉来沉重者宜用。

大黄 茵陈 山栀 甘草 厚朴 黄芩 枳实

大便自调者，去大黄、厚朴，加大腹皮，利小便清为效。

水二盅，姜一片。搥法，加灯草一握，热服。

导赤饮 即五苓散附加减法，治小水不利，小腹满，或下焦蓄热，或引饮过多，或小水短赤而渴，脉沉数者，以利小便为先，唯汗后亡津液与阳明汗多者，则以利小便为戒。

茯苓 猪苓 泽泻 桂枝 白术 甘草 滑石 山栀

中湿身目黄者，加茵陈。水结胸证加木通、灯心。如小水不利而见头汗出者，乃阳脱也，此死证。自得病起无热，但狂言烦躁不安，精采不与人相当，此汤治之。此因热结膀胱太阳经之里症也，一名太阳本病。

水二盅，姜一片，灯心二十茎。搥法，入盐二字。

六一顺气汤 以代大承气、小承气、调胃承气、大柴胡、三一承气汤、大陷胸等汤之神药也。举世无人知此奇妙耳，秘之莫与俗人言。附加减法。治伤寒热邪传里，大便结实，口燥咽干，怕热谵语，揭衣狂妄，扬手掷足，斑黄阳厥，潮热自汗，胸腹满硬，绕脐疼痛等症，悉皆治之。

大黄 枳实 厚朴 甘草 黄芩 柴胡 芒硝 芍药

潮热自汗，谵语发渴，扬手掷足，揭去衣被，狂妄斑黄，大便实者，俱属正阳明胃腑病，依本方。口燥咽干大便实，属少阴，依本方。下利纯清，心下硬痛而渴者，属少阴，依本方。怕热发渴，谵妄，手足乍冷乍温，大便实者，阳厥证，属厥阴，依本方。舌卷囊缩者难治，须急下之。热病目不明，谓肾水已竭，不能照物，病已笃矣，唯宜急下，依本方。目中不了了，即目不明也。

转矢气者，谓下泄也，有燥屎焉，当下，依本方。如更衣者，止后服，不必尽剂。不更衣，宜再少与，大便通者愈。若结胸证，心下硬痛，手不可近，燥渴谵语，大便实者，依本方去甘草加甘遂、桔梗。凡伤寒过经，及老弱，并血气两虚之人，或妇人产后有下症，或有下后不解，或有表症未除而里症又急，不得不下者，用此汤去芒硝下之即吉。盖恐转药硝性燥急，故有此戒。大凡伤寒邪热传里结实，须看热气浅深用药。今之庸俗，不分当急下、可少与、宜微和胃气之论，一概用大黄、芒硝，乱投汤剂下之，因兹枉死者多矣。余谓伤寒之邪，传来非一，治之则殊耳。病有三焦俱伤者，则痞满燥实坚全俱，宜大承气汤，厚朴苦温以去痞，枳实苦寒以泄寒，芒硝咸寒以润燥软坚，大黄苦寒以泄实去热，病斯愈矣。邪在中焦则有燥、实、坚三证，故用调胃承气汤，以甘草和中，芒硝润燥，大黄泄实，不用枳朴，恐伤上焦虚无氤氲之元气，调胃之名，自此立矣。上焦受伤则痞而实，用小承气汤，枳实、厚朴之能除痞，大黄之泄实，去芒硝，不伤下焦血分之真阴，谓不伐其根本也。若夫大柴胡汤则有表症尚未除，而里症又急，不得不下者，只得以此汤通表里

而缓治之。犹有老弱及血气两虚之人，亦宜用此。故经云：转药孰紧？有芒硝者紧也。大承气汤最紧，小承气汤次之，谓胃气汤又次之，大柴胡又次之，其大柴胡加大黄，小柴胡加芒硝，方为转药，盖为病轻者设也。仲景又云：荡涤伤寒热积，皆用汤液，切禁丸药，不可不知也。

上先将水二盅，滚三沸后入药，煎至八分。搋法临服时入铁锈水三匙，调服立效。取铁性沉重之义，最能坠热开结有神。此千金不传之秘。

如神白虎汤　即白虎汤附加减法。治身热渴而有汗不解，或经汗过渴不解，脉来微洪。

石膏　知母　人参　甘草　山栀　麦冬　五味

心烦者加竹茹一团。如大渴，心烦，背恶寒者，依本方去山栀，加天花粉。无渴不可服此药，为大忌。

水二盅，姜一片，枣一枚。搋法，加淡竹叶十片。

三黄石膏汤　此汤治伤寒后五心烦热，舌燥，表里皆实，怫郁阳毒发斑黄，身如涂朱，眼珠如火，狂叫欲走，十指皮脱，六脉洪大滑数，燥渴欲死，鼻干面赤，齿黄，过经不解，已成坏症，表里皆热，欲发其汗，病热不退，又复下之，大便遂频，小便不利。亦有错治温症而成此症者。又八九日，已经汗下后，脉洪数，身壮热，拘急沉重，欲治其内，由表未解，欲发其表，则里症又急，趑趄不能措手，待毙而已，殊不知热在三焦，闭塞经络，津液、营卫不通，遂成此症。又治汗下后三焦生热，脉洪数，谵语不休，昼夜喘息，鼻时加衄，身目俱黄，狂叫欲走者，通用此汤治之有神。

石膏一两半　黄芩　黄连　黄柏各七钱
山栀　麻黄　香豉二合

每服一两，水二盅，姜三片，枣二枚。
捣法，入细茶一撮煎之，热服。未中病
再服。

三黄巨胜汤　此汤治阳毒发斑，狂乱
妄言，大渴，叫喊，目赤，脉数，大便燥
实不通，上气喘急，舌卷囊缩，难治者，
权以此汤劫之。三黄石膏汤内去麻黄、香
豉，加大黄、芒硝是也。

水二盅，姜一片，枣二枚。捣法，临
服入泥浆清水二匙，调服即安。

冲和灵宝饮　治两感伤寒，起于头痛
恶寒发热，口燥舌干，以阳先受病多者，
先以此汤探之，中病即愈。

羌活　防风　川芎　生地　细辛　黄
芩　柴胡　甘草　干葛　白芷　石膏

水二盅，煨生姜三片，枣二枚。捣法，
入黑豆一撮煎之，温服取微汗为愈。如不
愈，表症多而甚急者，方可用麻黄、葛根
为解表。如里多而甚急者，先以调胃承气
攻里是也。如以阴经自中病，发热下利，
身疼痛，脉沉细无力，不渴倦卧昏重者，
又当先救里，温之，回阳救急汤，是分表
里寒热而治，此其权变大法。古云两感虽
为死证，复有可救之理。乃用药先后寒热
之剂，及发表攻里之序，不用，故枉死者
多矣。此方良可。

桃仁承气对子　即桃仁承气汤附加减
法。治热邪传里，热蓄膀胱，其人如狂，
小水自利，大便黑，小腹满痛，身目黄，
谵语燥渴，为蓄血症。脉沉有力，宜此汤
下尽黑物即愈。未服前而血自下者为欲愈
不宜服。

桃仁　桂枝　芒硝　大黄　芍药　柴
胡　青皮　当归　甘草　枳实

水二盅，姜三片。捣法，临服入苏木
煎汁三匙服。

消毒青黛饮　治热邪传里，里实表虚，
血热不散，热气乘于皮肤而为斑也。轻则
如疹子，重则如锦纹，重甚则斑烂皮肤。
或本属阳，误投热药，或当下不下，或下
后未解，皆能致此。不可发汗，重令开泄，
更加斑烂也。然而斑之方萌，与蚊迹相类，
发斑多见于胸腹，蚊迹只在于手足。阳脉
洪大，病人昏愦，先红后赤者斑也。脉不
洪大，病人自静，先红后黄者蚊也。其或
大便自利，短气怫郁，气短，燥屎不通，
又如果实腐者，卢医复生，不能施其巧矣。
凡汗下不解，足冷耳聋，烦闷咳，便是发
斑之候。

黄连　甘草　石膏　知母　柴胡　玄
参　生地　山栀　犀角　青黛　人参

水二盅，姜一片，枣二枚。捣法，临
服入苦酒一匙，大便实者，去人参加大黄。

生地黄连汤　治鼻衄成流，久不止者。
或热毒入深，吐血不止。

黄芩　山栀　甘草　桔梗　生地　黄
连　柴胡　川芎　芍药　犀角如无，升麻
代之

水二盅，枣二枚，煎八分。捣法，临
服入茅根捣汁，磨京墨调服。如无茅根，
以藕捣汁亦可。

外用劫法，水纸搭于鼻冲。

加味犀角地黄汤　治烦躁，漱水不下
咽者，属上焦有瘀血。

犀角　生地　芍药　甘草　桔梗　牡
丹皮　陈皮　红花　当归

水二盅，姜三片，捣法，临服入生藕
节捣汁三匙，温服。

回阳救急汤　即四逆汤附加减法。治
寒邪直中阴经，真寒证。初病起，无身热，

无头疼，止则恶寒，四肢厥冷，战栗腹疼，吐泻不渴，引衣自盖，蜷卧沉重，或手指甲唇青，或口吐涎沫，或至无脉，或脉来沉迟无力。

熟附子　干姜　人参　甘草　白术　肉桂　陈皮　五味　茯苓　半夏

呕吐涎沫，或小腹痛，加盐炒吴茱萸。无脉者，加猪胆汁一匙。呕吐不止加姜汁。泄泻不止加升麻、黄芪。

水二盅，姜三片煎之，临服加麝香三厘调服。中病以手足温和即止，不得多服，多则反加别病矣。如未止，可用前理中饮加减治之无妨。

回阳反本汤　治阴盛格阳，阴极发躁，微渴面赤，欲坐卧于泥水井中，脉来无力，或脉全无欲绝者。

附子　干姜　甘草　人参　麦门冬　五味　腊茶　陈皮

面戴阳者，下虚也，加葱七茎，黄连少许，用澄清泥浆水二盅煎之，临服入蜜五匙，顿冷服之，取汗为效。

柴胡百合汤　治瘥后昏沉，发热，渴而错语失神，及百合劳复等证。

柴胡　人参　黄芩　甘草　知母　百合　生地　陈皮

渴加天花粉。胸中烦热加山栀。头微疼加羌活、川芎。呕吐加姜汁炒半夏。胸中饱闷加枳壳、桔梗。食复者加枳实、黄连。甚重大便实者加大黄。胸中虚烦加竹茹、竹叶。瘥后干呕、错语、失神、呻吟、睡不安者，加黄连、犀角。咳喘加杏仁、百合，甚加麻黄。心中惊惕为血少，加当归、茯神、远志。虚汗加黄芪。脾倦加白术。腹中雷鸣加煨生姜。劳复时热不除，加葶苈、乌梅、生艾汁。

水二盅，枣一枚，姜三片。搥法，加

醋炙鳖甲煎之，温服。

如圣散　治刚柔二痉，头摇口噤，身反张，手足挛搐，头面赤，项强急，与瘈疭同此法。

羌活　防风　川芎　白芷　柴胡　芍药　甘草　当归　乌药　半夏　黄芩　有汗是柔痉，加白术、桂枝。无汗是刚痉，加麻黄、苍术。口噤咬牙者，如大便实者，入大黄利之。

水二盅，姜三片，煎之，临服入姜汁、竹沥温服。

温经益元汤　治因汗后太虚，头眩，振振然欲擗地，并肉瞤筋惕，及因发汗太多，卫虚亡阳，汗不止。或下后利不止，身疼痛者，并皆治之。

熟地　人参　白术　黄芪　甘草　芍药　当归　生地　茯苓　陈皮　肉桂　大附子

如饱闷，加枳壳，去地黄。如瘦人，去芍药。有热，去附子。利不止，加炒白术、升麻、陈壁土，去当归、地黄。呕者，加姜汁制半夏。渴者，加天花粉。汗后恶风寒属表虚，去附子、肉桂、生地，加桂枝、胶饴。

水二盅，姜三片，枣一枚，加糯米一撮。搥法，煎之温服。

逍遥汤　治有汗伤寒瘥后，血气未平，劳动助热复还于经络。有因与妇人交接，淫欲而复发，不易有病者，谓之劳复，内交接淫欲而无病人反得病者，谓之阴阳易，余曾见舌出数寸而死者多矣。此证最难治，必宜此汤。

人参　知母　竹青卵缩腹痛倍加黄连　甘草　滑石　生地　韭根　柴胡　犀角

水二盅，姜三片，枣二枚，煎之。临服入烧裈裆末一钱半调服，有黏汗出为效。

不黏汗出再服，以小水利、阴头肿则愈。

升阳散火汤　治有患人叉手冒胸，循衣摸床，谵语昏沉，不醒人事。不可呼为风证而用风药，误死者多矣。盖汗热乘于肺金，元气虚不能自主持，名曰撮空证。小便利者可治，小便不利者不可治。

人参　当归　柴胡　芍药　黄芩　甘草　白术　麦冬　陈皮　茯神

有痰加姜制半夏。大便燥实，谵语发渴，加大黄。泄漏者，加升麻、炒白术。

水二盅，姜三片，枣一枚。搥法，入金首饰煎之，热服。

再造饮　治有患头疼发热项脊强，恶寒，无汗，用发汗药二三剂，汗不出者。苟不识此，不论时令，遂以麻黄重药，及火劫取汗，误人死者多矣。殊不知阳虚不作汗，故有此证，名曰无阳证。

黄芪　人参　桂枝　甘草　细辛　熟附子　羌活　防风　川芎　煨生姜

夏月加黄芩、石膏，冬月不加。

水二盅，枣二枚，煎至一盅。搥法，加炒芍药一撮，煎三沸温服。

黄龙汤　治有患心下硬痛，下利纯清水，谵语，发渴，身热。殊不识此证，但见下利，便呼为漏底伤寒，而便用热药止之，就如抱薪救火，误人死者多矣。殊不知此因热邪传里，胃中燥屎结实。此利非内寒而利，乃逐日自饮汤药而利也。宜急下之，名曰结热。利证身有热者，宜用此汤；身无热者，用前六一顺气汤。

大黄　芒硝　枳实　厚朴　甘草　人参　当归

年老气血虚者，去芒硝。

水二盅，姜三片，枣二枚，煎之。后再加桔梗煎一沸，热服。

调营养气汤　即加减补中益气汤。治

有患头疼身热，恶寒微渴，溅然汗出，身痛，脚腿酸疼，沉倦，脉空浮而无力。不可因见头疼恶寒发热，便呼为正伤寒，而大发其汗，所以轻变重，而害人多矣。此劳力内伤气血，外感寒邪，宜少辛甘温之剂愈。名曰劳力感寒证。故经云：劳者温之，损者温之。温能除大热，正此谓也。有下证者，大柴胡汤下之则缓。

人参　黄芪　当归　生地　川芎　柴胡　陈皮　甘草　细辛　羌活　防风　白术

元气不足者，加升麻少许，须知元气不足者，至阴之下求其升。口渴加天花粉、知母。喘嗽加杏仁，去升麻。汗不止加芍药，去升麻、细辛。胸中烦热，加山栀、竹茹。干呕，加姜汁炒半夏。胸中饱闷，加桔梗、枳壳，去生地、甘草、黄芪，白术少许。痰盛者加瓜蒌仁、贝母，去防风、细辛。腹痛去芪、术，加芍药、干姜和之。有因血郁内伤，腹有痛处，或大便黑，加桃仁、红花，去芍、辛、羌、防、黄芪、白术，甚者加大黄，下尽瘀血则愈。后去大黄调理。

水二盅，姜三片，枣二枚。搥法，入葱白二茎煎之，温服。

导赤各半汤　治患伤寒后，心下不硬，腹中不满，大小便如常，身无寒热，渐变神昏不语，或睡中独语一二句，目赤唇焦，舌干不饮水，稀粥与之则咽，不与即不思。形如醉人，俗不识此，而误人者多矣，殊不知热传手少阴心也。心火上而迫肺，所以神昏，名越经证。

黄连　山栀　黄芩　滑石　甘草　知母　犀角　茯神　麦冬　人参

水二盅，姜枣煎之，加灯心一握，煎沸，热服。

益元汤　治有患身热，头疼全无，不烦，便作躁闷面赤，饮水不得入口。不识者，呼为热证，而用凉药，遂至误人。殊不知元气虚弱，是无根虚火泛上，名曰戴阳证。

熟附子　甘草　干姜　人参　五味　麦冬　黄连　知母　葱　艾

水二盅，姜一片，枣二枚。搥法，临服童便三匙，顿冷服。

桂苓饮　治有患，初得病无热，狂言，烦躁不安，精采不与人相当。切勿呼为狂发，误用下药，死者多矣，此因热结膀胱，名如狂证。

猪苓　泽泻　桂枝　甘草　白术　知母　黄柏　山栀　蕤叶

水二盅，姜三片，煎一盅。搥法，再加滑石末一钱，煎三沸，温服，取微汗为效。

当归活血汤　有患，无头痛，无恶寒，止则身热、渴，小水利，大便黑，口出无伦语。设如不识，呼为热证，而用凉剂则误矣，殊不知内传心脾二经，使人昏迷沉重，故名挟血如见祟。

当归　赤芍　甘草　红花　桂心　干姜　枳壳　生地　人参　柴胡　桃仁

服三帖后，去桃仁、红花、干姜、挂心，加白术、茯苓。

水二盅，姜一片，煎之。搥法，入酒三匙调服。

加味导痰汤　有患憎寒壮热，头疼昏沉，迷闷，上气喘急，口出涎沫。庸医皆作伤寒治之多误，殊不知此因内伤七情，以致痰迷心窍，神不守舍，神出舍空，空则痰生也，名曰挟痰如见祟。痰证类伤寒，与此同治法。

茯苓　半夏　南星　枳实　黄芩　瓜蒌仁　白术　陈皮　甘草　桔梗　人参　黄连

年力壮盛，先用吐痰法，后服此汤。

水二盅，姜三片，枣二枚。搥法，临服入竹沥、姜汁，温服。

加减调中饮　治食积类伤寒，头疼，发热，恶寒，气口脉紧盛，但身不痛，此为异耳。经云：饮食自倍，肠胃乃伤。轻则消化，重即吐下，此良法也。

苍术　厚朴　陈皮　甘草　白术　山楂　神曲　枳实　草果　黄连　干姜

腹中疼加桃仁。痛甚，大便实热，加大黄下之，去山楂、草果、神曲、干姜。心中兀兀欲吐者，与干霍乱同吐法。用滚水一碗，入盐一撮，皂角末五分探吐。

水二盅，姜一片，临服入木香磨汁调服，即效。

加减续命汤　治脚气类伤寒，头疼，身热，恶寒，支节痛，便秘呕逆，脚软屈弱，不能转动，但起于脚膝耳。禁用补剂及淋洗。

防风　芍药　白术　川芎　防己　桂枝　甘草　麻黄　苍术　羌活

暑中三阳，所患必热，脉来数，去附子、桂枝、麻黄，加黄柏、黄芩、柴胡。寒中三阴，所患必冷，脉来迟，加附子。起于湿者，脉来弱，加牛膝、木瓜。起于风者，脉来浮，加独活。元气虚，加人参少许。大便实者，加大黄。

水二盅，姜一片，枣二枚，灯心二十茎。搥法，临服入姜汁调服。

芩连消毒饮　时天行大头病，发热恶寒，头项肿痛，脉洪，取作痰症治之。其喉痹者，亦照此方治。

柴胡　甘草　桔梗　黄芩　川芎　荆芥　黄连　防风　羌活　枳壳　连翘　射

干　白芷

先加大黄利去一二次，后依本方去大黄，加人参、当归。

水二盅，姜三片，煎一盅，加鼠粘子一撮，再煎一沸。搥法，入竹沥、姜汁调服。初起不可用大黄，末后不减，方可量加。

加味六神通解散　治时行三月后，谓之晚发，头痛身热恶寒，脉洪数，先用冲和汤，不愈，后服此汤。

麻黄　甘草　石膏　黄芩　滑石　苍术　川芎　羌活　细辛

水二盅，姜三片。搥法，入豆豉一撮，葱白二茎，煎之，热服，取汗，中病即止。

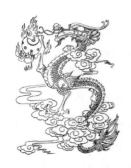

赤水玄珠 第二十四卷

药误伤人

凡应用小柴胡汤和解，误用承气汤，致身发黄者死。中暑作热病，误用燥剂者死。肾虚受寒，内逼浮阳之火泛上，面赤烦躁，身有微热，渴欲饮水，不能下咽，大便闭或自利，小水淡黄，或呕逆，或气短，或郑声，或咽痛，状如阳证，医见面赤烦渴便闭，认作阳证，误投寒凉，立死。阴证身热，面赤足冷，烦躁，揭去衣被，脉来数大无力不急，用加减五积散冷服，误用凉药者死。伤寒汗多，用利小便药者死。阳明病潮热汗多，小便因少，若利之加喘渴者死。湿病若发其汗，使人耳聋不知痛处者死。病人烦躁，自觉甚热，他人以手按其肌肤，殊无大热，此为无根失守之火，用凉药者死。

病人应死证

头重视身，此天柱骨倒，元气已败，死。大便浊气极臭者死。目精正圆者死。卵缩入腹，脉见离经者死。瘥后小便涩有血，名曰内，外疮皆黑靥不出脓者死。少阴下利止，头眩，时时自冒者死。热盛躁急，不得汗出，是阳脉极，死。舌上黑苔生芒刺，刮不去易生者死，夏月可治。鼻衄自汗者死。胃寒发呃，丁、茴香、柿蒂、

良姜汤调服，脉不出，加胆汁合生脉散，其脉又不出，或暴出者皆死。

望 色

昔肥今瘦主痰。大肉脱去，主不治。平人消瘦，主脾热。眼眶黑，主内有痰。鼻色青，主腹中痛，苦冷者死。鼻色微黑者，有水气。鼻色黄，主小便难。鼻色白者，属气虚。鼻色赤者，属肺热。鼻色鲜明者，有留饮。鼻孔干燥者，必衄血。鼻色燥如烟煤者，是阳毒热极。鼻孔冷滑色黑者，是阴毒冷极。鼻流浊涕者，属风热。鼻流清涕者，是肺寒。鼻孔癖胀者，属肺热有风。唇口焦红者吉，唇口焦黑者凶。唇口俱肿赤者，是热极。唇口俱青黑者，是寒极。唇口舌苔断纹者，难治。唇口燥裂者，是脾热。唇青舌卷者，死。唇吻色青者，死。环口黧黑者，死。口张气直出者，死。齿燥无津液者，是阳明热极。前板齿燥兼脉虚者，是中暑。齿如热者难治。耳色黑枯燥者，是肾惫。目赤唇焦舌黑者，属阳毒。目熏黄色暗者，属湿毒。目黄兼小便利，大便黑，小腹满痛者，属蓄血。目瞑者，将欲衄血。目之白睛黄，兼冷无热，不渴，脉沉细者属阴黄。两眦黄者，病欲愈。凡开目见人者，属阳，闭目不欲见人者，属阴。睛昏不识人，目反上视，

睛小瞪，目直视，目邪视，目睛正圆，戴眼反折，眼胞陷下，此八者皆死证。目睛微定，暂时稍转动者，属痰。目中不了了，睛不和，不明白者，此因邪热结实在内。不了了者，谓见一半目、不见一半目是也。舌肿者，难治。舌出者死。面颧颊赤在午后，此虚火上升，不可作伤寒治。面赤脉数无力，此伏阴病。其证烦躁引饮，虚阳上升，面赤脉沉细，此少阴病。外热内寒，阴盛格阳，宜温，误用寒凉者死。面赤脉弦数，此少阳病，宜小柴胡和解。缘面赤，赤乃阳气怫郁在表，汗不彻之故，宜发汗。面部通赤色，此阳明表证未解，不可攻里，宜解肌。面唇青，是阴寒极。面青兼舌卷囊缩，亦是阴寒。面青兼小腹绞痛，是夹阴伤寒。面目身黄，兼小水短涩，是湿热。面目身黄，兼小腹满硬痛，小便利，是蓄血伤寒。面白为无神，或汗多，或脱血所致。面白人不宜大汗。黑气在鱼尾相牵入太阳者死。黑气自人中入口者死。黑气自入耳目鼻舌者死。面黑人在伤寒，内涉虚，不宜参术大补。

闻 声

声清声浊 病邪在表，其声清而响亮。邪入里，其声浊而不亮。

声轻声重 病在阳分，其声前轻后重。病在阴分，其声前重后轻。

声断声续 病邪表浅，并有余阳症，其声续。病邪入深，并内伤不足，其声断。

言壮言怯 外感阳病有余，出言壮厉，则寒热交作。内伤阴证不足，出言懒怯，则寒热间作。

叹 叹是心变动之声。

欠 肾主欠，阴气积下，阳气未尽，阳引而上，阴引而下，阴阳相引，故数欠也。

噫 噫是心变动之声，是胸中气不交通，寒气客于胃，厥逆从上，下复出于胃，故为噫。

嚏 嚏是肾变动之声。有病发嚏是伤风或伤热，无病发嚏是阳气和满于心。

吞 吞是脾变动之声。

呃 其声皆从胃中至胸嗌间而为呃。有胃中实热失下者，有胃中痰饮者，有服寒凉药过多者，有胃中虚冷者。

咳 咳是肺变动之声，俗呼为嗽，肺为邪干，气逆不下也。有肺寒咳者，有停食咳者，有邪在半表半里咳者。

唏 阴气实，阳气虚，阴气速，阳气迟，阴气盛，阳气绝，故为唏。

怒 怒是肝变动之声。

歌 歌是脾变动之声。

哭 哭是肺变动之声。

笑 笑是心变动之声。

太息 忧思则心系急，急则气约，气约则不利，故太息以伸屈之。

错语 意错言乱，自知言错，邪气尚轻。自不知觉，此热盛正气衰。

呢喃 病邪入轻则睡中发此声也。

声嘶 肺有风热。

声哑 声哑唇口见生疮，是狐惑病。有风热伤心肺而声哑者，少阴病咽中生疮者，有痉病口噤者，有热病三四日不得汗出者，死。

口噤 口噤难言，见手足挛搐是风痉。口噤不言难治。阳明病渴欲饮水，口噤舌干，白虎加人参汤。咽干不可汗。

舌硬舌短舌强 病邪入深，主难治。

口噤咬牙 是风痉。

喉中有声 喉中辘辘有声者是痰也。

卒然无音 寒气客于厌会则厌不能发，

发不能下，至其开阖不便，故无音。

声如鼻鼾　声如鼻鼾者，难治。

久病耳聋　属气虚。

咽喉不得息　寸脉微浮或沉伏，胸中痞硬，气上冲，此胸中有寒，宜吐之。

鼻息如鼾睡　属风温。

耳聋兼胁痛　宜和解。寒热，咽而口苦，属少阳。

耳聋兼耳肿耳痛　是少阳风热。

问　因

口苦口甜　口苦是胆热，口甜是肝热。

舌干口燥　是胃家热极。

心下满　因下早致满，为痞气。手按拍之有声又软，此停水。手按则散，此虚气。手按硬痛，此宿食。

喜明喜暗　喜明属阳，元气实。喜暗属阴，元气虚。

睡向壁向外　向壁属阴，元气虚。向外属阳，元气实。

病起觉不舒快，少情绪否有此证，是夹气伤寒。

病起觉倦卧，骨腿酸疼胁痛否有此证，是劳力伤寒。要知病在肝经，问妇人乳头缩不缩。

耳聋　耳聋邪气入深难治；或兼虚证有少阳证，不可不知。

切生死形状六经六绝脉

雀啄连来三五啄，屋漏半日一点落，弹石硬来寻即散，搭指散乱真解索，鱼翔似有亦似无，虾游静中跳一跃，寄语医家仔细看，六脉一见休下药。

一动一止两日死，两动一止四日通。三动一止六日亡，四动一止八日事。五动一止只十日，十动一止一年去，春草生时即死期。二十一动二年住，清明前后始倾亡。三十动一止三年次，立秋节后病即危。四十动一止四年住，小麦一熟是死期。五十一动一止五年试，草枯水寒时死矣。此为太素脉玄秘。

左右手脉俱急紧盛，是夹食伤寒。

右手脉来空虚，左手脉来紧盛，是劳力伤寒。

左手脉来紧盛，右手洪滑，或寸脉沉，身热恶寒，隐隐头痛，喘咳烦闷，胸胁体痛，是夹痰伤寒。

左手脉来紧涩，右手脉沉数，心胸胁下小腹有痛处，是血郁内伤外感。

鬼脉　得病之初便谵语或发狂，六部无脉，大指之下，寸口之上，有脉动者是。

反关脉　如病人六部无脉，便不可言其无，要在掌后切看，脉来动者是。

伤寒不可发汗

口燥舌干者，口苦咽干者，咽喉痛者，吐血下血者，淋血者，小便淋沥者，大便泻利者，内伤劳倦者，尺脉微弱者，房劳阴虚者，梦遗泄精者，风湿者，湿温者，中暑者，疮漏者。

伤寒发汗不出熏法

用发表药汗不出，将苏叶烧汤，以器盛之，至于被内两膝下熏之。又法用姜渣绵裹，周身擦之，其汗自出，此良法也。

伤寒汗出不住止法

将病人发披在水盆中，足冷于外，用炒麸皮、糯米粉，龙骨、牡蛎煅为末，和匀，周身扑之，其汗自止。此良法也。

伤寒可吐

胸中懊侬者，喉中有痰声者，胸满郁

郁微烦者，中风寒痰涎壅塞者，干霍乱心腹刺痛欲死者，伤寒三四日邪在胸中者，脉大胸满多痰者。下利日数行，寸口脉滑者。寸口脉沉伏，或浮滑有痰者。

伤寒不可吐

病人元气虚羸者，房劳阴虚者，劳倦内伤者，胎产崩漏者，寸脉虚细弱无力者，经水适断适来者，少阳胆病者。

伤寒吐不出探法

用栀子豉汤、大瓜蒂散，不得吐，随用三山丸合解毒散煎服：再不吐，将鹅羽在喉中探吐。

伤寒吐不住止法

用炒糯米一撮，生姜自然汁少许，水煎服。凡呕吐止者，亦用此二味入各药中同煎服，呕吐自止。如胃实呕吐不可用。

伤寒不可下

六脉虚细者，呕吐者，腹中时满时减者，不转矢气者，少阳胆病者，腹如雷鸣者，阳明面冷赤色者，咽中闭塞者，血气两虚者，内伤劳倦者，阴虚劳倦者，经水适断适来者，胎前崩漏者，小便清白者，夹阴面赤者，心下硬者，脉虽大无力者。

伤寒小便不通熏法

一切小便不利，先将麝香、半夏填患人脐中，上用葱白、田螺，各捣烂成饼，封于脐上，用布带缚住，良久，下用皂荚烧烟熏入阴中，其水窍自通，妇人亦用皂荚煎汤洗玉户，立通。

伤寒胸膈不宽熨法

一切寒结、热结、水结、食结、痞结、血结、痰结、支结、大小结胸、痞气结者，俱用生姜捣烂如泥，去汁取渣，炒热，绢包，渐渐揉熨心胸胁下，其满痛豁然自愈。如姜渣冷，再入姜汁，再炒，再熨揉之，以愈为效。唯热结用冷姜渣揉之，不可炒热，医当慎之。又有伤寒衄血，将解未尽，或热极，及吐血不尽，医不知其证，遂用凉药之剂止住，其衄血留结于心胸之分，故满痛而成血结胸也，用加味犀角地黄汤。

妊娠伤寒护胎法

用井底泥、青黛、伏龙肝，各为末，调匀，涂于孕妇脐中二寸许，如干再涂上，以保胎孕也。

到伤寒病家不染病法

凡入病家，须避其邪气，不使染着为上。以雄黄末涂鼻孔，行动从客位而入。男子病，秽气出于口，女子病，秽气出于阴门，其相对坐立之间，必须识其向背。

用药寒温合宜论

加麻黄得桂枝则能发汗，芍药得桂枝则能止汗，黄芪得白术则止虚汗，防风得羌活则治诸风，苍术得羌活则止身痛，柴胡得黄芩则寒，附子得干姜则热，羌活得川芎则止头疼，川芎得天麻则止头眩，干姜得天花粉则止消渴，石膏得知母则止渴，香薷得扁豆则消暑，黄芩得连翘则消毒，桑皮得苏子则止喘，杏仁得五味则止嗽，丁香得柿蒂、干姜则止呃，干姜得半夏则止呕，半夏得姜汁则回痰，贝母得瓜蒌则开结痰，桔梗得升麻开提血气，枳实得黄连则消心下痞，枳壳得桔梗能使胸中宽，知母、黄柏得山栀则降火，豆豉得山栀治懊憹，辰砂得酸枣则安神，白术得黄芩则安胎，陈皮得白术则补脾，人参得五味、麦门则生肾水，苍术得香附开郁结，厚朴得腹皮开膨胀，草果得山楂消肉积，神曲得麦芽能消食，乌梅得干葛则消酒，砂仁得枳壳则宽中，木香得姜汁则散气，乌梅得香附则顺气，芍药得甘草治腹痛，吴茱萸得良姜亦止腹痛，乳香得没药大止诸痛，芥子得青皮治胁痛，黄芪得大附子则补阳，知母、黄柏得当归则补阴，当归得生地则生血，姜汁磨京墨则止血，红花得当归则活血，归尾得桃仁则破血，大黄得芒硝则润下，皂荚得麝香则通窍，诃子得肉果则止泻，木香得槟榔治后重，泽泻得猪苓则能利水，泽泻得白术则能收湿，此用药相得之大端也。

妊娠伤寒禁忌药

蚖斑水蛭及虻虫，乌头附子配天雄。
野葛水银并巴豆，牛膝薏苡与蜈蚣。
三棱代赭芫花麝，大戟蛇蜕黄雌雄。
礜石芒硝牡丹桂，槐花牵牛皂角同。
半夏南星与通草，瞿麦干姜桃仁通。
硇砂干漆蟹甲爪，地胆茅根都不中。

蒸脐法

用麝香、半夏、皂荚末一字，填患者脐中，后用生姜、薄荷贴于脐上，放大艾火于姜片上，蒸二七壮，灸关元、气海二十壮，热气通于内逼于外，阴自退而阳自复矣。

熨脐法

用葱头缚一把，切去叶，留白根，切饼二寸许，连缚四五饼，先将麝香、硫黄二字，填于脐中，放葱饼于脐上，以熨斗盛火于饼上熨之，饼烂再换饼，再熨，热

气入腹，以通阳气。如大小便不利，以利则止。

中寒

中寒，寒邪卒时直中阴经即病。如中太阴脾经，用藿香正气散合理中汤，寒甚加附子。如寒中少阴肾经，用五积散加茱萸。寒热足冷，加附子四逆汤。寒热手足甲唇皆青，舌卷囊缩，脉伏绝者，用蒸脐法，及大剂姜附温之。不然则死矣。

伤寒合病

三阳若与三阴合病，即是两感。所以三阴无并合例也。大抵伤寒二阳经合病，必用二阳经药合治。三阳经合病，必用三阳经药合治。

阴毒伤寒

咽喉不利，致毒气攻心，如伤寒时气得病一二日，便结成阴毒，或服药后三四日或十余日变成阴毒。身重背强，腹中绞痛，咽喉不利，毒气攻心，心下胀满硬如石，短气不息，呕逆，唇青面黑，四体如冰，身如被杖，其脉沉细而疾，或伏绝，用阴毒甘草汤。先进一服，如人行十里，再进一服，取汗出乃愈。盖阴毒之气随汗而出也。五六日可治，七日不可治，如汤药不受，面唇指甲皆青黑色，或时郑声，舌卷囊缩，烦躁，冷汗不止，腰背眼痛，此皆阴寒毒气入深，急用蒸脐法。如手足温暖即止。知人事者生。灌入生姜汁，照前用药，不可与凉剂，误服必死。

夹阴伤寒

阴极发躁，用四逆汤合生脉散，入辰砂、细茶、白蜜，冷服。阴利用四逆汤加

人参、茯苓、肉桂、肉果、砂仁、木通、灯心、升麻少许服之。虚阳伏阴，用加减五积散冷服。药服下嗌，冷体既消，热性乃发，因寒用也。

寒 疫

寒疫四时皆有之，若初起病头疼，发热，憎寒，拘急，或吐逆恶心，中脘痞满，或饮食停留不化，或腹中作痛。未发热者，宜藿香正气散加减治之。若已发热者，十味芎苏散汗之。若身体痛骨节疼，发热者，羌活冲和汤加苏葱主之。若有汗，不得再发汗，宜加减冲和汤主之。若邪热不解，传入里，变证者，宜从正伤寒条内治之。

大头伤寒

若先发于鼻额红肿，以至两目盛肿而不开，并额上面部皆赤而肿者，此属阳明也。或壮热气喘，口干舌燥，咽喉肿痛不利，脉来数大者，用普济消毒饮主之。内实热盛者，用通圣消毒饮。若发于耳之上下前后，并头角红肿，此属少阳也。或肌热，日晡热，潮热往来，寒热，口苦咽干，目疼，胁下满，宜小柴胡加天花粉、羌活、荆芥、连翘、芩、连主之。若发于头上，并脑后项下，及目后赤肿者，此属太阳也，宜荆芥败毒散主之。若三阳俱受邪，并于头面耳目鼻者，以普济消毒散，外用清凉救苦散敷之。治法当先缓后急，则邪伏也。先缓者宜退热消毒，虚人兼扶元气，胃虚食少者，宜助胃气，候其大便，内热甚以大黄下之，拔其毒根，此缓之法。盖此毒先肿于鼻额，次肿于目，又次肿于耳，从耳至头，上络后脑，结块则止。不散必脓也。普济消毒饮如无板蓝根，用大青或青黛。虚人脉弱，加人参，引至毒处，加皂

角刺，胃弱食少加白术、橘红。如大便不通，加酒浸大黄，服后就卧，使药气上行。内热用荆芥败毒散，加酒炒黄芩，热盛加酒炒黄连，口渴加天花粉。凡头面肿甚，目不开，鼻塞闷，口干舌燥，内外有热，或咽喉肿痛不利，或内实大便秘结，脉洪数，烦渴，宜用通圣消毒散，不消加牛蒡子、玄参，或生犀角水、姜汁服。凡时毒头面赤肿，咽嗌堵塞，水药不受，若脏腑素有积热，发为肿毒疙瘩，一切恶疮红肿，并宜漏芦汤。大便实加大黄、芒硝。凡雷头风，头面疙瘩肿痛，憎寒壮热，四肢拘急，状如伤寒，用清震汤。治咽喉肿病，用绿云散，以细竹管吹入喉中病处。

食 积

身不痛，恶食，嗳气作呕，欲吐不出，恶心短气，痞满腹胀，胃口痛，按亦痛。

中湿类伤寒

太阳病关节疼痛，脉沉细者，此名湿痹。其人小便不利，大便反快，但当利小便。凡湿病头汗出，背强，欲得被覆向火，胸满，小便不利，舌上白苔者，此丹田有热，胸中有寒，渴欲得水而不饮，则口燥烦也。若误下则哕，为难治。若下之，额上汗出，微喘，小便利者死。若下利不止者，亦死也。

痰证类伤寒

如病人目睛微定，暂时转动，目如炭煤，昔肥今瘦，喘嗽，转侧半难，臂痛，皆痰证也。痰在上部，寸口脉浮滑；痰在中部，右关脉滑大；痰在下部，尺脉洪滑。或痰饮发寒热，胸满气粗，语出无伦，此夹痰如见祟，用二陈汤加苏子、枳实、芩、

连、瓜蒌、贝母、桔梗、山栀、前胡，姜汁调辰砂温服。

内伤瘀血证发热状类伤寒

或被踢打相扑闪肭，一时不觉，过至半日或一、二、三日而发者，有至十数日、半月、一月而发者，胸胁小腹满痛，手不可近者，而发寒热，此有瘀血也。或一时伤重就发寒热，瘀血上冲则昏迷不省，如死之状，良久复苏，轻则当归导滞汤，重则桃仁承气汤加苏木、红花、牛膝、桔梗、姜汁，量其元气，下其瘀血自愈。

漱水不欲咽

漱水不欲咽者，此属阳明胃热也。欲饮不欲咽，是邪热循经，里无热也。阳明气血俱多，热逐血妄行作衄。但欲漱水不欲咽，口燥者，用犀角地黄汤。外无寒热，喜妄如狂，小便自利，大便黑色，口燥舌干，但漱水不欲咽者，此有瘀血结于下焦，宜桃仁承气汤，下尽黑物则愈。少阴证脉沉细，手足冷，或时烦燥渴，漱水不欲咽者，宜四逆汤。下利厥逆无脉，干呕烦渴，漱水不欲咽下，宜白通汤加猪胆汁，入人尿煮之。厥阴蛔厥烦躁吐蛔，口燥舌干，但欲凉水浸舌并口唇，时不可离，不欲咽下，宜理中汤加乌梅、花椒主之。大抵阴证发躁烦渴不能饮水，或欲勉强饮下，良久诚复吐出，或饮水而呕哕者，皆内寒也，宜四逆汤温之。盖无根失守之火，游于咽嗌之间，假作燥渴，则不能饮水也。

昼夜偏剧

凡病昼静夜剧者，热在血分，宜四物汤加黄柏、知母、芩、连、山栀、丹皮、软柴胡主之。若夜静昼剧，此热在气分，宜小柴胡加山栀、连、母、地骨主之。

心下满

伤寒心下满者，当心下高起满硬者是也。不经下后而满者，则有吐下之分。若下后心满者，有结胸痞气之别。若发热者，以小柴胡加枳实、姜炒黄连，去黄芩治之。若按之拍拍有声而软者，此停水，五苓散主之。若按之硬痛者，有宿食也，轻则消导，重则用承气下之。寒在胸中，心下满而烦，饥不能食，宜瓜蒂散吐之。阳明病，心下满硬者，不可下，下之则利不止者死。脉浮大有力，心下硬，有燥渴谵语，大便实者，此属脏病，宜攻之。此言属脏者，宿屎在脏也，故下之。若食在胃口，未入于胃，未可下也。大抵腹中满，心下满，胸中满，俱不可用甘草、糖、枣甘甜之物，盖甘能补气填实故也。外用姜擦法甚良。

遗尿

遗尿者，小便自出而不知也。大抵热盛神昏遗尿者可治，若阴证下寒逆冷遗尿脉沉者，多难治。宜四逆汤加益智仁主之。厥阴囊缩，逆冷，脉沉，遗尿者，宜四物加茱萸汤。阳不回者死。伤寒汗下之后热不解，阴虚火动而遗尿者，用人参三白汤加黄柏、知母、麦冬、五味、归、地主之。

大便自利

下利微热渴，脉弱自愈。下利脉数，微热汗出自愈。

惊惕

伤寒八九日，胸满烦惊，小便不利，谵语，一身尽重，用柴胡龙骨牡蛎汤主之。大抵伤寒汗、吐、下之后，虚极之人，或因事惊恐，遂生惊惕，宜养心血安神之剂。

呃 逆

橘皮半夏生姜汤，加茯苓、枳实、陈皮、桔梗。凡其气自脐下直冲于胸嗌间，呃忒者，此阴证呃忒也。其病不在胃，因下虚内有伏阴，或误服寒药，遂至冷极于下，迫火上冲，发为呃忒，而欲尽也。又病人烦躁，自觉甚热，他人以手按其肌肤则冷，此为无根失守之火，散乱为热，非实热也。乃水极似火，阴证似阳。若不识此，误用凉药，下咽则死。当用羌活附子汤加官桂、人参、木香、陈皮、半夏、砂仁，急温其下。真阳回，阴火降，呃忒止也。阴证及因胃寒呃忒不止者，外用乳香硫黄散嗅法，内用丁香柿蒂散服之则止。再灸期门、中脘、气海、关元，此良法也。但手足温暖，脉重者为有生矣。灸期门穴法，以妇人之乳头向下尽处骨间动脉是穴。男女乳小者，以手一指为率，陷中动脉是穴，男左女右，灸三五壮。

谵 语

诸谵语，脉浮大者生，沉小四逆者死也。太阳本病邪结膀胱，其人如狂，与五苓散利之，加辰砂末。虚甚错语，柴胡三白汤，加黄连、麦冬、五味主之。

郑 声

郑声者，喉中郑重而不接续，如气息不促，手足颇温，其脉沉细者，急以白虎汤加人参、五味、麦冬，助其元气，或浓煎独参汤徐徐呷之。其脉微细，大小便自利，手足冷，用白通汤。

喑哑不言

喑哑不言者，若少阴病咽中生疮不能言语者，以鸡子苦酒汤。若狐惑上唇青疮声嘎者，在本条痓病口噤不能言，治在本条热病暗哑不言，三四日不得汗出者死。热甚大肠肺金不能言者，宜清肺降火则愈。风热壅盛，咳嗽声哑者，以消风热、降痰火则愈。又有失于发散，风邪伏于肺中者，当以发散为主也。

阴证似阳

又云：面赤、目赤、引饮，脉来七八至，按之则散者，此无根之脉，用人参四逆汤治之。又夹阴中寒，面色青，脉沉，厥冷，囊缩，舌卷，下利清谷，里寒外热者，身痛脉沉，厥冷，脉微欲绝者，并用四逆汤。泻多加肉果、诃子、粟壳、炒陈壁土、熟艾、木通，灯心二十茎，取土气。呕吐不止，加姜汁、半夏、陈皮。胃气寒，呕不止，加丁香。咽喉痛不利，加桔梗。大腹痛，加肉桂、干姜。小腹绞痛，加茱萸、青皮、藿香。腹痛甚不止，加木香、乳香、没药、砂仁、熟艾、玄胡。口食寒物，身受寒气，加砂仁、草果、藿叶。恶寒战栗，加麻黄、桂枝。骨体疼痛甚，加桂枝、羌活、苍术。胃寒发呃，加丁香、柿蒂、茴香、良姜，为末，姜汤调服。或入前汤调服止。口吐涎沫，加盐炒茱萸，名茱萸四逆。有痰加半夏、姜、陈皮。误服寒凉药过多，胸腹胀满，关格不通，呕逆不止，汤药不受欲死者，加丁、沉、木香、苏子、槟榔、枳实、陈皮，姜汁传送，去甘草。凡尼姑、女冠、寡妇、室女与其有夫妻姜不同，患阴寒证者，倍加附子不必疑，乃阴多阳少故也。

冷 结

凡人手足厥冷，脉沉细，无结胸，但

小腹胀满，按之痛者，此冷结膀胱，须灸关元穴也。宜服茱萸当归四逆汤，磨木香温服。外用揉熨法。

蛔厥

舌干口燥，常欲冷水不欲咽，蛔上烦躁昏乱欲死，两手脉沉迟，足冷至膝，甚者连蛔并屎俱出，大便不行。此证虽出多端，可救治也，加味理中安蛔汤主之。又有胃中空虚，虫无所安，反食其真脏之血，病人心胸胁下有痛阵，必撮眉呻吟；或时下血如豚肝色，或如湿毒脓状，或鲜血，下利急迫；或昏沉不省人事者。一切吐蛔，虽身大热，不可与凉剂，服之必死。俱用理中安蛔汤加减治之。待蛔定，却以小柴胡退热。又有厥阴病，消渴气上冲心，饥不能食，食即吐蛔。既曰胃寒，复有消渴之证。盖热在上焦，而中下焦但寒而无热，若大便实，用理中汤加大黄主之。吐蛔未止，加黄连、苦楝树皮、细辛治蛔，不可用甘草。

郁冒不仁

四逆汤加人参、归、桂枝、芎、芪、天麻主之。凡头目眩晕，非郁冒也。盖眩晕为轻，郁冒为重。

肉瞤筋惕

太阳病发汗出不解，仍发汗，头身瞤动，振振欲擗地，用真武汤合人参养荣汤，倍用归、芪。若不因汗过多，其人筋脉跳动者，此人禀素血少，邪热传于六脉之中，火动惕也，用加味人参养荣汤。汗后虚烦不得眠，筋惕肉瞤，内有热，以加味温胆汤。

肉苛

肉苛者，虽著衣絮，犹尚苛也。伤寒发汗过多，亡其血者，乃变此证。盖荣虚而卫实，则血气不得和通，肉失所养，故顽痹不仁，痛痒不知也。用羌活冲和汤加桂枝、当归、木香主之。治肉苛肌肉不仁，骆龙吉升麻汤。治荣虚卫实，肌肉不仁，满身痛痒，用肉苛羌活散。

百合

若恶寒呕者，病在上焦，二十三日愈。若腹满微喘大便坚，三四日一行，微溏者，病在中焦，六十三日愈。若小便淋沥难者，病在下焦，三十三日愈。并宜百合汤主治百合病也。已经发汗后更发者，用百合知母汤。已经下后更发者，用百合代赭汤。已经吐后更发者，用百合鸡子汤。

瘛疭

不因汗所生者，当平肝木降心火，佐以和血之剂，用羌、防、荆、连、柴、芍、归、地、川芎、天麻、参类。若兼痰者，必加南星、半夏、竹沥、姜汁。如风邪急搐，须兼全蝎、僵蚕。若曾经汗下之后多日，传变得此证者，为病剧，虚极生风，用小续命汤加减。凡伤寒汗出露风，则汗不流通，遂变筋脉挛急，手足搐搦，用牛蒡根散主之。若用小续命汤，有汗去麻黄，无汗去黄芩，须要通变治之。

循衣摸床

凡循衣摸床，直视谵语，脉弦者生，脉涩者死。小便利者可治，不利者不可治，谓津液枯竭也。大抵阴阳二气俱绝，则妄言撮空也。若大便秘结，撮空谵语，燥渴者，此为实热，宜承气汤下之。

舌卷囊缩

有阳证，有阴证。其阳证囊缩者，因热极而缩，急用大承气汤下之。阴证囊缩者，因寒极而缩，急用四逆汤加吴茱萸汤温之。妇人无囊，观其乳头缩者即是也。凡治此证，先灸关元、气海、丹田，及蒸熨法甚效。

瘥后发肿

伤寒方愈后浮肿者，此水气也。用牡蛎泽泻散主之。胃虚食少，五苓散加苍术、陈皮、木香、砂仁。胃不虚者，以商陆一味，煮粥食之亦妙。伤寒大病瘥后足肿者不妨，但节饮食，戒酒色，胃气强，肿自消。

瘥后遗毒

伤寒汗下不彻，余邪结在耳后一寸二三分，或两耳下俱硬肿者，名曰遗毒，宜速消散，缓之必成脓，以连翘败毒散治之。项肿痛加威灵仙，大便实加大黄、川山甲，发肿有脓不消，或已破、未破者，但用内托消毒散，加皂荚、升麻、金银花、甘草。

瘥后发碗头疮

碗头疮者，亦因汗下后余毒不尽，瘥后故发碗头疮也。只以黄连、甘草、归尾、红花、防风、苦参、荆芥、连翘、羌活、白芷，煎服，外用芒硝、赤小豆、青黛为末，以鸡子清和猪胆汁调敷疮上最效。勿动，待其脱落。伤寒瘥后小便涩有血者，名曰内外疮，皆有靥，不出脓者死。亦是余热毒也，用黄连解毒汤加生地、归、翘、木通、滑石、牛膝、萹蓄、琥珀、甘草梢。

瘥后劳复

气虚烦呕，竹叶石膏汤，燥渴去半夏、知母，倍天花粉，虚热不止者，千金麦冬汤。

瘥后女劳复

其候头重不举，目中生花，腰背痛，小腹里急绞痛，或憎寒发热，或时阴火上冲，头面烘热，心胸烦闷者，竹皮烧裈散，猥鼠屎，有热加柴胡调赤衣散。人虚弱者，用参胡三白汤调赤衣散。小腹急痛，脉沉足冷，用当归四逆汤加熟附、茱萸送下赤衣散。若见卵缩入腹，脉见离经者死。

瘥后阴阳易

若伤肾经，虚损真阳，有寒无热，脉虚足冷者，以人参四逆汤调下烧裈散。若伤肝经，以当归四逆汤加茱萸、熟附，下烧裈散。用分寒热而治。阴易热气上冲，胸中烦闷，手足挛拳，搐搦如风状，用瓜蒌、竹茹汤。妇人病未平复，有犯房事，小肠急痛，连腰膝痛，四肢不仁，无热者，当归白术散。阴阳易不瘥，大便不通，心神昏乱，惊惕不安，用妙香丸。

瘥后虚弱

瘥后虚热盗汗不止属阴虚，用当归六黄汤。阳虚自汗，无热恶寒，无力，下虚，用加味黄芪建中汤。瘥后心神恍惚不宁，夜卧烦躁不安，或乱梦虚惊不眠，因汗下过多，心血亏少，用朱砂安神丸加远志、酸枣仁、茯神，有痰加橘红。

瘥后昏沉

若用知母、麻黄取汗者，但虑病后血

气两虚，岂可再大汗之。若人元气壮实，脉来有力者，乃可行之。脉虚人弱者，只用十味温胆汤。有寒热潮热，日晡发热者，参胡温胆汤加芩、连主之。

瘥后饮酒复剧

缘伤寒病热未解而饮酒者，则病增剧，转加热甚。脉弦数者，用小柴胡合解毒汤加乌梅、干葛、砂仁；脉洪者，用人参白虎汤合黄连解毒汤加干葛、乌梅、砂仁主之。

妊娠伤寒

若有表证宜汗者，用羌活冲和汤加柴胡、当归、芍药、苏叶、葱白，即四物冲和汤汗之。有气满喘急，加香附、砂仁，去生地，外用护胎法。若里实热证，大便不通，燥渴者，当用大黄转药，不必疑矣。须酒制用，有病则病当之。设患真寒脉伏厥冷，用姜、桂、附子，不必虑也。附、姜、桂虽热，炒制无害，必加黄连、甘草制之，沉香坠之。

产后伤寒

产后伤寒，不可轻易汗下，恐产时伤力。其发热有去血过多，有恶露不尽，有三日蒸乳发热，或早起劳动，或饮食停滞，俱有发热恶寒状类伤寒，不可便用发表攻里之剂。产后恶露不尽，亦有发热恶寒，必胁肋胀满，连大小腹有块作痛。产后饮食停滞，发热头痛，必有噫气作酸，恶闻食臭，胸膈饱闷，右关脉紧，用治中汤加山楂、神曲、砂仁、炒黄连、川芎、当归佐之。若产后蒸乳，发热恶寒者，必乳间胀硬疼痛。令产妇揉乳汁通，其热自除，不药而愈矣。若果产后不谨，虚中入风者，

当以四物汤加防风、荆芥、白芷、人参、香附、乌梅、僵蚕、干姜。产后不谨，感冒伤寒，发热恶寒，头疼、骨疼，脉浮紧，表证宜汗者，用四物汤加羌活、苍术、白术、干姜、苏叶、栀子，少佐用葱白头，水煎取微汗。自汗去苍术、苏叶，加白术；热甚加软柴胡，干姜少许，黄芩佐之炒用。热邪传里，口燥渴，大便不通，脉沉实，或热甚谵语，宜下之。轻则蜜导法，重则用四物加柴胡、炒黄芩、枳壳、熟大黄彻下，就用四物汤加干姜少许，参术大用，以温补其血气。若热邪传至半表半里，证寒热呕口苦，脉洪数者，四物汤合小柴胡主之。

不 可 水

水停心下微微喘，汗、吐、下而脾胃寒，腹满结胸兼不食，纵贪切勿与之餐。

伤寒大吐下后，外气怫郁，胃中寒也。发汗后尤不可水，与之则哕呕喘咳，发热恶寒，濡弱相搏，脏气里微，胸中苦烦，非结也，不可水，渍青布冷贴胸中。误下后寒气相搏，肠鸣，得水令汗大出，即成馆。阳明病潮热，误下，腹满不能食，或胃中虚冷不能食，皆不可水。下利脉浮大不可水，当温之。伤寒结胸无热证者，宜平和药，若与水，益令热不得出，当汗而不汗则烦，假令汗出后腹中痛，亦服和气之药。

再三汗下热不退

汗下再三热弗休，长沙公见应心忧。

人参白虎加苍术，解毒汤和凉膈佐。

经云：三下而热不退者即死。后人有四五次下加至十数次行而生者，此乃偶误中耳！活者未一二，死者已千百。观是之

言，后之学者，切不可以为法。但当解毒合凉膈，多服调之，使阳热徐退，阴脉渐生，庶不失事。是知权变者矣。伤寒下后自汗虚热不已，白虎汤加人参、苍术，一服如神，汗出身凉，此通仙之妙法也。汗下之后热不退，不问有汗无汗，皆宜白虎加苍术汤解之。又加人参亦妙。仍服凉膈合解毒调之。发汗之后热不解，脉尚浮者，白虎加苍术汤。伤寒表解传里热而不退，或有汗而未愈，调和阴阳汤。病在半表半里，热不退，小柴胡汤。半表半里，大便微实，小柴胡汤加大黄。半表半里，大便不通者，除膈热汤，里热微者，宜除胃热汤。热势未退，宜六一顺气汤，两除表里之热。病至六七日，里热已甚，表热渐微，脉虽浮数，先用大柴胡汤，不退宜解里热汤。病在半里半表，热不退，脉尚浮洪者，当微表，小柴胡合白虎汤和之；病在半表半里，脉沉实，当微利，除膈热汤轻下之。汗、吐、下三法之后，别无异证，但些微热或无热，并小柴胡和之。口舌干燥，合解毒汤凉之。汗、吐、下之后，别无异证，大便硬结不通，凉膈散。病热已去，微热者，以益元散和之，无令再病。热不退，发黄斑，凉膈散加当归。下后热不退，或证未全退，双解散双和表里。大汗前后逆气，热势不退，双解散。瘥后余热不退，双解散再解之，次用小柴胡和之。他人病气汗毒传染，或食猪、羊、牛、马、酒毒，再复发热不退，双解散除膈热汤。风、寒、暑、湿、饥饱劳逸，忧愁思虑，恚怒悲恐，四时中外诸邪所伤，意觉身热，头项拘倦强痛，发热恶寒恶风，汗下后热不退，并宜服双解散。有汗去麻黄，无汗加葛根。身微热不退，表虚汗出不已，或过发汗以致表虚，脉不实，海藏黄芪汤。啬啬恶寒，

发热不退，其人大渴饮水者，其腹必满，小便不利而自汗出，其病欲解，此为肝乘肺，名曰纵，当刺期门。发热不退，腹满谵语，寸口脉浮紧，此为肝乘脾，名曰横，当刺期门。男女下血，发热不退，谵语者，此为热入血室。但额上汗出者，当刺期门。妇人经水适来适断者，为热入血室。

四肢冷附：四肢沉重、四肢不收

下利肢疼属厥阴，欲眠嘿嘿风温寻。
身如被杖施真武，厥利脉沉四逆珍。

四肢疼，下利，厥逆恶寒，脉沉弱，四逆汤，回阳急救汤。少阴证，四肢沉重疼痛，嗽咯，小便不利，或自下利而咳，真武汤，温经益元汤。四肢沉重，唇黑有疮，或如伤寒四肢沉重，忽忽喜眠，见多眠条，羌活苍术汤。风温证四肢不收，嘿嘿欲眠，头疼身热，自汗体重而喘，萎蕤汤，羌活苍术汤。

结 阳

四肢肿满结阳名，阳脉住停气不行，
八正五苓兼理胃，消风退肿万全灵。

结阳者，肢肿也。诸阳脉不行阴府，留结成热，为四肢肿满也。万全木通散、五苓散、八正散，并加萝卜枯酒曼根炒。

结 阴

血气无宗渗入肠，致成便血可惊惶，
三黄补血诚为妙，四物阿胶桂附汤。

结阴者便血也，阴气内结不得通行，血气无宗，渗入肠则下血也。四物阿胶汤，三黄补血汤，桂附六合汤。

寒在皮肤热在骨髓， 热在皮肤寒在骨髓

病身大热反欲衣，寒在骨间热在皮，

寒在皮肤热骨髓，身寒反不用其衣。

身热恶寒而反欲得近衣者，先服麻黄汤汗之，次用柴胡桂枝汤和之。身热恶寒而反不欲近衣者，先用防风通圣散、人参羌活散表之，次用白虎加人参汤和之。《蕴要》云：身热欲衣，桂麻各半汤，身寒不欲衣，白虎加桂枝汤。刘全备云：身热而常贪纳被，内虚寒而邪热浅浮，药辛温而取效，宜不换金正气散、八解散，并加川芎、白芷，头疼加细辛、羌活、葱白，藿香正气散，人参养胃汤，五积散，临证择用。加减得宜，最为良法。体寒而欲掀衣，素壮热而感寒郁闭，饮辛凉而必痊，宜人参败毒散、防风通圣散、升麻葛根汤、柴葛解肌汤、参苏饮等，并加黄芩主之。

太阳传经用药

伤寒传病太阳始，依次传经阳明起。
若越阴经不顺传，各经引药加减矣。

太阳传阳明，而太阳证已罢，阳明证已至，曰传经。余仿此。

太阳传阳明名巡经传。葛根汤入于里，承气、凉膈下之。

太阳传少阳名越经传。小柴胡加川芎。

太阳传少阴名表里传。小承气、凉膈合小柴胡，或更合解毒天水。

太阳传太阴名误下传。桂枝加芍药汤、桂枝加大黄汤。

太阳传厥阴名巡经得度传。大承气汤加川芎、柴胡，六一顺气汤。

太阳自入于本名传本。未入本为表，麻黄汤。自入本为里，五苓散。

内伤似外感始为热中病

始为热中气难言，头痛四肢痎闷煎。
鼻息不调闻食恶，补中益气正当先。

头痛大作，四肢痎闷，气高而喘，身热而烦，上气鼻息不调，四肢困倦不收，无气以动，无气以言，或烦躁闷乱，心烦不安，或渴不止。病久者，邪气在血脉中，有湿故不渴。如病渴，是心火炎上克肺金，故渴。或表虚不任风寒，目不欲开，口不知味，右手气口脉大，大于左手人迎三倍，其气口脉急大而数，时一代而涩，是脉之本脉。代者是无气，不相接，乃脾胃不足之脉。是洪大而数，乃心脉刑肺。急是弦急，乃肝脉挟心火克肺金也。其右关脾脉比五脉独大而数，数中显缓，时一代，此不甚劳役，是饮食不节，温寒失所，则右关胃脉损弱，隐而不见，唯内显脾脉，如此也。治用补中益气汤。

内伤似外感末传寒中病

末传寒中胃心疼，足弱肢寒嗌不通。
脉大涩而腰脊痛，神圣汤施豆蔻同。

腹胀，胃脘当心痛，四肢两胁膈咽不通，或涎唾，或清涕，或多尿，足下痛，不能任身履地，骨乏无力，喜唾，两睾丸冷，阴作痛，或忘见鬼状，梦亡人，腰背脾眼腰脊皆痛，不渴不泻，脉盛大以涩，名曰寒中病。用神圣复气汤、白术附子汤、草豆蔻丸。

内伤似外感阳明中热病

内伤中热类阳明，脾胃久虚因热乘。
清暑益气加减用，误施白虎恐难禁。

有天气大热时劳役得病，或路途劳役，或田野中劳役，或身体怯弱食少劳役，或长斋久素，胃气久虚。劳役，其病肌体壮热，躁热闷乱，大恶热，渴饮水浆，与阳明伤寒热白虎汤证相似。鼻口中气短促上喘，此乃脾胃久虚，元气不足之证，身亦疼痛，至日西作必谵语，热渴闷不止，脉洪大空虚，或微弱。白虚汤证其脉洪大有力，与此内伤中热不同，治用清暑益气汤。

内伤似外感温热病

温热病生长夏间，精神困倦涕垂潸。

气高而喘热烦闷，清暑汤施益气还。

长夏五六月温热之时，人困倦，四肢不收，精神短少，胸满短气，肢节疼，气高而喘，身热而烦，或大便泄利，或黄或白泔色，或渴或不渴，或不饮食，或小便频数而黄。治用清暑益气汤。

内伤似伤寒

内伤烦躁类伤寒，伏热蒸蒸总一般。

昏倦不眠脉细数，补中益气倍参安。

凡似伤寒，烦躁不绝声，汗后复热，脉细数，五七日不睡，补中益气倍人参，用竹叶同煎。甚者加麦门冬、五味、知母。

似伤寒三战后劳乏，烦躁昏倦。四君子加当归、黄芪、知母、麦门冬、五味子。

似伤寒至五七日，汗后烦躁吃水者，补中益气加附子。

有舌黑燥，大便滑泄，食在大肠，烦躁夜不安，宜防风当归饮子。

内伤病退后燥渴不解者，有余热在肺。参、芩、甘草，少加姜汁冷服，虚者用人参汤。

房室伤风

房室伤风脉紧浮，头疼发热汗如油。

解肌羌活汤尤稳，参术芎归白术投。

体气虚弱，犯房室而冒伤风，头疼发热，自汗恶风，脉浮缓，宜羌活汤、大白术汤，并加当归人参黄芪汤。血虚汗不止加桂枝、白芍，当归参术芎归汤。

凡房室伤风挟内伤者，补中益气汤随六经加减。

头痛恶寒羌活散，身热石膏汤，腹痛合芍药散，寒热合柴胡散，自汗加白术、茯苓，无汗苍术、防风，气虚合四君子，血虚合四物汤。

房室伤寒

房劳因感冒寒忧，无汗头疼脉紧浮。

羌活汤兼大白术，人参败毒总宜投。

夫人体气虚弱，犯房室而感伤寒，头疼发热，无汗恶寒，脉浮紧，宜羌活汤、大白术当归人参川芎汤，加当归、苍术、防风，参术芎归汤。

头疼发热，自汗恶风，脉浮紧，无汗恶寒，脉浮缓，黄芪汤合川芎汤，汗止外证不解，九味羌活汤加人参、当归。

头疼身体痛，发热恶寒或恶风，或胸痛，或咳嗽，或寒热，人参败毒散。无汗加苍术、防风、当归，有汗加白术、黄芪、当归，参术芎归汤加减。

血虚人四物汤，头疼恶风合羌活散，腹痛合芍药散，寒热而呕合柴胡散。上证全俱合服，体气虚甚加人参。

头痛恶风，身热自汗，羌活散合石膏汤。血虚者更合四物汤。

身热自汗腹痛，石膏汤合芍药散。血虚者更合四物，寒热腹痛，柴胡散合芍药散，血虚者更合四物汤。

头疼恶风，身热自汗，腹中痛，寒热而呕，羌活散、石膏汤、芍药散、柴胡散、四药合和。血虚者更合四物汤。

大抵羌活散治头痛恶风，石膏汤治身热自汗，芍药散治腹中痛，柴胡散治寒热而呕，四物汤治血虚，四君子治气虚。无汗加苍术、川芎、防风，自汗加白术、黄芪、茯苓。有是诸证，临时选用合服，不可执一而无权也。

疮疡发热类伤寒

疮疡发热要详看，初发防荆败毒安。

已溃还须托里散，忌投汗剂与凉寒。

经曰：诸脉浮数，当发热而洒淅恶寒，若有痛处，饮食如常，蓄积有脓也。又曰：数脉不时则生恶疮也。所以恶疮初生，必寒热交作，不可便以伤寒治之。须视病人头面脊背有无疮头，若有小红白脓头疮，须当仔细辨之。凡发背初作，只起一小疮也。不过二三日则大发也。若疔疮初作，全与伤寒相似，要当识之也。若一例而发汗，或妄投寒凉之剂，则误之矣。若识其疮毒，须寻疮科治之，庶不误也。若毒气走散，则难救矣。

初生在表，疮毒正发而未溃，发热恶寒，宜防荆败毒散，行凉败毒散，随症加减服之。若有凉血止痛草药，可增入数味在内，和服亦可，取效速。如小蓟、五爪龙、紫金皮、金银花之类皆可用。

如疮毒已溃，宜托里解毒汤随症加减，或有草药干脓散血之剂，亦可增入数味可也。如小蓟、川山、蜈蚣、紫金皮之类是也。

初生未成者，速涂令消散，宜拔毒散。已溃烂者，用铁箍散。

赤膈伤寒

赤膈伤寒胸膈上，疼痛赤肿号为名。

防风败毒宜加减，里实防风通圣灵。

夫受伤于寒，变故万状，未易默悟也。然胸膈赤肿疼痛，头疼，发热恶寒，身体痛，此非正伤寒，乃类伤寒也，名之赤膈伤寒。宜防荆败毒散加瓜蒌子、黄连、黄芩、紫金皮、玄参、赤芍、升麻、白芷。

有表复有里，胸膈赤肿疼痛，防风通圣散加瓜蒌子、黄连、紫金皮。

表证已退，大便燥实，胸膈肿痛，凉膈解毒加瓜蒌子、枳壳、桔梗、紫金皮、赤芍药。又宜棱针刺肿处出血。

半表半里，胸膈肿痛，柴胡枳桔汤，加瓜蒌子、紫金皮、赤芍药。

黄耳伤寒

黄耳伤寒耳痛详，要知风入肾经戕。

不治卒变成危证，续命防荆败毒良。

凡耳中策策痛者，皆是风入于肾经也。不治，流入肾则卒然变恶寒发热，脊强背直如痉之状，曰黄耳伤寒也。此不可作正伤寒治，乃类伤寒法也。

治宜小续命汤去附子，加白附子、僵蚕、天麻、羌活、独活、蔓荆子、细辛。

次用防荆败毒散加细辛、蔓荆子、白芷、蝉蜕、黄芩、赤芍、紫金皮。

又法用苦参磨冷水滴入耳中，热则去之，再易。又虎耳草取汁滴入耳中。又猴姜根取汁滴入耳中。又苦薄荷、土木香擂汁滴入耳中。

解㑊类伤寒

解㑊伤寒出《内经》，四肢骨节苦伶仃。

寒如不寒热不热，治法通舒血气宁。

解者肌肉解散，㑊者筋不束骨，解㑊之证，似寒非寒，似热非热，四体骨节解散，懈惰倦怠，烦疼，饮食不美，食不知味，俗呼为砂病。《内经》名为解㑊。原其因，或伤酒，或中湿，或感冒风寒，或房事过多，或妇人经水不调，血气不和，皆能为解㑊证。与砂病相似，实非真砂病也。治宜先用热水蘸搭臂膊，而以苎麻刮之。甚者更以针刺十宣及委中出血，或以香油灯照视身背，有红点处皆烙之，皆能使腠理开通，血气舒畅而愈。又宜服苏合香丸。

砂病类伤寒

岭南砂病类伤寒，壮热憎寒肢痛酸。
鸂鶒鸀鳿毛粪煅，酒调灰服胜金丹。

夫砂病者，岭南闽广之地多有之矣。乃溪毒、砂虱、水弩、射工、蝈短、狐、虾须之类，俱能含砂射人。被其毒者，则憎寒壮热，百体分解，似伤寒初发之状。彼土人治法，以手扪摸痛处，用角筒入肉，以口吸出其砂，外用大蒜煨捣膏，封贴疮口即愈。诸虫唯虾须最毒，若不早治，十死八九，其毒深入于骨，若虾须之状，其疮类平疗肿，彼地有鸂鶒鸀鳿等鸟，专食已上诸虫，以此鸟毛粪烧灰服之，及笼此鸟于被毒病者身畔吸之，其砂闻气自出，而病愈也。

摇 头

摇头直视似烟熏，真病心家已绝根。
痓证反张并口噤，头中痛者战而言。

头者诸阳之会。阳脉有乖，则头为之摇动。然有心绝而摇头者，有风盛而摇头者，形证皆不类焉。阴根于阳，阳根于阴，阴阳互根，气血所以周流而无间。若心绝则神去而阴竭，阳独无根，不能自主，是以头摇。经所谓阳毒留形，体如烟熏，直视摇头者，此也。至于太阳发痓，则风盛于上，风主乎动，是以摇头。经所谓独摇头，卒口噤，而背反张者，此也。言摇头中有痛也，言则甚痛。又云：里痛言者为虚，不言为实，均是摇头。析而分之，曰实邪，曰虚邪，曰真邪，当明其减否，可灸百会、上星、风府，其摇即定。

身 痒

阴阳虚弱浑身痒，未解桂枝各半灵。
风盛防风通圣散，血虚四物入浮萍。
阳明反无汗，皮中如虫行，以久虚也。术附汤、黄芪建中汤。
风热盛身痒，发热无汗，口燥舌干，大小便秘涩，防风通圣散加羌活。
风证身痒，小续命去附子，加白附子。
血虚身痒，四物汤加浮萍、蒺藜、防风。

未交接而作易病治

新痊瘥后未交接，曾与言谈起欲心。
思欲切心因病复，女劳易病共条寻。

夫男子病新瘥，未与妇人交接，而男子感动其情，思其欲事，心切而得病者，治与女劳复同。

人迎气口脉

左手关前一分，为人迎之位，凡脉紧盛，乃伤寒也。右手关前一分，为气口之位。凡脉紧盛，乃伤食也。若人迎气口俱紧盛，此为夹食伤寒，又曰内伤夹外感也。

冲 阳 脉

冲阳脉，在足面去指缝陷谷三寸动脉中，此阳明胃经之脉动于此。夫胃为水谷本，人之所主。若胃气已惫，水谷不进，谷神以去，其脉不动而死也，故伤寒诊冲阳者，以察胃气之有无也，仲景又谓之趺阳脉。

太 溪 脉

太溪脉，在足内踝后陷中动脉是也。

此少阴肾经脉动于此。盖肾者，乃人身之命蒂，真气之所主。然其脉动而不息者，真气在也。若真气以急，肾气以绝，其脉不动而死。虽冲阳有脉，而少能进食者，亦主死也。

结　脉

结者，间至而动缓，而一止复来者曰结。此阴盛之脉，凡伤寒脉结代心动悸者，炙甘草汤。若脉结足冷腹中痛，阳气以微者，大建中汤。若杂病之脉结者，主有老痰、食积、死血在内，为之可治。若内无宿积，其脉结者，此为不相应病，发多难治也。

促　脉

促者，间至而动数，而一止复来曰促。此阳盛之脉。凡热极发斑发喘等证，皆脉促也。杂病多因怒气伤肝，与夫蓄血在于上焦者，皆脉促也。大抵促脉渐退则生，渐加则死矣。

代　脉

代者，止也。动而歇至，不能自还曰代。乃真气以急，不可治。若结而代者可治，非结而独代者，为不可治也。

或问近世多用藿香正气散，伤寒可用否？然此方宋时所制，治内伤脾胃，外感寒邪，憎寒拘急，头痛呕逆，胸中满闷，与夫伤食，伤冷，伤湿，中暑，霍乱，山岚瘴气，不伏水土，寒热作疟，并宜增损用之，乃良方也，非正伤寒之药。若病在太阳经，头疼发热，骨节疼痛者，此方全无相干。如妄用之，先虚正气，逆其经络，虽出汗亦不解。此乃无益而反有害，往往误用之，遂至变逆危殆而不救。良可悲夫！

凡伤寒发热脉沉，与元气虚人，并夹阴伤寒发热者，皆不可用，切宜戒之。

或问局方十神汤，伤寒发散可用否？然此汤用升麻、葛根，能解利阳明经瘟疫时气，发散之药也。盖非正伤寒之药。若太阳经伤寒发热用之，则引邪入阳明经，传变发斑，不可胜言也。易老云：太阳病服葛根，是引贼破家也，要当辨而用之。

或问小柴胡汤，近世治伤寒发热不分阴阳而用之何也？然柴胡之苦平，乃足少阳经伤寒发热之药。解半表半里之热，除往来寒热，小有日晡潮热也。佐以黄芩之苦寒以退热，半夏、生姜之辛以散寒，人参、大枣之甘温以助正气，解渴生津液，则阴阳和而邪热解矣。但太阳经之表热，阳明经之标热，皆不能解之也。如误用，不无害乎？若夹阴伤寒，面赤发热，脉沉足冷者，服之立至危殆。可不慎哉！及内虚有寒，大便不实，脉息小弱，及妇人新产发热，皆不可用之也。

或问大青龙汤，仲景治伤寒发热恶寒，烦躁者，服之可用否？夫伤寒邪热在表，不得汗出，其人则躁乱不安，身心无如奈何，如脉浮紧或浮数者，急用此汤发汗则愈，乃仲景之妙法也。譬若亢热已极，一雨而凉，其理可见也。若不晓此理，见其躁热，投以寒凉之药，为害岂胜言哉。若脉不浮紧数，无恶风恶寒身疼者，亦不可用之也。如误用，其害亦不浅也。所以脉证之不明者，多不敢用。

或问阴证伤寒，用附子汤冷服何也？盖阴极于下，阳浮在上之治法也。余曾治一人伤寒十余日，脉息沉细，手温而足冷，大便不通，面赤，呕，烦渴，药不能下，唯喜凉水二三口，或西瓜一二块，食下良久而复吐出。此阴寒于内，逼其浮阳，失守之火，聚于胸中，上冲咽嗌，故为面赤呕烦也。遂用附子一个，以生姜自然汁和白面包裹，煨熟，去面，取附子去皮脐，切作八片，又以人参三钱，干姜炮二钱，水二盏，煎取一盏，浸于冷水中，待药冷与之即愈。此良法也。

或问三阳知可解者，何以辨之？曰：太阳知可解者，头不痛，项不强，肢节不痛，知表已解也。阳明知可解者，无发热，无恶寒，无口渴，不便难，知里已解也。少阳知可解者，寒热移其时，早移于晚，气移于血，晚移于早，血移于气，是邪无可容之地，知可解也。如寒热日作不移其时，是邪未退也。

或问太阳禁忌不可犯者何也？曰：小便不利，利之是犯本，犯本则邪热入里不能解，此犯之轻也。大便不利不可利，利之是动血，动血是犯禁，此犯之重也。

或问治病必求标本，治何标本耶？曰：假令太阳证伤寒自外入，标本有二说。以主言之，膀胱为本，经络为标。以客邪言之，先得者为本，后得者为标。此标先受之即是本也，后入于膀胱，本却为标也。此乃客邪之标本。治当从客之标本，如麻黄、桂枝治其标，羌活、藁本治其本也。

或问阳明证禁忌不可犯者何也？曰：不当发汗，不当利小便，犯之竭其津液，则生蓄血证。唯当益津液为上，以其火就燥也。益津液者，连须葱白是也。

或问半表半里有几？曰：邪在荣卫之间，谓之半表半里。太阳阳明之间，少阳居身之半表里。五苓散分阴阳，膀胱经之半表里。理中汤治吐泻，上下之半表里。

或问伤寒恶寒，伤风恶风，理之昭然不可易也。缘麻黄汤下止言恶风，桂枝汤下反言恶寒者何也？曰：仲景言伤寒恶寒，伤风恶风，言之常也。桂枝治伤风：麻黄治伤寒，一定理也。今桂枝汤下反言恶寒，麻黄汤下止言恶风，言之变也。然恶寒者必恶风，恶风者未必不恶寒也。

或问伤风汗自出，桂枝汤以散其邪。伤寒无汗，麻黄汤以发其汗。又言表证未解者用桂枝汤，理似相反耶？曰：伤风汗出，腠理自开，伤寒已汗后，腠理既开，故并用桂枝汤以解肌，可谓宜矣。

或问病有身重不能转侧者，有身疼不能转侧者何也？曰：身重不能转侧者，下后血虚，津液不荣于外也。身疼不能转侧者，风湿相搏于经而里无邪也。经曰：伤寒八九日，风湿相搏，身体烦疼，不能转侧，不呕不渴，脉浮虚而涩者，桂枝附子汤主之。又曰伤寒八九日下之后，胸满烦惊，小便不利，谵语，一身尽重，不可转侧者，柴胡加龙骨牡蛎汤主之。二者颇类，皆系不能转侧，但有差殊耳。

或问发热恶寒发于阳，无热恶寒发于阴。且如伤寒或发热，或未发热，必恶寒体痛。二说皆曰恶寒，如何辨之？曰：伤寒或发热，或未发热，必恶寒体痛，呕逆，头痛，项强，脉浮紧，此在阳可发汗；若阴证则无头疼，无项强，但恶寒而倦，脉沉细，此在阴，可温里也。

或问伤风自汗与中暍自汗皆相似，伤寒无汗与冬温无汗皆相类，敢问如何不同？曰：伤风不渴，中暍即渴。伤寒脉浮紧，冬温脉不浮也。

或问经言用药，有言可与某汤，或言不可与，又有言宜某汤及某汤主之。凡此数节，旨意不同，敢问？曰：《伤寒论》中一字不苟，观是书片言只字之间，当求古人之用意处，轻重是非，得其至理，而后始可言医矣。所问有言可与某汤，或言不可与者，此设法御病也。又言宜某汤者，此临证审决也。言某汤主之者，乃对病施药也。此三者，即方法之条目也。

或问时人言下不厌迟，汗不厌早，斯言若何？曰：凡汗证固宜早，仲景谓不避晨夜者，此也。夫下证须从宜定夺，当急则急，当缓则缓，安可一概而论？假如阳明病已有可下之理，但合面赤，其在后之热尤未敛。又如呕多，虽有阳明证，谓热在上焦，未全入腑，皆言不可攻。凡此之类，固宜迟也。

或问《伤寒论》中，有证同而药异，有药同而证异，皆非愚陋之可知也。且如小青龙与小柴胡证，皆治呕而发热，表里之病，大概仿佛，何故二方用药之不同？诚为可疑也。曰：治病之要，当究病源。夫伤寒表不解，里热未甚而渴欲饮水，饮不能多，不当与之。以腹中热尚少而不解消，水饮停蓄，故作诸证。然水寒作病，非温热不能解，故用小青龙汤发汗散水，其水气内渍，则所搏不一，故有或为之病，因随症增损以解化之。原其理初无里证，自水寒以然也。其小柴胡证，系伤寒发热之邪传里，在乎半里间，热气内盛，故生或为诸证，缘二证虽曰表里俱病，其中寒热不同，故用药有姜、桂、柴、芩之异。苟能循理以推之，其事之异同，自然明矣！更复何疑。

或问烦躁不得眠与虚烦不得眠，皆汗下后之余证。夫烦躁，以理言则为热也，虚烦者，既言虚字，非实热也。何故烦躁反与姜附汤，虚烦仍用栀子豉汤，二药天壤之隔，其理何如？曰：烦躁本为热，分昼夜，则知阳虚虚烦不得眠无间断，故为里热。经曰：下之后复发汗，昼日烦躁不得眠，夜而安静，不呕不渴，无表证，脉沉微，身无大热，干姜附子汤，退阴复阳。其虚烦不得眠，若剧者，必反复颠倒，心中懊憹，栀子豉汤以吐胸中之邪。虽曰二证俱烦而不得眠，却有寒热之异，故不同然。

或问经言脉浮而紧，法当身痛，宜用汗解之。又曰发汗后身疼痛。脉沉迟，新加汤主之。夫身疼痛皆系表邪不尽，固宜汗解，何故复加人参、生姜、芍药以益血也？曰：表邪盛则身疼，血虚则身亦痛。其脉浮紧者，邪盛也，其脉沉迟者，血虚也。盛者宜损之则安，虚者宜益之则愈。

或问经言服桂枝汤或下之，仍头项强，翕翕发热，无汗，心下满微痛，小便不利者，桂枝去桂加茯苓、白术汤主之。夫头项强痛，为邪气仍在表也。虽经汗下而未解，犹宜解之，何故去桂加茯苓、白术，是无意于解表也？曰：此非桂枝证，乃属饮家也。夫头项强痛，既经汗下而不解，心下满而微痛，小便不利，此为水饮内蓄，邪不在表，故云去桂枝加茯苓、白术，若得小便利，水消，腹满减而热自除，则头项强痛悉愈矣。

或问经言结胸证其脉浮大者不可下，下之则死。既不可下，复作何术以治之？曰：夫阳沉浮关沉，乃结胸不可下之脉，浮大，心下虽结，其表邪尚多，未全结也，若辄下之，重虚其里，外邪复聚而必死矣。仲景言此为箴戒，使无蹈其弊也。其脉既不可攻，当以俟其变而待其实。假如小结胸证，其脉浮滑，按之则痛，故知邪非深结，亦不敢下无过，解除心下之热耳。

或问病方入胃，何为不传？曰：经言阳明居中土，万物所归，无所复传。注曰：胃为水谷之海，主养四旁，四旁有病，皆能传之于胃，入胃则更不复传。如太阳传之入胃则更不传阳明，阳明传之入胃，则更不传少阳，少阳传之入胃，则更不传三阴。以上所言入胃不传之理，乃圣贤之至论也。

或问经言病人无表里证，发热七八日，虽脉浮数者，可下之。缘攻下之法，须外无表邪，里有下证，庶几可攻。今言无表里证，况脉更浮数，何故言可下之。然此证此理，非仆所知，敢问？曰：此非外感，乃内伤也。若外不恶寒，里无谵语，七八日销铄津液，乃阳盛阴虚之时，苟不攻之，其热不已而变生焉，故云脉虽浮数，可下之，言不待脉浮而数，浮则伤胃，数则动脾，此非本病，特医之所为也。仲景之意

不外是矣。凡伤寒当下之证，皆从太阳阳明可下之邪而入于府也，故下之。今不言阳明病而止云病人无表里证，此非自表之里而病也。但为可下，故编于阳明篇中，此章之理，非初学所能备悉其意也。

或问六经伤寒，唯少阴与厥阴有不治之证。以二经较之，少阴死证尤多，未审其理何如？曰：少阴者肾也。位居子正，而一阳生于其中，是为复卦，乃天地之根，宰辅之职，周旋运用，承上使下，一动一静，莫非肾之功也。病至其经，已至危殆，阴阳两全，虽危弗咎。盖无阳而阴独居，故言其死。然子中之阳气微弱，凡病则易消减，其言死多于厥阴也。

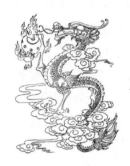

赤水玄珠　第二十五卷

妇　人

妇人科赤水玄珠小引

生生子曰：举全集而命以赤水玄珠矣。又分妇人科为五卷而引之于首者何？盖术有专工，而诸有独至，兹五卷中，妇人之症已备而方已陈，以妇人科为专门者，独举五卷而精研其奥，则临证投剂，一举手而玄珠错陈矣，不亦至易于简乎？故曰妇人科赤水，业女科者谂之。

薛氏校注合宜禁忌凡例

一、云丹溪谓白芍药性寒味酸，产后宜忌，恐伐生生之气，若用之于大补汤、八珍等汤内，以酒拌炒用无妨。凡属脾胃虚寒虚弱，面色萎黄者，俱宜酒拌炒用。

一、通经丸，若脾胃无亏，暴怒气逆，或生冷所伤，阴血凝滞，月经不通者，宜暂用之。若脾胃虚弱，不能生血者，宜用六君当归。若因脾胃郁火，内耗其血者，宜用归脾汤。若因脾肝郁怒，气血伤而月经不通者，宜加味逍遥散。

一、艾附丸，若脾胃虚寒，阴血不足，气逆发热，月经不调，或胎气不成者，宜暂用之。若肝肾亏损，阴虚发热，月经不

调，或崩漏带下，或便血吐衄，小便淋涩，或晡热内热，寒热往来，或盗汗自汗，不时倏热，宜用六味地黄丸。若兼脾气不足，饮食少思者，佐以六君子汤。

一、四物汤，若脾经血燥发热，或月经不调，宜暂用之。若因脾经虚热，肝经怒火所致，宜四君子佐加味逍遥散。若因脾经气虚血弱，晡热内热，宜用八珍汤加柴胡、丹皮。若因元气下陷而致诸症，宜补中益气汤。

一、人参橘皮汤，若胎前气瘀痰滞，作呕不食者，宜暂用之。若脾胃气虚，胸膈痞胀，痰停作呕，饮食少思者，宜半夏茯苓汤。若因怒动肝火，克制脾土，而致前症者，宜六君子汤加柴胡、山栀、枳壳。脾胃虚寒者，六君子加木香、砂仁，纳半夏，治脾胃虚诸症尤当用。

一、紫苏顺气饮，若胎动不安，元气无亏者，宜暂用之。若因脾气虚弱者，宜六君子加紫苏、枳壳。郁结伤脾者，宜四君子加柴胡、山栀、苏梗。郁怒伤肝脾者，六君子加柴胡、黄芩、枳壳。

一、四物胶艾汤，若内热胎痛下血不止者，宜暂用之。若因肝经风热而下血者，用防风子芩丸。若因肝火血热，宜加味逍遥散。若脾经郁火，宜加味归脾汤。若因肝气虚陷，宜补中益气汤，倍加升麻、柴

胡。若因事下血者，宜八珍汤加胶艾。

一、黄芩、白术二味为安胎之药，若脾胃蕴热，中气无亏者，宜暂用之。凡属脾胃虚痞，饮食少思，或泄泻呕吐，面色萎黄，肢体倦怠者，宜六君子汤。

一、达生散，若厚味安逸者宜用。若茎荛劳役者不宜用。

一、妊娠腹痛，须验其面赤舌青者，此胎已死，用平胃散加朴硝三钱下之。下后随用八珍、大补等汤调补下。若唇口俱青，吐出痰沫者，子母俱死也。若面舌俱青者，母死子活，产下亦死。

一、小续命汤，若外中风邪，腰背反张，筋脉挛疭者，宜暂用之。若产后失血过多，阳火炽盛，虚热生风者，宜八珍汤加钩藤、丹皮。如不应，当用四君子汤加当归、丹皮、钩藤。若阳气脱陷者，宜补中益气汤。如不应，急加附子。气虚血败者，宜用十全大补汤。如不应，急加附子，亦有生者。

一、泽兰汤，若产后恶露腹痛，胸满少气，宜用之。若体倦面黄食少，少寐而恶露不止，宜加味归脾汤。若气血虚损而恶露上攻，先用失笑散，后用八珍汤。禁用黑神散、夺命丹之类。

一、产后口鼻起黑气，鼻衄者，是胃气虚败而血滞也。急用二味参苏饮，多有生者。

宫人孀妇治验：

一妇人，年三十有七，早孀居，两腿骨作痛，晡热体倦，月经不调，或发寒热，数年矣。一日颈项两侧结核，两胁胀痛，此系肝经郁火而成也。先用小柴胡汤合四物数剂，肝症顿愈。又用加味逍遥散加泽兰、乳香、没药，三十剂，血症渐痊，再用加味归脾汤，年余而安。

一孀妇，两腿作痛，或用除湿化痰等药，遍身作痛，而无定处，此血症也。不信，乃服流气饮之类而殁。

一放出宫人，年四十余，臀腿内股作痛，晡热口干，月经不调，此系肝经血少，不能养经络而然也。宜加味逍遥散加泽兰叶五十帖，诸症稍缓。又以归脾汤二百余剂而痊。

一放出宫人，臀腿肿痛，内热晡热，恶寒体倦，咳嗽胸痞，月经过期而少，彼以为气毒流注，服清热理气之剂益甚，此肝经瘀血停留所致。盖肝经上贯膈布胁肋，循喉咙，下循胭内廉，绕阴器，抵少腹。主治之法，但当补其所不胜而制其所胜。补者脾也，制者肝也。经曰：虚则补之，实则泻之。此定法也。彼不信，仍服前药，遂致不起。

妇人症与男子无以异也。所异者，月水、胎产、崩带等症耳。今唯搜其异与赤紧者，焦为一门，余杂症治同男子，当于杂症门中求之，兹不重录。

调 经 门

岐伯曰：女子七岁肾气盛，齿更发长。二七而天癸至，任脉通，太冲脉盛，月事以时下。天，谓天真之气，癸，谓壬癸之水，故云天癸也。然冲为血海，任主胞胎，二脉流通，经血渐盈，应时而下，常以三旬一见，以像月盈则亏也。若遇经行，最宜谨慎，否则与产后症相类。若经行恼怒劳役，则气血错乱，经脉不行，多致痨瘵等疾。若逆于头面肢体之间，则重痛不宁。若怒气伤肝，则头晕胁痛，呕血，而瘵痨痈疡。若经血内渗，则窍穴淋沥无已。然此六淫外侵而变症百出，犯时微若秋毫，成患重如山岳，可不畏哉！

《褚澄遗书》曰：饮食五味，养骨髓肌肉毛发。男子为阳，阳中必有阴。阴中之数八，故一八而阳精升，二八而阳精溢。女子为阴，阴中必有阳，阳中之数七，故一七而阴血升，二七而阴血溢，皆饮食五味之实透也。方其升也，智虑开明，齿牙更始，发黄者黑，筋弱者强。暨其溢也，凡充身体手足耳目之余，虽针芥之历，无有不下。凡子形肖父母者，以其精血尝于父母之身，无所不历也。是以父一肢废，则子一肢不肖，其父母一目亏，则子一目不肖其父母。然雌鸟牝兽，无天癸而成胎，何也？鸟兽精血往来尾间也。精未通而御女以通其精，则五体有不满之处，异日有难状之疾。阴已痿而思色以降其精，则精不出而内败，小便涩而为淋。精已耗而复竭之，则大小便牵痛，愈痛即愈便，愈便即愈痛。女人天癸既至，十年无男子合，则不调。未愈十年思男子合，亦不调。不调则旧血不出，新血误行，或渍而入骨，或变而为肿，后虽合而难子，合多则沥枯虚人，产众则血枯杀人，观其精血，思过半矣。

夫血者，水谷之精气也。和调五脏，洒陈六腑，男子化而为精，女子上为乳汁，下为经水。故虽心主血，肝藏血，亦皆统摄于脾，补脾和胃，血自生矣。凡经行之际，禁用苦寒辛散之药，饮食亦然。

王子亨方论曰：经者，常候也。谓候其一身之阴阳愆伏，知其安危，故每月一至。太过不及，皆为不调。阳太过则先期而至，阴不及则后时而来。其有乍多乍少，断绝不行，崩漏不止，皆由阴阳衰盛所致。故曰：血气和平则乐有子，和则阴阳不争，月水以时下也。

薛氏曰：经云：脾统血，肝藏血。妇人多因恚怒伤肝，郁结伤脾所致。当从二经为主，而参以前论治之。

《产宝》方序论曰：大率治病，先论其所主。男子调其气，女人调其血。气血者，人之神也。然妇人以血为基本，苟能谨于调护，则血气宣行，其神自清，月水为期，血凝成孕。若脾胃虚弱，不能饮食，荣卫不足，月经不行，肌肤黄燥，面无光泽，寒热腹痛，难于子息。或带下崩漏。血不流行，则成瘕症。

经水或紫或黑论

丹溪曰：经水者，阴血也。阴必从阳，故其色赤，禀火色也。血为气之配，气热即热，气寒即寒，气升则升，气降即降，气凝则凝，气滞则滞，气清则清，气浊即浊。往往见有成块者，气之凝也。将行而痛者，气之滞也。来后作痛者，气血俱虚也。色淡者，亦虚也，而有水混之也。错经妄行者，气之乱也。紫者，气之热也。黑者，热之甚也。今人但见其紫者，黑者，作痛者，成块者，率指为风冷而行温热之剂，则祸不旋踵矣。良由病原论月水诸病，皆曰风冷乘之，宜其相习而成俗也。或曰：黑，北方水色也，紫淡于黑，非冷而何？予曰：经云：亢则害，承乃制。热甚者，必兼水化。所以热则紫，甚则黑也。况妇人性执而见鄙，嗜欲加倍，脏腑厥阳之火，无日不起，非热而何？若曰风冷，必须外得，设或有之，盖千百一二者也。

【治经水紫黑为热例】
海藏四物芩连汤　治经水如黑豆汁。
四物汤四两　黄芩　黄连各一两
为末，醋糊为丸服。
丹溪治月水黑，口渴倦怠，脉不匀似数。

黄柏炒　黄芩各三钱　甘草二钱　赤芍
药　香附各半两

上醋糊丸，白汤下五六十丸。

一妇二十岁，月水二月不行，忽行小
腹痛，有块血紫色。

白芍　白术　陈皮各半两　黄芩　川
芎　木通各二钱　甘草五分

上水煎服。

一妇气滞血涩，脉不涩，经不调，或
前或后，紫色，两大腿外臁麻木，或时痒
而生疮，大便秘滞。

火麻仁　桃仁　芍药各二两　枳壳
威灵仙　白术　归头　诃子肉　生地　陈
皮各五钱　大黄煨，七钱

为末，粥丸，梧子大，白汤下五六
十丸。

【调经之剂】

《局方》**四物汤**　治冲任虚损，月水
不调，脐腹疗痛。

当归　川芎　白芍药　熟地黄各等分
水煎服。

逍遥散　治血虚烦热，月水不调，脐
腹胀痛，潮热咳嗽。

炙甘草五分　当归　茯苓　白芍　白
术　柴胡各一钱

上加薄荷叶、生姜，水煎服。

胶艾汤　治劳伤血气，冲任虚损，月
水过多，淋沥不断。

阿胶炒　川芎　炙甘草各五分　当归
艾叶炒，各一钱　熟地　白术各二钱

水煎服。

温经汤　妇人血海虚寒，月水不利，
绕脐疼痛。桂枝桃仁汤、万病丸皆可用。

当归　川芎　芍药　桂心　丹皮　莪
术各五分　人参　甘草　牛膝各一钱

水煎服。

丹溪加味四物汤调经例：经候过而作
痛，血气俱虚也，宜本方对四君子。将来
而痛者，血实也，本方加桃仁、黄连、香
附。经水不及期者，血热也，本方加黄连。
过期者，血少也，本方加参术。有痰加半
夏、陈皮。过期紫黑有块者，血热也，必
作痛，加香附、黄连。过期而淡色者，痰
多也，芎、归二味入二陈汤。紫色成块者，
热也，本方加黄连、柴胡。肥人不及日数，
而多痰者，乃血虚有热，本方加香附、南
星、半夏、黄连、白术。瘦人血枯经闭者，
本方加桃仁、红花，或越鞠丸。

四物加减调经例：经水微少，渐渐不
通，手足烦痛，肌渐瘦，生潮热，脉微数，
本方去川芎、地黄，加泽兰叶三倍，甘草
半分。经水过多，本方去熟地，加生地。
经行身热脉数，头昏，本方加黄芩、柴胡
各半两。经行微少，或胀或疼，四肢疼痛，
加玄胡、没药。经候不调，心腹疗痛，只
用芎、归二味，名君臣散。

《元戎》**加味四物汤**　气充经脉，故
月事频并，脐下多痛，本方加芍药。经欲
行，脐腹绞痛，本方加玄胡、槟榔、苦楝、
木香。经水过多，本方加黄芩、白术。经
水涩少，本方加葵花、红花。经水适来适
断，或往来寒热，宜先服小柴胡去寒热，
后以四物汤和之。

《简易》**当归散**　经候不匀，或三四
月不行，或一月再至，或天癸已过期，经
脉不调。

川归　白芍　川芎　黄芩　白术各半
两　山茱萸肉一两半

上为末，每服空心温酒调二钱，日
三服。

《宝鉴》**生地黄丸**　治妇人血实，厥
阴脉弦而长，恶风体倦，乍寒乍热，面赤

心忪，或时自汗，如伤寒状。宜服抑阳药。

生地二两　柴胡　秦芄　黄芩各半两
芍药一两

上为末，蜜丸，梧子大，乌豆汤吞三四十丸，日三服。

姜黄散　治血脏久冷，月水不调，脐腹刺痛。

当归　丹皮　玄胡各二两　芍药三两
川芎　红花　桂心　莪术各一两　川姜黄四两

上为末，每服一钱，酒水同煎服。

【理气之剂】

《澹寮》**煮附丸**　经候不调，血气刺痛，腹胁膨胀，头晕恶心，崩漏带下，并宜服之。

香附子擦去毛，米醋浸一日，瓷器煮醋尽，炒干

上醋糊为丸，梧子大，每服五十丸，淡醋汤下。

艾附丸　治同前。

艾叶四两　川归二两　香附子一斤
照上制为丸，服亦同。

严氏**抑气散**　妇人气盛于血，变生诸证，头晕膈满。

香附四两　茯神　炙甘草各一两　陈皮二两

上为末，每食远，沸汤调下二钱。

正气天香散　治妇人一切气。气上凑心，心胸攻筑，胁肋刺痛，月水不调。

台乌药二钱　香附八钱　陈皮　苏叶各一钱　干姜半钱

上分二帖，水煎服。

丹溪治一妇人，年四十八，因有白带，口渴，月经多，初血黑色，后来血淡，倦怠食少，脐上急。

白术一钱半　红花豆许　陈皮一钱　木通　黄芩各五分　缩砂　炙甘草各三分　枳壳五分　白芍一钱

水煎，吞保和丸三十丸，抑青丸二十丸。

经水过多。

黄芩炒　芍药炒，各一两　黄柏炒，三钱　龟板炙，一两　香附二钱半　椿根白皮七钱半

酒糊为丸，白汤吞五六十丸。

一妇脉弦而大，不数，形肥，初夏倦怠，月经来时多。此禀受弱，气不足以摄血，故行多也。

黄芪　陈皮各一钱　白术钱半　人参五分　炙甘草三分

水煎服。

四物加熟地当归汤　治经水少而色和。

四物汤四两　熟地　当归各一两

丹溪**抑气丸**　临经之时腹痛，以四物汤加玄胡索、陈皮、丹皮、甘草。痛甚以豆淋酒下。痛轻以童便、香附入条芩为丸。

又一妇人年四十，月水不调，行时腹痛，行后又有三四淋沥皆秽水，口渴面黄，倦怠无力。

白术一两　归身尾六钱　陈皮七钱　黄连三钱　木通　黄芪　黄芩各二钱　炙甘草一钱

分八帖，水煎，吞五灵丸四十粒。

桂枝桃仁汤　经前腹痛不可忍。

桂枝　芍药　生地各二钱　桃仁四枚
甘草一钱

姜三片，枣一枚，水煎服。

又方

当归　玄胡索

每服三钱，姜三片，水煎稍热服。

《本事方》治妇人月经壅滞，每发心腹脐疼痛不可忍。及治产后恶露不快，血

上抢心，迷闷不省人事，气绝欲死者。

琥珀散

京三棱　蓬莪术　赤芍药　刘寄奴
牡丹皮　熟地黄　官桂　真蒲黄　菊花
当归各一两

上前五味，用乌豆一升，生姜半斤切片，米醋四升，同煮豆烂为度，焙干，入后五味同为末。每服二钱，温酒调下，空心食前服。一方不用菊花、蒲黄，用乌药、玄胡索亦佳。予家之秘方也。若是寻常血气痛，只一服。产后血冲心，二服便下。常服尤佳。予前后救人急切不少，此药亦宜多合以救人。

交加散　治营卫不和，月经湛浊，逐散恶血，腹痛经血诸疾，并皆治之。

生姜二斤　生地二斤，二味制　白芍药
当归　桂心各一两　红花炒，无恶血不用
没药另研。各半两　蒲黄隔纸炒　玄胡索醋纸包，用布擦去皮，各一两

上将地黄汁炒生姜滓，姜汁炒地黄渣，各焙干用，诸药为细末，每服三钱，温酒调下。若月经不依常，苏木煎酒调下。若腰痛，砂糖酒调下。

交加地黄丸　治妇人经不调，血块气痞，肚腹疼痛。

生地　老姜各一斤　玄胡　当归　川
芎　芍药各二两　明没药　木香各一两　桃
仁去皮尖　人参各两半　香附半斤

上为末，先以姜汁浸地黄渣，地黄汁浸生姜渣。晒干，皆以汁尽为度。共十一味，作一处晒干，研为末，醋糊为丸，空心以姜汤下。

一妇患经血紫黑，一月二次，行不思食，口苦，时发热。

麦冬　归身　白芍　陈皮　白术各一两　人参　地黄　茯苓各半两　木通三钱

生甘草一钱

上分十帖，食前，热饮下抑青、与点各十五丸。

益母草膏　益母草，未结子时采来，捣汁，熬膏，每用半杯，和酒或姜汁调服。大治污血及月经不调。

肥人不及期而多痰者，血虚有热。南星、白术、苍术、黄连、香附、川芎，作丸服。

妇人血脉不调，往来寒热，状如劳倦。

川归　川芎　甘草　黄芪　官桂各一钱　熟地　白术　白芍各二钱　柴胡　阿胶各半两

上每服五钱，枣一枚，水煎，空心温服。为末，白汤调下亦得。常服则无带下，极调血脉，养子宫，终身无病。

薛氏曰：有脾经血燥而经先期者，加味逍遥散。脾经郁火先期者，归脾汤。肝经怒火而先至者，加味小柴胡汤。血分有热而先至者，加味四物汤。劳役火动，补中益气汤。有脾经血虚而后至者，人参养荣汤。肝经血少而后至者，六味地黄丸。气虚血弱者，八珍汤。盖血生于脾土，故云脾统血。凡血病当用苦甘之剂，以助阳气而生阴血也。

经行脐腹痛甚，以桃仁桂枝汤一剂而瘥。

经行腹先痛，用《局方》七气汤送来复丹、《局方》积气丸。疝癖癥瘕诸气亦效。

丹参丸　调经养血。金陵一家，专制此与四制杜仲丸。两京甚重此二药。

丹参净四两，酒浸一宿，日晒干　大川芎一两半　川归身酒浸，二两净　天台乌药一两　香附三两，童便浸炒七次，只用净末一两

上为末，炼蜜丸，梧子大，每空心酒吞七十丸。

经水当止不止

妇人四十九岁以后，天癸当住，每月却行，或过多不止，乃血热也。宜芩心丸。黄芩心枝条二两，米泔浸七日，炙干，又浸又炙，如此七次。为末，醋丸，梧子大，每服七十丸，空心温酒送下，日三。

《良方》曰：妇人月水不断，淋沥腹痛，或因劳损气血而伤冲任，或因经行而合阴阳，以致外邪客于胞内，滞于血海故也。但调养元气，病邪自愈。若攻其邪则元气反伤矣。

薛氏曰：前症若是郁结伤脾，用归脾汤。恚怒伤肝，逍遥散。肝火妄动，加味四物汤。脾气虚弱，六君子汤。元气下陷，补中益气汤。热伤元气，加麦冬、五味、黄柏炒黑。

许学士云：经脉过期不及，腰腹疼痛，或七七数尽而月经仍下者，宜用简易当归散治之。方见调经。气虚者，去黄芩加桂心一两。

黄芩汤　治经血不止。方出崩。

居　经

妇人月水当三旬一见，今三月始一至，名曰居经。《脉经》曰：少阴脉微而迟，微则无精，迟则阴中寒，涩即血不来，此为居经，三月一来。

《脉经》曰：妇人年已五十一，且而清血，二三日不止，何以治之？师曰：此妇人前绝生，经水不下，今反清血，此为居经，不须治，当自止。经水下常五日止者，五日愈。

月经不通出《妇人良方》

妇人月水不通，或因醉饱入房，或因

劳役过度，或因吐血失血，伤损肝脾。但滋其化源，其经自通。若小便不利，或头眩痛，腰背作痛，足寒时痛，久而血结于内，变为癥瘕。若血水相并，脾胃虚弱，壅滞不通，变为水肿。若脾气衰弱，不能制水，水渍肌肉，变为肿满。当益其津液，大补脾胃，方可保生。

东垣曰：经闭不行有三。妇人脾胃久虚，形体羸弱，气血俱衰，而致经水断绝不行。或病中消，胃热善食，渐瘦津液不生。夫经者，血脉津液所化，津液既绝，为热所烁，肌肉渐瘦，时见渴燥，血海枯竭，病名曰血枯经绝。宜泻胃之燥热，补益气血，经自行矣。此证或经适行而有子，子亦不安，为胎病者有矣。

或心包脉洪数，躁作，时见大便秘涩，小便虽清不利，而经水闭绝不行，乃血海干枯，宜调血脉，除包络中火邪而经自行矣。或因劳心，心火上行，月事不来者，胞脉闭也。胸脉者属心而络于胞中，今气上迫肺，心气不得下通，故月事不来。宜安心补血泻火，经自行矣。

洁古曰：女子月事不来者，先泻心火，血自下也。《内经》曰：二阳之病发心脾，有不得隐曲，故女子不月，其传为风消。王启玄注曰：大肠胃热也，心脾受之，心主血，心病即血不流。脾主味，脾病即味不化，味不化则精不足，故其病即不能隐曲。脾土已亏，即风邪胜而气愈消也。又经曰：月事不来者，胞脉闭也。宜先服降心火之剂，后服局中五补丸，后以卫生汤，治脾养血也。

五补丸　补诸虚，安五脏，坚骨髓，养精神。

熟地　人参　牛膝　白茯苓　地骨皮
各等分

上炼蜜丸，梧子大，每服五十丸，温酒空心服。

卫生汤

当归 白芍各二两 黄芪三两 甘草一两

每服五钱，水煎空心服。如虚者，加人参一两。

【按】东垣、洁古治血枯之法，皆主于补血泻火也。补血者，四物之类。泻火者，东垣分上、下、中。故火在中，则善食消渴，治以调胃承气之类；火在下，则大小便秘涩，治以玉烛之类，玉烛者，四物与调胃承气等分也；火在上则得于劳心，治以芩连及三和之类，三和者，四物、凉膈、当归等分也。洁古先服降心火之剂者，盖亦芩、连、三和、玉烛之类。后服五补、卫生者，亦补气之剂也。

黄帝曰：有病胸胁支满者，妨于食，病至则先闻腥臊臭，出清液，先唾血，四肢清，目眩，时时前后血，病名为何？何以得之？岐伯曰：病名血枯，此得之少年时有所大脱血，若醉入房中，气竭肝伤，故月事衰少不来也。帝曰：治之奈何？岐伯曰：以四乌鲗骨一藘茹，二味并合之，丸以雀卵，大如小豆，以五丸为后饭，饮以鲍鱼汁，利肠中及伤肝也。

王启玄注云：乌鲗鱼骨主血闭，藘茹主散恶血，雀卵主血痿，鲍鱼主瘀血。河间《宣明论》方，乌鲗鱼骨、藘茹各等分，雀卵不拘数，和丸小豆大，每服五丸至十丸，煎鲍鱼汤下，食后，日三服，压以美膳。

《养生必用论》曰：女子十四天癸至，任脉通，月事以时，于是有子。天癸者，物之自然，月者，以月至。经者，有常也。其来过与不及，皆谓之病。若荣血亏损，不能滋养百骸，即发落面黄，羸瘦燥热。燥气盛，则金受邪，金受邪则为咳，为嗽，为肺痈，为肺痿必矣。但助胃壮气则荣血生而经自行，须慎饮食，调七情，保神气，庶可得生。若暴怒气逆，经闭不行，当用行气破血之剂。

刘宗厚曰：荣者水谷之精气，和调于五脏，洒陈于六腑，乃能入于脉也。源源而来，生化于脾，总统于心，藏受于肝，宣布于肺，施泄于肾，灌溉一身。目得之而能视，耳得之而能听，手得之而能握，足得之而能步，脏得之而能液，腑得之而能气。注之于脉，少则涩，充则实。常以饮食滋养，则阳生阴长，变化而为血。诸经恃此，则百脉长养，耗竭，则百脉空虚，可不慎哉！若阴气一伤，变症百出。妄行于上，即吐衄。衰涸于下，则癃闭。血渗肠间，则为肠风。阴虚阳搏，即为崩。湿蒸热瘀，则为滞下。热极腐化，即为脓血。火极似水，则血紫黑。热胜于阴，发为疮疡。湿滞于血，则为痛痒瘾疹。蓄之在上，则善忘，蓄之在下，则善狂。

寇宗奭曰：夫人之生，以气血为本，人之病，未有不先伤其气血者。若室女童男，积想在心，思虑过度，多致劳损。男子即神色消散，女子即月水先闭。且心病即不能养脾，故不嗜食。脾虚即金亏，故发嗽。肾水绝，则木气不荣，而四肢干痿，故多怒，鬓发焦，筋骨痿。若五脏传遍则死。苟或自能改易心志，用药扶持，庶可保生。切不可用青蒿、虻虫等凉血行血，宜柏子仁丸、泽兰汤，益阴血、制虚火也。按《内经》五谷入于胃，其糟粕、津液、宗气分为三隧。故宗气积于胸中，出于喉咙，以贯心脉而行呼吸。营气者，泌其津液，注之于脉，化以为血，以营四末，内养五脏六腑。若服苦寒之剂，复伤胃气，是犯生生之戒，必致于不起也。

薛氏曰：按经水，阴血也，属冲、任二脉，上为乳汁，下为月水。其为患，有因脾虚而不能生血者，有因脾郁而血不行者，有因胃火而血消燥者，有因脾胃损而血少者，有因劳伤心而血少者，有因怒伤肝而血少者，有因肾水少，不能生肝而血少者，有因肺气虚，不能行血者，治疗之法，若脾虚而不能行者，调而补之。脾郁而不行者，解开而补之。胃火而不行，清而补之。脾胃损而不行，温而补之，劳伤心血而不行，逸而补之。怒伤肝而不行，和而补之。肺气虚而不行，补脾胃。肾虚而不行，补脾肺。经云：损其肺者益其气。损其心者调其营卫。损其脾者调其饮食，适其寒温。损其肝者缓其中。损其肾者益其精。皆当审而治之。

萧氏曰：经云：气上迫肺，则心气不得下通，故月事不来。今用连朴之类导痰降火，使气不上迫于肺，故心气下通而月事来也。

丹溪治一妇，久疟食少经闭，两手无脉，每日与三花神佑丸十余粒津咽之，月余食进脉出，又半月脉愈，又一月经行，亦此意也。予尝体此治陈妇，二十岁，形肥，痞塞不食，每日卧至未牌，吃一盏粥，粥后必吐水半碗，复卧，经闭三月，前时忽通，黑色。脉之，辰时寸关滑皆有力，午后关滑寸不滑。询之，因乘怒饮食而致。遂以白术一两半，厚朴、黄连、枳实各一两，半夏、茯苓、陈皮、山楂、人参、滑石各八钱，缩砂、香附、桃仁各半两，红花二钱，分十帖，各入姜汁三匙，日进之。间三日，以神佑丸、神秘沉香丸微下之。至十二日吐止，食渐进，四十日平复如故。

又汪氏年三十余，形瘦，亦痞不食，吐水，经不通，以前方加参、术、归为君，煎熟入竹沥半盏姜汁服之，但不用神佑丸下，亦平复。若咳嗽寒热而经闭者，当于咳门求之。

张子和曰：凡月事不来，用茶调散吐之，次用玉烛散、芎归汤、三和汤、桂苓白术散之类，降心火，益肾水，开胃进食。分阴阳，利水道之药也。

一妇月事不行，寒热往来，口干颊赤，饮食少，旦暮间咳一二声，诸公皆用虻虫、水蛭、干漆、硇砂、芫青、红娘子、没药、血竭之类，唯予不然，古方虽有此法，奈病人服之脐腹必发痛，饮食不进，乃命止药，饮食稍进。《内经》曰：二阳之病发心脾。心受之则血不流，故不月。既心受积热，宜抑火升水，流湿润燥，开胃诱食，乃涌出痰一二升，下泄水五六行，湿水上下皆去，血气自然湍流，月事不为水湿所隔，则依期而至矣。亦不用虻虫、水蛭有毒之药。如用之则月经纵来，小溲反闭，他症生矣。凡精血不足宜补之以食，大忌有毒之药，偏胜而致夭阙多矣。

一妇三十四岁，经水不行，寒热往来，面色萎黄，唇焦颊赤，时咳二三声。问其所服之药，黑神散，乌金丸，烧肝散，四物汤，鳖甲散，建中汤，宁肺散，针灸千百，转剧。家人意倦，不欲求治。予悯之，先涌痰五六升，午前涌毕，午后食进，余症悉除。后三日，复轻涌之，又去痰一二升，食益进。不数日，又下通经散，泻讫一二升。后数日，去死皮数重，小者如麸片，大者如苇膜。不一月，经水自行，神气大康。

室女月水不通。用雄鼠屎一两，烧存性，为细末，空心温酒调下一钱，神效。

仲景**矾石丸**　妇人经水闭不利，脏坚癖不止，中有干血，下白物。

矾石枯，三钱　杏仁二钱半

二味末之，蜜丸，枣核大，纳阴中，剧者再纳之。

琥珀散　治心膈迷闷，肚腹撮痛，月信不通等疾。

乌药二两　当归　蓬术醋煨，各一两

上为末，温酒调下二钱。

万病丸　月经瘀闭，脐腹作痛，及产后癥瘕等病。

干漆炒烟出青白为度　牛膝酒浸焙，各一两

为末，生地黄汁一升，砂器慢火熬膏，丸梧子大，每服二十丸，空心米饮下。

红花当归散　经候不行，腰胯重痛，小腹坚硬。

红花　当归尾　紫葳　牛膝　炙甘草　苏木各二钱　白芷　桂心各一钱半　赤芍炒，一两　刘寄奴苗五钱

为末，酒调服三钱。

柏子仁丸

柏子仁炒，另研　牛膝酒洗，炒　卷柏各半两　泽兰叶一两

上蜜丸，梧子大。每服三十丸，空心米饮下。

泽兰汤

泽兰叶二钱　当归　芍药各一钱，炒　炙甘草五分

水煎服。

茯苓补心汤　治妇人心气虚耗，不能生血，又不能制乎肺，金气得以乘乎肝木，肝既亏损，则血不能藏，渐致精血枯涸，月事不调。此方专补心元之虚，抑其肺气，调和营卫，滋养血脉。前方参苏饮内除木香，余与四物汤对匀，每服五钱，以姜、枣煎，温服。此方常进，用以治宫娥多效。

牛膝散　治月水不利，脐腹作痛。或小腹引腰气攻胸膈。

牛膝　桂心　赤芍炒　桃仁　玄胡索炒　川归　丹皮各一两

上为末，每服一钱，酒调服。或每服五钱，水煎服。

地黄通经丸　治月经不行，或产后恶露，脐腹作痛。

熟地四两　虻虫去头翅，炒　水蛭糯米同炒黄，去米　桃仁去皮尖，各五十枚

上炼蜜丸，梧子大，每服五七丸，空心酒下。

牡丹皮散　妇人月水不利，脐腹疼痛。

丹皮　大黄炒，各一两　赤芍　生地　桃仁　川归　桂心　赤茯苓　白术各七钱半　石韦去毛　木香各半两

上每服五七钱，姜三片，水煎，空心服。

《本事》**通经丸**　妇人室女月水不通，疼痛或成血瘕。

桂心　青皮去白　大黄炒　干姜　川椒　川乌　干漆　莪术　川归　桃仁各等分

为末，先将四钱，用米醋熬成膏，和余末，调匀，捣千杵，丸如梧子大，晒干，每服二十丸，淡醋汤下，加至三十丸。温酒亦得。

厚朴汤　治月水不通，屡试有验。因气滞痞呕，结痰在上，寒热。

厚朴姜汁炙香

切细浓煎，去渣，空心服，不过三四剂瘥。

丹溪积痰伤经不行，夜则妄语。

瓜蒌子一两　黄连五钱　吴茱萸一钱半　桃仁五十枚　红曲二钱　缩砂三两　山楂末

姜汁蒸饼糊为丸。

躯肥脂满经闭者，导痰汤加芎、连，不可服地黄，如用，以姜汁炒过。即二陈加枳实、黄连是也。

一妇年二十余，两年经闭，食少乏力。

黄连二两　白术一钱半　陈皮　滑石各一钱　黄芩半两　木通三分　桃仁十二枚　炙甘草少许

水煎服。

瘀血郁滞经闭，或临经时腰疼腹痛。宜四物汤加红花、桃仁、莪术、玄胡、香附、木香，发热加黄芩、柴胡。

瘀血作痛经闭不行丸药方。

香附醋煮，四两　瓦楞子煅，二两，醋煮一昼夜　桃仁二两　丹皮　大黄蒸　川归各一两　川芎　红花各半两

为末，蒸饼丸，梧子大，空心，温酒下三五十丸。

经水过期不行。

玄胡索一钱　香附　枳壳各五分

为末，杜牛膝汁半盅，空心调服。

当归散　治经脉不通。

川归　川山甲灰炒　蒲黄炒，各半两　辰砂一钱　麝香少许

上为末，酒调服二钱。

菖蒲丸　血积心脾作痛。

九节菖蒲六两　吴茱萸炒　香附子各四两

上为末，醋打神曲糊为丸，梧子大，每服五十丸，姜汤下。

没药散　血气不行，心腹疼痛，或走注痛，月经不调，发热晡热，并宜用之。

红花　没药　川归　玄胡炒

上各等分，为末，每服二钱，童便、酒调下。

威灵仙散　凡冷，气滞血少，小腹疼痛，或经行遇怒，腹胀痛，宜用之。

威灵仙一两　川归　没药　木香　桂心各五钱

为末，每服一钱，热酒调下。

当归散　凡血积小腹痛，或因气逆，月经不行，肚腹作痛。

川归炒　赤芍　没药　枳壳麸炒　刘寄奴　玄胡

各等分，为末，每服一钱，酒调下。

加味建中汤　血海受寒，小腹作痛。

桂心半两　白芍一两　炙甘草二钱半　吴茱萸　当归　玄胡　丹皮各五钱

每服五钱，加姜、枣水煎，食前服。

滋血汤　妇人血热气虚，经候涩滞不通，肢体麻木，肌热生疮，浑身痒倦，将成痨瘵。不可妄服药饵，宜以此滋养，自能通利。

马鞭草　荆芥穗各四两　桂心　枳壳　川芎　川归　丹皮　赤芍各一两

每服五钱，乌梅一枚，水煎，食前服，如有此症，服半月，经脉自通，百病皆愈。出适宜方。

崩

生生子曰：崩者，谓倾陷之势而不可遏，俗曰血山崩，谓血暴下如山之崩坏也。又曰血海败，盖冲、任二脉为血之海，附于阳明。阳明者，土也。土位乎中，故又曰崩中。

《内经·阴阳别论》云：阴虚阳搏谓之崩。东垣曰：妇人脾胃虚损，致尺部脉沉细而数，或沉弦而洪大有力，寸关脉亦然，皆由脾胃有亏，下陷于肾，与阴火相合。湿热下迫，经漏不止，其色紫黑，如夏腐肉之臭。中有白带者，脉必弦细，寒作于中。中有赤带者，其脉洪数疾，热明

矣。必腰痛，或脐下痛，临经欲行，先见寒热往来，两胁急缩，兼脾胃症出见，或四肢困热，心烦不得眠，心下急，宜大补脾胃而升举血气，可一服而愈。或人故贵脱势，人事疏少，或先富后贫，心气不足，其火大炽旺于血脉之中，又致脾胃饮食失节，火乘其中，形质肌肉容颜似不病者，此心病不形于诊，故脾胃症显矣。故经水不时而下，或暴下不止，治当先说恶死之言劝谕，令拒死而心不动，以大补气血之药补养脾胃，微加镇坠心火之药治其心。补阴泻阳，经自止矣。《痿论》云：悲哀太甚则胞络绝，胞络绝则阳气内动，发则心下崩，数溲血也。故本病曰：大经空虚，发则肌痹，传为脉痿，此之谓也。

《良方》论曰：妇人崩中，由脏腑伤损，冲任血气俱虚故也。冲任为经脉之海，血气之行，外循经络，内营脏腑。若无伤损，则阴阳和平而气调适。若劳动过多，致脏腑俱伤，而冲任之气虚，不能约制其经血，故忽然暴下。或由阴阳相搏，为热所乘，攻伤冲任，血得热则流散，甚者致于昏闷，其脉数小则为顺，洪大为逆，大法当补脾胃为主。

薛氏曰：经云：阳络伤则血外溢，阴络伤则血内溢。又云：脾统血，肝藏血。治法前症因脾胃亏损，不摄血归源，用六君子加芎、归、柴胡。若肝经之火而血下行，用奇效四物汤，或四物加柴、栀、苓、术。若肝经风热而血妄行，用加味逍遥散，或小柴胡、栀、芍、丹皮。若怒动肝火而血沸腾，亦用前药。若脾经郁结而血不归经，用归脾加柴、栀、丹皮。若悲伤胞络而血下崩，用四君加柴、栀、升麻。故东垣先生云：凡下血症须用四君以收功，厥有旨哉。若大吐血，毋以脉论，当急用独参汤救之。若潮热咳嗽，脉数，乃元气虚弱，假热之脉，尤当用人参温补。此等症候，无不由脾胃先损，故脉洪大。察其有胃气，能受补则可救。苟用寒凉止血之药，复伤脾胃，反不能摄血归源，是速其危也。

丹溪曰：血崩亦有因涩郁胸中。清气不升，故经脉壅遏而降下。非开涩不足以行气。非气升则血不能归隧道。此论血泄之义甚明，盖开胸膈浊涩则清气升，清气升则血归隧道不崩矣。故其证或腹满如孕，或脐腹疞痛，或血结成片，或血出即快，止即闷，或脐上动。其治法宜开结痰，行滞气，消瘀血。

又曰：劳动过伤脏腑，任冲之气虚，不能约制其经血，故忽然而下，谓之崩中暴下。当宜大补气血之药，举养脾胃，微加镇坠之剂治其心，补阴泻阳，经自止矣。急即治其标，用白芷汤调百草霜末，甚者棕榈炭，后用四物汤加炒干姜调理。因劳者，用参芪带升补药。因寒者，用干姜。因热者，用黄芩。崩过多者，先以五灵脂末一服，当分寒热，盖五灵脂能止能行。紫色成块者为热，四物汤加黄连之类。崩中用香附、白芷丸服，气虚血虚者，皆以四物汤加参芪。漏下为热而虚，四物加黄连。崩中白带用椒目末，又用石灰炒去灰为末，茜草少许，粥丸服。经血逆行，或血腥，或唾血，或吐血，用韭菜汁服效。

治血崩血瘕，或经行、产后心腹胁痛，五灵脂炒烟尽为末，每服一钱，温酒调。或用三钱，水、酒、童便煎服。

治风热血崩。荆芥穗灯火烧焦为末，每服三钱，童便调服。又治产后昏晕俱妙。

独圣散 治肝经有风血崩。

防风去叉芦

为末，每服二钱，空心食前，酒煮白

面清饮调下极验。

神应散　治血虚内热，血不归经而崩。

桂心烧存性

为末，每服一二钱，米饮调下。

又方

陈槐花一两　百草霜半两

为末，每服一二钱，烧红铁秤锤淬酒调下。

《简易》**黄芩汤**　崩中下血，阳乘阴，经水沸溢。

黄芩为末，每一二钱，烧秤锤淬酒调下。或用此酒吞芩心丸亦妙。

伏龙肝散　治气血劳伤，冲任经虚，血非时崩下，脐腹疼痛，脉迟弱，食或少或赤白带下。

伏龙肝　赤石脂　麦冬各一两　炙甘草半两　川芎三两　当归　干姜七钱半　桂心半两　艾叶三两　熟地二两

每服六钱，枣一枚，水煎服。

罗氏备金散　治妇人血崩不止。

香附子炒，四两　归尾一两二钱　五灵脂炒，一两

空心，酒调服五钱，立效。

《本事方》治下血不止，或成五色崩漏。

香附子舂去皮毛，中断之，略炒为末，每服二钱，用清米饮调下。此方徐氏传其内人有是疾，遍服药不效，后服此遂愈。须久服为佳，亦治产后腹痛，大是妇人仙药，常服益血调气。大全方用醋煮，出焙干为末，醋糊为丸，梧子大。每服五十丸，米饮送下。数堕胎者，此药尤炒。前药用干荷叶浓煎汤调吞更佳。

缩砂散　治血崩。

缩砂仁不以多少，于新瓦上炒香为末，米饮调下三钱。

治血崩不止，五灵脂炒，加当归，酒同煎，或水、酒、童便各半盏，同煎服。

又方　水煎五灵脂，半干去渣，清再熬成膏，入神曲末为丸，梧子大，空心温酒下三五十丸便止。

又方

鹿茸醋炙　当归各二钱　蒲黄炒，半两

为末，酒调五钱，日三。

仲景**桂枝茯苓丸**　治妇人有癥在脐上动，下血不止。

桂枝　茯苓　桃仁去皮尖，炒　芍药　丹皮去心，各等分

为末，炼蜜为丸，梧桐子大，每服十丸，日三，以知为度。

又妇人陷经漏下色黑，胶姜汤主之。即芎归胶艾汤。

芎劳　阿胶　甘草各二两　艾叶　当归各三两　芍药四两　熟地

上水五升，清酒三升，煮取三升，去渣，纳胶，令消尽，温服一升，日三，不瘥，更煮一料。一云加干姜一两。

东垣**益胃升阳汤**　血脱益气，古人之法也。先补胃气以助生长，故曰阳生阴长。诸甘药为之先务。举世皆以为补气，殊不知甘能生血，此阳生阴长之理也。故先理胃气，人身之内，谷气为宝。

黄芪二钱　人参嗽者去之　神曲炒，各一钱半　升麻　柴胡各五分　白术三两　当归身　甘草炙　陈皮一钱　生黄芩二钱，泻盛暑之伏金肺逆，秋凉不用。

上每服五钱，如食添，再加之，如食减，于五钱内减一二钱，不可多服，水煎服。一方有生地。如腹痛，每服内加白芍二分，中桂少许，如口干渴，加葛根二分，先服此益胃升阳汤。不止，却服后柴胡调经汤，大举大升之也。

柴胡调经汤 治经水不止，下皆鲜血，项筋急，脑痛，脊骨强痛，不思饮食。

羌活 独活 藁本 升麻各五分 苍术一钱 葛根 当归 甘草炙，各三分 柴胡七分 红花少许

水煎稍热服，取微汗立止。

又尝治一老妇，血崩不止，流流不绝，满床皆血，上床不得者三月矣。腹满如孕，乃作虚挟痰积瘀血治之。用四物四两，参术各一两，甘草半两以补虚。香附三两，半夏两半，茯苓、陈皮、枳实、砂仁、玄胡各一两，以破痰积污血。分二十帖，每帖煎干加干荷叶、侧柏叶汤，再煎服之，服尽良愈，今再不发，如神。

云岐子柏黄散 疗经血不止。

黄芩一两二钱半 侧柏叶 蒲黄各一两 伏龙肝一两

水二升，煎取八合，分为二服。

又方 崩中不止，结作血片，如鸡肝色，碎烂。

芎䓖一钱二分 阿胶 青竹茹各八分 续断 地榆 小蓟根各三分 当归六分 生地 伏龙肝各一钱一分

水九盏，煎三盏，分三服。

一妇经漏不止，四物汤加黄连、黄柏、鹿角胶、童便，数剂而愈。缘此妇素服不得参芪，后又小产血崩不止，亦以前剂进之而安。

《大全》方 崩中下血不止，小腹痛。

白芍药酒炒，二两 侧柏叶微炒，六两

上水一升，煎取六合，入酒五合，煎取五合，空心分为二服。一方为细末，酒调二钱。一方有鹿角胶等分，酒调，治白带脐腹痛。

治经血不止。歌曰：妇人经血正淋漓，旧蕊莲蓬烧作灰，热酒一杯调八字，自然

安乐更无疑。

经验方 百草霜二钱 狗胆汁拌匀，分作二服。以当归酒调下。

黄芩汤 治经血不止。

黄芩五分 川归 侧柏叶 蒲黄各四分 艾叶一分 生地二钱半 伏龙肝二钱

生姜三片，水煎服。

经验方 治血崩不止。

上用黄连解毒汤加艾叶，服无不效者。

南岳魏夫人济阴丹 治妇人血气久冷无子，数经堕胎，皆因冲任之脉虚损，胞内宿挟疾病。经水不时，暴下不止，月内再行，或前或后，或崩中漏下，三十六疾积瘕癖，脐下冷痛，小便白浊。以上疾症，皆令孕育不成，以致绝嗣。常服令人有孕，及生子充实。产后百日内常服，能去百病，去宿血，生新血。

木香煨 茯苓 京墨烧红醋淬，研末 桃仁去皮尖炒，各一两 秦艽 炙甘草 人参 桔梗炒 藁本 石斛酒浸焙 蚕蜕纸烧存性，各二两 干姜炮 牡丹皮 桂心 川归 细辛 川芎各一两半 川椒去目炒出汗 山药各七钱半，一方三两 泽兰叶 熟地 香附炒，各四两 大豆黄卷炒，半升 苍术米泔浸去皮，炒，八两 糯米炒，一升

上为末，蜜丸，每两分作六丸，每服一丸，嚼细，食前温酒醋任下。此药用之累效，血崩服之即止。向有经候不行者二年，腹内一似怀孕，时或鼓动，但脉弦疾，非妊脉耳。遂令服至半剂，下血块一盂，自后服尽，经候竟调。若经病久无子者，服之即孕，且生子充实。但服至有孕，便当住服。或脾胃素弱，不宜用蜜丸，则以醋煮薄面糊为丸，如梧子大，每服五十丸，温酒醋汤任下。

赤白带下

《机要》云：赤者，热入小肠。白者，热入大肠。其本实热，冤结于脉不散。故为赤白带下也。冤，屈也，结也，屈滞而病热不散。先以十枣汤下之，后服苦楝丸、大玄胡散调下之。热去湿除，病自愈也。刘宗厚曰：此论有余之症也。

《良方》论云：妇人带下，其名有五。因经行、产后风邪入胞门，传于脏腑而致之。若伤足厥阴肝经，色如青泥。伤于手少阴心经，色如红津。伤于手太阴肺经，形如白涕。伤于足太阴脾经，黄如烂瓜。伤足少阴肾经，黑如坏血。人有带脉横于腰间，如束带之状，病生于此，故名为带。

生生子曰：按此论，前既云伤于肝则色青，伤于心则色赤云云。是五脏皆能令人带下也，抑何待于奇经之带脉病而后然软！缘带乃有形之病，如衣带之状，所下之物，亦必成条或成片而象之也。虽有赤白之殊，皆湿痰瘀血所致。若局定指奇经带脉之名，而始名之为带下，得无太泥乎哉！考之《难经·二十九难》曰：奇经之为病何如？云云：带之为病，腹满腰溶溶若坐水中。滑伯仁注曰：任脉起胞门行腹，故病苦内结，男为七疝，女为瘕聚。带脉回身一周，故病如是。观乎是，在任脉则有男女之分，在带脉则无男女之分。据乎是，则凡带脉所生之病，乃男女均有之疾，初非硬指带脉之名为妇人，今日所谓白物淫淫而下之带也。又按《内经·骨空篇》曰：任脉为病，男子内结七疝，女子带下瘕聚。亦是以任脉主带下，而不以带脉名带下也。故后之历代诸公所治，亦不泥于带脉。予故辨而明之，庶临症者而毋以名拘焉。

刘宗厚曰：按《良方》此论，言风气寒热伤于诸脏致症，似言外邪。大抵此症，多有本于阴虚阳竭，营气不升，经脉凝涩，卫气下陷，精气累滞于下焦奇经之分，蕴积而成。其病或醉饱劳房，服食燥剂所致也。白物如涕之状，故言带者，亦病形也。经云：带脉为病而得名。而白者属气，赤属血。东垣举《脉诀》曰：崩中日久为白带，漏下多时骨木枯。言崩中者，始病血崩，久则血少，复亡其阳，故白滑之物下流不止。此可见未得全拘于带脉矣。详病亦有湿痰流注于下焦，或肝肾阴淫之湿胜，或因惊恐而水乘土位，浊液下流，或思慕为筋痿。《内经》所谓：二阳之病发心脾是也。或余经湿热屈滞于少腹之下，而病本殊，则皆为气血虚损，营卫之精气累治而成，其病标一也。前人立论，殆尽病机，则治法无定。若戴人以带下得两手脉俱滑大而有力，乃上用宣去痰饮，下以导水丸泄湿热，继以淡剂渗之，此为泻实也。如其诸脉微细，或沉紧而涩，按之空虚，或洪大而涩，按之无力，正为元气不足，阴虚筋痿，虚极中寒等症。东垣有补阳、调经、固真等例，乃兼其虚也。丹溪先生治因湿痰下注，用海石、南星、椿根皮之类，较之前人下之而复吐以提其气，或发中兼补，补中兼利，燥中兼升发，润中兼益气，温而兼收涩之例不同，盖病机有轻重浅深之异耳。

仲景曰：妇人带下六极之病，脉浮则为肠鸣腹满，紧则为腹中痛，数则为阴中痒痛，洪则生疮，弦则阴疼掣痛。

又曰：带下有三门，一胞门，二龙门，三玉门。已产属胞门，未产属龙门，未嫁女属玉门。

《脉经》问曰：未出门女有三病，何谓也？师曰：一病者，经水初下阴中热，或有当风，或有扇者。二病者，或以寒水洗之。三病者，或见丹下惊怖得病属带下。

又问曰：妇人年五十，所病下痢，数十日不止，暮则发热，少腹里急痛，腹满，手掌热，唇口干燥何也？师曰：此病属带下。何以故？曾经半产，瘀血在少腹中不去，何以知之？其症唇口干燥，故知之。当与温经汤。

《内经》曰：脾传之肾，病名疝瘕。少腹冤热，而痛出白，一名白盅。当此之时，可按可药。启玄子注曰：出白，溲出白液也，盖便浊白带之类。

许学士云：凡妇人有白带，多致不产育，速宜治之。

《衍义》治带下并肠有败脓，淋露不已，腥秽殊甚，遂至脐腹更增冷痛。此盖败脓血所致，卒无已期，须以此排脓。白芷一两，单叶红蜀葵根二两，白芍药、白枯矾，另为末，各半两，同以蜡丸，如梧桐子大，空心及饭前米饭下十丸或十五丸。俟脓尽，仍别以补药佐之。

《本事方》治下元冷，赤白带下，不问远年近日，尽效。

龙骨五钱　舶上硫黄三钱半

上为末，每服半钱，无灰酒下，空心调服，一日三服。

伏龙肝散　治赤白带下久不瘥，肌瘦瘁黄。

棕榈烧存性　伏龙肝　屋梁上尘悬长者，炒烟尽，出火毒

上等分，为末，入龙脑、麝香各少许，每服二钱，酒或醋调服。病十年者，半年可安。有人经年崩漏不止，诸药不效，脉濡微，与此药兼香矾丸服之即愈。

香矾丸

白矾四两　香附子二两　黄狗头骨灰四两

上为末，粥丸，梧子大。每服三十丸。

东垣补经固真汤　白文举正室，白带常漏久矣。诸药不效，诊得右尺极微，其白带下流不止。《脉经》云：崩中日久为白带，漏下多时骨木枯。言崩中者，始病血崩，久则血少，复亡其阳，故白滑之物，下流不止。是本血海将枯，津液复亡，干枯不能滋养筋骨。以本部行经为引用为使，以大辛甘油腻之药，润其枯燥而益津液。以大辛热之气味，补其阳道，生其血脉。以苦寒之药，泄其肺而救上热。伤气以人参补之。以微苦温之药为佐，而益元气。名曰补经固真汤。

柴胡　甘草炙　陈皮　郁李仁另研
生黄芩另入，各一钱　人参　干姜各二钱
白葵花去萼，七朵

上除黄芩外，以水二大盏，煎至一盏七分，再入黄芩，同煎至一盏，空心热服，以早膳压之。

桂附汤　治白带腥臭，多悲不乐，大寒。

肉桂一钱　大附子三钱　黄柏　知母各五分

如少食常饱，有时似腹胀，加白芍药五分；如不思饮食，加五味子二十粒；如烦恼，面上麻木如虫行，乃胃中元气极虚，加黄芪一钱、人参七分、炙甘草二分、升麻五分。

作一服，水二盏，煎至一盏，食远热服。

酒煮当归丸　治颓疝，白带下注，脚气，腰以下如在冰雪中，以火焙炕，重厚绵衣盖上犹寒不任，冷之极也。面白如枯鱼之象，肌如刀削，消瘦之速也。小便不止，与白带常流而不禁固，自不知觉，面

白目青蓝如菜色，目眊眊无所见，身重如山，行步敧侧不能安地。腿膝枯细，大便秘结，口不能言，无力之极，食不下，心下痞，烦心懊憹，不任其苦，面停垢，背恶寒，小便遗而不知。此上、中、下三阳真气俱竭，故哕呕不止，胃寒之极也。其脉沉紧而涩，按之空虚，若脉洪大而涩，按之无力，犹为中寒之症，况按之空虚者乎！按之不鼓，是为阴寒之极也。其空虚，乃血气俱虚之极也。

当归一两　茴香半两　黑附子炮，去皮脐　良姜各七钱

上四味剉，以好酒一升半，煎至酒尽为度，炭火焙干，为细末，入后药：炒黄盐　丁香各半两　全蝎三钱　柴胡二钱　升麻根　木香各一钱　苦楝子　炙甘草各五分　玄胡索四钱

俱为末，与前四味和匀，酒煮面糊为丸，梧子大，每服二十丸，饿肚淡醋汤下。忌油腻冷物酒面。

当归附子汤　治脐下冷痛，赤白带下。

柴胡七分　良姜　干姜　黑附子各一钱　升麻　蝎梢各五分　炙甘草六分　当归二钱　炒黄盐三分　黄柏二分

每服五钱，水煎服，为丸子亦可。

上炒盐例，东垣回阳丹注云：必用炒黄盐，无则不效。盖寒疝之要药也。

固真丸　治白带久下不止，脐腹冷痛。其寒扪之如冰，阴中亦然。目中溜火上壅，视物眊眊无所见，齿皆恶热饮痛，须得黄连末擦之乃止。唯喜干食，大恶汤饮。此病皆寒湿乘其胞内，故喜干而恶湿。肝经阴火上溢走于标，故上壅而目溜火。肾水侵肝而上溢，故目中眊眊无所见。齿恶热饮者，是少阳阳明中伏火也。当大泻寒湿，以丸药治之。故曰：寒在下焦，治主宜缓。

大忌汤散，以酒制白石脂、白龙骨，以枯其湿。以炮姜大辛热，泻寒水。以黄柏之大寒为因用，又为向导。治法云：古者虽重罪，不绝人之后。又为之伏其所主，先其所因之意。又泻齿中恶热饮也。以柴胡为本经之使，以芍药半钱以导之。又恐辛热之药太甚，损其肝经，故微泻之。以当归之辛温，大和血脉，此用药之法备矣。

白石脂烧赤，水飞，研细，晒干　柴胡各一钱　炮姜四钱　黄柏酒洗　白芍各五分　龙骨酒煮水飞，二钱　当归酒洗，三钱

上为末，水煮稀糊为丸，芡实子大，每服三十丸，空腹时滚汤送下，即以美膳压之。忌生冷硬物酒湿面。

补真润阳汤　治白带、阴户中痛，控心而急痛，身黄皮缓，身重如山，阴中如冰，一名助阳汤。即前固真汤减人参加防风、高良姜。

海藏**香附六合汤**　治赤白带下，即四物加茴香、桂也。

《大全》方　治赤白带下，年深月久不瘥。

白芍药二两　干姜半两

各炒黄色为末，米饮下二钱，日二服。

丹溪治赤白带下大法：或十枣汤、神佑丸，或玉烛散，皆可用之。虚者，不可峻攻。实者，可行。血虚加减四物汤。气虚以人参、白术、陈皮间与之。主治燥湿为先。湿甚者固肠丸。阴火动者，诸药中加炒黄柏。滑者加龙骨、赤石脂。滞者加葵花。白者治白，赤者治赤。性躁者加黄连。寒月少加姜、附，临机应变，先须断厚味。带下与梦遗同法治之。肥人有带，多是湿痰，用海石、半夏、南星、黄柏炒、青黛、苍术、川芎。瘦人带病少，如有者，多是湿热，用炒柏、蛤粉、滑石、川芎、

青黛、樗皮。带漏俱是胃中痰积流下，渗入膀胱，出于大肠小肠，宜升提，甚者，上必用吐以提其气，下用二陈汤加白术、苍术。治结痰白带，以小胃汤，半饥半饱，津液下数丸，俟郁行却服补药：

白术一两　苍术半两　红白葵花二钱半　白芍药七钱半

上蒸饼为丸，空心，煎四物汤吞二十丸。

一妇年七十，形瘦善嗽，白带。食前姜汤吞大补丸五十丸，一二次。午膳后及临卧时，各与小胃丹十五丸愈。

乳香散　治赤白带下。

草果一枚，去皮，入乳香一小块，用面包煨焦存性，连面为末。每服二钱，重者三钱，陈皮汤调下。

带下不止用椒目、白芷。治白带以椒目为末，米饮下。

樗皮丸　治赤白带有湿热者。

白芍五钱　良姜炒灰，三钱　黄柏炒成炭，二钱　椿皮一两半

上为末粥丸，每服三五十丸，米饮下。

治白带因湿热而胜下者。

苍术盐炒　白芍药　滑石炒，各一两　枳壳　甘草各三钱　椿根皮炒　干姜炮，各二两　地榆半两

为末，粥丸，米饮下。

治带下

椿根皮二两　神曲炒　麸曲炒　黄柏炒　苍术各一两　白芍一两半　滑石　枳壳各五钱

上为末，糊丸，梧子大。空心服五十丸。

赤白带皆属于血，有出于大小肠之分。黄荆子炒焦为末，米饮调三钱。

固肠丸　治湿气下利大便血，白带。去脾胃陈积之后，用此以燥下湿，亦不曾

单用，看病作汤使。椿根白皮为末，粥糊为丸，此药性凉而燥，须炒用。一方加滑石一半。

地榆膏　治赤白带下骨立者。

地榆一斤，用水三升，煎至一半，去渣，再煎如稠饧，空心服三合，日二次。

治漏下五色。地榆三两，用醋一升，煮十余沸，稍热，食前服一合。

治白带因七情所伤，脉数者。

黄连炒　侧柏酒蒸　黄柏炒，各半两　香附醋炒　白术炒　白芍各一两　白芷烧存性，三钱　椿根皮炒，二两　木香三钱

为末，粥丸，米饮下。

《千金方》治赤白带下。

三叶酸酱草，阴干为末，空心温酒下三钱。

丹溪治赤白带。

龟板酒炙，二两　黄柏炒，一两　干姜炒，一两　栀子二钱半

上酒糊为丸，每服七十丸，日二服。

又方　治带下脉数者。

枸杞根一斤　生地五斤

上以水一斗，煮取五升，分五服。

治带下赤白，腰痛，或少腹痛有热者。

樗皮二两　玄胡索　桃仁　侧柏叶　茴香　当归　川楝肉各半两　香附八钱　官桂　乌药各三钱　麦皮曲炒，一两

上为末，酒糊为丸，每服六十丸，神效。

白芷散　治下元虚弱，赤白带下，或经行不止等症。

白芷一两　海螵蛸二枚，烧　胎发五丸，煅

为末，每服二钱，酒调下。

东垣坐药龙盐膏

丁香　川乌炮　木香各一钱半　全蝎五

枚　良姜　木通各一钱　枯矾五分　龙骨
茴香　归梢　炒黄盐　防己酒洗　红豆
肉桂各二钱　厚朴三钱　玄胡索五钱

上为末，炼蜜丸，弹子大，绵裹留丝在外，纳阴户内。

又方　**胜阴丹**　为上药力小，再取三钱，内加行性热药。

三赖子　川乌　大椒各五分　柴胡
羌活各二钱　全蝎三枚　大蒜　破故纸与蒜同焙，各一钱　升麻　枯矾各二分　麝香少许
甘松三分

上为细末，同煎制用。

又方　**回阳丹**

全蝎　升麻　甘松各二分　羌活　草
乌头各三分　水蛭焙干，三条　虻虫三枚，去翅足，炒　川乌　柴胡各七分　大椒　荜茇
枯矾　三赖各五分　大蒜　破故纸各二钱
炒黄盐一钱，此必用之药，去之则不效。

上为细末，依前制如指尖大，绵包纳阴户中，觉脐下暖为效。

丹溪治胡安人白带下，月经甚多，食少倦怠，面黄，经中有如血块者，有如筋膜者，与参、术等补血气调脾胃后，诸症皆退，唯带未止，以樗皮丸主之。

张戴人治一妇，带下连绵不绝，白物或来已三载矣。两手脉俱滑大有力，六七至，常上热口干，眩晕，时呕酸水，乃寒痰在胸中，以瓜蒂散吐出冷痰二三升，皆酸水也，间如黄涎，状如烂胶。次以浆粥养其胃气，又次用导水禹功以泻其下，然后以淡剂渗泄之药，利其水道。不数日而愈。

又息城李左衙之室，病白带，如水窈漏中，绵绵不绝。秽臭之气不可近，面黄食减，已三年矣。诸医皆云积冷。阳起石、硫黄、姜、附之药，重重燥补，污水转多。

戴人断之曰：此带浊水，本热乘太阳经，其寒水不禁固，故如此也。夫水自高而趋下，宜先绝其上源。乃涌痰二三升，次日下沃水斗余，行三遍，汗出周身，至明旦，病人云污已不下矣。次用寒凉之剂，服及半载，产一男。

仲景温经汤

吴茱萸三两　川归　芎劳　芍药　人
参　桂枝　阿胶　丹皮　生姜　甘草各二
两　半夏半升　麦冬一升

上十二味，水一斗，煮取三升，分温三服。亦主妇人少腹寒，久不受胎，兼取崩中，去血，或月水过多，及至期不来。

五灵散　治赤白带下。

五灵脂半生半炒

为末，酒调服。

《大全》方　治白带。

茅花炒，一握　棕榈灰三寸　嫩莲叶三叶　甘草节一钱

上为末，空心，酒调方寸匕。

益母散　治带下赤白，恶露下不止。

益母草，开花时采，捣为末，空心酒服二钱，日三服。

又方　治白带。用白芷，以石灰炒去灰，茜草少许，粥糊丸服。

又方　白芍药炒黑为末，每服三钱匕，酒调下。

丹溪治赤白带，用生狗头骨，烧存性，为末，酒调服。或入药服。

《千金方》治带下。云母为末，温水调服三方寸匕，立见神效。

妊娠白带。

苍术三钱　白芷　黄芩炒，各二钱　黄连炒　黄柏炒　樗根皮炒，各一钱半　山茱萸各二钱半　白芍二钱半

为末，糊丸，空心，酒服五十丸。

寡妇师尼寒热如疟

《仓公传》与《褚氏论》皆云：师尼寡妇，独阴无阳，欲心萌而未遂，是以恹恹成病。以致乍寒乍热，而类疟状。久则为劳。又有经闭，白淫，痰逆头风，膈气痞闷，面黧瘦瘁等症，皆寡妇之病。诊其脉，独肝部弦出寸口而上鱼际。皆血盛所致。经云：男子精盛则思室，女人血盛则怀胎。观其精血，思过半矣。

薛氏曰：前症若肝脉弦出钱地址，用生地黄丸，血虚佐以四物汤。若兼怒动肝火而寒热，佐以加味逍遥散。若亏损肝经而寒热，佐以八珍汤。若亏损元气而寒热，佐以补中益气汤。若郁伤脾气而寒热，佐以济生归脾汤。

治一寡妇，不时寒热，脉上鱼际，此血盛之症。用小柴胡汤加生地黄治之而愈。但畏风寒，此脾胃气虚，用加味归脾汤、补中益气汤，兼服而安。

一妇因夫久出经商，发寒热，月经旬日方止，服降火凉血药，内热益甚，自汗盗汗，月经频数。予曰：内热自汗，乃脾气虚弱也。月经频数，乃血不归脾也。用归脾汤、六味丸而愈。

一室女寒热，肝脉弦长而出寸口，用小柴胡汤加生地、乌梅，治之而愈。既嫁而诸症悉痊。

一室女久患寒热，月经失期，以小柴胡汤加生地治之少愈，更以生地黄丸而痊。

生地黄丸 许学士云：有一师尼，恶风体倦，乍寒乍热，面赤心烦，大小柴胡汤杂进，其病益剧。予诊视之曰：三部脉无寒邪，但肝脉弦长而上鱼际，服此丸而愈。

柴胡　秦艽　黄芩各五钱　生地二两

赤芍药一两

上为末，炼蜜为丸，梧子大，每服三十丸，乌梅汤下，一日三服。

逍遥散 治日夜虚热，脉微细。

地骨皮　甘草　黄芩　川芎各三钱　北柴胡五钱　香附三钱

上水煎，空心服，加竹叶十片。

柴胡散 治寒热往来。此阴阳相胜，阴胜则寒，阳胜则热。或是胎前杂病，但服此汤，如烧汤泼雪。

北柴胡　黄芩　甘草各三钱　地骨皮一钱　荆芥　桂各二钱

水煎服。再仍服小柴胡汤三五帖。

梦与鬼交

人禀五行秀气而生，承五脏神气而养。若调理失节，气血虚衰，则鬼邪干其正，隐避而不欲见人，时独言笑，或时悲泣，是其候也。脉息迟伏，或如鸟啄，或绵绵而来，不知度数，面颜不变，亦其候也。

薛氏曰：前症多由七情亏损心血，神无所护而然也。宜安神定志等药，则正气复而神自安。若脉来乍大乍小，乍短乍长，亦为鬼祟也。宜灸鬼哭穴。以患人两手拇指相并，用线紧扎，当合缝处半肉半甲间，灼艾灸七壮，若果是邪祟，病者即乞求免灸。云我自去矣。

茯神散 治妄有所见，言语杂乱，时或昏昧，痰热。

茯神炒，一两半　茯苓　人参　石菖蒲各一钱　赤小豆五分

上水煎服。

桃仁丸 治与鬼魅交通。

辰砂另研　槟榔　当归　桃仁各三钱　水银一钱，枣肉一枚，研令星尽　麝香　阿魏面包煨　沉香各半两

上为末，炼蜜丸，梧桐子大。每服十丸，空心，桃仁汤下。

辟瘟丹

虎头骨二两　辰砂　雄黄　雌黄　鬼臼　皂荚　芜荑仁　鬼箭羽　黎芦各一两

上为末，蜜丸，弹子大，囊盛一丸，男左女右，系臂上。及用一丸，当病人户前烧之，一切邪鬼不敢近。

妙香散　治心气不足，精神恍惚，虚烦少睡，盗汗等症。

甘草炙　人参　桔梗各半两　黄芪　茯神去皮心　茯苓　远志去心，炒　山药姜汁炙，各一两　辰砂三钱　麝香二钱　木香二钱半

上为末，每服二钱，温酒调服。

治妇人与鬼交。

松脂、雄黄，先熔松脂，乃入雄黄，以虎爪不住手搅得所，取如鸡子黄大，令患人卧以被盖，取药熏之，唯露头在外，勿令泄气，又不可过热。

鹿角散　男女梦与鬼交，精神恍惚者。

鹿角屑三指撮，日二服，酒下，亦治遗精。妇人被妖魅狐猫祟迷惑，不肯言鬼。鹿角屑以水服方寸匕，即言实也。

桃鬼　一名桃奴，一名枭景，是过年树上不落干桃子，味苦微温，主杀百鬼精物，疗中恶腹痛，杀精魅五毒不祥，正月采之。

热入血室

妇人伤寒伤风发热，经水适来，昼则安静，暮则谵语，有如疟状。如为热入血室。治者无犯胃气及上二焦，宜服小柴胡汤。

薛氏治一妇，经行感冒风邪，昼则安静，夜则谵语，此热入血室也。以小柴胡汤加生地治之顿安。但内热头晕，用补中益气汤加蔓荆子而愈。后因恼怒寒热谵语，胸胁胀痛，小便频数，月经先期，此肝火，血热妄行，以加味逍遥散加生地黄而痊。

一妇因怒，寒热头痛，谵言妄语，至夜益甚，月经暴至。此怒动肝火，用加味逍遥散加生地治之，神思顿清。又用补中益气汤而痊。

一妇经行感冒谵语，或用发散寒凉之剂，前症益甚。月经不止，肚腹作痛，呕吐不食，痰涎自出。此热入血室，而药复伤胃，用香砂六君子、归脾汤而安。

干姜柴胡汤　治妇人伤寒，经脉方来，热入血室，寒热如疟，或狂言见鬼。

柴胡一钱　桂枝三分　牡蛎煅　干姜炮　甘草炙，各三分　瓜蒌根五分

水煎，汗出而愈。

海蛤散　治妇人伤寒，血结胸膈，宜服此药及针期门穴。

海蛤　滑石煅，水飞　甘草各二分　芒硝一两

上为末，每服二钱，用鸡子清调下。小肠通利，其结血自散。更用桂枝红花汤发其汗则愈。

桂枝红花汤　治伤寒发热，口燥舌干，经脉不行。

桂枝　芍药　炙甘草各一钱　红花二钱

上姜枣水煎服，良久更进，汗出可解。

加味逍遥散　肝脾血虚有热，遍身瘙痒，或口燥咽干，发热盗汗，食少嗜卧，小便涩滞等症。又治瘰疬流注，虚热等疮，热入血室等症。

炙甘草　当归炒　芍药酒炒　茯苓　白术炒，各一钱　柴胡　丹皮　山栀炒，各五分

水煎服。

逍遥散　即前方去丹皮、山栀。

加味小柴胡汤　治经水适来伤寒，或经水适止伤寒，昼则明了，夜则发热，谵妄如狂。即小柴胡汤加生地黄、牡丹皮。

心胸嘈杂

妇人嘈杂，此脾胃郁火，痰滞，血液泪汗而成。用猪血炒食之，乃以血导血，而使之归源耳。旋覆花汤尤善。

薛氏曰：若因食郁，用六君子、山楂、山栀。若因胃热用二陈、姜炒芩连。若因六郁，用越鞠丸。若因气滞，用四七汤，桔梗、枳壳。大抵此症，属病气、元气俱不足。须用六君子为主，少佐以治痰之药。若以火治之，必变吞酸中满。

一妇饮食少思，胸中嘈杂，头晕吐痰，此中气虚而有热，用六君子汤加炒黑栀子、桔梗而愈，后因劳役，头晕发热，吐痰不食，用补中益气加半夏、茯苓、天麻而痊。

一妇中脘嘈杂，口中辛辣，或咳嗽吐痰发喘，面色或白或赤，此脾气虚而肺中伏火也。用六君子加山栀、桔梗、柴胡，及炒黑片芩，治之愈。

一妇嘈杂吞酸，少食，大便不结。此脾气虚寒而下陷，用补中益气汤加茯苓、半夏、炮姜渐愈，又常服人参理中丸而安。

一妇饮食后嘈杂吞酸，此食郁为痰，用六君子送越鞠丸渐愈。又用加味归脾汤而痊。后因怒，两胁胀痛，中脘作酸，四君子汤送左金丸渐安。仍用六君子汤送越鞠丸而痊。

旋覆花汤　治脾胃虚寒，中脘停痰，汪洋嘈杂，肠鸣多唾，呕吐不食，胁肋胀痛，脉沉迟弦细。

细辛　旋覆花　橘红　桂心　人参　炙甘草　苦梗　白芍　半夏各五分　赤茯苓三分

用水加姜煎服。

又心胸嘈杂，茯苓补心汤最妙。

茯苓补心汤　治面色黄瘁，五心烦热，咳血吐血，及嘈杂潮热等证。

半夏　前胡　紫苏　茯苓　人参　枳壳炒　桔梗炒　炙甘草　干葛各五分　川芎　川归　白芍　陈皮各一钱　熟地黄各一钱半

入姜枣，水煎服。

痃癖疝瘕

妇人痃癖，因元气虚弱而邪气积聚。盖痃癖者，在腹内近脐左右，有筋脉急痛，如臂、如指、如弦之状。癖者僻在两胁之间，有时而痛。皆阴阳不和，经络痞膈，饮食停滞，冷气固结而成也。

妇人脏腑调和，经脉循环，则月水以时，故能生子而无病。若乘外邪而合阴阳，则小腹胸胁腰背皆相引而痛，月事不调，阴中肿胀，小便淋沥，面色黄黑，则疝瘕生矣。疝者，痛也。瘕者，假也。脉弦急者生，虚弱者死。尺脉涩浮牢，为血实气虚。腹痛逆气上行，此为胞中有恶血，久则结成瘕也。

张子和曰：遗尿、闭癃、阴痿、胪痹、精滑、白淫，皆男子之疝也。若血涸月事不行，行后小腹有块，或时动移，前阴突出，后阴痔核，皆女子之疝也。但女子不谓之疝而谓之瘕。

妇人积年血癥，由寒温失节，脾胃虚弱，月水不通，相结盘牢，久则腹胁苦痛，宜用三棱煎主之。

治痃癖神效。

以獖猪肝一具，重十余两，用巴豆仁五十枚，入肝内，用酽醋三碗，慢火熬干，研烂，量入三棱末丸，作梧子大，每服五丸，食前热酒下。

经行腹痛，乃痃癖癥瘕，《局方》积
气丸妙。

芦荟丸　治疳癖肌肉消瘦，发热潮热，
饮食少思，口干作渴，或肝疳食积，口鼻
生疮，牙龈蚀烂等症。

芦荟　胡黄连　黄连炒焦　木香　白
芜荑炒　青皮各五钱　当归　茯苓　陈皮各
一两　炙甘草七钱

上为末，米糊丸，梧子大，每服七八
十丸，米汤下。

麝香丸　治痃癖冷气，心腹作痛。

麝香二钱，另研　五灵脂炒　陈魏五钱，
面包煨面熟　桃仁　三棱醋制，各二两　芫花
醋炒　槟榔各一两　莪术醋煨　桂心　没药
木香　当归各五钱

上为末，饭丸，梧子大，每服十丸，
淡醋汤下。

阿魏膏　治一切痞块，更服胡连丸。

羌活　独活　玄参　官桂　赤芍　生
地　川山甲　两头尖　大黄　白芷　天麻
各五钱　红花四钱　木鳖子去壳，十枚　乱
发五钱　槐、柳、桃枝各三钱

上用香油二斤四两，煎黑去渣，入发
油内煎发化，仍去渣，徐下黄丹，煎软硬
得中，入芒硝、阿魏、苏合香油、乳香、
没药各五钱，麝香三钱，调匀成膏，摊贴
患处。内服丸药。凡贴膏药，先用朴硝随
患处铺平，半指厚，以纸盖，用热熨斗熨
之良久，如硝耗再加，熨之二时许，方贴
膏药。若是肝积，加芦荟末同熨。

干漆散　治疝瘕胁肋疼痛。

干漆炒令烟尽　木香　芫花醋炒　赤芍
桂心　川归　川芎　琥珀各五钱　大黄炒，
二两　牛膝一两　桃仁去皮尖，一两，另研
麝香一钱

上为末，每服一钱，温酒调下。

桃仁煎　治血瘕。

桃仁　大黄炒，各一两　虻虫炒黑，五
钱　朴硝一两

上为末，以醇醋一盏，石器中煮三分，
下前三味，不住手搅，煎至可丸，下朴硝，
丸梧子大，不吃饭食，五更初，温酒下五
丸，日午下秽物，如未见，再服。仍以调
气血药补之。此方乃峻剂也。下血块、血
积甚速，气血虚者慎之。

大硝石丸　治七癥八瘕，当用此药去
之，不令人困。

大黄四两　硝石三两　人参一两　甘草
八钱

上为末，苦酒一升，石器中先入大黄
煎膏，入余药，丸梧子大，每服三十丸，
米饮下，三日一服，宜下赤物。

蟠葱散　治寒气不散，疝瘕胀痛，胁
肋痛甚，神效。男子妇人脾胃虚冷，气滞
不行。

延胡索　肉桂　干姜炮，各四分　苍术
米泔水浸一宿，焙　甘草各二钱　砂仁　槟榔
丁皮各一钱　三棱煨　莪术煨　茯苓　青皮
去白，各七分　连根葱白一茎

水二盏，煎至热服。

《宝鉴》**蒺藜汤**　治阴疝小腹作痛，
小便不利，手足逆冷，或胁腹闷痛。

蒺藜子去刺　大附子炮　栀子仁各半两

上为末，每服三钱，水煎，食前服。

穿山甲散　治癥痞瘀血，心腹作痛。

穿山甲灰炒燥　鳖甲醋炙　赤芍　大黄
炒　干漆炒无烟　桂心各一两　川芎　芫花
醋炒　归尾各半两　麝香一钱

上为末，每服一钱，酒调下。

三棱煎　治血癥血瘕，食积痰滞。

三棱醋浸，炒　莪术制，同上，各三两

青皮去白　半夏　麦芽炒，各一两

上用好醋一盅，煮干焙为末，醋糊丸，梧子大，每服三四十丸，淡醋汤下，痰积生姜汤下。

脬转小便不利

妇人脬转或内热传搏于脬，或忍小便，气逆于内，以致小腹急痛，不得小便，甚者至死。

薛氏曰：前症不问男女孕妇，转脬，小便不利，命在反掌，非八味丸不能救。

一妇因郁怒小便滴沥，渐至小腹肿胀，痰咳喘促，用八味丸料煎服，小便即利而痊。

葱白汤　治气滞小便不通，腹胀欲死。

陈皮三两　葵子一两　葱白一握

水煎，分三服。

八味丸　治转脬小便不通，殊有神效。但世所不用，以致误人。方见虚损。

滑石散　脬转数日不通。

滑石一两　寒水石二两　葵子一合

上研，以水一斗，煮至五升，每服一升，即通利。

又方

乱发煅　葵子　车前子

各等分，酒调下二钱。

强忍小便致脬转，尿不利，困笃欲死。

滑石二两　发灰一两

为末，每服三钱，桃白皮一斤，细切捣热，入水三盏，绞取汁调服。

《千金翼》用杏仁去皮尖二十枚，麸皮炒黄，嚼细，水送下立通。

一方　皂角为末，吹鼻内取嚏。

石韦汤　治脬转小便不通，及小便实热，气滞淋沥。

石韦　黄芩炒　木通　葵子　榆白皮

瞿麦　甘草各五分

加生姜，水煎服。

小便数

薛氏曰：小便数频，若肝经火动，用逍遥散加龙胆草、车前子。

膀胱火动，六味地黄丸加麦门冬、五味子。肝肾湿热，龙胆泻肝汤。郁伤肝脾，加味逍遥散、加味归脾汤。脾肺气虚，补中益气加麦冬、五味。肝经血虚，加味逍遥散。肾气虚败，鹿茸散，如不应，用八味丸。

桑螵蛸散　治肾气虚寒，小便数少，或时频数，或夜间尤数。

桑螵蛸炒，三十枚　鹿茸炙　牡蛎煅炙甘草　炙黄芪

上为末，每服二三钱，食前空心，用姜汤调下，日二服。

缩泉丸　治脬气虚寒，小便频数，或遗尿不住，小儿尤效。

乌药　益智仁

各等分，为末，酒煮山药糊为丸，梧子大，每服七十丸，盐酒或米饮下。

鹿茸散　治肾气虚寒，便尿数甚，或夜间频数遗尿。

鹿茸炙　乌贼鱼骨　桑寄生　川归龙骨煅，各二两　白芍炒　附子炮，各三钱桑螵蛸炙，五钱

上为末，每服二钱，空心并食前温酒调下，作丸亦可。

遗尿失禁附：小便出屎，此名交肠病也

《内经》曰：胞移热于膀胱，则癃尿血，膀胱不利为癃，不约为遗尿。注云：膀胱为津液之府，水注由之。然足三焦脉实，约下焦而不通，则不得小便。足三焦

脉虚，不约下焦，则遗尿也。《灵枢》曰：足三焦者，太阳之别也。并太阳之正，入络膀胱，约下焦，实则闭癃，虚则遗尿。

《良方》曰：此乃心肾之气失其常度，故有便道涩而遗者。有失禁而不知自遗者。亦有伤产伤膀胱不时而遗者。有脬寒脏冷而不自知者。

薛氏曰：设肝肾虚热，廷孔瘘痹，用六味丸；如不应，用加减八味丸。阳气虚惫，膀胱积冷，用鹿茸丸。如不应，用八味丸。若脾气虚弱，不能禁止，用补中益气汤加山药、山茱萸、五味。若肺气虚寒，前汤加桂、附。此症属虚热者多，真寒者少，治宜审察。

一妇小便自遗，或时不利，日晡益甚，此肝热阴挺不能约制，用六味丸料加白术、黄柏酒炒黑七分，知母五分，数剂，诸症悉愈。若误用分利之药，愈损真阴，必致不起。

一老妇患前症，恶寒体倦，四肢逆冷。余以为阳气虚寒，用补中益气汤加附，三剂不应。遂以参附汤，四剂稍应，仍以前药而安。附子计用四枚，人参三斤许。

一妇病愈后小便出屎，此阴阳失于传送，名大小肠交也。先用五苓散二剂而愈，又用补中益气汤而安。

鹿茸丸 治阳气虚，小便白浊，滑数不禁，或脐腹阴冷，大便不实。

鹿茸炙 椒红 桂心 石斛 附子炮 牡蛎煅 补骨脂炒 肉苁蓉 鸡肶皮炙 沉香各一两 桑螵蛸炙，三钱

上为末，酒糊丸，梧子大，每服三十丸，空心，温酒下。

秘元丹 治阳气虚，小便不禁，或夜多小便频数。

白龙骨煅，三两 诃子十枚，去核 砂仁一两

上为末，糯粥丸，梧子大，空心，盐汤下五十丸，酒亦可。

又方 鹿角镑屑，炒为末，每服三五钱，空心，热酒调下。

又方 鸡腔胫炙为末，每服二三钱，空心，食前酒调下，日三次。

又方 桑螵蛸酒炒为末，每服二钱，空心，姜汤调下。

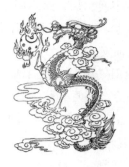

赤水玄珠　第二十六卷

小便出血

《良方》曰：心主于血，通行经络，循环脏腑，得寒则凝涩，得热则妄行，失其常道则溢，渗于脬则小便出血也。

薛氏曰：前症肝经血热者，加味逍遥散。怒气血伤者同治，调送血余灰妙。若肝经风热，用前散送子芩丸。气血俱虚者，八珍散送血余灰。膏粱积热者，清胃散加槐花、甘草。风热伤胃者，四君子加防风、枳壳。胃虚不能摄血者，补中益气。郁结伤脾不能摄血者，济生归脾汤。

一妇小便出血，服四物、蒲黄之类，更加发热吐痰。加芩连之类，又饮食少思，虚症蜂起。肝脉弦而数，脾脉弦而缓。此因肝经风热，为沉阴之剂，脾伤不能统血，发生诸脏而热也。用补中益气、六味地黄丸而痊。

蒲黄鹿茸散　治劳损尿血、发热、内热，或寒热往来，口干作渴。

蒲黄炒　鹿茸炙　当归　生地　葵子炒　续断酒炒，各等分

为末，每服二钱，酒调，日三服。

发灰散　起居所伤，小便尿血，或忍尿脬转，脐下急痛，小便不通。又治肺疽，心衄，内崩，吐血，舌上出血，俱妙。

《本草》云：能疗瘀血，通关膈，利水道，破癥瘕痈肿，狐疝刺痛洼杂疮，疗豚转，通大小便，止咳嗽鼻衄。

上每服二钱，米醋汤调下。

生地黄散　血热尿血。

生地二钱　黄芩炒，五钱　阿胶炒　侧柏叶炒，各一钱

上水煎，食前服。

当归散　血分热尿血。

川归　羚羊角屑　赤芍各五分　刺蓟叶一钱　生地一钱

上水煎服。

又方　治血分有热。生地黄捣汁，每用一小盏，日三服。

又方　治血分热尿血。用炒蒲黄末，每以二钱，温酒下。

鹿角胶散　鹿角胶炒为末，二两，作二服，长流水调妙。

阴　肿

《良方》曰：阴肿因胞络素虚，风邪客之，乘于阴部，血气相搏故也。

薛氏曰：气血虚弱，补中益气汤；肝经湿热，龙胆泻肝汤。又当与阴痒、阴挺、阴冷相参而治。

又云：一妇阴中肿闷，小便涩滞，两胁作肿，内热晡热，月经不调，时或寒热。此因肝经郁怒，元气下陷，湿热壅滞。朝

用归脾汤加柴胡、升麻，解郁结，补脾气，升元气；夕用加味逍遥散，清肝火，生肺血，除湿热。各数剂，诸症悉愈。又用四君、芎、归、丹皮，调补肝脾，而经水如期。

菖蒲散　治月水涩滞，阴户肿痛。

菖蒲　当归炒，各一两　秦艽二两

上每服五钱，入葱白，水煎服。

白矾散　治阴肿坚痛。

白矾五钱　甘草五分　大黄一两

上为末，水调如枣大，绵裹纳阴中，一日两换，以愈为度。

阴　痒

《良方》曰：阴痒为三虫在肠胃之间，因脏虚而蚀，轻则阴中痒，甚则阴中痛也。

生生子曰：前症亦有虚者，古人有用人参一两，煎汤服之而愈。予曾治一宦妇，年廿一，疹出未弥月而犯房事，热因下陷，阴中痒甚，每一发，神魂飚然，两手抓壁，口中咬物，鲜血淋漓，爪脱肉破而不遑顾。七日肌肉如削，诸洗插方，历试无功。作虫治尤剧，欲悬梁求死。予为筹之，乃虚热陷入至阴，当从阴引阳，以黄芪六钱，甘草二钱，防风一钱，柴胡二钱，水煎，食前服之，其疾顿止。此引金伐木之法也。

薛氏曰：前症属肝经所化，当用龙胆泻肝汤，逍遥散，以主其内。外以桃仁研膏和雄黄末，或鸡肝，纳阴中，以制其虫。

一妇胸膈不利，内热作渴，饮食不甘，肢体倦怠，阴中闷痒，小便赤涩，此郁怒伤肝脾所致，用归脾汤加山栀而愈。复因怒，患处并小腹胀痛，用小柴胡加芎、归、山栀、芍药痛止，用山栀入逍遥散而瘥。又因劳役，患处肿胀，小便仍涩，用补中益气加山栀、茯苓、丹皮而瘳。

一方　新桃叶捣，绵裹纳阴中，一日三易。

大黄散　治阴痒。

大黄微炒　黄芩　黄芪炙，各五两　赤芍　玄参　蛇床子　山茱萸

为末，酒调服二钱。

又方　杏仁烧灰，乘热绵裹纳阴中，日二易之。

又诗曰：玉户生疮时痛痒，皆因房色损其元，黄葱水洗二三次，杏仁烧灰油调痊。加麝香尤妙。

又方　鲫鱼胆搽之妙。

阴挺下脱

《良方》曰：妇人阴挺下脱，或因胞络伤损，或因子脏虚冷，或因分娩用力所致。

薛氏曰：前症当升补元气为主。若肝脾郁结，气虚下陷，用补中益气汤。若肝火湿热，小便涩滞，龙胆泻肝汤。

一妇阴中突出如菌，四围肿痛，小便频数，内热晡热，似痒似痛，小便重坠。此肝脾郁结。盖肝火湿热而肿痛，脾虚下陷而重坠也。先以补中益气加山栀、茯苓、车前子、青皮，以清脾火、升脾气，更以加味归脾汤调理脾郁，外以生猪脂和藜芦末涂之而收。

一妇阴中挺出五寸许，闷痛重坠，水出淋漓，小便涩滞。夕与龙胆泻肝汤分利湿热，朝与补中益气汤升补脾气，诸症渐愈。再与归脾汤加山栀、茯苓、川芎、黄柏，间服调理而愈。后因劳役或怒气，下部湿痒，小水不利，仍用前药即愈。

一方　治阴挺下脱。

当归　黄芩各二两　牡蛎二两半　猬皮一两，炙　赤芍两半

上为末，每以二钱，食前温酒调下，米饮亦可。

治阴挺长出玉户数寸者，疼痛不可忍，饮食不进，用前方治其内，仍以大黄、山茨菇、石膏、牡蛎、乳香为细末，水调，揣熟，捏作条子，如中指大，阴干，插入玉户，其痛即止。

阴 疮

薛氏曰：此症乃七情郁火伤损肝脾，湿热下流，其外症阴中突出如蛇、如菌、如鸡冠，或生虫湿痒，或溃烂出水，或肿闷坠痛。其内症体倦内热，经候不调。或饮食无味，晡热发热。或胸胁不利，小便痞胀。或赤白带下，小水淋涩。其治法：肿痛者，四物加柴胡、丹皮、山栀、胆草。湿痒者，归脾汤加柴胡、山栀、丹皮。淋涩者，龙胆泻肝汤加白术、丹皮。溃腐者，逍遥散、山栀、川芎。肿闷坠痛者，补中益气汤加山栀、丹皮，佐以外治之法。

一妇素性急，阴内痛，小便赤涩，怒而益甚，或发热，或寒热，此肝经湿热所致。用芎、归、炒栀、柴胡、苓、术、丹皮、泽泻、炒芍、车前、炒连、甘草，数剂渐愈。乃去黄连、泽泻，又数剂痊愈。

一妇脐腹上下并玉户遍生湿疮，状如马瓜疮，他处并无，热痒而痛，大小便涩，出黄汁，食减，身面微肿，众作恶疮治，反剧，愈痛。急令洗去。乃用马齿苋四两，青黛一两，同捣烂，敷疮上，即时痒止痛定，而热亦退。仍服八正散，日三服，分散客热。每敷药仅得一时久，药已干燥，再涂新湿药又安。凡如此二日，仅减三之一，五日减三之二，自此二十日全安。缘此妇嗜酒贪啖鱼蟹发风之物，而中下焦蓄风热之毒气，当作肠痈内痔等疾，后当禁

酒及发毒之物。

一方 治玉户生疮。

杏仁烧存性 雄黄 明矾各五钱 麝香一钱二分

上为末，敷之。

又方 飞丹研极细，生桐油调搽，二三日效。

交接辄血出痛

薛氏曰：一妇每交接便血出作痛，此肝火动脾而不能摄血。用补中益气、济生归脾二汤而愈。若出血过多而见他症，但用前药调补肝脾。

《千金方》疗交接血出。

伏龙肝 桂心等分

为末，每服一钱，酒调下。

胎前恶阻及痰逆不食

恶阻者，谓呕吐恶心，头眩，恶食，择食是也。脉息和顺，但觉肢体沉重，头目昏眩，好食咸酸。甚者或作寒热，心中愤闷，呕吐痰水，不能支持。古谓之子病。由胃气怯弱，中脘停痰之所致也。

薛氏曰：脾胃虚弱，呕吐不食，用茯苓半夏汤。盖半夏乃健脾化痰滞之主药也。痰涎壅滞，饮食少思，胎气不安，为必用之药。须倍加白术。然半夏、白术、陈皮、砂仁，善能安胎气，健脾胃也。予尝用之验甚，若兼气恼，更加柴胡。因风寒须用参苏饮。

生生子曰：前症亦有因火者。故丹溪用抑青丸。前人亦有用济生竹茹汤者。予历历见为火症者多，寒者间而有之。亦有愈治而愈逆者，便当勿药待之，俟胃气和，当自瘳矣。

茯苓半夏汤 妊娠脾胃虚弱，饮食不

化，呕吐不止。

半夏泡，炒黄　陈皮各一钱　白茯苓二钱　砂仁炒，一钱　炙甘草五分

姜、枣、乌梅，水煎服。二帖后用茯苓丸。

茯苓丸　妊娠烦闷，头晕，闻食吐逆，或胸腹痞闷。

赤茯苓　人参　桂心　炮姜　半夏泡，炒黄　橘红各一两　白术炒　葛根　甘草炙　枳壳麸炒，各二两

上蜜丸，梧子大，每服五十丸，米饮下，日三服。

白术汤　胃虚恶阻，吐水，甚至十余日粥汤不入。

白术炒，一钱　人参五分　丁香　炙甘草各二分

上姜水煎服。

保生汤　妊娠恶阻，少食，呕吐，或兼吐泻作渴。

人参一钱　炙甘草　白术炒　香附　乌梅　橘红各五分

上姜水煎服。

仲景干姜人参半夏丸　治妊娠呕吐不止。

干姜　人参　半夏等分

为末，姜汁糊丸，梧子大，米饮下，十日三服。

归原散　恶阻呕吐不止，头痛全不入食，诸药无效。

人参　甘草　川芎　当归　芍药　丁香各五钱　茯苓　白术　陈皮各一两半　桔梗炒　枳壳炒，各二两半　半夏泡，炒黄，一两

上每服五钱，加姜六片、枣一枚，水煎服。

以上五方，治寒痰恶阻之剂也。

竹茹汤　恶阻，呕吐，不下食。

青竹茹　橘红各二两　生姜　茯苓各四两　半夏五两

上水六升，煮取二升半，分三服。

人参橘皮汤　恶阻，呕吐痰水。

人参　橘皮　白术　麦冬各一两　甘草三钱　厚朴制　白茯苓各五钱

上每服五钱，加青竹茹一钱、生姜三片，水煎服。

妊娠呕吐痰水不食。

生芦根一两　橘红七钱　生姜一两　槟榔三钱

上作三次，水煎服。

妊娠恶食，心中烦愦，热闷，呕吐。

竹茹　麦冬各二两　前胡二两　橘红一两　芦根一握

水一大升，煮半升，作二次，食前服。

以上四方治热痰恶阻之剂也。

罗太无半夏茯苓汤　恶阻，心中愦闷，头目眩晕，四肢怠倦，百节烦痛，胸膈痰逆，呕吐恶心，嫌闻食气，好啖酸咸，多卧少起，全不进食，先服此汤，次服前茯苓丸。

半夏泡，炒黄，一两二钱　赤茯苓　熟地黄各七钱半　芍药　旋覆花《千金方》无此，而有细辛、紫苏　橘红　人参各半两　川芎　桔梗　甘草各五钱

上每服五钱，姜七片，水煎，空心服。

若有客热、烦渴、口疮，去橘红、细辛，加前胡、知母七钱半。若腹冷下利，去地黄，加炒桂心五钱。若胃中虚热，大便秘，小便赤涩，加大黄七钱半，去地黄，加黄芩二钱半。

胎动不安

妊娠胎动，或饮食起居不节，或冲任经虚，或因过酒、房事、击触跌扑，损动

脏腑。或脾气虚弱，误服药饵，或感冒风寒。当各推其因而施治之。有因母病而胎动者，但治其母，而胎自安。有胎不坚固动及母疾，但安其胎，而母自愈。面赤舌青，其胎已死。面青舌赤，吐沫，其母必死。唇口色青，两边沫出，子母俱死也。

薛氏曰：前症胎气郁滞者，紫苏饮。脾气虚弱者，六君子汤加紫苏、枳壳。郁结伤脾者，归脾汤加柴、栀。郁怒伤肝脾者，四七汤加芎、归。怒动肝火者，加味小柴胡汤。若胎已死，急用平胃散加朴硝腐化之。

丹溪曰：产前当清热养血，因火动胎，逆上喘急者，以条芩、香附之类，为末，调下。堕胎乃气虚、血虚、血热所致。怀妊嗜物，乃一脏之虚。黄芩安胎妙药，乃上、中二焦之剂，能降火下行，加白术为安胎圣药也。俗不知以为寒而不取用。殊不知产前宜清热，令血循经而不妄行，故能养胎。

又曰：将临月胎热，以三补丸加炒香附、白芍，蒸饼为丸服。抑热以三补丸，以地黄膏为丸。孕至八九个月，必用顺气，须枳壳、紫苏梗。

固胎方法

川芎　地黄　黄芩各五分　归身　人参　白芍　陈皮各一钱　白术一钱半　甘草三分　黄柏　黄连俱少许　桑寄生一钱

上每服五六钱，加糯米五十粒，水煎服。血虚不安者，加阿胶。腹痛者，加砂仁，能止痛安胎行气故也。一方无黄连，名固孕丸。

仲景云：妊娠宜常服当归散。

当归　黄芩　芍药　芎劳各一两　白术半斤

上为末，酒调服方寸匕，日二服，常

服之即易产，胎无苦疾，产后百病悉主之。

《肘后方》治胎动不安。

取苎根如足大指者一尺，水煎服。一方有生姜五片。丹溪云：苎根大能补阴血而行滞血。

立效散　治胎动不安，如重物所坠，冷如冰。即佛手散也。

缩砂散　治胎动不安，坠在须臾，痛不可忍，神效。

砂仁连壳炒黑，为末

每服二钱，酒下。

钩藤汤　妊娠胎动，腹痛，面青，冷汗，气欲绝者。

钩藤钩　当归　茯神去木　人参各一钱　苦梗一钱半　桑寄生一钱

上水煎服。烦热者加石膏。

黄芪汤　气虚胎动，腹痛下水。

糯米一合　炙黄芪　川芎各一两

水煎，分三服。

顺气饮子　产前服之安胎。

紫苏叶　木香煨　人参　草豆蔻　茯苓各一两　炙甘草五钱　大腹子一两，气虚者去之

上每服三五钱，加苎根三寸、糯米三十粒，水煎服。

安胎寄生汤　妊娠下血，或胎不安，或腰腹痛。

桑寄生　白术各五分　茯苓四分　甘草一钱

水煎服。

安胎饮　体倦恶食，或胎动腹痛，或下血，发热腰痛。

炙甘草　茯苓　川归　熟地　川芎　白术　黄芪　白芍炒　半夏泡　阿胶炒　地榆各五分

加姜、枣，水煎服。

又方

好银煮取水，入葱白作羹食之妙。

生生子曰：按《良方》云：妊娠妇人倘气血虚弱，无以滋养其胎，终不成能也，宜下之，以免其祸。若胃气壮实，冲任荣和，如鱼之处渊，得其所也。宜必尽方技以补养之，庶无所误。设因病而胎不能安者，不得不下之药剂，亦须谨慎。

桂心散　妊娠因病而胎不能安者，以此下之。

桂心　瓜蒌　牛膝　瞿麦各五分　归尾一钱

上水煎服。

又方

牛膝一两

酒煎，食前，空心服下。

又方

生鸡子一枚，盐三钱，搅匀，服之立下。

佛手散更妙，凡胎死者即下，生者即安。

胎漏下血　附：卒然下血，下如豆汁

《良方》曰：妊娠经水时下，由冲任气虚不能约制。盖心、小肠二经相为表里，上为乳汁，下为月水。故妊娠，经水壅之以养胎，蓄之以为乳。若经水时下，名曰胞漏，血尽则毙矣。

丹溪曰：胎漏有因气虚者，有因血虚者，有因血热者，不可不察也。

薛氏曰：前症有风热者，以防风黄芩丸。若因血热，加味逍遥散。血虚，二黄散。血去太多，八珍汤，未应，补中益气汤。若因肝火，用柴胡山栀散。脾虚，加味归脾汤。若因事下血作痛，八珍汤加阿胶、熟艾。脾胃虚者，补中益气汤加五味子。下陷者倍升麻、柴胡。晡热内热，用逍遥散。亦有血气盛，养胎之外而有余者，不必服药。

卒然下血，《良方》谓冷热不调，七情失宜，气血不和所致。若伤于胎则痛，血去多则堕矣。

薛氏云：前症气怒者，小柴胡汤。风热，用一味防风丸。血热，用一味子芩丸。脾气虚，六君子汤。中气下陷，补中益气汤。

一妇妊娠六月，每怒下血，甚至寒热，头痛，胁胀，腹痛，作呕少食。予谓寒热头痛，乃肝火上冲，胁胀腹痛，乃肝气不行。作呕食少，乃肝侮脾胃。下血，乃肝火血热。用小柴胡加芍药，炒黑山栀、茯苓、白术而愈。诃子能止胎漏，及胎动欲生，胀闷气喘。

安胎散　治卒然腰痛下血。

熟地　艾叶　白芍炒　川芎　黄芪炒川归　阿胶炒　甘草炙　地榆各五分

加姜、枣，水煎服。

子芩丸　治肝经有热妄行。用细条芩沉实者，炒为末，每服一钱，以铁秤锤烧赤，淬酒，热调服。若脾胃虚者，不宜用。

防风丸　治肝经有风，血因妄动而不归经。防风为末，每服一钱，白汤调下。

防风黄芩丸　治肝经有风热致血崩，便血尿血。用条芩炒焦、防风，等分，为末，酒糊丸，梧子大。每服三五十丸，食前，米饮或酒下。

二黄散　治胎漏下血，或内热晡热，或头痛头晕，烦躁作渴，或胁肋胀痛等症。

生地、熟地为末，每用三钱，煎白术枳壳汤调服。二黄杵膏为丸尤妙，庶不枯槁而有力也。

芎归胶艾汤　妊娠下血腹中痛，为胞

阻，以此安之。

艾叶　阿胶炒　川芎　当归各三两　甘草一两

上细切，以水八升，煮取三升，纳胶溶尽，分三服。

立圣散　治妊娠下血不止。

鸡肝三枚，用酒一升，煮熟，顿食之大效。

阿胶散　妊娠无故下血不止。

阿胶三两，炒，为末，酒一升半，煎令溶，一服愈。

又方　治血热下血，及胎漏下血不止。

阿胶二两，为末，生地黄半斤，捣取汁。

以清酒三升，绞汁，分三服。

又方　治胎漏下血不止，胞干即死，宜急治之。

生地黄汁一升　陈酒五合

同煎三五沸，温三服，以止为度。

枳壳汤　治虚热胎漏下血，或因事下血。

枳壳　黄芩各半两　白术一两

水煎，食前分三服。

《本事方》治胎下血不止。桃奴桃树上干不落桃子是也。烧存性，为末，水调服妙。

妊娠胎漏下黄汁，或如豆汁、白浆，或如赤豆汁。予历见此症，不早治，其胎必堕。

《大全》方　治妊娠忽然下黄汁，如胶，或如豆汁，胎动腹痛，乃气虚也。

糯米五升　黄芪六两

水七升，煎取二升，分四服。

薛氏云：若肝脾湿热，用升阳除湿汤。肝脾风热，加味逍遥散。肝脾郁怒，加味归脾汤。脾胃气虚，用钱氏白术散。若脾

气下陷，补中益气汤。风入肠胃，用胃风汤。

东垣**升阳除湿汤**　治妇人女子，漏下恶血，月事不调，或暴崩不止，多下水浆之物。皆由饮食失节，或劳伤形体，或素患心气不足，因饮食劳倦，致令心火乘脾，其脉缓而弦急，按之洪大，皆脾土受邪也。

柴胡　羌活　苍术　黄芪炒，各钱半防风　升麻　甘草炙　藁本各一钱　蔓荆子七分　独活　当归各五分

上水煎，食前服。

胃风汤　治风邪乘虚客于肠胃，水谷不化，泄泻下注，腹胀虚满，肠鸣作痛，及肠胃虚热，下如豆汁或瘀血，日夜无度。

人参　白术　茯苓　川芎　川归　白芍　桂皮　粟米

上水煎，食远服。

银苎酒　治妊娠下黄汁，或如赤豆汁。

苎根去黑皮　好银各一斤

水九升，煮取四升，每服入酒半升，煎，分二服。

《脉经》曰：妇人怀躯六月、七月，暴下斗余水，其胎必倚而堕，此非时孤浆预下也。胎漏下水乃徐徐而下，今暴下而多，故知胎堕。

胎上逼子悬也。

妊娠将养如法，则血气调和，胎得其所，而产亦易，否则胎动气逆上逼，临产亦难，甚至危矣。

陈良甫云：治一妇人，有孕七个月，远归忽然胎上冲心而痛，坐卧不安，两医治之无效，遂说胎已死矣。用蓖麻子研烂加麝香贴脐中以下之，命在垂亡。召陈诊视，两尺脉绝，他脉平和。陈问二医作何症治？答曰：死胎也。陈曰：何以知之？

曰：两尺脉绝，是以知之。陈曰：否，此子悬也。若是胎死，却有辨处。面赤舌青，子死母活。面青舌赤，吐沫，母死子活。唇口俱青，母子俱死。今面不赤，舌不青，其子未死，是胎上逼心，宜以紫苏饮治之。至十服，其胎遂不逼而下安矣。

紫苏饮　治妊娠胎气不和，逼上胀满疼痛。谓之子悬。兼治临产惊恐气结，连日不下。

紫苏叶一两　大腹皮　人参　川芎　陈皮　白芍各五钱　当归三钱　甘草一钱

上剉，分三服，每服加姜四片、葱白七寸，水煎至七分，空心服。

曾有累日产不下，遍服催生药不效，此必坐草少早，心存一点畏惧，气结而不行，非不顺也。《素问》云：恐则气下。盖恐则精神怯，怯则上焦闭，闭则气还，还则下焦胀，气乃不行，得此药一服便产。及治妊娠六七月子悬，每用此数数有验。不十服，胎便近下而安。

《大全》方　治胎上逼烦闷，并治胎动困笃。

葱白二七茎，浓煮汁饮之。若胎未死则安，已死即下，如未效再服。若唇口青黑，手足厥冷，须佐以当归汤。《本草》云：葱白通阳气安胎，此方神妙，脉浮滑者宜之。

当归汤　治胎动烦躁，或生理不顺，唇口青黑，手足厥冷。

人参　当归　阿胶炒　炙甘草各一钱　葱根连白一握

上水四碗，煎四味，减半去渣，入葱再煎至一碗，分二服。

薛氏云：一妊妇，每因患怒，其胎上逼，左关脉弦洪，乃肝火内动，用小柴胡加茯苓、枳壳、山栀而愈。但体倦不食，

用六君子调养脾土，加柴胡、枳壳调和肝气，乃瘥。

又一妊妇，胎上逼，胸满嗳气，饮食少思，此脾气郁滞，用紫苏饮，顿安。又用四君子加枳壳、柴胡、山栀而瘥。

大圣散　治妊娠怯悸，梦惊，心腹胀满，连脐急痛。

白茯苓　川芎　麦冬　黄芪炒　川归各一钱　人参　炙甘草　木香各五分

加生姜，水煎服。

白术汤　妊娠遍身痛，或冲心欲死，不能饮食。

白术五两　黄芩二两　芍药四两

上水六升，煮取二升半，分三服。缘胎有水，致痛兼易产。

妊娠心痛腹痛

妊娠心腹痛，或宿有冷疾，或新触风寒，或痰饮相搏。或痛伤胞络，必致动胎，甚则伤堕。

妊娠卒心痛气欲绝。

川芎　当归　茯苓　厚朴制，各一钱
水煎服。

当归芍药汤　妊娠心腹急痛，或去血过多而眩晕。

白芍炒　当归　茯苓　白术炒　泽泻各一钱　川芎二钱

上水煎服。

阿胶散　治胎痛腹痛。

白茯苓　白术炒　川芎　阿胶炒，各一钱　当归　陈皮各二钱　甘草炒，三分

上姜枣，水煎服。

熟艾汤　治妊娠心腹痛，或吐血衄血。熟艾如拳大，水煮，服之效。中恶亦妙。

有癥者宜去癥凡胎动多在当脐，今动在脐上，故是癥也。此症宜以仲景桂枝茯

苓丸主之。

桂枝茯苓丸 妊娠腹痛不能忍，或偶有所伤，胎动不安，命将绝者。砂仁不以多少，连皮炒黑色，或单用仁炒为末，热酒调下二钱。不饮酒者米饮下。但觉腹中热，胎已安矣。悬命须臾者，以砂仁汤吞桂枝茯苓丸，又名夺命丸。专治妇人小产下血，子死腹中。其妇憎寒，手指、唇口、爪甲青白，面色黄黑，胎上抢心，闷绝欲死，冷汗自出。或食物，或误食草药，伤动胎气，下血不止。胎或未损者，服此即安。胎已死者，服此即下。腐烂者亦能取下。此方原系异传，丹溪亦称其神。此即仲景桂枝茯苓丸，但用淡醋汤嚼下耳。

桂枝 茯苓 牡丹皮 桃仁去皮尖 赤芍药

上各等分，蜜丸，弹子大，淡醋汤嚼下一丸，不知，渐加至三丸。

妊娠腰背痛

肾主腰，胎系于腰，痛甚者，或因劳役伤损则胎堕也。

薛氏曰：若外邪所伤，用独活寄生汤。劳伤元气，八珍汤。杜仲、砂仁、胶艾。脾肾不足，以前药加白术、补骨脂。气血郁滞，用紫苏饮加桔梗、枳壳。肝火所动，以小柴胡汤加白术、枳壳、山栀。肝脾郁结，用归脾汤加柴胡、枳壳。

一妊妇颈项强直，腰背作痛，此膀胱经风邪所致，用《拔萃》羌活汤，一剂而愈。又用独活寄生汤及八珍汤，以祛邪固本而痊。

通气散 肾虚腰痛神效。

破故纸炒，为末，空心，每服二钱，嚼胡桃肉半个，以温酒下。

杜仲丸 治妊娠腰背痛。

杜仲炒 川续断酒浸

各等分，为末，煮枣肉为丸，梧子大，每服七十丸，酒或米饮下。

胶艾汤 治腰腹疼痛，胎动欲落，即前妊娠下血安胎饮是也。

熟地 艾叶 白芍 川芎 黄芪 阿胶 川归 甘草炒

各等分，加姜、枣，水煎服。

独活寄生汤 治足三阴虚，风湿所侵，腰膝历节作痛。

独活 桑寄生 续断酒炒 杜仲姜汁炒 细辛 秦艽 牛膝酒炒 茯苓 白芍炒 桂心 川芎 防风 人参 熟地 川归 粉草炙，各五分

上水煎服。

一妇苦腰痛，数年不愈。用白术一味，大剂服，不三月而痊。乃胃气虚闭之症。白术能利腰脐之血，故安胎而治痛也。

《拔萃》羌活胜湿汤 治头疼脊痛，腰似折，项似拔。

羌活 独活各一钱 藁本 防风 炙甘草各五分 川芎 蔓荆子各二分

上水煎服，如身重腰沉沉然，是湿热也。加黄柏一钱、附子五分、苍术二钱。

妊娠小腹痛

薛氏曰：一妊妇小腹作痛，其胎不安，气攻左右，或时逆上，小便不利。用小柴胡汤加青皮、山栀清肝火而愈。后因怒，小腹胀满，小便不利，水道重坠，胎仍不安。此亦肝木炽盛所致。用龙胆泻肝汤一剂，诸症顿愈。乃以四君子加柴胡、升麻，以培脾土而安。

龙胆泻肝汤 治肝经湿热，两拗肿痛，或小腹痛、胁痛，小便涩滞等症。

龙胆草酒拌，炒黄 泽泻各一钱 木通

生地　川归　车前子炒　山栀炒　黄芩炒

甘草各五分

　　水煎服。

　　阿胶散严氏名胶艾汤。不问妊娠月数深浅，或颠仆，或因毒药，胎动不安，腰腹疼痛，抢心短气。

　　熟地　艾叶　白芍　川芎　黄芪　阿胶　川归　甘草炙，各一两

　　上剉，每服五钱，入姜、枣，水煎服。《金匮》方无黄芪。

妊娠心腹胀满

　　薛氏曰：若外感风寒，内伤饮食，用藿香正气散。若食伤脾胃，用六君子汤。若阳气壅滞，用紫苏饮。

　　一妊妇，饮食停滞，心腹胀满，或用人参养胃汤加山楂、青皮、枳壳，其胀益甚，其胎上攻，恶心不食。右关脉浮大，按之则弦。此脾土不足，肝木所侮，用六君子加升麻、柴胡而愈，后小腹痞闷，用补中益气汤升举脾气乃瘥。

妊娠数堕胎

　　夫胎乃阳施阴化，荣卫调和，经水完全，十月而产。若血气虚损，不能养胎，所以数堕也。凡妊妇腰痛，多致堕胎。

　　薛氏曰：丹溪云：阳施阴化，胎孕乃成，血气虚乏，不能荣养其胎则堕。譬如枝枯则果落，藤痿则花坠。尝治贾氏妇，每有妊至三月前后必坠。诊其脉左右大而无力，重则涩，知其血虚也。补其中气使血自荣。时正初夏，教以浓煎白术汤下黄芩末二钱，与数十帖，得保而生。因而思之，堕于内热而虚者，于理为多。曰热、曰虚。盖妊至三月，上属相火，所以易坠。不然何以黄芩、熟艾、阿胶等为安胎之妙如此也。大抵治法须审某月属某经育养而药之。

　　生生子曰：胎犹瓜也。瓜生于藤，藤肥而瓜壮，未熟而凋者，由藤槁而风摇也。胎藏母腹，系于命门。命门者，督脉之所循也。又冲、任二脉为血之海，妊妇而经不行者，血蓄以养胎也。足月而生者，犹瓜熟而蒂落也。苟内无所伤，外无所感，何堕之有？冲、任、督三脉一宗，冲脉由气街而行足少阴，任脉起于胞门子户，由会阴而行腹，督脉系廷孔，由会阴而行背，历长强，循腰腧命门而上巅。验今之堕胎者，苟非冲任之不足，必由色欲之纵恣，淫火一动，则摇撼其督脉，胞门亦由之而不闭，胎斯堕也。胎堕必腰痛者，腰腧命门皆督脉之所历，胎又系于命门故也。观牝兽之护胎，则可推其所慎矣。牝牡交合有节，怀胎之后，牡兽近身，则蹄而远之。是以交而必孕，孕而必育者，由交合之有节也。怀妊而不远欲，即幸不堕，生子亦必脆弱多疾，痘疹亦多。险逆皆淫火锻炼所致。观丹溪曰虚、曰热，抑岂无其所自乎？予故揭而告诸保孕者，当知其所慎重，至于药剂则虚、热二字为之本矣。是以八珍、阿胶、杜仲、黄芪、黄柏、黄芩、桑寄生、香附，为安胎之妙者，得非治其本欤！

　　凡保胎当理脾胃，脾胃为仓廪，五脏六腑之所禀受，胚胎由之以滋养也。胃属阳明，阳明者冲任之长也。

　　一方

　　鲤鱼二斤者一尾，粳米一升，用盐酱和煮食之甚善，一月食三次为佳。

　　芎䓖补中汤　怀妊血气不能荣养，以致半产，早能服此，预先补之，不致于堕。

　　干姜煨　阿胶炒　芎䓖　五味子各五分

黄芪炒　川归　白术炒　杜仲炒　白芍药各
一钱　人参　木香　甘草炙，各五分

上水煎服。虚寒所宜。

《千金》**保孕汤**　气血不足，每至三
四月而堕，当预服之。

人参　黄芪　白术　川归　甘草　黄
芩　杜仲　桑寄生　川续断　白芍药
砂仁

加糯米五十粒，水煎，食远服。若气
痞闷不舒，加厚朴、苏梗。若腹疼加熟艾
叶、香附。见血下，加升麻、地榆、椿根
白皮、阿胶。

醋附丸　治数堕胎者，此药甚妙。亦
治崩漏带下，积聚癥瘕，脐腹疼痛。

香附子擦去毛净，用好醋煮透，焙干，
为末，仍以醋打糊为丸，梧子大，每服三
五十丸，米饮下。

《脉经》曰：妇人怀胎一月之时，足
厥阴脉养之。二月，足少阳养。三月，手
心主脉养。四月，手少阳脉养。五月，足
太阴脉养。六月，足阳明脉养。七月，手
太阴脉养。八月，手阳明脉养。九月，足
少阴脉养。十月，足太阳脉养。诸阴阳脉，
各养三十日，手少阴、太阳不养者，上为
乳汁，下主月水也。值养胎之经者，不可
针灸。犯之必堕胎。

胎 不 长

《良方》曰：妊娠而胎不长者，因有
宿疾，或因失调，以致脏腑亏损，气血虚
弱，而胎不长也。当治其瘦疚，益其气血，
则胎自长矣。

生生子曰：曾见一宦妇，每妊至五六
则堕，如此者三次，胎甚瘦小，询知少时
患哮嗽，因而背驼，躯亦矮小，因腹中不
舒，其胎不能长。后治其哮嗽，再孕乃不

堕，竟足月而产一子。此固偶然，则良方
宿疾之说，似不诬矣。

薛氏曰：一妇胎六月，体倦懒食，面
黄晡热而胎不长。因劳欲坠，此脾气不足
也。用八珍汤倍加参、术、茯苓，三十余
剂脾胃渐健，胎安而长矣。

生生子曰：昔在西吴有张氏妇年二十
三，孕适三月，迎予诊之，其脉两尺皆涩，
左手短弱，右关不充，据脉涩不当有妊，
而其夫云：向已受胎者二，俱弥月而产，
体皆不完，始无舌，次无水火门户，产下
随死而无生气，今第三孕矣，心忧之。以
翁治法多奇思，幸投剂而保全之也。予以
脉参之，多为神志不足，因处一方，曰壮
神益志保孕汤。即语之曰，是方每月可服
十帖，过八月则不必服矣。彼欣然从而服
之，足月产一女，形全而气壮。及再有妊，
未服药，虽生一女，完矣而头面为白膜遮
蔽，隐隐仅见耳目口鼻，而亦随死也。后
又孕，适予归省，其妇心忧失措，夫谕之
曰，无恐，前保孕方在，向以未服，乃致
乖舛，今可急服也。照方服如前，至期生
一子而无恙。举家以此方为神，录而置之
香火堂中尸祝之，此亦愚见之偶中者。人
以旋服旋效而遂神之也，亦其家为富而甚
不仁，丘里唧之，当其产而侦之，其产而
怪，以为作恶之报，追产子而无恙，即以
鄙为保孕之神，至今传颂不衰也。予因记
其事，并戒夫人之为恶者。

壮神益志保孕汤

茯神　当归　酸枣仁　人参　远志
山药　黄芪　鹿角胶各一钱　白术二钱　砂
仁三分　甘草四分

加圆眼肉五枚、枣二枚，水煎服。

黄芪汤　治妊娠不长，更安胎和气。

黄芪炒　白术炒　陈皮　麦冬　白茯

苓　前胡　人参各五分　川芎　甘草炒，各三分

上姜、枣，水煎服。

《集验方》用鲤鱼长尺许者，如食法整理，饮其汁，则胎渐大而长矣。然亦须每月服数次为妙。

堕胎后血下不止

堕胎后复损经脉而下血不止，甚则烦闷致死，皆以调补胃气为主。

薛氏曰：一妊妇堕胎，昏愦，不时吐痰。自用养血化痰之剂，昏愦不省，自汗发搐，痰涎涌出，彼以为中风，欲用祛风化痰。予曰：此属脾气虚寒所致，遂用十全大补汤加炮姜，二十余剂寻愈。

堕胎下血烦满，寒热狂闷。镑鹿角屑为末，每服三钱，水调下，日三服。

堕胎下血腹痛。

阿胶炒，一两　艾叶五钱

水煎服。

补中益气汤，加鹿角胶一钱，临服入童便半酒杯，立止。

人参黄芪汤　治小产气虚，血下不止。

人参　黄芪炒　当归　白术炒　白芍炒　艾叶各一钱　阿胶炒，二钱

水煎服。

未足月欲产

妊娠来足月而痛欲产者，知母丸佳。气血不足者，芎归补中汤倍加知母。或八珍汤内加之，血热所宜。

薛氏曰：一妊妇，八月胎欲坠如产，卧久少安，日晡益甚。此气血虚弱。朝用补中益气汤加茯苓、半夏随愈，更以八珍汤调理而安。

芎归补中汤　治气血虚而欲产。

艾叶代姜　阿胶炒　川芎　五味子炒杵　川归　白术炒　黄芪炒　人参　芍药炒，各一钱　甘草炙，五分　杜仲一钱

水煎，作二次服。

知母丸　十月未足而痛如产，兼治产难及子烦。

知母为末，蜜丸，梧子大，米饮下三十丸，或酒下。

又方　月数未足而似欲产，腹痛。

槐子　蒲黄

等分，为末，蜜丸，梧子大，酒吞三十丸，痛止为度。蒲黄一味，以井水调服亦佳。

《千金方》治月未足而欲产，菖蒲根捣汁一二升灌下。《本草》云：菖蒲治胎动不安下血。

过期不产

妊娠月足而过期不产者，当补血行滞。罗先生以四物汤加香附、桃仁、枳壳、缩砂、紫苏，水煎服之，数帖即生。

妊娠咳嗽

夫肺内主气，外主皮毛。腠理不密，寒邪乘之则咳嗽。秋则肺受之，冬则肾受之，春则肝受之，夏则心受之。其嗽不已，则传于脏腑，妊娠病久不已，则伤胎也。

薛氏曰：若秋间风邪伤肺，用金沸草散。夏火邪克金，用人参平肺散。冬寒邪伤肺，用人参败毒散。春风邪伤肺，用参苏饮。若脾肺气虚，用六君子，芎、归、桔梗。若血虚，桑皮、杏仁、桔梗。肾火上炎，用六味丸加五味子煎服。脾胃气虚，风寒所伤，补中益气汤加桑皮、杏仁、桔梗。

又治一妊妇气喘痰甚，诸药不效，素

有带下，始于目下有浮气，两月其面亦然，此气虚而有痰饮也，用六味丸料数剂而愈。

一妊妇嗽则小便出，此肺气不足，肾气亏损，不能司摄。用补中益气汤，以培土金，六味丸加五味，以生肾气而安。

一妊妇咳嗽，其痰上涌，日五六碗许，诸药不应。予以为此水泛为痰，用六味丸料，及四君子汤各一剂稍愈，数帖而安。

一妊妇，因怒咳嗽吐痰，两胁作痛，此肝火伤肺金。以小柴胡汤加山栀、枳壳、白术、茯苓，治之而愈。但欲作呕，此肝侮脾也，六君子加柴胡、升麻而痊。

桔梗汤 治风寒咳嗽，喘急不食。

天冬去心 赤茯苓各一钱 桑皮 桔梗炒 紫苏 贝母 人参各五分 麻黄去节 炙甘草各三分

上加姜，水煎服。

马兜铃散 治咳嗽气喘。

马兜铃 苦梗 人参 甘草 贝母各五分 紫苏一钱 橘红 大腹皮 桑皮各一钱 五味子十一粒

上姜水煎服。

百合散 咳嗽胸膈烦闷。

川百合 紫菀 麦冬 苦梗 桑皮各五分 甘草三分 竹茹二分

加姜，水煎服。

妊娠伤寒涎多咳嗽。

知母 杏仁 天冬 桑皮各五分

姜，水煎服。

加味参苏饮 治项背拘急，鼻塞头眩，时发寒热咳嗽。即参苏饮加五味子、杏仁是也。

妊娠吐血衄血

妊娠吐血衄血，由七情脏腑所伤，气逆于上，致血上溢不止，心闷甚者多死，

或坠胎也。宜用《局方》必胜散。

薛氏曰：若肝经怒火，先用小柴胡、山栀、生地，次用前药合四物，后用加味逍遥散。若肝经风热，防风子芩丸。心经有热，朱砂安神丸。心气不足，茯苓补心汤。思虑伤心，妙香散。胃经有火，犀角地黄汤。膏粱积热，加味清胃散。肺经有火，黄芩清肺饮。因气郁滞，紫苏饮子。气不摄血，用补中益气汤。肾经虚火，六味地黄丸。

紫苏饮 治妊娠失调，胎气不安，上攻作痛，或气逆失血。方在胎上逼卷中。

一妊妇因怒失血，两胁胀痛，小便淋涩。此怒而血蓄于上，随火出也。用小柴胡合四物，四帖血止。用六君子安胎饮，调理全安。

必胜散 治男子妇人，血妄流溢，或吐咳衄血。并妙。

小蓟连枝用 人参 蒲黄炒 熟地 川归 川芎 乌梅去核，各一钱半

水煎服。

黄芩清肺饮 治妊娠肺热吐衄，及治肺热小便不利。

黄芩炒 山栀炒，各一钱 盐豉二十粒

水煎服。

加味清胃散 治醇酒厚味，唇齿作痛，或齿龈溃烂，并头面颈项疼痛，及妊娠吐衄。

川归 黄连炒，一钱半 生地 丹皮各一钱 犀角 连翘一钱二分 升麻二钱 甘草五分

上水煎服。便秘加大黄。

子烦

《良方》曰：妊娠苦烦闷者，以四月受少阴君火以养精，六月受少阳相火以养

气，若母心惊胆寒，多有是症。

《产宝》云：是心肺虚热或痰积于胸。若三月而烦者，吐涎恶食。大凡停痰积饮，寒热相搏，吐甚则胎动不安。

薛氏曰：内热子烦用竹叶汤。气滞用紫苏饮。痰滞用二陈加白术、黄芩、枳壳。气郁用分气饮加川芎。脾胃虚弱，用六君子加紫苏、山栀。

竹叶汤　妊娠心惊胆怯，终日烦闷，名曰子烦。

白茯苓二钱　防风　黄芩　麦冬各一钱
竹叶十片

水煎服。一方有知母。

人参散　热乘心脾，烦热，干渴。

人参　麦冬　赤茯苓　地骨皮　黄芩炒　干葛　甘草五分　犀角镑，各一钱

水煎服。

竹茹汤　妊娠烦躁，或胎不安。

淡竹茹一两，水煎服之。

知母丸　知母一味，炒为末，枣肉丸，如弹子大，每服一丸，人参汤下。

分气饮　脾胃虚弱，气血不和，胸膈不利，或痰气喘嗽，饮食少思。

陈皮　茯苓　半夏　桔梗　大腹皮
苏叶　白术炒　枳壳炒　山栀炒，各一钱
甘草炙，五分

上加姜、枣，水煎服。

治子烦，口干不得卧，用黄连为末，每服一钱，米饮调下。

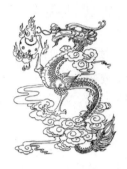

赤水玄珠　第二十七卷

妊娠烦躁口干

足太阴脾之经，其气通于口。手少阴心之经，其气通于舌。若脏腑不调，气血不和，以致内热乘于心脾，津液销铄，故心烦口干也。与子烦大同小异，宜用益母丸。即前一味知母丸是也。

一妊妇烦热咽疼，用知母散加山栀，清肺而愈。后又内热咳嗽，小便自遗，用补中益气加麦门冬、山栀，以补肺气、滋肾水而痊。

知母散　治烦躁闷乱口干。

知母　麦冬　黄芪炒　子芩炒　赤茯苓各一钱　甘草

水煎，入竹沥一合，再煎一沸服之。

人参黄芪散　治身热烦躁口干。

人参　黄芪炒　葛根　秦艽　赤茯苓　麦冬各一钱　知母　甘草各五分

上姜三片，竹叶十四片，水煎服。

妊娠风痉子痫

妊娠体虚受风，而伤足太阳经，遇风寒相搏，则口噤背强，甚则腰反张，名之曰痉。须臾自醒，良久复作。又名曰子冒，又类子痫。

生生子曰：风痉乃外邪从足太阳而入，有刚柔之分，当从仲景法于伤寒门中求治。

子痫乃痰涎所致，是内脏所生，治当分别。

薛氏曰：若心经风热，用钩藤汤。肝脾血虚，加味逍遥散。肝脾郁怒，加味归脾汤。气逆痰滞，紫苏饮。肝火风热，钩藤散。脾郁痰滞，二陈姜汁竹沥。若兼症相杂，看所兼重轻分治。

一妊妇出汗，口噤，腰背反张，时作时止，此怒动肝火也。用加味逍遥散渐愈。又用钩藤散而止。更以四君加钩藤、山栀、柴胡而安。

一妊妇因怒，忽仆地，良久而苏。吐痰发搐，口噤项强，用羚羊角散渐愈。更用钩藤散始痊。又用归脾汤全安。

羚羊角散　治妊娠冒闷，角弓反张，及子痫、子冒、风痉等症。

羚羊角　独活　酸枣仁炒　五加皮　防风　川芎　苡仁炒　川归洗　杏仁去皮尖　茯神各五分　炙甘草　木香各二分

上姜水煎服。

钩藤汤 方见胎动不安卷。

云岐子**葛根汤**　妊娠临月，因发风痉，忽闷愦不识人，吐逆眩倒，并治子痫。

葛根　贝母　丹皮　防风　川归　川芎　茯苓　桂心　泽泻　甘草各一两　独活　石膏　人参各三两

上以水九升，煮取三升，分作三服。贝母令人易产，未临月，升麻代之。此症多由风、寒、湿乘虚而感，皆从太阳经治。

《活人》**独活防风汤**　治太阳有汗，名柔痓。

桂枝　独活　防风各一两　芍药三两　甘草半两

上每服一两，水煎温服。

防风葛根汤　治太阳无汗，名曰刚痓。

葛根四两　麻黄三两　芍药　防风各二两　桂枝一两

每服一两，先煮麻沸，去上沫，入余药同煎，温服。

妊娠瘈疭

瘈者，筋脉急而缩也。疭者，筋脉缓而伸也。一缩一伸，手足相引，搐搦不已。大抵与婴孩发搐相似。此症多属风，风主摇动。骆龙吉云：心主脉，肝主筋，心属火，肝属木，木主风，风火相炽，则为瘈疭也。治法，若因风热用钩藤汤加柴胡、山栀、黄芩、白术，以平肝木，降心火，养血气。若风痰上壅，加竹沥、南星、半夏。若风邪急搐，加全蝎、僵蚕。气血亏损，用八珍汤倍加钩藤、山栀。若抽搐无力，戴眼反折，汗出如珠者，肝气绝也，皆不治。

薛氏治一妊妇，四肢不能伸，服祛风燥湿之剂，遗屎痰甚，四肢抽搐，乃肝火血燥，用八珍汤倍加炒黑黄芩，佐以钩藤汤而安。后因怒，前症复作，小便下血，寒热少寐，饮食少思，用钩藤散加山栀、柴胡而血止。续用加味逍遥散，寒热退而得寐。用六君子汤加芍药、钩藤，饮食进而渐安。

钩藤散　治肝厥头晕。

钩藤钩　陈皮炒　半夏　麦冬　茯苓　茯神　人参　甘菊　防风各一钱　炙甘草三

分　石膏煅，二钱

姜三片，水煎服。

妊　鬼　胎

人由脏腑失调，血气不充，营卫虚损，则精神衰弱，而鬼魅之类得以乘之，亦如怀妊之状，故名曰鬼胎也。

薛氏曰：一妇经闭八月，肚腹渐大，面色或青或黄，用胎症之药不应。薛诊视之曰：面青脉涩，寒热往来，肝经血病也。面黄腹大，食少体倦，脾经血病也。此郁怒伤肝脾之症，非胎也。不信，仍用胎剂无功。乃与加味归脾汤、逍遥散各二十余剂，诸症稍愈。彼欲速效，别服通经丸一服，下血昏愦，自汗恶寒，手足俱冷，呕逆不食。用人参、炮姜二剂渐愈。又用十全大补汤五十余剂而安。

治此症大抵要看虚实。实者可攻，涉虚者必于补中兼消，而佐以雄黄丸之类，行而散之。

雄黄丸　治鬼胎瘀血腹痛。

雄黄　鬼臼去毛　莽草　丹砂　巴霜　獭肝炙黄，各半两　蜥蜴一枚，炙　蜈蚣一条，炙

上为末，蜜丸，梧子大，每服二丸，空心温酒下，日二服，或下蛇鳖之类。

治鬼胎及血气痛不可忍。

斑蝥去头翅足，用糯米炒　延胡索炒，等分

为末，温酒下五分，以去秽物为度，空心服。

斩邪丹　治鬼胎大如抱瓮。

吴茱萸　川乌　秦艽　柴胡　僵蚕　芫花醋炒　巴戟　巴仁各一两

为末，蜜丸，梧子大，每服七丸，蜜酒下，取下恶物。

妊娠不语 此名日喑。

黄帝曰：人有重身九月而喑，此为何也？岐伯对曰：胞之脉络绝也。帝曰：何以言之？岐伯曰：胞络者，系于肾少阴之脉，贯肾系舌本，故不能言。帝曰：治之奈何？岐伯曰：无治也，当十月复。此至人穷理之言，患此者，当静以侦之，不必惊惶而乱投剂，十月分娩后当自语也。

妊娠伤寒热病防损胎

《良方》曰：非节之气伤于妊娠，热毒侵损胞胎，若不早治，多致堕胎漏血，则子母之命亦不能全矣。

薛氏曰：此亦当分六经为主，相参而治。

妊娠伤寒，身痛壮热。

葱白一升　前胡　葛根　石膏各二两半　青黛一两半　升麻二两　栀子十二枚

水煎，分三服。

妊娠伤寒，大小便闭结。

前胡二两半　大黄　石膏各五两　山栀十枚　知母　黄芩　茯苓　生姜各二两

水煎，分三服。

妊娠伤寒，发斑忽黑，小便如血，其胎欲落。

山栀　升麻各四两　青黛二两　生地四两　石膏八两　葱白一升　黄芩三两

水煎，分三服。又用井中泥涂心下，干则易。

妊娠热病，先宜白术散以安其胎，伤寒亦然。

白术　黄芩炒，各二钱

加姜枣，水煎服。若四肢厥逆，阴症也，不可服。

妊娠伤寒

生生子曰：妊娠伤寒，所干甚大，治之不早，及治不如法，多伤胎损母。古人以四物加入引经散邪之剂，可选而用之。然亦不能尽其变，兹录以补之。

阿胶散　治时气伤寒，先服此以安胎，却以主药相间服。

阿胶炒　白术炒　桑寄生　人参　茯苓

上为末，每服一钱，糯米饮调下，日三服。

前胡汤　治伤寒头痛，壮热，肢节烦痛。

石膏一钱　前胡　甜竹茹　栀子炒　黄芩炒　大青　知母各五分

加葱白，水煎服。

苏木汤　伤寒时行，洒淅寒振或兼哕者。

赤芍　橘红　黄芩炒　黄连炒　甘草　苏木各五分

水煎服，汗出即瘥。如胎不安，更服阿胶散。

黄龙汤　妊娠寒热头疼，嘿嘿不食，胁痛呕痰，及产后伤风，热入胞宫，寒热如疟。或经水适来，及劳复热不解散者。

柴胡二钱　黄芩炒　人参　甘草各一钱

水煎服。

柴胡石膏汤　头疼恶寒，身热拘急，口干。

柴胡二钱　甘草一钱　石膏三钱

姜水煎服。若气虚加人参。

枳实散　伤寒四、五、六日，腹胀少食，腰疼体重。

枳实炒，三钱　陈皮一钱　麦冬钱半

姜葱水煎服。

旋覆花汤　伤寒头目旋疼，壮热心躁。

旋覆花　赤芍　甘草各五分　前胡
石膏各一钱　麻黄去根节　白术　人参　黄
芩各三分

姜水煎。

麦门冬汤　伤寒壮热，呕逆头疼，胎
气不安。

人参　石膏各一钱半　前胡　黄芩各五
分　葛根　麦冬各一钱

加姜、枣、竹茹，水煎服。

栀子大青汤　发斑变黑，尿便血。

升麻　栀子　大青　杏仁　黄芩各
一钱

加葱白三寸，水煎服。

白术汤　伤寒烦热头痛，胎动，或时
吐逆不食。

白术　橘红　麦冬　人参　前胡　川
芎　甘草　半夏　赤茯苓各五分

姜、竹茹，水煎服。

芎苏散　治外感风寒，壮热头疼，心
胸烦闷。

紫苏叶　川芎　白术　白芍　麦门冬
陈皮　干葛各五分　甘草炙，三分

上姜、葱白，水煎服。

参苏饮　治症同上。

妊娠时行病

四季之间反常，如春寒夏冷秋热冬暖，
乃非其时而有其气者，谓时行不正之气也。
感之者，少长三五相似，甚至沿门阖境相
类。妊娠患之重者多致损胎。亦当与伤寒
热病参治。

秦艽散　治时气五六日不得汗，口渴
饮水，狂言呕逆。

秦艽　柴胡各五分　石膏一钱　犀角
赤茯苓　前胡　甘草　葛根　升麻　黄芩

各四分

加淡竹茹，水煎服。

葛根饮子　时气烦热，口干头疼。

干葛　麻黄去根节，各半两　石膏一两
豆豉一合　白米半升　栀子十四粒　葱白
二茎

水煎分三服，汗出为效。

消热饮子　治时气六七日，大小便
不利。

芒硝一两，细研　葵子二两

水煎，分三次，以利为效。

人参败毒散　治四时伤风，头痛，发
热，咳嗽。此方即仓廪汤减陈仓米是也。

过时热病

冬时触冒严寒，即病曰伤寒，不即病
而毒藏于肌骨之间，至春发为温病，至夏
发为热病也。妊娠患之，多致堕胎。热病
与暑病相似，但热病脉实，暑病脉虚，治
当审察。

治妊娠热病，头痛呕吐烦闷。

人参一方无　竹茹　葛根各一两　芦根
二两　知母三两　麦冬一两半

每服五钱，葱白三寸，水煎服。

栀子仁饮　治病发斑黑色，小便如血，
气喘急，胎欲堕。

栀子　升麻　石膏　生地各二两　黄
芩一两　大青八钱

每服五钱，葱白七寸，豉四十九粒，
水煎服。

大黄饮　治热病六七日，大小便秘涩。

大黄微炒　石膏各一两　知母　前胡
赤茯各七钱半　栀子　甘草　黄芩各五钱
生地黄一两半

每服七钱，水煎服。

芦根汤　治热病头痛，心烦呕吐。

知母四两　竹茹三两

每服五钱，生芦根一握，用糯米一撮，水煎服。

栀子五物汤　治妊妇伤寒，壮热头痛。

栀子　前胡　知母各二两　黄芩一两　石膏四两

每服五六钱，水煎服。

升麻六物汤　治伤寒斑黑尿血。

升麻　栀子各二两　大青　杏仁　黄芩各一两

每服五钱，葱白五寸，水煎服。

又方

伏龙肝为末，每服一钱，水调下。外用水调涂脐下。

又方

芦根煮汁，时服一盏。

热病胎死腹中

《良方》曰：热病以致胎死腹中不能出者，但服黑神散，胎自下矣。

陈无择先生曰：当视其产母。若面赤舌青，其子已死。面青舌赤，母死子生。唇青吐沫，子母俱死。若双胎，或一死一活，用黑神散。

薛氏曰：窃谓前症宜补助产母，使其胎自下。黑神散恐大热，不宜轻用。果胎已死者，用平胃散加朴硝、水银下之，最为稳当。庶不并伤生者。

生生子曰：前症妊母，既因热伤其胎矣，必其母冲任热极，营卫枯槁，其胎乃死，犹之藤枯而瓜焦也。仍以热药下之，宁不重伤妊母乎？薛公评之当也。而《良方》每每谓妊妇致疾多起于寒，按其逐月所著养胎之方，藉热药为主，是亦一偏也。其间岂无挟热者乎？故丹溪曰虚、曰热，谓凉血则血循经而胎得以滋养，血热则沸腾也。今此症，始既曰热病胎死腹中矣，又复以热药下之，意者恐以死胎不下为急，而不暇顾其母耶？不然，必为用寒凉治热太过而中气虚寒，热剂为不得已用之也。否则何陈无择之高哲，宁肯从而主之？

黑神散又名乌金散。

桂心　当归　芍药　甘草炙　干姜炮　生地各一两　黑豆炒去皮，二两　大附子炮去皮脐，半两

为末，每服二钱，温酒下。

又方　治胎死腹中。

红花酒煮汁浓饮之，二三碗效。

又方

伏龙肝为末，温酒下二钱，白汤下亦可。

又方

朴硝为末，童便和热酒调下一二钱立下。

妊娠疟疾

妊娠病疟，乃夏伤于暑，客于皮肤，至秋而发，阳盛则热，阴盛则寒，阴阳相离，寒热俱作。妊娠而作，多伤于胎。当于疟症门寻治。

薛氏曰：若木侮土，久而不愈。用六君子为主，佐以安胎药，乃参三阴三阳经而治之。即疟症门仲景方，刘守真分经治疗法也。

清脾饮、小柴胡汤、逍遥散、补中益气汤选而用之，极为稳当。黄芩、白术、陈皮三味煎汤服亦佳。

妊娠泄泻

《良方》论曰：妊娠泄泻，或青或白，水谷不化，腹痛肠鸣，谓之洞泄。水谷不化，喜饮呕逆，谓之协热下利。并以五苓

散利小便，次以黄连阿胶丸，或三黄熟艾汤以安之。若泻黄有沫，肠鸣腹痛，脉沉紧数，用戊己丸和之。嗳腐不食，胃脉沉紧，用感应丸下之，后调和脾胃。若风冷水谷不化，如豆汁，用胃气汤。寒冷脐下阴冷，理中汤、治中汤。伏暑心烦渴、泻水，用四苓散。伤湿泄泻，小便自利，用不换金正气散、胃苓汤。此四症之大略也。仍参泄泻门互治。

生生子曰：前症予见之屡矣，人皆以为小疾，忽而不治，及生子率多虚弱。予侄妇，每怀妊必泻，治亦不愈，分娩后又自止也。其生子也脆而白无血色，得非胎虚之故欤！予因思之，妊娠则月水蓄之以养胎，血亦湿类也，以停湿故泻。经曰：湿胜则濡泄是也。治宜健脾燥湿，后孕以白术、半夏等为丸与之而安。

薛氏曰：按前症，若米食所伤，用六君加谷糵。面食所伤，六君加麦糵。肉食所伤，六君加山楂。若兼寒热作呕，乃肝木侮脾土，用六君加柴胡、生姜，兼呕吐腹痛，手足逆冷，乃寒水侮土，六君加姜桂。不应，用钱氏益黄散。若元气下陷，发热作渴，肢体倦怠，用补中益气汤。若泄泻色黄，乃脾土之真色，用六君加木香、肉果。若作呕不食，腹痛恶寒，乃中焦虚寒，用六君加木香、姜、桂。若泻在五更侵晨，饮食少思，乃脾肾虚弱，五更服四神丸，日间服白术散。如不应，或愈而复发，或饮食少思，急用八味丸，补右肾以培脾土为善。

厚朴丸　治洞泻寒中。

干姜炮　厚朴制，等分

为末，糊丸，梧子大，米饮下五十丸。

草果散　治虚寒泄泻，腹痛无度。

厚朴姜制，二两　肉果面煨，十枚　草

豆蔻煨，十枚

每服三钱，水煎服。

妊娠下痢黄水

妊娠痢疾，宜搜痢疾门参治。而痢黄水，乃脾土亏损，真气下陷也。当升补中气，看所兼何症而治之。在临病制宜，不必拘用阿胶艾叶之类也。

《产宝》方　治妊娠痢黄水。

厚朴姜汁炒　黄连各二两　肉果五枚

上水煎，徐徐服，以效为度。

又方　治热痢。

黄连一升　黄柏一升　栀子二十枚

每服五钱，水煎。如呕者加橘红、生姜。

又方　妊娠下痢痛。

糯米一合　当归炒　黄芪各一两

水煎，分四服。

临产下痢，用栀子炒为末，每服二钱，白汤调甚效。

妊娠大小便不通

大小便不通，由脏腑之热所致。若大肠热则大便不通，小肠热则小便不通，大小肠俱热，更推其因而药之。

当归散　妊娠因怒，肚腹胀痛，四肢浮肿，气急作喘，大便难，小便涩，产门肿。

当归五分　赤茯苓　枳壳麸炒　白芍川芎各一钱　白姜炮　木香　甘草各三分姜一片

水煎。若气弱者，枳壳减半。大便秘，加蜜同煎服。

妊娠大小便不通，腹胁痞闷，不思饮食。

大黄炒　木通　槟榔各一两　枳壳麸

炒，三钱　诃子四枚，去核，半生半熟用　大腹子三枚

共为末，童便一盏，葱白七茎，煎六分，调服二钱。

治妊娠小便不利，气急，服猪苓散不瘥。用甘遂为末，蜜和服豆许，微利之。未利再服，利后仍服猪苓散。

猪苓散　治妊娠小便涩痛及胎水。

猪苓去皮，为末，白汤调下一钱，加至二钱，日三服，夜二服。

又方

车前子一两　大黄炒，半两

共为末，每服三钱，蜜汤调下。

妊娠小便不通 名曰转脬。

妊娠小便不通，为小肠有热，传于脬而不通耳。若兼心肺气滞则致喘急。陈无择云：妊娠胎满逼胞，多致小便不利，若心肾气虚，清浊相干，而为诸淋。若胞系了戾，小便不通，名曰转脬。若胎满尿出，名曰遗尿。

薛氏曰：按丹溪云，转脬小便闭，多因胎妇虚弱，忧闷，性躁，煿炙厚味，古方用滑利疏导药鲜效。若脬为胎所压而不通，但当升举其胎，俾胞系疏松而小便自行。若脐腹作胀而小便淋闭，此脾胃气虚，胎压尿胞，四物、二陈、参术，空心服，后探吐数次自安。窃谓前症亦有脾肺气虚，不能下输膀胱者。亦有气热郁结膀胱津液不利者。亦有金为火烁，脾土湿热甚而不利者，更当详审施治。

一妇患此，小腹肿胀，几至于殆。用八味丸一服，小便淋沥，再以八味丸料加车前子，一剂即利，肚腹顿宛而安。

八味丸　治妊妇饮食如故，烦热不得卧，反侧倚息，因脬系了戾不得尿，名转

脬。但利小便则愈，内有茯苓故也，缓则不救。

其方即六味地黄丸加附子、桂心。

《古今录验》治妊娠小便难，饮食如故。

当归　贝母去心，炒　苦参各三两　滑石半两

为末，炼蜜丸，小豆大，每服三十丸，米饮下。

治妊娠小便不通，脐下妨闷，心神烦乱。

葵子研　榆白皮各一两

葱白七茎，水煎，分二服。

《古今录验》妊娠不得小便者。

杏仁去皮尖

炒黄捣丸，豆大，灯心汤吞下七丸。又用滑石末，水和涂脐下。

又方

车前草汁调滑石末，涂脐周围四寸，热易之。

又方

杏仁　滑石末等分

饭丸，豆大，每白汤下二十丸。

又方

紫菀为末，井花水调下二钱。

葵子散　妊娠小便不利，身重，恶寒，眩晕，水肿。

葵子　赤茯苓各五两

为末，每服二钱，米饮下。

生生子曰：予尝以补中益气汤加桔梗，治数妇皆效。但用渗利药而不得通者，必须升提，气升则水自降。气虚者，非大补则提亦无功。

子　淋

妊娠小便淋者，乃肾与膀胱虚热不能

制水。然妊妇胞系于肾，肾间虚热而成斯症，甚者心烦闷乱，名曰子淋也。

薛氏曰：前症若颈项筋挛，语涩痰甚，用羚羊角散。若小便涩少淋沥，用安荣散。若肝经湿热，用龙胆泻肝汤。若肝经虚热，用加味逍遥散。腿足转筋而小便不利，急用八味丸。缓则不救。若服燥剂而小便频数，或不利，用生地、茯苓、牛膝、黄柏、知母、五味、麦冬、玄参。若肺气虚而短少，用补中益气加山药、麦冬。若阴挺痿痹而频数，用六味丸。若热结膀胱而不利，用五淋散。若脾肺燥不能化生，宜黄芩清肺饮。若膀胱阴虚，阳无所生，用滋肾丸。若膀胱阳虚，阴无所化，用六味丸。

地肤大黄汤 治子淋。

大黄炒 地肤草各三两 知母 黄芩炒 猪苓 通草 赤芍药 枳实炒 升麻 甘草各二两

每服五钱，水煎服。

安荣散 治子淋甚妙。

麦冬 通草 滑石 川归 灯心 甘草 人参 细辛各五分

水煎服。

治小便淋痛，心烦闷乱。

瞿麦穗 赤茯苓 桑白皮 木通 葵子各一钱 黄芩炒 车前子炒 芍药 枳壳各五分

上水煎服。

治子淋小便涩痛。

冬葵子 滑石 木通各等分

每服六钱，葱白七寸，水煎服。

猪苓散 方见大小便不通卷。

妊娠遗尿

《良方》曰：妊娠尿出不知，用白薇、芍药为末，酒调下；或白矾、牡蛎为末，

酒调下二钱；或鸡毛灰末，酒服一匕；或炙桑螵蛸、益智仁为末，米饮下。

薛氏曰：若脬中有热，宜加味逍遥散。若脾肺气虚，宜补中益气加益智。若肝肾阴虚，宜六味丸。

一妊妇遗尿内热，肝脉洪数，按之微弱，或两太阳作痛，胁肋作胀，以为肝火血虚，用加味逍遥散、六味地黄丸寻愈。后又寒热，或发热，或患怒，前症仍作，用八珍散、逍遥散兼服，以清肝火养肝血而痊。

妊娠尿血

妊娠尿血，《良方》谓：内热乘于血分，以致血热流渗于脬，名曰血淋。用葵子一升，研，水五升煮二升，分三服。或生艾叶一斤，酒五升，煮二升，分三服。或生地一斤，酒四升，煮二升，分三服。亦治堕胎后下血。

薛氏曰：因怒动火者，宜小柴胡加山栀。因劳动火者，补中益气汤。因厚味积热，宜加味清胃散。若因肝经血热，宜加味逍遥散。因脾气下陷，补中益气汤。若因脾虚血热，宜加味逍遥散。

一妊妇，因怒尿血，内热作渴，寒热往来，胸乳间作胀，饮食少思，肝脉弦弱，此肝经血虚而热也。用加味逍遥散、六味丸兼服，渐愈。又用八珍汤加柴胡、丹皮、山栀而痊。

续断汤 治妊娠下血及尿血。

当归 生地各一两 续断半两 赤芍半两

为末，每服二钱，空心，葱白汤调下。

治妊娠尿血。

阿胶炒 熟地各四两

同捣为丸，每服八十丸，空心米饮下。

又方

四苓散加炒阿胶、车前子、茅草根，水煎服。

又方

白茅根浓煎汤，吞酒蒸黄连丸。

加味清胃散方见妊娠吐血衄血。

妊娠胎水肿满

《产乳集》云：妊娠三月，足肿至腿，出水，饮食不甘，似水肿，谓之子气。至分娩方消者，此脾胃气虚。或冲经有血风，亦有脾虚水气流溢，或因泻痢，脏腑虚寒，或因疟疾饮水，脾虚湿渍或因水于胞，不能分利皆致腿足肿，肚腹肿也。

薛氏曰：若胸满腹胀，小便不通，遍身浮肿，用鲤鱼汤。脾胃虚弱，佐以四君子。若面目虚浮，肢体如水气，用全生白术散。如未应，用六君子汤。脾虚湿热，下部作肿，补中益气汤加茯苓。若饮食失宜，呕吐泄泻，六君子汤。腿足发肿，喘闷不安，或指缝出水，天仙藤散。脾胃虚弱，兼四君子汤。如未应，补中益气汤。若脾肺气滞，加味归脾汤，佐以加味逍遥散。

一妊妇，每至五月，肢体倦怠，饮食无味，先两足肿，渐至遍身，后及头面，此脾肺气虚。朝用补中益气，夕用六君子加苏梗而愈。凡治妊妇，毋泥月数，但见某经症，即用本药为善。

天仙藤散 妇人有水气而成胎，以致两腿足浮肿。

天仙藤略洗，炒 香附子炒 陈皮 乌药软白辣者佳 甘草各五分

上每服五钱，生姜、木瓜、苏叶各三片，水煎，日三服。

泽泻散 妊娠遍身浮肿，上气喘急，大便不通，小便赤涩。

泽泻 桑皮炒 木通 枳壳炒 赤茯苓 槟榔各五分

上姜水煎服。

防己散 脾虚遍身浮肿，腹胀喘促，小便不利。

防己三钱 桑皮炒 紫苏茎叶 赤茯苓各五分 木香二分

上姜水煎服。

《千金》鲤鱼汤 妊娠腹大，胎间有水气。

白术五两 茯苓四两 当归 芍药各三两

上㕮咀，先以小鲤鱼一尾，如食法煮取汁二盏，入药五钱，姜七片，橘皮少许，煎七分，空心服。

肾着汤 治妊娠腰脚肿。

茯苓 白术各八分 干姜炮 甘草各一钱 杏仁五分

上水煎服。

五皮散 治胎水肿满。

大腹皮 桑白皮炒 生姜皮 茯苓皮 橘皮各一钱 木香二分

上水煎服。

《全生》白术散 妊娠面目浮肿，四肢肿如水气，名曰胎气。又名胎肿。

白术一两 生姜皮 大腹皮 陈皮 白茯苓各五钱

为末，每服二钱，米饮下。

治妊娠脚浮肿，因脾衰血化成水，以生料平胃散，姜枣水煎服，或为末，紫苏叶汤调下二钱，日二服。以肿退为度。

腹内钟鸣

《良方》曰：孕妇腹内鸣，用鼠穴中土为末，入麝香酒调服二钱立愈。或黄连

煎浓汁常饮之。

薛氏曰：儿在腹中哭，《产宝》方亦用空房中，鼠穴土或黄连煎浓汁饮之即止。

又云：脐带上疙瘩儿含口中，因产妇登高举臂，脱出儿口，以此作声。令妊娠曲腰就地如拾物状，仍复原入儿口即止。然黄连性寒，麝香开窍，当斟酌用之。

孕痈

龚彦德孕痈方　治孕痈用乌药五钱，水一盅，煎七分，入牛皮胶一两，煎化温服。或薏苡仁煮汁饮之。

薛氏曰：按孕痈，即是腹内患痈，如前法治之。倘不应，宜用牡丹皮散或薏苡仁汤。

薏苡仁汤　又名瓜子仁汤。治肠痈，腹中疠痛，烦毒不安，或胀满不食，小便涩，妇人产后虚热，多有此病，纵非痈，但疑似间便可服。

桃仁二钱，一方用冬瓜子仁，无冬瓜子仁以瓜蒌代之，姚氏去桃仁用杏仁，崔氏加芒硝　薏苡仁　瓜蒌仁各三钱　牡丹皮二钱

上作一剂，水煎服。

牡丹皮散　治肠痈冷症，腹濡而痛，时时利脓。

丹皮　人参　天麻　白茯苓　黄芪炒白芷　苡仁　桃仁去皮尖　当归洗，炒　川芎各一钱　炙甘草　官桂各五分　木香三分

上水煎服。

脏躁悲伤

许学士云：一妇无故数次悲泣，是为脏躁，用大枣汤而愈。又程虎卿内，妊娠五月，惨戚悲伤，亦投大枣汤而痊。

薛氏曰：或因寒水攻心，或肺有风邪者，治当审察。

一妇无故自悲，用大枣汤二剂而痊，后又复患，用前汤佐以四君子加山栀而安。

一妊妇悲哀烦躁，其夫询之，云：我无故但自欲悲耳。用淡竹茹汤为主，佐以八珍汤而安。

大枣汤

甘草三两　小麦三两　大枣十枚

淡竹茹汤　妊娠心虚惊悸，脏躁悲伤，或作虚烦。

麦冬　小麦　半夏汤泡，各一钱半　人参　白茯各一钱　甘草五分

加姜、枣、竹茹，水煎服。

又方　治脏躁悲哭。

红枣烧存性，为末，米饮调下二钱。

妊娠十月宜服滑胎汤药

滑胎枳壳散　入月服之，令胎瘦易产。昔湖阳公主，每产累日不下，南山道人进此方。

枳壳麸炒，二两　炙甘草一两

上为末，每服二钱，空心沸汤调下，日三服。

凡孕六七月宜服之。温隐居加当归、木香等分。

又方　治同上。兼治诸疾，下气宽膈。

枳壳麸炒，五两　甘草一两半　香附子炒，三两

上为末，每服二钱，白汤调下。

又方　易产滑胎。

车前子为末，或酒，或米饮调下一钱。

神寝丸　临月服之，神效。

通明乳香半两，另末　枳壳麸炒，一两，为末

上蜜丸，梧子大，每空心酒服三十丸。

榆白皮散　滑胎易生。

榆白皮　甘草各二两　葵子一两

上为末，每以五钱，水煎服。

保气散　宽气进食，瘦胎易产，或居处失宜，顿仆胎动，若或胎痛、胎漏，兼服佛手散。

香附　木香各四两　山药二两　砂仁　粉草各一两　益智　苏叶各半两

为末，每服二钱，白汤调下。薛氏云：神寝丸，枳壳散，并此方，入月宜常服。

保产无忧散　妊娠身居安逸，口厌甘肥，忧乐不常，食物不节，致胞胎肥厚，根蒂坚牢，入月服之易生。

当归　川芎　白芍　枳壳炒　乳香各三钱　木香　甘草　血余即发灰，以猭猪心血和之，各一钱半

上为末，每服三钱，水煎，日二服，神效。

妊娠临月，以猪肚一具，煮烂，徐徐食尽，令易产。

十一产论

一曰正产　怀胎十月满足，忽腰腹作阵疼痛，相次胎气顿陷至于脐腹痛极，乃至腰间重痛，谷道挺并，继之浆破血出，儿乃遂生，此名正产。

二曰伤产　怀胎未产，一月以前，忽然脐腹疼痛，有似欲产，仍却无事，是名试月，非正产也。又名弄痛。凡产母未有正产之候，切不可令人抱腰，亦不可令产母妄乱用力。若儿身未顺，才方转动，便教产母空乱用力，使子错路，忽横忽倒，不能正生，皆由产母用力于未当用力之所致也。直待儿身顺适逼临产户，始可用力一送，令儿趁力生下。

《纲目》曰：上伤产一法，最为切要，勿轻忽也。凡十月未足，临产腹痛，或作或止，或痛不甚者，名曰弄痛，非正产之

候。或腹虽痛甚而腰不甚者，非正产之候。胎高未陷下者，非正产之候。谷道未挺并者，非正产之候。水浆未破，血未出者，非正产之候。浆血虽出而腹不痛，非正产之候。凡未有正产之候，且令扶行耐忍，如不能行，或凭物坐之，或安临之，或且服安胎药一二帖即安，得安即止，慎勿妄服催生药，又勿怆惶致令产母忧恐而挫其志。务要产母宽心存养，调停，令老诚练达稳母先说谕之，如觉心中烦闷，可取白蜜一匙，新汲水调下，切勿妄乱用力，先困乏其母。直待子逼门户，腰重痛极，眼中如火，谷道挺并，方是正产候也。此时始可用力，并服催生药也。予男妇于未产一月以前，腰腹俱痛，全似将产，其痛至甚，但遇巳时稍止，如此十余日，计无所出，因阅此条，遂与安胎药加参、术数服，间与肉味养之，由是平复不痛，又二十余日，始产一男。设若此际乱动用力，并服催生等药，则立见其危矣。

三曰催产　若妇欲产，浆破血下已见，是为正产之候，但却未生，即可服催生药催之。忽有经及数日，产母困苦，亦可服药以助产母之正气，令儿速生也。

四曰冻产　凡冬月天冷，产母经血得冷则凝，以致儿子不能生下，此害最深，但冬月产者，下身不可脱去棉衣，尤不可坐卧寒处。当满房着火，常有暖气。令产母背身向火，令脐下腿膝间常暖，血得热则流动，使儿易生，此名冻产。

五曰热产　凡盛夏之月，产妇要温凉得所，不可恣意取凉，伤损胎气，亦不令房中人多，恐热逼袭产母，使产母血沸而有发热、头痛、面赤、昏昏如醉，乃至不知人事。此名热产。

六曰横产　凡儿或先露手，或先露臂，

此乃产母未当用力而用之过也。儿身未顺，用力一逼，遂致身横不能生下。当令产母安然仰卧，后令看生之人，先推其手令入直上，渐渐逼身以中指摩其肩，推上而正之，或以指攀其耳而正之，须是产母仰卧，然后推儿徐徐正之。候其身正，煎催生药一盏饮之，方可用力，令送儿下。此名横产。

七曰倒产 凡产母胎气不足，关键不牢，用力太早，致令儿子不能回转，便直下先露其足。当令产母仰卧，令看生之人，推其足入，不可令产母用分毫力，亦不得惊恐，使儿自顺去。

八曰偏产 儿身未正，产母用力一逼，致令儿头偏柱左腿，或偏柱右腿。故头虽露，偏柱一畔，不能生下。当令产母仰卧，次令看生之人，轻轻推儿近上，以手正其头，令儿头顶端正，然后令产母用力一送，即便生下。若是小儿头脑后骨偏柱谷道，只露其额，当令看生之人，以绵衣炙温裹手于谷道外方，轻轻推儿头令正，便令产母用力送儿生也。此名偏产。

九曰碍产 儿身已顺而露正顶，不能生下，盖因儿身回转肚带攀其肩，以此露正顶而不能生下。当令产母仰卧，令看生之人，轻轻推儿近上，徐徐引手，以中指按儿肩下拨其肚带，仍须候儿身正顺，方令产母用力一送，使儿生下。此名碍产。

上横产、倒产、偏产、碍产四法，若看生之人，非精良妙手，不可依用此法。恐恣其愚以误人命也。按倒产者，今时往往随其倒足生下，并无后患，子母双全，不必依推足复上之法亦可。又碍产者，往往有肚带缠在儿顶上，而儿头自出在产门外，看生之人，以手拨其肚带从儿头顶过而下之者，又有肚带缠在顶上一匝，而儿

与胞衣自然同下者，皆无妨，不必以此碍产法复入产门内拨下也。

十曰坐产 临产时高处系一手巾，令产母以手攀之，轻轻屈足坐身，令儿生下，非坐在物上也。此名坐产。

十一曰盘肠产 赵都运恭人，每产则大肠先出，然后产子，既产之后，其肠不收，甚以为苦。名曰盘肠产。医不能料。偶在建昌，得一坐婆施一法而收之。其法以醋半盏，新汲水七分，和匀，噀产母面，每噀一缩，三噀收尽，此良法也。

丹溪治产肠不收。香油五斤，煎热盆盛，俟温令产母坐油盆中，约一顿食时，以皂角末吹入鼻中，嚏作立上。

又方 蓖麻子十四粒，去壳，研如膏，贴产母头顶心上，其肠上即揙去。

又方 肠出，盛以洁净漆器，浓煎黄芪汤，浸之即收。

催　生

催生柞木饮子 难产或胎烂腹中，腹闷，神效。

生柞木一尺，剉　甘草大者，五寸

上水三盅，封罐口，煎一盅半，候胎顺产门，徐徐温服。即时分娩，更无诸苦。

催生如神散 治横生逆产，其功甚大。

百草霜　白芷不见火，等分

上为末，每服三钱，至胎顺产门，以童便、米醋和为膏，加沸汤调下。或童便酒煎，进二服，然血得黑即止，此药大能固血，而免血干甚妙。

如圣散 黄蜀葵花焙为末，热酒调下二钱。若漏血胎干胞涩难产，并进三服即产。如无花，用子半合，末之，温酒服之尤妙。若打扑胎死，红花酒调下。

顺生丹 治同上。

兔脑髓去皮膜，研膏　明乳香一两，另末
母丁香二两　麝香一钱

上以兔脑子丸，鸡头子大，阴干，每
服一丸，温水下。

又方　透明乳香一块，如皂子大，为
末，腰痛时，用冷水醋少许调服。扶立，
令两手握大石燕二枚，口念医灵药圣三遍，
行数步，用坐产法便生，更无痛楚，神效。

薛氏曰：其法士人视之似迂，然用之
者称验甚。

治逆产

蛇蜕一条，顺下完全者　蚕蜕纸一张

上共入新瓦罐内，盐泥固济，煅存性
为末，煎榆白皮汤下一钱，三服觉痛便生。

又方　伏龙肝研末，每服一钱，酒调
下。儿戴土而下。

又方　鱼胶一尺许，新瓦上煅灰，陈
醋调服，立下。

胞浆先干，胎涩不下，急服大料四物
汤，滋其血气，并浓煎葱汤，熏洗产户，
更用油烛涂产户内，却服前药。

神妙乳砂丹　明乳香为末，以猪心血
丸，梧桐子大，朱砂为衣，阴干，每服二
丸，嚼碎冷酒下。良久未生，再服。或以
莲叶蒂七个，水煎化服二丸尤妙。良久未
生再服。

交骨不开，产门不闭

交骨不开，产门不闭，皆由元气素弱，
胎前失于调摄，以致血气不能运达而然。
交骨不开，阴气虚者，用加味芎归汤、补
中益气汤。产门不闭，气血俱虚也，用十
全大补汤。

一妇交骨不开，两日未生，服加味芎
归汤一剂，即时而产。彼后以此方传与人
服，应手而效。

一妇生平分娩最易，至四十岁，妊娠
下血甚多，产门不开，与前汤一剂，又以
无忧散斤许，煎熟，时时饮之，以助其血
而生。

一产妇玉门不闭，发热恶寒。十全大
补加五味子数剂而寒热退。又以补中益气
汤加五味子数剂而玉门敛。若初产肿胀，
或㽷痛而不闭者，用加味逍遥散。若肿既
消而不闭者，用补中益气汤，切忌寒凉
之剂。

一妇脾胃素弱，兼有肝火，产后玉户
肿痛，寒热作渴，呕吐不食。敷大黄等药，
服驱利之剂，肿及于臀，虚症蜂起，此真
气虚也。先用六君子以固脾胃，乃以补中
益气汤升举而消。

一妇失治，肿溃不已，形体消瘦，饮
食少思，朝寒暮热，自汗盗汗半年矣。予
用补中益气加茯苓、半夏以健脾胃，脓水
渐少，饮食渐进。用归脾汤以解脾郁。共
五十余剂。元气复而疮亦愈矣。

一产妇玉门不闭，小便淋沥，腹中一
物，攻动胁下，或胀或痛。用加味逍遥散
加车前子而安。

一产妇子宫肿大，二日方收，损落一
片，殊类猪肝，面黄体倦，饮食无味，内
热晡热，自汗盗汗，用十全大补汤二十余
剂，诸症悉愈，仍复生育。

加味芎归汤　治交骨不开，不能生产。
川芎　川归各一两　龟板一个，炙　妇
人头发烧存性，一握

上为散，每服一两，水煎服，约人行
五里即生。纵死胎亦下。

产难方论

郭稽中曰：产难者，因儿转身，将儿
枕血块破碎，与胞中败血壅滞儿身，不能

便利，是以难产。急以胜金散消败其血，使儿易生。陈无择云：多因儿未转顺，坐草太早，或努力太过，以致胞衣破而血水干，产路涩而难下。宜先服催生如神散，以固其血，设或逆生横产，当按法施治。

胜金散　催生如神。

麝香一钱　豆豉一两

为末，秤锤烧赤淬酒下。

下死胎方

一稳婆之女，勤苦负重，妊娠腹中阴冷重坠，口中甚秽。予意其胎已死，令视其舌青黑，与朴硝一两许服之，化下秽水而安。

一妇胎死腹中，服朴硝下秽水，肢体倦怠，气息奄奄。用四君子为主，佐以四物、姜、桂调补而安。

又方

以利斧烧红置酒中，待温饮之，其胎便下。

又方

锡粉　水银各一钱　枣肉为丸，豆许大，水吞立下。

又方

平胃散五钱，酒水各一盏，煎至一盏，投朴硝五钱，再煎三五沸，温服，其胎即化水而去。

《宝庆方》云：凡欲断脐带，先以系物坠下后可断之，否则胞衣上即冲心而死。

产难生死脉诀

欲产之妇脉离经，沉细而滑也同名，夜半觉痛应分诞，来日下午定知生，身重体热寒又频，舌下之脉黑复青，反舌上冷定知死，腹中须遣子归冥。

面赤舌青细寻看，母活子死定应难，唇口俱青沫又出，子母俱死总高判，面青舌青沫出频，母死子活是知真，不信若能看应验，寻之贤哲不虚陈。

新产之脉缓活吉，实大弦急死来侵，若得沉重小者吉，忽若坚牢命不停。

寸口涩疾不调死，沉细附骨不绝生，审看此候分明记，长须念此向心经。

胞衣不出

郭稽中曰：胎衣不下者，因气力疲惫不能努出，或血入衣中，胀大而不能下，以致心胸胀痛，喘急，速服夺命丹，血散胀消，其衣自下。牛膝散亦效。

一妇胎衣不出，胸腹胀痛，手不敢近，用滚酒下失笑散一帖，恶露胞衣并下。

一妇胞衣不出，腹痛手按之稍缓，此气虚不能送出也。用无忧散而下。前症常询诸稳婆，云宜服益母丸，或就以产妇头发入口作呕，其衣自出，不出者必死。然前法甚效。

夺命丹

大附子炮，半两　牡丹皮一两　干漆炒烟尽，一钱　大黄一两

为末，醋煎大黄成膏，丸梧子大，温酒吞七丸。

花蕊石散　治产后败血不尽，血迷血晕，胎衣不下，至死心头暖者，急用一服，即化水而出，其效如神。

花蕊石一斤　上色硫黄四两

上和匀，以纸泥封固，瓦罐内炭火煅赤，次日取出细研，每服一钱，童便热酒下。

牛膝散　治胎衣不出，腹中胀痛，急服此药，腐化而下，缓则不救。

川芎　朴硝　牛膝　蒲黄各三两　川归一两半　桂心五钱

上每服五钱，姜三片，生地一钱，水

煎服。

又方

红花一两，酒煮浓汁服。

又方

鹿角镑三钱，为末，葱汤调服。

又方

取产母鞋底，烘热熨小腹上下二七次。

产后血晕

《良方》曰：产后血晕，乃血入肝经，甚至眼花昏闷，用黑神散主之。下血过多，用清魂散补之。或以醋汤细饮，或预烧秤锤以醋沃之。或酽醋涂口鼻。或烧漆器熏之。使产母鼻吸其气，庶无此患。

薛氏曰：若恶露上行，用失笑散。血下过多，芎归汤。若过劳所伤，补中益气汤。血虚极，用清魂散。大凡产后口眼㖞斜等症，当大补气血为主，而兼以治痰。若脾胃虚弱，用六君子汤。苟于七月之前服安胎饮；至八九月间，加大腹皮、黄杨头；元气虚弱，八珍汤；临产用无忧散，则无前患。

一妇八月胎下坠或动，面黄体倦，饮食少思，此脾气虚弱，用补中益气汤倍白术加苏梗，三十余剂而安。产后眩晕胸满咳嗽，用四物汤加茯苓、半夏、桔梗而愈。

一妇因饮酒恶露甚多，患血晕，口出酒气，此血得酒热而妄行，虚而作晕也。以佛手散加煨干葛二钱，一剂而痊。酒性剽悍，入月及产后不宜饮，恐致前症。

夺命丹　治血晕腹痛。

没药、血竭为末，等分，每服二钱，热童便冲酒下。

清魂散　产后气血暴损，虚火妄动，血随火上，以致心神昏乱，口噤眼花，甚至闷绝而苏。

泽兰叶　人参各一钱　荆芥三钱　川芎一钱

上各另为末，每服一二钱，热汤和酒调灌之。

一方

五灵脂半生半炒，为末，每服二钱，温酒灌入即苏。

一方

荆芥为末，童便调服。

一方

神曲末，每服二钱，热水调服。

一方

韭菜切入瓶内，注热醋，以瓶口对鼻熏之。

一方

半夏为末，丸豆大，入鼻中即醒。亦治五绝。

佛手散　治产后去血，眩晕欲绝。又治血崩不止。又能治胎痛，安生胎而落死胎，神效。

川芎酒洗　当归酒浸，各五钱

酒水各一盅，煎至一盅服。

产后颠狂

产后颠狂，乃败血上冲，用大圣泽兰散加砂仁末三分，煎酸枣仁汤调下。或朱砂为末二钱，乳汁调和，入紫项活地龙一条，滚二三沸，去之，入酒，再用重汤煮温，分三服。

薛氏曰：乃血虚神不守舍，非补养元气不可。

一产妇患前症，或用大圣泽兰汤而愈。后又怔忡妄言，其痰甚多，用茯苓散，补其心虚，顿愈。又用八珍汤加远志、茯神，养其气血而瘥。

一产妇亦患此，用化痰安神等药病益

甚。神思销铄。余以为心脾血气不足，用大剂参、术、芎、归、茯神、酸枣仁，四斤余而安。乃以归脾汤五十余剂而愈。

茯苓散 治产后心虚怔悸，言语错乱，健忘少睡，或自汗盗汗。

人参　炙甘草　芍药炒　当归　生姜各八分　远志　茯苓各一钱　桂心六分　麦冬五分　大枣二枚

水煎温服。

抱胆丸 治产后遇惊发狂，或遇经行发狂。

水银二两　黑铅一两五钱　朱砂　乳香各一两

上将黑铅入铫内，火熔化，俟稍冷，下水银，搅成砂子，再入乳香、朱砂，乘热用柳木槌研匀，丸鸡头子大，每服一丸，薄荷汤下，得睡勿惊，觉来即安。妙香散亦善。此症属火者多，不可概视为瘀血及虚治也。童便极好，或冲入凉血药中，用之屡屡见效。

产后狂言谵语

产后狂言谵语，乃心血虚也。用朱砂末酒调下龙虎丹、丹参丸、琥珀地黄丸亦可，如惊悸歌哭颠狂等症，当参治之。

一产妇形体甚倦，时发谵语，用柏子仁散稍愈，又用加味归脾汤而愈。又因怒，仍狂言胁痛，小便下血，用加味逍遥散，以清肝火、养肝血顿瘥。又佐以加味归脾汤而安。

治败血上冲，发热狂走，脉虚大者。

干荷叶　生地　丹皮各等分

浓煎汤调生蒲黄二钱，服之即止。

妙香散 治产后语言错乱，用生地当归煎汤调服立效。

炙甘草　人参　桔梗各五钱　茯苓　茯神　山药姜汁炒　黄芪　远志各一两　辰砂三钱　麝香二钱　木香二钱半

上为末，每服二钱，温酒调服。又能治心气不足，精神恍惚，虚烦少睡，盗汗，梦与鬼交等症。

产后不语

产后不语，因心气虚而不能通津于舌，则舌强不能言语者，宜服七珍散。余当推其所因而治之可也。

七珍散

人参　石菖蒲　生地　川芎各一两细辛一钱　防风　辰砂另研，各五钱

为末，每一钱，薄荷汤调服。

胡氏**孤凤散** 治产后闭目不语，用之即效。

生白矾为末，每服一钱，热酒调下。

产后不语。

人参　石莲肉　石菖蒲等分

每以五钱，水煎服。

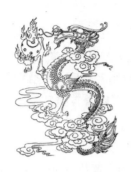

赤水玄珠 第二十八卷

产后乍见鬼神

产后如见鬼神，或言语谵妄，皆由血气亏损，阴虚发热或瘀血停滞，以致心神烦躁而然也。宜以调经散治之。

薛氏曰：若败血停滞，用调经散。若血虚发热，用八珍加炮姜。若心血虚损，用柏子仁散。大抵此证皆由心脾血少所致，但调补胃气则痰清而神自安矣。若果系鬼祟所附，即灸鬼哭穴可愈。其或不起者，多因豁痰降火攻伐之过也。

一产妇患前症，或用调经散愈而复作，仍服前散益甚，痰涎上涌，朝寒暮热，乃早用八珍散，夕用加味归脾汤，各五十余剂而愈。

调经散 治血虚经闭，心神烦躁，浑身疼痛，或时见怪。

没药 琥珀 桂心各一钱 白芍炒 当归各七分 细辛五分 麝香少许

上为末，每服半钱，姜汤、酒各少许调服。

柏子仁散 治产后元气虚弱，瘀血停滞，狂言乱语。

柏子仁 远志 人参 桑寄生 防风 当归炒 生地 甘草炙

各等分，用白羊心一个，水三盏，煮清汁七分，入药五钱，煎服。

产后心神惊悸

薛氏曰：人之所主者心，心之所主者血，心血一虚，神气不守，此惊悸所由作也。当补血气为主。

一产妇患前症，二度服琥珀地黄丸、《局方》妙香散，随效。再患服之，其症益甚，而脉浮大，按之如无，发热恶寒。此血气俱虚，乃以十全大补、加味归脾二汤，各百余剂而愈。后遇惊恐劳怒复作，仍服前药而安。

琥珀地黄丸 治产妇恶露未尽，胸腹作痛，或小便不利。

琥珀 延胡索糯米同炒，去米 川归各一两 蒲黄四两 生地研取汁，留滓 生姜各二斤，研取汁，留滓，生姜汁，石银器内炒地黄滓；以地黄汁炒生姜滓，各干为度

上为末，蜜丸如弹子大，每服一丸，当归煎汤化下。

治血虚惊悸，少寐，及产后败血停留，少腹作痛。

辰砂 琥珀 没药 当归等分

上为末，每服二钱，空心日午临卧，白汤调下。

治产后惊悸乱语，精神不定，用好朱砂为细末，每以酒调下一钱。

产后中风恍惚

产后恍惚，因元气俱虚，心经血少，或外邪所侵，以致心神恍惚，怔忡不宁。

薛氏曰：当大补气血为主，而佐以后方为善，盖风乃虚极之假象也。固其本元，诸病自退，若专治其风，则速其危矣。

一产后患前症，盗汗自汗，发热晡热，面色黄白，四肢畏冷。此气血俱虚，用八珍汤不应，更用十全大补、加味归脾二汤始应。后因劳怒发厥昏愦，左目牵紧，两唇抽动，小便自遗，作肝火炽盛，用十全大补加钩藤、山栀而安。再用辰砂远志丸而愈。

辰砂远志丸　产后中风惊狂，起卧不安，或痰涎上涌。

石菖蒲　远志去心芦，用甘草汤煮　人参　茯神　辰砂各三钱　川芎　山药　铁粉　麦冬　细辛　天麻　半夏　南星　白附子各一两

为末，姜汁糊为丸，绿豆大，别以朱砂为衣，每服三十丸，姜汤送下。

产后极虚生风

产后生风，因去血过多，气无所主，以致唇青，肉冷，汗出，目眩，神昏。急服济危上丹。若投以风药则误甚矣。

薛氏曰：若心脾气血虚，用十全大补汤。如不应，加附子、钩藤钩。若肝经血虚，用逍遥散加钩藤。经云：脾之荣在唇，心之液为汗。乃心、脾二脏虚极，急用参附汤救之。

一妇患前症。或用诸补剂，四肢逆冷，自汗泄泻，肠鸣腹痛。以为阳气虚寒，用六君子、姜、附，各加至五钱不应，以参附加至一两始应。良久不服，仍前肠鸣腹

痛。后灸关元穴百余壮，及服十全大补汤方效。

济危上丹

乳香　五灵脂　硫黄　玄精石　阿胶　卷柏　桑寄生　陈皮各等分

将上四味，入石器，微火炒，再研入余末，用生地黄汁丸梧子大，每服二十丸，食前温酒或当归酒下。

当归建中汤　治产后腹痛拘急，痛连腰背，自汗少食。

当归　桂心各三两　白芍六两　炙甘草二两

每服五钱，姜、枣，水煎，入饴糖一匙，以效为止。

独参汤　一切失血，恶寒发热，作渴，烦躁，或口噤痰鸣，自汗盗汗。气虚脉脱，手足逆冷。盖血生于气，补气者，乃阳生而阴长也。

产后虚汗不止

产后汗不止者，皆阳气顿虚，腠理不密，而津液妄泄也。若遇风则变痉纵，虚乏短气，则身体消瘦，唇口干燥，久则经水断绝，由津液竭故也。

薛氏曰：若血气俱虚，急用十全大补汤。如不应，参附、芪附汤，恐汗多亡阳发痉，尤当用之。王好古曰：头汗出至颈而还，额上偏多，盖额为六阳之所会也。由虚热熏蒸而出。窃谓前症当以部位分之，额左属肝，额右属肺，鼻属脾，颐属肾，额属心，治者审之。

一产妇，略闻音响，其汗如水而昏愦，诸药到口即呕，作脾气虚惫，用参附末为细丸，时含三五粒，液下，乃渐加至钱许，却服参附汤而痊。

一产妇盗汗不止，遂致发痉，神思疲

甚，口干引饮。乃血虚有热，用当归补血汤以代茶，又以当归六黄汤纳黄芩、黄柏，炒黑，倍加人参、五味子，二剂而愈。

麻黄根汤 产后虚汗不止，身热发渴，惊悸不安。

　　当归　黄芪炒　麻黄根　牡蛎煅　炙甘草　人参各等分

　　水煎服。

　　产后气脱，汗不止，小便短少，四肢难以屈伸。

　　炙甘草一两　附子炮，五钱　桂心　白芍炒，各一两五钱

　　每服三五钱，加姜、枣，水煎服，以效为止。

止汗散

　　牡蛎煅，五钱　小麦麸炒，八两

　　上为细末，每服三五钱，猪油汁调下。

人参汤 产后诸虚不足，发热盗汗，内热晡热等症。

　　人参　当归

　　等分为末，猪腰子一枚，切片，水二盅，糯米半合，葱白二根，煮取汁八分，入药三钱，煎服。

当归六黄汤 治气血虚热，盗汗不止，如不应，加人参、白术；心血不足，加炒酸枣仁。

　　当归　熟地　黄芪炒，各二钱　生地　黄柏炒黑　黄芩炒黑　黄连炒黑，各一钱

　　水煎服。

参附汤 治阳气虚寒，自汗恶寒，手足逆冷，大便自利，或脐腹疼痛，吃逆不食，或汗多发痉等证。

　　人参一两　大附子五钱，炮

　　作一服，加姜、枣，水煎，徐徐饮下。

当归补血汤 治肌热，燥热，目赤，面红，烦渴引饮，昼夜不息，脉洪大而虚，重按全无者。

　　当归三钱　炙黄芪一两

　　水煎服。

芪附汤 治阳气虚脱，恶寒自汗，或口噤痰涌，四肢逆冷，或吐泻腹痛，饮食不入，及一切虚寒等症。

　　黄芪一两　大附子炮，五钱

　　作一服，加姜、枣，水煎。如不应，倍加附子，乃得全济。

汗多变痉

产后汗多变痉，因气血亏损，肉理不密，风邪所乘，口噤背强如痫。或摇头马嘶，不时举发，气息如绝。宜速灌小续命汤，若汗出两手试不及者不治。

薛氏曰：此因去血过多，元气亏损。或外邪相搏，以致牙关紧急，四肢痉强。或阴火内动，或腰背反张，肢体抽搐。若有汗而不恶寒者，曰柔痉。若无汗而恶寒者，曰刚痉。由亡血过多，筋无所养。故伤寒汗、下过多，及溃疡而脓血大泄者多患此，乃败血症也。急以十全大补汤治之。如不应，急加大附子，多有复苏者。

一产妇牙关紧急，腰背反张，四肢抽搐，两目连眨，此去血过多，元气亏损，阴火炽盛，用十全大补加炮姜一剂而苏，数剂而安。

小续命汤 治刚痉或脚气痹弱，不能转舒，行步欹侧，或口眼㖞斜，牙关紧急，角弓反张。

　　麻黄　桂心　甘草各五钱　防风　白芍炒　白术炒　人参　川芎　大附子炮　防己酒洗　黄芩炒，各等分

　　每用五钱，水煎，入姜汁少许，温服。若自汗为柔痉者，去麻黄；有热去附子，减桂一半；盛冬初春去黄芩。

产后口噤　腰背反张

产后口噤，由血气虚而风邪乘于手三阳经也。盖手三阳之筋循结于颔，得风冷则筋急，故致口噤，腰背挛急。角弓反张者，是风邪入于诸阳之经也。

薛氏曰：若因血气耗损，腠理不密，汗出过多而患之者，乃虚象也。宜固气血为主，佐以本方。丹溪谓：产后当大补气血为先，虽有它证，以末治之。如恶寒发热等症，乃气血虚甚之极也。宜大剂参、芪、归、术、肉桂，以培养之。如不应，急用炮附子。再不应，用人参一两，附子二三钱，名参附汤。倘犹不应，乃药力未能及也。宜多用之。

妇人产后不省人事，吐涎瘛疭。

当归、荆芥穗等分三钱，水一盏，酒少许，煎灌之，下即苏。倘未应者，当改用大补气血药。

张文仲治前症，用白术四两，以酒浓煎顿服。

产后中风

产后中风，或气血未复，风寒所感，以致筋挛拘急，口眼歪斜。或肢体缓弱，入脏则恍惚惊悸。郭稽中云：产复强力下床，或误入房，或忧怒内伤脏腑。陈无择曰：当以脉辨而治之。若努力下床，月内入房，忧怒者着艾，非中风类，乃蓐劳火邪之症。

薛氏曰：若果外邪所属，形气不足，病气有余，当补元气为主，稍佐以治病之药。若强力下床，月内入房，属形气、病气俱不足，当纯补元气，多有复苏者。若误投风药，乃促其危也。

治产后身背拘急，妄言，发热，四肢拘挛，不时惊悸。

川芎　羌活　羚羊角　酸枣仁炒　芍药炒，各四两　桑白皮一两五钱　防风一两二钱五分

每服六七钱，水煎服。

治产后中风，唇青鼻黑，用小续命汤，连进三服即愈。

产后中风，烦渴，用红花子五合，炒，水煎，徐徐呷之。

产后四肢筋挛

产后中风，四肢筋脉挛急，乃气血俱虚，或风邪客于皮肤，则顽痹羸乏。若入于筋脉，则四肢挛急。皆由大经空虚，风寒乘虚而渐入也。

薛氏谓：肝属木而主筋，若肝经风热血燥，用加味逍遥散。如不应，当用六味丸以补肾水。

一产妇筋挛臂软，筋肉瘛动，此气血俱虚而自热也。用十全大补汤而安。

一产妇手麻，服愈风丹，遍身皆麻，神思倦怠。乃气血虚弱，以十全大补汤加炮姜数剂渐愈，去姜继服而安。

产后遍身疼痛

产后遍身疼痛者，由气虚百节开张，血流骨节，以致肢体沉重不利，筋脉引急，发热头痛，宜用趁痛散治之。陈无择云：若兼感寒伤食，宜用五积散。若误作伤寒发汗，则筋脉抽搐，手足厥冷，则变为痉，当补气血为主。

薛氏曰：若以手按而痛益甚，是血瘀滞也。用四物、炮姜、红花、桃仁、泽兰，补而散之。若按而痛稍缓，此是血虚也。用四物、炮姜、人参、白术，补而养之。

趁痛散　产后骨节疼痛，发热，头重，四肢不举。

牛膝酒炒　甘草炙　薤白各一两　当归
桂心　白术炒　黄芪炒　独活　生姜各半两

每用五钱，水煎服。

五积散　治风寒所伤，遍身疼痛，脚气疼痛，或寒热拘急，呕吐不食等症。

当归浸　白芍　川芎　桔梗各炒　厚朴姜炒　干姜　人参　茯苓　陈皮　白芷　苍术　半夏姜制　肉桂　麻黄　炙甘草各五分

入姜、枣，水煎服。

产后腰痛

肾主腰脚，产后腰痛者，盖肾为胞胎所系，此因产劳伤肾，以致风冷客之，若连背脊痛，久未已，后遇有孕，必致损动。

薛氏曰：若真气虚而邪乘之，当归黄芪汤，或十全大补为主，佐以寄生汤。如不应，须十全大补加附子。

一产妇腰痛、腹胀、善噎，诸药皆呕，乃脾虚血弱。用白术一味炒黄，每剂一两，米泔煎，时饮一匙，四剂后渐安，服百剂全愈。

如神汤　即生料五积散。加桃仁，逐败血，去风湿。

产后恶露不尽，腰重痛，或两股痛如锥刺，宜服桃仁汤。若作痛，用五香连翘汤。

桃仁汤　治产后恶露不尽，腹中作痛，或流注腿股作痛，急用此汤治之。如未应，多变作痛，须用五香连翘汤。

桃仁去皮尖　苏木　生地各半两　虻虫去足翅，炒　水蛭炒，各十三枚

每服五钱，姜水煎，空心热服，以恶露下为度。

五香连翘汤

木香　丁香　沉香　麝香　升麻　独

活　连翘　木通　桑寄生各二两

每剂五钱，水煎，入竹沥少许服。

当归黄芪汤　治腰痛不可转侧，或汗出壮热气短。

黄芪炒　白芍药炒，各二两　当归三两

每剂五钱，水煎服。

产后腹痛儿枕痛

产后腹痛，或因外感内伤，瘀血壅滞所致。瘀血以失笑散，风寒外感以五积散，内伤饮食以养胃汤加山楂治之。

产后儿枕痛者，乃母胎中宿血也。其痛在小腹。大抵小腹痛多由恶露凝滞，或外寒相搏。或久而不散，必成血瘕。月水因之而不调也。

生生子曰：设以手按之痛甚者，瘀血也。按之而痛缓者，或喜热物熨之者，此虚中有寒也，当补而温之。

山楂浓煎汁，入砂糖少许服之。极治儿枕痛。以其能消瘀血，故痛止也。

隐居泽兰汤　产后恶露腹痛，或胸满少气。

泽兰　生地　当归　芍药炒　生姜各一钱　甘草炙，五分　大枣四枚

水煎服。

失笑散　治心腹痛，产后瘀血上攻，心腹疼痛而牙关紧急，一服而愈。

五灵脂　蒲黄各一钱

醋水煎服。五灵脂一味尤妙。

大岩密汤　治阳气虚寒，心腹作痛，不食，四肢厥冷。

生地　当归　独活　吴茱萸　炮姜　白芍药炒　甘草炙　桂心　小草各一两　细辛半两

每帖五钱，水煎服。

延胡索散　产后恶血凝滞，脐下作痛，

或作寒热。

延胡索　桂心各半两　当归一两

为末，食前热酒调下二钱。失笑散尤佳。

当归养血丸　产后瘀血，心腹胀痛，或腰脚疼痛。

当归　赤芍　丹皮　延胡索炒，各二两桂心一两

为末，蜜丸，梧子大，每服五十丸，温酒下。

金黄散　治恶露上冲，肚腹作痛，或发热口渴。

延胡索　蒲黄各一钱　桂心二分

为末，酒调下。

产后寒疝腹痛

《良方》曰：产后脐腹作痛，乃冷气乘虚也。用当归建中汤治之。陈无择云：若产当寒月，入门脐下胀痛，手不可近者，用羊肉汤治之。

生生子曰：若验其无瘀血而果为寒气所侵，蟠葱散亦佳。如小水短涩，口渴内热，以龙胆泻肝汤加青蒿，彻其热从小便出也。亦有阳气下陷者，以补中益气汤加芍药、桂心、荔枝核。

羊肉汤　产后脾虚，寒邪所乘，以致腹痛，或头眩，胁脐急痛。

精羊肉四两　当归　川芎各半两　生姜一两

水十盏，煎四盏，分四次服。

蟠葱散方见痃癖疝瘕。

产后两胁胀痛

《良方》曰：此因恶露不尽，或肝经血虚，或肝经气滞，当分而治之。宜与胁痛门参治。

一产妇，因怒两胁胀痛，吐血甚多，发热恶寒，胸腹胀痛，乃气血俱虚，用八珍加柴胡、丹皮、炮姜而血顿止，又用十全大补汤而寒热退。此症苟非姜、桂辛温助脾肺以行药势，不唯无以施其功，而反助其胀耳。

《经效方》治产后肝经气滞不平，胁肋腹痛，或寒热往来，内热晡热。

当归一钱半　芍药炒　苦梗炒　槟榔枳壳炒，各八分　桂心　青木香　柴胡各六分

水煎服。

当归散　治产后阴血虚弱，或气滞血凝，以致发热腹痛，或腹胁胀满。

以当归、干姜等分，每服三钱，水煎服。

产后血瘕

《良方》曰：产后瘀血与气相搏，名曰瘕。谓其痛而无定处。此因夙有风冷，而轻则痞涩，重则不通。

薛氏曰：前症乃寒邪乘客，气血壅滞，此因气病而血病也。当补养胃气，调和月经，宽缓静养为善。《难经》云：任脉为病，男子内结七疝，女子为瘕聚。然当与瘕聚门参治。

治血瘕作痛，脐下胀满，或月经不行，发热体倦。

当归八分　桂心　芍药炒　血竭　蒲黄炒，各六分　延胡索炒，四分

为末，空心，酒调，分二次服。

葛氏方　治前症。桂心为末，每服一钱，空心酒调下。

产后发热

《大全》**人参汤**　治产后诸虚不足，

发热盗汗。

人参、当归，等分为末，以猪腰子一具，去脂膜，切小片子，以水三升，糯米半合，葱白二条，煮米熟，取清汁一盏，入药末二钱，煎至八分，不拘时温服。

罗氏犀角饮子　治产后亡津液虚损，时自汗出，发热，困倦，唇口干燥。

犀角　麦冬　白术各半两　柴胡一两枳壳麸炒　生地　地骨皮　炙甘草　当归人参　茯苓　黄芩　黄芪各七钱

上每服六钱，入浮小麦七十粒，姜三片，水煎服。

产后发热，多属不足，虚中有寒。丹溪每以干姜加入补药中取效，不可不知。

产后虚烦发热

薛氏曰：虚烦发热，乃阳随阴散，气血俱虚。若恶寒发热，烦躁作渴，急用十全大补汤。若热愈甚，急加桂、附，若作渴面赤，宜用当归补血汤。若误以为火症，投以凉剂，祸在反掌。王冰先生云：大寒而甚，热之不热，是无火也。热来复去，昼见夜伏，夜发昼止，不时而热，是无火也。当治其心。如大热而甚，寒之不寒，是无水也。热动复止，倏忽往来，时动时止，是无水也。当助其肾。故心盛则生热，肾盛则生寒，肾虚则寒动于中，心虚则热收于内。又热不胜寒，是无火也。寒不胜热，是无水也。治法，前症无水者，六味丸，无火者，八味丸，气血俱虚者，八珍汤或十全大补汤。

人参当归汤　治产后虚烦，短气发热。

人参　当归　麦冬　桂心　生地各二钱　大枣四枚　粳米一合　淡竹叶二钱　芍药炒，一钱

水煎服。

产后血弱虚烦。四物加茯神、远志服之。

产后余血不尽，奔心烦闷。生藕汁饮一二盏甚效，竹沥亦佳。

竹叶汤　产后短气欲绝，心中烦闷，以此补之。

竹叶　麦冬　小麦各一升　甘草一两生姜二两　大枣十四枚

水一斗，煮小麦竹叶至八升，去渣，纳余药，煮取三升，去渣温服。虚悸加人参二两，气力少加糯米五合。

产后血渴

薛氏曰：若出血过多，虚火上炎，用童子小便，或四物、白术、麦冬、丹皮。若胃气虚而有热，用竹叶归芪汤。若血虚发热，用八珍汤加麦冬、五味。若血脱发热烦躁，用当归补血汤。若胃气虚弱，用补中益气汤，或七味白术散。

七味白术散　治中气虚弱，津液短少，口干作渴，或因吐泻所致。

人参　白术炒　白茯苓　木香　炙甘草　藿香　葛根各一钱

水煎服。

竹叶归芪汤　治胃气虚热，口干作渴，恶冷饮食。

竹叶一钱半　当归一钱　黄芪二钱　白术　人参各一钱　麦冬七分　炙甘草五分

水煎服。

产后乍寒乍热

产后乍寒乍热，由血气虚损，阴阳不和。若阴胜则乍寒，阳胜则乍热，宜用增损四物汤。若因败血不散，腹内作痛，宜用夺命丹，后用增损四物汤，随病加减。陈无择云：败血流闭诸阴则寒，流闭诸阳

则热，用大调经散、五积散。

薛氏谓：阳气不足，阴气上入于阳中而恶寒者，用补中益气汤。若因阴气不足，阳气下陷于阴中而发热者，用六味丸。若气血不足而恶寒发热者，用八珍汤。若病后寒热倦怠者，用补中益气汤。若肌热大渴，目赤面红者，用当归补血汤。

一产妇恶寒发热，此血气虚寒，用十全大补加炮姜，而寒热愈。继以补中益气而肢体安。

增损四物汤

人参　当归　芍药炒　川芎　干姜炒，各一两　甘草四钱

每剂五钱，姜水煎服。

大调经散　治产后恶露未消，寒热自汗，或肚腹作痛。

大豆炒，去皮，一两半　茯神一两　真琥珀一钱

为末，每服二钱，空心浓煎乌豆、紫苏汤调下。

产后疟疾

郭稽中曰：产后乍寒乍热者，多是败血为害，或阴阳不和，若概作疟疾治之，误矣。

陈无择曰：产后寒热，或一二日，或二三日一发，或先寒后热，或先热后寒，或寒多热少，或寒少热多，或纯寒纯热者，皆是疟疾，最难治疗。可用草果饮、生熟饮、四兽饮，选而用之。

薛氏曰：此症当以补胃气为主，佐以草果饮之类。若胃气稍充，以草果饮为主，佐以补胃之剂。大抵产后疟疾，因脾胃虚弱，饮食停滞，或外邪所感，或郁怒伤脾，或暑邪所伏。审系饮食，用六君子加桔梗、苍术、藿香。如外邪多而饮食少，用藿香正气散。如外邪少而饮食多，用人参养胃汤。劳役所伤，用补中益气汤。气血虚弱，用十全大补加炮姜。中气虚寒，用六君加姜、桂。元气脱陷，急加附子。盖气虚则寒，血虚则热，胃虚则恶寒，胃气下陷则寒热交作，或吐泻不食，腹痛烦渴，发热谵语，或手足逆冷，寒战如栗，虽见百症，但温补脾胃，其病自退。

增损柴胡汤　产后虚热，寒热如疟，食少腹胀。

柴胡　人参　甘草炙　半夏　陈皮川芎　白芍炒

各等分，每帖七钱，入姜、枣，水煎。

白茯苓散　产后蓐劳。头目四肢疼痛，寒热如疟。

白茯苓一两　当归　川芎　桂心　白芍炒　黄芪炒　人参各半两　熟地四钱

上先以水三盏，入猪肾一双，姜、枣各三，煎至二盏，入前药半两，再煎至一盏许服之。

猪腰子粥　产后蓐劳发热，用猪腰子一枚，去膜切片，用盐酒拌，先用粳米一合，入葱椒煮粥，盐醋和，将腰子铺在碗底，以热粥倾盖之，如作盒生状，空心服。

黄芪建中汤　产后诸虚不足，发热或恶寒腹痛。

黄芪炒，一两　白芍炒，二两　甘草炒，七钱　肉桂一两

每服五钱，姜枣水煎，日二三服，虚甚者，须加附子为要。

藿香正气散　治外感风寒，内伤饮食，头痛寒热，或霍乱泄泻，或作疟疾。

藿香一钱半　桔梗炒　大腹皮　紫苏半夏曲　茯苓　白芷　陈皮　白术炒　厚朴制，各一钱　炙甘草五分

加姜、枣，水煎服。

人参当归散 治去血过多，内热短气，头痛闷乱，骨节作痛。或虚烦咽燥，有似疟者。

人参　当归　生地　桂心　麦冬　白芍酒炒

各等分，粳米一合，竹叶十片，水三盏，煎二盏，纳前药五钱，枣二枚，煎至八分服。虚甚者，用熟地。

生生子曰：按《病机机要》云：治胎产之病，从厥阴经论之，无犯胃气及上、中二焦。谓之三禁：不可汗，不可下，不可利小便。发汗者，同伤寒下之早证，利大便则脉数而已动于脾，利小便则内亡津液，胃中枯燥。治之方法，能无犯此三禁，则营卫自和，而寒热自释矣。

又有恶露不尽，或风邪乘虚陷入血室者，则昼日清明，夜则谵语，寒热，或只发热，如见鬼状。此为热入血室。用小柴胡汤加生地、丹皮，或四物加柴胡、桃仁。

呕吐腹胀及呕逆不食

产后腹胀满闷呕吐者，因败血散于脾胃，不能运化而致。宜用抵圣汤治之。

薛氏谓：若饮食停于脾，宜用六君厚朴。若饮食伤于胃，宜用六君子汤或加砂仁、神曲之类。大凡损其脾者，当节其饮食为善。

抵圣汤

赤芍药　半夏　泽兰叶　人参　陈皮　炙甘草各一钱　生姜焙干，半两

水煎，极效。

胃为水谷之海，以养脏腑。产后胃气虚弱，饮食所伤，必致呕逆不食也。治法不过温养脾胃，审其所伤之物而推治之。或有阳气衰微，火不生土者，八味丸。若呕吐泄泻，手足俱冷，或肚腹作痛，乃虚

寒极矣，急用理中汤加附子、桂心而苏者。

一产妇朝吐痰，夜发热，日夜无寐。或用清痰降火，肌体日瘦，饮食日少，前症愈甚。讵思早吐痰，脾气虚。夜发热，肝血虚。昼夜无寐，脾血耗也。遂用六君子加逍遥散、归脾汤，以次调补而痊。

开胃散 治产后胃虚呕吐，胸满不食。

诃子肉一两半　人参一两　炙甘草半两

每剂五钱，姜水煎服。

产后胃虚呕逆

橘红一两　半夏　炙甘草各半两　藿香三两

每剂五钱，姜水煎服。

治产后呕逆不食

白术五钱　生姜六钱

水煎，徐徐温服。

石莲散 产后胃寒咳逆，呕吐不食。或腹作胀。

石莲肉一两半　茯苓一两　丁香半两

为末，每二钱，姜汤或米饮调下，日三次。

钱氏益黄散 脾土虚寒，水反来侮，以致呕吐不食，或肚腹作痛，或大便不时，手足逆冷等证。

陈皮一两　青皮　诃子肉　炙甘草　丁香各二钱

每服四五钱，水煎服。

人参养胃汤 治外感风寒，内伤饮食，寒热头痛，或变疟疾。

半夏　厚朴制　橘红各八分　藿香叶　草果　茯苓　人参各五分　苍术一钱　炙甘草三分

上姜七片，乌梅一个，水煎服。

产后喉中气急喘促

产后喉中气急喘促，因营血暴竭，卫

气无主，独聚于肺，名曰孤阳，最为难治。若因败血停凝，服夺命丹。若因营血暴绝，服芎劳汤。若因风寒所伤，服旋覆花汤。因气郁结，小调经散。若伤饮食，服见睍丸。

薛氏曰：若脾胃气虚，用六君、桔梗。若兼外邪，更加紫苏。中气虚寒，补中益气加炮姜、肉桂。若阳气虚脱，更加附子。若瘀血入肺，急用二味参苏饮。

一产妇，喘促自汗，手足俱冷，常以手护脐腹。此阳气虚脱，用参附汤四剂而愈。

二味参苏饮　治产后血入于肺，面黑发喘欲死。

人参一两　苏木二两

水煎顿服。

旋覆花汤　治伤风、寒、暑、湿，喘嗽太盛，坐卧不宁。

旋覆花　赤芍药　半夏曲　前胡　甘草　荆芥穗　五味子　茯苓　麻黄　杏仁

各等分，每以五钱，姜、枣，水煎服。有汗者勿服。

五味子汤　治产后喘促，脉伏而厥。

五味子杵，炒　人参　杏仁各二钱　麦冬　陈皮各一钱

上姜三片，枣二枚，水煎服。

芎劳汤

芎劳　当归　白芍等分

每五钱，水煎服。

产后口鼻黑鼻衄

产后口鼻起黑气及鼻衄者，盖阳明经脉之海，起于鼻交频中，还出频口，交人中，左之右，右之左。此产后气虚，营血散乱，胃绝肺败之症也。急取绯线一条，并产妇顶心发二根，紧系中指节，更无

可疗。

薛氏曰：按胃脉侠口绕承浆。盖鼻准属脾土，鼻孔属肺金，诚胃虚肺损，气脱血死之症。急用二味参苏饮，加附子五钱，亦有获生者。

产后月水不通

产后乳子周岁而经不行，是其常也。若半岁而经行，此血有余也。若一二岁不行而无疾，不必服药。若肢体倦怠，食少内热，是血少也。宜健脾胃，若以药通之则误矣。

薛氏曰：脾胃虚弱用六君子。若兼郁火伤脾，用归脾汤加丹皮、山栀。若怒火伤血，宜四物合小柴胡。气血俱虚，八珍汤加丹皮。

产后四肢浮肿

产后四肢浮肿者，乃败血乘虚流注，宜用小调经散。陈无择云：若风邪乘于气分，皮肤肿而浮虚，乃气也。若皮肤肿如熟李，乃水也。盖气肿者，宜发汗。水肿者，宜利小便。

薛氏谓：若寒水侮土，宜养脾肺。若气虚浮肿，宜益脾胃。若水气浮肿，宜补中气。仍参水分、血分而治。

一产妇饮食少思，服消导之剂，四肢浮肿。乃中气不足，朝用补中益气汤，夕用六君子而愈。后因怒腹胀。误服沉香化气丸，吐泻不止，饮食不进，小便不利，肚腹四肢浮肿，用《金匮》加减肾气丸而愈。

小调经散

没药　琥珀　桂心　芍药　当归各一钱

为末，每服五分，姜汁温酒调。

大调经散　最治肿满喘急，烦渴，小便不利。方具乍寒乍热卷。

治血虚气肿水肿

泽兰叶　防己等分

为末，每以二钱，温酒调下。或醋汤亦可。

《金匮》加减肾气丸　治脾肾虚寒，腰重脚肿，湿饮留积，小便不利，或肚腹胀肿，四肢浮肿，气喘痰甚，或已成水症，其效如神。

白茯苓三两　牛膝　附子五钱　桂心　车前子　山茱萸肉　丹皮　山药　泽泻各一两　熟地黄四两

为末，炼蜜丸，梧子大，每服七八十丸，空心米饮下。

产后腹痛泻利

产后腹痛泻利，因肠胃虚弱，寒邪乘袭，或水谷不化，洞泄肠鸣，或手足逆冷，用调中汤治之。陈无择谓：若六淫七情而致者，当随所感而治之。若胸膈饱胀，或恶食吞酸，此饮食停滞，用六君、枳实、山楂以消导。若食既消而仍痛，更或头痛热渴，恶寒欲呕，此中气被伤，用补中益气、半夏、茯苓，以益脾胃。

调中汤

良姜　当归　桂心　芍药　附子炮　川芎各一两　甘草炒，五钱

每服五钱，水煎。

五味子散　产后泄泻或肾泄，在五更侵晨作泻，饮食不进，或大便不实，登厕无时。

五味子炒，三两　吴茱萸炒，五钱

共为末，每以二钱，白汤调下，为丸尤妙。

四神丸　治脾肾虚弱，侵晨五更作泻，或全不思食，或食而不化，大便不实。

破故纸炒，四两　肉豆蔻二两，生用　五味子二两　吴茱萸炒，四两

为末，用大红枣四十九枚，生姜四两，以水共煮烂，去姜，以枣肉和药，捣为丸，梧子大，空心盐汤下。

二神丸　治同。即前四神丸减去五味子、吴茱萸。

产后赤白痢

产后痢疾，因饮食六淫七情，伤于脾胃，或渗大肠，皆为难治。若饮食不进，谓之虚痢。气宇不顺，谓之气痢。寒热温凉，升降调补。各随所宜而施治之。白属气分而赤属血分也。若米食所伤，用六君加谷蘖。若面食所伤，加麦蘖。若肉食所伤，加山楂、神曲。凡兼呕吐，俱加藿香。若兼咽酸，或呕吐，用前药送越鞠丸。若肝木克脾土，用六君加柴胡、炮姜。若寒水反来侮土，用钱氏益黄散。若久泻或元气下陷，兼补中益气汤，以升发阳气。若泻痢色黄，乃脾土真色，宜加木香、肉豆蔻。若属脾土虚寒，六君加木香、姜、桂。若脾肾虚寒，用补中益气汤及四神丸。若下元虚寒，用八味丸以补土母。若以小便涩滞，肢体渐肿，或兼喘咳，用金匮肾气丸，以补肾利水道。若胃气虚弱而四肢浮肿，须补胃为主。若久而不愈，是气亏损也。必用四神丸、六味丸、八味丸三方，以补足三阴。若用分利导水之剂。是虚其虚也。

产后痢疾作渴者，乃内亡津液，或胃气虚不生津液，但止其渴，其痢自瘥。若渴而不喜冷饮，属胃气虚，故无津液，宜用七味白术散或钱氏白术散。如夜间发热、口渴，属肾气虚而不能润，宜六味丸。并

佐以益气汤，以滋化源。

一产妇泻痢发热作渴，吐痰，肌体消瘦，饮食少思，或胸膈痞满，或小腹胀坠年余矣。乃脾胃之泻，朝用二神丸，夕用六君子，三月余而痊。

一产妇患前症，形体倦怠，饮食不进，与死为邻，此脾胃俱虚也。用四神丸、十全大补汤而愈。

产后大便秘涩

产后大便秘涩，因肠胃虚弱，津液不足。若小腹闷胀，宜服麻仁丸润之。若用寒药，则促其危矣。

薛氏曰：若计其日期、饮食，数多即用药通之，祸在反掌之间。必待腹满觉胀，欲去不能者，乃结在直肠，宜用猪胆汁导而润之。若服苦寒疏通，反伤中气，通而不止，或成痞症。若去血过多，宜用十全大补。血虚火燥，用加味四物。气血两虚，用八珍汤。虽数日不通，饮食如常，腹中如故，仍用八珍加杏仁、桃仁治之。若泥其日期、饮食，而强通之，则误矣。

一产妇大便七日不通，饮食如常，腹中如故。此腹未满也，用八珍加桃、杏仁，至二十一日，腹满欲行，用猪胆汁润去而安。

一妇大便秘涩，诸药不应，苦不可言，饮人乳而安。

麻仁丸　火麻仁研如泥　枳壳　人参各四分　大黄二分

上为末，入麻仁，炼蜜丸，如梧子大，每服二十丸，空心温酒下，未通渐加，不可过服。

阿胶枳壳丸　治产后大便秘涩。以阿胶、枳壳二味，等分为末，蜜丸，梧子大，滑石末为衣，白汤送下二十丸，未行再服。

产后大小便不通

《良方》曰：此因肠胃虚弱，津液枯竭故也。宜参前秘结门详治。

一产妇大小便不通，诸药不应，将危矣。令饮牛乳，一日稍通，三日而痊。人乳尤善。

桃花散　治膀胱气滞血涩，大小便秘。

桃仁、葵子、滑石、槟榔各等分，为末，每以三钱，空心，葱白煎汤调下。

产后遗粪

《良方》取故燕窠中草，烧为末，或枯矾、牡蛎，或白蔹、芍药各等分，为末，俱用酒调服，或用固肠亦可。

薛氏曰：若脾肾虚弱，用还少丹，仍以补中益气汤为主。虚寒加肉豆蔻、补骨脂，或四神丸，若脾肾虚寒，兼八味丸，仍佐前二方。

一产妇，小便出粪，名大小肠交，乃气血俱虚，失行常道。先用六君子汤二剂，又用五苓散一剂而痊。寻常肠交，亦可仿治。

还少丹　治脾肾虚寒，饮食少思，发热盗汗，遗精白浊。又治真气亏损，肌体瘦弱等症。

肉苁蓉　远志去心　茴香　巴戟　山药　牛膝　熟地　枸杞子　石菖蒲　山茱萸肉　楮实子　五味子　杜仲去皮,姜炒白茯苓各二两

各另为末，枣肉百枚，加炼蜜为丸，如梧子大，每服五七十丸，空心酒下。

产后诸淋

《良方》谓：乃热客于脬，虚则频数，热则涩痛。气虚兼热，血入胞中，则血随

小便出而为血淋也。

薛氏云：若膀胱虚热用六味丸。若阴虚而阳无以化，用滋阴肾气丸。盖土生金，金生水，当滋化源也。与小便淋沥频数卷参治。

滑石散　治热淋。

滑石五分　通草　车前子　葵子各四分

上为细末，浆水调服。

治小肠有热，小便涩痛，或为血淋

瞿麦　黄芩　冬葵子各二两　通草二两　大枣十二枚

上水六升，煎二升半，分二服。

治脾气不利，小便不通

橘红为末，以二钱，空心温酒下。

治肺气不利，小便不通

杏仁十四枚　去皮尖，炒食之。

治脬转小便不利

滑石一钱半　寒水石一钱

煎服。

一产妇小水淋沥，或时自出，用分利降火之剂，二年不愈。此肺肾气虚，用补中益气汤，六味地黄丸而痊。

凡产妇小便频数者，乃气虚不能制故也。

小便不禁

《广济方》治产后小便不禁，用鸡毛烧灰。《千金翼》用白薇、芍药为末，俱用温酒下，日三服。或桑螵蛸半两，龙骨一两，为末，每二钱，粥饮调下。

薛氏谓：若脾肺气虚，用补中益气汤。若肝肾阴虚，六味地黄丸。若肝肾虚寒，用八味丸。

补脬饮　治胞破，小便淋沥。

生绢黄色者，一尺　白牡丹用根皮　白及各一钱

水一碗，煎至绢烂，温服，服后忌言语，否则无功。

鸡内金散　治气虚尿床。用雄鸡胜胫并肠，烧为末，以温酒调下。

产后小便出血

此因虚热血渗于脬也。以乱发洗净烧为末，米饮调服。或滑石末一钱，生地黄汁调下。

一产妇尿血，面黄胁胀，少食，此肝木乘脾土也。用加味逍遥、补中益气兼服而愈。后为怀抱不禁，食少体倦，惊悸无寐，便血复出。用加味归脾汤二十余剂将愈。惑于众论，服犀角地黄汤，诸症复作，仍守前汤而愈。

产后阴脱玉门不闭

此因坐产努力举动房劳所致。或脱肛、阴挺，逼迫肿痛，小便淋沥。

薛氏谓：气血虚弱，宜用十全大补汤。若肿胀燉痛，肝经虚热也，加味逍遥散。若忧怒，肝脾气血伤也，加味归脾汤。若暴怒肝火，血伤也，龙胆泻肝散。

一产妇玉门不闭，发热恶寒，用十全大补汤加五味子数剂而寒热退，用补中益气加五味子数剂而玉门闭矣。

硫黄散　产后阳气虚寒。

硫黄　乌贼鱼骨　五味子各半两

为末，掺患处。一方蛇床子一升，炒热，帛包，熨患处，亦治阴肿。

产后乳少或止

乳汁乃气血所化，若元气虚弱，则乳汁短少。初产乳房燉胀，此乳未通。若暴怒乳出，肝经风热。若累产无乳，此内亡津液。盖乳汁资于冲任，若妇人疾在冲任，

乳少而色黄，生子则怯弱而多疾。

薛氏云：此气血虚弱，而不能化生，宜壮脾胃。怒动肝胆而乳肿汁出，宜清肝火。屡产无乳，或大便涩滞，当滋化源，气血旺则乳汁溢。

一产妇因乳少服药通之，致乳房肿胀，发热作渴。此气血虚，以玉露散补之而愈。

涌泉散　能通乳。

王不留行　麦门冬　瞿麦　龙骨各二钱

上用猪蹄汁一碗，酒一杯，煎服，良久，以木梳于乳房上梳下，忌姜椒辛辣。

玉露散　乳脉不通，身体壮热，头目昏痛，大便涩滞。

人参　茯苓　桔梗炒　芍药各一钱　甘草炙，六分

上㕮咀，水煎服愈。

凡未产而乳先出，谓之乳泣，生子多不育。

产妇气血方盛，乳房作胀，或无儿饮，因而胀痛，憎寒发热。用麦芽二三两，炒熟，水煎，服之立消。

一产妇劳役，或乳汁来如涌泉，昏昧吐痰，此阳气虚而厥也。灌以独参汤而苏，更以十全大补汤数剂而安矣。

一妇乳头裂破。以秋茄子裂开者，阴干，烧存性，为末，水调涂之而愈。

妇人茧唇

《内经》曰：脾气开于口。又曰：脾之荣在唇。盖燥则干，热则裂，风则瞤，寒则揭。若肿起白皮皱裂如蚕茧，名曰茧唇。有肿重出如茧者。有本细末大如茧如瘤者。其因或胎产经行而阴血损，或七情动火而荣血亏，或心火传授脾经，或厚味积热伤脾。大要审本症，察兼症。补肾水，

生脾血，则燥自润，火自除，风自息，肿自消。若患者忽略，治者不察，内用清热消毒之药，外用追蚀线结之法，反为败症，慎哉。

一妇怀抱久郁，或时胃口嘈辣，胸膈不利，月水不调，晡热，食少，体倦，唇肿，已年余矣。此脾经郁火伤血，用归脾汤加姜汁炒黄连、山栀，少佐吴茱萸，嘈辣顿去，饮食少进，乃去黄连，加贝母、远志，胸膈通利，饮食如常。又用加味逍遥散、归脾汤，间服百余剂，月水调而唇疮愈。

一妇月经不调，两足发热。至年余而身亦热，劳则足腿酸疼。又年余，唇肿裂痛，又半年，唇裂出血，形体瘦倦，饮食无味，月水不通，唇下肿如黑枣。此肝脾血虚火症也。彼不信，用通经药而殁。

一妇口苦胁胀，此肝火之症也。用小柴胡加山栀、黄连，少愈，更以四君子加芍药、当归、柴胡。调补脾胃而瘥。

一妇每怒口苦发热晡热，此肝火盛而血伤也。以小柴胡合四物二剂，以清火而生血。更以四物加柴胡、白术、茯苓、丹皮，生血健脾而安。

一妇因怒，齿痛，寒热作呕，用清胃散等药益甚，乃肝火伤胃，寒凉复伤故也。用六君子加芍药、柴胡、山栀而安。

一妇胃中嘈辣，甚则热痛，后患齿痛，此胃中痰火也。以二陈加芩连，吞越鞠丸而瘥。

一妇因怒，牙疼，寒热，此肝火侮脾土，用小柴胡加芎、归、苓、术、山栀而疼痛止，用加味逍遥散而寒热退。

清胃散　治醇酒厚味，唇齿作痛，或齿龈溃烂，或连头面颈项作痛。

黄连炒，一钱半　川归　生地　丹皮各

一钱　升麻二钱

上水煎服。如实热便秘，加大黄。

加味清胃散　即前方加犀角、甘草、连翘。

凉膈散　治积热烦渴，面赤内热，头昏咽痛，便尿赤涩，狂言谵语，睡卧不安。

大黄　朴硝各一钱　甘草一钱　连翘二钱　栀子　黄芩　薄荷各一钱

水煎服。

补黄散　治脾胃虚热，口舌生疮，畏冷饮食。

人参　白术炒，各一钱　白芍炒　陈皮　甘草炙，各五分

上姜、枣，水煎服。

四顺清凉饮　加山栀、大力子，名加味清凉饮。治脏腑实热秘结，口舌生疮。

当归　赤芍　甘草　大黄各一钱

上水煎服。

人参安胃散　治服峻剂损脾胃，口舌生疮。

人参　茯苓各一钱　黄芪炒，二钱　生甘草　炙甘草　黄连炒，各五分　白芍七分

水煎服。

温中丸　一名人参理中丸，治中气虚热，口舌生疮，不喜饮冷，肢体倦怠，少思饮食。

人参　炙甘草　白术炒，各等分

为末，姜汁糊为丸，梧子大，每服五十丸，白汤送下。

柳华散　治热毒口疮。

黄柏炒　蒲黄　青黛　人中白煅

上等分，为细末，敷之。

四物汤　治血热口舌生疮，或牙龈肿溃，发热烦躁不安。

加味四物汤　即四物汤加丹皮、柴胡、山栀。

四物二连汤　治血热、口舌生疮，或夜发寒热。

当归　熟地　白芍炒　川芎　胡黄连　川连炒，各一钱

水煎服之。

甘桔汤　治咽喉肿痛。

甘草六钱　苦梗三钱

上水煎服。

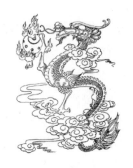

赤水玄珠　第二十九卷

耳

立斋曰：耳疮属手少阳三焦及足厥阴肝经，血虚风热，或怒动肝火而致。若发热焮痛属三焦厥阴风热，用柴胡清肝散。若寒热作痛，或作呕吐，乃肝火伤脾，用益脾清肝散。若口干足热，为肝肾阴虚，用益阴肾气丸。若月经先期为血热，用加味逍遥散。过期为血虚，用八珍汤。食少体倦为郁火，加味归脾汤。恶寒发热，肢体倦怠，为气血俱虚，用十全大补汤。慎不可专治其外，复伤气血也。

一妇耳内外肿痛，胸膈不利，寒热往来，小便不调。此肝火伤血，先用龙胆泻肝汤，四剂诸症顿退。又用加味逍遥散而痊。又因怒复作，用柴胡而安。

一寡妇耳内外作痛，不时寒热，脉上鱼际，此血盛之症，用小柴胡加生地，以抑其血而愈。又项间结核如贯珠，寒热晡热，用加味归脾汤、加味逍遥散，调补肝脾而愈。

一女子耳下肿赤，寒热口苦，月经不调，小腹内结一块，此肝火气滞而血凝也，先用小柴胡加山栀、川芎、丹皮，又用柴胡清肝散而痊。

小柴胡汤　治肝胆经症寒热往来，晡热、潮热、身热，默默不欲饮食，或怒火口苦耳聋，咳嗽发热，胁下作痛，甚者转侧不便，两胁痞闷，或泻痢咳嗽，或吐酸食、苦水，皆用此药主之。

柴胡二钱　黄芩炒，一钱　人参　半夏各七分　炙甘草五分

姜三片，水煎服。

加味小柴胡汤　治肝胆经风热，前后肿痛，或结核焮痛，或寒热晡热，或经候不调等症。即前小柴胡汤加山栀、丹皮。

益脾清肝散　治肝经之症，寒热体痛，脾胃虚弱。

人参　白术炒　茯苓各一钱　炙甘草柴胡各五分　川芎　川归　黄芪各一钱　丹皮七分

水煎服。

栀子清肝散　治三焦及肝胆经风热，耳内作痒，或生疮出水，或胁肋胸乳作痛，寒热往来。

柴胡　山栀炒　丹皮各一钱　茯苓　川芎　芍药　当归　牛蒡子炒，各七分　白术炒　甘草各五分

水煎服。

柴胡清肝散　治肝、胆、三焦风热怒火，以致项胸作痛，或头目不清，或耳前后肿痛，或寒热体痛。

柴胡　黄芩炒　甘草各五分　人参　山栀炒　川芎各一钱　连翘　桔梗各八分

水煎服。

犀角地黄汤　治上焦有热，口舌生疮，发热或血妄行，或吐衄，或下血。

犀角　生地　白芍药　黄芩炒　牡丹皮　黄连炒，各一钱

水煎服。因怒而患者，加柴胡、山栀。

犀角升麻汤　治阳明经风热牙疼，或唇颊肿痛，或手足少阳经风热连耳作痛。

犀角　升麻　防风　羌活各一钱　白附子五分　川芎　白芷　黄芩炒，各七分　甘草五分

水煎服。

当归川芎散　治手足少阳经血虚疮症。或风热耳内痒痛，生疮出水，或头目不清，寒热少食。或经水不调，胸膈不利，腹胁痞痛，小便不调。

当归　川芎　柴胡　白术炒　芍药炒，各一钱　山栀炒，一钱二分　丹皮　茯苓各八分　蔓荆子　甘草各五分

水煎服。

杂　方

加味地黄丸　治肝肾阴虚诸症，或耳内痒痛出水，或眼昏痰喘，或热渴便涩等症。

干山药　山茱萸　牡丹皮　泽泻　柴胡　白茯苓　熟地黄　生地　五味子各等分，为末

上将炼蜜为丸，梧子大，每服百丸，空心白汤下。如不应，用加减八味丸。

人参养荣汤　治溃疡寒热，四肢倦怠，体瘦少食，面黄，气短，不能收敛。大疮愈后多服之，庶不变他症也。

白芍药一钱五分　人参　陈皮　黄芪炒　桂心　川归　白术炒　炙甘草各一钱　熟地　五味炒　茯苓各七分　远志去心，炒，五分

入姜枣，水煎服。

泻青丸　治肝经实火，胁乳作痛，或恶寒发热，大便秘结。

川归　龙胆草炒焦　川芎　山栀炒　大黄炒　羌活　防风各等分

上为末，蜜丸梧子大，每服三四丸，白汤下。若阴血不足，肝火血燥，用四物加山栀、柴胡，或逍遥散加丹皮、山栀。若肾水亏损，不能生肝木，而筋挛结核，或肢节挛搐。或似中风，涎痰上涌，用六味丸料煎服。

生地黄丸　治师尼、寡妇、室女，乍寒乍热，或颈间结核，肝脉弦长，直出鱼际。

生地　秦艽　黄芩　硬柴胡各五分　赤芍药一两

上炼蜜为丸，梧子大，每服三十丸，乌梅汤下。

连翘饮子　治肝胆经气滞，瘰疬结核，或乳内结核者。

连翘　川芎　瓜蒌仁　橘叶　皂角刺炒　青皮　甘草节　桃仁各一钱

水煎服。

散肿溃坚汤　治瘰疬坚硬，气血无亏者。

升麻　连翘　川归尾　白芍　葛根　三棱酒拌，微炒　广术各三分　龙胆草　桔梗炒　昆布　知母酒炒　瓜蒌仁各五分　柴胡四分　黄芩酒炒，五分　炙甘草二分

上水煎服。

必效散　治瘰疬未成者消，已溃者敛，须元气无亏者可服，孕妇勿服。

南蓬砂二钱半　轻粉一钱　斑蝥四十枚，去头足，同糯米炒，去米　麝香五分　巴豆五粒，去壳心膜　白槟榔一枚

上为末，每服一钱，五更用滚汤调下。

如小水涩滞或微疼，此病毒欲下也，进益元散一服即下。此方斑蝥、巴豆似为峻厉，然用巴豆乃解斑蝥，巴豆用者勿畏也。

益元散

滑石飞，六钱　甘草一钱

各为末，每服一二钱，白汤调下。

琥珀膏　治颈项或腋下初结小核，渐如连珠，溃而脓水不绝，或漏症者。

琥珀一两　丁香　桂心　朱砂　木香松香俱为末　白芷　防风　当归　木通木鳖子肉各五钱　麻油二斤

将后五味入油煎熬，药焦，滤去渣，徐徐入黄丹，再熬，软硬得所，入前末药，即成膏矣。

针头散　治一切顽疮，内有瘀肉。或病核不化，疮口不合，宜此药腐之。

赤石脂五钱　乳香　白丁香　砒霜生用黄丹各一钱　轻粉　麝香各五钱　蜈蚣一条

为末，搽瘀肉上，其肉自化。若疮口小，用糊和作细条，阴干纴之。凡疮久不合者，内有脓管，必须用之。

结核方论

妇人结核，皆因郁怒亏损肝脾，或因胎产经行失于调护，或因暴怒触动肝火。若结于项侧、耳前后，或胸胁肿痛，或发寒热，属胆经风热怒火，宜用柴胡清肝散，加钩藤、山栀以养血气，清肝火。若结于肉理，其色不变，晡热内热，属肝火血虚，宜加味逍遥散，加龙胆草以养肝血、清肝火。或结于肢节，或累累如贯珠，其色不变，亦肝火血燥而筋挛。宜用柴芍参苓散加钩藤，以养血气，佐以六味丸以生肾水。若时消时作，此气滞而痰结也。用归脾、六君二汤，以调和脾肺之气，并佐以海藻丸。若溃而核不腐或肉不生，或脓水清稀，

肌寒肉冷，自汗盗汗，寒热内热，面色萎黄，食少体倦，便利不调者，五脏皆虚也。但用补中益气、加味六君子二汤，调补脾胃，以滋诸脏，则各症自退。故经云：形伤则痛，气伤则肿。慎不可轻用行气破血而复伤也。

一妇项结核寒热，头痛、胁胀、乳痛，内热口苦，小便频数，属肝火血虚，用加味四物汤而愈。又用加味逍遥散调补肝脾而安。

一妇耳内耳后项侧结核作痛，寒热口苦，月经不调。此肝胆经火而伤脾胃也。用四君、柴胡、丹皮及六味丸而愈。

一妇项患五核，时常寒热，肝脉弦长而出寸口，此血盛无偶之症也。用小柴胡汤加生地、乌梅而愈。

加味逍遥散　治肝脾血虚有热，遍身瘙痒。或口燥咽干，发热盗汗，食少嗜卧，小便涩滞等症。又治瘰疬流注，虚热等疮。

炙甘草　当归炒　芍药酒炒　茯苓白术炒，各一钱　柴胡　牡丹皮　山栀炒，五分

水煎服。

逍遥散　即前方减丹皮、山栀。

归脾汤　治脾经失血少寐，发热盗汗。或思虑伤脾，不能摄血，以致妄行。或健忘怔忡，惊悸不寐，或心脾伤痛，嗜卧少食。或忧思伤脾，血虚发热。或肢体作痛，大便不调。或经候不准，晡热内热。或瘰疬流注，不能消散溃敛。

人参　白术炒　黄芪炒　茯苓　当归远志　酸枣仁炒，各一钱　木香　炙甘草各五分　龙眼肉三枚

姜枣水煎服。

加味归脾汤　即前方加山栀、柴胡。

柴术参苓汤　治肝火血热，遍身瘙痒，

或起赤晕，或筋挛结核。

白术　人参　茯苓各一钱　柴胡　川芎　山栀炒　芍药炒　甘草炒，各五分　熟地　当归各八分

水煎服。

柴芍参苓散　治肝胆经部分结核、瘰疬、瘤瘕等症，或肝血燥，脾气虚弱，发热少食。

柴胡　芍药炒　人参　茯苓　白术炒　山栀炒　陈皮　当归各一钱　丹皮　甘草各五分

姜枣水煎服。

清肝益荣汤　治肝阳经风热血燥，筋挛结核，或作瘰子。

柴胡　薏苡仁　茯苓　木瓜　熟地各一钱　山栀　龙胆草　白术炒，各五分　川芎　川归　芍药炒，各一钱　甘草三分

水煎服。

清热凉血饮　治风热血燥，丹毒等症，大便秘结。

当归　川芎　大黄炒　芍药炒　生地各一钱

水煎服。

神效开核散　消瘿块甚效。

沉香　木香各二钱　橘红四两　珍珠四十九枚，入罐封固，煅赤存性，出火毒　猪靥子四十九枚，豚猪生项间，如枣子大

为末，每服一钱，临卧酒调，徐徐咽下。轻者三五服，重者十服可愈。切忌酸咸、油腻、滞气之物。须用除日，于静室修合。

海藻散坚丸　治肝经瘿瘤。

海藻　昆布各二两　小麦四两，醋煮，晒干　柴胡二两　龙胆酒拌，炒焦，二两

为末蜜丸，梧子大，每服三十丸，临卧白汤送下，嚼化咽之尤妙。凡患瘰疬，

服调治之药未应，宜佐以前二药。

益气养荣汤　怀抱抑郁，瘰疬流注；或四肢患肿肉色不变，或日晡发热，或溃而不敛。

人参　茯苓　陈皮　贝母　香附　川归　川芎　黄芪盐水拌炒　熟地　芍药炒，各一钱　炙甘草　桔梗炒，各五分　白术炒，二钱

入姜水煎服。

木香饼　治气滞结肿，闪肭、风寒所伤作痛。

木香为末，五钱　生地一两

捣地黄膏和匀，量患大小，作饼子，置患处，以热熨斗熨之，肿痛悉退。

当归饮　治热血癍疹，痒痛，脓水淋漓，发热等症。

当归　白芍药　川芎　生地　白蒺藜炒　黄芪各一钱　防风　荆芥　何首乌忌铁　甘草各五分

水煎服。

赤白游风

妇人赤白游风，属肝经郁火，血燥生风。或脾经郁结，血虚生热。或腠理不密，风邪外袭。其症或疙瘩瘙痒，或脓水淋漓。白属气而赤属血，因得风而游行也。若肝经血燥，用柴胡清肝散。肝经怒火，用栀子清肝散。肝经血热，用加味四物汤。肝火血虚，六味丸。脾经郁热，加味归脾汤。肝脾血虚风热，加味逍遥散。若因风邪郁热所致，用荆防败毒散。或专用祛风之剂。肝血愈燥则血随火化，反为败症矣。

一妇身如丹毒，搔破脓水淋漓，热渴头晕，晡时益甚，用加味逍遥散而愈。

一女赤晕如霞，作痒发热，用加味小柴胡加生地、连翘、丹皮而愈。大凡女子

天癸未至，妇人月经不调，受惊着恼，多有此症。

消风散　治风寒瘾疹痒痛，或脓水淋漓，头皮肿痒。

荆芥穗　炙甘草　陈皮　人参　茯苓　白僵蚕炒　防风　芎劳　藿香　羌活　蝉蜕各一钱　厚朴姜制，五分

水煎服。

大连翘饮　治风热热毒，赤白游风，表里皆受患者。

连翘　瞿麦　荆芥　木通　蝉蜕　甘草　赤芍　防风　柴胡　滑石　山栀炒　黄芩炒　川归一钱

水煎服。

妇人疬疬一名便痈，
一名便毒，俗名痞子。

妇人疬疬，或肝经湿热下注，或郁怒伤损脾肝。其外症，或拗小腹肿痛，或玉门燉肿作痛。或寒热往来，憎寒壮热。其内症，或小便涩滞，或腹内急痛，或小腹痞闷，或上攻两胁，或晡热，重坠，若两拗小腹肿痛，肝经湿热壅滞也。用龙胆泻肝汤。玉门肿胀，肝火血虚也。用加味逍遥散及龙胆泻肝汤加木香。若概投散血攻毒之剂，则误甚矣。

一妇人拗中赤肿胀痛，此脓内伤，用托里消毒散，加此数剂，溃而脓清，寒热，乃气血复虚，用托里散而寒热止，用十全大补汤百余剂而敛。

一妇人腹拗肿痛，寒热口苦，或时带下，此肝经湿热不利也。用龙胆泻肝汤而肿痛消。用加味逍遥散而寒热退。

一妇人腹拗肿痛，小水不利，时或胸乳作痛，胁腹作胀，此肝火气滞。用四物、柴胡、青皮、元胡、木香而愈。

一妇人两拗肿痛，腹内一块，不时上攻，月经不调，小便不利。余以为肝脾气滞而血伤，以四君子加芎、归、柴胡、山栀而愈。后因郁怒，前症复作，兼胸满腹胀，盗汗，此肝木甚而伤脾土也。用加味归脾汤下芦荟丸而痊。

一妇人阴中如梗，两拗肿痛，寒热不食，小便频数，小腹重坠。余以为肝脾郁怒所致，先以补中益气加茯苓、山栀、车前子、青皮以清肝火，升脾气。更以加味归脾汤调理脾郁而愈。

龙胆泻肝汤　治肝经湿热，两拗肿痛，或腹中疼痛，或小水涩滞等症。

龙胆草酒拌，炒黄　泽泻各一钱　车前子炒　生地黄酒拌　木通　山栀炒　黄芩　甘草各五分

上水煎服。

九味柴胡汤　治肝经湿热下注，便毒肿痛，或小腹胁肋结核。凡肝阳经部分一切疮疡，或风热结核瘰疬。

柴胡　黄芩炒，各一钱　人参　山栀炒　半夏　龙胆草炒焦　川归　芍药炒　甘草各五分

上水煎服。

芦荟丸　治肝气不和，克侮脾胃而患诸症。或三焦肝胆经风热，目生云翳。或疳热瘰疬，耳内生疮，寒热作痛，肌体消瘦，发热作渴，饮食少思，肚腹不调。或牙龈蚀落，颊腮腐烂，下部生疮等症。

芦荟五钱　胡黄连　当归　芍药炒　龙胆草酒侵，炒焦　川芎　芜荑各一两　木香　甘草炒，各三钱

上为末，用米糊丸，麻子大，每服五十丸，滚汤下。

鹤膝风

妇人鹤膝风症，因胎产经行失调，或

郁怒亏损肝脾，而为外邪所伤。或先腿脚牵痛，或先肢体筋挛，既而膝渐大，腿渐细，如鹤膝之状而名之也。若高肿赤痛者易治。若漫肿不赤痛者难治。二三月溃而脓稠者易治。半载后溃而脓清者难治。设先攻伐，亏损元气，尤为难治也。大要当固元气为主，而佐以大防风汤。若食少体倦者，六君子汤为主。晡热内热者，逍遥散为主。寒热往来者，八珍汤。发热恶寒者，十全大补汤。不寐而惊悸者，归脾汤。月经过期者，补中益气为主。月经先期者，加味逍遥散为主。凡溃后，当大补脾胃。若脓出反痛，或寒热烦渴等症，皆属气血亏损。一切主于补培，庶保终吉。

一妇患鹤膝，两拗中腿股筋牵作痛，内热寒热，此肝火气滞之症。先用加味小柴胡汤四剂，后以加味逍遥为主，佐以大防风汤而消。又患痢后两膝肿痛，寒热往来，用十全大补汤为主，佐以大防风汤而全消。

大防风汤 治阴虚邪袭，腿膝肿痛等症。

防风 附子炮 牛膝 白术炒 羌活 人参各一钱 川芎一钱五分 桂心 黄芪炒，各一钱 芍药炒 杜仲姜制，各一钱 甘草五分 熟地一钱半

水煎服。

黑丸子一名和风定痛丸。治跌扑坠堕，筋骨疼痛，或瘀血壅肿，或外感风寒，肢体作痛。若流注膝风初结，服之自消。若溃而脓清，与补气血药自敛。孕妇勿服。

百草霜 白芍各一两 南星 川乌各泡，三钱 白蔹 赤小豆各二两半 白及 川归 骨碎补炒，各八钱 牛膝六钱

上为末，酒糊丸，桐子大，每服三十丸，盐汤、温酒任下。

圣愈汤 治血虚心烦，睡卧不宁，或五心发热。

熟地黄 生地黄 黄芪炒 人参 川芎 川归各一钱

水煎服。

八味丸 治火衰不能生土，以致脾胃虚寒，而患流注鹤膝等症。不能消溃收敛，或饮食少思，或食而不化，或脐腹疼痛，夜多溲溺。益火之原，以消阴翳，即此方也。

熟地黄自制乃佳，八两 山茱萸肉 山药各四两 茯苓 牡丹皮 泽泻各三两 桂心去粗皮，能补肾而引虚火下行归元，一两 大附子用一两五钱重者，切四块，用童便浸数日，火煨，切看无白星为度

上为末，蜜丸，桐子大，每服七八十丸，滚汤下。

妇人足跟疮肿

足跟足指肿痛，足心发热者，皆因胎产经行失于调摄，亏损足三阴经，虚热所致。若肿痛或出脓，用六味丸为主，佐以八珍汤。胃虚懒食，佐以六君子汤。寒热内热，佐以逍遥散。晡热益甚，头目不清，佐以补中益气汤。痰盛作渴，或口舌生疮，亦用前二药，以滋化源。大凡发热、内热、晡热、自汗、盗汗等症。皆因虚，假热也。故丹溪谓火起九泉，阴虚之极也。盖足根乃督脉发源之所，肾一经所过之地，若不求其属而泛用寒凉，则误甚矣。然俗谓兔啮疮者，盖猎人被兔咬足跟，久而不敛，气血沥尽，其人必死。男子酒色过度者，亦多患此症。

一妇两足发热，足跟作痛，日晡热甚。此肾肝血虚，用逍遥散、六味丸五十余剂，诸症悉退。

六味丸　此壮水制火之剂。治肾虚发热，作渴，小便淋秘，痰壅失喑，咳嗽吐血，头目晕眩，眼花耳聋，咽喉燥痛，口舌疮裂，齿不坚固，腰腿痿软，五脏亏损，自汗盗汗，便血诸血。凡肝经不足之症，尤当用之。盖水能生木故也。此水泛为痰之圣药，血虚发热之神剂。又治肝肾精血不足，虚热不能起床。即仲景八味丸去附子、桂心。

肺　痈

妇人肺痈，因外内蕴热，或七情郁火，误行汗下，重亡津液，以致肺气受伤，而恶风咳嗽，鼻塞项强，胸胁胀满，呼吸不利，吐痰臭浊，脓血腥秽。若咳嗽喘急，寒邪在表也，小青龙汤。咳嗽胸胀，寒邪内壅也，葶苈大枣泻肺汤。胁胀咳唾腥臭，脓已成也，桔梗汤。咳喘短气，或小便短少，肺气虚也，佐以参芪补肺汤。体倦少食，或喘嗽短气，脾肺虚也，佐以参术补脾汤。作渴饮冷，午前嗽甚，胃火盛也，竹叶石膏汤。作渴内热，午后嗽甚，阴血虚也，六味丸、四物汤。口干饮汤，体倦少食，胃气虚也，补中益气汤加五味、麦冬。口干内热，咳嗽痰涎，肾水虚也，六味丸、益气汤。黄昏热，或嗽甚，阴火炽也，六味丸，四物汤，加五味、麦冬。五更嗽或痰甚，脾肺虚也，六君子汤。嗽而不得眠，及两胁疼，肝火血虚也，六味丸、益气汤。大凡前症，因外淫所侵，当祛邪而实上。因心火太过，当伐木而补金。若肺气虚弱，当补脾土而生肺金。若阴火上炎，当补脾肺以滋肾水。然而发热喘嗽，咳唾脓血，饮食不入，皆脾土不能生肺金，肺金不能生肾水之败症。苟能纯补脾土而生诸脏，多有复生者。若用寒凉，脾胃复伤，则肺金失养，肾水益涸，虚火上炎，熏蒸于肺，吾未见其能生之者。其唾脓血，脉浮大，面色赤者，俱难治。若阴火妄动，或劳嗽吐脓血者，尤难治。若脓自止，脉浮短涩，及始萌者易治。

一妇，素血气发热咳嗽，服痰火之剂，后吐脓血，面赤脉数，其势甚危，此脓成而气血虚也。用八珍汤补元气，桔梗汤治肺痈而愈。

青龙汤　肺受风邪，咳嗽喘急。

半夏　干姜　细辛　麻黄去根节　肉桂　芍药　炙甘草各一钱　五味子炒，五分　大附子炮，五分

水煎服。

葶苈大枣泻肺汤　治肺痈，胸膈胀满，上气喘急，或身面浮肿，鼻塞声重。

用葶苈炒黄研末，每服三钱，先用枣十枚，水煎，入药再煎，食后服。

桔梗汤　治肺痈，咳而胸膈隐痛，胸次肿满，咽干口燥，烦闷作渴，浊唾腥臭。

桔梗　枳壳　苡仁　桑皮各炒　当归　贝母　瓜蒌仁　甘草节　防己去皮，各一钱　黄芪盐水炒　百合蒸，各一钱半　五味子炒　甜葶苈炒　地骨皮　知母炒　杏仁各五分

姜水煎服。

人参补肺汤　治肺痈，肾水不足，虚火上炎，咳唾脓血，发热作渴，小便不调。

人参　黄芪炒　白术　茯苓　陈皮　川归各一钱　山茱萸　山药各二钱　五味子　麦冬　炙甘草各七分　丹皮一钱　熟地一钱半

姜水煎服。

参芪补脾汤　治肺症，因脾气虚弱，咳唾脓涎，中满不食，宜兼服此药，以补脾土生肺金。

人参　白术各二钱　黄芪炙，二钱半

茯苓　川归　陈皮各一钱　升麻三分　五味子四分　炙甘草

姜水煎服。

人参平肺散　治心火克肺金，患肺痿，咳嗽喘呕，痰涎壅盛，胸膈痞满，咽嗌不利。方见嗽门。

肠痈

妇人肠痈，因经行产后瘀血，或七情饮食所致，其证小便如淋，发热恶风，身皮甲错，腹皮肿急，按之软，如肿状，或腹胀大，转侧有水声，或绕脐生疮，或大便出脓。其脉迟紧者，脓未成，用活命饮以解其毒；脉滑数者，脓已成，用云母膏以下其脓。若二年间，遍身微肿，大便与脐出脓，此息积之症也，多致不救。《内经》云：肠痈为病不可惊，惊则肠断而死。其坐卧转侧宜徐缓，时常少饮稀粥，静养调理，庶可保生。

一妇人小腹肿痛，小便如淋，此毒结于内，用神效瓜蒌散二剂少愈。又以薏仁汤二剂乃痊。

一妇小腹痛而有块，脉芤而涩。此瘀血为患，以四物加玄胡索、红花、桃仁、牛膝、木香，二剂，血下而愈。

一妇小腹胀痛，大便秘涩，转侧有水声，脉洪数。用薏苡梅仁汤一帖，下去瘀血，诸症顿退。以薏苡仁汤二帖而痊。

一妇小腹胀痛，小便不利，脉滑数，此脓已成。服太乙膏五钱，脓大下，胀痛悉退。以瓜蒌散、蜡矾丸托里药而安。

一妇因经水多，服药止之，致腹作痛，以失笑散二帖而瘳。又用加味逍遥散数剂而经调。

一产妇恶露停滞，小腹作痛，服瓜仁汤下瘀血而痊。凡瘀血停滞，急宜行之。

缓则腐化为脓，最为难治。若流注关节，则患骨疽，多为败症。

瓜子仁汤　治恶露未尽，或经行瘀血停滞，小腹作疼，或成肠痈等症。方在孕痈卷。

败酱散　治脉数身无热，腹无积聚，按之软濡，此为肠痈。乃久积阴冷所成。

苡仁二两半　附子炮，半两　败酱草一两二钱半

每服四钱，水煎服，以小便利为度。

牡丹汤即牡丹皮散　治肠痈腹软而痛，时下脓血。方在孕痈卷。

《千金》大黄牡丹汤　治肠痈小腹坚肿，按之则痛，肉色如故，或焮赤微肿，小便频数，汗多憎寒，脉迟紧，未成脓者宜服之。

梅仁汤　治肠痈壅痛，大便秘涩。二方在外科肠痈门。

神仙蜡矾丸　最解毒止痛。方在痈疽门。

失笑散　产后心腹绞痛，或血迷心窍，不知人事，及寻常腹内瘀血、积血作痛。

五灵脂炒　蒲黄炒，等分

为末，每服二钱，酒调下。

乳痈　乳岩

经云：乳头属足厥阴肝经，乳房属足阳明胃经。若乳房忽壅肿痛，结核色赤，数日之外，焮痛胀溃，稠脓涌出。脓尽而愈。此属胆胃热毒，气血壅滞，名曰乳痈，为易治。若初起内结小核，或如鳖棋子，不赤不痛，积之岁月，渐大，巉岩，崩破如熟榴，或内溃深洞，血水滴沥，此属肝脾郁怒，气血亏损，名曰乳岩，为难疗。治法：焮痛寒热，宜发表散邪；肿焮痛甚，宜疏肝清胃。或不作脓，脓成不溃，宜用

托里。或肌肉不生，脓水清稀，宜补脾胃。或脓出反痛，恶寒发热，宜补气血。或肿焮作痛，晡热内热，宜补阴血。或饮食少思，时作呕吐，宜补胃气。或饮食难化，泄泻腹痛，宜补脾气。或劳力肿痛，宜补气血。怒气肿痛，宜养肝血。甚不可用克伐之剂，复伤脾胃也。乳岩初患，用益气养荣汤，加味逍遥，加味归脾，可以内消。若用行气破血之剂，则速其亡。

一女内热胁胀，两乳不时作痛，口内不时辛辣，若卧而起急，则脐下牵痛，此带脉病也。小柴胡加青皮、黄连、山栀，二剂而安。

一妇先热渴，至夜尤甚，后两乳忽肿，肝脉洪数，乃热入血分，用加味小柴胡汤而愈。

一妇脓清肿硬，面黄少食，内热晡热，自汗盗汗，月经不行，此肝脾气血俱虚也。用十全大补加远志、贝母及补中益气，各三十余剂，外用葱熨法而消。

一妇久郁，左乳内结核如杏，三月不消，心脉涩，脾脉大，按之无力。此肝脾气血亏损。以八珍加贝母、远志、香附、柴胡、青皮、桔梗，五十余帖而消。

一妇右乳内结三核，年余不消。朝寒暮热，饮食不甘。此肝脾气血亏损，内服益气养荣汤，外以木香饼熨之，年余血气复而消。

一妇乳内结核年余，晡热食少，此血气不足，欲用益气养荣汤，彼欲效速，另服行破之剂，溃出清脓而殁。

一妇乳内结核如栗，亦服前药，大如覆碗，坚硬如石，出血水而殁。

神效瓜蒌散 治乳痈，及一切痈疽初起。肿痛即消，脓成即溃，脓出则愈。

瓜蒌一个，烂研　生粉草　当归酒洗，各半两　乳香　没药各一钱

用酒煎服，良久再服。若肝经血虚结核，久而不消，佐以四物、柴胡、升麻、白术、茯苓、甘草。若肝脾气血虚弱，佐以四君、芎、归、柴胡、升麻。若忧郁伤脾，气血亏损，佐以归脾汤。

玉露散 治产后乳脉不行，或身体壮热，头目昏痛，大便涩滞等症。

人参　茯苓　桔梗炒　川芎　白芷　当归　芍药各一钱　甘草五分

上水煎服。

乳痈初发 贝母为末，每服二钱，热酒下，即以二手覆按桌上，垂二乳向下，良久自通。

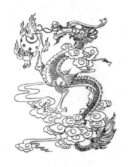

赤水玄珠 第三十卷

幼 科

小儿金镜

生生子曰：人知医学之难也，而不知小儿之医为犹难也。先正有言，宁医十男子，莫治一妇人。宁医十妇人，莫治一小儿。盖甚言小儿为哑症，非质禀灵明，性通造化者，不易治也。矧痘疹又为小儿最急者哉。世之业是者，未尝不言秘密，称专科。然究其所蕴类浅表而徒执方书，鲜有融洽理道，识谙经络，而随症通变者。又何怪其有偏热偏寒，遗此失彼之误也。余不敏，固尝研究此术，而师问寰中，游心象外，昼思夜惟，远搜近探，积有岁年，颇得肯綮。汇而成帙，命曰《指归》。乃梦一老人，黄冠羽扇，揖余而语曰：此集固后学指归矣，子以心融千古之秘，故纂辑撰著，可以印证前贤而传之后，盖命名心印，以志子苦心乎。余梦而敬诺，觉则更名《痘疹心印》云。欲镌而附于《小儿金镜》之末，苦力绵而未授剞劂，会良韫张君，慨然损赀以梓，君端悫恬静，三代古心，不务外好，而乐与人为善，且天性恻隐，生平济疴瘰惠孤独，梁津舟渡，除道筑堤，庄严象教，修辑梵宇，他若排难

解纷用恩于人所不知者，种种不可枚举。岁丁亥戊子，江南大饥，疫疠盛行，死者载道涨河，君拊膺而深悯之，顾谓乡人曰：此皆我同类，可忍使若此耶。且水者人之藉以生活，毒染于水，沿流而饮者必疾，此为害非小，而去此害者，势不可缓。出金佣人，收百里之暴骸而瘗之，疫亦寻息。君之德被乡人，泽及枯骨，彰彰较著者若此。及台院议加旌奖，君坚辞之再三。有而不居，君又有焉。余自甲戌交君欢，迄今二十四年如一日也。先是君二子皆厄于痘，因锐意访痘书以惠元元，见余集而击节称赏曰：此不啻大海慈航，异日令赤子登彼岸者。绣之梓，以副吾夙愿。然则君之德与是集并传不朽也。余不佞，有感于君，而并记其事于末简。君名瑶，字良韫，世为苕上人。

万历丁酉长至日新安生生子孙一奎
书于苕之水晶仙馆

小 儿 门

诸杂症，大方脉可以概治者，兹不复录。所录唯异于大方脉者，省繁琐，便应治也。顾余不文，然幼科但当阐明症候，选择良方，俾妇人女子皆可通晓，庶为法旨。

初　诞　门

小儿初诞，犹如嫩蕊娇花，切当调护得宜，庶无不测之症。古谓初离母体，口有液毒，啼声未出，急用丝绵裹指，拭去口中浊秽为妙。此固良法，然仓卒多不暇及，且亦多有拭之而不见物。古人有落地解毒法、回气法、将护法、种种森立，搜辑于下，以为保生良式。

甘草法：临月预备甘草少许，以绵裹之，临产时用沸汤浸盏内，俟儿落地未出声时，急取绵裹指头蘸甘草汁拭其口，次用朱蜜法。

朱蜜法：用甘草汤飞过朱砂末三五分，以蜂蜜拌匀，旋抹口中，使其咽下。不独镇心安神，能解一切胎热恶物之毒，免痘热之患。

又秘法：用本儿落下脐带，瓦上焙燥为末，入辰砂、黄连、甘草各末五分，和匀蜜拌，做三五次涂乳母乳上，俟儿吞之，必使一日夜吞尽。次日恶毒皆从大便而出，日后不但痘疹稀疏，竟有不出痘者。俟脐带落下，即便制服，在六、七、八日之间为妙。其辰砂必须研极细末，以甘草汤飞过，任服无害。此方一以解毒，一以补养。盖脐带乃有生初之河车也。系于母之命门，两肾之所主，乃以肾补肾，肾既充足，即不受邪，故无他日变黑归肾之症，亦无囟门不合之疾，生一儿即得一儿，真保生最上一乘良法。

断脐法：《千金》论云：凡结束所留脐带，大约六寸，长则伤肌。又断脐切不可用刀割，盖铁器寒冷，恐伤生气。只须隔单衣咬断后，将暖气呵七口，庶无内吊之疾。必先用熟汤浴过方断脐，若断后浴之，恐水气入内。令儿腹疼。

回气法：初生气欲绝不能啼者，必是难产或冒寒所致。急以绵絮包裹抱怀中，未可断脐，且置炭火上烧之，仍作大纸捻蘸芝麻油点着于脐带上往来遍燎之，使火气入脐，则腹中温暖。更用热醋汤荡洗脐带，须臾气回，啼哭如常，方可浴洗断脐。切记。

戒灸：北方诞后三日，每用艾灸囟门，以免惊风。缘北方地土严寒，故俗灸之以御寒。善调护者，何必令儿受此一翻痛苦也。今南方每亦仿效，予屡见灸后发热，大小便秘，因而惊搐，遂致不救，良切悯焉！殆无事生事也。讵思南方地热，耽孕者又不断欲食淡，厚味是贪，恣情肆意，胎已受毒，加之以灸，是以油济火也，曷克当之。

浴儿法：第三日浴儿，予每用五枝汤，极妙。五枝汤者：桑、槐、榆、桃、柳是也。各取嫩枝三寸长者二三十节，煎汤看冷热入猪胆汁二个浴之。周岁内可免疮疥丹毒。又可以避邪恶。盖三日浴儿，俗礼也。倘儿生脆弱，迟十数日或半月亦无害。择晴明吉日，于无风房内浴之。

儿生下地，即不啼哭，不能吞乳，奄奄如死者。急看喉间悬雍前腭上有一泡，用指摘破，以帛拭去恶血，勿令咽下，即能通声吞乳。

初生大小便不通，腹胀欲绝者。急令人温汤漱净口，吸咂儿之前后心，脐下，两手足心共七处。每处吸咂五七日，取红赤色，气透为度。气透则便自通。

轻号散　初生大便不通。

轻粉二钱

生蜜拌热汤调点儿口中一二次立通。

初生六七日不小便。葱白三四寸，捣

烂，人乳拌，入儿口内，再与乳吮，咽下即通。

杨氏曰：小儿在胎，受病非一。大抵里气蕴结，壅闭不通，宜早取下胎毒。

《千金》论曰：小儿始生，其气尚盛，若遇疾病，即须下之。下不及时，必成别症。

凡下胎毒，只宜用淡豆豉浓煎汁，与三五口，其毒自下。又能助养脾气，消化乳食。

初出胞胎而不吮乳者，或由产母过度，胎中受寒则令儿腹痛，故不吮乳。亦有口中恶物，拭之不及，咽下腹中致令呕吐，茯苓丸、木香散治之。

茯苓丸 治恶血入腹，腹胀气短，不能吮乳。

赤茯苓　黄连　枳壳炒，各等分

上为末，炼蜜丸，梧子大，每一丸，乳汁磨下，冷者去黄连。

木香散 治恶秽入腹，呕吐不止。

木香　干姜　茯苓　木瓜　甘草炙丁香各等分

上为末，每服一钱，生姜一片，水煎，绵蘸，捏入口中效。

奇方 治初生不乳及不小便，**葱号散**。

葱白一寸

四界破之。以乳汁砂铫内煎，灌之立效。

小儿初生谷道不通，多致不救，非药石可治。曾有人以银箸头烧红，穿通其窍，大便始出。亦有用玉簪穿通者。

初生下周身无皮，俱是红肉。宜速取白秫米粉，遍身扑之，其皮渐生。一日扑三四次，以皮遍为度。

初生下遍身如鱼泡，或如水晶，擦破则水渗流。以密陀僧研极细，炒过干掺，

仍服苏合香丸。

初生六七日后，阴囊收缩入腹，啼哭不止者。受寒所致，盖寒则收引也。

硫黄　吴茱萸各五钱

为细末，研大蒜调涂脐下，仍以蛇床子微炒，帛包熨，其囊即下。

初生受风，鼻塞不能吮乳。不可轻易发散。唯大天南星为末，生姜自然汁调成膏，贴于囟门即愈。

又方 草乌、皂荚为末，葱汁捣膏，贴于囟门，效。

噤风　撮口　脐风三症一种病也。

噤风者，眼闭口噤，啼声渐少，舌上聚肉如粟米状，吮乳不得，口吐白沫，大小便皆通。盖由胎中感受热气，毒流心脾，故形现于喉舌也。或生下复为风邪搏击所致。一百二十日以前见此，皆名噤风。

撮口者，面目黄赤，气自喘急，啼声不出。盖由胎气挟热，兼之风邪入脐，流毒心脾之经，故令舌强唇青，聚口撮面，妨于吮乳。若口出白沫，四肢冷者，不可救也。其或肚胀青筋，吊肠卵疝，内气引痛，皆肠胃结滞不通，治宜疏利。盖撮口最为恶候，月内见之，尤急候也。

脐风者，非独谓断脐之时，为水湿风邪所乘，多因胎中受热，兼之风湿所激，遂令肚胀脐肿，身体重而四肢柔，直啼而不乳，甚则发为风搐。若脐边青黑，兼之撮口，乃是内搐，不治。爪甲黑者即死。其或热在胸膛，伸引努气，亦令脐肿。可与千金龙胆汤。

此三症受病之源，皆缘胎毒。大概里气壅滞，总宜取下胎毒为好。不可因循畏手畏足，姑息误事。古方天麻丸、定命丹、朱银丸，可量与之，濒危多活，每见脐风

撮口七日内见之，百难一生。

凡见此三症，急看口中齿龈上有小白点如粟米大，即宜以温水蘸帛裹指揩去，或用银簪挑去，即能开口吮乳，不必服药，此感之浅者也。感之重者，照后方按治。

安脐散　治脐中汁出或赤肿。

白石脂，研极细，一日三度敷之，或用油头发烧灰敷，或当归末敷亦佳。

《千金》**龙胆汤**　治胎惊。月内气盛发热，脐风撮口，壮热，四肢搐搦，发热，大吐及变蒸不解，中恶、客忤、鬼气，并诸惊痫，悉皆治之。十岁以下者皆可服。有魃气者，加人参、当归。儿大者，一岁加五钱。

龙胆草　钩藤　柴胡　黄芩　桔梗　芍药　茯苓　甘草各五钱　蜣螂二枚，去足翅，炙　大黄煨，二钱半

上每服二钱，水煎去半服之，以渐加之。俟大便行即止。《直指方》加防风、麦门冬，以导心热。黄芩减半，加北枣，无蜣螂亦可。

控痰散　治噤风，先用此吐风涎，次与益脾散和胃。

蝎尾　铜青各五分　朱砂一钱　腻粉一字　麝香一分

为细末，每服一字，茶清调下，或用甘草汤吐痰亦可。

甘草汤　治撮口，取吐风痰。

甘草三钱

水煎服，令吐出痰涎，却以猪乳点入口中即愈。

益脾散　和胃进乳。

白茯苓　人参　草果煨　木香湿纸包煨　甘草　陈皮　厚朴姜制　苏子炒，各等分

上每服二三钱，看大小，水煎服。

辰砂膏　治眼闭口噤，啼声不出，吮乳不得，口吐白沫，大小便皆通。

辰砂三钱　硼砂　牙硝各一钱半　玄明粉二分　麝香一字　全蝎　珍珠各一钱

上为细末，厚油纸包封自成膏。每服一豆粒许，薄荷、金银汤下。月内用乳汁调敷乳母奶上，令儿吮下。

天麻丸　断脐后，为水湿风冷所乘，入脐流于心脾，遂令肚胀脐肿，四肢柔直，日夜多啼，不能吮乳。此药利惊化痰，凡钓肠、锁肚、撮口并效。

南星炮，二钱　白附子炮　牙硝　天麻　五灵脂　全蝎炙，各一钱　轻粉五分　巴霜一字

上为稀糊，丸麻子大，每服三丸，薄荷、生姜汤送下。

定命丹　治急惊天钓、撮口，通利痰热。一方无冰片。

全蝎七个　天麻　南星炮　白附子炮，各二钱半　朱砂　青黛各一钱半　轻粉　麝香各五分　冰片一字

上为末，粟米糊为丸，绿豆大，每服一丸，荆芥薄荷汤化下。先研半分，吹入鼻中。

僵蚕散　治撮口。

僵蚕直者二条，去嘴，水洗，炒

为末，用蜜调，敷唇口中，立效。

蝎梢散　治胎风撮口脐风，及百日内急惊风，并诸痰症。

蝎梢四十九个　僵蚕去嘴，洗去丝，姜汁炒，四十九条　冰片　麝香各一字

上蝎梢，每一个用薄荷叶包，线扎定，砂铫内炒至薄荷干为度，同僵蚕研细，入冰、麝和匀，用赤雄鸡肝二片，煎汤调下一二分。

牛黄散　治初生七日内口噤。

牛黄一钱

为末，以竹沥调一字灌之。更以猪乳
点入口中。

撮风散 治撮口。

蜈蚣赤足者，炙，半条　钩藤　朱砂
蝎梢　僵蚕炒，各一钱　麝香一字

上为末，每服一字，用竹沥调下。

立圣散 治噤口。

蝎梢七个　干蜘蛛一个，去嘴足，以竹沥
浸一夜，炙焦用　腻粉少许

为末，研匀，每服一字，乳汁调，时
时滴入口中。

蜈蚣散 治口噤不开，不能吮乳。

赤脚蜈蚣炙焦，去头足，半条

为末，入麝香少许，以猪乳一合，分
三服。

盖猪乳治小儿口噤最良。凡取猪乳，
须令小猪儿吮吃，方其吃时，将小猪后脚
提起，其口即开，急将取之，即得乳也。
非此法不能得。

蜘蛛散

大蜘蛛炙焦，去嘴足，一枚，为末，
猪乳调灌神效。上亦治牙疳，加麝香神效。

朱银丸 治脐风，壮热痰盛，翻眼口
噤，取下胎中蕴受之毒，亦治惊积，量病
用之。

全蝎一钱　白附子炮，一钱半　南星炮
朱砂一字　牛黄　芦荟各五分　天浆子　麝
香各五分　冰片一字　僵蚕炒，十条　水银
一钱，蒸枣肉研如泥　铅霜五分，和水银研

上为末，粟米糊为丸，如芥子大，每
一丸，薄荷汤下。如未利，加至二三丸。

麝香散 治脐风撮口。

赤脚蜈蚣酒炙，半条　川乌头尖三个
麝香少许

上为末，每服半字，金银汤调下。

立圣散 治脐风撮口。

赤蜈蚣一条，酒炙　蝎梢七个　瞿麦五
分　僵蚕七个，炒

上为末，先用鹅毛管吹少许入鼻，啼
哭则可治，仍用薄荷汤调服三五分。

脐突光肿　脐汁不干 附：肠痈。

生生子曰：小儿月内、旬日，脐突光
肿如吹，捻动微响，赤肿虚大可畏。此由
初生先断其带，束缚不紧，浴洗之时，湿
入所致。用外消散敷之。脐汁不干者，内
有湿热及血热而然。宜凉血收湿之药掺之，
无不效者。唯肠痈一症，亦令脐中汁出，
小腹肿硬，按之则痛，小便涩以淋，时时
汗出恶寒，身皮甲错，肚皮紧急如肿之状，
按之濡。或发热无汗，洒淅恶寒，皆其候
也。甚者，腹皮胀大，转侧腹有水声，或
绕脐生疮，或脓从脐出。或大便脓血，必
有一足不能步，皆为恶候。

山栀五苓散 治小儿脐突。

栀子仁炒　白术炒　茯苓　猪苓　泽
泻各一钱　肉桂五分

为细末，每五七分，蜜汤或灯心汤
调下。

二豆散 治脐突。

赤小豆　豆豉　天南星制　白蔹各等分

为细末，每以五分，芭蕉自然汁调敷
脐四旁，一日一次，三日三次，但得小便
下白物即消。

外消散 脐突光肿如泡。

大黄　牡蛎煅，各五钱　朴硝一钱

上末，多用田螺浸水调一二钱，敷脐
上，其水从小便而下即消。

封脐散 脐中汁出。

红绵灰　龙骨煅　发灰　面粉炒，各一
钱　胭脂丕一分

上末，干掺湿处。

丹矾散　治同上。

黄丹　枯矾

等分，为细末，敷上即干。

又方

密陀僧炒　贝母　桑螵蛸焙

为末，掺之妙。

又方

墙上多年白螺壳，烧为末，掺之佳。

消痈苍耳汤　但小腹作痛，恶寒，肚皮紧急，一脚不能举步，即是肠痈。

苍耳子二钱　甘草五分　杏仁　薄荷　瓜蒌各一钱

水、酒各一盏，煎服，其渣包敷脐上，二服见效。有脓者加木香、当归各五分。

四圣汤　治肠痈、乳痈，一切痈疽便毒神效。

黄瓜蒌一枚　甘草四钱　没药三钱　乳香一钱

酒煎，分二次服，大便微溏，泻下恶物为妙。

薏苡仁汤　肠痈腹中痛，小便涩。

苡仁　瓜蒌仁　丹皮　桃仁各三钱

水煎，食前服。

神仙蜡矾丸　治肠痈有脓者极效。空心，酒吞五六十丸。

太乙膏为丸，梧子大，每空心酒下六七十丸，肠痈顿瘳。

鹅口白屑

初生百日，口中生白点，不计其数，拭之则去，少刻复有，口角流涎水，日夜啼哭不乳是也。亦由胎热或乳母嗜贪煿炙酒面，贻热于儿。用甘草、黄连各一钱，煎浓汤，以帛裹指，口中拭去，再不复发。

又方　桑树枝条，如煎竹沥法煎汁，洗之亦佳。

又方　黄丹为极细末，用竹沥调涂口中，洗之，其白点即落，一日洗二三次；再以辰砂益元散，灯心汤调下，则不再作，神妙。

鼻风伤囟

凡乳母夜睡，鼻孔切不可与儿头相近，恐呼吸鼻风吹其囟门，疾变百出，慎之慎之。

通关散　治鼻风吹囟，令儿鼻塞，不能吮乳。

香附子炒　白僵蚕炒，各三分　川芎七分　荆芥四分　细辛二分　牙皂一分

上末，生葱白去须，捣碎，调药涂囟上佳。

潮　热

潮热者，今日发过，明日复来，如潮水之有信也。有一日一发，二日一发，三日一发，或一日两发，似疟非疟，皆由调护失宜，或冒风寒，或伤乳食，或发疮疥，或阴阳不和，或虚热骨蒸，皆当认证速治。亦有外感内伤，以致脏腑壅滞而成实证，当从权下之。

一、伤寒之后，余热不解者，宜脱甲散兼小柴胡汤。

一、内伤癖块不消，脾胃不和而成潮热，先服脱甲散，次揭气下之，后调胃气。

一、营卫有热，阴阳不和，发为潮热。

一、疮疹后余毒不解，蕴成潮热。宜大连翘饮，更与助胃气则安。

梨浆饮子　治潮热及营热卫热，两日一发，三日一发，五脏蕴热，疟热夜发，瘅疟独热。

青蒿苗童便浸三次，洗净晒干　柴胡　人参　前胡　黄芩　秦艽　甘草　或加生

地黄

上看大小，三五钱，水煎，入生藕、生梨、薄荷叶煎服。

脱甲散 治伤寒体热，头目昏沉，不思饮食，夹惊夹食，寒热，大小便闭，烦躁作渴，冷汗妄流，膈满腹急，日夜大热，并伤风伤暑，惊痫客忤疳热。

柴胡 当归 龙胆草 茯苓 知母 甘草 川芎各三钱 人参二钱

上看大小，每服三五钱，加连须葱白三根，水煎服。此方散热扶表救里，表虚者，汗不妄出，里热令不闭结，外则通关，内则开渠，经络疏通，脏腑无滞，热在表里之间，施无不可，积传惊痫之候，用攻必效。

地骨皮散 治虚热潮热，伤寒壮热。

知母 柴胡 人参 甘草 茯苓 半夏 地骨皮

上水煎加姜。有惊热加蝉蜕、天麻、黄芩。

秦艽饮子 治症如前。即上方加秦艽。

鳖甲饮 治潮热骨蒸，盗汗咳嗽，多渴，心躁，多惊，面色黄瘦。

鳖甲炙 地骨皮 秦艽 柴胡 枳壳炒 知母 当归各等分

每服三五钱，加桃柳枝各三寸，乌梅一枚，水煎服。

犀角饮 治骨蒸潮热，盗汗肌瘦。

犀角屑 鳖甲炙 柴胡 知母 地骨皮 胡黄连各五分 大黄 桃枝各二钱半

上水煎服。

灵犀饮 治小儿骨蒸潮热盗汗，咳嗽不食，多渴，面黄消瘦。

犀角 秦艽 甘草 羌活 柴胡 地骨皮 胡黄连各五钱 茯苓 人参各一两

上每服三五钱，加乌梅、竹叶煎服。

柴胡散 骨蒸潮热，面黄瘦弱。

柴胡 地骨皮 甘草各等分

水煎服。

青蒿散 肌热潮热。

青蒿三钱 甘草一钱 乌梅一枚 小麦五十粒

上水煎，分三次服。

大连翘饮 治胎热，大小便不利，诸般疮疖，丹毒脐风，疮疹壮热。

连翘 瞿麦 荆芥 木通 当归 赤芍药 防风 柴胡 滑石 炙甘草 蝉蜕各一钱 山栀 黄芩各五分

上看大小，每加紫草煎服。热甚加大黄。

风　热

内素有热，或又冒风，发热咳嗽，面赤气粗，大便秘结者。但宜平平和解，使表里疏通，其热即退。疏风枳壳汤极效。

疏风枳壳汤

紫苏 枳壳各三钱 杏仁去皮尖，二钱

水煎，频频与服，以大便通利热退为度。

热甚者加黄芩。若大便仍不行，用葱煎汤，洗其腰腹。取热葱以脐上下揩之。使其气透则通利矣。或用生葱尖纤入谷道立通。

清上散 治胎热眼睛肿赤，粪色稠黄，肚热啼哭，及身上红肿，或头顶疮疖，耳出脓汁，皆胎毒也。此方神验。

川郁金 甘草 北桔梗 天花粉 干葛 薄荷叶

各等分，为末，入蜜拌匀，白汤下三、五、七分，或一钱，仍用艾叶煎浓汤，温浸足底，以引其热下行。

看小儿外证形色声音脉息

经云：五脏有五色，皆见于面。《素问》曰：神之变也，其华在面。又云：视其五色，黄赤为热，白为寒，青黑为痛。此所谓视而可见者也。钱仲阳云：左颊为肝，右颊为肺，额上为心，鼻上为脾，下颏为肾。赤者热，随症治之。

眼上赤脉，下贯瞳仁，囟门肿起，兼及作坑，鼻干黑燥，肚大筋青，目多直视，睹不转睛，指甲黑色，口作鸦声，虚舌出口，啮齿咬人，鱼口气急，啼不作声，蛔虫既出，必是死形。用药速救，十无一生。此吐蛔，乃伤寒症，故言凶。若伤食吐蛔，乃是常事。

要知儿病生与死，总观面上色声音，唇青耳黑人难救，哭声不响赴阴君。

声轻者气清弱也。重浊者痛也，风也。高喊者热将狂。声急者，神惊也。声塞者，痰也。声战者，寒也。声噎者，气不顺也。喘者，气促也。喷嚏者，知其风。呵欠者，知其倦，亦主风。阴阳相杂也。

诊　脉　歌

小儿有病须凭脉，一指三关定真息，浮洪风热数多惊，虚冷沉迟实有积。

左手浮洪，风邪所感，右手滑大，乳食过伤。数热迟寒，以意推详，浮表沉里，看症投汤。

看颅囟要略

凡看婴孩百日以后，周岁以前，视其囟而对其症，则补泻用药调治，可断其吉凶矣。

囟门青筋，脉虚不荣。囟门常陷，滑泄便便。囟门肿起，风痰不止。囟门久冷，吐利青青。囟门虚软，癫痫不免。囟门扁阔，暴泄易脱。囟门歪长，风作即亡。囟门连额，惊风易得。颅囟未充，怕热怕寒。颅囟缓收，胎气不周。颅囟动数，神气昏弱。颅囟宽大，受疾恐害。颅囟未合，筋骨柔弱。

颅囟陷者，始因脏腑有热，渴饮水浆，致成泄痢，久则气虚。用狗头骨炙黄为末，鸡子清调敷之。囟肿者，乳哺不常，致寒热乘于脾家，其气上冲，囟为之胀高如堆垛。若寒气上冲则坚硬，热气上冲则柔软。寒则温之，热则凉之。

封囟散

防风　柏子仁　白及各一两

上末，乳汁调涂囟上，十日愈。

凡解颅之症，乃肾气虚弱，脑髓不实，不能收敛，急用地黄丸补之。外用大天南星微炮为末，米醋调，敷于绢帛上贴之。

三辛散　治解颅。

北细辛　桂心各五钱　干姜七钱

为末，乳汁调敷囟上，干则再涂，俟儿面赤则愈。

乌附膏　治囟门陷。

川乌　大附子各去皮，脐，尖，五钱　雄黄水飞，二钱

上极细末，生葱捣烂调成膏，贴囟上。

地黄丸　治颅解不合，肾元不充。

人参二钱　怀熟地黄四钱　鹿茸酒炙　怀山药　茯苓　丹皮　山茱萸肉各三钱

上末，炼蜜丸，芡实大，每用人参汤化下一丸。

伤　乳

小儿吮乳过饱，腹胀不乳者，不必他药，只用大麦芽炒煎汤服之。如恶吐加陈皮。发热者加枳实。如大便不通加槟榔。

盖气下则乳自消也，不必用大黄、巴豆霜之类。

入门看证歌

五指梢头冷，惊来不可当，若还中指热，必定是伤寒，中指独自冷，麻痘症相传，女右男分左，叮咛仔细看。

变 蒸

生生子曰：古谓三十二日一变生一脏，六十四日一蒸生一腑，三百二十日十变五蒸毕。则脏腑完而人始全也。大意谓人有三百六十五骨度，而合周天之数，以期岁该之云云也。愚谓婴孩离母则脏腑已自具足，岂待变蒸完而后始生哉？观其下地团然一声，便能呼吸饮乳，大小便一如大人，设脏不完，啼声安出，又安能饮乳而成大小便哉？由是推之，所谓变蒸者，乃气血按月交会锻炼，使脏腑之精神志意魂魄递长，灵觉渐生尔。气血有太过，有不及，故寒热之发，有轻重，有晏早，不然观今之婴孩，未尝月月如其所云三十二日必一变，六十四日必一蒸也。发寒热者，百中仅一二耳。间或有之，亦不过将息失宜，或伤风、伤乳，而偶与时会耳。虽不服药，随亦自愈。兹姑采什数方，以备参用，若谓生脏生腑之助，则其谬也。不辨自知。

清解汤 变蒸热多寒少，面赤息粗，有似伤风，表里无汗，或发瘾疹咳嗽，并皆治之。

柴胡五分 前胡四分 酒芩五分 甘草炙，三分 葛根三分 杏仁四分 枳壳三分 白芍药七分

水煎服。

柴胡汤 治变蒸骨热，心烦，啼叫不已。

人参 甘草炙 麦门冬去心，各二钱 防风 龙胆草各一钱 柴胡三钱

每服三钱，水煎服。

惺惺散 治变蒸发热，或咳嗽痰涎，鼻塞声重，疮疹发热。

人参 白术 茯苓 甘草 芍药 桔梗 细辛 麦芽各等分

每服一钱，加姜煎服。

当归散 治变蒸有寒无热。

当归二钱 木香 桂心 人参 甘草炙，各一钱

每服二三钱，姜枣水煎服。

调气散 变蒸吐泻，不乳多啼。

木香 香附酒制 人参 橘红 藿香 甘草

各等分，每服三钱，姜二片，枣一枚，水煎服。

明惊风篇

孙仲子泰来曰：惊者病之名，风者病之象，言其抽搐有似于风之动而为名也。

生生子曰：小儿之症，莫大于惊风。以其疾，顾盼间暴，若雷迅而电逝也。缘其致疾之由有二，极须体认。不可循俗，只曰惊风云耳。何言之？夫惊有因外因内。外至者，或耳闻异声，目击异物，蓦然仆地者是也。内生者，由痰生热，热生风也。所得之由既殊，疗治之法必异。治外须当养神，治内宜清降。予慨今之专门，偶获一方，便大言曰治急慢惊风如神，急慢二字，漫无分别，视之得无太易易乎？不思急属阳，阳为热为实，慢属阴，阴为虚为寒。顾治法，实热即当清当泻，虚寒即宜温宜补。盖治寒之剂不能治热，治热之剂不能治寒，圣哲莫能越其矩也。世无大丹，曷能以一药概能治其寒热虚实者乎？

急慢二字间有能言之者，至于内外之因，鲜有知之者矣。予故揭而论之，以补其略。

急 惊 风

生生子曰：急惊风者，乃有数种之殊，须当细察。观古人治法有云镇惊者，有云利惊者，有云凉惊、定惊、截惊者。究其法，明是教人要知邪之入于何经，识投剂有此数等之缓急也。盖邪之入心，则面红颊赤，惕惕夜啼。邪之入肝，则面目俱青，眼窜上视。邪之入肾，则面黑恶叫，啮齿咬牙。邪之入肺，面色淡白，喘息气乏。邪之入脾，面色淡黄，呕吐不食。此亦大约言之耳！仍当审其兼症。盖此疾之发，其始未有不由于痰热者。虽有五脏之殊，尤重在心肝二脏。内积痰热，外挟风邪。风火交争，血乱气并，呼吸贲郁，关窍壅塞，面赤努气，百脉凝涩，总由痰涎胶固，而肝风心火无所疏泄，故头摇眉掣，目斜上视，搐掣不休，名曰急惊，症固暴烈，乃为阳症，阳盛则多动而症实热。故列以上数法，非若慢惊阴症者所可比也。急惊须当急治，先宜通关，通关后且与截风定搐，设仍不定，乃议下之。痰热既降，又当养胃安神。若搐定而仍有微邪，但用轻剂消痰清热，则破竹之势，自当迎刃而解也。

孙季子朋来曰：夫治急惊，当下即下，第不可过用寒凉，及巴霜、水银、芒硝辈荡涤太骤。盖以上诸剂与脑麝等药，医家有所急而用之，殆亦不得已也，疾去即止。若不当用而用，或当用而过用，慢惊之成，率多由此。可不慎哉！凡欲下之际，须当细问前师已下未下，或曾经吐泻否也？设已经下及曾吐泻者，不敢再拟下剂，只须驱风化痰清热，令其自已，不可峻攻，重

伤胃气。若体认未明，不可孟浪施治。先与通关、嚏惊辈以开其窍，次用人参羌活散、定搐散，在意选择。下剂亦有三等，轻则利惊丸；稍重则用疏风散、柴胡加大黄汤；重则用天麻丸、牛黄凉膈丸。下后和胃补气，用生气散、茯苓二陈汤、苏合香丸之类。宁心定志丸，全蝎散，温胆汤，此等不寒不热，祛风镇惊之余，酌而继之，以防再发。庶称良师。

凡急惊鼻衄者，乃阳明经中热壅将散，从血而解，此易治。口中吐血者，乃心血为热迫妄行，难治。犀角汤加滑石、牡丹皮、黄连、山栀。

凡急惊抽搐，听其自发自止，切不可令人紧抱束系之，恐他日有痼疾，以气不得流通故也。

通关散 治惊风搐搦，关窍不通。

南星炮，一钱　麝一字　牙皂二条　赤蜈蚣炙，一条　僵蚕炒，一钱

上为末，生姜汁拌擦牙，或箸引滴入药二三滴，吐出涎，关自开。

嚏惊散

半夏一钱　猪牙皂角末，五分

上为末，每用少许，吹入鼻中，嚏出立苏。

全蝎散 治惊风不语，通窍豁痰。

全蝎七枚，各用紫苏叶包，涂蜜，炙，去叶，再换叶炙

上末，每服一字，姜汁入蜜少许，拌匀灌入口中。

开牙散

细辛　南星　朴硝各一钱　全蝎五枚　麝香五分

上为末，以少许用乌梅肉揉和，擦牙，外用细辛、皂角、荆芥为末，吹入鼻中。

人参羌活散 治惊风热，涎潮，牙关

紧急，或中风。

柴胡去芦，五钱　地骨皮　天麻酒炙
人参　芎䓖　独活　枳壳　茯苓　羌活
桔梗各五钱　甘草三分

上每服三五钱，生姜薄荷汤调服。加
蝉蜕治惊热，体硬加麻黄、干葛、苡仁。

钩藤饮　治一切惊风潮搐，神思昏迷，
目睛上视，但是惊风变易皆效。

麻黄去节　甘草　蝉蜕五枚，去翅足
升麻　川芎　龙胆草各一钱　天竺黄　钩
藤　羌活　独活　防风各三钱

上每三五钱，加竹叶七片，薄荷叶五
片，水煎服。

琥珀散　急慢惊风，涎潮昏冒，目睛
抽搐，内钓，肚疼，及和顺痘疮，小可惊
哭，眠卧不安，入口立效。又治惊痫，常
服安心定志。

辰砂　琥珀　牛黄　僵蚕炒　全蝎去
毒　天麻　南星牛胆制　白附子炮　蝉蜕
代赭石　乳香各一钱　麝香一字

上为末，三岁半字，薄荷金银汤下。
慢惊加附子。

天麻防风丸　治一切惊风，壮热，痰
盛，恐怖。

僵蚕炒，五钱　天麻酒煨　防风　人参
各一两　牛黄一钱　全蝎五钱　辰砂　雄黄
各二钱半　炙甘草一两　麝香一钱半

上末，炼蜜丸，桐子大，每三五丸，
薄荷汤下。

金箔镇心丸　治风痰壅盛，发热，心
神恍惚，急惊搐搦。

雄黄　辰砂　天竺黄各一钱　茯苓
胆南星　人参各二钱　山药一钱半　牛黄
麝香各五分　金箔五片

上末，炼蜜为丸，梧桐子大，金箔为
衣，每服一丸，灯心钩藤薄荷汤下。常服
定志安心。

凉惊丸　治惊疳有热，发搐，心神恍
惚，牙关紧急，目作上视，潮热，手足
动摇。

黄连　龙胆草　钩藤各二钱　牛黄
麝香各一字

上细末，面糊丸，粟米大，每服五七
丸至十五丸，次大者三十丸，金银薄荷
汤下。

定心丸　温惊用此。

茯神　白附子　南星炮，各三钱　人参
全蝎　僵蚕炒，十四枚　乳香三字　远志去
心，各一钱

上为末，牛胆汁丸，梧桐子大，每一
二丸，金银薄荷汤化下。

镇心丸　治惊，常服安心镇惊。

桔梗　山药　山栀　甘草

各等分为末，炼蜜丸，樱桃大，金银
箔为衣，每一丸，薄荷汤下。

利惊丸　治急惊身热，面赤引饮，口
中气热，大小便黄赤。

青黛　轻粉各一两　黑豆生末，五钱
天竺黄二钱

上末，蜜丸，小豆大，一岁一丸，薄
荷汤下。面糊丸亦可。

朱砂膏　惊风痰盛。

朱砂　牙硝各二钱　五灵脂　芦荟各一
钱半　麝香五分　冰片一字

上细末，甘草膏丸，绿豆大，金箔为
衣，每一丸，薄荷汤下。

疏风散　惊风痰热俱盛。

槟榔　陈皮　黑丑　大黄煨

各等分，为末，每服五七分，生蜜少
许调下。

牛黄凉膈丸　治热盛涎潮。

牙硝　石膏　甘草各五钱　胆星二钱半

牛黄　紫石英一钱　麝香　冰片各五分
寒水石煅，五钱

上为末，甘草膏丸，绿豆大，每一丸，
陈皮汤下。

柴胡加大黄汤　最利痰热。

柴胡一两　黄芩　人参　半夏　生姜
各三钱半　大黄量虚实用

上为粗末，每服一钱，加枣子煎服。

金星丸　风热结聚，喉内痰鸣，喘粗
咳嗽，两颊红，颊腮赤肿，咽膈壅塞，目
闭不开，狂言发热，烦躁多渴，欲作惊风，
或大便不通，小便如血。

郁金　雄黄各一分　轻粉五分　巴霜七
粒　南星一个　蝎梢一钱

上为末，醋糊丸，麻子大，薄荷汤下
三丸，小者一丸。

揭风汤　专利惊热，下痰。

青黛　芦荟　全蝎各一分　南星末，五
钱，水调成饼，包前三味，煨熟，研末，入后药
朱砂一钱半　轻粉　牙硝各三钱

上俱为细末，每服一字，薄荷汤下。

奇方　镇惊定搐安神。

雄黄　大辰砂各一钱

为细末，猪心血拌，水调下。

温胆汤　积痰惊悸。

半夏　枳实　酸枣仁各二钱半　陈皮
甘草各一钱半　茯苓五钱

上每服三钱，竹茹五分，姜枣煎服。

全蝎散　治惊搐。

僵蚕炒，三条　全蝎薄荷叶炙，七枚　麝
香少许

上为末，石榴皮汤下。

和中汤　和胃气，止吐泻。

茯苓　莲肉各二钱　藿香　天麻　人
参　扁豆炒　木香　白术　甘草各一钱
每服二三钱，姜枣煎服。

定志丸　惊风已退，神志未定。

琥珀　茯神　远志　人参　天麻　甘
草　天门冬　白附子　酸枣仁

上末，炼蜜丸，皂子大，辰砂为衣，
灯心薄荷汤化下一二丸。

酸枣仁散　惊心不宁，恐怖恍惚。

人参　麦冬各二钱　茯神五钱　粉草一
钱　辰砂五分　麝一分　远志　酸枣仁各
三钱

上末，钩藤汤调下，如内钓加木香。

防风散　风热痰壅，大便不通。

羌活　防风　枳实　川芎　粉草　大
黄煨　赤芍各等分

上每服二钱，姜枣煎服。

青金丹　疏风利痰。

芦荟　牙硝　青黛各一钱　使君子三枚
硼砂　轻粉各五分　蝎梢十四个

上末，磨香墨拌丸，麻子大，每一二
丸，薄荷汤下。

京墨丸　惊积痰热。楚地王监，以此
药而著名，大利痰热疳积。

青黛　使君子煨　芦荟　京墨　胆星
各二钱　轻粉　麝香各五分　冰片一字

上为末，面糊丸，梧子大，每服一丸，
薄荷汤下。

镇心丸　化痰镇心，治急惊。又一方
无牛黄有胆星。

朱砂　龙齿　牛黄各一钱　铁华粉
琥珀　人参　防风各三钱　全蝎炙，七枚

上末，蜜丸，梧子大，每一丸，薄荷
汤化下。

珍珠丸　急惊热盛涎潮。

滑石飞，五钱　白附子一钱　轻粉一钱
巴霜十五粒

上末，面糊丸，绿豆大，三岁者一丸、
二丸，葱白汤下。一方有南星、全蝎。

犀角汤 心惊热盛。

犀角 防风 木通 甘草 桑白皮
茯苓各等分

上每服三钱，水煎服。

清心丸 惊热烦躁。

人参 茯苓 防风 柴胡 辰砂各二
钱 金箔二十片

上末，蜜丸，梧子大，竹沥汤磨下
一丸。

五仙丹 身热面赤，口噤，息粗，抽
搐易作易止。

天麻酒浸，四钱 全蝎洗去头足，新瓦焙
干，四钱 白附子 辰砂 珍珠 青礞石
煨，各三钱 巴霜二粒 金银箔各十片

上为末，姜三片，蜜一匙，煎汤调服
一字。

珍珠天麻丸 治急惊风，请量用之，
以通为度。此方仍治吊肠、锁肚、撮口，
至为妙绝，功效无比。丸如麻子大，每服
一岁五丸，二岁十丸，随大小加减，薄荷
汤点茶送下。凡治惊风，先须截风定搐，
次以此剂下之，切不可过利。初生患者三
日三丸，五日五丸，七日七丸，加青黛名
青黛丸。

天南星炮 天麻 白附子炮，各一钱
巴霜一字 腻粉五分 芜荑炒 全蝎面炒
滑石各一钱半

上末，水煮面糊为丸。

慢 惊

慢惊属阴，为寒为虚，多发于大病之
后，或先有吐泻，不善调理，或克伐过度，
损伤脾胃。夫脾属土，主四肢。虚则四肢
冷，手指微动。或口角掣动，面色青，二
便利，是其候也。与急惊大不相同，盖急
惊乃初病之症。元气未虚，邪气正盛，故

抽搐大作，症虽急，乃有余之症，治可攻
击，使二便通利，痰降热散而愈也。慢惊
乃病后虚弱，无气以言，无气以动，无力
抽搐，元气大虚故也。有似于风，俗云慢
脾风症，虽缓实恶候也。治唯温补，使胃
气渐回，大便结实，其风自定。切切不可
攻击，症虽有痰，只以六君子汤加天麻、
炮姜，或乌蝎四君子汤。所重只在保护脾
胃上着功夫，余不暇及。

孙季子朋来曰：慢惊需要审问前症根
由，按轻重而施治之。不可概称慢候，而
遽投大温大热之剂。又不可不识缓急，泛
泛然夹杂他药，失时误事。如从吐泻后者，
即以理中汤、治中汤，甚者加大附子。若
水泻，轻者，五苓散、益黄散、术附汤之
类。如从急惊渐渐转致于慢者，全蝎观音
散。风邪而得者，桂枝汤。若面青额汗，
舌短头低，眼合不开，摇头吐舌，俗曰慢
脾风。此土极似木之候，逐风则无风可逐，
疗惊则无惊可疗。乃脾间虚痰虚热往来作
祟。眼合者系脾虚之极，不能展开，神志
昏迷。治之早者，十全二三，大要只在助
胃回阳。若眼半合半开，手足不冷，此虽
属慢惊，而阳气尚未全脱，不必用硫黄、
附子辈，只与截风调胃，可冷可热，和调
阴阳，太乙保生丹、聚宝丹、蝉蝎散，皆
可选用。所重只在保脾，故所治无失。

理中汤 吐泻后脾胃虚弱，四肢渐冷，
或面有浮气，四肢虚肿，眼合不开。

人参 白术 甘草炙 炮姜
水煎服。甚者加大附子。

治中汤 即前方减炮姜加陈皮。

太乙保生丹 治慢惊尚有阳症。

防风 全蝎 白附子生 僵蚕炒 胆
星 蝉蜕 琥珀 辰砂各一钱 麝香五分
上末，粟米糊为丸，梧子大，金箔为

衣，每一丸，薄荷汤下。

蝉蝎散　急未尽而慢将来。

全蝎去毒，七枚　蝉蜕廿一枚　甘草炙，二钱半　大南星炮，一枚

上末，每服五分，姜、枣煎服。

聚宝丹　初传慢而未脱阳者。

人参　茯神　琥珀　天麻　僵蚕炒　防风　南星炮　白附子生　全蝎炒　乌蛇肉酒浸焙，各一钱　朱砂五分　麝香一字

上末，蜜丸，梧子大，每一丸，石菖蒲汤下。

神宝既济丹　分阴阳，平冷热，定吐泻，豁痰涎。

硫黄　火硝　五灵脂　青皮　陈皮　半夏曲

上将硫黄、火硝用瓷罐熔化，搅匀，冷定取下，同诸药各等分，为末，粟米糊为丸，麻子大，每服五丸，米饮下。

惺惺散　吐泻后，脾弱内虚。

人参　茯苓　木香　天麻　扁豆炒　全蝎炙　陈米炒

各等分，每服三钱，姜、枣煎服。

大醒脾散　治吐泻脾困不食。

南星　茯苓　橘红　全蝎炙　粉草　莲肉　白附子　人参　木香　陈米炒

上每服三钱，姜、枣煎服。

醒脾散　吐泻脾困，不思乳食。

人参　全蝎　天麻　茯苓　木香　菖蒲　莲肉　白术　甘草炙　白附子

上每服二三钱，姜、枣煎服。

术附汤　风湿相搏，身体烦痛，不能转侧，不呕不渴，大便实，小便利，虚风头目眩重，暖四肢，补中，助阳气，止自汗。

白术四两　甘草炙，二两　大附子炮，去皮脐，一两半

上每服三钱，水、姜、枣煎服。

乌沉汤　驱风助胃治慢惊。

天麻　人参　川芎　全蝎炙　南星炮　木香　沉香各一钱　甘草炙

上每服一钱，水姜煎服。

星香全蝎散　治慢惊风，昏迷痰搐。

南星　木香　人参　橘红各一钱　全蝎炙　甘草炙，各五分　有热加防风。

每二钱，紫苏、姜、枣煎服。

定命饮　慢惊吐泻，困沉，欲传慢脾，通用。

半夏　茯苓　木香　生姜末　天麻各三钱　白术　甘草炙，各一钱

上末，姜枣汤调下五分。

温白丸　驱风豁痰。

人参　防风　白附子　僵蚕　全蝎炙，各一钱　南星炮　天麻各二钱

为末，面糊为丸，梧子大，每姜汤送下一丸。

钩藤散　吐利，脾胃气虚，生慢风。

钩藤钩七钱　蝉蜕　天麻　防风　蝎尾　人参各五钱　麻黄去节　姜蚕炒　甘草　川芎各二钱半　麝香少许

上水煎，寒多加白附子五分。可与后蝉蜕钩藤饮兼看对症用。

蝉蜕钩藤饮　肚痛惊啼。

钩藤　天麻　茯苓　川芎　芍药各二钱　甘草　蝉蜕各一钱

上加灯心，水煎服。

礞石散　又名夺命散。大能利痰，不问阴阳。慢脾风涎潮壅盛，塞于咽间，其响如潮，百药不能过其咽，命在须臾。但先用此药，入喉，痰即坠下。功有万全，起危笃之疾，布斡旋之功。

青礞石火硝煅过者

上为极细末，若急惊风痰上壅，身热

如火，用薄荷自然汁入蜜调，微温服之，良久，其药裹痰坠下，痰涎与药杂和稠黏而坠下也。次服退风、祛热、截惊等药。

又方 以稀糊丸，绿豆大，每服二丸，急风薄荷、荆芥汤下，慢脾风木香汤磨下。

慢惊慢脾虚风，亦痰涎潮上，塞住咽喉，药石俱不能下。用此以青州白丸子，再研为末，稀糊为丸，入熟蜜汤调下。其涎即坠入腹，次服治慢惊药，其痰立下，不动脏腑，不伤真气，唯见其药裹痰而下，始知此剂之神。

乌蝎四君子汤 上即四君子汤加川乌、全蝎，为末，每服五七分，姜枣调下。再服去川乌。

星苏散 慢脾风，口噤不语，痰热及治诸惊风口噤。

大南星一枚，炮

为末，每服三字，姜四片，紫苏五叶，同煎，入雄猪胆汁少许，温和服。

凡不语者，大小便须要调导。慢脾风不语，只用南星，以人参、石菖蒲为佐。

异功散 温中和气，吐泻不思饮食。即治中汤加木香、姜、枣煎服。

阴痫散 祛风豁痰，回阳正胃。

白附子生 黑附子生 南星生 半夏生

各等分，剉散，井水浸七日，逐日换水浸，去水干，入全蝎末二钱，同研为末，每服三分，生姜汤下。

至圣保命丹 惊风内钓，肚腹坚硬，夜多啼哭，眼目上视，手足抽搐，不省人事。

全蝎去毒，十四枚 防风 胆星 蝉蜕 僵蚕炒 天麻各二钱 白附子炒 辰砂各一钱 麝香五分

上末，糯米饮丸，芡实大，金箔十片为衣，每一丸，钩藤灯心汤下。有热加牛黄、冰片、硼砂。一方有羌活二钱。此药常服，镇心化痰。

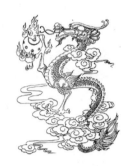

赤水玄珠　第三十一卷

夜啼　客忤　躯啼

夜啼者，脏寒也。阴盛于夜，则冷动而痛，故夜啼不休，钩藤散主之。

又有心热烦啼，必面色赤，舌苔，小便赤涩。钩藤散，去木香、当归，加辰砂末、木通煎汤调下。

客忤者，婴儿神气脆嫩，外邪易而触之。或眼见犬畜异物，耳听异声，或入神庙而见凶恶神像，或入暴丧之家，触而忤之，故夜多惊悸，睡卧中惊跳啼哭。因昼之所触而有夜之所感也。其候惊啼，口出青白黄沫，面色变易，喘急腹痛，反则瘛疭，有似惊痫，但目不上窜耳。视其口中悬雍左右有小小肿核，即以竹针刺破，治唯辟邪散惊安神为上。凡客忤中恶，急作醋炭，或焚降香、皂角等熏之，速服苏合香丸立苏。盖心藏神，神安则五脏和而愈也。

躯啼者，儿在胎时母失将养，伤于风冷。既生之后，冷气停留，复因乳哺不节，邪与正搏，故腹痛躯张，蹙气而啼也。牛黄丸主之。冷甚者，理中丸温之。

钩藤散

钩藤　茯神　茯苓　川芎　当归　木香各一钱　甘草五分

上每三钱，姜、枣煎服。

乳头散　夜啼不止，腹中疼痛。

黄芪　当归　甘草　赤芍　木香各等分

上为末，每涂少许乳头上，令儿吮之。

火花膏　治夜啼脏冷而痛也。

灯花三颗　硼砂　辰砂各少许

上为末，熟蜜调成膏，涂乳上，令儿吮。

蝉蜕膏

蝉蜕二十七枚，去毒　辰砂少许

上为末，炼蜜丸，令儿吮。

六神散　面青腹疼，啼哭口中冷气，四肢冷，曲腰而啼，大便泄泻，及不吮乳。

人参　山药　白术各五钱　甘草炙，二钱　茯苓　扁豆炒，各一两

上末，每服二钱，姜、枣煎服。

又方

当归　白芍　人参各二钱半　甘草　桔梗　陈皮各一钱

各二三钱，水煎，时时服之。

雄麝散　治客忤，腹痛危急。

雄黄一钱　乳香五分　麝一字

上末，每一字，刺鸡冠血调灌。

黄土散　治小儿客忤。

伏龙肝　蚯蚓粪各等分

上水调涂小儿头上，及五心上，为良。

龙齿散　治拗哭，肚疼，惊热。

龙齿　蝉蜕　钩藤　羌活　茯苓　人

参　天麻　防风　全蝎各等分

上末，灯心汤调下。

雄黄散　中恶客忤。

雄黄，研，水飞细末，用桃树枝煎汤调灌。

又方　治同上。

苏合香丸拌雄黄、麝香末，用降真香煎汤化下立苏。

丹毒　赤游风肿

孙仲子泰来曰：小儿丹毒赤游风者，书谓半周一岁之间，不宜频频洗浴，恐湿热之气，郁蒸不散，发为丹毒。愚谓此固一说也，总由妊母血热溃流于胎，胎受热毒，蕴于腠理。或乳母好食酒面煎炙辛热等物，皆能致之。发于四肢者，易为调治。发于头面胸背，令儿烦躁胀闷，身如火灼。古谓入心者死，以其毒剧火盛故也。亦有湿热滞于皮肤，搏击气血，发为丹毒，入腹入囊，总成凶兆。良由包裹失宜，复为风邪所袭，发为白丹游肿，壮热憎寒，鼻塞胸闷，息气喘急，咳嗽吐逆，种种之缘，一受于母之血热为内因，一为频洗脱着失宜为外因。知内外之因，明合治之法，庶几有藉手焉。

大连翘汤治胎毒，丹毒，赤游。方见潮热。

清上散加升麻，治胎毒，丹毒，游赤肿。方见风热。

防己散　丹毒赤游风，入腹入肾，防其杀人。

汉防己五钱　朴硝　犀角　黄芩　黄芪　升麻各七钱

上每服二三钱，加竹叶五片，煎服。一方无朴硝，有泽泻。

葛根白术散　治一切赤白丹毒。

白术　茯苓各二钱　木香　甘草各一钱　赤芍药　葛根各三钱　枳壳二钱半

每三钱，水煎服。

惺芎散　治赤游肿，中气弱，不可服寒凉者。即四君子汤加桔梗，水煎服。

冰黄散　赤游肿毒。

朴硝　大黄各一钱

为末，新汲水调敷毒上。

白玉散　赤游丹毒。

滑石　寒水石各一两

上末，醋调涂肿处。或游至外肾有破损者，用水调涂。

又方　赤游丹毒。

青黛，井水入蜜调涂。无青黛，以靛涂之。

又方　治赤白丹毒，或用寒凉涂之不效者，用此良愈。

伏龙肝，为极细末，以熟鸡子黄熬为油调涂。

升麻汤　治外因洗浴脱着失宜，憎寒壮热，丹毒游肿，并时行热毒发斑等症。

升麻　干葛　白芍各三钱　甘草一钱半

每服三四钱，水煎服。热盛加黄芩。咽痛加桔梗。发斑加玄参。

败毒散　治时行热毒，胃虚冷丹。治噤口痢加陈仓米一撮。

羌活　独活　前胡　柴胡　人参　茯苓　川芎　甘草　桔梗　枳壳

上每三四钱，生姜、薄荷煎服。

心红散　治赤游丹毒。

心红即水银升之银朱也

用马齿苋捣汁调涂，干则以汁润之，极妙。

又方　治一切胎毒赤丹。

芭蕉根大块者，捣汁涂之。干则再涂，畏寒者或冬月，则顿稍温涂之。

口　疮

孙季子朋来曰：口疮或宿禀胎毒，或乳母过食煿炙，热蕴心脾，不能发泄而然。凡用服药，虽知是热，亦不可过用寒凉，恐上热未除，中寒复生也。唯轻清味薄之剂，缓缓治之，如权衡在手，轻重自如。

加减泻黄散　治心脾热甚口疮。

山栀子一两　防风一两　藿香七钱　石膏五钱　连翘　甘草七钱半　升麻三钱

上蜜酒微炒，水煎服。小便短涩加滑石、木通。

青黛散　治鹅口疮，重腭不能吮乳，及治咽喉肿塞。

黄连　黄柏各五钱　青黛二钱　牙硝辰砂各一钱　雄黄　牛黄　蓬砂各五分　冰片少许

上为极细末，先以薄荷汁拭口，后搽此末一二分。

如搽寒凉药不效，口中一片白漫漫者，此中焦虚而热不得下降。内服四君子加炮姜、葛根，外以熟鸡子黄同乱发熬油，用绵缠箸头，蘸油洗之，立能止痛取效。

重舌　木舌　弄舌　肿腭　肿龈

重舌，亦为心脾蕴热所致。盖脾脉络于舌底，舌为心苗，心脾有热，则血气沸腾，火性炎上，如风潮之上壅，故热毒附于舌根，而肉壅肿叠出，短小如舌者是也。

着颊里及上腭而肿者，名肿腭。

齿龈上肿者，为肿龈。此二者，皆宜针破出血即愈也。

木舌者，脏腑壅滞，挟心脾之热上冲，故令舌尖肿大，塞满口中，或僵硬如木，不能转掉，不能言语。若不急治，必致殒命。古方用蓖麻子肉捣研，以绵纸取油，

将纸捻成条，点火复吹灭，以烟熏之即消。

弄舌者，脾虚微热，津液不足，时时舒舌。此不可用凉药，宜补中气，使生津液则愈矣。

青黛散　治口疮重舌，不能吮乳，重腭鹅口。方见口疮。

蓬砂散　舌上白苔，舌上干黑。

蓬砂为末，冰片少许掺之。或用生蜜调涂舌上，妙。

《千金方》治重舌。

黄柏用竹沥浸一宿，点舌上。

泻黄散　治心脾热盛，重舌，重腭等症。方见口疮。

茱萸膏　心脾热，唇口生疮，重舌、木舌等症。用此以引其热下行，或兼服连翘饮子，仍与金丝膏刷口内舌上，立效。

吴茱萸，为末。米醋调涂脚心，更以厚纸贴之，系定。

金丝膏　小儿口疮大效。

黄丹一钱　生蜜一两

上和匀，深瓯盛，甑内蒸黑为度。每用少许，刷口内。

语　迟

小儿四五岁不能言者，盖心之声为言。皆由在胎时，其母卒有惊怖内动，母之心气不足，则儿之心气不充，故语迟也。法当养心，菖蒲丸佳。

菖蒲丸

石菖蒲二钱　人参五钱　麦门冬　丹参远志去心，姜汁炒　天门冬去心　赤石脂各三钱　《直指方》有当归、川芎、朱砂。

上末，炼蜜丸，麻子大，每服三十丸。

又方

酸枣仁五钱　远志去心　甘草三钱，汤煮干　干山药五钱　人参　白茯神去心皮，

各五分　归身五钱　石菖蒲二钱　丹参三钱

石斛去根，饭上蒸，三钱

上末，圆眼肉煎汤调下。每服一钱。

断乳法

画眉膏

栀子三枚，炒存性　雌黄　辰砂各少许

上为末，入轻粉少许，麻油调匀，候儿睡浓时涂其两眉上，醒来自然不吃乳。未效，再涂则效。

行　迟

《内经》云：足得血而能步。设未经跌扑损伤及发惊搐、强被束缚者，乃下元不足也。盖肾主骨，肝主筋，下元不足，则筋骨痿弱不能行动，宜当峻补下元。有疳弱而不能行者，当从疳治。

肾气丸　治下元不足行迟。

怀地黄酒蒸熟，四两　干山药　山茱萸肉各二两　茯苓　泽泻　牡丹皮去心，各一两半

上末，炼蜜丸，空心淡盐汤下五十丸。

地黄丸　峻补下元。方见颅囟。

虎骨丸　脚软行迟。

虎胫骨好酒炙　熟地　酸枣仁酒炒　茯苓　桂心　防风　川芎　牛膝

各等分，为末，蜜丸，麻子大，木瓜汤下三十丸。

牛膝散　三岁不能行走。

五加皮六钱　牛膝　木瓜各五钱

上末，每一钱，酒调下。

项　软

项软者，乃督脉虚而筋骨不收敛也。督脉系足太阳膀胱经所主。古方多从风治，以其头重颈软，头不得正而坠前坠后也。

愚谓但补督脉，则其气血充盛，自能收持也。前虎骨丸、地黄丸，皆可任之。

天柱丸　治项风气起，颈软头不得正，或去前，或去后。

蛇含石醋煅七次，一两　川郁金三钱　麝香少许

捣饭为丸，芡实大，每一丸，荆芥汤化下。

五皮散　治项软。

五加皮为末，酒调涂敷颈骨上，再用酒调服，亦治行迟。

滞　颐

滞颐者，涎自口角流出而滞于颐间也。此由脾冷涎多，脾虚不能摄其津液，泛而溢出，渍滞颐间，湿淫红赤。唯当温脾益黄散、温脾散，皆治之。亦有脾热者，但清其热，则涎自不泛上。寒热一字，在人看其面色，审其兼症，问其二便，庶治不偏。

温脾散　治滞颐。

半夏　丁香　木香各一两　姜炮　白术　青皮　陈皮各五钱

上末，面糊丸，黍米大，一岁十丸，米汤下。

温脾丹　治同上。

半夏　人参　肉果　白术　炮姜　甘草各五钱　丁香一两

上二三钱，水煎服。

清脾散　治同上。

白术　白滑石飞，各五钱　甘草一钱　黄连酒炒，二钱　扁豆炒　茯苓各三钱　葛根一钱半　石斛三钱

上末，每服一钱，灯心汤调下。

脱 肛 门

脱肛乃肠胃有积滞，以致湿热之气下流，蕴于肛门而然也。法当推逐其积。又或贪坐冷地，热为寒凝，结为内痔，致每登厕肛即脱下。此当从痔而治，痔消而肛自收也。有泄利日久，中气虚而下陷者，宜大补中气，兼为升提。从推、从补、从升，皆当看症。又有肛上生虫者，予友黄桂峰丈，治一人肛出，百方不应，乃以生猪肚子一具，刮下垢物，用纱囊盛之，罨于肛上一夜，次早细虫不计其数，尽丛于囊垢上，肛即收入，此亦湿热之所生也。

致新汤　治食积肠胃，脱肛，不时用此消而推之。

木香二分　槟榔五分　京三棱醋煨　山楂　枳壳　桃仁各七分　滑石一钱五分　黄连吴茱萸制，三分

上水煎，食前服。积甚者，遇仙丹下之。方见《类编朱氏集验医方》卷六积聚门。

丹石散　治外痔脱肛如神。

黄丹　滑石等分

为细末，新汲水调涂，日三五次愈。

涩肠散　久痢，大肠脱出不收。

诃子肉煨　赤石脂　龙骨各等分

上末，用茶调肛上，绢帛揉入。治痢久不止，米饮调服。

胜雪膏　翻花等痔，热痛不可忍，或已或疮。

冰片　铅霜

上末，好酒研成膏，涂上即愈。

僧矾散

密陀僧二钱　枯矾一钱　冰片少许

为末敷上，先用苦参汤，或防风荆芥汤洗。

苦参汤　脱肛并痔。

枳壳　黄连　大黄　甘草　荆芥　苦参　芍药　黄芩各等分

上每五七钱，加车前子、茅草同煎熏洗。

凡肠头作痒，多是有虫。

用生艾、川楝根煎汤熏洗。

赤石脂散　泻痢后肛门不收。

赤石脂、伏龙肝等分，为细末，敷肛上。

蒲黄散

蒲黄五钱，熬猪脂一两，同拌成膏，涂肛上。

五倍子汤

五倍子一两，煎汤入皮硝熏洗。

补中益气汤加防风、桔梗水煎，食前服。

蜘蛛散

大蜘蛛盐泥包裹，煅存性，为末，一钱　铁锈末三分

猪胆汁调敷肛妙。

又方　鳖头烧灰敷上。

哮 喘 门

哮 喘 辩

孙仲子泰来曰：哮之与喘，极须分别。疑似之间，虚实攸系，非细务也。夫哮以声响名，喉中痰盛，胶塞肺窍，气道塞滞，呼吸不畅，喉中如水鸡之声，故气高而喘，心热而烦，抬其肩，撷其项，不能屈体而拾物，贴席而伏枕也。原其痰火内郁，外被风寒，束其皮腠，肺气为之不利，皆上壅胸喉。斯乃有余之疾，虽多日不食，亦

不死。治唯调气、豁痰、解表。盖痰出而声自寝也。顾喘以气息言，喉中无痰，气促不相接续，有虚有实。仲景云：汗出如油，喘而不休者死。故前人治法，有补有泻，是故不可与哮同日而语也。

明 治 哮

哮发之原有三：有因惊风之后而得者，由治惊不调气，故痰不尽撤去；有感风寒而得者；有食咸酸呛喉而得者。然皆不外乎利肺、调气、豁痰六字也。

麻黄杏子草膏汤 治伤寒发汗后，不可更行桂枝汤，汗出而喘，无大热者。及下后而喘。

麻黄二两，去节 杏仁去皮尖，二十五粒 石膏四两 甘草二两

上每三四钱，水煎服。

苏合香丸，治哮、调气、豁痰极效。治惊风后而得者尤佳。

大效雄珠化痰丸 治因惊后哮喘，逆触心肺，气急口张，虚烦神困。

雄黄 朱砂 蝉蜕 全蝎焙 僵蚕炒 南星 白附子炒，各一钱 轻粉五分

上末，面糊为丸麻子大，每服二十丸，薄荷、茶清任下。

九宝汤 大人、小儿素有喘急，遇寒暄不常，发则连绵不已。哮喘咳嗽，夜不得卧。

桑白皮 橘红 大腹皮 紫苏 杏仁 薄荷 甘草 麻黄 官桂各五分

姜三片，乌梅一枚，水煎服。

明 治 喘

喘之原有六：有风寒伤肺而得者；有厚味伤脾，积痰上迫于肺，肺气为之不利而得者；有大病后，被克伐太过，伤其脾胃，而中气虚弱者；有火逼肺金，金为火侮而气不得下降者；有水肿之疾，水溢迫肺而喘者；有破体太早，肾未完固，而泄其真阴，以致肾虚不能纳气归原者。故治法有疏风解表，有清火保肺，有清中化痰，有利水渗湿，有峻补肾元，有单补中气。较之于哮，大不相侔。兹特揭而明之。俾认证循方，不啻驾轻车就熟径，即夜行亦无颠踬之虑也矣。

九宝汤 风寒哮喘，咳嗽不能伏枕。方见哮。

黄芩半夏汤 寒包热，哮喘咳嗽。

半夏 枳壳 酒芩 桔梗 紫苏 麻黄 杏仁 甘草

上姜枣水煎服。天寒加桂枝。

桑白皮汤 肺气有余，火炎痰盛作喘。

桑白皮 半夏 苏子 杏仁 贝母 山栀 黄芩 黄连

上姜水煎服。

定喘汤 诸喘久不愈。

白果二十一枚，去壳，切炒 款冬花 桑白皮蜜炒 麻黄 法制半夏各三钱 苏子二钱 杏仁 酒芩各一钱半

水煎，作二次服。

生脉汤 肺气大虚，气促上喘，汗出而息不续，命在须臾。

麦门冬去心，五钱 人参三钱 五味子三十粒

水煎服。

星半瓜蒌丸 清中化痰。

南星 半夏 瓜蒌仁 香附子 橘红 萝卜子炒 杏仁 皂角灰

上末，神曲糊丸，梧子大，每服二三十丸，姜汤下。

又方 治食积痰喘，壅滞不利。

半夏姜制 瓜蒌仁 山楂 神曲 海

石　萝卜子　青黛

上末，用瓜蒌穰捣为丸，竹沥生姜汤下，每服三十丸。

参术调中汤　补中，清热，定喘，除嗽。

人参　白术各五分　桑白皮蜜炒　炙甘草各三分　麦门冬　陈皮　茯苓各一钱　青皮三分　五味子二十粒

水煎服。

双玉丸　治胃火刑肺，气高而喘。每至夏月，必一发者。

软石膏　寒水石各煅，姜汁淬

上等分，为细末，用甘草煎浓膏为丸，绿豆大，每夜白汤或淡姜汤送下一钱。

神秘汤　水气作喘。

橘红　桔梗　紫苏各五分　人参三分　五味子七粒　桑白皮一钱　半夏七分　槟榔五分　炙甘草二分

姜三片，水煎服。

椒目散　水泛于肺，肺得水而浮，故喘不得卧。

川椒目沉水者，略炒

为末，每一钱，姜汤调下。

葶苈大枣泻肺汤　上气喘急，身与面目俱浮，鼻塞声重，不闻香臭，胸膈胀满，将成肺痈。

葶苈炒研末，弹子大一丸　大枣十枚，去核

水二盏，先煎大枣至一盏，去枣入葶苈，煎八分，食后服。先服仲景小青龙汤二帖，再服此。

八味丸　治下元真气不足，肾虚不能纳气归原而喘。

怀熟地四钱　山药　山茱萸肉各一钱　茯苓　泽泻各一钱五分　大附子童便制　桂心各五分

上蜜丸，赤豆大，每服二三十丸，白汤下。

加减八味丸　治同上。即前方去大附子，加五味子。

人参胡桃汤　治下元不足，喘不得卧。

人参一钱五分　胡桃肉三枚

姜一片，水煎服。

杏仁煎　治喘嗽。

杏仁去皮尖，炒　胡桃肉去皮

等分，研为膏，加炼蜜，丸弹子大，临卧嚼下。

一方

胡桃肉三枚，姜三片，临卧嚼吃，饮汤三四口，再嚼再饮，止嗽化痰。

千缗汤　治痰饮喘急，不能卧，人扶而坐，一服即安。

半夏泡，七个　炙甘草　皂角炙，各一寸

生姜一片，水煎服。

治哮喘欲成龟胸龟背者。

甜葶苈四两　五味子一两　紫苏子二两　杏仁一两五钱　桑白皮蜜炒，二两

上蜜丸，黍米大，每三五十丸，淡豆豉汤下。铜壁山人加灵砂三分，神效。

咳　嗽　门

有伤风嗽，有伤乳食嗽，有痰嗽，有火嗽，有虚嗽。风者，鼻塞或流清涕。乳食者，胸腹饱闷，发热，日轻夜重。痰者，一咳便有痰，喉中常有痰声。火者，发热面赤，小水短涩。虚者，呼吸力微，大小便利，体倦而面色青白。

三拗汤　治感冒风邪，鼻塞声重，语音不出，头痛目眩，四肢拘倦，咳嗽多痰，胸满气短。

麻黄　杏仁不去皮尖　甘草

姜、葱白煎，温服取汗；有热加前胡；有痰加半夏。

华盖散　肺感寒邪，咳嗽上气，胸膈烦闷，项背拘急，声重鼻塞，头目昏眩，痰气不利。

麻黄去节　苏子炒　桑白皮蜜炒　杏仁　茯苓　陈皮各五钱　甘草二钱

上每三五钱，水煎服。

金沸草散　治伤风，头目昏痛，往来寒热，肢疼烦闷，痰涎不利，咳嗽喘涕，唾稠黏，壮热恶风。

金沸草　荆芥各一两半　前胡　麻黄去节，各一两　甘草五钱　赤芍药　半夏各七钱

每三钱，姜枣煎服。嗽甚加杏仁、五味子。

茯苓厚朴汤　治伤乳食停痰，咳嗽，或吐白沫，气喘。

白茯苓　半夏各一钱半　厚朴制五分　甘草二分

姜三片，煎服。

白饼子　伤乳食，停痰咳嗽，气粗喘急，及冷痰腹痛。

滑石　轻粉　半夏　南星各一钱　巴豆十四粒，去壳，水煮干

上研末，巴豆后入，糯米饭捣为丸，绿豆大，捏作饼子。三岁以上，三五饼，以下，一二饼，煎葱汤下。伤食麦芽汤下。

新伤乳食咳嗽，用二陈汤加萝卜子、杏仁、枳壳、麦芽、山楂、厚朴之类服之。食消而嗽自止。

泻白散　化痰止嗽，下气进食，泻肺火。

桑白皮蜜炒　地骨皮各一两　甘草二钱

每三钱，加粳米煎服。

双玉丸　胃火，食积痰火，面赤气粗，喘嗽。方见喘门。

清化丸　火荆肺金，咳嗽喘急。

贝母　知母各一两　巴豆二十粒

同炒，去巴豆，只用二母，为末。炼蜜为丸，绿豆大，每服一二十丸，白汤下。

久嗽脾肺之气不足，用前诸剂不效者，以六君子汤加苡仁、桑白皮、五味子，服之即安。

夏月咳嗽，多汗，喘咳，无力，生脉汤佳。

雄黄丸　治癖积痰嗽呕吐。

雄黄五钱　半夏　神曲　白面各一两　巴霜四十九粒，另研

上末，滴水为丸，绿豆大，用米糠拌炒赤色，每服七丸，加至十丸。呕吐姜汤下。痰嗽韭菜汁下。

咳久连声不已，口鼻出血者，茅根汤主之。

陈皮去白　半夏曲　茯苓　甘草　天门冬　片苓　栀仁　贝母　知母　石膏　生地　杏仁　桔梗　瓜蒌根

水煎，临服加茅根汁一小酒盏，同服。

吐　泻　门

小儿吐泻，不异大人，当于大人门择治，故不再论。兹采数方，以备不时之急，但审谛寒热，体认伤积，证明则百投百效矣。

凡吐乳直出而不停留者，古谓之呃乳。但以炒麦芽三钱，橘红一钱，丁香三分，水煎，服之立止。

凡霍乱吐不止者，用芦稷米炒黄煎汤，饮之立止。

又方　白扁豆嫩苗，煎汤饮之立止。

如无嫩苗时月，即用白扁豆，炒过，煎汤
与之，亦安。

二香散　止吐如神。

真藿香一钱二分　丁香一钱　白滑石
五钱

上为末，每服五七分，米饮下。

凡冷吐者，乳不消化，多吐而少出，
面白眼慢，神昏，额上汗出。急宜温中理
中汤、参香散。若将传慢脾者，可用全蝎
观音散。

参香散　治寒吐胃虚，投诸剂不效者。

人参　沉香　丁香　藿香　木香各
等分

为末，每三五分，米饮调下。

全蝎观音散　治吐泻，截风定志，庶
免传变慢惊。

黄芪炙　人参各二钱半　木香　炙甘草
莲肉　扁豆炒　茯苓　白芷　全蝎　羌活
防风　天麻各二钱

上每服三五钱，姜枣煎服。

六神汤　脾胃虚，吐泻，不进饮食。

黄芪　扁豆　人参　白术　茯苓　炙
甘草　藿香各等分

每三四钱，姜枣煎服。

藿香散　治冷吐泻，脏腑不调，泻下
青黄，黑白色，或如鸡子清，或腹疼微热。

橘红　藿香　枳壳　厚朴制　炙甘草

上为末，每服一钱，米饮下。治泻，
枣汤下。

凡热吐者，面赤气粗唇红，吐出之势
射而远，乳已化，色黄，小水短少。二陈
汤加姜汁炒黄连、黄芩、枇杷叶。

《济生》**竹茹汤**　治热吐口渴烦躁。

橘红　干葛　甘草　麦门冬　竹茹
生姜

上水煎服。热甚者加姜连。

益元散　治热吐面赤气粗，小水短少。
伤暑作吐尤佳。

滑石六钱　甘草一钱

为末，姜汁调，灯心汤下。吐甚者，
井花水下。

凡食伤而吐者，吐出之物有馊馋气，
眼胞浮，面色黄，足冷肚热，日轻夜重。
麦芽、枳实、青皮、槟榔、厚朴、陈皮之
类，消而降之。

【治泻之剂】

凡冷泻者，面色青白，小水清，肠鸣
辘辘，腹中作疼，口不渴。益黄散、理中
汤。挟风邪者，藿香正气散。挟暑气者，
六和汤。

胃苓汤　治冷泻，小水不利。

苍术　厚朴姜汁炒　陈皮　炙甘草
白术　茯苓　猪苓　泽泻　桂皮

姜三片，水煎服。

凡热泻者，面赤唇红，小水短少，口
干，六一散，灯心汤调下立止。

清六益元汤　治热泻，小水短少，
口干。

白术炒　滑石　炙甘草　黄连酒炒
麦芽炒

水煎服。

四苓汤　治热泻，小水短少，腹中
作疼。

白术炒　赤茯苓　泽泻　猪苓　白芍
药酒炒　酒芩　酒连

水煎服。

凡食伤而泻者，腹中或疼或胀，嗳气
如败卵。详其所伤，以对症之剂消而磨之。
如伤乳食，以麦芽。糯米食，以酒曲。肉，
以山楂。豆腐，以萝卜子。豆粉，以杏仁。
诸果子，以麝香、肉桂。伤鱼，以橄榄。
每于理脾中倍加所以之药为君，则效也。

凡诸内伤，初末下膈之时，只宜吐之。如瓜蒂散，或萝卜子，擂，滚水取汁，多饮之即吐。若食已下膈入胃，则不可吐。以香橘饼之类消之。若腹中饱硬，日数已久，而痛在脐腹，则宜备急丸等下之。然后调补，泻始止也。若补之太早，恐食积不消，久而变为痢疾。或为脾泄，或为痞满，皆由执衡者失先后次第之宜，盲对证之剂之所致也。又投以上诸剂不止者，乃虫泻也，当从疳治。

瓜蒂散 治食伤胸膈胀疼，兀兀欲吐，烦闷不安。

瓜蒂三枚 赤小豆一钱

为末，白汤调下五七分。少刻，用鹅翎于喉中探之即吐。

香橘饼 食积泻，冷泻，腹中胀疼。

丁香 青皮 陈皮各二钱半 厚朴 神曲炒 麦芽炒，各五钱

上为末，炼蜜为饼，紫苏汤下，米饮亦可。

消积丸 吐泻，大便酸臭。

丁香九粒 砂仁十二粒 巴豆二粒 乌梅肉二枚

上为末，面糊为丸，绿豆大，温水送下一二丸。

保安丸 伤食泻。

香附子炒 砂仁炒，各一两 白姜煨 青皮炒 陈皮 京三棱 蓬术俱醋煨 炙甘草各五钱

上为末，麦芽面糊为丸，绿豆大，每一二十丸，姜汤下。

夏月作泻或伤暑吐泻，以六和汤治之。名六和者，以其能和六腑也。

六和汤 治吐泻霍乱。

砂仁 半夏 杏仁 人参 炙甘草各一两 赤茯苓 藿香 扁豆炒 木瓜各二两

每三五钱，姜枣煎服。

香橘膏 治吐泻。

砂仁二钱 白豆仁一钱 莲肉 山药 木香 青皮炒，各五钱 陈皮 厚朴制，各一两 麦芽炒 神曲炒，各二两

上为末，蜜丸，鸡豆大，每服一丸。吐，用紫苏汤下；泻，荆芥汤下。

保安四圣饼 治吐泻惊疳。吐泻日久，恐传慢惊。

人参 白术 茯苓各一两 炙甘草 南星炮 白附子各五钱 代赭石煅，醋淬，一两 蛇含石煅，三钱

上为末，端阳日，粽捣为饼，计重一钱，每服一饼。吐，姜汤；泻，米饮；惊，薄荷；疳，米泔水下。

豆蔻散 腹痛肠胃虚冷，滑泄不禁。

肉豆蔻一枚，剜一小孔，入乳香一块，湿面包裹，煨熟，为末，每服三五分，米饮下。

睡惊太乙丹 治泻后粪青。镇惊安神，止夜啼。

白术 茯苓 桔梗炒，一两 藿香五钱 川芎 白芷各三钱 扁豆炒，五钱 白芍药酒炒，五钱

上为末，炼蜜为丸，樱桃大，辰砂、麝香为衣，每服半丸，薄荷汤，或枣汤化下。夜啼，灯心钩藤汤化下。

癖 门

癖者血膜包水，癖于胁旁，时时作痛也。唯癖能发潮热，能生寒热，故疟家中脘多蓄黄水，日久而后成癖。此盖小儿脏腑不和，营卫不畅，津液不得流通，冷气搏之，则结聚而成癖矣。进食丸、消食丸，可选而用之。甚者，白饼子下之。治之不

早，恐成疳积羸瘦，肚胀则难治也。

取癖丸　治腹胁痞结，气满不得宣通。

甘遂微炒　芫花炒　黑丑半炒半生，研末　辣桂　蓬术　青皮　木香　桃仁去皮，炒　五灵脂各二钱　巴霜

上为末，飞面糊为丸，麻子大，每服一二丸，姜蜜煎汤灌下。泄后，用冷粥补之。

烧丹丸　乳癖食癖，午后寒热咳嗽，胁下结硬。

玄精石煅赤　轻粉各一两　粉霜　硼砂各五分

上为末，入寒食曲一钱，水和成饼。外再用湿面包裹，慢火煨黄色，取出去面，将药再研为细末，滴水为丸，米粒大，一岁五丸，二岁十丸，夜卧白汤送下。至天明取下恶物，如不下，渐加丸数。如奶癖未消尽，隔三两日，再一服。以癖消尽为度。

紫丸子　婴儿乳食失节，宿食不化，胸腹痞满，呕吐恶心，便利不调，乳食减少不消，内挟冷痰，大便酸臭，或变蒸发热，多日不解，因食成痫，先寒后热。

代赭石醋煅　赤石脂煅，各一两　杏仁去皮尖，麸皮炒，五十个　巴霜炒，一钱

上为末，蒸饼丸，如黍米大，月外儿只服一丸，米饮下，微利即瘥。《千金方》云：此方之妙，无所不治，虽为下药，并不虚人。

七圣丸　能令黄瘦子顿作化生儿。

三棱　蓬术　芫花各醋浸，同炒　青皮　橘红　川楝子去皮核　杏仁去皮尖

上为末，醋糊为丸，黍米大，食远白汤服，日间所餐之食物，尽行消化，永无积滞。

消积丸　消积聚，宽腹胀，退面肿，进饮食，化滞物。

木香　人参各一钱半　黄连炒　莪术醋煨，各三钱　橘红　青皮炒　槟榔二枚

上为末，面糊为丸，黍米大，食后米饮下。

万金丸　磨积块，去黄胖，神效。

平胃散加夜明砂略炒　针砂醋淬，炒　皂矾醋煮干，煅红，各等分

为末，红枣肉为丸，绿豆大，空心米饮下。忌一切血，及荞麦面。

灵仙丸　消一切癖。

威灵仙为末，炼蜜丸，弹子大，红绢袋盛药一丸，用精猪肉四两煮极烂，去药听吃，其积化从大便而下，以知为度。

挞癖散　治癖立效。

海蛤粉　黄丹　硫黄各等分

初伏日修合，为细末，用好米醋调成膏，于新乌盆中晒干，为细末，一岁儿服一分，空心米饮调下。取下癖积如蓝汁为验。

鳖甲猪肚丸　小儿痞积发热。

柴胡一两　黄连　鳖甲醋炙，各七钱　枳实炒　木香　青皮各五钱　青蒿七钱

上为末，入猪肚内蒸极烂，同捣为丸，梧子大，每服二十丸，人参汤送下。

赤茯苓六钱　赤芍药　山栀子各三钱　当归　甘草各五钱　每五钱，灯心煎服。

导赤散　血淋。

生干地黄　木通各二钱　黄芩　甘草生，各一钱

上为末，每服一钱，井水入灯心煎汤服。仍以米饮调油发灰，空心灌下。

车前子散　小便不利。

茯苓　猪苓　香薷　车前子　人参各等分

上为末，每服五钱，灯心汤下。

金砂益元散　小便淋沥不通。

郁金　海金沙　滑石　甘草各等分

上为末，每服三钱，木通、灯心煎汤下。或冬瓜仁汤亦可。

茯苓散　治白尿。

京三棱　蓬术各煨　砂仁　赤茯苓各半两　青皮　陈皮　滑石　炙甘草

上为末，每服一钱，灯心煎汤调下。

三棱散　小儿尿白，久而成疳，此药实脾土，消食化积。

三棱　蓬术　益智仁　甘草　神曲　麦芽　陈皮各五钱

上水煎服。痰嗽加制半夏，口腥气加盐调理，诸痰加枣子。

淋　门

淋，淋沥也。尿窍涩滞，小便点滴而出，艰涩而疼，频而数起也。由热结膀胱，不能渗泄，下焦之气壅滞而然。其血淋者，热自小肠而来，小肠与心为表里，心主血，热则妄行，渗于膀胱而致之也。小儿尿出，少顷如米泔状者，由乳哺失节，伤于脾胃，以致青白不分，久则成疳而浊也。尿初出时微赤，良久变白，乃热疳之邪。初出黄白，良久变米泔者，乃冷疳之候也。冷者益黄散主之。热者牛黄丸。冷而复挟热者，大芦荟丸。纯白浊者，厚朴丸。诸失津液，欲成疳，而小便白浊者，茯苓散。

葵子散　小儿诸淋。

葵子　车前子　木通　桑白皮蜜炒　瞿麦　赤茯苓　山栀子　炙甘草各等分

水煎服。

八正散　心经蕴热，口燥咽干，五淋小便涩，眼目赤脉赤疮。

滑石　瞿麦　木通　大黄　萹蓄　车前子　栀子各五钱　甘草梢二钱半

每二三钱，加灯心煎服。

木通散　上焦热，小便闭，烦躁生嗔及淋沥，诸疮丹毒。

八正散加赤茯苓、黄芩。

五淋散　膀胱有热，水道不通，或尿如豆汁，或如沙石，或膏或血。

血余散　治血淋。

发灰二钱　生蒲黄　生地黄　赤茯苓　甘草各一钱

煎调发灰，空心服。

分清饮　通心气，补漏精，小便余沥，赤白浊。

益智仁　川草薢　石菖蒲　乌药　灯心

水煎服。一方加白芍药、茯苓。

君朴丸　治诸疳小便白浊，久则黄瘦不长肌肉。

使君子肉煨　厚朴制　黄连各一两　木香二钱，同炒

上为末，面糊丸，赤豆大，米饮下三十丸。

胃苓丸　治小便如米泔，甚效。分阴阳，退潮热，消浮肿，退黄疸，调脾胃。此铜壁山人改汤为丸。即胃苓汤加草果，米糊丸，米饮下。呕吐姜汤下。泄泻车前子汤下。浮肿，长流水，五加皮、灯心汤下。黄疸本方一料加茵陈五钱，灯心汤下。白浊盐汤下。疝气茴香汤下。

遗　尿　门尿床附

遗尿者，谓小便日夜时出，多而不禁。尿床者，谓夜入床睡去，乃小便出而不知也。良由下元不足，肾与膀胱虚冷所致。故古方多用温补下元之剂，肾气实则气固

而尿有统摄，则不致遗失也。

刘守真又谓：有热客于肾部，干于足厥阴之经，乃廷孔郁结极甚，而气血不得宣通，则痿痹而神无所用，故夜渗入膀胱，而旋尿遗失不能收禁也。此又不可不知。

孙仲子泰来曰：夫谓不禁者，乃小便出多不计其遍数，为下元大虚之症。由阳气虚惫，不能收持，此急症也。不急治则死矣。非大温大升大补，则莫能济其虚而固其原。彼尿床者，婴孩童稚常有之。盖男子十六而精通肾气固，即不为治，至其时亦自止，若治之早者，则早止也。亦有至老而不止者。余目击十数人矣。余族且三人，皆乏嗣，总由下元虚冷，良可征矣。刘守真谓：有热客肾部，干于厥阴，廷孔郁结极甚，不能宣通，故遗失不能收禁。愚谓：既郁结极甚，不能宣通，则小便所出者，仅点滴而已，所出必短涩疼痛，色必黄赤，安能直遂长清不收，不禁哉。《内经》谓：膀胱约而为癃，不约为遗尿不禁。由是参之，守真之论，只可言淋，乃暂有之疾，非遗失日久者可拟。余不佞，僭为辨。

鸡肠散 小儿尿床遗尿，不自知觉。

鸡肠烧　牡蛎煅　白茯苓　真桑螵蛸炒，各五钱　桂心　龙骨各二钱半

每服三钱，姜枣煎服。

鸡胜胵散 治遗尿。

鸡胜胵一具　鸡肠烧　猪胞炙焦

上为末，男用雌，女用雄，每一二钱，酒调下。

破故纸散 下元虚冷遗尿。

破故纸炒，为末一二钱，白汤调服。

益智仁散 治同上，亦治白浊。

益智仁、白茯苓等分，为末，每服一钱，空心米饮下。

又方

五倍子一半生用，一半烧存性

为末，雪糕为丸，白汤下。

补原丸 治下元虚惫，小水不禁，或如脂膏。

桑螵蛸　益智仁　人参　仙茅　山茱萸肉　菟丝子　干山药　巴戟

上为末，各照常制，芡实粉为丸，莲肉汤送下七八十丸。

遗尿方

破故纸　益智仁　乌药各三钱　白茯苓　茯神各一钱

上为末，空心米饮下一钱。

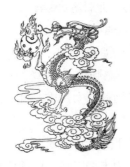

赤水玄珠　第三十二卷

外肾光肿门

小儿阴肿，多由甘肥不节，湿热下流，或啼哭怒气不顺，或失坐冷地，皆能致之。

丹溪谓：脱囊肿大坠下不收，以紫苏茎叶为末，水调，荷叶包之。又谓：一人传此方，用野白紫苏为末，湿则干掺，干则香油调敷，虽皮溃而核欲坠，悉有神功。

桃仁丸　治怒气不顺，啼哭郁气结于肝经，发为阴肿，或为偏坠，或水窦不通，亦能发肿，此方主之。

桃仁去皮，微炒　桂心　黑豆微炒　白蒺藜炒，研，去刺　牡丹皮　大黄各等分

上为末，炼蜜丸，麻子大，每服五丸或七九丸，青皮、木香、葱白煎汤，入盐少许送下，或煎大流气饮，研青木香送下亦可。

丹溪用木通、甘草、黄连、当归、黄芩煎服。

牡蛎散　小儿外肾肿大，茎物光明。

牡蛎，煅，为细末，以津唾调涂肿处即消。

又方　加地龙末一分。如外肾热者，以鸡子清调敷。

又方　治小儿卵肿。桃仁研如泥，津唾调敷。

青木香丸　宽中快膈，腹胁疼痛，心下坚痞，肠中水声，阴肿偏坠。

黑豆炒，一两五钱　青木香　补骨脂炒　荜澄茄　槟榔各四两

先将槟榔用粟米包，外再以湿纸裹煨令焦，去饭取槟榔同前药为末，滴水丸，绿豆大，每服二十丸，白汤下。

又方　治偏坠。防风、牡丹皮，为末，酒调服一二钱，立效。或白汤入盐下。

又方　治偏坠。五苓散内加防风、牡丹皮极效。有热者，服三黄丸。

三白散　膀胱蕴热，风湿相承，发为阴肿，小便不利。

白豆炒，二两　桑白皮　白术　木通　陈皮各五钱

上为末，每二钱，姜汤调服。

蝉蜕散　阴囊忽肿，或坐地多时，感受风湿，或为虫蚁所吹。

用蝉蜕五钱，水一碗，煎汤熏洗肿处，肿消痛止。须洗二三次，后服五苓散，以灯心汤调服。

又方　葱地上蚯蚓粪为末，煎甘草汁，调敷肿上。或薄荷汁调亦妙。

痢　门

小儿痢疾，外感少而内伤多。故曰无

积不成痢也。但当审谛新久虚实。若新起而腹痛手不可近，后重里急，日夜频进，小水短少，稠黏之物，若脓若血，不计遍数者，急宜下之。下后看轻重再为调补。噤口者，审其从时令之气而来，体必发热，用人参败毒散加陈仓米。有热毒熏蒸胃口，虚而不纳谷，或干哕呕恶者，以辰砂益元散，用生姜汁调灯心汤送下。若痢久而肠胃虚弱者，但当补养气血，虚回而痢自止也。脾胃健，饮食进，痢自旋止。日数虽多，而无误于事也。小便不利者，当利之。清六丸佳。

人参败毒散　治四时不正之气，发为寒热，疟痢，或遍身作痛，呕哕恶心噤口。方见丹毒赤游。加陈皮、姜枣。

香脯　小儿刮肠下痢，噤口不食，闭口合眼，至重危困。

精猪肉一两，批薄片　腻粉

将猪肉于炭火上慢炙，旋铺腻粉令匀，成脯，每以少许与吃，如未知吃，且放鼻边，自然要吃。此方治胃口有毒，食之神效。

《百一选方》治噤口痢。

莲肉去壳留心，碾为末，每服半钱，陈米饮调下。此是毒气上冲心肺，借此以通心气，便觉思食。

山药散　噤口痢。

干山药一两，半炒熟，半生用

为末，白汤调二钱，服之呕哕立止。

茅花汤　吐血下血，鼻衄，血痢，黑痢。

茅花一大把，水煎服。无花用根代之。

枳壳宽肠散　顺气治痢。

甘草炙，六钱　枳壳炒，二两四钱

为末，每服一钱，空心白汤调下。

乌梅汤　治下痢津液少，脏腑虚燥，烦渴引饮。及诸病后，烦渴引饮无度。

乌梅肉微炒，五钱　白茯苓　木瓜各一两

上每三钱，姜一片，水煎服。

清六丸　治血痢，小水短少及泄泻。此方专清六腑湿热，故名清六。内用红曲者，以其能消食积而化瘀血也。

桂府白滑石飞过，六两　炙甘草一两　红曲炒，五钱

上滴水为丸，灯心汤下二三十丸。

芍药汤　治赤白脓血，里急后重，腹中疼痛。刘守真云：行血则便脓自愈，调气而后重自除。此方是也。

白芍药二钱　当归一钱　酒连　酒芩各八分　木香　槟榔各五分　肉桂四分　甘草二分

水煎服。小水短少，日夜后重者，加枳壳、升麻、桃仁各一钱，滑石三钱。若积滞重而热盛者，加大黄一钱。

保和丸　食积痢，腹疼不知饿，用此消之。

山楂　神曲各二两　陈皮　半夏各一两　萝卜子　连翘炒，各五分

上末，仍以神曲糊为丸，绿豆大，每服一钱，白汤下。

小香连丸　里急后重，腹疼，赤白痢。

黄连吴茱萸各一两，同炒，只用连　木香二钱　诃子煨，去核，五钱

上为丸，曲糊为丸，绿豆大，每三十丸，米饮下。

地榆散　治赤痢无粪，鲜红点滴而下。

地榆蜜炒　诃肉煨　甘草各等分

为末，每服一钱，米饮调下。

地榆饮　热痢腹痛，赤白频并。

地榆二钱　甘草　白芍药　当归各一钱　枳壳炒，一钱半　黄连吴茱萸炒，一钱

水煎服。

茯苓白术散 治寒痢，所下清白如鱼冻者。脾弱不思饮食。

茯苓三钱 白术 人参 木通 枳壳 甘草炒，各一钱 肉果煨 桂心各一钱半 诃肉二钱 陈皮

每三五钱，灯心煎服。

朴附丸 治寒痢滑泄不禁。

厚朴制 大附子炮 干姜炮 陈皮各等分

为末，粟米糊为丸，每服五七分或一钱，米饮下。

又方

木香一钱 黄连吴茱萸炒，三钱 粟壳去蒂萼，蜜炒，二钱 僵蚕炒，一钱 甘草二钱

上剉，以生姜三钱同炒，爆干为末，米饮调下。赤，生地黄汤下。白，乌梅汤下。如有热，小柴胡汤解之。

养脏汤 治冷热不调，下痢赤白，或如脓血、鱼脑，里急后重，腹脐疞痛，脱肛。如脏腑滑泄，夜起，及日久虚寒，加大附子三片。

粟壳蜜炒，三钱 人参 当归 肉桂 肉果煨 白术 诃肉煨 炙甘草各一钱 木香 芍药各一钱半

每三五钱，水煎服，忌酒、面、生冷。

胃风汤 风冷乘虚干于肠胃，水谷不化，泄泻，腹胁虚满，肠鸣疞痛，下如豆汁或纯瘀血。

白术 芍药 川芎 人参 当归 肉桂 茯苓各等分

每服三钱，入粟米一钱，水煎服。

芍药柏皮丸 一切脓血恶痢窘痛。

白芍药 黄柏各一两 当归 黄连 枳壳各五钱

为末，滴水丸，绿豆大，白汤下。

三黄熟艾汤 积热下痢赤色，及治伤寒四五日，大下热痢，诸药不效者。

黄连 黄柏 黄芩各七钱 熟艾半鸡子大

每服三钱，水煎服。

噤 口 痢

人参 黄连各一钱 石莲子三分

为末，擦牙关二三次，即能食。上丹溪用人参、黄连二味，煎浓服之。但得一呷，入腹即愈。此加石莲子亦有理。

豆蔻散 婴孩肠胃脆弱，糟粕不聚，泻痢不止，或赤或白，冷热不调，日夜频并，愈而又发，神效。但忌荤腥生冷。

肉豆蔻煨，一个 胡粉炒，二钱 龙骨生，一钱 枯矾一钱

为末，每服一钱，米饮调下。或以薄糊丸，麻子大，每服五六十丸。议曰：胡粉即真铅粉也，出韶州者名韶粉，出定州者名定粉，总名光粉。其性滞，故用以滞其肠，令不虚滑。豆蔻温脏之药，安和肠胃。龙骨、白矾，涩肠止痢。凡虚滑，日夜无度者，服之随时痊愈。

神效鸡清丸 婴孩一切痢疾，不拘冷热皆效。

木香二钱 生黄连五分 肉豆蔻生，一个，大者

上为粗末，取鸡子清搜和作饼，慢火炙黄色变红者，稍干擘破，碾为末，白面糊为丸，麻子大，每三五十丸，米饮下。此方功在鸡子清。

大效至圣千金饮子 治先吐后泻，后又变痢，脐腹疞痛，胁肋胀满，受湿虚鸣，脓血，五色相杂，或如豆汁，或如瘀血，日夜无度，食少肌羸。

黄芪蜜炙　甘草　陈皮　粟壳蜜炙　木香　白芍药　地榆蜜炒　黑豆炒　当归　枳壳炒　乌梅　淮枣　白术　诃肉煨　黄连各等分

每三五钱，水煎服。

大艾煎丸　小儿虚痢，大渴不止。

艾叶烧存性　干葛粉　胡粉炒　海螵蛸　龙齿各等分

为末，炼蜜为丸，鸡头子大，每服一丸至二丸，米饮下。

术蔻面　噤口痢，一粒饭不食，宜此效。

白术五钱　肉果炮，二枚　木香二钱

上为末，白面一两，水搜作饼，切作条子，水煮熟，用葱白、生姜、盐各少许，和汁与吃，看所入多少，仍用鸡清丸调理。

炒鸡子　治休息痢，及疳泻，日久不愈。

鸡子一枚，先用黄蜡如指大一块，铫内熔化，入鸡子拌炒熟，空心食之大效。

剪红丸　治痢鲜血。

侧柏叶　槐花　枳壳各炒　荆芥穗各等分

醋糊丸，糯米汤下。

疟　门

小儿疟痢，治同大人。唯剂轻小耳。当于大人科参治。兹但收集数方，以备缓急。不重论也。缘其症不外于外感、内伤二者而已。外感有六经之形症，用和解六经之剂治之。内伤有胸腹胞满，昼轻夜重之标准，只以二陈汤加健脾消导之剂治之。盖无痰不作疟也。数发之后，乃为截之。虚弱者补之。然初发二三日之间，必须导痰运脾、和解为主，切不可遽投补截。设

汗不周，头疼未彻，则表邪未尽解也。苟痰不清，胸腹不畅，则内伤未尽镕也。补之截之，是闭其邪而塞其去路，其变也曷胜言哉！和解六经之剂，详于大人科第八卷中。

清脾饮　治瘅疟，热而不寒，或热多寒少，膈满不能食，口苦舌干，烦渴，小便黄赤，大便不利。

青皮　厚朴制　白术　草果煨　柴胡　茯苓　半夏　黄芩　甘草各等分　生姜三片

水煎服。

养胃汤　外感风寒，内伤生冷。温中快膈，山岚障气，寒疟呕逆。

人参　苍术　厚朴　半夏　藿香　草果煨，去壳　茯苓各五分　陈皮七分　甘草二分

姜三片，枣一枚，乌梅一枚，煎服。

香葛饮　婴孩夹食夹惊，伤寒，四时瘟疫疟疾。

香附子炒　紫苏叶各一两　橘红　青皮　葛根各五钱　炙甘草二钱五分

每三五钱，姜、葱白煎服。

露星饮　治久疟成痨，以此截之。

秦艽　柴胡　白术　茯苓　槟榔　常山酒炒一次，醋炒一次　黄芩　甘草　半夏曲　官桂各等分

上用酒、醋、水各半碗，煎七分，露一宿，临发五更服之。

鬼哭饮　截疟。

常山制　大腹皮　白茯苓　鳖甲醋炙　甘草　桃柳枝各七条

水煎，临发，空心五更服。

南斗散　痰疟。

常山制　白芷　南星生，各等分

酒煎，临发五更服。

白术截疟饮　虚弱久疟，脾虚呕吐，

不思饮食，不拘寒热，极效。

白术一半生用，一半炒用，四钱　橘红
麦芽各二钱　乌梅一枚　姜五片

水煎，临发日五更服。

何首乌丸　治久疟阴虚，热多寒少，
以此补而截之。

何首乌为末，鳖血为丸，黄豆大，辰
砂为衣，临发五更白汤送下二丸。

截法　不拘寒热疟，端阳日制。

桃叶尖东南方者，四十九片　半夏四十九
粒，为末

捣桃叶尖为丸，雄黄为衣，晒干，贮
瓶中，封固，临用取一丸，绵裹塞鼻中，
男左女右。

鳖甲饮子　疟久不愈，腹左有块，名
曰疟母。

鳖甲醋炙　白术　黄芩　草果　槟榔
芎䓖　橘红　甘草　厚朴　白芍药各等分

姜、枣煎服。

青黄散　消疟母如神。

青黛澄去灰土　雄黄研细飞过，各等分

为极细末，每一岁用一分，空心及夜，
淡醋汤调下，块消其八即止。屡验屡效。

铜壁山人治疟母用**月蟾丸**。

木香　人参　黄芪　当归　桔梗　黄
连　三棱醋煨　莪术同上　鳖甲醋炙　干蟾
煅　使君子　苦楝根皮　诃子肉　夜明砂
枳实　绿矾醋煅，各等分

为末，醋糊丸，陈米饮下。

又截法　寒多热少者，俱以平胃散加
常山、草果截之。此内伤疟。热多寒少者，
俱以白虎汤加常山、草果截之。寒热相半
者，俱以小柴胡汤加常山、草果截之。此
外感疟。

吃 泥 门

小儿吃泥，乃胃中热。丹溪用石膏、
黄芩、陈皮、茯苓、白术，煎服而愈。徐
氏用宣，治一儿食泥土，困睡泄泻，遍身
如疥，此脾经内外疳也。以六君子汤、肥
儿丸而愈。

吃生米门

吃生米者，此胃中有虫。亦宜健脾清
热，肥儿丸佳。盖吃泥吃米，皆疳之渐，
当于疳门寻治。大芦荟丸等方，酌而用之，
勿使临期辗掌也。

苍术丸　治吃生米。

苍术米泔浸一日，为末

蒸饼糊为丸，梧子大，每服五十丸，
米饮下，一日三服。

耳 门

生生子曰：小儿耳疾，多属风热上壅。
亦有因于沐浴，水入耳中，水湿停久，搏
于气血，酝而为热，化为脓汁。

汤氏云：耳有五般，常出黄脓者为停
耳。出红脓者为脓耳。出白脓者为缠耳。
疳臭者为伍耳。耳内虚鸣，出青脓者，为
震耳。症虽五般，病源一也。皆由风水入
耳，而因有积热上壅而成。若不早治，久
则成聋，宜胭脂膏治之。仍服化痰退热等
剂，即愈也。

孙季子朋来曰：此五者，不可谓全无
分别，详其名，观其色，其间必有说也。
愚僭剖之。停耳者，为水湿之气，久停耳
中，与气血搏击，酝为热脓。盖脾主湿，

又脾之色黄，以始为停湿所致，故曰停耳。脓耳者，心主血脉，血热化为红脓，心之色赤，故曰脓耳。缠耳者，肺主气，肺之色白，肺气不利，缠壅上焦，化为白脓，故曰缠耳。伍耳者，耳内疳臭，盖耳为肾之外候，小儿肾未充足，偶为气忤，逆于经隧，心主臭，心气不得下降，肾气不得上通，故酝而为疳臭也。震耳者，易曰震为雷，或为雷声震动，故耳中虚鸣，肝之色青，故出青脓也。此因五脏有所感触，随脏为名，故有此五色之相应也。既有此五脏之因，须推五脏之治，庶为治本。若谓症虽五般，病源一也，则余未敢首肯。

蔓荆子汤　治内热，耳出脓汁。

升麻　木通　麦门冬　赤芍药　生地黄　前胡　甘草　甘菊　桑白皮　赤茯苓　蔓荆子各等分

姜枣煎，食后服。

清上散　治上焦风热，耳出脓汁，头面疮疖。方见风热门。

当归龙荟丸　治肝胆风热，耳中鸣，出青脓，名曰震耳。大便秘，小便黄，常服宣通血气，调顺阴阳。

当归　龙胆草　柴胡　青黛五钱　栀子各一两　胆星　麝香五分　大黄　芦荟各五钱　酒芩　黄柏　酒连各二两　木香二钱五分

上炼蜜丸，小豆大，每服二十丸，姜汤送下。

清黄散　治耳出黄脓，名曰聤耳。内有风热，外为水湿所干，酝久而成。

防风　滑石飞，五钱　甘草炙，一钱　栀子酒炒，三钱　藿香二钱　酒连二钱

上为末，白汤调二钱，食后服。

清心丹　治耳出红脓，名曰脓耳及舌上生疮，如杨梅状者。

黄连酒炒，三钱　滑石飞，六钱　甘草　辰砂飞，各一钱　薄荷六分　犀角屑二钱

上为末，每用一钱五分，蜜拌薄荷汤下，夜再服。

清白散　治肺热痰火上壅，耳出白脓，名曰缠耳，兼治咳嗽。

桑白皮蜜炒　地骨皮各三钱　甘草一钱　贝母二钱　寒水石煅，三钱　天花粉　酒芩　天门冬各一钱五分

上为末，以蜜水调，食后服。或白通草煎汤下尤妙。

交感丹　治耳中疳臭，名曰伍耳。或怒气上逆，上下不得宣通，遂成聋聩。

香附子童便浸透炒，三钱　茯神　黄连各二钱　桂心一钱　甘菊花一钱

上为末，每一钱五分，灯心汤调下。

禹粮丸　治聤耳出脓水。

禹余粮煅，醋淬七次　海螵蛸去背上硬骨　百草霜　伏龙肝各二钱五分　大附子去皮脐，生用，一枚

上末，以绵裹如圆眼核大，安耳内，日再易之，如不瘥，乃有虫也。

龙骨散　治诸脓耳。

枯矾　龙骨　胭脂坯各一钱　麝香少许

为细末，先以棉裹杖子，拭去耳中脓，再吹一字入耳中，日再，加海螵蛸一钱尤妙。

羊角散　治耳内脓汁不干。

山羊角烧存性为末，每吹二三分入内，一日二次，三日全瘥。

滋阴地黄丸　治耳虚鸣，脓汁不干，肾阴不足。

熟地黄一两　白茯苓四钱　山茱萸五钱　甘菊四钱　牡丹皮四钱　何首乌黑豆蒸三次　黄柏各四钱

炼蜜丸，梧子大，每三五十丸。

龟胸龟背门

古方皆属之于肺，谓受邪喘久所致。又乳母多食辛热，贻毒于儿，感之于肺，由肺胀大而胸高满如龟状也。盖胸膈之上，乃肺之分野。又肺主皮毛，若背受风邪，客于脊骨，故背高而偻伛。又或儿坐太早，亦能致之。然此多成痼疾。考之古法，唯有百合丹、枳壳防风丸，及灸肺俞、膈俞二穴而已，别无治法。

百合丹 胸高胀满，其状如龟。

川大黄煨 天门冬 杏仁 百合 木通 桑白皮 甜葶苈 软石膏

上为末，炼蜜丸，绿豆大，每服五丸，白汤临睡服。

枳壳防风丸 治客风入背，如龟高耸。

枳壳 防风 独活 前胡 麻黄 当归 大黄煨，各一钱

面糊丸，黍米大，米饮下。

松蕊丹 初生不暇护背，为客风吹脊，入于骨内，或坐早所致。

松花 枳壳 防风 独活各一两 麻黄 前胡 川大黄 桂枝各五钱

上末，炼蜜丸，黍米大，每十丸，米饮下。

灸法 肺俞穴，第三椎下两旁各一寸半。膈俞穴，第七椎下两旁各一寸半。以小儿中指量中节为一寸。每灸艾炷如小麦粒大，各灸三五壮。

龟尿法 点背肿高处节间。取乌龟置于新荷叶上，用镜照之，其尿自出，针点脊俞中。若龟尿不出，用猪毛插入鼻中，其尿即出。

虫 门

小儿好食肥甘生冷，伤于脾胃，脾胃既伤，则不能运化精微，而生湿热。湿热久则生虫也。发则腹中疼痛，上下往来，无有休止，或亦攻心则合眼啼哭，扑手仰身，神思闷乱，呕哕涎沫，或吐清水，四肢羸困，面色青黄，饮食难进，不生肌肤，或寒或热，沉沉嘿嘿，不的知其病之所在。不早疗则腹中子母转转相生，虫长一尺，足能杀人。观周岁以前小儿，鲜有此苦者，良由饮乳不食肥甘生冷，虫无从而生也。即是观之，虫之生于湿热肥甘也，不亦明乎。予故述此生虫之源，以为今之为乳母者姑息之戒。

化虫丸 虫咬心痛，来去不定，不思饮食。

鹤虱 槟榔 胡粉 苦楝根取东行小枝，各五钱 明矾半枯半生，三钱五分

上末，面糊丸，绿豆大，三岁者服三十丸，白汤入香油二滴吞下，食前服。如有小虫，皆化为水，大虫，即从大便而下。初服甚效。

使君子丸 小儿五疳，脾胃不和，心腹胀，时或疞痛，不进饮食，渐至羸瘦。

厚朴 陈皮 使君子肉汤浸去黑衣，各一两 甘草 川芎各二钱五分 白芍药五钱

上为末，炼蜜丸，皂子大，三岁以上一丸，米饮下。

乌梅丸 治蛔厥当吐，今反静而复烦，此为脏寒。蛔上入其膈，须臾复上，得食而呕，又烦，蛔闻食当自吐，及治久痢。

乌梅三十三个 干姜炮，一两二钱 黄连二两 川椒 当归各四钱 细辛 人参 大附子炮，去皮脐 桂枝 黄柏各七钱

上末，用酒浸乌梅肉一宿，蒸饭，捣为丸，麻子大，每十丸，日二次，忌生冷。

槟榔丸

槟榔　鹤虱　贯众　干漆炒焦，存性　芜荑　雷丸　雄黄飞　使君子肉　川楝子肉　木香　黄丹　锡灰　轻粉少许　巴霜二个

上为末，酒煮面糊为丸，黍米大，五更早用猪肉葱油煎，将肉细嚼勿吞下，但只引虫头向上，便将肉汁调化虫散，或吞槟榔丸，至巳时取下虫，方进饮食。

化虫散　先将猪肝油炙，令儿闻其香味，引虫头向上，则药可行。

雷丸　鹤虱　甘草　大黄生，各一钱　使君子肉十枚

上末，用猪肉煮汁调，五更服。

疳门

生生子曰：小儿疳症，最为重候。顾疳字从甘，明其嗜食甘肥，成积生虫，损伤脾胃，脾胃一虚，百病蜂起。古称五疳，言五脏之疳也。五疳之外，其名甚多。如曰疳气，曰疳虚，曰疳热，曰丁奚，曰哺露，曰脑疳，曰脊疳，曰无辜之类，不胜枚举。盖脾胃虚则停积，积则生热，或泻或痢，或风或疟，生疳生虫。二十以下，其病为疳，二十以上，其病为痨。症虽多种，源一而派殊也。而治总在脾胃为重，五脏皆受气于脾胃，赖坤元以资生也。又有乳母未断乳时，先耽身孕，儿饮孕乳，久为魃病，以其疳成肉消颅大，发穗腿枯，形肖傀儡，若魃然也。又有母体虚弱，气血不足，乳汁不充，强喂粥饭，耗伤形气，皆成疳兆。杨钱二公，治论极正。采录于下，以为法眼。

杨氏佥子曰：疳之受病，皆虚使然。热者虚中之热，冷者虚中之冷，积者虚中之积。治热不可妄表过凉。治冷不可峻温骤补。治积不可用霸峻取。

钱氏仲阳曰：小儿初病为肥热疳，热则凉之。久病为冷瘦疳，冷则温之。小儿易虚易实，过寒则生冷，过温则生热，峻取则重伤脾胃。上医处其消积和胃，滋血调气，随顺药饵以扶持之。病家调节乳食以裸养之。使营卫调和，脏腑充实，若或过焉，君子未保其往也。积者疳之母，由积而虚，谓之疳极。凡有积者，无不壮热脚冷。若积而虚甚，则先扶胃，使胃气充实，方与微利。急以和胃之药，扶虚救里，如白豆蔻、萝卜子、砂仁、蓬术，消积等剂，疏利之药也。胁腹癖痛亦虚中之积，先寒后热，饮水不食，或饮水而致喘嗽。凡热疳以胡黄连丸，冷疳以木香丸，冷热疳以通神丸主之。疳在外耳鼻生疮者，以兰香散。诸疮白粉散主之。

铜壁山人曰：凡治疳，不必细分五疳，但虚则补之，热则清之，冷则温之，吐则治吐，利则治利，积则治积，虫则治虫。不出集圣丸一方加减。用之屡试屡验。矧此方收聚药品极为工致，诚医中之王道，疳门之火枣也。业幼科者，亦当知其所自哉。

生熟地黄丸　治肝疳白膜遮睛，合面而卧，肉色青黄，发穗筋青，脑热羸瘦。

生地黄　熟地黄各五钱　川芎　赤茯苓　黄连　杏仁　半夏　天麻　甘草　当归　枳壳炒　地骨皮各二钱五分

上每三五钱，姜三片，黑豆二十粒，水煎服。

地黄丸　肾疳极瘦，遍身疮疥，发寒热，时头热脚冷。

熟地黄八钱　山药　山茱萸各四钱　泽泻　牡丹皮　白茯苓各三钱

上末，蜜丸，梧子大，每服十五丸，白汤下。

又方　治同上。无山茱萸、茯苓、泽泻，加使君子、川楝子。

茯苓丸

茯神　芦荟　琥珀　黄连　赤茯苓各三钱　钩藤钩　远志姜煮　干蟾煅　麝香少许　石菖蒲各一钱

上粟米糊丸，麻子大，每一二十丸，薄荷汤下。

神效换肌丸　脾疳肌瘦，潮热盗汗，饮食易伤脏腑，糟粕饮食不化，头大腹急。

黄连炒　鳖甲醋炙　肉果煨　诃肉煨，二钱五分　麝香一分五厘　麦芽炒　神曲　使君子肉煨，各五钱

上末，面糊丸，麻子大，米饮下，看大小服。

灵脂丸　脾疳食疳。

白豆蔻　麦芽　五灵脂　砂仁　蓬术煨　青皮　陈皮　使君子各二钱　干蟾煅，三钱

上末，米糊丸，麻子大，米汤下。

清肺汤　肺疳咳嗽气逆，多啼，壮热恶寒。

桑白皮蜜炒，五钱　紫苏　前胡　黄芩　当归　麦门冬　连翘　防风　桔梗　茯苓　生地　甘草各二钱五分

每五钱，水煎服。

黄连肥儿丸　治一切疳，及疳眼赤肿，昏暗雀盲，或经月眼合不开。

黄连一两　芜荑　麦芽　神曲各五钱　青皮　使君子肉各二钱五分

上各炒，为末，猪胆汁丸，麻子大，每十五丸，米汤下。

大芦荟丸　治疳，杀虫和胃止泻。

胡黄连　黄连　白芜荑　芦荟　木香　青皮　雷丸白者　鹤虱炒，各五钱　麝香二钱

上末，粟米饭丸，绿豆大，米饮下二三十丸。

香蔻丸　疳泻。

黄连姜汁炒，三钱　肉果煨　木香　诃肉　砂仁　茯苓

上末，饭丸，麻子大，每二三十丸，米饮下。

加味肥儿丸　治诸疳，身黄，肚急，痞块，泄泻，瘦弱。

胡黄连　使君子肉　三棱　莪术各煨　木香　香附　青皮炒　陈皮　槟榔　麦芽炒　神曲炒，各一两　川黄连　芦荟各五钱

上末，神曲糊为丸，绿豆大，米饮空心下三五十丸。小儿无热，去胡黄连。泄泻，加人参、茯苓、肉果。

加味胡黄连丸　治疳疾，一切虚痢。诸药无功，此方极效。

胡黄连　芦荟　川黄连　肉果　桂心　人参　辰砂　使君子　木香　钩藤　龙齿　茯苓各等分　麝香少许

上末，用獖猪胆汁二枚，取汁和药令匀，却装入胆袋内，以绳扎之，更入莨菪子二钱，微炒，黄丹一钱，二味研末，入前药和匀，捣五百杵，丸，绿豆大，米饮吞下五七丸，治一切十二种疳痢，无辜疳亦佳。

蚵蚾丸　治无辜诸疳，一服虚热退，二服渴止，三服泻利住。

蟾蜍一只，打死置桶中，取粪虫入桶，一日一夜，将虫取起，以布袋盛，安急流水中一宿取出，瓦上焙为末，入麝香一字，饭为丸，麻子大，每三五七丸，米饮下。

此方极验。

木香丸　治疳痢冷热不调，五色杂下，里急后重。

黄连二钱　木香，厚朴制　砂仁　夜明砂　诃肉各一钱

上末，粳米饭丸，麻子大，每服二三十丸，艾姜汤下。

十全丹　治丁奚哺露。

青皮　陈皮　莪术煨　川芎　五灵脂　白蔻仁　槟榔　芦荟各五钱　木香　使君子　干蟾灰各二钱

上末，猪胆汁浸糕糊丸，麻子大。每服二三十丸，米饮下，有热，薄荷汤下。

五疳良方　治疳。

黄连　芜荑　神曲　麦芽　陈皮　木香　干蟾煅存性，各一两　槟榔一枚　使君子肉果二枚　麝香一字

上末，以猪胆汁二枚，入好酒打糊为丸，芥子大，米饮下二三十丸。

天麻丸　治肝疳，风疳，疳眼。

青黛　黄连　天麻　五灵脂　川芎　夜明砂炒　芦荟各二钱　龙胆草　防风　蝉蜕各一钱五分，去足嘴　全蝎炙，二枚　麝香少许　干蟾头炙，二钱

上末，猪胆汁浸糕丸，麻子大，每二十丸，薄荷汤下。

地黄清肺饮　肺热，疳匶蚀为穿孔，臭，或生息肉，或鼻生疮。

桑白皮蜜炒，五钱　紫苏　前胡　防风　赤茯苓　片芩　当归　连翘　桔梗　天门冬　生地　甘草各二钱

水煎，食后服，次服化匶丸。

化匶丸

芜荑　芦荟　青黛　川芎　蛤蟆灰　白芷　胡黄连各等分

上末，猪胆汁浸糕糊丸，麻子大，每服二三十丸，食后卧服，以杏仁汤吞下。其鼻常用熊胆泡汤，小笔蘸洗，俟前药各进数服，却用青黛、川归、赤小豆、瓜蒂、地榆、黄连、芦荟各等分，雄黄少许，为细末，吹入收功。

下虫丸　治疳蛔诸虫。

木香　桃仁去皮尖　芜荑炒　槟榔各一钱　鹤虱炒，一钱　轻粉五分　干蟾灰三钱　使君子肉五十枚，煨　白苦楝根皮酒浸，焙　贯众各二钱

上末，面糊丸，麻子大，每三十丸，空心清肉汁下。治疳劳、脊劳，加川归、黄连各二钱五分。

龙胆丸　治脑疳热，饼疮。

龙胆草　升麻　苦楝根皮　防风　赤茯苓　芦荟　油发灰各二钱　青黛　黄连各三钱

上末，猪胆汁浸糕丸，麻子大，每二十丸，薄荷汤下。食后，仍以芦荟末吹入鼻中。

鳖血煎　治疳劳。

芜荑　柴胡　川芎各一两　人参五钱　胡连　川连各二钱　使君子二十一枚

上用鳖血一盏，吴茱萸一两，拌二连，淹一宿，次早炒干，去茱萸，只用二连，俱为末，粟米糊丸，麻子大，每二三十丸，白汤下。

鳖甲丸　治无辜疳，腹中毒起，四肢瘦削。

鳖甲醋炙　黄连　枳壳　夜明砂各炒，五钱　诃肉一枚，一生，一熟　麝香二分　蝎虎炙，一钱

上末，蜜丸，绿豆大，每服五丸，米汤下，日三服。

梅肉丸　诸疳烦渴，饮水不休。

定粉　龙胆草　乌梅肉　黄连炒，各

等分

炼蜜丸，黍米大，每二三十丸，白汤下。

五疳消食丸 治五疳八痢，杀腹脏虫，疗疳劳，及走马牙疳，唇烂，肚大青筋。此药大能健脾进食，华颜色，长肌肉。

麦芽 使君子 黄连 芜荑各炒 陈皮 龙胆草各等分

上末，粟米糊丸，如粟米大，每服二三十丸，空心，米饮下。不拘时。

兰香散 治小儿走马疳，牙齿溃烂，以至崩砂出血，齿落者。

轻粉 兰香子各一钱 密陀僧炒，醋淬，五钱

上末，敷齿及龈立效。

敷齿立效散

鸭嘴胆矾匙上煅红一钱 麝香少许

上研极细末，以少许敷牙齿龈上。

又方 用蟾酥一字，加麝香敷之。

地骨皮散 治肾疳，龈腭牙齿肉腐臭，鲜血常出。

生干地黄五钱 真地骨皮 北细辛各二钱半 五倍子炒焦，二钱

上末，每以少许敷之，频用效，亦可服。

大效使君槟榔丸 婴孩食肉太早，损伤脾胃，水谷不分，积滞不化，传为疳候。

肉果 槟榔生 宣连 胡连 陈皮 青皮 川楝肉炒 神曲 芜荑炒，去皮 麦芽炒 木香 夜明砂炒 芦荟 川芎各一钱 麝香一字

上末，雄猪胆汁、薄荷汁为丸，麻子大，每三五十丸，米饮下。

肥肌丸 一切疳气，肌瘦体弱，神困乏力。常服杀虫消疳，开胃进食。

黄连 香附酒炒 陈皮各二钱半 川楝子肉炒 川芎各五钱 木香二钱

上末，红曲糊为丸，麻子大，每服三五十丸，米饮下。

通神丸 治冷热疳。

胡连 川连各二钱 木香 芜荑炒 丁香 肉果生 使君子肉煨，各一钱 大蟾蜍一只剉，水煮烂，研膏

上末，膏和丸，麻子大，每十五丸，米饮下。

取交奶一切疳毒。

夜明砂五钱 精猪肉三两，碎切

同入瓶，水煮烂，与儿食之，汁亦饮之，取下腹中胎毒。次用生姜四两，和皮切，炒黄色，再用黄连一两，二味为细末，煮面糊为丸，黍米大，米饮下三五十丸。

布袋丸 诸疳面黄腹大，饮食不润肌肤。此方予平日用加阿魏五钱，极效。

夜明砂 芜荑 使君子肉各二两 白术 甘草各炒 茯苓 人参 芦荟各五钱

上末，蒸饼为丸，弹子大，每一丸，以生绢袋盛，用精猪肉二两，同入瓦罐煮极烂，听儿食肉饮汁，其药取起，悬于风处，次日再用。

如圣丸 冷热疳泻，极神效。

胡连 川连 芜荑 使君子肉各一两 麝香五分 蟾蜍五只，酒煮成膏

上末，以膏和为丸，麻子大，每三十丸，人参汤下。

肉枣散 肉疳而疮，侵入口鼻。

枣肉二枚，入青矾如核大，火煅存性为末，入麝香少许，香油调涂。

煮肝散 疳眼，翳膜羞明不见物。

夜明砂 蛤粉 谷精草各一两

上末，每服一钱，五七岁二钱。用雄猪肝如匙大一块，批开，掺药在内，摊匀，麻扎定，米泔水半碗，煮肝熟，捞肝，将

汁倾在碗内，将目熏之。其肝分作三次食之，即将肝汁送下，三次，不拘时。如大人雀目，空心食之，至夜便能见物。如患久不效，再制服即见效。

黛连芦荟丸　小儿食甘甜饮食，食则生虫生疳，以此治之。

胡连　芦荟　川连炒　使君子各五钱　神曲炒，一两　阿魏　青黛各一钱　麝香少许

上末，糊丸，黍米大，米饮下。

四味肥儿丸　呕吐不食，腹胀成疳，作泻不止，或食积脾疳，目生云翳，口舌生疮，牙龈腐烂，发热瘦怯，遍身生疮，小便澄白，腹大青筋，一切疳候。

川连　芜荑　神曲　麦芽各等分

上末，糊丸，桐子大，每二三十丸，白汤下。

铜壁山人黄公集圣丸　治一切疳症，附加减法于后，屡试屡验。

芦荟　五灵脂　夜明砂炒　砂仁　橘红　木香　莪术煨　使君子肉各二钱　川连　川芎　干蟾炙，各三钱　当归　青皮各一钱半

因于虚者加人参二钱，白术三钱，去莪术、青皮。因于热者，加龙胆草三钱，去砂仁、莪术。因于吐泻下痢者，加白术二钱，肉果、煨诃肉各一钱五分，去青皮、莪术。因于积痛者，加煨三棱、川楝子肉、小茴香各二钱，去当归、川芎。因于疟者，加鳖甲醋炙三钱。因于虫者，加白芜荑一钱五分、川楝子肉二钱，去当归、川芎。因于渴者，加人参、白术各二钱，去莪术、砂仁。

上为细末，用雄猪胆汁二个，和面糊为丸，看大小服，米饮送下。

【予按】 此方乃十全丹去槟榔、白豆

仁，加黄连、夜明砂、砂仁尤为有理。方名十全，功收十全也。兹改集圣者，集治疳之圣品也。此方不热不寒，补不致滞，消不致耗，至稳至妥，故有屡试屡验之语云。

又猪肝散　治疳积瘤而体羸弱不经下者。用此补而下之，下后再以参苓白术散之类调理。雄猪肝不见水者四两，用竹刀批开，将新荷叶晒干，为末，二钱，掺入肝内，重汤煮熟，以肝与儿食之，空心服，至巳午时取下恶物，从大便而出，不动脏腑，极佳，极佳。

痫 门

钱仲阳云：凡治五痫，皆随脏治之。每脏各有一兽之形证，并用五色丸治之。此治小儿病者，发而重者死，病甚者亦死。若反折上窜，其声如犬，症属肝也。目瞪吐舌，其声如羊，症属心也。目直腹痛，其声如牛，症属脾也。惊跳反折，手纵，其声如鸡，症属肺也。肢体如尸，口吐涎沫，其声如猪，症属肾也。

生生子曰：参前论，虽以五兽配属五脏，亦是以意测之耳。观其并用五色丸概治之，且谓发重者及病甚者皆死，再无别治法。岂谓一五色丸悉能之耶？抑谓此病为不治之症，殆无可奈何耶？将为略之耶？考之上古，未有五兽之分。唯朱丹溪乃曰：痫症大率属痰与惊，不必分五等，寻火寻痰，分多少而治，无有不愈。有热者，以凉药清其心，有痰者，可用吐法。吐后，以东垣安神丸及平肝之药，青黛、柴胡、川芎之类。丹溪此论，亦极当理。

痫病与急慢多相似而实非，痫发时蓦然仆地，作声作搐，或目上视、醒吐涎沫，

急慢症则不然也。盖惊发后即止。痫发或一年一度，或一季一度，或一月一度，或三五日再发，或受惊而再发，或劳心劳力而再发。惊则无此之频也。

痫有阴阳，若病初作时先身热，开目瘈疭，惊啼叫喊而后发，脉浮者，为阳痫，仆地多仰，内在六腑，外在皮肤，故易治。若病先身冷，目半开，不惊瘈，不啼叫而作，脉沉者，为阴痫，蓦然坠伏，此内在五脏骨髓，故难治。

夫阳痫，不因吐下，由其内有痰热客于心胸之间，因闻大惊而作。若热盛，虽不闻惊，亦自作也。阴痫其始也，亦本于痰热，医以寒凉药攻下太过，损伤脾胃，乃变而为阴，非痫本有阴寒症也。

戴原礼曰：痫有五，无非痰涎壅塞，迷闷孔窍，发则头旋颠倒，手足搐搦，口眼相引，胸背僵直，叫吼吐沫，食顷乃苏，宜星香散加全蝎。

孙季子朋来曰：凡治惊风癫痫之症，而辰砂、雄黄、金箔、水银、铅粉等剂，不可以久服也。缘此皆治有余之症，惊搐初发，胃气尚壮，痰邪方盛，非此剽悍疏利之剂为之先锋，不可以祛去也。稍久则不宜用，盖小儿脏腑脆弱，易致虚耳。前剂皆伤脾者，丹溪云：气虚之人有痰，胃气亦赖所养，卒不可使攻，攻尽反易生而多，唯健脾胃，以全运化之职，则新痰不生，兼佐之以消痰之剂，则风自定。故不专以镇心攻痰为伐。且心者一身之主，神明出焉。智慧之所由生也。镇心之剂过多，则神志夺而聪明窒塞。《内经》曰：主不明则十二官危。余往往见多服惊风镇心之药者，惊定之后，痴呆愚钝，寡言寡笑，灵觉寂无，愀然可悯。讵思前药之所误哉。幼幼之心，当知所慎。又有食痫，原从饮

食过伤而得，后复伤饮食则发，其外症嗳吐酸气，或大便馊臭。治法先当吐其食，俟定后，宜以下积药看轻重下之。积去则不复发。

五色丸 又名五痫丸。

朱砂五钱　雄黄　珍珠各一两

各为细末，再以铅二两，入铫熔化，投水二钱五分，搅硬，研末，和匀，炼蜜为丸，麻子大，每服三四丸，薄荷汤化下。

牛黄丸 治风痫，因汗出解脱，风邪乘虚，迷闷搐掣，涎潮，屈指如算数。

胆星　全蝎焙　蝉蜕各二钱半　防风白附子　天麻　麝香　僵蚕炒，各一钱五分

上末，枣肉为丸，水银五分，研细入药，丸如绿豆大，每服二丸，荆芥生姜汤化下。

消风丸 治风痫，先宜用此。

胆星　羌活　独活　防风　天麻　人参　荆芥　川芎　细辛各一钱

上末，蜜丸，梧子大，每二丸，薄荷紫苏汤下。

比金丸 治惊痫，先宜用此。

人参　琥珀　茯苓　远志去心，姜汁炒朱砂　天麻　石菖蒲　川芎　南星　青黛各一钱　麝香

上末，蜜丸，梧子大，每二丸，薄荷汤下。

化风丹 凉风化痰，退热定搐。

胆星　羌活　独活　防风　天麻　人参　川芎　荆芥　粉草各一钱　全蝎一枚

上末，蜜丸，皂角子大，每一丸，薄荷汤下。

妙圣丸 治食痫，因惊而伤食，吐乳发热，大便酸臭。

代赭石煅，醋淬，二钱半　巴霜三钱雄黄　全蝎　辰砂　轻粉　麝香各一钱

杏仁炒，二钱

为末，枣肉为丸，梧子大，每一二丸，木贼汤下。

断痫丹　治痫瘥后复发，症候多端，连绵不止。

黄芪蜜炙　钩藤　细辛　甘草炙，各五钱　蛇蜕酒炙，二寸　蝉蜕四个　牛黄一钱

上末，枣肉为丸，麻子大，人参汤下，每服十数丸。看儿大小。

茯神汤　治胆气虚寒，头疼目眩，心神恐惧，不能独处，或是惊痫。

茯神　酸枣仁炒　黄芪　柏子仁　白芍药炒　五味子各一两　桂心　熟地　人参　炙甘草各五钱

上每五钱，水煎服。

养心汤　治心血虚怯，惊痫或惊悸怔忡，盗汗，无寐，发热烦躁。

黄芪　茯苓　茯神　半夏曲　当归　川芎　官桂　柏子仁　酸枣仁　五味子　人参各三钱　炙甘草一钱五分

姜枣煎服。

妙香散　治心气不足，惊痫，或精神恍惚，虚烦少寐，盗汗等症。

辰砂三钱　麝香一钱　木香煨，二钱半　茯苓　山药　茯神　远志　黄芪炒，各一两　桔梗　炙甘草　人参各五钱

上末，每服一钱，温酒或白汤下。

五痫丸《得效方》

露蜂房焙　石绿各一两　桂心　远志肉　人参各五钱　朱砂一钱

上末，粥丸，梧桐子大，每二三十丸，白汤下。

参星汤　虚而痫久不愈者。

人参五钱　南星炒，一两

为末，每服一钱，看大小，姜枣汤下。日二次。

铜壁山人治诸痫发歇无时。

干地龙焙，五钱　虎睛一对　人参　天竺黄　代赭石煅，醋淬　辰砂　铁粉各二钱半　轻粉五分　雄黄一钱五分　金银箔各三十片　牛黄一钱　琥珀三钱　胆星　远志　石菖蒲　白附子各三钱　僵蚕一钱

上末，蒸饼糊为丸，绿豆大，菖蒲紫苏汤下。

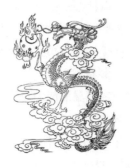

赤水玄珠　第三十三卷

痘疹心印附：小引

生生子曰：余镌《赤水》，业已厕小儿科其间矣。兹汇杂症为三卷，又续《痘疹心印》为五卷者何？盖昔人称小儿之疾为哑症，难之也。况痘疹之安危限以时刻，变幻在于呼吸，难之难也。余故悉心详小儿之杂症，与痘疹之观法，投剂于册。专业幼科者，究竟五卷而心融焉，则用力寡而取效速。活幼仁术，其在我矣。此余分次意也。从事此业者原之。

痘疹心印小引

生生子曰：余考痘之为症，上古轩岐、秦越人、淳于公辈，皆未之论列也。自东汉建武中，南阳征虏染流中国，时谓之虏疮。医者以蜜煎升麻数数拭之。然则痘盖肇于东汉也。已顾奈何张仲景、华元化、王叔和、皇甫谧、褚澄、孙真人、王冰、许学士诸名公亦未之置喙。至宋钱仲阳而下，陈文中、李东垣、王好古、朱彦修，乃始言之。迨刘昉之《幼幼新书》，王宾湖之《幼科类萃》，徐用宣之《袖珍》，寇衡之《全幼心鉴》，汤衡之《婴童宝鉴》，高武《痘疹正宗》，汪石山《痘疹理辨》，魏直《博爱心鉴》，李言闻《痘疹证治》

《痘疹要诀》，闻人规、胡大卿《八十一论》，李实《痘疹渊源》，翁仲仁《金镜录》，万菊轩《痘疹心要》，俞东皋《痘疹厄言》，皆特以痘疹为言者，不下数十家，各相发明，似无遗漏，宜乎今之婴童可无虞矣。何迩年来，痘疹一临，殇辄相踵，十不保五，曷故哉？屈数前书，不为不多，吐心露胆，不为不悉，岂多歧而亡羊耶！抑其术犹有未臻者耶！嗟嗟！书不尽言，言不尽意，明者当心得之已。古谓用药如用兵。岳武穆云：阵而后战，兵法之常，运用之妙，存乎一心。书安能使人人必克胜哉！矧今之业专门者，以痘为秘术，为禁方，固不道其道，心其心，各师其见，各颛其法，而不思融洽众理以契所归。故乃宗张嚎李，是甲非乙，殆派纷而不会其源，曷能齐其治哉！余烛斯弊，每为痛心，故节录各家成法，参以鄙意，会而同之，名曰痘疹心印。庶好生君子，得以窥其窍妙云尔。

原　痘

万菊轩曰：上古之时，未闻痘疮之症。《素》《难》之文鲜有及者。岂其人淳庞朴野，积精全神，虚邪苛毒，莫之能害欤！或云：自建武击虏，遂染其毒，流布中国，谓之虏疮。或曰圣疮，言其变化莫测也。

或曰天疮，言为天行疫疠也。或曰百岁疮，言人自少至老，必作一番也。或曰豌豆疮，言其形之相似也。故患此者，如蛇蜕皮，如龙蜕骨，死生存于呼吸之间。夫上古所无而季世有之，抑时世异耶！抑人将失之耶！余思其由，天地之气，春夏生养之纪也，其物熙熙。秋冬杀戮之纪也，其物黪黪。时逮末世，已非秦和之景，不可谓非时世之异。然人习伪不知持满御神之道，七损八益之数，务快其心，以散其真，不可谓非人自失之也。有论秽毒者，有论淫火者，有论时行正病者，靡有定论。将谓秽毒淫火耶，则一岁之中，大而郡县，小而村落，病者相似，而死相继，未必人人若此之甚也。将谓时行正病耶，何以自少至老，但作一次，厥后再无传染也。盖父母于子一体而分，精血之毒，已蓄于阳施阴化之始，固不待诞生之顷，咽其血而后有是毒也。况男子惜其气以养其精，女子调其气以养其血，苟失所养，即贻他日之患。子之受于父母者虽殊，其为毒则一也。岂有男子淫火起于气，为阳毒而易治，女子淫火起于血，为阴毒而难治之理耶！至于天行正病，亦有其时。但观夫年之所加，及有四时不正之气，即知有是正病也。然则待时而发者，胎毒也。或速死而危，或徐而持，或暴而死者，气之微甚所使也。发则其毒泄矣，所以终身但作一度，后有其气，不复传染焉！

孙季子朋来曰：淫火即胎毒也。天行即疫疠，致痘之由端，不外是二者。盖淫火肇于有生之初，伏而不发，必自天行煅炼一番然后泄之，虽百岁不免焉。殆亦有生之后一劫也。设非淫火胎毒，安得一生只发一次哉！剟人之出疹出痘，正如蚕之蜕壳，一眠、二眠、三眠也。若谓纯是胎毒，不假天行，何临作之年，郡县村镇，沿乡接境，莫不皆然，即卵生如鸡鸭，胎生若猪犬，且皆不免，又概可见。至于生者死者，实由所感天行之轻重，非干所禀之厚薄也。观今之童稚，体盛神壮，宜其禀气之厚，亦多死者，形羸色瘁，岂非所禀之薄，且多生者。迹此验之，死生轻重乃临时所感天行之轻重也。为父母者，慎加保惜，以膺天和，不可纯委于命而尤天也。特笔此以告。

万菊轩曰：昔人谓在胞中饥则餐母之血，渴则饮母之血。余独谓其不然。盖儿受气之时，一月胚，二月胎，不过一点精血凝结中涵生意也。至三月以后，其形渐成，在胞之中，譬诸禽鸟之雏，在卵壳中，浑浑然熏蒸滋养，唯所受太和之气，渐自生长，日月既足，乃破其胎卵而出矣。何以能饮食耶！必谓有所饮食，则胚胎之初，形象未具，何饮何食耶？且血者渣滓之物，有入必有出，十月之前，所饮所食之血，又从何道出耶？若生下口含恶血，乃母临蓐之时，血秽流溢入儿口中，未必便是先在腹中所食之血也。但云儿在胞中，滋养形体，长育变化，培植根蒂者，则在母之血液也。

或有问曰：儿在胞中，饥则食母之血，渴则饮母之血。万菊轩以为必无此事。验今之初产之孩，口有秽血，少顷就有黑粪从便而下，是其征也。安可遽谓必无耶！孙季子朋来对曰：以物理格之，似无此事也。儿之胞胎在腹，犹瓜果然，瓜果赖藤树滋灌，汁从蒂入，日渐肥大成熟，儿在胞胎，混混沌沌，懵然无知焉。有饥饿，盖藉母之涯从胞蒂而灌入脐中，十月充足，胞分而出，口中之秽，间或有之，实分娩时胞中之余秽恶露也。大便黑粪，如瓜果中之汁水耳。此必有之物。殆平时灌渗积于其中，出怀之后，各自立极，阳升阴降。阳升者，啼声上出也。阴降者，大便下行也。此必然之势，亦必然之理也。出怀之后，始有出有入，在腹胞中，安有出入之径窦者乎？格物者自能辨之，毋致疑也。

痘不宜毒物酵发

生生子曰：痘本火毒，尤因天行，故发热之初，看其势盛，便知毒重，即宜解散，使表里疏通，俾热毒有门路出也。全在头着功夫。胡大卿曰：小热宜解毒，大热宜利小便。观此可见前人慎重之意，不轻易用大寒大毒之剂。动其大便，恐伤冲和坏脾胃也。缘痘全藉脾胃，尤赖冲和，使能灌浆结靥。所谓冲和者，即胃中坤元之气。人赖之以养脏腑，而灌溉周身者也。近观西吴治痘，罔用头着功夫，动辄便以鳢鱼、桑虫、鸡冠血、虺蛇等毒物，谓之酵痘，习俗为常。不思痘本火毒，毒固宜发，但当先门路未清，小毒蕴成大毒，兹又以毒攻毒，不啻火炽添油，则脾胃冲和若燎毛矣。故毒发之后，痘粒粗大，脓何得满，或溃而烂，或哕而呕，或发痈毒，或成外剥，或致泄泻，种种之祸，变难悉举。岂知门路疏通，则痘纵不起发，不过补助气血，而或以大成散佐之，自能行浆灌脓，盖痘粒小则浆易满，亦无变症，是曲突徙薪之法也。舍此不为而徼彼焦头烂额之功，殆亦危矣！戒之戒之。

戒用天灵盖

生生子曰：医本仁术。夫仁者，无大无小，无贵无贱，无见无隐，无处不然，故启蛰不杀，方长不折，皆所以体天地而爱物存仁也。医之治痘，逆者不治，险者宜治。前人方法，林林种种，何莫非药，何物非剂，何适非宜，故乃取人之骸骨而煅炼之，嗟嗟！其忍心亦剧矣乎。不思痘之无脓者，由气虚而血不充也。补气以气，补血以味，合取其气味之纯厚者以补之则得矣。如人乳、紫河车、鹿角胶之类，皆气纯味厚者，庶可以补气血而资精神。彼遗久死骸，迨气血竭绝枯朽之物，犹槁木死灰，已且不能延生，而又能资他人乎？此必无之理也。且痘古称天花，贵清洁而厌腥臭，其不可用一也。脓少由于血虚，喜润而恶燥，兹犯煅炼枯燥，其不可用二也。况律有禁条，以无可取效之物，而戕人之遗体，犯律之禁，伤天之和。噫！操杀术也，焉得仁。或曰：有用之而痘立发者，何谓也？生生子对曰：余非谓此物不能发，特慨其发之后，燥毒交扇，烈若燎原，正如灯厄油尽而又益之以灯心，立见焦枯，良可悼夫。

肾无痘辩

生生子曰：诸书皆言四脏俱有痘，独肾无痘，故发热之初，单显四脏之症。验耳之冷，则知肾无痘也。余谓此皆臆度之言，非见道之语也。缘痘禀于有生之初，父母之淫火伏于子之命门，为天行疠气感触而发。观铜人图命门穴在两肾俞之中，与脐相对。秦越人谓：两肾中间动气者，五脏六腑之本，十二经脉之根，呼吸之门，三焦之原，脏腑从此而生，故人之所以得不死者，赖此动气以为生生不息之根。有是动则生，无是动则呼吸绝而物化矣。夫以耳之冷热，验痘出之轻重则可，若以耳之冷而遽谓肾之无痘则不可，肾既曰无痘，何前人又有变黑归肾之说？由其有出，斯有归也。详古人用四牙散一方，亦可见矣。

盖牙者骨之余，肾之标，是亦以肾补肾之意，唯肾之元气充足，则其痘始能尽出，且又能制伏其火，而使其气血相依，故化脓结痂而愈也。肾虚则不能化浆而使之尽出，结痂则色变黑，驯至焦枯而告殆矣。故曰归肾者，犹言痘本出于肾而仍还于肾也。是为辩。

首尾不可汗下辩

万菊轩曰：今之治痘者，悉云首尾不可汗下，听者和之曰：痘宜温补，汗下不可也。此亦喜补恶攻之遗弊。殊不知治痘之法，莫要于解毒，或攻或补，务使毒气得解而已。如其气血和畅，营卫流通，表里无邪，其出则尽，其发则透，其收则时，非但不可汗下，虽温补亦不可用也。设使外感风寒，约束皮肤腠理，痘出不快，此当汗之。令阴阳和，营卫通，而痘易出，毒得解散可也。苟不汗之，则毒无从得出，留伏于内，未免闭门留寇之祸矣。如大热不退，烦渴转增，谵妄昏沉，便尿阻塞，此毒留于肠胃之间，与谷气并，宜急下之。使脏腑疏通，陈莝涤去可也。苟不下之，则藏污蓄毒，煎熬于中，宁无养虎遗患之悔乎！故《大要》曰：谨守病机，各司其属，有者求之，无者求之，必先五胜，疏其血气，令其条达，而致和平，此之谓也。

审　证

孙季子朋来曰：治痘先须审证，痘固胎毒，必假天行令气，或内伤饮食，激而发也。发热之初，预当明其轻重。盖热轻毒轻，热重毒重也。设热既重，便宜察其表里。外感内伤，内伤为里。夫痘全藉脾土以为依归，脾为仓廪，五脏皆仰给于脾，外主肌肉，行浆灌脓结痂，皆在肌肉，脾既受伤，则内热蕴闷，或腹痛呕恶，急宜消之，重者下之。使里无壅遏，则热自退，神自清也。内伤不急治，六七日后，痘既外出，腹中虚矣。内伤之物，因而泻痢，则不能灌脓而成内陷。外感风邪，即宜清解。若头项痛，腰脊强，便知为太阳经表症。若鼻干不得眠，口渴，便知为阳明经。太阳以防风、羌活，寒月麻黄、桂枝，阳明升麻、葛根之类。古人云：必使一昼一夜汗出热退为佳。盖腠理疏通，则痘易出易壮，迟则热烧地盘。腠理致密，热无从出，出必稠密，或蕴成斑，由解散不清，纵然发出，日后灌浆，必咳嗽声哑，呛喉，外剥，可不谨之于始哉？观乎古人呼为痘疮，以其形圆而肖痘也。豆喜土松滋润，则易出易成熟。初出最嫌土燥，成熟尤怕湿淫。燥则难出，湿则溃烂，故治痘亦如之。若热盛毒重，神昏足冷者，即于前解散内消之中，大加解毒。故曰六日以前解毒为主，六日以后补托为主，过六日则大事已定，救无及矣。是以贵在审证，勿失时也。上审证。

总验部位

《内经》曰：诸疮皆属心火，心之华在面。痘疮之候，但以面部之位占之，思过半矣。痘本火毒，火性上炎，诸阳皆上聚于面，吉凶善恶尤易见也。额属心火，如印堂以上，发际以下，横两日月角部位，先见红点，先作浆，先结痂者，此恶候也。盖心为君主，毒发于心，故先见于其位，君危则十二官皆危，死迫速矣。左脸属肝木，右脸属肺金，如两脸先见红点磊落者吉，如相聚作块，其肉肿硬者死。盖肝藏魂，肺藏魄，生意既绝，魂魄相离，故不治也。颏属肾，承浆横抵两颐，先见红点，先发先痂者吉，此位虽属肾，然三阴三阳之脉皆聚于此，阴阳和故无虞也。鼻虽为肺窍，而准头则属脾土，若准头先出先痂者凶。盖四脏皆禀受于脾，毒发于脾，则四脏皆失所资，殆土败，则四脏皆相随而败，故延绵日久而后毙也。肾之窍在耳，又心之用亦在耳。心者，少阴君火也。而少阳相火之脉行乎耳之前后，凡在耳轮前后先见红点者凶。盖君相二火互发，燔灼之势，难以扑灭。唯口唇四围，先出先起先痂者大吉。缘阳明之脉侠口环唇，胃与大肠主之，无物不受，殆犹海也。乃多血多气之经，故曰大吉也。

验面： 发热之时面色明莹者吉。赤若涂胭脂者凶。此邪气拂郁于阳明胃与大肠也。阳明经上循于面，热盛故赤也。宜清凉解毒，稍通利之。面垢惨黯者凶。面垢者少阳候见也，邪热拂于少阳，甚则面微壅，宜表里双解，盖少阳从中治也。

验耳： 肾通窍于耳，故耳以候肾也。肾脏属北方，天一所生之水，受气之初，先生两肾，如豆子，离泥两边分开之辨也。痘疹发热耳独凉者，疮疹属火，外邪不干于肾故也。如耳热是邪干于肾，毒不发越，则反有归肾之变。凡观痘疮，先看耳后，有红缕者，盖少阳三焦之脉，从膻中上出缺盆系耳后，直上出耳角。红者，火色也。此疮疹之火发从少阳，故色先见于其经也。凡痘自耳先出，未及成浆，耳轮先靥者，此渐萌归肾之势，多凶。

验目： 目者，心之使也，神所寓焉。发热之初，观其两目神倦不欲开者，痘也。目中汪汪若水者，疹也。诸疮皆发于心，故候见于目也。目赤者热甚也，心恶热急解之。经云：肝开窍于目。疮疹发热，目连札者，肝有风也。风入于目，上下左右，如风吹，不轻不重，儿不能任。故目连札也。目直视者，肝有热也。热入于目，牵其筋脉，两眦俱紧，不能转盼，故目直也。得心热则搐者，风火相搏也。痘疹发搐，此其常候，但泻心肝二经之火，搐止则吉，不止则凶。五脏精华皆上注于目，痘疮之毒发于五脏，毒之甚者，目必受之。故前人注有护眼之法，良有深意。凡两眼常出泪者，肝热也。此时眼中无痘，宜服泻肝火之药。盖眼中之毒，常在收靥不齐之后方有，如痘入目成肤翳者，切不可用点药，恐损睛破瞳，成废人矣。痘疮收后目不开者，肝热则目涩不敢开，明暗皆然。心热，见明则合，见暗则开，谓之羞明，此有余热在心肝也。如疮未成脓，肿消目开者。疮已过期，收靥不齐，目闭不开者，疮坏欲变，目上窜者，心绝也。直视不转者，肾绝也。非泣而泪自出者，肝绝也。微瞑者气脱也。血贯瞳子者，火盛水竭。皆死候也。

验鼻： 鼻为肺之窍，痘疹发热之初喷嚏者，火邪上干于肺，外应于鼻，而痒则嚏。鼻干黑燥者，火刑于金，金体本燥，得火反甚，急宜清金泻火，以解其毒。鼻衄者，血得热而妄行，故衄出于鼻，急以凉血泻火，以解其毒。鼻流清涕者，疹也。疹发于心，心肺相连，以火炼金，热极而反化为水也。痘出之后鼻塞不通者，热也。痘已成浆收靥之时，鼻塞不得息者，此鼻内有疮，脓涕黏结，可用金银小簪子以通之。如痘未成浆，鼻端先干者凶。《内经》曰：脏真高于肺，以行营卫阴阳也。邪火刑肺，肺败不能输精于皮毛，故皮毛焦枯，先见于鼻，营卫不行，阴阳不续，以渐遍身皆干枯而死矣。凡疮变坏，鼻中出血，鼻孔开张，喘急者，肺绝之候，皆死证也。

验唇口：脾之窍开于口，其华在唇四白，发热之初，口中和，唇色红润者吉。如口燥唇裂，其毒必甚，急解之。痘出稠密，唇口痘子相黏，诸痘未发，此处先已戴浆。诸痘未收，此处先已焦黑者凶。面痘肿灌唇上，痘裂成块干溅者重。如痘出太密，口中气臭者，脏腑败坏，故臭出于口也。痘欲变坏，唇上缩者脾绝也，唇下自呷者，鱼口也。口中涎如胶黏者，脾津竭也。皆不可治。

验手足：四肢者，诸阳之本。痘出欲疏，其发欲透，其靥欲齐。如应出不出，应发不发，应收不收，此脾胃气虚，不能旁达四肢也。发热手寻衣领乱捻物者，肝热也。手掐眉目鼻口者，肺热也。手足搐搦者，心肝风火相搏也。各随其脏而泻之。足凉者，此常候也。足冷手亦冷者，脾脏虚也。四肢皆禀气于胃，而不得至经，必因于脾，乃能至也。脾虚不能为胃行其津液，故冷耳，宜温之。痘已出，手足多水泡者，此肝胜脾衰为鬼贼，宜急治之，不久便生痒塌也。如遍身皆发，手足不透，是空壳者，此脾胃虚弱，津液耗竭，营卫凝涩，故其毒亦郁而不发也。不能食者死，能食者必发痈疽。痘势太甚手足冷者不治，痘未成浆手足皮脱者必死。痘已正靥，唯足不收者，足为纯阴，无阳相济，所以收迟。如痘始成浆，他处未收，手足心先靥者，其后必生怪疾也。痘靥之后，手足关节肿痛者，必发痈也。痘痒手足搔乱者凶。

夹　斑

斑者血之余，有色点而无头粒，随出随没者也。丹则成片，赤如云头而突，皆血太过而气不及，营卫失护，致血任三焦浮游之火，散慢于皮肤之间耳。宜以轻剂散其火邪，兼活血解毒之药治之。并用玄参升麻汤加石膏、黄芩、荆芥、芍药、芎、归，或升麻汤加紫草、蝉蜕，多磨犀角汁化下乌金丸。又或结痂之后而发者，余热煎熬肉分，其斑必烂，宜解毒汤加归、芍、黄芩、石膏，甚则大连翘饮，烂处以生肌散敷之，无不瘥矣。至若青黑紫斑，乃毒气不能发泄之故，死生一反掌间耳，急与四顺清凉饮利之。其斑既退，即以四君子汤加黄芪、姜、枣，煎服。如不止，再加肉果，须要预煎候之，俟斑退血附即服。庶可免其内陷也。大抵斑在发热放标起胀时，多用表散。灌脓收靥时，多用解利。遍身通红者治同。

发斑有二：阳毒发斑者，壮热渴躁，两目如火，脉洪有力，其色红赤者胃热也，紫黑者胃烂也。一则下之早，故热乘虚入胃，一则下之晚，故胃热不得泄。皆内外挟热而发斑也。当服玄参、升麻、白虎等汤。阴症发斑者，身无大热，手足指甲俱青，脉沉细而急，其色微红或暗晦，此无根失守之火聚于胃，熏于肺，传于皮肤而为斑也。若妄投以凉剂则误矣。当与升麻鳖甲汤，调中温胃而斑自退。

夹　疹 疹即麻也。

痘毒出于阴，疹毒出于阳，阴主血，故痘有形而灌脓结痂；阳主气，故疹有色，而不脓痂。此皆有生初之淫火，伏于命门之间，本非寻常，并发者，唯痘出之时，或天行所激，触动其毒，故并出耳。此亦不顺之症也。故急宜清散，先服升麻葛根汤，如不解则犀角地黄汤，内既清凉，则疹亦随之而解矣。

钱氏云：痘疹只出一样者善。凡痘已见形，其间碎密若疮子者，此夹疹也。由火毒熏灼于中，故使疹挟出于外也。急宜解毒，使疹消散，痘得单成可也。宜荆防解毒汤主之。若服后而疹不退者，凶之兆也。夹斑治同。

肤疹者，热毒之气发越而然也。暴出之时，点如麻状，但色鲜赤成片耳。用败毒散，毒当随散，越数日而痘出，痘反稀疏。

刘宗厚云：瘾疹多属脾。隐隐然在皮肤间而名之也。发则多痒，或麻木不仁者，是兼痰兼湿之殊也。色红者兼火化也，用解毒防风汤。若内伤外感而发者，用调中汤。

夹沙亦麻类，粒头琐碎，吴地呼为沙子，其状如夏月肤腠之痱子。

沙之形，如粟一般，尖圆而硬，中含清水，夹痘而出者，亦热毒之所发也。用四苓散加防风、黄芩，分利阴阳，而痧自退矣。

夹疥疮

痘夹疥疮而出，则血气为疮所夺，痘多不能起发成浆，须连服内托散，庶无坐陷之患也。

干枯黑陷紫陷朋来曰：凡黑如乌羽者生，以其热虽炽而血尚活，治以凉血解毒可愈也。黑如焦煤者死，无生气也，故不治。

痘色初见深红者，必变紫，紫必变黑，紫黑必至于干枯，皆血热干滞，而气不能运行，一定之理，固如此也。治须以凉血清热为主，看其微甚，或利大便，或利小便，或为解散，顶虽平陷，不可以气虚而例用参芪补剂，盖补气则热愈甚而血愈涸

也。宜以丝瓜化毒汤，加当归、红花、连翘、牛蒡，更以麻黄解毒汤发散其毒，或以紫草汤化下小灵丹，或灯心汤化下大灵丹。有黑疔者，针挑破，去其毒血，兼用扶脾实土之药。古方有烧人屎者，有用四圣散者，有用人牙散、独圣散者，有用鸡冠血酒浆灌之者，有用胡荽酒涂其遍身，并衣服熏之者，有用壁间喜蛛如豆大者研烂入雄黄，每岁一厘，同研匀，酒调服者，有用黄连犀角清心火者，以上皆可择用。如宣风散、百祥丸、牛李膏内有大戟等，牵牛峻利之药，元气盛尚可亏损，况痘后之儿，尤当慎之。

黑陷二种，因气虚而毒不能尽出者，酒炒黄芪、紫草、人参，黑陷甚者亦用烧人屎。

白陷灰陷朋来曰：察其乳食少进，二便清利者为寒，法从温补。

痘色白者必变为灰惨，灰惨者必变为平伏倒塌，此虽气虚而血不华色，血亦虚也。故当气血兼补，使血活气行，则白色可变为红，庶或可救。若单用补气之药，则气燥血虚，必致发痒抓破，灰惨平伏倒塌，为不治之症矣。治宜补中益气汤合四物汤，有内热者加解毒药。白陷抓破皮薄干燥而极痒者，皆由失于补血，以致气虚则燥然也。

内溃

《心鉴》曰：内溃者，胃烂也。盖因风寒所中，腠理固密，阴阳二分，壅塞不通，其毒内攻，而脏腑之间毒火炮炽，则溃而成脓。口舌皆白，是其验也。识者于痘未出之时，或有风寒阻膈，气粗热甚，身必战动，肚腹急痛，谨防此患，以败毒

散，或升麻葛根汤逐散寒邪，开泄腠理，纵毒外出，必无是症。

痒塌

痘疮痒塌，今人总归之气血虚寒，殊不知亦有气盛血热而然者。须从形色及他证辩之。如痘色淡白，精神虚怯，小便利，大便频，至夜痒甚者，此脾气弱而气血均虚也。参芪内托散，及四君子汤加黄芪、肉果、官桂、白芷、蝉蜕主之。甚则陈氏木香散佐之。如疮色红紫，烦躁，大小便不利，渴欲饮汤水，甚至抓破血流者，此气虚血热毒盛，血行气分，血味咸，腌螫皮肉而痒也。四物汤加参、芪、连翘、蝉蜕、白芷、甘草，及三味消毒饮加紫草、连翘主之。血流者，败草散荞麦面炒黄土掺之。又遍身痒甚抓破者，不问前后，皆服蝉花散，外以乳香或败荷叶、茵陈烧烟熏之。若秽气冲触作痒抓破者，宜服内托散，外以辟秽散熏之。然发痒精神清爽自知其误，欲人拊摸者吉。若闷乱不宁者，摇头扭项，手足舞，乱言不听，禁不止者凶也。

群王曰：痘疹发痒，如能食而大便坚结者，此邪气内实正气外虚也。加味四圣解毒汤治之。外用升麻、苍术、麻黄、槐柳、桑皮煎热拭之。如泄泻者，此正气内虚，邪气外实，调元托里治之。外用山茵陈、白艾二味为末，燃火熏之。如用上二法而痒即止者吉，痒不止而反甚者凶也。

《心书》曰：痘疮作痒者，火邪传于肌肤之间，不能即出。或血方流行而为风寒外束，故郁滞而作痒。与伤寒汗不出而作痒相同。法以荆芥穗，束之以纸，而刺痒痘之顶，以散郁邪，其痒即止，验之如神。内服消风火化毒汤以解之。以上痒症，

痘家之恶候，兹录各家治法验甚者，以备缓急参用。

目睛露白

人之一身，必元气固则精血为之凝聚而瞻视有常也。若元气虚损，则卫气受亏，是以督脉缩促，致睛上吊而露白也。若谓之风则谬矣。遇此候，别无他证者，可以保元汤加陈黄米主之，无魂失志不省人事者不治，虽无他证，而或见于七日之前，则毒尚未解，而气血已离，必不可治之症也。

声哑

心之气举击于肺而为音。肺清则音清，肺热则音哑。此必气喉有痘热毒闭塞肺窍而然也。须分顺逆为治。如七日之后失音者，乃内痘先熟而先靥，则咽喉渐宽，毒气渐消，声音自亮为顺症也。若七日之前失音者，此毒气熏蒸，失于调解，致肺窍不通，闭塞管籥，毒无从泄，内痘糜烂，舌龈成坑，咽门腐坏，驯至呼吸俱废。为不治之症矣。或有内本无痘，因食辛热之物，或多服热药所致者。急用甘桔汤，射干牛蒡汤，加玄参、连翘、犀角治之。或能言声不清者，此火乘于肺也。泻白散加天花粉、桔梗、石膏、片芩、茯苓、麦冬、山栀治之。或感风寒，闭塞而声不清者，参苏饮加桑白皮、桔仁、石膏主之。如法治之而效者吉。否则凶。

水呛

喉之窍若管籥然，痘之初出，细小不觉，及肌表之痘成浆，则内痘亦成浆，而其毒壅于会厌，然是乃饮食所进之处，故饮汤水不易进纳，则溢入气喉而发呛也。

若谷食有渣，自能咽之，从食喉而下，非如水溢以犯气道矣。七日后见者，不药而愈。何也？外痘靥而内自痊矣。若七日前见则为逆症，由热毒壅塞，不能发于肌表故耳。治用甘桔汤合解毒汤，加牛子、玄参、荆芥、麦冬。若预以甘桔汤清其气道，安致有此患哉。

惊 搐 附：癫痫

心者神之舍也。痘毒本热，热气击动心神，肝不能制，故神不安而发惊搐。治宜泻肝利小便。盖泻肝则风去，利小便则热除。风热既退，则痘出而惊自愈矣。故痘未出而见此症者，则升麻汤合消毒饮主之。或紫草膏，或蝉酥丸。不可竟投凉剂，盖心一凉则气血随敛，毒无从出也。痘既见而有此症，则由热毒之未解耳。四苓散合消毒饮，或柴苓汤，或导赤散。若风火相搏，喉中痰鸣，目睛上视，面赤引饮，喜居冷处者，柴苓汤或抱龙丸。若痘后胃弱，饮食不化，谓之食蒸发搐，必面黄潮热，大便酸臭，秘泄不调，或吐利腹痛，宜紫霜丸下之。大便秘者四顺饮。痘后毒当尽解而又发惊，则心气已绝，神无所依，必不可治。发癫痫者，粉红丸治之。

痘后手足麻木无汗者，参附汤。若手足难动常出汗者，芪附汤。卒然惊仆不省人事者，用皂角为末吹入鼻中即苏。古谓先痘后惊者不治。痘正发而有此症，能不为之可悼哉。

又痘未出，毒气内逼，目上窜，惊叫如惊风者，乃痘欲出之候也。若误认为惊而治之，则毒气内蓄，邪热不泄而反危矣。

烦 躁

心经有热则烦躁，盖痘毒之热，击动心火，脾少津液，不能济之，此所以发为烦躁不宁，闷乱狂言等症也。治当观其虚实何如，痰实壮热者，栀子仁汤，或解毒汤，或辰砂益元散。二便秘则通利之。虚烦而渴者保元汤加麦冬、五味，或麦门冬汤。夏月暑甚烦渴而痘出不快，宜辰砂五苓散。靥后发热烦渴，麦门冬饮子。此症似轻而重，苟服药而久不愈，则心脾二经皆为热毒所伤矣。烦则必渴，渴则必泻，泻则必咬牙寒战，而痒塌之患立至也。慎之慎之。

《秘传》曰：痘疮以安静为贵，但有烦躁者，必毒气壅并，表里不宁，宜审谛之。如搔爬不停者，痘痒也。不宁者，里热也。呻吟者，痛也。非折肱之妙手，安能识其病而起其症哉。

发 渴

渴者，胃中热也。胃中津液为热所耗，故渴而饮水也。始终固有，用白虎汤加天花粉、干葛、甘草，然有汗加人参，或辰砂六一散。小水不利者，四苓散。气虚保元汤加麦冬、五味。至于阴虚火动而发渴者，固为难治之症。《理辨》则谓六味地黄丸加桂心、五味子，乃治虚渴之圣药也。不可不知。

《痘疹心书》曰：毒气萃于阳明，此时多发热渴。热淫于内，而外不得宣通，故发渴也，宜神功散。服后犹渴者，宜红花子一味煎汤饮之。如无子，即用红花汤加牛蒡子服之。此药神妙，能散胃口之瘀血故也。切不可用荔枝、黑枣、椒、姜等汤，以助阳经之热。

嗳 气

热毒郁于胃中，欲发而不得发，故嗳

气。治用半夏生姜汤加陈皮、黄芩，或四苓散加陈皮、竹茹以利之。

不食

痘疮始终以脾胃为主。若饮食如常者，此脏腑充实，脾胃完固，不消服药。若不喜饮食者，必须辨别而治之。如泄泻痘色灰白而不食者，此脾胃虚而元气弱也。宜四君子汤或人参养胃汤、七珍散治之。如大便秘，疮痧肿不食者，此毒盛而血热也。宜四物汤加解毒药，热甚者加姜炒芩、连。便秘者下之。万氏云：痘疮不怕稠密，只要能食。

汗多

汗乃心之液，由热气内蒸，腠理开泄，故液随气而出也。自汗、盗汗俱能虚人，未浆之时，恐不能灌。既灌，恐不能靥。既靥，恐血脱阳虚变为他症。最宜调理。自汗宜保元汤加桂枝、白芍、浮小麦以敛之。有热加酒芩。盗汗宜当归六黄汤，或当归汤。丹溪曰：自汗不妨，盖湿热熏蒸而然也。此特为汗少出者言耳。若汗大出，身冷恶寒，宁不早为之治乎？此宜异功散救之，寒不已者死，汗缀如珠者死，汗而昏沉者死，汗流烦渴者死，不可不察。

诸失血

夫血热则妄行。盖热毒之气，淫佚无归，则血亦随之而走泄也。始终用犀角地黄汤加芩、连、栀子、白芍。但血之妄行，或吐或下，或从阳疮痘毒而出者，悉皆不治。何谓也？吐便者，有伤于内也。泻脓血如死肝豆汁者，胃烂也。从疮毒而出者，肉分空虚而元气为之走泄也。鼻衄者生，盖血随毒行，传注督脉，斩关而出，不犯

其内故耳。至于女人失血不止，尤当急治。尝有一男子，口鼻出血数碗，以韭菜汁半碗，顿服而愈。

阴囊发肿

痘症阴囊肿痛如瓠瓜者，乃膀胱热甚，毒气流于小肠而然也。急宜清利退火。滑石、木通、车前、牛膝、栀子、瞿麦、灯心、甘草，水煎服。或服紫草饮子，小便不利者加大木通，外以石燕子醋磨浓汁敷之。

痘后浮肿

痘靥之后，失于调理，或伤饮食，或感风湿，致伤脾土，湿胜而为肿也。伤于食，以健脾，加山楂、麦芽、平胃之类。虚者加人参。俱以淡渗之剂佐之。伤风湿者，平胃散加防风、羌活汗之。水肿者，以五皮饮消之。一方用萝卜子、壳蒲芦煎汤洗之立消。又去柏树叶、桑树叶煎汤洗亦消。

验动静

凡痘以静为贵，内有不和则动。凡静属阴而动属阳，痘之为症，阴阳俱病，但息欲其匀，语欲其少，寐欲其安，寤欲其宁，触其疮则吟，拂其欲则鸣，饮食二便如时，此平人之候，是谓静而吉也。如呻者身有苦也，自语者神不清也，喘粗者内热也，肠鸣者泄也，坐卧不宁者心烦也，啼叫不止者痛也，摇头者风也，指欲搔者痒也，咽物难者咽痛也，咬牙者心肝热也。若闷乱躁扰，谵妄昏眩，如见鬼状，摇头扭项，手舞足掷，目睛上视，寒战咬牙，语音不出，皆为死候。如病向静，忽然扰动者异也。须细察之。痘色变而无他候者，

戾气触之也。痘色不变，又无他症，此必有因，但俟自定。其有目瞑息微，四肢僵直，口噤，痘坏，昏睡不省者，此真气将脱，魂魄欲离之兆，又不可作静看也。

稀痘仙方

牛黄一钱　蟾酥三分　辰砂七分　丝瓜蒂近蒂取五寸，烧存性，五钱

为末，每一岁服一分，砂糖汤调下。

兔红丸　服此可免出痘。

辰砂　甘草　六安茶

各等分，腊八日午时取生兔子血为丸，梧桐子大，逢三、六、九与儿食之。

鼠肉方　取雄鼠肥大者，去皮毛肠秽，

用盐醋烂煮与儿食之。痘出稀少，切不可使儿闻见，亦不可对他言知。但只可自设法取用，不可用他人取讨者，恐防毒药死的，慎之。或只用砂仁、白水煮，不用椒、葱、蒜、韭并油煎等辛辣热物，若未食荤儿，与食尤妙。此屡试屡验者。

四蜕丹

蝉蜕　蛇蜕　凤凰蜕即哺出鸡子壳　神仙蜕即父母爪甲

上各等分，焙为末，每服一钱，炼蜜为丸，绿豆大，每年除夜服。服三年，永不出痘。

玄菟丹

玄参酒洗五两　菟丝子水淘净酒煮，研烂为末

上二味，俱不犯铁器，为末，黑砂糖为丸，弹子大，每日与儿服三丸，砂糖汤下。

葫芦花汤　八月采葫芦花不拘多少，

阴干入除夜蒸笼汤浴儿，或不出痘，纵出亦稀少。

苦楝子汤　苦楝子不拘多少，煎汤浴

儿，或痘疮不出，出亦稀少。

三花丹　将出之时用之能稀少。梅花、桃

花、梨花，取已开未开盛开者，阴干为末，等分，取兔脑为丸，雄黄为衣，用赤小豆、绿豆、黑大豆三豆汤下。

六味稀痘饮　将发痘预服之。

山楂　紫草　牛蒡子各一钱　防风荆芥各一钱二分　甘草五分

姜三片，水煎服。

轻斑散　治痘未见点时服之。

丝瓜近蒂三寸，连皮子烧存性为末　朱砂五分

二味和匀，砂糖调下，痘出必稀，多者少，少者无。

稀痘如神散

丝瓜　升麻　芍药酒炒　甘草　山楂黑豆　赤豆　犀角磨用

各等分，每服三钱，水煎服，不拘时，看大小加减。

预服万灵丹　初发热一服即轻，百发百中。

升麻小者，三钱　葛根三钱　甘草三分紫草茸一两　蝉蜕　僵蚕洗　连翘　白附子炒，各三钱　山豆根五钱　全蝎去毒，十枚雄黄一钱半　麝香一钱　蟾酥一钱，好酒煮化

上十三味，和拌为丸，皂角子大，每服一丸，紫草汤下。

发热有数种

生生子曰：凡痘疹发热，与伤寒、伤风、伤食、惊风等相似，先当辨明。伤寒之热手足梢微冷，无汗恶寒，面色青惨不舒，左额有青纹，伤风热手足梢微温，自汗，恶风，面赤而光。二者皆太阳症，俱头项痛腰脊强。伤食热目胞肿，右额有青纹，身热而额腹最甚，夜热昼凉，面色黄，或吐利腹痛。惊风热面色青红，额正中有

青纹，手心有汗，时发惊悸。痘子之热必显四脏之症，耳尻冷，中指冷，尻冷，面燥腮赤，呵欠顿闷，乍凉乍热，多睡咳嗽，喷嚏，惊悸，吐利。夫发热者，疮疹常候也。但热微毒微，热甚毒甚。微者勿药，甚者必宜及早清解。原痘无逆险，只在发热之初，调治之早。观其热重神昏，即以清解之剂投之。或发表，或攻里，法在不避。必使一昼一夜表里通和，热退为佳。盖毒解则热始退，热退痘出自然稀疏明朗。若不早为疏通表里，则毒无出路，虽小毒酿成大毒，迨及出齐则顺，逆险已定。顺者幸而无虞，逆者无所措手矣。古无顺逆险之名称，顺逆险者，自魏桂岩始也。

初发热三朝证治活法

凡发热疑似之间，宜投人参败毒散一剂发之。是与不是一发便见。万菊轩曰：大抵痘疹只宜发尽，勿使留伏于中。

凡用发表之剂，务察天时，不可固执只宜平和之说，极为误事。设遇冬寒及春行冬令之候，腠理致密，血气凝涩，痘必出迟，迟则蕴热，热不得汗，毒莫能泄，必多壅遏之变。急宜辛热之剂发之，桂枝葛根汤，或五积散去干姜。

如天时热则腠理疏豁，气血淖泽，防其发泄太急，恐罹溃烂之变，必以辛凉之剂解之。宜升麻葛根汤、双解散之类。如春秋天时温和，不寒不热，只以人参败毒散最佳。

保婴丹，热甚者用之捷效。或就于前解散药化下一丸。能令重者轻，轻者少，以其极能解毒也。

初发热时，饮食二便如常，精神清爽，痘必稀少，不须药。

初发热时，浑身壮热熇熇然，不渴，

清便自调，此邪郁在肌肤之间，宜轻扬之剂发之。升麻葛根汤，甚者羌活汤。

初发热时，其热烙手，目赤，鼻干，唇燥，小便赤，大便秘，烦闷为安，此表里俱热，毒气壅遏。宜发表通里，双解散主之。

初发热时，表不甚热，烦躁不安，口渴小便赤涩，热在里，用紫草膏，保婴丹，辰砂六一散，犀角、山豆根之类清解之。甚者三黄丸微利之。

初发热时，腹中痛者，此痘毒与谷气相并，急以麦芽、山楂、紫苏、枳实、砂仁、陈皮，温而消之。若腹胀硬痛，大便秘者，备急丸下之。

初发热时，咳嗽，鼻流清涕，参苏饮主之。

初发热，大便秘结，急宜润之。恐热毒内蓄，宜紫草饮，必使大便通利为好。

初发热，呕吐者，要明外感内伤。外感者，二陈加柴胡、藿香、生姜、枳壳，和而解之。内伤者，二陈加藿香、砂仁、麦芽、山楂、枳实、苏梗、白芷消之。胃弱而吐者，六君子汤。有毒气上冲，大吐不止者，辰砂六一散。甚者加石膏、芦根汤亦佳。

初发热，作泻，腹中不痛，原无内伤者，此痘内动与外邪搏激所致，不必治泻，但以轻扬之剂升发之。痘出而泻自止。

初发热，自汗、自吐、自泻者，乃毒从上、中、下而出，皆为吉兆。但只在三日内里，不可多日，恐元气虚脱也。

泻有冷热。热泻者口渴，小水少，而身大热，四苓散加木通。若干呕加姜炒黄连，或六一散。冷泻口不渴，小水清，重者，理中汤。轻者，参苓白术散，久泻者，豆蔻丸。

初发热，二三日间有惊搐者，导赤散，羌活汤，辰砂散。大便秘者，三黄丸微利之。小便赤涩者，导赤散。渴甚者，葛根解毒汤。腹中痛者，桂枝大黄汤。腰痛者，人参败毒散。自利者，黄芩汤。吐利者，黄芩加半夏汤。如脾胃素弱，自利清白者，理中汤丸。或四君子汤、豆蔻丸，合而服之。

凡发热及初见标时，须问咽喉疼否，但有微疼，急清解之。甘桔汤加牛蒡子。大抵痘要解咽喉为急务，不早防，以致失声、干呕、水谷不入，呛喉喷吐，治无及矣。

管氏曰：发热之初，痘之吉凶皆兆于此，故急宜表汗使脏腑胎毒及感不正之气，尽从汗散，则痘出自然稀少。盖热甚毒甚，热微毒微，不必治，妄汗则表气一虚，痘不能起发，反为害也。盛者汗之，要在身热尽退为佳。其有一切杂症，皆由毒气欲出不能故耳。一表散则毒气尽泄，诸症自退矣。或有当解者解之，当下者下之，切不可执一也。胡氏曰：表热壅盛，非微汗则表不解。里热壅盛，非微利则里不解。正此之谓耳。失此不治，则毒气渐盛而逆症随见。世人多忽于此。及见逆症而后治之，将何及哉。

大抵治痘之诀，妙在三法。曰发表，曰和中，曰解毒。知此三者，于发热见标之际，预为之地，则多可少，重可轻，自无以后变症。故发表最先。盖痘疹只要发得毒尽，不使留伏于内。凡发表必兼解毒，非发表之外，另行解毒也。痘既已出，不渴不热，表里无邪，不须服药。如痘多毒盛，里实能食者，可单用解毒。如里气不和，或吐或利，于和中法内，略兼解毒。若毒轻痘少，唯里不和，胃气虚者，只用和中，则不必解毒也。每发表，须辛甘清阳之剂，羌活、防风、升麻、白芷、桂枝之类。和中须甘温之品，如人参、当归、甘草、芍药之俦。盖中不足，甘以补之。解毒须苦寒之辈，如牛蒡、连翘、葛根、芩、连、栀、柏、紫草之类。盖毒者火也。凡用苦寒之剂，必要酒炒，可以活血达表，且不犯胃气，切宜识之。

痘宜依期施治治贵通变

翁仲仁曰：夫痘由中以达外，用药因期而变通。以其尚未见标，必发热三日，然后见标。出齐三日，而后起胀。蒸发三日，而后灌脓。浆满三日，而后收靥。发热之初，耳尻中指俱冷，耳后起红丝，呵欠喷嚏，眼目困倦，两颧之间有花纹见者，预知其为痘也。发热三日，当托里解表，使其易出。亦有气弱而不能出者，当微补其气，气和则出快。初不可用芪，恐腠理密而难出也，四、五、六日，以清凉解毒为主。清凉则无血热燥毒之患。解毒则无壅滞黑陷之害。七、八、九日，以灌脓为主，治法当温补气血，气血流行，而成浆自易也。十与十一二日，以收敛为主，大和气血，补脾利水，则自然结靥。此特语其常也。盖常者可必，而变者不可必。当随候参详，安可执药以应无穷之变哉！言见红点之时，如痘轻少，不可过表，在后恐成斑烂，或干红紫色。急宜疏利，不然在后必成黑陷。四五日之内，痘出至足心为齐。苟未尽出，于解毒之中，宜兼发散。若专于寒凉，则痘迟滞不出。七八日之间，毒未尽解，于温补之中，又兼解毒。若偏于燥剂，则毒盛不能化浆也。十一二日之间，浆未满足，必大补气血，略兼解余毒，不然恐有痈毒温疹之患。此变通之妙，要在随时制宜也。

人参败毒散

羌活　独活　前胡　柴胡　川芎　枳壳　桔梗　白茯苓　人参各等分　甘草减半

生姜三片，水煎服。一方加薄荷少许。

参苏饮

人参三分　紫苏叶　桔梗　干葛　前胡各四分　陈皮　茯苓各五分　枳壳三分　半夏二分　木香一分半

生姜三片，水煎服。

升麻葛根汤

葛根　升麻　白芍药　甘草各等分

水煎服。

双解散　即防风通圣散、益元散二方也。

防风　川芎　当归　白芍药　薄荷叶　大黄　连翘各五分　石膏　桔梗　黄芩各八分　白术　桂枝　荆芥穗各二分　滑石二钱半　甘草一钱

生姜三片，水煎服。

桂枝葛根汤

葛根　桂枝　赤芍药　升麻　防风　甘草各一钱

生姜三片，淡豉一钱，水煎服。

保婴丹

紫草茸酒洗，忌铁，四两　缠豆藤烧存性，四两　荆芥穗　防风　升麻　大力子炒，各二两　天竺黄一钱二分，如无真者，以雄黄一钱二分代之　牛黄一钱半　辰砂用麻黄荔枝壳紫草煮过，再飞　蟾酥自取真正者，一钱二分　赤小豆　绿豆　黑豆各四十粒，炒香　甘草梢去皮，二两

加紫草三两，水煎成膏，半碗砂糖，半碗前药，俱制净末，和为丸，圆眼核大，辰砂飞过为衣。未出之先，浓煎甘草汤，每服一丸，大儿加一丸。凡遇发热之时，生姜葱白汤化下，厚盖表汗，乃解毒之神药。

《心要》羌活汤

羌活　川芎　防风　山栀子　龙胆草　当归各等分　甘草减半　薄荷叶三片　淡竹叶五片

水煎服。

紫草膏　治红紫黑陷热毒。

紫草茸　白附子　麻黄去节　甘草各五钱　全蝎八枚，炒

上为细末，用蜂蜜一两，酒半盏，先入紫草煎熬成膏，旋入各药，丸如皂角子大，每服一丸，仍用紫草汤化下。如治惊搐，用金银箔为衣，薄荷汤下。

六一散

桂府滑石飞净，六两　大甘草去皮，一两

每用一钱，灯心薄荷汤下。内加制辰砂三钱，名辰砂六一散。治狂言妄语，惊搐，用防风、荆芥、薄荷、天麻煎汤，候冷调下。本方加郁金，名牛黄六一，治痘后疮疖痈毒，及天行温疫，冷水调下，多服大效。

退火丹　治痘初出标，大热不退，或稠密成片者，神效。

六一散一料加雄黄飞过，三钱　缠豆藤烧存性，一钱　外用紫草、木通、蝉蜕、地骨皮、红花、大力子、羌活、片芩、灯心煎汤，候冷调下，极能解毒稀痘。

四苓散

白术　赤茯苓　泽泻　猪苓

上为细末，每服一钱。

三黄丸

黄芩五钱　黄连　大黄各二钱半

为细末，雪水捣丸，绿豆大，辰砂为衣，每服五七十丸，灯心汤下。

备急丸

木香二钱半　大黄　黑丑头末各五钱

为细末，神曲糊丸，绿豆大，每服五七丸，山楂汤下。

甘桔汤

甘草二钱　桔梗一钱

水煎服。

三豆汤

赤小豆　黑豆　绿豆各一升　甘草三两

三豆用水淘净，用水八升，入甘草同煮，豆熟为度，逐日空心面东，任意食豆饮汁，服七日永不出。

代天宣化丸　即韩氏五瘟丹也。

甘草甲己年君土　黄芩乙庚年君金　黄柏丙辛年君水　山栀丁壬年君木　黄连戊癸年君火　连翘佐　山豆根佐　牛蒡子佐

先视其年所属者为君，次四味为臣，君药加一倍，臣减半，佐又减半。共为末，冬至日修合，取雪水煮升麻汁，打面糊为丸，辰砂为衣，竹叶汤下。

五积散

白芷　川芎各三分　桔梗一分半　芍药　茯苓　炙甘草　当归　桂枝　半夏各二分　陈皮　枳壳　麻黄各五分　苍术一钱　厚朴四分

上除桂、枳壳二味为粗末外，十二味为末，慢火炒令转色，摊冷，次入二味末令匀，水一盏半，生姜三片，煎一盏，温服。

辰砂散

辰砂一钱　丝瓜近蒂三寸，连子烧灰存性

为末，蜜水调服，多者可少，少者全无，丝瓜解痘最妙。紫草甘草汤调服尤佳。

连翘汤　总解诸毒，散风清热，痘后一切发热，痛毒赤肿。

连翘　防风　瞿麦　荆芥穗　木通　车前子　当归　柴胡　赤芍　滑石　蝉蜕　黄芩　山栀子　甘草各五分　紫草五分

水煎服。

连翘升麻汤

连翘一钱　升麻　葛根　桔梗　甘草各七分　木通八分　牛蒡子一钱　白芍药五分　薄荷叶少许

淡竹叶灯心水煎服。

消毒饮　治咽喉肿痛，上膈热盛。一方加升麻。

牛蒡子炒，二钱　荆芥一钱　甘草　防风各五分

水煎服。

翁仲仁十神解毒汤　专治身发壮热，腮红脸赤，毛焦色枯，已出未出。三日以前，痘点烦红，燥渴欲饮，睡卧不宁，小便赤涩，此热盛也，并皆治之。

归尾　生地　红花　丹皮　赤芍　桔梗　木通　大腹皮　连翘　川芎

此方治血热痘疹，以凉血活血为主。佐以桔梗、川芎，有开提发散之功。引以大腹皮、木通，有疏利热毒之效。臣以连翘、丹皮，有解毒之良。用此以治血热痘疹，则能内外分消，热毒虽盛，庶几解散表里，自然和平矣。古人用黄连解毒汤，恐骤用寒凉，不唯冰伏热毒，及出不快，抑且热毒为其所抑，则郁于脏腑，或肚痛腹胀，内溃而死者有之。岂若此方，用之为稳当。若不得已而用黄连、芩、柏，亦须酒炒，一以制其寒凉之性，二以助其上行之势，借连、柏，以解毒耳。

加减法：身热壮盛加葛根、前胡。毒盛绵密加荆芥、鼠粘子。渴加天花粉、竹叶、滑石。小便血加犀角、山栀。大便黑加犀角、黄连或桃仁。吐血干呕加黄连、犀角。发红斑加犀角、黄芩、黄柏、山栀、玄参。小便赤加山栀。小便短涩加猪苓、泽泻。小便秘加滑石、瞿麦。大便秘喘加

枳壳、前胡。呕加橘红。泄泻加猪苓、泽泻、防风。大便秘加枳壳、前胡、大黄。烦躁加麦门冬、天花粉。烦渴狂乱谵语加知母、门冬、石膏。呕吐加猪苓、泽泻、黄连。咽喉痛加甘草、鼠粘子、荆芥。以上并用灯心十四根，水煎服。

羌活散郁汤　专治实热壅盛，郁遏不得达表，气粗喘满，腹胀烦躁，狂言谵语，睡卧不宁，大小便秘，毛竖面浮，眼张若怒，并有神效。并为风寒外搏，出不快者同治。

防风　羌活　白芷　荆芥　桔梗　地骨皮　川芎　连翘　甘草　紫草　大腹皮　鼠粘子

上为粗散，水一盏，灯心十四根，煎六分，温服。

身初发热及见点之际，毒气壮盛，外为风寒所抑，或肌肉粗厚，腠理坚闭，肌窍不通，经络阻塞，使清气不得引毒达表，循窍而出，则热毒壅遏于内，为腹胀，为喘急，为秘结，为狂烦，为惊搐，为失血。皮燥毛直，面急眼胀，睡卧不宁，惊啼多哭，此热毒壅遏之症。辨认不差，急宜用发散开提之剂，佐以和解透肌之法，则热毒不壅而其出自易矣。羌活、白芷、防风，有升提发散解毒之长。桔梗有开提升气之能。荆芥、连翘、鼠粘子，善解郁热。地骨皮消壅热于筋骨之间，且能肃清脏腑。紫草滑肌通窍。大腹皮引热下行。使内外有所分消。用此以治热壅之症，效大而功用极妙。若骤用寒凉，如芩、连、升麻之类，则热为寒气所抑，不得伸越，逗留经络，为疽为疖者有之。冰伏硬闭者有之。至于人参、黄芪、白术、茯苓，温补之剂，误用则其壅盛，祸不旋踵。他如丁、桂、木香、姜、附之类，以热攻热，杀人立至，

尤宜戒慎。故发热之初至见点之后，并宜以本方处治，依后法而加减之。

加减法：初发热壮热，腮赤面赤，毛焦皮燥，咳嗽喘急，加升麻。烦渴加天花粉、干葛。腹胀喘急，鼻塞面赤，若怒毛直加麻黄。便秘加当归、枳壳，甚则加大黄。呕吐加猪苓、泽泻、陈皮。禁用生姜、丁香、半夏、木香。洞泻加升麻。禁用白术、茯苓、豆蔻、龙骨等剂。喘嗽恶风加紫苏、桑皮。失血加犀角、地黄、黄连。搐加青皮。发斑加黄连、黄芩、山栀。鼻衄加黄芩、犀角。小便赤涩加滑石、山栀、地黄、芍药。惊悸加木通、山栀。不思食加山楂。伤食加神曲、山楂、麦芽。烦红色赤加生地、红花、丹皮、白芷、防风。见标二三日间出不快利，加大力子、山楂、蝉蜕，名透肌散。皮急肉紧，身壮热甚，加葛根、前胡。见标三日之内，并依本方加减。及三日后痘疮出齐，血包已成，而前症悉平，不得复用此方，恐发散太过，难于行浆。另有方药在后，其禁用药剂，并从血热痘症法而裁治之。

太乙保和汤　又名紫草透肌汤。专治血热痘症，服十神解毒汤后，热症悉去，内外和平，见点三日之后，不易长大粗肥者。用之则能保和元气，活血解毒，助痘成浆，易痂易落也。

桔梗　紫草　川芎　山楂　木通　人参　红花　生地　甘草　糯米五十粒

上用灯心七根，姜一片，水一盏，煎至六分温服。

便涩腹胀加大腹皮。紫红不润加当归、蝉蜕。出不快者，加鼠粘子。陷塌加黄芪；痛加白芷；不匀加防风；水泡加白术、芍药；嗽加五味子、麦门冬；渴加麦门冬。痒加白术、芍药。七八日后，浆足身复壮

热，便秘烦渴，腹胀喘急，前胡枳壳汤。浆足禁用此方，另立汤饮在后。

益元透肌散 专治壅热痘症，服羌活散郁汤后，壅症悉开，气血和平。见点三四日后，不肥大者，不成浆者，用之则能匀气解毒，透肌达表，领出元阳，助痘成浆，而易结脓窠也。加减以保和汤同论。浆足之后，另有保婴百补汤在后。按此即太乙保和汤去生地、红花，加蝉蜕、鼠粘子、陈皮。水一盏，加灯心十四根，枣二枚，煎六分温服。

血热痘症禁忌

血热痘症，热毒弥盛，然毒气无所分消，只宜重用升提发散，使毒得以达表而从外解。引以渗泄，使热得以润下而从内消。佐以清凉消毒行血凉血之剂，则痘虽稠密，亦能消散，而易出易化浆也。所谓轻其表而凉其内。十神解毒汤，盖得安表和中解毒，三法尽善，诚痘科之神方也。丹溪曰：热者清之，实者平之。此其方之谓欤！是故发热至见点之后，三日以前，毒气未尽达表，内外弥盛，血热之症悉具，辨症不差，并只以本方处治之。切不得用参、芪、白术、茯苓补气之药，于热症未浆之前，如误而用之。是谓实其实。腹胀气喘，狂乱谵语，咽喉肿痛，口舌生疮，变症百出。所谓邪得补而愈盛也。呕吐泄泻，慎不得用半夏、丁、桂、干姜、木香、藿香、诃子、肉果。如误而用之，则是以热助热，气得热而愈亢也。燥症必至，咽疼，狂乱，失血，便秘，无所不至矣。至于龙骨、枯矾涩滞之物，且能使气道阻塞，是欲其出而反闭其门也。腹胀之患生，而喘急之势至矣，尤宜戒之。及至血包已成，气血定位，头顶白光，势将行浆，又宜易

方另行别议。

三仁膏 治痘疹大便坚实不宜下者，服此润通。

火麻仁炒去壳，一两　松子去壳，去皮，七钱　桃仁去皮炒，五钱

上研烂，加芝麻一合，微炒，研细，入蜜水，研极烂，以帛滤去壳，同前三仁蜜汤调下。看大小用之。

见标三日证治活法

发热三日后退凉见标，饮食二便如常，形色淡红疏朗，抹过碍手者上吉，不须药。

发热一日便出者凶，乃表虚毒盛也。急用羌活散加紫草、牛蒡、蝉蜕，煎调紫草膏，或保婴丹。若治之早，十救二三。若服后热盛不退，宜羌活散调退火丹。若无保婴丹，用缠豆藤灰加辰砂，看大小，一岁三厘，十岁三分，逐岁增加代之矣。

报痘时烦躁不宁，腰腹痛不止，口气大臭，痘见紫色者死。

标色白，皮薄而光，根窠全无红色，或根带一线红，三五日即长如绿豆大，此痘决不能灌浆，久后成一包清水，擦破而死。不可因其好看，妄与下药。

标出全，不起顶，如汤泡灯火烧者一样，十日后痒塌而死。

标出时，一片红斑如锦纹者，六日死，遍身如蛇皮者死。黑斑如痣状，肌肉成块黑者立时死。

凡见标疏少则毒轻，不必妄治。密则毒盛，但要磊落大小分明，不相粘连成片，可用前药进之。或托里解毒之剂，快斑汤消毒饮主之，使其易发易魇。如出太密，粘连模糊，其毒尤甚，托里解毒之剂宜多饮之，以防痒塌黑陷之变。更察外症，可治则治，不可治则勿治。

凡痘子初出，最要唇口润泽，其毒则轻，如唇焦裂，舌燥有芒，为毒火炽盛，表里郁遏，急宜解之，黄连解毒汤加大力子。标后身热未退，清地退火汤。

凡见标先要头面稀疏磊落，颈项胸前稀少，其毒则轻。如面上一片模糊，未发，壅肿蒙头缠项，胸前布密，此毒盛也。慎勿治之。

凡头面未见标而手足先出，他处未起而手足先起，他处未收而手足先收者。此阳火太旺，宜早解毒，抑阳扶阴之剂，四物汤和黄连解毒汤主之。如他处俱起而手足起迟，他处俱收而手足不收者，此脾胃虚弱，不能行其气血，达于手足。宜补脾胃，十全大补汤，桂枝芍药汤。

凡初见标之时，磊磊落落似稀疏之状，其后渐加，日多一日，此毒伏于里，里气虚弱，不能使之即出。须大补而兼解毒，庶可十救二三也。十宣散加无价散。

石谷程氏曰：凡发热见标密无毫缝空地，稠若蚕种者。急用三元秘方救之。每一岁儿用茜根、芫荽子各三钱，荔枝四枚。若不起，加葡萄一钱半，好酒一盏，煎至五分，候冷，每用半盏，搅熟水半盏，时时慢慢喂之，一日服尽。次日再用水煎，如前慢慢喂之。但服此药以后，不可杂食他物以伤胃气。小者只许食乳，大者只吃粥，若口渴，即以此药水饮之。一以止渴，又能清热解毒。切忌油腻煎炒，恐滞肠作泻，泻则误矣。或十岁、二十岁，药从一岁加起，依数增加，作一剂服之。如年多剂大，不能尽煎，可分作二三罐煎之。按前药用酒煎者，活血也。后用水者，清热也。热盛必作渴，代茶饮之，足可解毒。盖前症不可补，补则助毒，又不得不补，不补则不起发。宜当解毒，解毒又作泻。

不解毒又攻内。兹用三味代之。既能解毒，又可温脾活血，诚为千金良剂。

凡痘发热一二日便出，或一齐拥出，密如蚕种，红紫无缝，急宜服之。此时切忌保元，恐温补助毒。以其血未活而浆不能化，故用此三元解之。俟其色淡血活，热势已退，然后进补，庶为万全。

凡皮肉间累累然，红点稠密，急用缠豆藤加制过辰砂末，连进二三服。或薄荷汤调退火丹。仍以牛蒡为末敷囟门上，以散热毒。非唯能使痘疏，又且免使侵眼。

又方　生地黄、牛蒡子捣成膏，贴面颊额角，能退痘毒。

一、已出未出之时，口鼻出血，此血热错经妄行，不可妄投热剂，宜用生犀薄酒磨服。如鼻血不止，胎发灰吹入鼻中即止。口鼻既血，又大小便下血，恐胃为热毒所伤，腐坏而然，不可不知。

一、出与地皮相平，无兴起之意，乃是红斑。急用凉血解毒羌活散加酒炒芍药、红花、紫草、蝉蜕、木通、占米，连进二三剂退之。夹疹同此治。治之迟则红变黑，黑则逆而难治。

大凡用紫草，必用占米以制其冷性，俾不损胃，无泄泻之患。唯大热大便燥者，不必占米。

大凡用当归活血，须以芍药收之，免辛散助热。

一、标出，他处未见，独出数粒于山根之上，为毒盛气虚犯上。发后三五粒一块者，皆不吉之兆也。急宜凉血解毒，以防危急。若腮颐地角之间，疏疏朗朗，淡红润泽，三四次出者，为气正道尊，上吉症也。

一、出皮肤干燥枯涩，必难起壮。用溪中白色石子数枚，烧红，以井水淬之，使熏蒸痘上，或置被下熏之。顷刻润泽，痘即起发，又能解秽。

一、色淡不红活者，血虚也。以四物汤加减服之。但地黄大能滞血，不可轻用。不得已，须姜汁炒过。

人乳补血甚捷，加酒少许佐之，且血非气不行。又如四物于保元之中，为阳生阴长之义。

一、痘正出好饮水者，此乃脾胃虚弱，津液枯涸故也。如恣饮则必伤脾泄泻，及发泡难靥之患。保元汤加麦冬、五味子止之。

一、痘未起壮，而头面先肿者，乃阴虚阳盛，大下四物汤加人乳好酒服之。以补阴与阳齐，然阳易补阴难补，宜急勿迟，否则误事。

一、出即变黑者，此为恶候。如有起兴，急用托里解毒之剂，少用保元，大加紫草、红花服之。外用四圣散点之。然早能凉血解毒，必无此患。亦多因脾胃衰弱，血热所致。凡红变白，白变黄者生。红变紫，紫变黑者死。

一、痘全藉气匀血活，腠理疏通，则出快而稀疏，亦无余症。倘遇寒冻，及劳役瘦弱之人，血凝气滞，出则不快，蓄于皮肤之间，肌肉之上，进退两难，日久变成黑紫，祸不旋踵。凡有此候，当按令，急与和剂，如羌活散之类以疏利之。其毒气随痘而出，庶无变症。保合太和之兆也。如头面出不快，此太阳经，当用荆芥、甘草、羌活、防风、天麻汤。如胸腹出不快，此少阳经，当用升麻、紫草、木通、紫苏、羌活汤。如四肢出不快，当用芍药、紫苏、葛根、甘草、葱白连须、羌活汤。各加生姜，连进二服，痘即出快。

贼　痘

凡贼痘与好痘一般，但挽先起壮，皮嫩娇软，内系淡脓，当用保元汤加占米煎服，亦能回浆。

凡出其色焮赤，抹过皮软不碍指，此系贼痘。过三日变成水泡，甚至紫泡、黑泡者，危症也。若未成紫黑，宜少进保元，大加紫草、蝉蜕、红花解之。或灯草木通汤调六一散，利去心经蕴热，而红紫自退。如已成水泡、白泡，或灰白色，则保元中大下四苓利之，此千金妙法也。不然则遍身抓破，黑烂而死。

起壮三日证治活法

凡四五日来起壮，活动，一线红晕而有根窠，此为上吉。盖有根窠，方见气匀血活，血活则毒化，成浆收功结痂，全藉此也。若无根窠，必是气凝血滞。按法速治。

凡起壮肥满，乳食如常，不必服药。

一、四五日来起壮肥大，中有一小孔，自顶直下至脚，不黑不白，与痘色相并，此名蛀痘。由表虚腠疏而然，若不早治，大泄元气，不能起发灌脓。急用保元汤大加占米、川芎、肉桂，提起内脓，以实其孔，庶为佳兆。三二剂后，孔自塞满。若孔色黑，乃疔也，以疔法治之。

一、顶陷色白皮薄光洞者气虚也。火照内外光明者是。大进保元，倍加酒炒黄芪、肉桂、川芎、丁香、人乳、酒浆和服。

一、根窠淡枯涩不泽，血虚也。宜保元汤加酒炒红花、川芎、当归、芍药。加山楂以消参芪之滞，再加木香一二分调气，气调而血自活矣。

四五日痘色不宜红紫，乃热毒不化，若血热，仍当凉血解毒。兼气虚者，保元加紫草、木通、红花、生地之类解之。

一、地红血散，乃血不附气，保元加当归，大加白芍药以收敛之，盖芍药味酸，用之为君，使血得以附气，且又能活血化浆，此最上一乘之法。切记切记。

一、泄泻按寒热急治，至此再不宜泻。若起壮迟缓，根脚不红活者，以无价散。一岁三厘，看大小用之，好酒调服。或保元汤加人乳、好酒、丁香、占米、山楂，血虚者加当归、鹿角胶。

一、黑陷及痘疔，外用四圣散，以油胭脂调点之，内以凉血解毒，如紫草、红花、木通、茜根，少加保元进之。其疔自退，疔退看其虚实，仍以保元补之。

一、烦躁者，内必有热。可用木通以引其火下行，或以六一散灯心汤调，俟冷服之。谵语者，加三制辰砂，夏月井泉水服。

如饮食不进，看痘色何如，未可轻投药剂，盖其间有毒气未尽者，且山楂、红花子、紫草等药，清而解之。如脾胃虚弱，痘色淡白，宜保元加山楂、扁豆、神曲。呕吐加藿香。

一、倒痘，头面上未出，从足底出起，逆而上之，纵起壮灌脓，回至心窝下则毒攻入内，大叫一声，昏迷而死。虽疏快，亦不免死，乃逆症也。候其出齐至头面，遂早丢去下身不治，只将保元汤大加川芎以升提之，渐渐使其自上而下起壮灌脓，自上而下收敛结痂，如常痘一般，此鲜有知其妙者，宜谨志之。此逆痘，若治之早，以黄连解毒汤一帖，以护其心，可十全三五，迟则百无二三矣。

翁仲仁曰：三日、四日痘当出齐，点

至足心，势方安定。犹有陆续不出之状，或隐隐于皮肤之内不见不起者，古名不快。若非风寒郁遏之因，必有气虚不振之过。是以四日以前，痘毒方出，身表宜凉。四日以后，毒出已定，身宜温凉。则气血和平，痘色必然润泽。温则腠理开通，其毒易以成浆。故至此而身不微热。虽未必至于冰伏，而痘疮断乎不长，四五日来，血包已成，候当肥大而粗，顶宜发光而白，故根红而顶白者，已具行浆之势，若还赤色过头，虽见娇红可爱，延绵六日，依然到头空壳、虚花、皮薄而光亮如灯，内含是水，顶尖而根脚不红，行浆勿实。是以毒热盛而未解，则为紫为黑。壅而不起，则为陷为塌。滞而不荣，则为干为枯，为青为灰。怯而不振，则为不快，为停浆。或有肉先肿胀而痘反不起者，浆则滞而不行，面已虚浮而痘反退伏者，毒则遏而不进，故身不热而痘不起，已成冰硬之形，赤色若还不变，温之可兴，气血弱而不振，遂成不快之状。红润依然如旧，补之可生。紫色干枯，切忌温中带补。只宜活血松肌。为壅为滞，烈药虽然可发，透肌尤是良方。溏泄唯于温补，泻甚佐以升提。

凡起壮时痘之根脚全然不起，其头面皮肉红肿如瓜之状者死。起壮时腰腹或疼或止，遍身紫点如蚊蚤咬，全不起发者死。起壮时痘伏陷不起，腹中膨胀，不能饮食，气促神昏者死。略能饮食，用消膨药治之。起壮时遍身黑陷闷乱不宁，神昏气溃者死。起壮时根窠紫色，干燥不活，全然不起发者死。

顶陷不起，须看年寿上痘起则不必忧，如年寿上不起，急与升天散一二服。

痘半起忽然平陷而色白者，急与内托散，或补中益气汤。

痘色红鲜，反干燥而不充肥者，此火盛而血不足也，宜退火凉血轻清之剂，四物快斑汤主之。

痘充肥而带湿者，此脾中有湿而气不足也。宜泻湿补气兼风药治之，盖风能胜湿也。四君快斑汤主之。

一、痘不起发不拘五陷，用独圣散，或胡荽酒。若黑陷腹胀，用猪尾膏。

一、痘干克不起者，外用水杨汤洗之，内服补中益气汤。

一、起胀时手足见而复隐，起而复塌者死，此根本已摧，枝叶先萎之象也。

凡假壮之痘，其中有数粒起壮者是也。至十二三日，决不能回浆结靥，内攻而死矣。白痘者，可急进保元加川芎、丁香、生占米，提气灌脓而愈。此内托法也。内托散即保元加川芎便是，不必《千金》内托散。正壮之时，痘虽起发而皮肤不碍手，按之水浆就出，内色不暗是也。

灌脓三朝证治活法

灌脓时，根窠红润肥满，如黄蜡色，饮食二便如常者上吉。不须服药。

灌脓时，皮白而薄，纯是清水，与水泡相似者，三四日后，遍身抓破而死。

灌脓时吐利不止，或二便下血，乳食不化，痘烂无脓者死。若二便不下血，犹可用止泻及消食之药。

灌脓时，二便闭，目合声哑，腹中胀满，肌肉黑者死。

一、顶陷无脓为逆。火照之内外光洞，手按之软陷者，无脓也。火照之内暗不光洞，按之如鼓者，有脓也。急用保元加归、芍、肉桂、木香、占米，煎成入人乳、好酒温服。

有一等肥白痘，其色白，不作脓，俗名木痘。以其人原有痰也。用二陈四物汤合而服之。一消一补。仍将小麦粉作面，调以食之，立时脓起红活。但不可妄投人参、占米，助胃中痰火，恐防口疳。

寒战咬牙，乃阴盛阳虚也。大用保元加川芎、肉桂、丁香主之，甚者加鹿茸。

痘灌脓痛不止者，气滞也。少用保元加山楂、木香以行滞气。如脓血已满，可大用四苓以利之，而痛自止。

凡灌脓三朝之内，身凉，痘灰白色，或不进饮食，寒气逆上，呕吐或腹胀，或泻清水，手足厥冷，无阳症也。急用二神加入保元，连进数服，温而补之。

痒塌不止者，血盛也。少用保元大加何首乌、牛蒡子、蝉蜕、芍药、木香、红花。若将靥时微痒者，不必治。有气血虚而痒者，十全大补汤加何首乌。虚甚者加鹿角胶。

一、发白泡如弹子大者，用枣针挑破去水，以滑石末敷之。仍服保元加白术、留皮茯苓，以利皮肤之水，如前后发紫泡，是毒盛溢于皮肤之上，必死。

夫脓者，血之化也，有血方有脓，无血则无脓。痘至灌脓，大势已定，故此时必以有脓为主。有脓则生，无脓则死。痘至七日，若顶陷不能灌脓者，必由先失调治故也。急看根窠，血聚别无杂症，速宜大补气血，以充其顶，顶满脓足，犹可回生。若顶陷而色灰白，此气血俱离，无能为矣。

一、顶陷无脓，服内托药而暂起，不久又陷者，脓未充足故也。宜内托散倍加参、芪、当归，煎和人乳、占米、好酒服。若色灰白欲成倒塌皮薄易破者，用淫羊补浆汤，保元汤，加芎、归、升麻、人乳、好酒。

一、痘色红紫，浆不满足，欲成干枯黑陷者，当归活血散，合解毒汤加升麻、石膏、干葛。

一、遍身灌脓，忽然一日变白、变红、变紫者，不可不察。白者为虚，宜内托散。变红紫为热，宜当归活血散合解毒汤。

一、痘起壮灌脓俱好，至八日，大便忽秘，常欲去而不能去，急用归尾、枳壳、芝麻各三钱，紫草、生地、黄芩各一钱，煎服即通。若失治，至靥时忽发热而死。翁仲仁三仁膏尤妙。

一、顶平脚阔浆不满足，十全大补汤加木香、干姜。

一、遍身无皮，脓水流沾衣席，不能转动者，用秘传茶叶方，或败草散，内服内托散去桂加荆芥穗。

一、痘发痒，满面抓去，而面上疮痕隐然点点有起发之势，此犹可治。急以托里发毒止痒之药，用内托散加蝉蜕立验。

一、痘抓破而出血者，此阳疮出血也。宜当归凉血汤主之。

一、灰白惨黯，皮薄擦破无脓血者，不治。

二便不通，目闭声哑，腹中胀满，肌内鳖黑者不治。

一、疮烂无脓，吐利不止，二便下血，乳食不化者不治。

一、痘未起顶，但脚渐阔，至七八日，干枯，疮皮皱起，误认结痂收靥者，多不可救。急与补血解毒之剂，庶可回生。

一、灌脓时，眉心、鼻准、耳轮、唇口及两颊，先有焦枯黑靥者，此名倒陷，不治。

收靥三朝证治活法

凡收靥自上而下者顺，自下而上者逆。

痘至收靥，大势已定。亦有脓不满足，似靥而非真靥者。此时极宜明辨，若七日之间面目肿，唯觉退痘，虽似干而痂薄如纸，或有内症未除，此痘极险时也。失治则凶变立至，急以补血凉解之剂，庶或转移。

一、痘至十日，血尽毒解，其脓渐干，如苍蜡色，或如葡萄色，从口鼻两旁或面部收起至胸腹而下，然后额上与脚背，一齐结靥，逐渐剥落，内症全无，身渐轻快，饮食二便如常者吉，或手足心，或手指尖，或阴上先收者，俱吉。

一、人中者，任督二脉交会之衢也。凡痘自初出至收靥，俱要在此部位先见者佳，谓阴阳和畅也。

一、痘收靥自人中平分上下，发际以上，阳中之阳也，谓之孤阳。足膝以下，阴中之阴也，谓之孤阴。孤阳寡阴，所以痘疮之收至此二处，每迟留而后靥也。不必施治。

一、鼻梁上痘先焦者，任是凶逆亦不死。

一、痘当靥而流浆不已者，因表散太过，则斑烂流水，或饮水多则漂荡流水，但服保元汤加防风、白芷、白术，或除湿汤，外以败草散敷之。

一、当靥不靥而脓充足，服回浆散或象牙散。

一、痘有靥至头或至腰，而下身数日不靥者，此乃热毒太盛，不能收靥故也。治当：有热则清之，若小便不利者，四苓散加芩、连、滑石、木通，大便秘结者，当归解毒汤利之。

一、痘当靥不靥，忽然变动，灰白顶陷，吐泻腹胀，寒战咬牙者，急与内助丹。若痒塌气促足冷者，加附子。有水泡者，大加白术，行去恶水，而脓自干矣。

一、血尽浆足，温润不敛者，内虚也。保元加苓术以助收敛结痂，或六君子汤。

一、当靥不靥，发热谵语，目闭口喘，手足大乱，小水不利者，此热毒乘于肺经，无阴气以收之然也。急用清金导赤饮主之。

一、浆未稠浓，顶未饱满，面肿忽退，目闭忽开，疮脚散阔，色白皮皱干燥，似靥非靥。此因津液枯竭，血气虚少，内证未除之故。此症之极险者也。急用四君子加麦门冬、牛蒡子、荆芥、连翘、桔梗，救之。若误认作结痂无事，致成危殆，悲哉。

一、脓后不能结痂，反成腐烂，和皮脱去者，此倒靥也。系中气不足，急用保元汤加当归、牛子、连翘、薄桂、木香治之。其头面疮已破者，复加肿灌手足，遍身原无疮处，又复出一层，谓之补空。若治之头面不肿，空处不补，不旋踵而告变矣。

一、收靥时忽泄脓血痂皮者，此亦倒靥之症。乃脾强肾弱，为顺，利尽自愈。不必施治。如利下水谷不分者，此肾强脾弱者也。急用陈氏木香散送下豆蔻丸。

一、痘因冬月严寒，被寒气郁遏而不能靥者，以桂枝解毒汤治之。

一、痘因夏月炎暑，热气熏蒸而不能靥者，甘露解毒汤微利之。

一、遍身俱收，唯头与足不收者，此阴阳不和故也。以四物汤去地黄，加牛膝、升麻、牛蒡、红花、荆芥之类。

一、多服热药，以致热毒猖狂，痘烂不靥者。小柴胡汤合回浆散，或天水散，或猪尾膏，外以黄连、轻粉为末，柏油调敷，或用猪胆汁研芒硝如膏涂之。古人用猪尾膏获神效速者，盖以热毒蕴并于心经，

致热毒内外灌注而不结痂，用此方者以血归心，引龙脑以凉之，而行营卫。况营卫得香则行，遇臭则止也。

一、收靥时有臭气带腥者佳，全无气息，尚有余毒未发也。若臭气如烂肉不可近，虽似结痂，未可为真，急以清热活血，缓则无济。

一、疮欲收而唇口干紫，连结渣滓，颊红者，将成肺痈也。宜解毒汤，麦冬、知母、百合，甚则大连翘饮。

一、凡痘系危症，气血本虚，多服补剂而渐有脓色，将收靥，虽有热者，只可于补剂中加凉药可也。若谓将靥而去补剂，竟与凉药更加下利药，欲令速靥，是速其毙也。盖虚者复虚，毒反内攻而死。此必然之理，又已然之验也。

逆症不治　痘当靥，遍身未见青脓黄色之浆，而口唇上下痘先黄熟者，毒气内攻于脾也，不治。

一、痘收靥时不吃饮食，口唇常如食物而动不止者，不治。

落痂症及靥后余症

一、痘疮收后痂厚落迟，离肉不粘者吉。

一、痂落疤带红色而不凹凸，更无他症，饮食二便如常者吉。

一、自食豆痂者，虽有他症，不死。

一、痘已结痂而不焦落者，余热为害也。大连翘饮去紫草，加地骨皮。

一、痘痂至半月或一月不落，或发痒者，此因表发太过，致肌肉不密，无力收敛故也。宜人参固肌汤。

一、痂不落反见昏迷沉睡不省人事者，此脾胃大虚也，宜人参清神汤。

一、痂虽干好，但半边掀起，半边粘

着，不能脱落者，此过用辛热之药，热留肌表也。宜升麻葛根汤，加防风、荆芥、蝉蜕、连翘，以去肌表之热即落矣。

一、疤红紫者，乃血热毒盛也。当凉血解毒。

一、疤白者，血不足也，不治。虽过四十日还死。此因浆水淡，故疤白。急用保元汤合四物汤，加白术、陈皮、红花、老米。

一、痂后身热不退，或寒热往来，用小柴胡汤，虚则补中益气汤，俱加黄芩。

一、痂后唇干口渴，热甚不解者，大连翘饮主之。痂后虚烦不眠者，竹叶石膏汤。烦渴谵语者，辰砂益元散。

一、痂后口噤僵直，腹痛绕脐，冷汗如雨，痛定汗止而脉弦紧者，因疤受风寒也。宜散风养血，用钩藤汤加红花、木香、川芎、芍药、当归、甘草、白术、青皮、官桂、生姜。

一、痂落肌肉尚嫩，出见风早，遂成瘢癣，有脓汗出者，烧牛粪灰敷之。痂不落，持揢抓搔致成痘风疮者，宜消毒饮加苦参、当归，外用金华散或乳香韶粉散。遗毒生疮不已者，活血当归汤，宜灸风池、曲池、三里，则永不发。

一、痂后遍身青紫瘰疬，口噤痰响者，由气血虚弱而受不正之气也。用蝉蜕一钱，姜汁、薄荷汁，入酒一盏调服。得汗即愈。

一、痂后手足忽然拘挛不能屈伸转动者，由血少不能养筋，或因风、寒、湿三气使之然耳。不可轻用发散，反耗其血。只补脾养血则瘳，当归桂枝汤治之。

一、痂后赤火丹毒，恶候也。从头上起者，过心即死。从足下起者，过心肾即死。内服玄参化毒汤。

一、痂后牙龈生疮，时时出血，谓之牙宣。呼吸息谓之息露。此走马疳也。由热在阳明，急用蚕蜕散敷之。如唇肿面浮，穿鼻破颊，溃喉腐肉，饮食不入者，死。

一、痂后发瘰者，皮肤间隐隐起成疙瘩，此由毒气未得发尽，藏于皮肤，或发痒搔之而成者，或因受风，风火相持而成者，此吉兆也。欲发出，无使停留以变他疾。如发太甚不已者，内服防风葛根汤，外用蚬子水洗之。如无，用六一散拂拭之。

一、痂后两目不开，恶见明者，谓之羞明，唯向暗处敢开也。凉肝明目散主之。若暗中亦不敢开者，此即防目中有疮，以望月沙散治之。

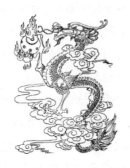

赤水玄珠　第三十四卷

异痘须知

夫痘有似凶而吉，有似吉而凶者，不可不知。

天根痘　诸痘不起壮，而天庭或晓星起灌者，乃精气外生，故曰天根，十有九生。

天空痘　诸痘壮气，而天庭，或晓星不壮者，乃血不灌顶也。故曰天空，十无一生。

明朗痘　诸痘不起，而太阳太阴独起者，吉。日月为明，太阴太阳之谓也。

明蚀痘　诸痘起壮，而太阳太阴不起者，凶。

海溢痘　诸痘不起，而耳后方圆一寸独起者，名曰宿海溢，是肾经旺也，可治。

海枯痘　诸痘尽起，而耳后方圆一寸独不起泛者，肾败也。名曰星宿海枯，不治。

又云：头面遍身四肢耳上，俱已起泛灌脓，唯左耳下外有二三粒不起灌，日后唇裂齿干，如不急救，必然内攻而死。

有根痘　凡痘出头面多，四肢密者，十分危险，若地角方圆略有数粒，圆如珠者，十有十生。盖肾为根本，此痘肾旺，故曰有根。

无根痘　诸痘俱好而地角方圆陷伏、干枯，或灰白不起者，肾水绝也，不治。

抱鼻痘　面部俱稀，而鼻梁左右密如蚕种者，此毒聚于脾胃也，名曰抱鼻痘。其危矣。

单琐口　面部俱稀，而口角有一粒黑痘，较诸痘独大者，名曰单琐口。

双琐口　若口角两边各有一粒者，名曰双琐口，皆恶候也。

琐项托颐　痘出遍身稀疏，唯项下稠密一片，以至于颐，名琐项托颐，亦为不治之症。

猪头痘　出而头颈窝太多者，急用山豆根、玄参、桔梗、甘草、生地、芎、归、山楂、木通、荆芥、牛子，水煎，迟则毒结于喉而死。

逆痘　上身少下身多者，名曰逆痘，此无大害。

两头痘　初标时，看自胸而上，自脐而下俱有，而中间一截全无者，是也。七日内急用人参归芪汤去桂，加苏叶、桔梗、山楂、白芷、厚朴、紫草、防风、木通，再加黄豆三十粒，水煎救之。出七日则难救矣。

鬼捏痘　痘出遍身全无点粒，其斑成片，恰如打伤痕一般，故名鬼捏，不治。

鬼痘　痘标既定，手足胸背俱多，而头面全无者，名曰鬼痘。又曰无头痘。五日之内可救，五日之外难救。盖气血下行不能上升，急用升麻、川芎、白芷、苏叶、前胡、甘草、桔梗、防风、当归、笋尖。姜水煎服。如不治，曲池生毒，一月见骨而死。若身上四肢稀少者，不可遂作鬼痘看。

贼痘　痘初出便如绿豆，过一日便如黄豆大，再一日又如圆眼大，名曰贼痘。其痘根窠与顶全无血色，形虽起胀，按之虚软，至四五日上下出血而死。但比诸痘独大，其大甚速者就是，不必大如圆眼也。

蛇皮痘　头面遍身再无空地，平塌而色白者，俗名蛇皮。此必干枯，不能作浆，至十一二日必死。

药患痘　初标红润，至四五日，忽变陷伏不起，将至里虚，此名为药患。急用扶表里为上。

九焦痘　当额、地阁、颧骨、胸背、耳后、手足皆有一二个，黑陷者，名曰九焦痘。不治。

伏阴痘　痘不灌脓而泻脓血，故名伏阴。急宜温里。

空仓痘　痘虽肥满而内实干枯，全无血水，乃空仓也。决死之症。

石臼痘　痘中有凹，而四弦特起，明亮好看，内实，浆板不化，以手摸之，其硬如石，因形犹石臼，故名之。此症断不可治。

茱萸痘　痘不甚起而中亦有凹，四弦皆有皱纹，以其形似茱萸，故名之也。若得根窠红活者，服内托散，去防风、白芷。顶中发黑点者，保元汤加芎桂。身壮热者，入酒炒黄芩。

虫痘　痘疮痒甚者，不必夏月，中蝇生蛆，虽寒月亦有，用簪挑去而愈。或谓用柳条铺下，令儿卧于上，则蛆自出。此

盖毒留于皮肤，延绵日久，脐肤热腐故耳，譬之腐草为萤，朽木生蠹，其理一也。

血疱痘　血疱痘者，血协热毒而自浆也。刺疱血犹红者尚可治，急与犀角地黄汤加白芍以制血解毒，血黑者不治。身热者，小柴胡汤加生地。血浆不能收靥者，紫草煎汤调下龙脑膏。

血靥痘　痘出稀少。四五日胖如豌豆，六七日血靥痂干，亦似丹砂，九日而痂落，此气血充足，毒少，故随出随痂，不及酿脓也。此痘极佳，百无一二。

白浆痘　痘初起发，疮头便带白浆者，此疫疠痘也。但有此便不可治，主七日死。

四围痘　若疮起发，根窠四畔，又旋出小痘，攒簇本疮，或发似粟米，不待养浆，即加瘙痒而死。

漏疮痘　疮出头有孔，脓水漏出，堆聚干结，其色如天疱疮，及癞头之形者，或清水非脓，无事自破，水去而干黑者，此皆属气所为，传染相似，俗名漏疮，未有能治者矣。

蛀痘　起肿时痘上有小孔，不黑不白，名曰蛀痘，皆腠理不密，而有是痘，大泄元气。急用保元汤加丁香、肉桂，其孔一密，而痘自起矣。

隐血斑　其形如豆壳，灰白全无血色，擦破而后血出，亦无脓血，故曰隐血斑也。不治。

赤萍疮　痘已出齐，或未齐，如赤浮萍，微微高起，若爬出有血，急以解毒升发药救之，如成烂痘则无妨矣。

紫萍疮　痘已出齐，紫色不起，不灌浆，如浮萍贴在肉上者，不治。

白萍疮　同上。

草尾珠　其痘遍身俱陷，唯尻骨一团，饱满如珠，此症可治。补托灌脓即痊矣。

黑痘　卢廉夫曰：黑痘多属血热，黑痘本为恶证，世医恒弃而不治，然形状多端，犹可解救，须当辨而治之。但血不活者则难救矣。

一、痘紫黑，或黑点子隐在皮肤之间者，无比散或人牙散，用猪尾血三五滴，酒调下。小儿三分，大人五分。

一、初出便是黑点，急用紫草茸二三钱，醇酒半盏，煎至三分，滤渣与服为妙。

一、其形如痣，皮肤发青紫纹者，服透肌散或加防风、荆芥。

一、形如牵牛，而色瘀败，又黑痕并黑靥者，并用蝉蜕二十五个，紫草茸一钱，水煎服。

一、痘黑如煤炭，血不红活者，用活血散一钱，酒煎紫草汤下。

一、痘黑而皮肤皆黑成片者，化毒汤加蝉蜕、地骨皮、酒炒黄芩。

一、痘黑大而软者，气弱而热毒盛也，用保元加紫草。

一、痘焦黑，潮热烦躁者，小无比散，井水磨犀角调下一钱。

气血两败痘　近看犹如水蓼花，远望胭脂紫可夸，临浆清水不成脓，古圣神农无治法。

复出痘　先见标一二点于面部，或口唇上下，如常起胀，灌浆，收靥。不知者，以为痘本稀少故也。然以火照之，红点隐隐然藏于皮肤之内，急用内托解散，则痘复出，不然颐下决发一毒，不急散其毒而发其痘即死。

云翼子二十八般异痘，姑录于后，以备参看。

一、彤云绕顶　遍身痘好，但头顶一片红赤者，乃热毒盛于膀胱也，须清利之。

一、紫云灌顶　遍身痘好，但头顶紫干，陷伏不起者，不治。

一、乌纱覆顶　其症必咽喉哑塞，鼻气大粗，乃血衰气败而元阳脱也，不治。

一、梨花漫顶　用保元汤加天雄，犹或可救。

一、云掩天庭　遍身磊落光泽，唯额上一片血疱如云者，乃心家客热甚也。急磨犀玳服之。

一、紫萍铺额　其症热甚，咽痛闷乱，发狂，用小无比散加玄参、升麻、犀角。

一、乌纱落额　不治。

一、灰扑印堂　此症心家少血也。若兼腹胀咽干，用保元汤加白芍凉血解毒汤好。

一、杨花扑面　用内托散加天雄。

一、赤珠绕唇　此乃脾经极热也。用小比散加雄黄。

一、乌饭沾唇　此症必声哑，神昏，目睛不转，四肢厥冷，喉响如锯，三朝七日乃死期也。

一、霞锦穿胸　此因火毒淫盛，不治之症。

一、紫云布胸　此症血枯气滞，毒来攻胸也。其症必咬牙战掉，口唇焦裂，顷刻命倾矣。

一、黑棋排胸　三朝决死。

一、柳絮飞胸　此乃血气枯弱也，保元汤加芎归附主之。

一、桃花映背　此症清火解毒可生。

一、紫萍浮背　不治。

一、黑砂落背　不治。

一、雪铺鱼背　此血已枯尽也，不治。

一、赤鳞穿腹　此症必大便秘，小便淋涩，乃胃家热甚也。用五苓、甘露以和解。

一、黑缎缠腹　此症必肚内膨胀，声

音哑，二日终矣。

一、白梨堕腹　气血衰败也，半月之间发惊而死。

一、葡萄落地　臀间红紫一片若葡萄者，两日命终。

一、烂粟居臀　遍身俱好，唯臀上一片如粟壳，臭烂者，托补下元可转。

一、榴花散野　诸痘俱好，唯四肢红赤而唇口崩裂者，乃心、脾、肺三经热也。须凉血清火解毒。

一、黑珠遍体　四肢枯黑如火烧柴头，口中涎出气冷，朝夕死矣。

一、杨花堕枝　手足独灰白者，气凝血滞也，八珍汤加附子治之。

妇　女　痘

童女出痘与男相同，无以议也。但天癸通者，则治法不能不异。且夫发热之初，适遇经水如期而至，则热随血解，痘出亦轻，不须服药。若过三四日而热不止，痘不出者，此热入血室，血必妄行，为内动中虚之患，宜凉血地黄汤加人参治之。

一、非经行之期，于发热之际而经忽至者，此毒火内炽，逼血妄行之故，必痘多而毒盛，急用凉血解毒汤倍加连翘、牛蒡，使热得清，毒得解，痘得出，经得止，始无他变，迟则内虚，痘必陷矣。柳花散佳。

一、正当起发灌浆之时，适遇经行，过三日不止，痘应起发而不起发，应灌浆而不灌浆，顶平形塌，或灰白，或黑陷，此为经血去多，阴血亏耗，必为陷伏坏症矣。急以八物汤去地黄，加黄芪、木香、熟附子以调元气。或葫荽酒喷之，使痘起发灌浆，或出增痘者为吉。若寒战咬牙，喘急肿满，手足厥冷者，为内脱不治之

症矣。

一、起发灌浆之时，经水适来，忽口喑而不能言者，乃血入少阴，不能上荣于口也。宜先以当归养心汤主之，俟其能言，后以大补汤治之，或猪心血调服亦可。

一、经水不断之时，适逢出痘，身发壮热，神思昏沉，言语狂妄如见鬼神，寻衣撮空。此行经之后，血室空虚，天行邪热乘虚而入，犯于冲脉，盖肝藏血，开窍于目，神思昏者，魂乱也。目妄见者，视乱也。妄言者，肝移热于心也。宜泻肝散，或小柴胡汤加生地、丹皮。

一、正值崩漏不止，气血俱虚之后，适逢出痘，此必不能胜任，宜大补其气血，以十全大补汤，八物汤加木香、黄芪、官桂主之。使里气充足，毒无留停，更能饮食，则可保全，否则倒塌不治矣。

一、向来经闭不通，血海干涸，适逢出痘，毒气拂郁于冲任之间，二阳之并发，其热必甚。若攻击之，则血妄行不止，痘亦不出，为喘急，为肿胀，为陷伏矣。须调其心脾，使毒得发泄，庶可以保其生，以归脾汤、逍遥散治之。脾和食进，然亦方可收功。

一、痘疮起发至泡浆数日，最宜表里无病，饮食如常。若当此时忽然行经者，人但知厌秽以触正痘，殊不知此乃本身之血不为之厌，但恐血去里虚，防生陷伏之变。急宜救里解毒大补汤主之。

一、妊妇最忌出痘，盖热能动胎，胎落则血气衰败，痘必不能起发灌浆，命其危矣。故孕妇出痘深为可虑。盖痘之用药，多主温补，如半夏、肉桂之类，皆妊妇所忌。而乌附又非痘家所宜。凡遇此症者，不问轻重，悉以清热安胎为主。不可触动其胎，宜安胎散加黄芩、芍药主之。血动

者，四物汤加芩、连治之。及罩胎散佐之。身热足冷腹胀者，八物汤加木香。脾气虚不进饮食，毒发不出者，四君子汤加木香、糯米、紫草。胎动不安者，安胎散加砂仁。痘出稠密者，参芪内托散加紫草、芍药、当归。单身热有外邪无内症者，参苏饮加木香，更以如圣散为主，随症加减，如初发热加升麻、葛根、连翘。痘出太甚，加酒炒黄芩、大力子、山楂、连翘，不起发加大力子、白芍药。口渴加麦冬、知母、天花粉。痰多加半夏。所谓可扰而扰，似乎无扰。故虽有胎，不忌半夏也。

一、痘正在起发灌浆之时，忽遇坐草分娩之期，此气血俱虚之候，宜大补汤加熟附子主之。以补气血，固表里。若产后小腹急痛者，此血未尽也，黑神散略与行之，不必拘泥。若寒战咬牙，腹胀，作渴，足冷，身热者，此脾胃内虚，外作假热也。大补汤加熟附一二剂，更用四君子汤加黄芪、当归、陈皮、木香，多服。止者吉，不止者凶。

一、疹后十日或半月之间，适逢出痘，此无胎孕系累，只以大补气血为主，以大补汤或八物汤去芍药，痘出多加连翘、大力子。大便自利者，加肉豆蔻。只照常一体用药施治，不必妄为而多疑之，反致误事。

一、《痘疹要诀》曰：妊妇出痘，收靥之时胎落者，多无事。若发热初出之时胎落者，犹或可救。若时当起胀灌脓，而有犯此者，多死。盖血气衰败，无以逐其毒也。

一、痘已出未出，不起不发，隐在皮肤，并治麻症、斑症，用梅花一两、桃仁二钱、丝瓜五钱、辰砂二钱、甘草二钱，为末，每服五分，参苏汤下。

一、痘不问前后，凡黑陷，咬牙寒战，用梅花六钱、穿山甲一两、仙灵脾五钱、麝香一钱，为末，每服三五分。咬牙寒战，加人牙二三厘，内托散送下。

快斑散

贯众　赤芍药各一两　甘草　升麻　枳壳炒，各五钱

上为末，每服一钱，水一盏，竹叶七片，煎至五分，温服，看大小与之。按贯众主腹中诸热邪毒，其性微寒，凡痘疮烦渴，咽燥喘急，大便秘，小便赤涩，目赤，皆里热也，急宜服之。

西来甘露饮　清热解毒如神，凡发热之初，五日以前，而热不退，痘色红紫，口渴，大便结燥，服之即能红润。亦治疹家烦热，口干，咳嗽，疹色枯燥，或谵语，喘急，睡卧不安。

丝瓜藤　霜降后三日，近根二尺剪断，将根头一节，倒插入新瓦瓶中，上以物掩之，勿使灰尘飞入，次日以好新坛一只，将瓶中之汁，倾在坛中，仍将藤照前插入瓶内，三日后汁收尽，将坛封固收藏，听后取用。若发热烦躁，口渴，未见红点，将茜根一两，水煎浓汁二酒杯，掺丝瓜藤汁二酒杯相和，服之立安。痘出亦轻。若已见标，颜色红紫及稠密者，用紫草煎浓汤，冲服，便见红润。若夹斑者，犀角、紫草、茜根，煎汤冲服，寒月用酒煎冲服。盖此汁极能解毒清热，尤治天行时疫，每以生姜汁少许，加蜂蜜调匀服之，有神功。

浑元汁　即紫河车，不拘男女，初胎者尤妙，入新瓦罐内，封固其口，上以碗覆，埋于土中，久则化而为水是也。专治气虚血热，痘色红紫，干枯，黑陷等症。以此汁清而补之，其效立见。气虚甚者，人参、紫草煎浓汤冲入服之。以上二方，

有力之家，可多收贮，愈久愈佳。临证极便，胜如积金宝造浮屠也。

李氏败毒散　治初热壮盛等症。

即前败毒散加升麻、荆芥、牛蒡子、蝉蜕、山楂、地骨皮、薄荷、紫苏、紫草。减独活、柴胡、茯苓、人参。

上姜一片，水煎，临服加葱白汁五茶匙。如热甚加柴胡、黄芩；夏加香薷；冬加麻黄；泻加猪苓、泽泻。

苏解散　治痘初壮热，头疼，腰疼，腹疼，作胀，一切热毒甚者。

紫苏　葛根　防风　荆芥　白芷　蝉蜕　紫草　升麻　牛子　木通　甘草

各等分，加灯心、葱白各七根，水煎，热服。

升麻葛根汤　治初热壮盛，疑似未明，服此或痘已出，而表热甚不退。李氏加紫苏五分，笋尖、山楂、牛子各一钱，冬月加麻黄一钱，令痘易出易敛。

和解汤　解表和中。

升麻　干葛各一钱半　白芍一钱　人参　防风各七分　川芎八分　甘草五分

姜一片，水煎服。

解毒疏痘汤　预服解热去毒。已出解热毒斑疹。又治红紫、口干、壮热、谵语。

防风　荆芥　羌活　柴胡　川芎　白芷　当归　连翘　黄芩　黄连　麻黄　紫草　蝉蜕

上姜葱，水煎服。

加味葛根汤　治痘失表，发热谵语。

升麻　葛根　赤芍　甘草　桔梗　柴胡　荆芥　防风　连翘　牛蒡子　木通

上水煎服。

大灵丹　治壮热癫狂，惊搐谵语，红紫斑焦干陷，一切恶症。

白滑石飞过，三两　雄黄飞过　犀角各三钱　辰砂飞过，三钱半　牛黄　冰片各一钱　麝香五分

上研极细，和匀，用升麻、甘草、防风、薄荷、灯草、牛子、红花、紫草、黄连各三钱，水二碗，煎至半碗，细绢滤去渣，加蜜四两，同熬滴水成珠，和前药，丸如小龙眼大，金箔为衣，每用一丸，灯心汤下。暑月冷水化下。

无比散　初热服之甚能稀痘。又治痘夹黑点子及黑陷黑痘等症。

辰砂一钱　冰片　麝香　牛黄各五分，如无牛黄，用牛胆南星代之　腻粉二钱，一方有蟾酥

上研细末，一岁儿服一字，大者五分，刺猪尾血三两点，新汲水调和送下，取下恶毒如烂鱼肠、葡萄穗状即愈。

小无比散　治痘壮热口渴，小水涩，大便秘，口气热，烦躁不宁，或焦紫，或红斑，自发热至起壮时有热者，皆可用，痘后余热亦可用。

桂府滑石飞过，六两　石膏飞过，一两　粉草　寒水石各五钱　郁金蝉肚小者，甘草汤煮干为末，七钱

上俱制净末，和匀，每五岁者服二钱，大人再加，冬月灯心汤下。夏月井水调下。热甚不解者，井水磨犀角汁调下。若红紫顶陷不起加穿山甲末一分，麝香半分，紫草煎汤，加酒一二匙调下即起。

大无比散　治热毒大甚，惊狂谵语，引饮，痘疮红紫黑陷。

桂府滑石飞过，六两　粉草一两　辰砂飞，三钱　雄黄飞，一钱

上末，每三五岁服一钱，十岁服二钱，发热之初，用败毒散调下。亦能稀痘，若报痘后用灯心汤下。

退火回生散　治痘热甚，发渴，红紫

黑陷。

滑石一钱　辰砂一分　冰片三厘

上末，冷水调下，得睡少时，神安气静，痘转红活。

龙脑膏　痘毒出不透，心烦狂乱如见鬼神，或已出、未出、留伏，黑恶毒等症。

冰片研末，新宰猪心血和丸，圆眼核大。小儿服半丸，大人服一丸。凡狂妄烦躁者，心经毒盛也，紫草汤下。昏瞀不醒者，伏热在心经也，井花水下。血疱浆不回者，紫草汤下。浆坐疱陷者，温酒化下。

天真膏　治黑陷、干枯、红紫，及斑不退，用此救之，十全四五。

初生小儿解下黑粪，用瓷罐收贮，加水银二两、麝香一钱，黄蜡封口，埋于土中，愈久愈妙，久则化而为水。每遇前症，看儿大小，热毒盛者，量与二三茶匙，酒煎紫草汤对半和匀服之，立时红润活泽，真秘方也。较之天灵，盖枯臭无益之物万万矣。缘此粪原系母之真血所化，盖以血补血，且入土日久，又得阴气多，故能解毒。百日内小儿热而烦躁，啼哭不止，用少许点入眼角二三次，便能神安气和而睡，盖又能清心热也。

猪尾膏　治同龙脑膏。但此二方俱以龙脑为剂，虚寒者不可用，唯实热则有功。

凡痘过服热药，昏昧不知人事者，取猪尾血，以龙脑和为丸，圆眼核大，温酒化下。按猪尾乃动物，取其血用之，使毒活动化浆而达于外也。

一、凡痘倒靥，心神不安者，片脑五分，辰砂一钱，猪尾血烂研膏，用木香磨汤化下。

一、凡痘不化浆倒靥者，片脑一分，猪尾血一钱，同研，新汲水调下。

威灵龙脑散　治痘黑陷。

威灵仙一钱，炒，为末　片脑一分

上用温水调下，取下疮瘢为效。

独圣散　痘不起顶，或紫黑陷倒靥，服此即时红活起发，有起死回生之功。又名夺命丹。

穿山甲酒炒成珠，一钱，取前足及嘴角者佳　麝香一分

上末，每小儿三分，大者五分，用木香煎汤入少酒调下。热甚者紫草汤下。

宋杏庄方内加炒红曲、川乌炒焦，各五分，名曰一匕金，葱汤下。

大成散　治痘出不快，或顶陷，或灰白黑陷，一切不起发之症，俱可用之。

穿山甲酒炒，一两　甘草末二钱　雄黄朱砂各一钱半　紫草三钱　麝香二分

上每五岁儿用二分，冷症热酒调下；热症紫草汤下；寒者加入治中散内用；热症加入小无比散内。

人牙散　治痘不起，发黑陷或红紫黑斑，咬牙寒战。

人牙自落者，不拘多少，火煅存性，淬入韭菜汁内，大牙三次，小牙二次，研极细末，入麝香一分，或加红曲二分

上用鸡冠血调成膏，好酒半盏，人乳半盏，入葱白一撮，煎汤送下。

凡服牙齿不可过多，每服止三分，多则阳气尽出于表，恐痘斑烂无血色。阴气内盛，必里寒而濡泄，急以四君子加芎、归服之。

无忧散　治临危痘症，寒战咬牙。

人牙如上制，一钱　雄黄　珍珠各五分

一方有牛黄五分

上末，每服三五分，多则一钱，荔枝煎汤下。

无价散　治黑陷欲死者。一方加麝香、冰片少许。用无病小儿粪，腊月将倾银罐

二个，上下合定，盐泥固济，火煅通红，取出，为末，蜜水调服一钱。

乌金膏　治发热至七日以前，或因风寒痘不起发，或红紫，或惊搐，俱可用。

僵蚕酒洗　全蝎去足尾，酒洗　甘草　紫草　白附子味苦内白者真　麻黄各五钱　穿山甲炒末，二钱半　蝉蜕去头足，酒洗净，二钱

上为末，将红花、紫草各一两，好酒二盅，熬去大半，去渣入蜜五两，慢火同熬，滴水成珠为度。丸如龙眼核大，每服一丸，灯心汤化下。

紫金散　治出不快及倒靥，亦治远年不愈恶疮。

紫草　蛇蜕炒焦　牛蒡子炒，各五钱

上为细末，每服一钱，水半盅，煎减半，温服。

连翘升麻汤　治痘一发，密如针头，形势重者，当轻其表而凉其内。

连翘　升麻　黄芩　葛根各一钱　麦门冬去心，二钱

上水煎服。

清地退火汤　治痘带热而出，名为火里苗，急用此方以退其热，则后无青黑变陷之候。

地骨皮　地肤子各一钱　牛蒡子　紫草　葛根各八分　连翘六分　当归五分　木通三分　蝉蜕二分

上加姜一片，水煎服，如热不退再服一剂，或为末，灯心汤服。

紫草透肌汤　治痘热而出不快，及顶陷者。

紫草一钱　升麻五分　牛子　防风　荆芥　黄芪各八分　甘草三分　木香五分

上姜水煎服。如色紫腹痛加蝉蜕一钱。

化毒汤　治痘已出而热毒未解，宜清

凉血，毒一解不致黑陷。血一凉不致红紫。

紫草　升麻　甘草　蝉蜕　地骨皮　黄芩酒炒　木通

各等分，水煎服。

解毒散　治毒先发肿者，名为痘母，后发者十有九死，先发者吉。

金银花五两　甘草一两　木通　防风　荆芥　连翘　牛子各三钱

上用酒、水各一盅，煎服。如泄加诃子、豆蔻。痘红者加炒黄芩、芍药。疮痒者加归身、生地，或加何首乌尤佳。疼痛者加赤芍。

透骨解毒汤　治寒战咬牙。

紫草　甘草　当归　防风　陈皮　赤芍

上等分，水煎服。

消毒饮　痘已出，上焦热，胸膈不快，及痘后痈毒，麻疹热毒。

荆芥　牛子各二钱　甘草一钱

上姜二片，水煎服。

如圣汤　痘已出，身热如火。

紫草　升麻　葛根　白芍　甘草　木通　猴梨

上等分，加姜一片，葱白三茎，水煎热服。心烦加麦冬、赤茯苓。烦渴加生脉散。七、八、九日身如火者，加酒炒黄芩、地骨皮。

四圣散　黑陷倒靥，不起发，不红活，小便不利。

紫草　黄芪　甘草　木通

上水煎服。热甚色紫倍加紫草、芩、连、红花。大便秘加枳壳，如常加糯米。

四味四圣散　痘出不快及变陷倒靥，小便赤，身热未退，或复冒风者。

紫草　黄芪　人参　甘草　川芎　蝉蜕　木通　木香

大便秘加枳壳，不秘加糯米百粒，水煎服。

凉血解毒汤 痘出热不退，红不分地，或痘苗干枯黑陷，急用此方，可起壮灌浆。

紫草一钱 生地 柴胡各八分 牡丹皮七分 赤芍 苏木 防风 荆芥 黄连 木通各三分 牛子四分 天麻 红花 甘草各二分

姜一片，灯心二十根，糯米百粒，水煎服。

惺惺散 治痘，头痛壮热，喘急，此攻毒散热之剂。

人参 白术 茯苓 甘草 桔梗 细辛 川芎各五分 薄荷

一方无川芎，加天花粉。

姜三片，枣一枚，水煎服。

内托散 痘不起发，根窠不红或灰白色，咬牙寒战等症。

人参 黄芪 甘草 川芎 当归 防风 白芷 桔梗 白芍 厚朴 木香 肉桂

上姜一片，枣一枚，水煎服。色红紫者，去肉桂、木香，加紫草、蝉蜕。浆不满，水、酒各半煎服。色淡白者，去防风、白芷，加糯米。大便燥加人乳。

蝉蜕膏

蝉蜕酒洗，去头足 当归 防风 甘草 川芎 荆芥穗 升麻 白芍各等分

上为末，炼蜜丸，芡实大，每服一丸，薄荷汤化下。

粉红丸 又名温惊丸。治痘后癫痫症。

牛胆南星四两 辰砂一钱半 天竺黄五钱 冰片五分 胭脂胚一钱

上为末，牛胆汁和为丸，鸡豆子大，每服一丸，小者半丸，砂糖温水化下。

大保元汤 治顶陷，根窠虽红而皮软，血有余而气不足。

黄芪三钱 人参一钱半 甘草 川芎各一钱 官桂一分

加姜、枣，水煎服。如气不行加木香，减去桂；若不食加人乳半盅。又方加白何首乌，黑豆蒸过用。

生脉健脾汤 治浆既成，皮软，色白，乃气不足也。气不足当补气，血不足宜养脾。脾旺则血生，是固其本也。

黄芪一钱半 人参一钱 炙甘草 官桂各三分 当归 川芎 白芍 白术各八分 茯苓五分 紫草四分

姜一片，红枣一枚，糯米五十粒，或加酒洗红花三分。

通天散 治痘发热不出，或已出，而色不红活。

人参 陈皮 桂枝各八分 川芎 熟地 芍药各一钱 当归 紫草各一钱半 红花 木香各三分 甘草六分 知母八分 荔枝壳十个

上用鸡汁一盅，枣三枚，糯米一撮，煎服。初服到颈，再服到脐，三服到脚，神效。

升天散 即灌脓起顶散。治痘灰白，或红紫，黑陷，干枯，或清水不成浆，八九日、十日皆可服。

人参六分 黄芪 山楂各八分 白术土炒 当归 川芎 橘红各五分 甘草三分 淫羊藿 穿山甲土炒黄，各二分 肉桂三厘，此引经之药，多则痒 木香二分

姜一片，枣一枚，水煎服，或为末服亦可。如呕吐，生姜汤下。泻，米饮下。肚痛，神曲煎汤下。烦躁，麦门冬汤下。渴用麦冬、五味煎汤下。吐泻，藿香陈皮汤下。痘不成浆，多服数帖无妨。

补浆汤 痘灰白不起壮，或浆清。

淫羊藿三分，多则发痒　人参八分　穿山甲土炒，三分　黄芪一钱半　枸杞子一钱　川芎五分　当归八分　甘草五分　木香二分　白术土炒，六分　山楂八分　陈皮五分　官桂三厘　黄豆三十粒　笋尖三个

加姜、枣、糯米，水煎服。一方有白芷、防风。

补元汤　治痘顶充满而根盘不聚，色不红活，乃气有余而血不足也。

川芎　当归　白芍酒炒　熟地各一钱　紫草　红花各酒洗，七分　陈皮　甘草各三分　白术土炒，一钱半

酒、水各半盏，糯米五十粒，枣二枚，煎服。

活血散　治痘色淡白。

当归　赤芍酒炒　紫草　川芎　红花各五钱　血竭一钱　木香二钱

上为末，每五岁者服一钱，十岁以上者服二钱，好酒调下。热极血焦不红活者，酒煎紫草汤调下。

保生散　治气血俱虚，灰白色，不灌脓回浆者。

紫河车一具，焙为末　龟板酥炙，五钱

一方有鹿茸五钱。

上末，每服五七分或一钱。气虚者，保元汤下。血虚，芎、归、紫草煎汤下。

浑元散　治同上。

紫河车一具，分作五七块

用白糯米三合，水淘净入无油铫内同炒，以米黄色为度，同为末，每用五七分，儿大者一钱，极补气血，能助灌浆如神。缘糯米性温，得紫河车之气纯化为河车，故其补功最速，譬之造酒，米从曲化意也，极妙绝。

异功散　此方调顺阴阳，充实表里。凡痘灰白，痒塌，寒战，泄泻，腹胀，并宜服之。非虚寒者不可轻用。

人参　白术　茯苓　当归　陈皮　半夏　厚朴姜制　木香　丁香　肉果　大附子　官桂

上姜枣水煎服。

内助丹

黄芪酒炒　人参酒炒　白术　茯苓　当归　陈皮　半夏　厚朴　肉桂　山楂

姜三片，枣一枚，糯米五十粒，水煎服。如不食，加人乳一杯。痒甚，加大附子。寒战不止，加附子、防风。渴加麦冬。泻加泽泻、猪苓，不止加诃子、肉果。

助阳丹　痒塌不起，根窠不红。

黄芪　人参　白芍各酒炒，一钱　甘草三分　川芎　当归各一钱　红花五分　陈皮八分　官桂二分

姜枣水煎服。如食少加山楂、厚朴各五分，余加同煎。

回生起死丹　治痘灰白，寒气逆上，不食，腹胀，呕吐，肚痛，泄泻清水，手足俱冷。

丁香九枚　干姜一钱

水煎热服，被盖片时，令脾胃温暖，阴退阳回，痘自红活。

治中散　虚寒泻利，不进饮食。

黄芪　人参　茯苓　白术　川芎　当归　肉桂各五钱　肉果面包煨熟，取去油　丁香一钱半　木香三钱

上末，每五岁用五分，好热酒调下，衣被盖暖，少顷，痘变红活而起。

和中汤　虚吐不止，即镇胃止吐汤加人参。

人参　茯苓　甘草各五分　白术　半夏各八分　陈皮　藿香　砂仁各一钱

生姜水煎服。

藿香正气散　治初热干呕。

藿香　紫苏　大腹皮　陈皮　桔梗
甘草　茯苓　半夏　厚朴　白芷

上姜、枣煎服。

定痛散　伤寒肚痛，及冷气痛。

神曲　香附各一钱　山楂二钱　良姜
当归　甘草各五分

姜三、枣二，水煎服。手足逆冷，加
大附子二分。

桂枝芍药汤　治腹痛。

桂枝　炙甘草各一钱　白芍药酒炒，
二钱

姜三片，枣二枚，水煎服。

黄连汤　治热毒在胃，腹痛，时或欲
吐，此药能升降阴阳。

黄连　炙甘草　干姜　桂枝各二钱
半夏　人参各八分

枣二枚，水煎服。

益黄散　胃冷呕吐而利。

陈皮　青皮各二钱　丁香五分　木香三
分　诃子七分

上水煎服。一方无木香，有豆蔻一钱。

坚肠汤　治痘泄泻不止。

黄芪　白术　肉果炮去油，各一钱　山
楂七分　川芎　陈皮各五分　升麻三分

加牙枣三枚，水煎服。

豆蔻丸　治痘灰白，泄泻清水不止。

又方　止用龙骨、诃子、肉蔻三味，
治同。

木香　砂仁　龙骨　诃子肉　肉果面
煨，各五钱　赤石脂　枯矾各七钱半

上末，面糊丸，黍米大，每服三十丸，
米饮下。

加味犀角饮　痘已出不匀，心烦壮热，
口舌生疮。

犀角　牛子　荆芥　甘草　防风　升
麻　桔梗　麦冬

水煎服。

犀角地黄汤　治诸失血。

犀角磨汁入　赤芍药　生地　丹皮
各等分，水煎服。

二宝散　治痘紫色，发热鼻衄，小便
如血，口渴，乱语。

犀角、玳瑁，二味磨汁，顿服，即愈。

斩关散　痘紫发热，鼻红不止。

地黄　丹皮　黄芩各五分　升麻三分
藕节　茅根各一钱　绿豆四十九粒

水煎服。

栀子仁汤　烦躁谵语，惊狂发斑。

栀仁　黄芩　石膏各二钱　知母　杏
仁各一钱半　大青　柴胡　豆豉　赤芍各一
钱　升麻八分　甘草五分

水煎服。

人参白虎汤　暑盛烦渴，痘出不快，
又解麻痘斑疱等热毒。

人参五分　石膏四钱　知母一钱半　炙
甘草三分

加粳米一撮，水煎服。

竹叶石膏汤　治痘，不恶寒，壮热，
烦渴，小水赤涩。

石膏　知母　甘草　麦冬　竹叶

上水煎服。

麦门冬汤　治斑疹，烦渴，吐泻及痂
后余热。

麦冬　人参　甘菊　赤芍　赤茯苓
升麻各一钱　甘草五分　石膏三钱

水煎服。

生脉散　止烦渴，首尾通用。

人参　五味子　麦冬

水煎，当茶饮。

参苓白术散　治痘已痂未痂，身热不
退，烦渴不止，此药极能清神生津，乃治
脾虚之圣药也。

人参　白术　茯苓　甘草　干葛　木香　麦冬　藿香

各等分，水煎服。

柴胡麦门冬汤　治痘壮热，经日不退。

柴胡　麦门冬　甘草　人参　玄参　龙胆草

水煎服，热退即止。一方无人参。

凉膈散　上膈积热，口舌生疮，烦渴。

连翘　薄荷　黄芩　栀子　甘草　大黄　朴硝

各等分，水煎服。如痰火嗽加桔梗、竹叶、蜜一匙。

四顺饮　治大便秘。

大黄　当归　芍药　甘草

各等分，水煎服。

通齿汤　大便秘结。

当归　红花　生地　熟地　桃仁　升麻　甘草　火麻子

水煎服。

通肠散　大便秘结。

枳壳　当归　大黄各二钱　芝麻三钱　牛膝五分

水煎服。

葱白汤　治头疼。

连须葱白、生姜不拘多少，水煎，带温服。

当归六黄汤　治自汗、盗汗。

当归　黄芪　黄芩　黄连　黄柏　生地　熟地

各等分，水煎服。

甘露饮　治牙根肿痛，腐烂，口臭，牙疳，出血，喉舌生疮。

天冬　麦冬　生地　熟地　黄芩　枳壳　石斛　茵陈　枇杷叶炙去毛　甘草

各等分，水煎服。

吹口丹　治口疮。

黄连、青黛、孩儿茶、冰片为末，吹之。

赴筵散　口疮神效。

薄荷、黄柏等分，为末，入青黛少许搽之。

牙疳方　痘后余毒攻牙根疳腐。内宜服甘露饮。

人中白煅，三钱　枯矾二钱　盐梅七个，煅存性　麝香一分　白毡子灰一钱　五谷虫焙干，二钱

为细末，先将葱茶洗去腐肉，须见鲜血，然后搽药。

钩藤汤　痘后口噤僵直，绕脐腹痛。

钩藤　红花　木香　川芎　当归　白芍　甘草　白术　青皮　黄连　官桂　生姜

各等分，水煎，不拘时服。

消风散　治痰盛惊搐，谵语，狂急，口张，目作上视。

羌活　独活　僵蚕　藿香　枳壳　防风　天麻　地骨皮　蝉蜕各八分　前胡一钱半　柴胡　黄芩　天花粉　桔梗　茯苓　荆芥　紫草　牛子各一钱　人参　川芎各七分　甘草四分

姜枣水煎服。

瓜蒌散　治痘热极生风，发搐。

瓜蒌根二钱　白僵蚕一钱

慢火同炒老黄色，为末，每服二三分，薄荷汤下。

保命丹　一切惊风发热。

天麻　郁金　全蝎去尾，各五钱　防风　甘草　青黛各三钱　白附子炒　僵蚕姜汁炒　薄荷五钱　大半夏炒，滚汤浸，晒干，又用姜汁浸，晒干，又炒　南星制同上，各一两　辰砂飞，五钱，为衣　麝香五分　钩藤　牛黄二钱　蝉蜕　茯神　桔梗各五钱

上末，炼蜜为丸，芡实大，每服一丸，灯心汤下。

蝉花散　治痘发热，发痒，抓破。

蝉蜕　地骨皮各一两

为末，每服二三匙，白酒服二三次。

回浆散　治痘不收浆结痂。

何首乌　白芍　黄芪　人参　甘草　白术　白茯苓

姜水煎服。

象牙散　治同上。

人参　黄芪　白术各一钱　甘草七分　茯苓一钱半　何首乌二钱

上加糯米二钱，枣二枚，水煎，调下象牙末一钱。

玄参升麻汤　治温毒发斑。

玄参　升麻　甘草

水煎服。

阳毒升麻汤　面赤狂言，烦躁，腰背疼，下利，脉浮，喉痛。

升麻五钱　犀角　射干　黄芩　人参　甘草各二钱半

上水煎服。

阴毒升麻汤　治阴斑。

升麻　当归　川椒　鳖甲　雄黄　甘草

上水煎服。

四圣膏　治痘疔。挑破，以此点之。

七粒珍珠火上烧，豌豆七七锅内炒，男发不拘灰多少，加入胭脂真个好。

二圣散　治同上。

雄黄二钱　紫草三钱

上研末，用油胭脂调下。

敷方　痂后痘疔溃烂成坑，内见筋骨，以此敷之。

赤石脂　腻粉　黄柏　杭粉炒　血竭各一钱　飞丹炒，八分　发灰五分　乳香

没药各三分　冰片三厘　伏龙肝一钱　密陀僧飞过，二钱

有臭气，加阿魏三四分。

上为细末，绵纸筛过敷之，外用膏药贴，内服人参败毒散加穿山甲、蝉蜕、连翘。

人参败毒散　治余毒痈肿。

人参　赤茯苓　羌活　独活　前胡　薄荷　柴胡　枳壳　川芎　桔梗各等分　甘草减半　牛蒡子　防风　荆芥　连翘　金银花即荆防败毒散

头上加白芷、升麻；上身倍加桔梗；手加薄桂；腰加杜仲；腿足加牛膝、木瓜。

金花散　痘后肥疮疥癣等疮，此能收水解毒。

黄丹　黄柏　黄芪　黄连　大黄　轻粉　麝香

上为细末，湿疮干掺，燥用腊猪油熬化调敷。

必胜膏　治肿毒。

马齿苋捣汁，猪脂膏、石蜜，三味熬膏涂之即消。

三豆散　痘后痈毒初起红肿。

黑豆、赤豆、绿豆用醋浸，研浆，时时以鹅翎刷上，随手可消。

败草散　治斑烂不止。

烂茅草，不拘多少，用多年盖墙屋者，经露风霜，年久感天地阴阳之气，善解疮毒，其功不能尽述。取来晒干或焙干，为极细末，敷疮上，或摊在席上令儿坐卧于上，即愈。

又方

荔枝壳微炒存性　草纸烧灰存性　多年败茅

三味共为细末，或搽，或掺，自能收水结痂。

又方　黄豆壳烧白灰，为末掺之。如痘风癣，以豆壳煎汤洗。

绵茧散　治烂疮。治身及肢节疳蚀疮，脓水不绝。

茧子不拘多少，将生明矾末，装入满，火上烧，令汁干枯，为末掺之。

秘传茶叶方　痘烂遍身无皮，脓水流出，粘拈衣被。

茶叶要多，拣去粗粳，入滚水一渫，即捞起，再拣去梗，湿铺床上，用草纸隔一层，令儿睡上一夜，则脓皆干。

乳香韶粉散　痂欲落不落，用此薄涂，当灭瘢痕。又治热痘疯，遍身脓水不绝。

乳香三钱　韶粉一两　轻粉一钱

上末，猪油拌，鹅翎敷上。

地黄散　痘毒入眼，肿痛赤缕，或白膜遮睛。

熟地　当归　防风　蝉蜕　羌活　白蒺藜炒去刺　谷精草　木贼各一钱　玄参五分　犀角末一钱　黄连　大黄　炙甘草　木通各一钱半

为细末，小儿每服一字，大人二字，羊肝汤，食后调服，日三夜一，忌口将息。

蜜蒙花散　治痘入目，翳膜遮睛。

蜜蒙花　菊花　石决明　白蒺藜　木贼　羌活

上末，每服二三钱，茶清调下。

兔粪散　治痘入眼。亦可炼蜜为丸，酒送下三五十丸。

兔粪炒黄，为末，用蝉蜕、木通、甘草，煎汤顿服。

兔粪丸　治痘入眼，或生翳障。

兔粪炒，四两　石决明煅　草决明　木贼去节　白芍　防风各一两　当归五钱　谷精草二钱

上末，蜜丸，绿豆大，每服三五十丸，荆芥汤送下。

吹耳丹

轻粉、飞丹为细末，左眼翳吹右耳，右眼吹左耳，只吹一二次。

又方　加雄黄、麝香少许。外用石燕子一对、槟榔一对，二味磨水，常服。

罩胎散　治妊妇出痘。一方有陈皮、枳壳，大热加郁金。

川芎　川归　芍药　人参　白术　茯苓　甘草　柴胡　条芩　防风　荆芥　白芷　葛根　砂仁　紫草　阿胶　桔梗　糯米

水煎服。

安胎散

川芎　当归　白芍　人参　白术　白茯　甘草　条芩　陈皮　紫苏　砂仁炒　阿胶炒　香附　艾叶　紫草

各等分，加姜、枣，水煎服。

安胎饮

大腹皮酒洗　人参　陈皮　白茯　白芍　紫苏　砂仁　香附　甘草

加糯米，水煎服。胎漏加阿胶、百草霜。

柳花散　室女发热经行。

柳花五七钱　紫草一两二钱　升麻九钱　归身七钱半

上末，每服七钱，葡萄煎汤调下。

铁箍散　治痘后痈毒。

凤凰蜕烧灰，醋调，围四畔，留头，出毒气甚佳。

荞麦粉法　痘疮破者，用此敷之。溃烂者，以此遍扑之极佳。

荞麦粉以绢袋盛，扑于疮上，或以此衬于床褥上。

温粉扑法　治汗出不止。

黄连　牡蛎粉　贝母各末，五钱　粳米

粉一升

和匀，绢袋盛，周身扑之。

蝉花散 治烂痘生疽虫，及夏月诸虫咬伤，臭恶不可近者，服之，虫皆化而为水，苍蝇亦不敢近。

蝉蜕洗净，焙　青黛澄去灰土，各五钱北细辛二钱半　蛇蜕一两，烧存性

上为细末，每服三钱，酒调下，仍以生寒水石细末掺之。

青黛散 治痘未作脓，痛甚，心膈烦躁，睡卧不安，并宜服之。

真青黛如枣核大，水调服之，即安。

桦皮散 治痘疮及乳痈，并一切肿毒。

桦皮木到煎，温服，此药味苦平无毒。若治乳痈，取桦皮烧存性，为末，酒调，服之立消。

独胜散 治早晨微热，晚发大热，目黄胁动，身热手冷，发甚如惊者。又名牛蒡子僵蚕散。

牛蒡子五钱　白僵蚕二钱　紫草二七寸

水煎服，速进三四服，其痘便出。盖僵蚕治遍身瘾疹疼痛，牛蒡发痘透肌，紫草利窍。要知痘疹无虚寒证者，服此痘立出也。

萝卜汤 治痘疹出不快者。

上用开花萝卜，煎汁，时时饮之，盖痘疹气匀即出快，萝卜治嗽定喘，下气消胀解毒。

紫河车散 治小儿痘疮毒气不解，上攻咽喉，声音不出，舌颊生疮，遏逆烦闷，潮热面赤。

紫河车即金线重楼　茜根　贯众各三钱白芍药　甘草炙，各五钱

上每服三钱，生姜一片，水煎服。一方有牛蒡子。

野通散 治痘疮出不快，及伤寒不语。

干野人粪即弥猴粪，火烧存性　冰片真麝香各等分

上为细末，每服五分，看大小，用新汲水入蜜调下，十岁以上者服一钱。按野人粪治蜘蛛咬疮，此治痘出不快大效。盖蜘蛛咬疮久而不愈，其丝生皮肤延蔓遍身不愈者，加雄黄、青黛水调，以蜘蛛试之立化为水，屡验。盖此三味是治疮疹当用之药。取山中者，若人家所养之猴，食物味杂即不效，失其本真也。

南金散 治痘已出而复颠，其势甚危，诸药不效者，万无一失。本家印贴此方施人，全活甚众。

紫背荷叶霜后，搭水，紫背者　白僵蚕洗去丝，炒干

上为末，等分，每服看大小，大者一钱，小者五分，研姜荽汁和酒下，米饮亦可。治此症多有用龙脑、人牙者，卒难措办，唯此无毒而效且速，但紫背者甚难得，可于盐铺内寻之。

橄榄饮 治倒靥。

橄榄从中截断，水服少许，服之立发。

乳香猪血膏 治痘不起发。

乳香研末　猪心血捣为丸，樱桃大，每服一丸，水磨化下。

钩藤紫草散 治痘疹不快。

钩藤钩子　紫草茸

等分，为细末，每服三五分，温酒调下。盖紫草滑窍利小便，散十二经毒气，钩藤治小儿寒热，十二惊痫，缘惊痫出于心肝，疮疹亦心所主也。

鸦片散 治痘当起胀灌脓时，泄泻不止，诸药不效者如神。

真鸦片一钱　莲肉炒，一钱

上每服半分或一分，米饮调下立止。

葛根黄芩汤 治喘有汗，发热，咳嗽。

干葛　黄芩各二钱　黄连　芍药　石膏各一钱　五味子十一粒　甘草五分

水煎服。

五味子汤　治喘促而厥。

五味子一钱半　人参一钱　麦冬　杏仁各二钱

上姜三片，枣三枚，水煎服。

清肺饮　治咽干声哑。

麻黄一钱半　麦冬二钱　知母　天花粉　荆芥各一钱　诃子　菖蒲各八分　桔梗二钱

水煎入竹沥、姜汁服。

天花散　治痘后失音。

天花粉　桔梗　茯苓　诃子　石菖蒲　甘草各等分

竹叶七片，黄荆一寸，水煎服。

补肺散　治痘未出，声哑。

阿胶蛤粉炒成珠，一钱半　牛子炒，三分　杏仁去皮尖，三粒　甘草二分半　马兜铃　黄芪各五分　糯米炒，一钱

水煎，食后时时咽之。

利咽解毒汤　治痘，咽喉痛，首尾皆可用。

山豆根　麦冬各一钱　牛子炒　玄参　桔梗各七分　甘草二分　防风五分　绿豆四十九粒

上水煎服。

三黄熟艾汤　痘后咽塞喉痹。

黄连　黄芩　黄柏　艾叶

各等分，水煎服。

玉锁匙　咽喉肿痛，或帝钟拖下不收，及喉舌强硬。

硼砂一钱　朴硝五分　僵蚕一条　冰片半分

为末，吹入。

羌活当归汤　治腰背痛，初发热时，便宜服之。

羌活　当归　独活各一钱　柴胡一钱五分　桂枝七分　防风　川芎　黄柏各一钱　桃仁　红花各八分

酒、水各半，煎服。

又方　治腰痛有苍术、汉防己。

如神汤　治腰痛。

当归　桂皮　玄胡索

各等分，为末，酒下二三钱。

活血解毒汤　治余毒。

防风　荆芥　生地　赤芍　当归　连翘　牛子　黄连　紫草　甘草　苍术　薄荷　川芎　木通各等分

水煎服。

胎元散　痘不起发不红润，是血气俱虚。

胎元焙干，为末，加麝香少许，酒调服三五分。

水杨汤　治痘干克不起者。

水杨柳春冬用枝，秋夏用枝叶，生水边，细叶红梗，枝上有圆果，满果有白须散出，俗名水杨梅。

上以枝叶切碎，水煎七八沸，先将一分置盆内，手拭不寒不热，令痘儿先服内托之剂，然后浴洗，渐渐添汤，不致太冷，浴洗久许，乃以纸捻火照之，累累然有起势，起处觉有晕，晕有系，乃浆影也，如浆不满，再浴，若弱者，只浴头面手足可也。既不赤体，不厌多洗。灯照如无起势，乃气血败，无生意矣。

温胆汤　治痘，血寒，颜色灰惨，血凝不活，腹胁胀满，面青，筋缩，呕清水，或泻青菜色。

白茯苓　橘红　半夏　甘草　枳实麸炒，各等分　竹茹一钱

姜枣水煎服。

陈氏木香散　治痘气寒，鼻流清涕，

咳嗽，恶风，自汗，身体寒战，疮色惨白。

木香临时磨服　大腹皮黑豆汁洗净　人参各三钱　赤茯苓　前胡　青皮去瓤，炒　半夏炮七次　丁香　诃子肉　炙甘草各二钱半　灯心一钱半

每服三钱，姜枣水煎服，看大小加减。

中和汤　治同上。

人参　黄芪　厚朴姜汁炒　白芷　川芎　当归　粉草　桔梗　白芍酒炒　肉桂去粗皮　防风　藿香各等分

酒水各半，姜枣煎服。

泻肺散　治痘，气热，鼻干燥，皮毛枯槁，咳嗽，疮色焦紫，即泻白散。

桑白皮蜜炙　地骨皮　甘草各等分

加竹叶二十片，灯心水煎服。

清肺饮　治症同前。

麦冬　桔梗各二钱　知母　荆芥　天花粉各一钱　石菖蒲　诃子肉各八分

水煎服。

清金汤　治口气臭。

知母　黄芩　石膏　桔梗　甘草　天门冬　麦冬　马兜铃　木通　山栀　天花粉

上等分，水煎服。

解毒托里散　治痘稠密。

桔梗　牛蒡子　人中黄　防风　荆芥穗　酒红花　归尾　蝉蜕　升麻　干葛　赤芍　连翘去心，各等分

水煎，入烧人屎调服。

四物快斑汤　治痘，火盛干燥。

当归　川芎　赤芍　生地　荆芥穗　牛子　升麻　葛根　连翘　紫草　地骨皮

水煎，入烧人屎服。

四君快斑汤　治痘气虚淫湿。

人参　黄芪　白术土炒　茯苓　甘草　桂心　白芷　荆芥穗　防风　陈皮　白芍　酒炒，各等分

水煎服。

大补保命汤　治痘，皮嫩，易破者。

人参　黄芪　当归　生地　川芎　赤芍　甘草　牛蒡子　防风　荆芥穗　连翘　官桂

水煎，入烧人屎服。

清金导赤饮　治痘热乘肺金，当痂不痂，作喘，烦躁，谵语，小水不利，垂危。

当归　白芍　陈皮　贝母　软石膏　白茯苓　甘草　黄芩酒炒　黄连酒炒　杏仁　桑白皮蜜炒　枳壳炒　木通　滑石　麦冬　车前子　人参　玄参各等分

水煎服。

人参固肌汤　治痘表发太过，致肌肉不密，痘痂粘肉，久不落者。

人参　黄芪　甘草　当归　蝉蜕各等分

入糯米一撮，水煎服。

人参清神汤　治痘痂不满，昏迷沉睡者。

人参　黄芪　甘草　当归　白术土炒　麦冬　陈皮　酸枣仁　黄连酒炒　茯苓各等分

加枣、糯米，水煎服。

马齿苋散　治痘痂不落，成斑痕者。

马齿苋捣汁，猪脂膏、石蜜共熬膏，涂肿处。

当归桂枝汤　治痘后手足不能屈伸。

当归　川芎　黄芪　甘草　薄桂　黄柏　苍术炒，各等分

水煎。如气虚，少加川乌以行经，加人参为主。如感风寒以致骨节疼痛，加羌活、防风。

玄参化毒汤　治痘后赤游丹毒。

玄参　归尾　红花　连翘　软石膏

赤芍　防风　地骨皮　木通　荆芥穗各等分

加竹叶，水煎服。

蚕蜕散　敷牙疳。

枯矾　垩即尿桶中垢也，火煅白色　五倍子各二钱　蚕蜕烧存性，一钱

为细末，先以米泔水，用蛴螬虫，翻转，蘸水洗净瘀血，以药敷之。

黄连阴㿈丸　治狐惑疮。

黄连二钱　芦荟　干蟾煅，各一钱二分　使君子肉二钱半　芜荑一钱五分　川楝子肉一钱

上末，乌梅洗净，去核捣膏，和丸，米饮下。

蚬子汤　治痘后发瘾。

蚬子不拘多少，活者以水养五七日，旋取其水洗之，蚬衣煮汤亦佳。

十三味败毒散　治痈毒。

当归　白芷　穿山甲土炒　金银花　防风　乳香制　甘草　陈皮　赤芍　皂角刺　贝母　没药制　天花粉各等分

酒、水各半煎服。

凉肝明目散　痘后羞明。

当归　龙胆草　密蒙花　川芎　柴胡　防风　酒连各等分

雄猪肝煮汤，煎服。

望月沙散　痘后暗室中不能开者。

谷精草　密蒙花酒洗　蝉蜕去翅足，各五钱　望月沙一两

上为末，雄猪肝一两，竹刀批破，用药一钱掺入肝内，水煮熟，饮汁食肝效。

羊䐁骨髓　治痘痂欲落不落，瘢痕。

羊䐁骨髓一两，炼入轻粉一钱，研成膏涂之。

小灵丹　解毒发痘之圣药。治红斑黑陷不起，一切危恶。如服此而不见效者，

决无可生之理矣。

朱砂　雄黄各二钱　乳香　没药各制一钱半　大蟾蜍取心肝，瓦上焙干，五钱　麝香三分

为细末，取猪心血、鸡冠血丸，皂子大，每服一丸。身无大热，生酒化下。热甚不饮酒，紫草灯心汤下。即时红活而起。

神功散　治痘作渴。

人参　黄芪　甘草　牛蒡子　红花　生地　前胡　紫草　白芍

水煎服。

红花汤　治同上。

红花或子，随意煎汤饮，其渴即止，纵口中如烟，饮之即止。加牛蒡子尤妙。

加味鼠粘子　治咽中有疮作呕。

桔梗　射干　山豆根　防风　干葛　陈皮　荆芥　连翘

水煎，细细呷之。

灯心竹叶汤　治干呕。

竹叶三十片　灯心三十根

水煎服。

润肠汤　治虚秘。

归梢　甘草　生地　火麻仁　桃仁泥

水煎服。

拔毒膏　治痘疔。

雄黄研　胭脂重浸水，令脓，调雄黄点疔痘上，立时红活，亦神法也。盖雄黄能拔毒，胭脂能活血也。

凉血地黄汤　室女出痘，遇经不止，热入血室。

当归　川芎　白芍　生地　白术　升麻　黄连　甘草　人参　山栀仁　玄参

水煎服。

凉血解毒汤　治女人出痘，非经期，于发热时而血忽至。

当归一钱二分　白芷五分　升麻四分

紫草一钱半　红花一分　赤芍一钱　桔梗八分　连翘三分　灯心二十根

水煎服。

当归养心汤　治女人出血，口暗不能言者。

人参　当归　麦冬　甘草　升麻　生地各等分

加灯心，水煎服。

泻肝散　女人经水不断，适逢出痘，发热昏沉，言语狂妄。

羌活　川芎　防风各八分　当归一钱　山栀仁　龙胆草各五分　大黄酒蒸三次，一钱

水煎服。一方有木通、柴胡、黄芩。

归脾汤　女人经闭不通。血海干涸，适逢出痘，以此调其心脾，不使血妄行。加柴胡、山栀，名加味归脾汤。

人参　白术　茯神　黄芪　远志　地骨皮各一钱二分　甘草三分　木香五分　酸枣仁一钱

姜、枣煎服。

逍遥散　女人出痘，寒热不时，经水不调，服此其血不致妄动。

白术　茯苓　当归　芍药　甘草　柴胡各等分

加枣一枚，水煎服。加丹皮、山栀，名加味逍遥散。

如圣散　妊妇出痘安胎。

白术　黄芩　当归　枳壳　黑豆　大腹皮　砂仁　甘草　桑上羊儿藤即桑寄生，各等分

水煎服。

黑神散　妇人出痘，分娩后痂血作痛。

当归　川芎　熟地　炮姜　桂心　蒲黄炒　香附童便炒　木香　青皮　黑豆

酒、水各半，煎服。

原　疹

生生子曰：麻疹浙地呼为瘄子，又曰沙子，吴地呼为疹子，新安呼为麻，总由有生初之淫火伏于命门之间。命门具太极之理，而阴阳五行系焉，脏腑之所由生也。盖五行一阴阳，阴阳一太极也。天之与人咸相感通，由其通，故天寒而人身寒，天热而人身热也。天之疠气一动，则所禀之毒，随感而发。阳感之则疹出焉。阴感之则痘出焉。阳浮而浅，故疹易出易敛。阴凝而深，故痘难出难痂。阴阳二劫之毒尽出，则向安矣。余故曰：人之出疹出痘，犹蚕之一眠、二眠、三眠也。痘难出于阴，而实成于阳，以气为之固也。疹虽出于阳，而实藉于阴，以血为之资也。何见之？痘非气行则血不附，安得结痂？疹非血济则气失依，焉能收敛？斯阴阳升降之理，一开必一阖，血之附气，气之依血，阴根于阳，阳根于阴，阴阳互为其根也。前人谓痘出于脏，不知指何脏？疹出于腑，不知指何腑而云之也。又谓疹出心肺，故鼻涕而咳嗽。余谓此皆臆度套词，而非有真知一定之见也。既曰疹出于腑，心肺独非脏乎？按《内经》：鼻为肺之门户，通天气。阳毒上发，热毒熏蒸，盖心肺位尊膈上，又肺主毛窍，毒从窍出，是干于肺而非出于肺也。要知痘之与疹，皆出于命门之阴阳也。上释麻疹。

一、发热之初多似伤寒，唯疹则咳嗽，喷嚏，鼻流清涕，眼泡肿，其泪汪汪，面浮腮赤，恶心干呕为异耳。但见此候，便宜谨避风寒，戒荤腥厚味，急表散之，使皮肤通畅，腠理开豁，而疹毒易出也。

一、疹痘之发，虽曰胎毒，未有不由天行疠气，故用药必先明岁气，兼之时令。

如温暖时月，以辛凉发之，如防风解毒汤。暄热时月，以辛寒发之，黄连解毒汤。大寒月，以辛温热剂发之，桂枝解毒汤。时寒时暖，以辛平之药发之，升麻葛根汤。此因时投剂，不可误作伤寒，妄施汗下而伐天和也。又须看人虚实，如大便秘结，烦热甚而发不出者，以酒大黄微利之，吐利不止，以参、芍之类补之。

一、用前药发散，而疹随见为美，若发不出再加发之，如加味麻黄散之类。外以芫荽酒糟蒸热擦之。看其疹自头至足为之出齐，头面愈多为佳。若迟延日久而不出，则腹胀气喘，昏眩，闷乱，烦躁而死矣。

一、看疹之法。多于耳后项上腰腿先见，其顶尖而不长，其形小而均净淡红为吉。若色红甚，兼火化也，化斑汤主之，人参白虎汤佐之。如色白者，此血不足也，养荣汤。如色紫赤，干燥，暗晦，乃火盛毒炽，宜六一散解之。四物汤加柴胡、黄芩、干葛、红花、牛蒡子、连翘之类，滋阴凉血而热自除，所谓养阴退阳之义也。此亦五死一生之症。外大青汤，玄参解毒汤，皆可选而用之。若黑色者，则热毒尤甚，为十死一生之症。须明察之，勿妄施治。

一、表后看疹隐隐然见于肌肤，成片。切忌风寒生冷。如一犯之则皮肤闭塞，毒气壅滞，遂变为浑身青紫而毒反内攻，烦躁，腹痛，气喘，闷乱，诸症作矣。欲出不出，危亡立至。

一、疹已出而忽没有，乃风寒所逼而然也。若不早治，毒成内攻，必致痒塌而死。急用消毒饮合升麻汤热服，则复出而安矣。

一、发热之时，遍身汗出者，此毒从汗散，玄府开，疹易出也。有鼻中血出者，此毒从血解也。俱不可遽止之。若汗出太多，血出不止者，此又火甚逼迫太过，致液妄流妄行矣。急宜当归六黄汤加浮小麦以止汗。茅花汤加玄参、百草霜以止血。迟则汗出多而元气虚，血出多而精神散，为不治之症矣。

一、发热之时，或呕吐，或自利，或滞下者，此火邪内逼，毒气上行则吐，下行则利，毒甚则里急后重而为滞下也。吐者竹茹石膏汤，利者升麻泽泻汤，滞下黄芩芍药汤加黄连、生地、木通、人参、枳壳，或少加大黄微下之。

一、发热之时，未有不口渴者，但宜以绿豆灯心炒米汤饮之，人参白虎汤佐之。取生津解毒而已。若恣饮冷水，恐生水畜之症。故水入于肺，为喘为咳，宜用葶苈子以泄肺中之水。水入于脾，为肿为胀，为自利。水入于胃，为呕为利，宜用猪苓、泽泻、茯苓，以泻脾胃之水。水入于心，为悸为惊，宜赤茯苓灯心汤，以泄心下之水。水入于肝为胁痛，用芫花以泄之。水入肾与膀胱，为小便不利，为阴囊肿，用车前子、木通以泄之。皆当随症而治。

一、疹出之时，咽喉肿痛，不能饮食者，此毒火拂郁上熏也。宜甘桔汤加玄参、牛蒡、连翘，更以十全散、玉锁匙吹之。不可妄用针出血也。

一、疹出之际，咳嗽，口渴，心烦者，此毒在心肺发未尽也。泻白散加天花粉、连翘、玄参、黄连以泻之，或黄连杏仁汤。

一、疹出之时，自利不止，或泻稀水频数者，有吉有凶。但要看其疹，若遍身稠密太盛，或紫色，或红色，此则为吉。盖毒在大肠，非泻则毒不解。唯用平胃散加葛根、连翘以解之而已。疹一发透，依期而收，泻自止也。若疹已收而泻尤未止者，验其体热，疹必未尽，再用前药加连翘、黄连、牛蒡、木通、泽泻以分利之。六一散亦妙绝。若用诃子、肉果等涩滞之剂，则变喘急、腹满、痞胀不治之症矣。若疹色淡而体不热，口不渴，大小便利，饮食少进，此为凶，乃虚寒之症，方可温补，或兼收涩。

一、疹出常以六时辰即收为率，如子时为阳，午后收，午后为阴，子后即收。乃阳生阴成，阴生阳成，造化自然之妙也。故渐出而渐收者，其势轻可，若一出之后，热不退，连绵三四日而不收者，此毒火太盛，外发未尽，内有余邪所致。须以化斑汤、三味消毒饮加玄参、石膏、桔梗为治。

一、疹出后，自然热退。若遍身既出而犹拂拂烦热，频作呕吐者，此毒尚未尽，留连于肺胃之间。宜化斑汤。如大便秘少，加大黄微利之。

一、疹已收去，浑身反发热，日夜不退，此毒未尽解，邪火郁于肌肉之间，久则毛发焦干，皮肤枯槁，肌肉消瘦，为骨蒸痨瘵之症。宜芦荟肥儿丸加龙胆草、当归、连翘等治之。迟则有变。睡则露睛，口鼻气冷，手足厥逆，瘛疭，慢脾风，为不治之症矣。

一、疹收之后，身虽不见羸瘦，但时发壮热，烦躁不宁，搐掣惊悸，神昏闷乱者。此阴血衰耗，致余毒入肝，而传于心也。宜养血安神。四物汤加麦门冬、酸枣仁、淡竹叶、灯心、甘草、石菖蒲、龙胆草、茯神、黄连、辰砂为治，或以前药为末，用蒸饼、猪心血为丸服亦可。

一、疹毒入胃，久而不散，致成牙龈烂，血出，为走马疳。传于两颊浮肿，久而穿颊破腮，缺唇破鼻，为崩砂、狐惑等危症矣。外用文蛤散、雄黄散搽之。内用人中白、芦荟、使君子、龙胆草、黄连、

五灵脂，蒸饼为丸，滚水服之，以清胃火。亦或有得生者，但不多见也。

一、疹出之时，曾作泻痢，未经清解，至疹退之后，变为休息痢，不问赤白，里急后重，日夜无度，此余毒在大肠也。须分虚实治之，实者三黄丸利之。或香连丸和之，后用黄芩汤。虚者从补。

一、疹退之后，微微咳嗽者，此余毒未尽也。用清肺饮加消毒饮主之。若咳甚气喘连声不住，名为顿嗽。甚至饮食汤水俱呛出，或咳出血者，此热毒乘肺而然也。宜多服麦门清肺饮加连翘。若见胸高如龟背，作喘，血从口鼻出，摇首揻头，面色或白，或青，或红，或枯黯者，乃不治之症。然亦有肺气为毒所遏而发喘，连声不已，但无嗽咳血出、呛食之症者，宜用清肺饮，倍加人参治之。尤不可拘于肺热之一端，而纯用清肺解毒之药。

一、疹退之余，声哑不出，或咳，或喘，或身热不退，以致日久而不愈者，此热毒未尽，肺金受克故也。宜清金降火汤加竹沥、姜汁主之。

一、疹退之后，饮食如常，动止如故，而卒然心腹绞痛，遍身汗出如水者，此因元气虚弱，失于补养，外虽无病，里实虚损，偶然为恶气所中，谓之中恶。此朝发夕死之症，间有用苏合香丸而苏者。

一、疹退之后，有余热未尽，或发痈毒，肢节疼痛者，以羌活散微汗微利。

一、疹退之后，有余热未尽，或热甚而失血者，犀角地黄汤合解毒汤。或四物汤加茵陈、木通、犀角之类，以利小便，使热气下行而愈。

一、疹收之后，余热未尽，日夜烦躁，谵语狂乱者。辰砂益元散、灯心汤下，或辰砂五苓散加芩、连治之。若初起烦躁、

谵语者，升麻葛根汤调辰砂益元散主之。

一、麻疹一症比之出痘似轻，然调治失宜，其祸反不旋踵。盖痘由胎毒而发，其形势多少轻重吉凶，自可预断，至疹之出，则虽由感受邪气而发，然其轻者可重，重者可轻，皆在于调治有方，故其饮食禁忌，比痘尤甚。若误食鸡、鱼，则终身皮肤粟起如鸡皮之状。但遇天行出疹之时，又令重出。误食猪肉则每岁出疹之月，必然下痢脓血。误食盐醋，致令咳嗽，则每临出疹之月，必复咳嗽。误食五辛之物，则生惊热不时，必待四十九日，或百日后，方无禁忌也。

一、孕妇麻疹，但当以四物汤倍加白术、条芩、艾叶安胎清热为主。使胎无虞而疹易没也。如胎气上冲，急用苎麻根、艾叶煎汤，磨槟榔并服之。更多服上药为妙。

一、热毒熏胎，胎多受伤，而母实无恙也。盖疹与痘不同，痘宜内实，故胎落而母亡，疹宜内虚，故胎下而母安。虽与其胎去而母存，孰若子母而全之为愈也。

麻疹轻重不治三症要诀

或热或退，五六日而后出轻，发透三日而暂没者轻，头面多而匀净色泽者轻。头面不出者重，红紫暗燥者重，咽喉肿痛不食者重，冒风没早者重，移热大肠变痢者重，黑暗干枯一出即没者不治，鼻扇口张目无神者不治，鼻清粪黑者不治。心前吸气喘者不治。

水　痘　症

夫水痘，亦类伤寒之状，身热二三日而出，或咳嗽，面赤眼光，如或喷嚏，或唾涕，与正痘不同，易出易靥。不宜燥湿，苟或燥之，恐结痂多变成疮之症。

麦汤散　古本只此一方，或作汤服亦可。

地骨皮　滑石　甘草各五分　甜葶苈麻黄　大黄　知母　羌活　人参各一钱

上为末，每服五分，用小麦七粒，煎汤调下。

防风葛根汤　治痘发瘾疹及麻疹发热。

防风　葛根　升麻　赤芍　甘草各等分

水煎服。

防风解毒汤　治麻痘初发热，如时令温暖，用此辛凉之药发之。

防风　薄荷　荆芥　石膏　知母　桔梗　牛子　甘草　连翘　木通　枳壳　竹叶　灯心各等分

水煎服。

黄连解毒汤　治麻痘初发热，如时令暄热，用此辛寒之剂发之。

黄连　黄芩　黄柏　山栀　牛蒡子甘草　防风　知母　石膏　桔梗　玄参木通

姜三片，水煎服。

桂枝解毒汤　治麻痘初热，如时令大寒，用此辛温热之剂发之。

桂枝　麻黄酒炒　赤芍　防风　荆芥羌活　甘草　桔梗　人参　川芎　牛蒡子

生姜水煎服。

升麻解毒汤　治麻痘初热，如时暖时寒，用此辛平之剂发之。

升麻　葛根　羌活　人参　柴胡　前胡　甘草　桔梗　防风　荆芥　牛蒡子赤芍　连翘　竹叶

水煎服。

加味麻黄散　麻痘发不出，以此发之。

升麻酒洗　麻黄酒炒　人中黄　牛蒡子蝉蜕各等分

水煎服。

化斑汤 治麻痘色红。

人参　知母　石膏　甘草　牛蒡子
连翘　升麻　地骨皮　竹叶　糯米

水煎服。

养荣汤 治麻痘色白。

人参　当归　红花　赤芍桂水炒
甘草

水煎服。

大青汤 麻痘紫赤，暗晦，干燥。

玄参　大青　桔梗　人中黄　知母
升麻　石膏　木通　栀子仁

水煎入烧人屎服。如大便秘加酒大黄。

茅花汤 治麻痘鼻衄。

茅花　归头　丹皮　生地　甘草各
等分

水煎服。

竹茹石膏汤 治麻痘呕吐。

橘红　半夏　石膏　白茯苓　竹茹
甘草

上水煎服。

升麻泽泻汤 治麻痘自利。

猪苓　泽泻　滑石　赤茯苓　甘草
黄连酒炒　升麻各等分

水煎服。

黄芩芍药汤 治麻痘滞下。

条芩三钱　白芍　升麻各二钱　甘草
一钱

水煎服。

十全散 麻症咽喉肿痛。

黄芩　黄连　黄柏　苦参各酒炒，一钱
玄胡索三分　硼砂　乳香制，各二分　孩儿
茶　雄黄各五分

共为细末，每用少许吹入。

芦荟肥儿丸 麻后发热，日夜不退，
肌肉消瘦，骨蒸痨瘵。

芦荟　龙胆草　木香　蚋皮　人参
麦芽炒　使君子肉各二钱　槟榔　黄连酒炒
白芜荑各三钱　胡黄连五钱

上末，猪胆汁糊为丸，黍米大，每服
五六十丸，米饮下。

文蛤散 麻毒入胃，牙肉黑烂，出血，
走马疳症。

雄黄五钱　五倍子二钱　枯矾五分　蚕
蜕纸烧存性，一钱

上细末，米泔水洗净，以药搽之。

雄黄散 治同上。

雄黄一钱　黄柏二钱　麝香一分

先用艾汤净洗，后搽药。

麦冬清肺饮 麻后咳嗽，出血，或呛
汤水。

知母　贝母　天门冬　桔梗　甘草
杏仁　牛蒡　石膏煅　马兜铃蜜水炒　糯米

上水煎服。

清火降火汤 麻后热乘肺金，声哑不
出，或咳或喘。

当归　白芍　生地　陈皮　贝母　瓜
蒌仁　甘草　白苓　枯芩酒炒　山栀炒
玄参　天冬　麦冬　杏仁　桑白皮　石膏
紫苏梗　酒连

上各等分，姜一片，水煎服。

生生子曰：麻疹咳嗽喘急，每用痘门
中大小无比散，每服五七分，大者一钱，
即刻喘定而睡，醒后，神安气和而愈。屡
用屡验，乃热毒从小便出也。

加减四味升麻汤 此升发之剂，但一
二帖则止，不可过表。

升麻　葛根　赤芍　甘草　防风　桔
梗　紫苏　苍术　陈皮　枳壳　柴胡

姜枣煎服。

水痘赤痘，即此一服而愈，不必他方
杂治。

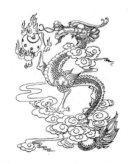

赤水玄珠　第三十五卷

外　科

赤水玄珠小引

生生子曰：予辑《赤水玄珠全集》矣，又次外科为二卷者，曷以故？外科虽有形之疾，不得肯綮，治亦不易。予故集前款已试之方，载二卷中，俾专门外科者，举二卷而披阅之，症与方森然在目，所守者不约，而所施者不博乎。不然遍观全集，不苦于目力之难竟，而亦艰于简囊之携持矣。同志者，幸鉴予衷焉。

外科门小引

生生子曰：外科最重者，莫如痈疽。最急者，莫如喉风、疔肿，患之者生死立见。其余疮疖皆可缓图，非若上三证急若风火也。究其受病之源，经曰：营气不从，逆于肉理，乃生痈肿。又曰：膏粱之变，足生大疔。又曰：六腑不从，留结为痈。又曰：诸痛痒疮疡，皆属心火。大抵皆气血虚弱，蕴郁热毒，调养失宜之所致也。予固非专门外科，盖常咨访、推究，颇知治法大体。兹采前人所论痈疽证治，载列卷首。疔疮肿疡次之。陶节庵《痈疽经》、薛立斋《外科精要》二书，实外科权舆，

业是者，不可不使之随囊检视。能熟此二书，鲜有败事。予固特举历试有功者，揭出以告同志云。

疮科总论

夫痈疽疮疖者，皆由气血不和，喜怒不时，饮食不节，寒暑不调，使五脏六腑之气怫郁于内，以致阴阳乖错，气血凝滞而发也。亦有久服丹石燥热之药，热毒结深而为痈疽也。夫痈疽之疾，多生于膏粱富贵之人，以其平昔所食肥腻炙煿，安坐不劳，嗜欲无节，以致虚邪热毒内攻，煎熬气血而成也。痈者壅也，大而高起，属乎阳，其脉浮数。疽者沮也，平而内发，属乎阴，其脉沉数。疮者总名也。疖者有头小疮也。经云：诸痛痒疮，皆属心火。盖心主血而行气，若气血凝滞，挟心火之热而生痈疽之类也。然所感有浅深，故所发有轻重大小之不同也。六腑积热，腾出于外，肌肉之间，其发暴甚。皮肿光软，侵袭广大者，痈也。五脏风毒积热，攻注于肌骨，其发猛恶。初生一头如痦瘟，白色焦枯，触之而痛应心者，疽也。热发于皮肤之间，浮肿，根小不过二三寸者，疖也。夫痈发于六腑，若燎原之火，外溃肌肉。疽生于五脏，沉涩难疗，若陶室之燧，内消骨髓。痈则易疗，唯难将息而迟瘥。

疽则难疗而易痊。夫诸疮之中，唯背疽疔疮最为急症。其次莫如脑疽、肠痈、喉痈之类，亦其急者也。至若瘰疬、悬痈、痔漏、诸疮之类，其证可缓而治也。又有疥癣、臁疮、风疹之类，虽云俱属疮类，而其轻重缓急，自有不同也。夫痈疽之疾，要须察其是虚是实，是冷是热，或重或轻，对证用药，无失先后次序。凡人年四十以上，头项、鬓颐、背脊、腰胁或筋骨之上，所视不见之处，稍有疮疖，便不可轻易待之。若视之怠慢，以为常疾，每见至微至著，丧命者多矣。便宜速急治之，庶几得救。譬之救火，初起则易救，至于燎原之势，不可扑灭矣。其理亦由是也。凡疮未破，毒攻脏腑，一毫热药断不可用，此是先后次第之妙诀也。夫疮有五善七恶，不可不辨。若动息自宁，饮食知味，一善也；便利调匀，二善也；脓溃肿消，色鲜不臭，三善也；神采精明，语声清亮，四善也；体气和平，五善也。如烦躁时嗽，腹痛渴甚，泄利无度，小便如淋，一恶也；脓血大泄，焮痛尤甚，臭恶难近，二恶也；喘粗短气，恍惚嗜卧，三恶也；未溃先黑，久陷面青唇黯便污者，四恶也；肩项不便，四肢沉重，五恶也；不能下食，服药而呕，食不知味，六恶也；声嘶色脱，唇鼻青黑，面目四肢浮肿，七恶也。更有气噫痞塞，咳逆身冷，自汗无时，目瞪耳聋，恍惚惊悸，语言频错，皆恶证也。五善见三则瘥，七恶见四必危。若五善并至则吉而安，七恶全见必危而死矣。以上所论大纲，其诸证候治法，列论于后。

五发痈疽论

夫五发痈疽者，谓发背、发脑、发鬓、发眉、发颐是也。人之一身，血气周流而无间，稍有壅聚，莫不随所至而发焉。又岂特五者哉！夫发背者，乃五脏风热，六腑邪毒，灌于筋骨之间，发于经络之内，荣卫虚损，气血衰残所致也。其发初如粟米大，最不可轻忽，后必大发也。若初发红肿高起者，后必不为害。故曰：外形如粟，中可容谷，外貌如钱，里可着拳。如恶毒深满，脓血交粘，用药可痊；若脓臭秽无丝，此血败气衰，阳绝阴盛，必难疗理。治初起，或阴塌不起，便可用艾多灸，或隔蒜灸之。如痛灸至痒，如痒灸至痛，此最妙法也。若疽疮已成，亦可用火针烙开疮口，则易治也。若疮高起为痈则易治，平陷为疽则难治。痈疽形症，已具前总论中，兹不复论。至如发脑、发眉、发鬓、发须、发颐，地位不同，然皆由内脏伏阳结滞，邪毒上壅，随其经络地分而发也。其诸发痈，初起皆宜宣散热毒，要须看人元气虚实而治之。庶不误矣。若元气实者，亦可用大黄之剂，泄去毒气，或用漏芦、五香连翘之类，皆可用内托、十宣之类补之。亦有阴疮寒塌不起，虽云用灸，然亦不可服寒凉之剂，亦宜以暖药温之，全在活法，不可执一也。其敷贴洗药，具方于下，随症用焉。

《外科精要》曰：痈疽既灸，即服药以护腑脏，如护心散。凡有疽疾，早进数服，使毒气外出而无呕吐之患，否则，咽喉口舌生疮，或黑烂如菌，若疮发四五日之后，宜间用别药治之。

又曰：护心散，乃解金石发疽之药，若发热焮肿作渴，饮冷而呕者宜之。若发热焮肿作渴，饮汤而呕者不宜用之。盖脾虚停痰，或寒邪内侵，或痛伤脾胃，宜用六君子汤。若喉舌生疮，或口干作渴，或小便频数，宜用六味丸。大凡诸疮作呕，若饮冷便秘是热毒也，黄连消毒散解之。饮冷便和是胃火也，竹叶石膏汤清之。懒食饮汤是胃虚也，补中益气汤补之。大便不实，喜饮热汤，是脾胃虚寒也，六君子加炮姜以温之。常见脾胃虚弱者，用护心散反致胃寒呕恶，其喉舌生疮，乃肾水枯涸，虚火炎上，其证甚恶，急用加减八味丸，多有得生者。

又曰：痈疽呕逆是毒气冲心，非脾胃之冷，当服内托散。杨氏云：鼻衄初愈，不曾表汗，毒在经络，则背大疽。自肩下连腰胁肿硬如石，其色紫黑，以凉药投之。终夜大呕，连进托里散，呕止疮溃，赤水淋漓，四十日而愈。又有患疬者，痛过辄呕，服托里即止。今有疽病不服此药者。故引杨氏之言，以解世人之惑。

华佗痈疽疮肿论

夫痈疽疮肿之作，皆五脏六腑蓄毒不流，非独因荣卫壅塞而发也。其行也有处，其止也有归。假令发于喉舌者，心之毒。发于皮毛者，肺之毒。发于肌肉者，脾之毒。发于骨髓者，肾之毒。发于下者，阴中之毒。发于上者，阳中之毒。发于外者，六腑之毒。发于内者，五脏之毒。故内曰坏，外曰溃，上曰从，下曰逆。发于上者得之速，发于下者得之缓。感于六腑则易治，感于五脏则难瘳。又近骨者多冷，近肤者多热。近骨者久不愈则化成血虫。近肤者久不愈则传气成漏。成虫则多痒少痛，或先痒后痛。成漏则多痛少痒，或不痛不痒。内虚外实者多痛少痒，血不止则多死，溃脓则多生。或呕逆无度，饮食无时，皆痈疽使然。症候多端，要当详治。薛立斋曰：疮疡生虫，乃肝经风热，其成漏，乃元气虚弱。其出血，乃脾虚有火。其溃脓，

乃元气充实。至于呕逆等证，属脾胃亏损所致，当调补元气，庶保无虞。

背疽其源有五

一天行，二瘦弱气滞，三怒气，四肾气虚，五饮冷酒、食炙煿、服丹药。

治痈疽用药大纲

一、初患痈疽，便服内托散，以免后来口舌生疮，仍用骑竹马或隔蒜灸。

一、服五香连翘汤，如大便疏快即止，仍量人虚实。

一、痈疽溃后，宜服排脓内补散，若呕逆，木香汤下。

一、痈疽初作，便宜灼艾，及麦饭石膏涂四围，中留口出毒，如疮小通敷之，既溃用神异膏贴之。

一、痈疽已溃，日用猪蹄汤淋洗，将愈之际，三日一次。

一、痈疽将敛，宜用神异膏。如毒未尽，不可遽用生肌之剂。

一、痈疽将安，宜用加味十全汤，补其气血，庶肌肉易生。

一、背疽。多先渴而后发，或先疽而后渴，不救者多矣。若服加减八味丸，非特杜绝渴疾，抑亦大滋气血，生长肌肉。

一、痈疽呕逆有二。一因初发，不服内托散，伏热在心。一因脾气不正，伏热在心者，则心烦身热，燉肿作痛，宜用内托散三两服之。脾气不正者则不烦热，或闻秽气作呕，宜用嘉禾散。如有寒热，用不换金正气散。五更初兼服山药丸以补肾。

痈疽用香药调治论

伍氏曰：气血闻香则行，闻臭则逆。大抵疮疡多因营气不从，逆于肉理，郁结

为脓，得香则气血流行，故服五香连翘汤、万金散、金粉散。凡疮本腥秽，又闻臭触则愈甚。若毒入胃则咳逆。古人用之可谓有理。且如饮食调令香美，以益脾土，养其真元，可保无虞矣。

五发痈疽通治方

漏芦汤 治一切恶疮毒肿，丹瘤瘰疬，疔肿鱼脐，五发痈疽。初觉一二日，便如伤寒，头疼烦渴，拘急恶寒，肢体疼痛，四肢沉重，恍惚闷乱，坐卧不宁，皮肤壮热，大便闭涩，小便赤黄，并皆服之。妊妇勿服。

漏芦　白蔹　黄芩　麻黄去节　枳实去白，炒　升麻　芍药　炙甘草　朴硝各一两　大黄二两

上每服三五钱，看虚实用，水煎空心热服。

五香连翘汤 治诸疮肿，初觉一二日便厥，喉咽塞，发寒热。

乳香　木香　木通　大黄各一钱半　连翘　沉香　独活　桑寄生　丁香　射干　升麻　麝香另研，各一钱　甘草五分

姜三片，水煎，不拘时服。

托里护心散 治诸疔肿发背，曾经汗下，毒气攻心，迷闷呕吐而痛，可服二三服。

乳香一两　绿豆粉四两

和匀，每服三钱，甘草汤调服。

神仙蜡矾丸 此药不问老幼皆可服之。服至一两以上，无不取效。最止疼痛，不动脏腑，委是神效，活人不可胜数。

白矾明亮者，一两，研　黄蜡七钱，熔化提起，待少冷，入矾末，不住手搅匀

上众手丸，如梧桐子大，倘蜡冷不能丸，以滚汤顿之便软。每服二十丸，渐加至三四十丸，白汤或酒吞下。如未破即内消，已破即便合。如服金石发动致疾，更用白矾末一两匙头，温酒调下，亦三五服见效。有人遍身生疮，状如蛇头，服此亦效。诸书皆称神奇，但一日之中，服近百粒则方有功。此药能防毒气内攻，盖能护膜也。切不可欺其浅近而忽之，始终服过半斤，必能万全，疮愈后服之尤佳。

一方治蛇咬，只熔化白矾，乘热滴伤处，痛即止，毒气即赶出，立见效验。要知白矾大能解毒也。

千金托里散 治一切疮肿发背疔毒。若气血虚而不能作脓，或溃后脓清，痛仍不减，最宜服此，便能排脓止痛。

黄芪一两半　厚朴　防风　桔梗各二两　连翘二两二钱　木香　没药各三钱　乳香二钱　当归五钱　川芎　白芷　芍药　官桂　人参　甘草各一两

上为细末，每服三钱，酒一大盏，煎三二沸，温服。

十六味流气饮 治无名恶疮、痈疽等症。

川芎　当归　芍药　防风　人参　木香　黄芪　官桂　桔梗　白芷　槟榔　厚朴　乌药　紫苏　枳壳　甘草各一钱

上作一帖，水煎，食远服。

内托羌活汤 治尻臀生痈，坚硬肿痛大作。

羌活　黄柏酒制，各二钱　防风　归尾　藁本　连翘　苍术　陈皮　炙甘草各一钱　肉桂三分　黄芪一钱半

水一盅，酒半盅，煎八分，食前服。

清心内固金粉散一名金花散。专治恶疮热盛，焮痛烦躁作渴。此药解毒。

辰砂另研　白茯苓　人参　甘草各三钱　绿豆粉四两　雄黄一钱　冰片　白蔻仁　朴

硝各五钱　麝香与冰片各一钱，另研

上以参、苓、豆蔻为末，入研药和匀，每服一钱半，蜜汤调下。

麦饭石膏方又名鹿角膏。

白麦饭石其石颜色黄白，像麦饭团者，研细末听用　鹿角要生者，自解者不用，截作二三寸长，炭火内煅令烟尽为度，研为细末　白蔹为细末

上将麦饭石用炭火煅红，以好米醋淬之。如此煅淬十次，研为极细末。每用二两、白蔹末二两、鹿角灰末四两，同入乳钵，乳令无声方有效验。若研不细，敷上作痛。若研得极细如眼药一般，极能止痛、排脓、收口。量药末多寡，用经年好米醋入银石器内煎，令鱼眼沸，却旋旋入前三味药末在内，用竹篦子不住手搅，熬一二时久，令稀稠得所，倾出瓷盆，候冷，以纸盖密，勿惹尘灰。每用时，先用猪蹄汤洗去痈疮上脓血，至净，以故帛挹干，以鹅翎拂药膏涂敷四围，凡有赤处尽涂之，但留中心一窍如钱大，以出毒气脓血。如疮未溃，能令内消，如已溃，则排脓如湍水。逐日见疮口收敛。如患疮久，肌肉腐烂，筋骨出露，用旧布片涂药以贴疮上，但肉膜才穿，亦能取安。洗疮勿以手触动嫩肉，仍忌口气及有腋气之人，并月妇皆令忌之。此方但得好带盖鹿角，好麦饭石，精虔修合，胜用他药多矣。仍可熬取好米醋一大碗，候逐日用药于疮上，俟干，便以鹅毛蘸醋拂润，勿令紧也。初用须一日一洗换，十日后两日一换。

排脓内补十宣散一名十奇散，一名内补散。治痈疽疮疖，未成者速散，已成速溃。败脓自出，无用手挤，恶肉自去，不用刀针。服药后其痛顿减，效验如神。

人参　当归　黄芪各二两　甘草　川

芎　防风　厚朴姜汁炒　苦梗　白芷　薄桂各一两

上为末，每服三钱，酒调下，日夜各数服，以多为妙，服至疮口溃，更服为佳。不饮酒人，浓煎木香汤调下，然终不若酒力之胜。或饮酒不多，能勉强以木香兼酒调下亦可。

乳香黄芪散　治一切恶疮痈疽，发背疔疮，痛疼不可忍者。或未成者速散，已成者速溃，不假刀砭，其恶自下。又打扑伤损，筋骨疼痛，并皆治之。

黄芪　当归　川芎　麻黄去根节　甘草　人参　芍药各一两　罂粟壳蜜炙　陈皮各一两　乳香　没药各五钱

每服五六钱，水煎服。

黄芪汤　治一切疮肿、痈疽，并宜服之。

黄芪　川归酒洗，各一两　大黄　芍药　陈皮　炙甘草各五钱

上加生姜三片，水煎服。

托里内补散　专治一切恶疮溃烂出脓之后，宜服之。

人参　川归　川芎　白芍　甘草　白芷　防风　白术　茯苓　官桂　黄芪　金银花各等分

水煎服。

护心散　治毒气冲心，呕吐。又名不二散。

炙甘草　朱砂飞，各一钱　绿豆粉炒，二钱

为细末，作一帖。白汤调下。

当归连翘散　清热解毒，通润大小便。

当归　连翘　栀子仁　芍药　金银花各一两　黄芩五钱

上每服五钱，水二盅，煎七分，空心温服。如欲通大便，加大黄二钱，待药煎

将熟入之，再煎一二沸服之。

托里散 治一切恶疮发背，疔疽便毒始发，脉洪弦实数，肿甚欲作脓者。

当归 栝蒌根一钱半 大黄三钱 皂角刺 牡蛎 朴硝 连翘各一钱半 金银花 赤芍药 黄芩各一钱

水、酒各一盏，煎服。

乳香止痛散 治一切疮肿，疼痛不止。

乳香 没药各一钱 丁香五分 粟壳 白芷 陈皮 炙甘草

水煎服。

加味当归饮子 古云：诸疮皆属心火，火郁则发之。

当归 生地 升麻各五钱 防风二钱半 荆芥穗 何首乌各一钱 柴胡 白芍药 川芎 羌活 黄芪各三钱 红花 苏木 甘草各一钱

每服五钱，生姜三片煎，或沐浴取微汗，效速。使血气通畅，服药应效。

托里温中汤 治疮为寒变而内陷者。脓出清解，皮肤凉，心下痞满，肠鸣切痛，大便微溏，食则呕，气短促，气逆不绝，不得安卧，时有昏愦。

丁香 沉香 茴香 陈皮 益智仁各一钱 木香一钱半 羌活 良姜炮，三钱 黑附子炮，去皮脐，四钱 炙甘草二钱

姜三片，水煎服，忌生冷。

猪蹄汤 治一切痈疽，并诸肿毒，消毒气，去恶肉。凡疮有口，便须用此汤洗。

黄芩 白芷 赤芍药 川归 羌活 生甘草 露蜂房有蜂儿者，各等分

先将猯猪前蹄两只，重一斤，只用白水三升煮软，将汁分作二次，澄去面上油并下肉渣，每次用药一两，投于汁中，再用文武火煎十数沸，去渣，以故帛蘸汤温温徐揩疮上。死肉恶血，随汤而下。洗净

讫，以帛拭干。仍避风，忌人口气吹之。有狐臭人及月妇、猫犬并不宜入病人房中，洗疮切忌手触。洗疽之方甚多，唯此方极效。其用露蜂，此甚有理，盖以毒攻毒也。

麦门冬汤 痈疽溃后脓水不绝。

麦门冬 黄芪 五味子 人参 官桂 当归 远志 白苓 芎䓖各一两 炙甘草三钱

姜一片，枣二枚，水煎。

四虎散 治发疽，肿硬厚如牛皮，按之痛。

天南星 草乌头 半夏生用 狼毒

各等分，为细末，醋蜜调敷，留头出气。

内托散 诸肿毒恶疮，一服立愈。便毒尤效。

大黄 牡蛎各五钱 甘草三钱 栝蒌仁二两，如无，用山栀子亦可

上分三帖，水煎服。

铁井栏 治无名肿毒，背疽，以此围之，留口出气。

芙蓉叶重阳前收 苍耳端午前收，烧存性为末，以蜜水调上。

五香汤 诸疮入腹，托里。

丁香 木香 沉香 乳香各一两 人参一两，另加 麝香三钱，呕恶者去之，加藿香

上为细末，每服三钱，水一盏，煎六分，空心热服。《总录》《圣惠》《千金》《外台》治诸疮肿方中，皆载此方，大同小异。大抵专治毒气入腹，烦闷，气不通者，其余热结昏昧，口燥咽干，大便硬，小便涩者，未可与服。

止痛当归汤 治脑疽发背，穿溃疼痛。

当归 黄芪 人参 官桂 芍药 炙甘草 生地各一两

每服五钱，水煎服。

金银花散　发背恶疮，托里止痛，排脓。

金银花无花，藤叶代之，四两　甘草八钱

分为三帖，酒水各半，煎服。

拔毒散　治热毒丹肿，游走不定。

寒水石生用　石膏生用，各四两　黄柏　甘草各一两

为细末，新汲水调扫之，或油调涂之，或纸花上摊贴，以凉水润之。

寸金丹　二名返魂丹，三名再生丸，四名追命丹，六名来苏丹，七名知命丹，八名得道丸。非人勿示，若有人患疮毒，身未烂者，与三丸服之，咽下便活。如口噤，斡开研化灌之，下喉立生。治发背脑疽，痈肿遍身，附骨肿痛，先觉时，饮水口中，烦渴发热，四肢沉重，身体壮热。

麝香一分　乳香　轻粉　乌金石　雄黄　狗宝　没药各一钱　蟾酥二钱　粉霜　黄蜡各三钱　硇砂五钱　鲤鱼胆干用　狗胆各一枚　头男胎乳一盏　金头蜈蚣七条，酥炙，全用

上俱为细末，以黄蜡熬成膏子，和匀为丸，绿豆大，小儿丸如芥子大，每服一丸，病重者加三丸，白丁香七枚研烂，新汲水调送下，被盖出汗，勿令透风。凡服药后吃白粥瓜虀就睡大妙。头疮肿痛，不过三服。

定痛托里散　一切疮肿疼痛不可忍。如年少气实，先用疏利，后服此药。

川芎　川归　乳香　白芍药　没药与乳香各一钱半　官桂一钱　御米壳去筋膜，炒，二钱

水煎服。

柞木饮子　发背痈疽，已成未成并宜服之。

干柞木叶四两　干荷叶心蒂　萱草根　甘草节　地榆各一两

上为末，每服五钱，水煎服，早晚各进一服。

内托千金散　痈疽发背，脑疽乳痈，诸疮疖，未成者自散，已成者即溃。

人参　川归　黄芪　川芎　防风　白芍　官桂　桔梗　白芷　甘草　栝蒌　金银花各等分

痛甚者加当归、乳香、没药、芍药。

每服七八钱，水煎，临服加好酒半盏，温服。日进二三服。若疮口有黑血出，及有汗出者，此药之功也。

牛胶饮　截痈疽恶疮，发险处服之，使毒气不攻于内，不传恶证。

牛皮胶通明好者，净洗，干称四两，为则

上用酒一碗，入胶纳重汤炖，令胶搅匀，倾出。更浸酒，随意饮尽。若善饮者，以醉为度，亦用酒煎却，浸以白汤，饮尽为佳。此法活人甚多。

国老膏　一切痈疽，俱发预期服之，能消肿逐毒，使毒气不内攻。功效不具述。

大甘草有粉者，二斤

槌令碎，河水浸一宿，揉令浆汁浓，去渣，再用绵滤过，银石器内慢火熬成膏，以瓷罐收之。每服一二匙，无灰酒浸入，或白汤亦可，不拘时服。曾服丹剂燥药亦解之。或微利无妨。

远志酒　一切痈疽发背，恶毒有死血，阴毒在中，则不痛，敷之则痛。有忧怒等气积而内攻，则痛不可忍，敷之则不痛。或热蕴在内，热逼人手不可近，敷之即清凉。或气虚血冷，溃而不敛，敷之即敛。此乃韩大夫宅用，以救人极验。若七情内郁，不问虚实，治之必愈。

远志米泔浸洗，去心苗

上为细末，酒一盏，调药末三钱，迟顷，澄清饮之。以渣敷病处。

忍冬酒 痈疽发背初起时便当服此。不拘疽发何处，及妇人乳痈服之，皆有奇效。外以麦饭石膏，及神异膏涂之。其效若神。

忍冬藤，生取一大握，以叶入砂盆内烂研，入好酒或生酒尤佳。调和稀稠得所，涂敷四围，中心留一大窍出气。仍用忍冬藤五两，用木槌微捣，不可碎，甘草节一两。

上入砂瓶内，水二碗，文武火慢慢煎至一碗，入无灰好酒一大碗，再煎十数沸，去渣，分为三次服，一日服尽。如病势重，一日夜再进一剂，服至大小肠通利，药力乃到。若无生者，用干者终不及生者力大而效速，其功胜于红内消。

神仙截法 痈疽发背，一切恶毒，预服此药，毒气不内攻，可保无虞。

真麻油一斤，银石器煎十数沸，倾出冷用

上以无灰酒两碗，浸入油，重汤温稍热，通口急服，一日尽之为妙。或疾发数日者，亦宜急服之佳。此法乃吴侍御家，云三代用之，无不验。又闻猎者云：凡误中药箭，急饮麻油则药毒不行。后于西山亲见一人被虎箭穿股，叫号不忍，急以此灌之，良久遂定。又闻郑学谕曾用之效。

黄芪丸 治因用针砭伤经络，白脓赤汁，逗流不止。

生黄芪八钱 川归三钱 木香 沉香 肉桂 乳香各一钱

上诸香并不见火，为细末，用绿豆粉，生姜汁煮糊为丸，梧桐子大。温水吞四五十丸。

忍冬丸 疗渴疾既愈之后，须预防发痈疽，大宜服此。

忍冬藤根、茎、花、叶皆可用。以无灰好酒浸，以糠火煨一宿，取出，晒干，入甘草少许，研为细末，以所浸酒打面糊为丸，梧桐子大，每服五十丸至百丸，不拘时，酒饮任下。此药不特治痈疽，大能止渴，并治五痔诸瘘等疾。

援生膏 治诸般恶疮，及瘰疬鼠瘘才起者。点破即愈。

血竭 乳香 没药各一钱 蟾酥 轻粉各三钱 雄黄五钱 麝香五分

上用荞麦秸灰，或真炭灰一斗三升，淋灰汤八九碗，用栗柴或桑柴文武火煎作三碗，取一碗收留，二碗盛于好瓷器内，候温，将前七味药研为极细末，入灰汤内，用铁瓢或桑柳枝搅，再以好风化石灰一升，入药灰汤内，搅匀，取出候冷过宿，盛于小白瓷罐内。凡遇诸恶疮，点在当头，一日二次，次日又一次，疮头食破约五分，血水出为妙。恐日久药干，将前收留灰汤入之。

乌龙膏 一名乌金散。一切肿毒痈疽，收赤晕。

木鳖子去壳 半夏各二两 小粉四两 草乌五钱

上于铁铫内慢火炒令转焦，为细末，出火毒，再研，以水调，稀稠得所，敷毒四围，留顶出气。或以醋调亦得。

透脓散 诸痈疽疮，及贴骨痈不破者。不必刀针，以此点之，不移时其脓自透，累验。

蛾口茧子出蛾，有口者

上烧存性，以酒调服。切记只用一枚，不可多用，如用二三枚，即有二三口也，慎之。此方绝验勿忽。

通门散 一切疮疽，无头肿痛。

山栀子三钱 大黄二钱 牡蛎炒，五钱

地龙去土，三钱　炙甘草五钱

每服六七钱，水煎服。以利为度。

乳香拔毒散　一切疮肿痈疽消毒。

黄芩二两　黄柏　地骨皮　乳香　没药各二钱

为末，凉水调，摊贴肿处效。

立效散　发背诸痈疖、瘰疬、乳痈，与前方间服神效。

皂角刺不用枯者，剉而久炒　生粉草二两　乳香五钱　没药一两　栝蒌五枚，去肉炒

上为末，每服二钱，无灰酒调下。

灸法　痈疽初发小点，一二日间，急以大蒜头横切如钱，贴其中心，以小艾炷灸之，五壮而止。若形状稍大，以黄秆纸蘸酒全贴，看先干处为筋脚，于脚处灸之。或两处先干，皆灸，但五七壮而止。又法：屈指从四围寻按，遇痛处是根，就此处重按，深入自觉轻快，即此灸之。更于别处灸。若肿大，即捣蒜饼焙干，蘸法醋灸热，更换频罨。或以熨斗火于蒜上熨之，逐次更换热饼频熨。如觉患处走散，以绵帛覆盖，勿令气泄，俟少间敷药。凡痈疽肿大如鳖之形，须看头向上下，先灸其前两脚，次灸其尾，或红筋走紧而长，从尽处灸之。须留头，并后两脚勿灸，设尽灸之，不唯火气壅聚，彼毒无所走散，反攻入里也。倘辨认不明，以白芷三分，汉椒、桑白皮各一钱，连根葱白十根，新水煎，入酸醋半盏，淋洗，少顷，其筋自见，可以辨认头尾。

万病解毒丸　痈疽发背，鱼脐毒疮，药毒草毒，挑生、蛇毒、兽毒，诸恶疮病。

五倍子五钱　山豆根　山慈菇一两　全蝎五钱　红芽大戟七钱　麝香一两　续随子取仁去油取霜，各半两　朱砂　雄黄各二钱

上件，先以前五味，入木臼，捣罗为细末，次研后四味，夹和，糯米糊丸，分作三十五丸，端午、七夕、重阳、腊日，净室修合，每服一丸。生姜、蜜水磨下，井水浸研，敷患处，解毒、收疮，救病神妙。朱砂、雄黄乃疡医五毒，攻乃疡中物也。

加味八味丸　降心火，生肾水，治诸渴疾，痈疽未发前，已瘥后渴症，通用。

熟地黄焙，二两　山药微炒　山茱萸蒸取肉焙，各一两　辣桂去粗皮，五钱　泽泻截作块，酒蘸瓷器盛甑内蒸五次，剉，焙　牡丹皮焙　白茯苓各八钱　五味子慢火焙干，研，两半

上为细末，炼蜜，候冷，和丸，如梧桐子大，每服三十丸，空心盐汤下。

神仙太乙膏　治痈疽，及一切恶疮、软疖，不问年月、深浅，已未成脓，并宜治之。蛇虎伤，蜈蚣，犬咬伤，汤火刀斧所伤，皆可内服外贴。如发背，先以温水洗疮净，软绵拭干，却用绯帛摊膏药贴疮，即用冷水下。血气不通，温酒送下。赤白带下，当归酒下。咳嗽及喉闭、缠喉风，并用新绵裹膏药，置口中含化。一切风赤眼，用膏捏作小饼贴太阳穴，后服以山栀子汤送下。打扑伤损外贴，内服橘皮汤。腰膝痛者，患处贴之，内服盐汤送下。唾血者，桑白皮汤下。诸痛，先以盐汤洗净诸血，量大小以纸摊贴。每服一丸，如樱桃大，蛤粉为衣。其膏可收十年不坏。愈久愈烈。一方，久远瘰疬，同上瘘疮，盐汤洗净贴，酒下一丸。妇人血脉不通，甘草汤下。一切疮疖并肿痛，及疥癞，别炼油少许，和膏涂之。

玄参　白芷　当归　赤芍药　肉桂去粗皮　大黄　生地黄各一两

上剉碎，用麻油二斤浸，春五、夏三、

秋七、冬十，火熬黑色，滤去渣，入黄丹一斤，青柳枝不住手搅，候滴水中成珠不粘手为度。倾入瓷器中，以砖盖口，掘子窖，埋阴树下。以土覆三日，出火毒。欲服丸，如鸡头子大。

神异膏　治发背痈疽，诸般恶疮疖，其效如神。治疽疾，先以麦饭石膏涂敷，俟其疮根脚渐收放径寸大脚，用神异膏贴之收口。此药随其人病深浅取效。合时不可与妇人、鸡犬猫厌秽物见之。

玄参半两　杏仁去皮尖，切，一两　露蜂房净炒，一两，用有蜂儿者为妙　男子乱发洗净焙干，五钱　绵黄芪三分　全蛇蜕盐水洗焙，五钱　黄丹飞细，五两

上用真麻油一斤，用发入银铫中，文武火熬，候发焦熔尽，以杏仁投入，候变黑色，用好绵滤去渣，再将所熬清油入铫内，然后入玄参、黄芪，慢火熬一二时，取出铫子，安冷炉上半时久，火力稍息，旋入露蜂房、蛇蜕二味，将柳枝急搅却，移铫放火上不住手搅，慢火熬至紫黄色，用绵滤过，复入清油在铫内，乘冷投黄丹，急搅片时，又移铫于火上，以文武火慢火熬，不住手柳枝搅千余转，候药油变黑色，滴水中凝结成珠，则是膏成就。若珠子稀，再熬少时，必候其得所，然后瓷器内收封待用。或恐偶然火熬太过，稍硬难用，却少将蜡熬麻油在内，以瓷器盛，封盖于甑上蒸，乘热搅调，收用，膏药熬成了，须连所盛瓷器，置净水中，出火毒一昼夜，歇三日方可用。日换二次，夜换一次。熬此膏药极难于火候，须耐看火紧慢，火猛则药中火发，不特失药性，又伤人面目，救助不及，千万谨戒。膏药方甚多，不下数十，治疽之神，无出此方，千金不换。杖疮尤妙。

万金膏　治痈疽发背，诸般疮疖，从高坠堕，打扑伤损，脚膝生疮，远年臁疮，痔漏，一切恶疮。又云专治发背，神妙不可具言。或初觉若做疮，用牛皮胶令稀稠得所，如药化摊在毛头上于初觉处，或有做疮处贴，次用软布帕子二条，于酽米醋内煮，令热漉出，互相放熬纸上，乘热蒸熨，不可令布帕冷。布帕二条不可都齐漉出，常留一条于醋内煮，候蒸熨得一条冷时，却取醋内煮者熨之。俟冷却又于醋内取热布蒸熨，庶几常得热布替换，即易见效。若疮痒，乃是药攻其病，须忍。痒不止，直候脓出将尽，即浓煎贯众汤，候温洗去胶纸，次日依前更洗。若上有脓，又如前法蒸熨。虽连数日蒸熨不妨，但要疮中脓尽、疮干为度。然后用生肌红玉散掺在疮上，即以万金膏贴，每日一上或两上，每用再蒸熨，并如前先铺胶纸于疮上了，亦如前用贯众汤洗去胶纸。

龙骨　鳖甲　玄参　黄柏　草乌　黄连　乌贼鱼骨　黄芩　白及　白蔹　猪牙皂角　木鳖子　当归　白芷　川芎　厚朴去粗皮　槐枝　柳枝各四寸长，二十一条　乳香另研　没药另研，各半两　黄丹水飞净，炒过，一斤八两　清麻油四斤，入前药熬赤色，去粗，称净油三斤

上除乳、没、丹外，余药入油内慢火煎，候白纸焦色，去渣，入黄丹一半，不住手搅令微黑色，更入黄丹，仍搅，待滴入水中成珠，不粘手为度。搅温下乳、没末搅匀，瓷器盛。用时量疮大小，摊纸贴之。治诸恶疮加自然铜、肉桂各一分。一方无当归。

磨风膏　治头面五发疮肿、疥癣等疾，及汤泡伤。磨风止痛灭瘢痕。

白附子　白芍药　白茯苓　零陵香

白及　白蔹　白芷　白檀　藿香　升麻
细辛　黄芪　甘草　杏仁去皮尖，各一两
脑子　栝蒌根一两　大栝蒌二两，去皮　黄
蜡　芝麻油

上前十四味剉，油内浸百日，于腊日，木火炭上，银石器内煎，至白芷微黄色，离火，入栝蒌二味着内，煮百沸，重绵滤去渣，再慢火上炼油香，下削净黄蜡，熔开为度，倾在瓷器内收贮，上掺脑子密封，旋用磨风涂之。

金丝万应膏　治颠扑伤损手足肩背，并寒湿脚气，疼痛不可忍。小儿脾疳泻痢，咳嗽不肯服药者。

沥清二斤半　威灵仙二两　蓖麻子二百枚，去皮壳　黄蜡二两　木鳖子二十八枚，去壳切片　没药　乳香各一两　麻油夏二两，春秋各四两

上先将沥清同威灵仙下锅熬化，以槐柳枝搅，候焦黄色，重绵滤过，以沥清入水盆候冷成块，取出称二斤净，再下锅熔开，下麻油、黄蜡、蓖麻子泥，不住手槐柳枝搅匀，须慢火。滴入水中不粘手，扯拔如金丝状方可。如硬，旋再加油少许，如软，加沥清，试得如法，却下乳香、没药末，起锅，在炭火上，再用槐柳枝搅数百次，又以粗布漉，下水盆内扯拔如金丝，频换水，却用小銚盛顿。如落马坠车被伤，疼痛处穴上灸热贴，透骨肉为验。连换热水数次浴之，则热血聚处自消。小儿脾疳泻痢，贴肚上，咳嗽，贴背心上。

洗药神硝散　专治痈疽溃烂臭秽。

朴硝一两　蛇床子二两，研破

上二味，和匀，每用三钱，水一碗，煎三五沸，通手洗疮上，用后药掺之。

圣效散　收敛疮口。

黄柏一两，去粗皮，炒赤色　穿山甲一

两，炒黄色　槟榔　木香各半两，炒黄色

上为末，每用少许，候大脓出尽，洗净，方可干掺疮上。

阿胶饮　一切痈疽疖毒。

牛胶剉，蛤粉炒成珠　粉草各一两　橘红五钱

分三帖，水煎服。

家藏神验血竭膏

当归酒洗　白芷　大黄　黄连　黄柏木鳖子去壳　皂角　杏仁　露蜂房各一两乳香　没药　血竭各三两　血余一两　飞丹一斤　麻油二斤

上除乳、没、血竭，余药入油熬焦，去渣，熬至滴水成珠，下丹，将柳树棍不住手搅，软硬适中，入乳香等搅匀即成膏矣。薛立斋云：血竭取其以毒攻毒也。若恶瘀已去，毒气既消，宜用神效当归膏，以其生肌续筋也。

李氏云：痈疽不服内托散，及失宣通内毒，以致咽喉口舌生疮，甚则生红黑菌，害人甚速，当用琥珀犀角膏治之。向有患此症者，诸法不效，与此药一日而安。

琥珀犀角膏

真琥珀　犀角　辰砂飞　茯苓各二钱
冰片二分半　人参三钱　酸枣炒，二钱

上为末，炼蜜丸，弹子大，每服一丸，麦门冬汤化下。

李氏云：痈疽不服托里之药，热毒内攻，喉舌生疮，甚至黑烂。当服**犀角散**，以解其毒。

犀角屑　玄参　升麻　黄芪　赤芍麦门冬去心　生粉草　当归各一两　大黄微炒，三两

上为粗末，每服三钱，水煎。

薛氏云：前方破血降火，内疏之剂也。若其脉沉寒，大便秘结，发热作渴，喜饮

冷者，属热蓄于内，方可用之。若其脉虚浮，大便不结，发热作渴，畏饮冷者，乃属血虚于外，可用当归补血汤。若尺脉洪数而无力，发热作渴，小便频数者，属肾水不足，虚火上炎，宜用加减八味丸。盖此症多因肾水亏，虚火上炎故也。

内托黄芪丸　治针砭所伤。恶寒发热，脓水不止，肌肉不生，疮口不敛。

黄芪八两　川归酒洗，三两　肉桂心　木香　沉香　乳香各一两　绿豆末四两

上为末，以姜汁打绿豆末糊为丸，白汤吞。

薛氏云：若肌肉伤而疮口不敛，用六君子汤以补脾胃。若气虚恶寒而疮口不敛，用补中益气汤以补脾肺。若血虚发热而疮口不敛，用四物参术以滋肝脾。若脓多而疮口不敛，用八珍汤或十全大补汤以养气血。经云：脾主肌肉。如前药未应，但用四君归芪以补脾胃，更不应，乃下元阳虚，急用八味丸以壮火生土。若脉数发渴者难治，此真气虚而邪气实也。

李氏云：近有数人病背疽，或先寒后热，先热后寒，或连日，或间日，必呕痰，大汗而止，皆用柴胡、恒山不应，乃脾气不正，复感寒邪，痰盛而作，遂先用不换金正气散，次用排脓内补散、木香汤，三日而愈。若外邪既去，而仍呕不止，宜用六君子汤以补脾胃。大凡胃气虚而作呕者，必喜温；热毒内攻而作呕者，必喜冷。治当辨之。

家传不换金正气散　治感冒风寒，或伤生冷，或瘴疟，或疫疠。

苍术米泔浸炒，四两　厚朴姜汁拌炒，四两　炙粉草二两　橘红三两　藿香叶　半夏姜制，二两　木香湿纸包煨　人参　白茯苓各一两

上每服五钱，加姜、枣，水煎服。

凡疽愈后忽发渴，而不救者，十有八九。或先渴而患疽者，尤为难治。急用加减八味丸，可免前患。如能久服，永不作渴，亦无疽症。且气血皆壮，真神剂也。

薛氏云：前症属肾水枯涸，虚火上炎，口干作渴，饮水无度。或舌黄作裂，小便频数。或痰气上壅，烦躁不宁。或二三年先作渴饮水。或口舌生疮，两足发热，多痰。或疮愈三年而口干作渴，小便频数。急用前药，多有复生者。能逆知其因，预服前丸，可免此患。若兼手足厥冷，真阳虚也，宜服八味丸。大凡疮后，审其肾水不足，用加减八味丸。中气虚弱，用补中益气汤。气血虚弱，用十全大补汤。阳气虚寒，加姜、桂，如不应，用八味丸。

加减八味丸

熟地黄八两　干山药　山茱萸去核　五味子炒，各四两　肉桂一两　牡丹皮　白茯苓各三两　泽泻切片，蒸五次，焙，三两

上炼蜜为丸，梧子大，每服八十丸，五更未言语前，白汤下。

黄芪六一散

黄芪六两　粉草半生半炙，一两

上为末，每服二钱，空心，日午白汤调下。不应，作大剂水煎服。

薛氏云：忍冬丸，解热毒消渴之药也。六一汤，补气虚作渴之药。用之无有不验。

五味子汤　肾水枯涸，口燥舌干。

五味子　麦门冬各一两　黄芪炒，三两　人参二两　炙甘草五钱

上每服五钱，水煎服。此方乃滋其化元之剂，设肾水既涸，虚火上炎燥渴，须佐以加减八味丸。

李氏云：疽疾将安，每日当服十全大补汤，以补气血。宜与排脓、内补十宣散

相间服。

薛氏云：溃疡属气血俱虚，补之固当。若患肿疡而气血虚弱者，尤宜预补，否则溃而不敛。凡大病之后，气血未复，多致再发。若不调补，必变为他症而危，或误以为疮毒复发，反行攻伐，速其毙也，深可戒诸。

神效托里散　治一切痈疽发背，肠痈。

黄芪盐水炙　忍冬叶　当归各五钱　粉草二钱

上酒煎服，渣敷患处。此乃托里消散之良剂也。

神效栝蒌散　治乳痈瘰疬，与立效散相间服。

黄栝蒌一枚，杵碎　当归尾　甘草节五钱　没药另研，一钱

上用酒三碗，煎一碗，分三次服，未成即消，已成即溃。

立效散　治痈疽瘰疬。

皂角刺半斤，炒赤　粉草二两　乳香没药另末，各二两　黄栝蒌五个，连皮研碎

上每服一两，好酒煎服。

薛氏云：二方治痈疽瘰疬，解毒止痛，通用之良剂也。若瘰疬寒热，焮痛肿赤，乃肝经气病，当清肝火，以养肝血。若寒热既止，而核不消，乃肝经之血亦病也，当养肝血，以清肝火。若初如豆粒，着于筋肉，色不变，内热口干，精神倦怠，久不消溃，乃脾肝亏损，当健脾土，培肝木。《外台秘要》云：肝肾虚热则生病矣。《病机》云：瘰疬不系膏粱丹毒，因虚劳气郁所致。补形气，调经脉，其疮自消。若误下之，必先犯病禁、经禁矣。

绿云散　治五发毒疮于背脑或手足。此方治金石发疽，果有神效。

凤尾草形如凤尾，叶背有金星，炙干，一

两　粉草一钱

用酒一碗，煎三五沸，入冷酒一碗饮之，以醉为度，立效。

清凉膏　治一切疮疡，脓去后用之。

当归二两　白芷　白及　木鳖子去壳黄柏　乳香　白蔹　白胶各五钱　黄丹净，五两　麻油十二两

上入油煎黑，去渣，入黄丹，以槐柳枝不住手顺搅，再煎成膏，乃下乳香等药。

碧油膏　止痛排脓，灸后用此。

桃枝　柳枝　桑枝　槐枝　乳香　血竭各五钱　黄丹净，四两

上用麻油十两，照常法煎成膏，入乳香等任贴。

神效酒煎散　治一切疮疡，其效如神。

人参　没药　当归尾各一两　甘草栝蒌一枚，半生半炒

上以酒三碗，煎二碗，分四服。渣焙干，加当归末一两，酒糊丸，桐子大，每服五十丸，以酒下之，善消毒活血。

经验方　治金石发痈。

黑铅一斤　甘草三两

上用酒一斗，置瓷器内，先以甘草置在一边，另将铅熔投酒一边。取铅再熔，仍投九度，取酒饮醉，寝即愈。

治痈疽　用生甘草为末，酒调二钱服，连进数服自消。前方乃清热消毒之剂，若因膏粱积热，金石蓄毒，血气瘀滞者最宜。如脾胃虚，血气衰弱者不宜概用。恐胃寒故也。

升麻汤　肺痈胸乳间作痛，呕吐脓血腥秽。

升麻　苦梗　薏仁　地榆　黄芩　赤芍　丹皮　甘草

各等分，水煎服。

谷道前后生痈，谓之悬痈。粉草一两

截断，以涧水浸润，炙令透，内细剉，无灰酒煎服。有久患此已破，服两剂疮即愈。

崔氏云：治手足甲疽，或因修甲伤肉，或因损足，成疮溃烂。上脚用绿矾置铁板上煅色赤如金者为真，沸定取出研末，以盐汤洗搽之。

薛氏云：前症即脱疽也。此方固有良验，尤当调元气为善。大抵此症，先醇酒、炙煿，膏粱厚味伤脾，或房劳亏损肾水，故有先渴而后患，有先患而后渴者。若色赤作痛自溃可治，色黑不溃不治。色赤作痛者，先用不隔蒜灸、活命饮、托里散，再用十全大补汤、加减八味丸。色黯不痛者，隔蒜灸、桑枝灸，亦用十全大补汤、加减八味丸。则毒气不致上侵，元气不致亏损，庶可保生。亦有因修手足、口咬等伤者，若元气怯弱，或犯劳事，外涂寒凉，内服克伐，损伤脾胃，患处不溃，色黯上延，亦多致死。重者须解去，当以脚力转解周骱轻拽，使筋随骨出，而毒得泄。否则毒筋内断仍上溃。虽云无益，且偏僻之处，气血罕到，药难导达，况攻毒之剂，先伤脾胃，反损元气，不若灸法为良。重者须解毒为善。故孙真人云：在肉则剜，在指则截，虽亲之遗体不忍毁伤，然不如是，则势必至于夭没。非体亲之心也。况患处已坏，虽解不痛，又何惮而不为乎？女子亦有此患，多因郁怒亏损肝脾所致。治法与前同。

疔疮多生四肢，发黄，疮中或紫黑，
必先痒后痛，先寒后热也。

夫疔疮者，皆脏腑积受热毒，邪气相搏于经络之间，以致血凝滞，注于毛孔、手足、头面，各随五脏部分而发也。其形如粟米，或痛或痒，以致遍身麻木、头眩、寒热、时生呕逆，甚则四肢沉重，心惊眼花。盖疔肿初发时，突起如疔盖，故谓之疔。含蓄毒气，突出寸许，痛痒异常，一二日间，害人甚速，是尤在痈疽之上也。《内经》以白疔发于右鼻，赤疔发于舌根，黄疔发于口唇，黑疔发于耳前，青疔发于目下，盖取五色之应五脏，各有所属部位而已。然或肩，或腰，或足，发无定处。如在手足头面及骨节间者最急，其余犹可缓也。凡疔疮，皆宜刺疮中心至痛处，又刺四边十余刺，令恶血出乃敷药，药力方得入于针孔中则佳。若不刺破，药力不能入。又看口中颊边舌上有赤黑如珠子者是也。诸疔名目虽多，其治法略同。初起宜以针刺出毒血，将蟾酥丸或回疔锭子之类，从针孔纴入之，上用膏药贴之，乃服飞龙夺命丹发汗，及五香连翘漏芦汤之类，并清心之剂。盖诸疮皆属心火，心清则毒气消散，而易愈矣。

追毒丹 取黄，去疔头，追脓毒，立效。

蟾酥用酒化 蜈蚣酒炙 硇砂 白丁香各一钱，无此味，加巴豆 雄黄二钱 轻粉一钱 朱砂二钱，为衣 巴豆七粒，去壳不去油

上为末，用酒打糊为丸，麦子大，两头尖入于针破口内，用水沉膏贴之，后用膏药及生肌药，追出脓血毒物。又有如黑陷漏疮者，四围死、败肉不去、不生肌者，不可治也。亦用此药追毒，去死肌败肉，生新肉，愈矣。小者用一粒，大者加用之，病轻者不必用针，只以手指甲爬动，于疮顶上安此药，水沉膏贴之，其疮即时红肿为度。去其败肉为妙。用之神验。

水沉膏 将白及末放在盏内，用水沉下去，用纸贴之，如用膏，不可用生肌药。凡用拈点之药，用此膏围贴，则不伤好肉。

追疔夺命丹　能立取效验，使肿内消。

羌活　独活　青皮君　防风君　黄连　赤芍　细辛　甘草节　蝉蜕　僵蚕　金线重楼　泽兰　金银花各等分

有脓加何首乌、白芷。要通利加青木香、大黄、栀子、牵牛。毒在下加木瓜。各等分。

上每服五钱，先将一帖，加泽兰、金银花各一两，生姜十片，同药擂烂，好酒镟之，热服。不善酒者，水煎，仍以酒、水各一盏半，生姜十片，煎至热服之，汗出为度。病退再加大黄二钱，煎热取利一两次，去余毒为妙。此方以药味观之，甚若不切，然效速如神。万不失一，百发百中。如有别证再出，宜随加减治之。若心烦、呕吐，加甘草节一钱、绿豆粉一钱，酸浆水下。呕逆恶心，加乳香、豆粉，甘草汤下。

飞龙夺命丹　治疔疮发背，脑疽乳痈，附骨疽。一切无头肿毒恶疮，服之便有头。不痛者，服之便痛。已成者，服之立愈。此乃恶症药中至宝。病危者服之立安。万无失一，系神人之秘方，不可轻忽。

血竭一钱　蟾酥干者，二钱，酒化　乳香　没药　铜绿　朱砂为衣，各二钱　雄黄三钱　轻粉五分　胆矾　寒水石各一钱　麝香　冰片各五分　海羊二十一条，即蜗牛　蜈蚣一条，酒炙，去头足

上为末，先将海羊连壳研如泥，和前药为丸，绿豆大，或加酒打面糊，每服二丸。先用葱白三寸烂嚼，吐于手心，男左女右，将药包在葱内，无灰酒三四盏送下，避风处被盖出汗，约人行五里许，再以热酒数杯催之，以汗出为度。

服前药二丸即消，如汗不出，重者，再服二丸，汗出即效。三五日，重者再进二丸即愈。如疔走黄过心者，难治。汗出冷者，亦死。如病人不能嚼葱，擂碎裹药，以热酒吞下。服此药后，忌服冷水、冷物、黄瓜、茄子、猪、鱼、鸡、鹅、羊、湿面。一切发毒动风之物，不可食之，及月妇、狐臭人勿见之。此药活人万万，诚外科匙钥。

拔黄药　用真取蟾酥，飞罗面为丸，梧子大。可将一丸放在面前舌下，即时黄出。

百二散又名护心散。治发疔烦躁，手足不住发狂者，急宜服之。方在痈疽门。

蟾酥膏　治疔。新蟾酥，以白面、黄丹搜作剂。圆如麦颗大，用指甲爬动疮上插入，重者针破疮头，用一粒纳之，仍以水沉膏贴。

回疮锭子　治疗疮大妙。

草乌头一两　蟾酥　巴豆七个去皮　麝香一字

上为细末，面糊和就，捏作锭子，如有恶疮透疔，不痛无血者，用针深刺至痛处，有血出，以此纴之。上用膏贴，疔疮四畔纴之，其疔二三日自然拔出。此药最宜紧用。此证大抵与伤寒颇类，其中亦有可针镰砭射出血者。亦有久而败烂出脓者。其间变异百端，不可不慎也。

内托连翘散　疔疮出时，皮色不变，不疼痛，按摇不动。身发寒热，便是此疮。有水疔、鱼脐疔、紫燕疔、火疔，诸般疔疮。如疮黄，于黄上用针刺，仍服内托散，自然消散。

连翘　生地　白芷　赤芍各一两　大黄　山栀去顶蒂　薄荷各七钱　朴硝二两黄芩五钱　甘草一两半

每服一两，灯心、竹叶各十茎，水煎服。其人喘加人参少许，大病只三四服愈。

如服下心烦呕者，以护心散止之。

护心散

甘草五钱　绿豆粉一两

为末，分作二次，酸齑水下。

破棺丹　治疗走黄不止。

川归　赤芍药　山栀仁　牵牛各二两半
连翘　牡蛎　金银花　紫花地丁各一两半
京三棱　甘草各二两　大黄三两半

上为末，炼蜜丸，弹子大，每服一丸，童便化开服，忌饮酒及生冷。

治疗走了黄，打滚将死者

牡蛎　大黄　木通　山栀子　金银花
连翘　牛蒡子　地骨皮　乳香　没药　栝蒌　皂角刺

每服五钱，壮实者，加朴硝。用水一碗，酒半碗，煎服。此乃救命仙方也。

铁粉散　治冷疗疮经久不效，用此大妙。

多年生铁炒过，三钱　松脂一钱　黄丹
轻粉各五分　麝香一分

上为细末，清油调涂疮口立效。

走马赴筵丹　治疗疮。

没药　乳香　蓬砂　硇砂　雄黄　轻粉各三钱　冰片一分　麝香一分

上为细末，蟾酥汁和为丸，黄米大，每服一丸，温酒送下。立效。

金砂散　取疗疮。

道人头微炒一两，即苍耳子　硇砂三钱半
雄黄三钱　蟾酥以多为妙

上将疮四围刺破，以少油调药末，置于疮内，绯帛封之，数日疗自出。

苍耳散　治一切疗肿神效。

苍耳草根茎苗子，但取一色便可用，烧存性，研细末，用好米醋、米泔澄淀，和如泥，随疮大小涂上，厚二分，干即易之，不过十度即拔根出。须针破涂之，加

雄黄尤妙。

苍耳与白梅研烂，贴疗上，拔去根。毒气入腹呕吐者，捣苍耳汁饮之立效。

治疗疮最有效。用蝉蜕、僵蚕为末，醋调涂四围，留疮口，俟根出稍长，然后拔去，再用药涂。海藏方单用僵蚕为末，津调涂亦佳。

治疗危笃者，二服即愈。轻者，一服立效。

土蜂房一小窠全，此物能利大小便　蛇蜕一条，全

用瓦器盛，盐泥固济，火煅存性，研为细末，每服一钱，空心好酒调下。少顷腹中大痛，痛止其疗已化黄水矣。仍服后方。

五圣散

大黄一两　生姜　皂角刺　金银花各二两　栝蒌一枚　甘草一两

用好酒二升，煎八分，不拘时服。

治疗疮最验

苍耳　臭牡丹

各一大握，捣烂，新汲水调服。泻下黑水即愈。单用苍耳叶捣汁，和童便服，一日三次，立效。

《肘后方》疗肿垂死者，一服立效。

菊花叶紫茎者

一握捣取汁一升，入口即活，此神验。根茎叶花皆可用。

苍耳散　治疗疮，累用神效。

苍耳根三两五钱　乌梅五个　带须葱三根

用酒二盅，煎至一盅，热服，出汗后不散，然后用胜金散。

胜金散　取铁锈炒为末，每服四钱，或三五六钱，用齑水滚过，停冷，调服，不吐为佳。

反花疮疮有胬肉凸出者是也。

《圣惠方》治诸疮胬肉，如蛇头，出数寸者。硫黄末敷之即缩。

《肘后方》治疮有肉突出，乌梅烧灰敷，立消。

又方　白梅肉杵细，入蜜捏成饼，贴之妙。

又方　马齿苋烧灰研末，猪脂调敷。

疮突出寸许，根如小豆，或大如梅者，用花脚蜘蛛丝缠其根，则渐干而自脱落。

又方

甘草半生半炒　枯矾　人中白　密陀僧各等分

上为细末，以童便半盏，用无灰酒和熬，竹篦搅成膏，涂疮上，日三五次。

经验方

胭脂丕　贝母各三钱　胡粉二钱半　白硼砂　没药各二钱

为末，先用温浆水洗，后服药。

杂　疮

诸恶疮入心腹，呕逆，药食不下。

绿豆粉半两　干胭脂三钱　定粉二钱

为细末，新水调下效。

天泡疮　通圣散及蚯蚓泥，略炒，蜜调敷妙。若从肚皮起者，里热发外，速服通圣散。

天行斑疮，须臾遍身，皆戴白浆，此恶毒气，永徽四年，此疮自西域东流于海内。但煮葵菜叶以蒜齑啖之即止。

人面疮，昔有人左膊有疮如面，历试诸方，唯后以贝母为末，水调灌之，数日乃结痂遂愈。

足指内生鸡眼子，用鸡胃中食揸之，余者以石压之立验。

天疱疮，小麦炒焦为末，以生桐油调敷，效若神。速治一切疮疥。

神异膏

全虫去尾洗，七枚　蛇床子取末，三钱皂角一锭　巴豆去壳，七粒　麻油一两　黄蜡半两　雄黄另研末，三钱　轻粉另研，五分

上先用全蝎、皂角、巴豆煎油黑色，去渣，入蜡化开，取出，俟冷，入雄黄、轻粉、蛇床子末，搅匀成膏，每用少许，搽疮上，须先以苦参汤洗过，绝妙。

苦参汤

苦参　蛇床子　白矾　荆芥各等分，煎汤温洗。

治漏疮不收口

五倍子末　血竭末　填塞之效。

治一切疮，**葵花散**。

葵花　栀子　黄连　黄柏各等分

为末，冷水调，贴痛处。

百合散　治颐颏疮，一名独骨疮。

百合　黄柏各一两　白及二钱半　蓖麻子五十粒

为末，朴硝水和饼贴，日三五次。

面上耳边生浸淫疮，久不愈，出黄水。名香瓣疮。

羚羊须　荆芥　干枣去核，各二钱

俱烧存性，研末，入腻粉半钱，每用少许，清油调搽，先以温汤净洗，拭干，涂药二三次效。亦治大人小儿两吻生疮。

附子散　治冷疮日夜发歇疼痛。

附子半两，炮去皮脐　川椒去目　雄黄研末，各二钱半　枯矾七钱半

上为末，麻油调敷疮上，日二次。

白蒺藜散　热毒疮瘙痒，心神壅躁。

白鲜皮　白蒺藜炒去刺　防风去芦　川大黄炒　赤芍药　栀子　麦冬　条芩　玄参　桔梗　前胡　炙甘草各一两

为末，每服二钱，食后薄荷汤调服。

七宝散 热汗浸渍成疮，痒痛不止。

黄芪 川归 防风 荆芥穗 地骨皮 木通各二两 明矾一两

每用一两，一煎五六沸，去渣，稍热，溱淋患处，拭干，避风。东垣此方，曾治推车客皮肤皲裂不任痛，两手不能执辕，足不能履地，因制此药与之即效。明日遂行，自是屡用屡效。

玉女英 治疮痒痛。

滑石五分 绿豆粉微炒，四两

上末之，用绵包扑上妙。一方加枣叶一两。

连翘饮 治诸恶疮红赤痛痒，心烦口干，及妇人血风，赤斑，圆点，开烂成疮，痒痛，流黄水。

连翘 生地 川归 栝蒌根 荆芥 黄芩 赤芍 麦冬 瞿麦 木通 大力子炒 防风 山栀 川芎 甘草各等分

每服五六钱，水煎，加灯心二十茎，不拘时服。

紫花地丁散 诸恶毒疮，肿痛如神。

川归 紫花地丁 大黄 赤芍药 金银花 黄芪各半两 甘草根二钱

每服一两，水、酒各一碗，煎服。

水银膏 月蚀疮多在两耳及窍边，随月盈虚。

水银二钱半 黄连末 胡粉 松脂各半两 猪脂四两

上先熬猪脂令沸，入松脂、诸药及水银，搅令匀，瓷器收，先以盐汤洗净，涂上，日三五度。

治甲疽疮，**绿矾散**。

绿矾烧赤，五钱 芦荟一钱半 麝香二分半

俱为末，以绢袋盛，包患指，扎定，

以瘥为度。

漆疮，生蟹取黄涂之效。

又方 汤浸芒硝，冷洗之效。明矾汤洗亦妙。

又方 生紫苏擦之累效。又人乳汁敷之好。

又方 干荷叶一斤，水一斗，煮浓汁，洗疮上，日三，瘥。

又方 无名异末水调服。

代指 手指甲头肿痛。

乌梅肉并仁

研烂，醋调稀，入指浸之愈。

升麻和气饮 治疮肿疥疖痒痛。

升麻 桔梗 苍术 干葛 甘草 大黄煨，各一钱 陈皮二钱 当归 半夏 茯苓 白芷 干姜 枳壳各五分 白芍一钱半

上作一服，水煎服。

当归饮子 治疮痒疥癣，湿毒风燥。

当归 川芎 防风 白芍 生地 蒺藜 荆芥各一钱半 何首乌 黄芪 甘草各一钱

上作一帖，水煎，食远服，为末亦可。

除湿散 大治一切风毒疥癣，癫痒，状如癫风。

苦参 何首乌 荆芥穗 蔓荆子 薄荷各一两 白芷 乌蛇酒浸一宿，焙干 天麻 川芎 防风各半两

上为末，每服三钱，酒调下，日进三次，六日一浴，令汗出，血气宣通，一月肤泽如故。

一扫散 一切疮疥，但相对而生者便是，不问干湿痒痛，日近年深，用之立效。

藜芦皮二两 雄黄五钱 轻粉十帖 蚌粉 水粉各一两

为末，用大鲫鱼一对，入麻油煎熟，去鱼，摊冷，调药，搽疮。若效迟，加信

末少许，研杏仁十粒，近阴处勿加。

消毒饮 丹溪云：消毒散气表药也。

防风一两 甘草二两 荆芥穗三两 大力子四两

每服五钱，水煎服。

治皮肤风热，遍身生瘾疹。

大力子、浮萍，等分为末，薄荷汤调下二钱，日再。

东垣云：每风疮大风病相似。好桑叶洗蒸一宿，日干为末，白汤调服二钱。

僵蚕散 治风遍身瘾疹，痛疼成疮。

白僵蚕洗，焙黄

为末，每服一钱，酒调服。一日三次，立瘥。

《衍义》方：有人病遍身风热细疹，痒痛不可任，连脑胫脐腹及近阴处皆然，涎痰多，夜不得卧。苦参末一两，皂角二两，水一大升，揉取汁，银石器熬成膏，和苦参为丸，如梧桐子大，每服二十丸，温水吞，次日便愈。

小儿面疮，通面烂无完肤。脓水流漓，百药不效。陈年腊猪脂不入盐者，敷之若神。

治诸般疮疥加减法 肿多加白芷开郁。痛多加白芷、方解石。痒多加枯矾。阴囊疮加吴茱萸，湿多香油调。干痒出血加大黄、黄连，猪脂调。虫多加芜荑、锡灰、槟榔、藜芦、斑蝥。红色加黄丹，青色加青黛，在上加通圣散，在下部多用浚川丸下之。脚肿多出血，加血分湿热药。

脓胞疮，治热为主，带燥湿。

黄芩 黄连 大黄各三钱 蛇床子 寒水石二钱 黄丹五分 白矾一钱 轻粉 白芷 无名异各少许 木香少许，痛者加

为细末，麻油调搽。

虫疮如癣状，退热杀虫为主。干疥疮

开郁为主，加吴茱萸。

芜荑 黑狗脊杀虫 樟脑一钱 松柏头上多加之 白矾 雄黄 硫黄 水银杀虫 黄连 方解石一分 蛇床子定痒杀虫 松皮灰脓多及柏油调搽，湿多加之

疥癞疮春天发焦疥，开郁为主。不宜抓破。

枯矾 吴茱萸各二钱 樟脑五分 轻粉十帖 寒水石二钱半 蛇床子二钱 黄柏 大黄各一钱 硫黄一钱 槟榔一钱

上为末，猪脂调搽。

治病疥湿疮，浸淫日久，痒不可忍，搔之黄水出，瘥后复发。取羊蹄根，去皮细切，熬熟以大醋和，先洗净，敷上一时，再以冷水洗之，日一敷瘥，若为末敷尤妙。

《外台秘要》治疥，取羊蹄根和猪脂涂上，若着盐少许，即结痂愈。

《千金翼》治遍身风痒生疮疥。茵陈煎浓洗立效。

《衍义》云：有人患遍身生热毒疮，痛而不痒，手足尤甚，至颈而止，粘着衣被，晓夕不得睡，痛不可忍。以菖蒲三斗，剉，日干之，为末，布席上，使恣卧其间，仍以衣被覆之。既不粘衣被，又复得睡，不五七日，其疮如失，应手神验。

浸淫疮痛不可忍者，发寒热。大蓟末水敷疮上，干则易之。

《外台秘要》**治卒发疔秘验方** 风化石灰和酸浆水调涂，随手即减。一法用石灰炒红，出火气，香油调敷。《千金方》淋石灰汁洗之。

木香散 一切恶疮多时不敛，此能生肌肉止痛。

木香 槟榔 黄连各半两 白芷三钱

为末先洗，每日一次，干掺，有水出勿讶，未效再掺。又方加地骨皮，先于疮

上用温浆水洗湿，拭干，上药，妙不可言。概治下疳疮如神。

洗诸疮疥，取冬瓜藤或皮，煎汤洗妙。

治风癞疮、黄水疮，此方神效。用新竹筒十个，内装黑豆一层，头发一层，数层至满，以稻糠皮火煨之，于火盆内，周围固火煨竹筒内汁滴出，以盏接之，鹅翎蘸扫于疮上，数日即愈。

神仙活命饮 治一切恶疮痈疽肿毒。

穿山甲蛤粉炒黄色，净六分 贝母去心，八分 甘草节六分 防风去叉芦，五分 没药六分 赤芍药六分 白芷五分 当归尾一钱 乳香一钱 天花粉八分 金银花一钱 陈皮三钱

上作一服，用无灰酒一大碗，慢火煎，令出气，量上下，食前后服。如患人能饮酒者，服药后随意饮三两杯，为妙。诗曰：真人妙诀世间稀，一切痈疽总可医，消肿如同汤沃雪，化脓立见肉生肌。

消毒散 治一切恶疮赤肿、疼痛，扫之如神。

黄连五钱 地骨皮一两 朴硝三两

上为末，每用三五分，水一盏，煎至七分，去渣停冷，用鸡翎扫之立效。

妇人阴疮

仲景云：少阴脉滑而数者，阴中即生疮。**狼牙汤**洗之。

狼牙二两

水浓煎，以绵缠箸头浸汤沥洗阴中，一日三度。

治阴蚀疮，**洗搨散**。

甘草一两 干漆一两 黄芩 地黄 当归 芍药各二两 龟甲五两

上细切，以水七升，煮取一半，去渣，以绵帛纳汤中，用搨疮处，良久即易，日

二度。每搨汤可作十里许，即捏干，捻取甘湿散薄敷疮上使偏可，经半日，又以汤搨，搨讫如前敷药。有一婢此疾，蚀处作两疮，深半寸，用此汤并后甘湿散，不经七日，平复甚效。

甘湿散

蚺蛇胆 青木香 硫黄 铁精 麝香临时加入，缘麝辟蛇毒，若入早则蛇胆无力也

上等分，为末，每取一钱，井花水调，日再服，先令便利了，即以后方。桃枝熏下部讫，然后取药如棋子，安竹管内入下部中，日再度。

桃枝熏法 取东南桃枝五七枝，将枝头轻敲碎，绵缠之，蘸硫黄末数转，令厚。又截一竹筒，先入下部中，却将桃枝药烧着，入筒内熏之。

仲景云：蛇床子散湿，阴中之主药。蛇床子仁为末，以白粉少许和匀，相得如枣大，纳入户中，自然湿散。

豆胚散 阴蚀疮。

绿豆粉 蛤蟆灰各二钱半 胭脂胚一钱二分

上为细末，干掺。

沐浴长春散 男子下元阴湿久冷，阴囊左右夜痒，抓之则喜，住之则痛，成疮流水，为害甚苦，此方极效。及治妇人阴湿，子宫久冷。

牡蛎 蛇床子 破故纸 紫梢花 干荷叶 官桂各等分

每用一两半，水一小锅，入葱白数茎，煎八分，先熏后洗，却用后津调散。

津调散 治妒精疮，妇人阴湿疮，脓汁淋漓臭烂。

黄连 款冬花各等分 麝香少许

为细末，或先以地骨皮、蛇床子煎汤洗，软帛拭干，津调敷之。忌生汤洗。

妒精疮

青黛　款冬花等分　麝香少许

为末，先以桑白皮、地骨皮煎汤洗，软帛拭干，津唾调末药敷。

妇人玉户疳疮，及小儿走马牙疳。活蜘蛛一枚，以生薄荷叶，或干者，包蜘蛛，烧存性，为末，酒调服之妙。如小儿走马疳，以此搽之效。

癣

丹溪云：初起发热者，防风通圣散去硝、黄，加浮萍、皂角刺。

罗太无何首乌散　治脾肺风毒攻肿，遍身癣，变成瘾疹，搔之成疮。或肩背拘急，肌肉顽痹，乎足皴裂。风气上攻，头面生疮。及治紫白癜风，顽麻风症。

荆芥穗　蔓荆子　威灵仙　何首乌
炙甘草　防风　车前子

各等分，为末，每服一钱，食后温酒调下，白汤亦可。

癣在颈项间，后延上至耳，成湿癣。他治不应。以芦荟一两，甘草半两，和匀，先用温浆水洗癣，拭干，敷之效。

一方　芦荟、大黄、轻粉、雄黄、蛇床子、川槿皮、槟榔，为末，先刮破癣，醋调涂之。

干癣积年生痂疕，搔之黄水出，每逢阴雨即痒。用狼毒末涂之。

柏脂膏　治干癣。

柏油一斤　黄蜡半斤　杏仁四十五粒
朴硝一抄

上件，铁器内，用老生姜、葱白三根，一顺搅五七次，煎沸，滤过成膏，搽之。

又方　山豆根末，腊猪脂调涂之。

祛湿散　多年湿癣，大有神功。

蚕砂四两　薄荷半两

为末掺之，或用生油调搽。

羌活膏　治顽癣疥癞，风疮成片，流黄水，久不瘥。

羌活　独活　明矾　白鲜皮　硫黄
狼毒各一两　黄丹　白附子　蛇床子各半两
轻粉二钱半

为细末，油调成膏，搽之。

八宝散　治风癞松皮顽癣，久不瘥，神效。

藿香　槟榔　破故纸　大腹皮　雄黄
轻粉　硫黄　枯矾各等分

为末，油调搽，日三五次，痒即搽之。

香疥药　治风疥癣疮，黄水疮，牛皮癣。

轻粉　水银　樟脑各三钱　大风子四十九枚　川椒四十九粒　杏仁二十一粒　柏油一对

为细末，疥用绢包于疮上熨之。黄水疮干掺，神效。

一抹散　治干癣不瘥。

天南星　草乌头各用生者，一枚

为末，以羊蹄根捣取汁，调涂，不过三次妙绝。

牛皮癣及久年顽癣神方

红粉霜五分　明矾一钱　密陀僧三钱
川槿皮一钱　杏仁去皮油，一钱

为末，津唾调搽，一日三次，三日全愈。

脚疮皮厚如癣，或流黄水，黄水延处即烂，浸淫年久不愈者。此方屡试屡验，疮癣俱佳。

红枣二枚去核，将皂矾一钱，纳枣中，以苎麻紧扎，用好酒二碗，慢火煮成膏，不要搅动，膏成去枣不用。以膏涂患处二三度，全愈。若浸淫疮，初涂时略疼，少刻便止，其疮就结干痂，妙甚。

臁 疮

夫臁疮者，皆由肾脏虚寒，风邪毒气外攻三里之旁，灌于阴交之侧。风热毒气，流注两脚，生疮肿烂，疼痛臭秽，步履艰难。此疮生于臁骨为重，以其骨上肉少皮薄，故难愈。至有多年无已，口开阔，皮烂肉现，臭秽可畏。治法：当先取虫，然后敷药，如隔纸膏、麝香轻粉散之类。须翘足端坐，勿多行履，庶可全愈矣。

隔纸膏　治内外臁疮。

当归　白芷　黄连　五倍子　雄黄　没药　海螵蛸　血竭　白及　白蔹　黄柏　厚朴以上各五钱　黄丹　乳香二钱半，研　轻粉一钱

上为细末，用清油纸贴药敷疮上，绢帛缚定，有脓水解开，刮去不洁，再贴药。如此数次即愈。须先用烧盐汤洗净，片帛拭干，待片时，水气干，然后贴药。

又隔纸膏　专治臁疮如神。务要用绢帛缚得着实贴肉方好。过两日，取抹净，翻贴之。

滴乳　没药各二钱　黄丹炒紫色　降真香灰各两半

以上俱另为细末，真黄蜡一两　真蜂蜜一茶盏

上将黄丹入铜铫内，炒紫色，次下降香灰末，搅令匀，却下蜜，黄蜡另熬化，倾入油蜜，搅令极匀，然后下乳香、没药、轻粉、片脑，再用铜匙搅之又匀，待药稀稠得所，取出瓷碗收盛，勿令泄气。临用看疮大小摊之油纸，绵纸尤佳，竹纸不耐，药在中，纸在外，翻覆贴之。

治臁疮久不愈。

龙骨二钱半　干猪粪半两，烧存性　轻粉少许　槟榔半两　乳香　没药各一钱

上为细末，先以烧盐汤洗疮，以软绢帛拭干，清油调敷，疮湿则掺之。

秘传隔纸膏　治年月深久臁疮不愈者。

老松香　樟脑　谷丹炒　水龙骨即旧缸石灰　轻粉　久不愈加白芷、川芎、海螵蛸。

总为细末，熔化松香，加少清油和之。以油纸随疮大小，糊袋盛药夹之，用水洗净，缚在疮口上，二日定，四日一换。若单用白芷、川芎、螵蛸三味煎水洗之，立效。

屡验方

枯矾三钱　墨煤炼存性，一两

研匀，以生桐油做隔纸膏贴之。先以五倍子、川椒、葱三味煎汤洗，拭干贴药，一日一换，七日全愈。

又方　治似臁非臁。

蜂蜜四两　嫩松香一钱二分

先将蜜熔，滴水成珠，次入松香末，搅匀如上法做，贴洗亦同。

又方　麻油二两，熬至滴水成珠，又将蜂蜜四两，熬至滴水成珠，将油掺入，又将伏龙肝四两为末，入内，搅匀成膏。先将疮洗净，以膏涂之，一日一二次，其效甚速。

又方　冬青叶，腊猪胆、百草霜二味和匀，将冬青叶与本人嚼烂。先将疮用椒葱汤洗净，乃以胆霜敷，后却敷冬青叶，三四次便愈。

粉麝散　治内外臁臭烂，数十年不愈者。

生龟一枚，去肉取壳，醋一碗，炙醋尽为度，煅令白烟尽，存性，以碗盖在地上出火毒。为细末，入轻粉、麝香拌匀，临用先以葱水洗干，敷药，妙绝妙绝。

又方　新起未久者甚好。

玉簪花叶，小便浸贴，一日一换，五日愈。

诸凡痈毒恶疮，多年臭烂成坑，不收口者，此方极佳。一七成功。

乳香　没药各五钱　天灵盖煅，一两

上为极细末掺之，神灵。鲍清溪之子，患痘后脑痈，肉烂成坑，骨露，不收口，百药无功，敷此立效。

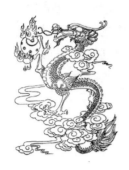

赤水玄珠 第三十六卷

便毒 疳疮 杨梅疮

夫便毒生于小腹下两腿合缝之间，其毒初发，寒热交作，腿间肿起疼痛是也。夫肾为作强之官，所藏者，精与智也。男女大欲不能直遂其志，故败精搏血留聚经隧，乃结为便毒矣。盖腿与小腹合缝之间，精气所出之道路也。或触景而动心，或梦寐而不泄，既不得偶合阴阳，又不能忘情息念，故精与血交滞而成肿结也。初起切不可用寒凉之药，恐气血愈滞，不得宣通，反成大患。唯当开郁散气，清利热毒，使精血宣畅则自然愈矣。

生生子曰：按前论盖思想无穷，所愿不遂者设也。此固一说，而意犹未完。果如此论，当僧尼、孀妇、宫人、旷夫，多有此患。然予目击商贾中，野合不洁淫妓，便搆此疾。或疳疮，或杨梅者，亦由欲火内炽，一旦交合不洁，为淫火冲动，肤腠开通，是以受毒。初发之时，慎不宜以败毒之药泻之。何也？毒邪非虚不入，若复虚胃气，则毒邪下陷，治之非弥年累月不愈也。揵法只宜发汗，其次利小便。肤腠所感之邪，汗易散也。阴茎、腿缝皆肝经络，肝肾主下焦，又肝主小便，使毒邪从小便中出，所治皆顺也。故治之不旬日便可奏功。若曾已发汗利小便，体厚邪固而不得宣通者，乃以破毒活血调气之剂攻之。俟毒气宣通，随以补剂托之，亦不失先后着也。此予历试良验，特附于斯。

【便毒之剂】

退毒散 治便毒肿结。

穿山甲蘸醋炙焦，五钱 木猪腰子醋微炙，三钱

为末，每服二钱，食前老酒调下。次以醋煮肥皂研膏敷之妙。木猪腰子即木猪苓。

双解散 治便毒，内蕴热气，外挟寒邪，精血交滞，肿结疼痛。

桂皮 川大黄 白芍药 泽泻 牵牛炒，取头末 桃仁去皮炒，各二钱 甘草一钱

分作二帖，生姜五片煎，食前，日二服。先小便快，热从小便出，后大便利，皆是稠毒。

敷药方 治便毒肿痛。

雄黄 乳香各二两 黄柏一两

为末，新汲水调敷肿处，自消。

栝蒌散 治便毒等恶疮。

栝蒌一个，去皮 牛蒡子炒 金银花各三钱 生姜 甘草各半两

上忌铜铁器，搥碎，以酒一大碗，煎数沸，空心温服，微利为度。

三物汤 治便痈。

牡蛎 大黄 山栀子各等分

为末，酒水一大盏，煎七分，空心温服。露一宿，尤妙。

四神散　治便毒初起，寒热欲成痈疽，服此神效。

大黄　木鳖子　僵蚕　贝母各二钱半

用酒、水各一盏，煎至一盏。食前热服，若得汗下为妙。

止痛妙绝饮　治便毒肿硬，不消不溃，疼痛无已。此方一服，立能止痛。

人参五钱　大黄五钱

酒、水各一盏，煎至一盏，入乳香、没药末各一钱，空心食前服。

曾经泻后而痛肿如故者，此胃气已弱，但当补托胃气，使气血充实，邪乃消释。已溃者，亦以此补之生肉。

人参　黄芪各一钱　粉草五分　防风五分　柴胡五分　当归一钱　赤芍五分　桂枝四分　白芷　枣一枚

水煎服。

立消散　消便毒痈肿如神。

全蝎炒　核桃去壳、肉，只用隔膜，炒

等分为末，空心酒调下三钱，下午再服，三日全愈。

消毒五圣汤　治便毒肿疼神效。

五灵脂　白僵蚕　郁金　贝母　大黄各三钱

酒水各半煎服，连服三帖立愈。

【下疳之剂】

七宝槟榔散　玉茎疳疮，或渐至蚀透，久不愈者。

槟榔　密陀僧　雄黄　轻粉　黄连黄柏　朴硝

各等分，为末，先将葱白浆水洗净，软帛挹干，如疮湿干掺，如干少油调搽。

玉粉散　疳疮痛不止。

密陀僧　寒水石煅　滑石各半两　腻粉

麝香各少许

上为末，油调敷，湿则干掺。

金银花散　治下疳。

金银花　荆芥　朴硝　蛇床子　甘松白芷　槟榔

每用五钱，水煎，加葱白二根，数沸，盆盛，先熏后洗，一听上药。

敷药　妙方。

多年墙上白螺壳炒，竹蛀屑等分，研极细，每一钱，入梅花片二厘，敷此药就不痛。先以川椒芽茶飞盐煎汤，入小口瓶内，将玉茎插入瓶中，先熏后洗。

治下疳，象皮烧灰存性，如干用油调，敷疮上。

补遗蛀𩩲疮，用黑油伞纸烧灰，出火毒，敷于疮上便结𤻤，甚妙。

治外肾阴疮

抱鸡蛋壳　黄连　轻粉

各等分，为细末，用煎过清油调敷。

【杨梅疮之剂】

初起者，宜清表之。

荆芥　防风　升麻　葛根　甘草　川芎　蝉蜕　当归　柴胡　酒芩　连翘　白鲜皮　皂角刺各八分　猪胰子二枚

先以土茯苓四两煎汤，复煎前药，七日见效。

又方　癞蛤蟆三只，去肠杂，入雄猪肚内，苎麻扎缚，水煮极烂食之。蛤蟆亦听食，三五次除根。

又方　嫩羊七八斤一只者，如常宰治，去肠杂，以土茯苓一斤，搥碎入腹中，苎麻缚定，水煮极烂，听食汤，准茶淘饭绝妙，绝妙。服此后，其毒皆发出，头面俱肿，五日后自消，七日全愈。

神应散

肥皂核烧存性，五钱，另研为末　荆芥

何首乌　天花粉　防风　苦参各一两　薄荷叶五钱

共为末，每日用新鲜白土茯苓八两，雄猪肉四两，入前末药五分，肥皂核末子一分，共用水七碗，煮烂去渣，其肉听食，汤准茶服，不过十日全愈，再无他余症。如善肉者，可作大剂与之。

擦药方　极佳。

水银　明矾各一两　杏仁　大黄各二两胆矾三钱

俱为细末，用香油拌匀，擦手心、脚心、前后心，每日擦三次，不可见风，擦至七日，口中热气出，或喉咙作疼，乃药力到也，以后解毒药二帖除根。

防风三钱　荆芥穗　牛蒡子　玄参生地　连翘　黄芩　黄连　白鲜皮各一钱大黄三钱　土茯苓四两

水六碗，煎三碗，不拘时服。

点广疮方

杏仁去皮，取霜　真轻粉各一钱　雄黄辰砂各五分

为极细末，以雄猪胆汁调搽，一日三次，三日愈。

杨梅风　十年、二十年，筋骨风泡肿痛。

土茯苓三斤　川椒二钱　甘草三钱　黑铅一斤　青藤三钱

上以好酒入埕，将药用袋盛者，服之妙。

洗杨梅疮方

臭梧桐、野菊花、金银花，三味煎，入旧马桶内熏之，一日二次，有痔漏加枸杞子。

杨梅疮并杨梅风方

川归　防风　牛膝　羌活　甘草　木瓜　金银花　皂荚子　熟地　川芎各一钱

土茯苓四两

水五盅，煎三盅，分三次服。

加味遗粮汤　治杨梅疮风毒，及误服轻粉、瘫痪、筋骨疼痛，不能动履者，服此除根。

防风　木瓜　木通　薏仁　白鲜皮金银花各五分　皂荚子四分　如虚弱加人参当归各七分　土茯苓二两，即仙遗粮也

上以水煎，空心服，一日三服。轻者十日可愈，重者必四十日痊。

【杨梅漏】

猪蹄子汤　治杨梅漏。

牙皂去皮弦，炒　麻黄　防风　连翘地黄各三分　牙硝一分半　土茯苓四两　雄猪前蹄一只

水三碗，同药煮熟听食，汤亦尽吃，半月痊愈。

又方

皂角五钱　金银花五钱　土茯苓四两

大肥皂核烧存性，为末，每用三厘，前药煎熟调服。

膏药　猪油熬去渣，一两，加香油三钱，同熬，离火稍冷，加乳香、没药各五钱，搅匀，再入孩儿茶七钱，搅匀，又入冰片一分、轻粉五分、麝香一分，待冷，做膏药贴之。

十全大补汤加防风，与前方相兼服之，庶虚弱者易收功也。凡漏疮，脓水既多，故属不足，治宜补养为先。

金　疮

治金疮血不止

半夏　风化石灰　郁金

上为末，掺上，血即止。

又方　以风化石灰，韭叶嫩者，同捣入鹅血，调和成饼，风处阴干，为末敷之，

血止亦无痕，若无鹅血亦可。

崔氏疗金枪、刀斧伤破，血不止。

风化石灰一升，千叶红、石榴花半斤，捣成饼，如上法阴干，为末，掺之。

洁古刀箭伤

乳香五分　没药三分

俱为细末，掺之，极能止血止痛。

又方　生晚蚕蛾，风化石灰，二味捣匀成饼，阴干，为末，敷之。极能止血生肌定痛。

《本事方》治金疮血不止

血竭为细末，掺之立止，生肌。

华佗方　治恶疮、金疮、刀斧伤。

上好降真香，为末敷之。入水并无伤痕，绝妙。

《鬼遗方》治金疮肠出，欲入之

磁石、滑石各三两，为细末，白米饮送下方寸匕，日再服。

杖　疮

鬼代丹　受杖不痛。

无名异　乳香　没药　地龙去土　自然铜煅，醋淬　木鳖子去壳

各等分，炼蜜为丸，弹子大，温酒化下一丸，任打不痛。

乳香散　治杖疮神效。

自然铜醋淬七次，五钱　乳香　没药各三钱　茴香四钱　当归五钱

为末，每服五钱，温酒调下。

若受杖后腹中痛，或发热，及杖疮痛甚如火，以鸡鸣散下去恶血立愈。

洁古没药散　治杖疮，止痛极佳。且令疮不移。

密陀僧　乳香　没药各一两半　干胭脂一两半　腻粉半两

为细末，入梅花冰片一钱或五分，烧

葱与全羊骨髓同捣研如泥，摊在绯帛上贴之，妙。

又方　生地黄、黄柏，童便加韭菜汁调敷。

又方　不破者，以韭菜葱头杵贴，冷即易之。

膏药用紫荆皮、乳香、没药、生地黄、大黄、黄柏之类。

又方　用野苎根，嫩者不拘多少，洗净同盐擂碎，敷上神效。伤重者，多用盐。

杖疮丹　此方佳，妙不可言。

刘寄奴末六钱，马鞭草末四钱，蜜调服，如溃者，干掺之。

丹溪云：杖疮用黄柏、生地、紫荆皮敷，此皆要药也。若血热作痛，宜凉药去瘀血为先。须下鸡鸣散。

冻　疮

张子和曰：经云：寒疮流水，俗呼为冻疮。或经年不愈者，用野中净土，晒干，以大蒜研如泥，捏作饼子，如大观钱厚，量疮大小贴之，以艾火加于饼上灸之，不计壮数，以泥干为度。又易湿饼子灸，不拘多少，直灸至疮痂觉痛痒，是疮可治也。然后口含浆水洗渍，用鸡翎二十茎缚作刷子，于疮上刷洗净，以此洗刷，不致肌肉损伤也。用软帛拭干，以木香槟榔散敷之，如夏月医之更妙。

治冻疮用茄根烧灰，淋水洗净，再用雀儿脑髓涂之。

又方　用密陀僧为末，以煎熟桐油调敷。

罗太无如神散　治冻疮皮烂不可忍。

用川大黄为末，新水调，扫冻疮上，痛立止。

张子和治女僮足有冻疮，令服舟车丸、

浚川散大下之，遂愈。人或疑之，戴人云：心火降则寒消，何疑之有？

冬月脚折皮裂，行步疼痛。

以温汤洗，拭干，将黄蜡一两熔化，投松香末三分，搅匀，每用少许，安刀头上，熔化，滴入折中，经宿即愈，神效。

又方 五倍子为末，以牛骨髓填缝内即好。

治脚指缝烂疮。挦鹅时，取鹅掌黄皮，烧存性，为末，湿则掺之。

犬 咬

凡犬咬，须以人尿洗净，以头垢敷伤处，又用熟牛粪涂于外。

《衍义》方，用杏仁烂嚼罨伤处，以帛缚定，立好。数数验过。紫苏叶嚼碎涂之亦好。

又方 先以盐水洗，用蓖麻子去壳，以井水研成膏贴伤处，虎骨屑敷之亦好。

又方 黄荆叶罨疮上即安。

又方 煨生姜乘热擦之，尤妙。

犬咬破伤风肿，人参于桑柴火上烧成灰，敷之，良愈。

罗太无**蝉花散** 治夏月犬伤，及诸般损伤，蛆虫极盛，臭恶不可近者。

蛇蜕皮一两，火烧存性 蝉蜕五钱 青黛五钱 细辛二钱半

上为细末，每服三钱，酒调下。如六畜损伤成疮，用酒灌下。如犬咬伤，用酵子和服，其蛆皆化为水，蝇子不敢再落其上。又以寒水石末干掺上。

疯犬咬附：虎、马、猪咬

罗太无**定风散** 治疯犬咬，先口噙浆水洗净，用绵拭干，贴药，更不再发，大有神效。

天南星生 防风等分

为细末，干上，再不溃脓，功难尽述。

《济世方》治疯犬咬，用核桃壳半个，将野人干粪填满，以榆皮盖定，罨于伤处，再以艾于核桃上灸之二七壮，即愈，永不再发。或用野犬粪灸，仍拔去顶上红发。

癞狗咬方 用斑蝥七枚，去头、足、翅，以糯米少许，于新瓦上同炒，以米黄香为度，去米不用，以斑蝥研碎，好酒调下。能饮酒人，再进一杯，看伤上下服，当日必有毒物从小便出，如小狗状。如未下，次日再进。如又不下，又进之，以毒物出为度。若进至七服，虽毒不下，亦无害矣。服药后，腹中必不安，小便茎中刺痛，不必虑，此毒为药攻将下耳。痛甚者，以芫青一匙，煎甘草汤送下即止。如无芫青，青黛亦可。疾愈后，急以香白芷五钱，雄黄二钱半，为末，捣韭根自然汁汤，酒调下，去斑蝥毒。以水净漱口，嚼生葱白，罨伤处，留小窍出毒气，不可用他草药罨。忌犬猪羊，及发风毒物，小儿量岁数加减。斑蝥能治食癞狗肉而致病者，治同，即愈。或过二三年再发，治亦如前。

治癞狗所伤，用斑蝥二十一枚，去头、翅、足，用糯米一勺，先将七枚入米内微火炒，不令焦赤，去此斑蝥，换新斑蝥七枚，入前米内炒令斑蝥色变，复去之，又换新斑蝥七枚，如前法炒，以米出青烟为度，去斑蝥不用，以米为末，以冷水入清油少许，空心调服，顷又再进一服，以小便利下恶物为度。如不利，再进一服，利后腹肚疼痛，急以冷水调青靛服之，以解其毒，否则有伤。或煎黄连水亦可，不宜便食热物，或以益元散水调服解之，尤妙。

又方 取小儿胎发，炒香为末敷。用野菊研细，酒调服，尽醉立效。

又方　治癫犬所伤，或经久复发，无药可疗者，用之极验。

雄黄五钱　麝香五分

研末匀，用酒调二钱服，如不肯服者，则捻其鼻而灌之。服药后必使得睡，切勿惊起，任其自醒。候利下恶物，再进前药，则见效矣。

疯犬咬后毒发如狗叫者，百方不治，于化人场中，取头顶骨烧末敷之，立愈。

疯犬咬毒发如狗叫，百方不应者，以人骨烧，末之，水下方寸匕，虽烦乱者亦效。

又方　治疯犬咬，不急治则生小狗，必杀人。

雄黄　蝉蜕

等分为末，调敷伤处，立愈。

虎伤人，生葛根汁服妙，并洗伤处，或用白矾末纳疮口，痛立止。

马咬　薄荷汁涂之妙。

猪咬　松脂熔作饼贴之，或以黄连、甘草节煎汤洗，立效。

箭　伤

刘寄奴散　治箭伤及金疮口，用此并无疤痕。

上刘寄奴为极细末，掺之。

又法　治箭镞伤及金疮伤。

松树老悬皮，生为末，风化灰炼红和匀敷之。收口止血神效。

又法　治毒箭伤破欲死者。

蓝汁敷之。如无，用靛青搽疮口，立效。

又法　桑叶阴干为末，若急用，焙干亦可，搽刀箭伤处佳。

布智儿从元太祖征回回，身中数矢，血流满体。太祖命取一牛，剖其腹，纳之牛腹中，浸热血内，移时遂苏。

李挺从伯颜征鄂州，炮伤左胁，矢贯于胸，几绝。伯颜令剖水牛腹，纳其中，良久苏。

上二治，出《元史》，诸方书无载，特揭附此。

蛇　伤

毒蛇沙虱所伤，眼合口噤，手足强直，毒已入内，急用苍耳草研汁和酒服，渣厚敷患处。

又治毒蛇咬　急取癞蛤蟆捣烂敷上，帛缚之。

又法　治蛇误入人口中不出。

用刀急破开蛇尾，将川椒一粒入内，随即裹笼缚之，须臾就出。

人　咬　伤

治被人咬破指头，痛不可忍，久则烂脱手指并手掌，诸方书所不载。

急用人尿入瓶，将患指浸在内，一宿即愈。如溃烂者，用克蛇龟壳烧灰敷之。若无龟，以鳖壳烧灰敷亦可。

瘰疬门　附：马刀、结核、瘿、瘤

瘰疬者，结聚成核，初如豆粒，渐成梅李，累累相连，大小无定，结于颈项夹喉之间。憎寒壮热，强痛肿硬不消，有风毒、热毒之异。其候多缘忿怒气逆，忧思悒郁所致，初觉便当服散肿溃坚汤，或五香连翘汤、漏芦汤之类散之。或用大黄牡蛎汤，疏利三两行，疮上可用十香膏之类贴之。及诸淋洗敷贴等药治之，庶得消散，若不散，可服内消丸消之，或隔蒜灸之。

马刀疮亦生于项腋之间，下胁延及阴胯，形如瘰疬，而长于疬，不可认作流注治之。皆肝胆怒郁之所致也。俱当清肝胆之火，调气开郁，以咸软之剂附之。继以养气血，流动经络之剂收功，不可徒务斑蝥等毒剂攻逐，致成瘰怯，慎之。

柴胡连翘汤　治男妇瘰疬、马刀疮。

柴胡　连翘　知母酒炒　黄芩酒炒，各五钱　黄柏酒炒　生地　炙甘草各二钱　中桂三分　大力子一钱　瞿麦穗六钱　川归尾一钱五分

上剉如麻豆大，每服三钱或五钱，水二大盏，煎至一盏，去渣，食后热服。

薄荷丹　解瘰疬风热之毒，自小便出毒后，常须服此。

薄荷　皂角不蛀者，去弦皮　连翘　蔓荆子　荆芥　京三棱煨　何首乌米泔浸，各一两

上为末，好豉二两半，以米醋煎沸，洒豉淹令软，研如糊，和丸桐子大，每服三十丸，食后热水下，每日一服。病虽愈仍常服，以消余毒。

神秘散　治瘰疬。

斑蝥去头、足、翅，面炒，二十八枚　荆芥穗　直僵蚕炒去丝嘴　黑丑微炒，取末，各二钱

上为细末，每服一钱，五更好酒调下，日中当取下恶物。如不下，次日五更再进一服。或更不下，第三日五更，先食秫米粥一碗，次服此药，其毒决下。如小便痛涩，以葱茶解之。或木通灯草煎汤导之。《杨氏家藏方》头晚先将滑石末一钱，用米饮调服，半夜时又一服，至五更服神秘散，看虚实或二三钱，第三日仍以灯心汤调琥珀末一钱。如小便痛，用青黛一钱，甘草汤调下即止。

蝙蝠散　治瘰疬多年不瘥。

蝙蝠一个　猫头一个

上同烧作灰，撒上黑豆，其骨灰化为细末，湿即干掺，干则油调敷之。内服五香连翘汤，效。

白花蛇散　治九漏瘰疬，发于项腋之间，或痛或不痛。

白花蛇酒浸，去皮骨焙，二两　生犀角二钱　牵牛半生半炒，一两　青皮五钱

上为末，每服一钱，入腻粉五分，五更糯米饮调服。已时下恶物，乃瘰疬之根也。更候十日，再服一服。忌发风热毒物。已成疮者，一日便见效。

四圣散　瘰疬服白花蛇散转利后，此药调之，永去其根。

海藻洗　石决明煅　羌活　瞿麦穗各等分

上为细末，每服二钱，米汤调下，清水尽为度。

散肿溃坚汤　治马刀疮，结硬如石，或在耳下至缺盆中，或至肩上，或于胁下，皆手足少阳经中，及瘰疬遍于颏或至颊车，坚而不溃，在足阳明经中所出。或二疮已破，乃流脓水，并皆治之。卧时服药，斟酌病人饮食多少，大便硬，以意消息治之。

昆布　桔梗各半两　广茂微炒　京三棱酒洗，炒　连翘各三钱　升麻六分　黄连　白芍　葛根各二钱　归尾　柴胡　甘草各五分　龙胆草酒洗，炒，四钱　黄芩酒洗，一钱五分，一半生，一半炒

上每服六钱，先水浸半日，煎热服。于卧处伸足在高处，头微低，每噙一口，作十次咽，至服毕，依常安卧，取药在胸中停留也。另配半料为细末，炼蜜为丸，绿豆大，每服一百丸，或一百五十丸，就以此药送下。

瞿麦饮子　治瘰疬马刀，此方须久服乃效。

瞿麦穗半斤　连翘一斤

每服一两，水煎，食后服。

海菜丸　治瘰疬生于头项上，交接名蛇盘疬，宜当早治之。

海藻菜荞麦炒　白僵蚕微炒，去丝嘴

上等分，为细末，海藻菜旋炒，研，筛，汤泡白梅取肉，减半用所泡汤为丸，如梧子大，每服六七十丸，食后、临卧，米饮送下，其毒自大便泄出。若与淡菜连服为妙。盖淡菜生于海藻上，亦治此病，忌豆腐、鸡、羊、酒面，日五六服。

蜂房膏　治热毒气毒结成瘰疬。

露蜂房炙　蛇蜕　玄参　蛇床子　黄芪各三钱　杏仁二两半　乱发鸡子大　飞丹黄蜡各二两

先将前五味剉细，绵裹，用酒少许，浸一宿，勿令酒多。用油半斤，纳杏仁、乱发，煎发消尽，滤去渣，再煎，然后下丹蜡，再熬成膏，倾倒于瓷盆中，取贴疮上，一日一换。

槟榔散　治气毒瘰疬，心膈壅闷，不下饮食。

槟榔　前胡　赤茯苓　牛蒡子炒，各一两　人参　枳壳去白，炒　沉香　防风各五钱　炙甘草二钱

每服五钱，生姜一片，水煎服。

射干连翘汤　治瘰疬寒热。

射干　连翘　玄参　赤芍　木香　升麻　前胡　山栀仁　川归　炙甘草各一两　大黄炒，二两

每服五钱，水煎服。气盛加芒硝少许服之。

栝蒌子散　治瘰疬初肿，疼痛，寒热，四肢不宁。

栝蒌子　连翘　何首乌　大力子微炒　大黄微炒　皂角子仁　白螺壳　栀子仁

牵牛微炒　甘草生，各一两

为细末，食后温酒下二钱。

内消丸　疮肿初生，及瘰疬结核，热毒郁滞，服令内消，大效。

青皮　陈皮　牵牛取头末，各二两　薄荷叶八两　皂角八两，不蛀者，去粗皮，搥碎，水煮软，揉汁熬膏

上为末，以皂角膏和为丸，绿豆大，每服三十丸，食后荆芥汤下。

皂角煎丸　治风毒瘰疬。

皂角不蛀者三十条，内十条泡黑，十条酥炙用，十条水煮软，揉汁用　何首乌　玄参　薄荷叶各四两

上为末，与前膏子同炼蜜为丸，豌豆大，每服三四十丸，食后白汤下。

柴胡通经汤　治小儿项侧有疮，坚而不溃，名曰马刀。

柴胡　归尾　生甘草　连翘　黄芩　牛蒡子　京三棱　桔梗各一钱半　黄连一钱　红花少许

水二盏煎服。此方亦治瘰疬，乃是攻里内消之剂。

消肿疮，治马刀疮。

黄芪　栝蒌根各一钱半　连翘三钱　归尾　红花少许　甘草各一钱

上分作二帖，水煎服。

十香膏　治五发恶疮，结核、瘰疬，疳、瘘、疽、痔。

沉香　麝香各一钱　木香　丁香　乳香　甘松　藿香　零陵香　安息香　白芷各五钱，为细末　川归　川芎　黄芪　木通　芍药　细辛　升麻　白蔹　独活　川椒　藁本　菖蒲　木鳖子　厚朴　商陆根　官桂　柏子仁　桃仁　松子仁　杏仁各五钱　槐枝　桑枝　柳枝　松枝各二两　没药　轻粉　雄黄　朱砂　云母石　犀角　血余

炭　枯矾各二两，另研末　真酥油　羊肾脂　猪脂各二两　飞丹一斤　麻油三斤

上如常法煎成膏药，以绯帛摊贴。如肠胃痈疽，可作丸子，如梧子大，每服七丸，空心温酒吞。

救苦胜灵丹　治马刀挟瘿，从耳下或耳后下头至肩上，或入缺盆中者，乃手足少阳经之分野，其瘰疬在于颏下，或至颊车，乃足阳明经之分野。受心脾之邪而作也。今将二证合治之。

黄芪一钱，护皮毛，实腠理，活血气，实表，补元气，乃疮家之圣药　真漏芦五分　人参三分，补肺气，如气短及不调而喘者加之　升麻一钱　归身三分　葛根五分，此三味俱是阳明本经药　甘草五分，能调中和诸药，泻火益胃　连翘一钱，此一味乃十二经疮中之药，不可无者，散血结气聚，此疮家之神药也　牡丹皮三分，去肠胃中留滞宿血　生地　熟地各三分，此三味诸经中和血、生血、凉血之药也　白芍药三分，如夏月倍用之，补中益气治腹痛，如冬月寒证勿用　肉桂能散结聚，如阴证疮疡用之，此寒因热用之意，又为阴寒覆盖其疮，用辛热去之，烦躁者勿用　柴胡功同连翘，如疮不在少阳经勿用　羌活一钱　鼠粘子三分，无肿不用　昆布二分，味咸，若坚硬甚者，用能软坚也　京三棱炮，二分　广茂三分，此二味，疮坚硬甚者用之，不硬者勿用　独活　防风各一钱，此二味与羌活必关手足太阳症，脊痛项强不可回顾，防风辛温，如疮在膈上，虽无手足太阳症，亦当用之，为能散结，去上焦风邪，助黄芪立功也　黄连炒，三分，治烦闷　神曲炒，二分，食不消化者用之　麦芽一钱，消食健脾　益智仁二分，如唾多者，胃不和也，或吐沫吐食，胃中寒者加之，无则勿用　厚朴姜炒，一钱二分，如腹胀加之　黄柏炒，三分，如有热或腿脚无力加之，如烦躁欲去衣者，此肾中伏火也，更宜加用

上为细末，汤浸蒸饼，捏作饼子，晒干，捣如米粒大，每服三钱，白汤下。如气不顺，加橘红，甚者，加木香少许，量病人虚实消息之。毋令药多，妨其饮食。此治之大法也。如止在阳明分者，去柴胡、鼠粘子，余皆用之。如在少阳分，为马刀挟瘿，独活、漏芦、升麻、葛根，加瞿麦三分。如本人气素弱，其病势来时气盛而不短促，不可因其平素，宜作气盛治之。乃从病变治之权也。加黄芩、黄连、黄柏、知母、防己，视邪气上、中、下，择而用之。假令在上焦，止用黄芩半酒洗，半生用，在中焦加黄连，如在下焦加酒制黄柏、防己之类。如大便不通，滋其邪盛者，加酒制大黄利之。如大便燥者，加桃仁泥、大黄。如风结燥不行者，加麻仁、大黄以润之。如风涩而大便不行者，加煨皂角仁、大黄、秦艽利之。如脉涩觉身亦气涩，而大便不通者，加郁李仁、大黄，以除风燥。如阴寒症，为寒结秘而大便不通，以《局方》半硫丸，或加炮附子、干姜煎，冰冷服之。大抵用药之法，不唯疮疡一家，凡诸疾病，气素怯弱者，当去苦寒之剂，多加人参、黄芪、甘草之类，以泻火而补元气。余皆仿此。

玉烛散　和血通经，能使瘰疬自消，及治室女经不行，颈多结核。

川归　芍药　大黄　甘草　熟地　芒硝　黄芩　川芎

各等分，每服五钱，姜三片，水煎服，日进一服，七八日效。

治瘰疬未破者如神，百药不应者累效。

杏树叶阴干为末，五分　人中白煅为末，二分半　蝙蝠焙干为末，二分半　白花蛇蜕煅存性，二分半　蜜蜂七枚，焙，为末

上将杏树叶末用清水调，再入四味末

药，和匀敷患处。却将皮纸一张，以针刺孔，贴药上，如干用清水就纸上刷之。每一昼夜，换药一次。如面上发热，服清凉饮子数帖自退。

败毒瘰疬方　神效。

白胶香　海螵蛸　降真香用中心无土，干者

上等分，为末，搽患处。外以湿纸掩之，一夕而退。

已破者　蜜蜂一十一枚　蛇蜕七分半蜈蚣二条，端午收者

上用麻油四两，将前药入油内，以文武火熬成，入光粉二两，用桑枝七条如箸大者，急搅候冷，出火气七日，方可用纸摊贴。

以上二方，乃郑义门累验者，不须服药，贴此五七日便消。

海藏方　治项后侧少阳经中疙瘩，不辨肉色，不问大小及月日久远，或有赤硬肿痛。

生山药去皮，一块　蓖麻子一枚

上研匀摊贴之，如神。

丹溪云：山药生者，能消肿硬，极佳极佳。

清凉饼子

生山慈菇　良姜

等分，捣为饼，罨之，能散去寒热。或以生慈菇磨，调酒服大妙。此药大能散疬，如神。

《本事方》治瘰疬、鼠疬。

刺猬皮瓦上炒，研为末，加轻粉干敷。

治颈上核块动者

夏枯草末，六钱　甘草末，一钱

上和匀，每服一钱至二钱，茶清调下。

《肘后方》治颔下瘰疬如梅李大，宜速消之。

海藻一斤　酒一升

浸数日，稍稍饮之。

文武膏　治瘰疬。

桑椹黑熟者二斗，以布袋绞取汁，瓦器中熬成膏，白汤化下一匙，一日三服。红者，晒干为末，白汤调服。

结核：独形而小核者。

刘守真云：结核者，火气热甚则郁结，坚硬如果中核也。不须溃发，但热气散则自消。

丹溪云：结核或在颈项，在臂，在身，如肿毒者，乃痰注于皮里膜外之间，结聚而不散也。问其平日好食何物，吐下后，用药散之。

结核在颈项方

直僵蚕炒　大黄酒浸　青黛　胆星各等分

上为末，蜜丸噙。

结核在下颏　二陈汤加连翘、防风、川芎、酒芩、苍术、皂角刺、僵蚕、麝香。行太阴、厥阴之积痰，使结核自消，甚捷。

《济世方》治颏下结核不消，经验方

大蜘蛛不拘几枚，以好酒浸之，研烂，同浸，酌酒去渣，临卧温热服之。

海藏生山药蓖麻子方佳。方在疬门。

瘿气气结于项，久留不去，而项为胀大。

丹溪曰：瘿气先须断厚味。

海藻洗，一两　黄连二两

上为末，以少许置掌上，时时舌舐之，津咽下，如消三之二，须止后服。

又方

黄柏二两　海藻一两　不用黄连亦佳。

治瘿气结核，磊磊肿硬

昆布一两

洗去咸，为末，每用一钱，绵裹于好

醋中浸过食之，咽津，药味尽，再嚼之。

《肘后方》治颈下卒结囊欲成瘿。

海藻一斤

洗过，酒浸饮之。

破结散 治五瘿极佳。

麦面四分 松萝 半夏 贝母 海藻洗 龙胆草 海蛤 通草 昆布 枯矾各三分

上为末，酒服一钱，日三，忌鲫鱼、猪肉、五辛、生菜、毒物，二十日愈。

玉壶散 治三种瘿。

海藻洗 海带洗 昆布 雷丸各一两 青盐 广茂各五钱

上为末，炼蜜丸，芡实大，嚼化。

人参化瘿丹

海带洗 海藻洗 海蛤 昆布四味皆焙 泽泻炒 连翘各一两 猪靥 羊靥各十枚

上为末，蜜丸，芡实大，临睡嚼化一二丸，忌油腻。

宝金散 治瘿气无不瘥。

猪羊靥十对，暖水洗去脂膜后，晒干，为细末 海藻洗 海带各三两 丁香 木香 琥珀研 麝香研，各一分 珍珠研，五钱

上先将各味为细末，配和匀，再重罗过，每服一钱，热酒一盏调服。夜睡时须垂头而睡。若童男女，十服效。大人一日见效，有孕者忌之。

海带丸 治瘿久不消。

海藻 贝母 陈皮 青皮各等分

上为末，炼蜜丸，弹子大，食后嚼化一丸，大效。

治瘿气神效方。

海藻 海带 昆布 蒲黄各二钱 猪靥子五枚，焙干

上为末，每服二钱半，临睡以酒调服。且不用枕头三日。

无择曰：瘿多着于肩项，瘤则随气凝结，此等皆年数深远，浸大浸长。坚硬不可移者，名曰石瘿。皮色不变者，名曰肉瘿。筋脉露结者，名曰筋瘿。赤脉交结者，名曰血瘿。随忧愁消长者，名曰气瘿。五瘿皆不可妄决破，决破则脓血崩溃，多致夭枉。

瘤

瘤有六：骨瘤、脂瘤、肉瘤、脓瘤、血瘤、粉瘤。脓瘤即胶瘤也。唯粉瘤与脓瘤可决，余皆不可决溃，肉瘤尤不可治，治则杀人。

点瘤赘方 神验。

桑炭灰 枣木灰 黄荆灰 桐壳灰各二升半 荞麦灰炒

上以沸汤淋汁五碗许，澄清入斑蝥四十个，穿山甲五片，乳香、冰片不拘多少，后入煎，作二碗，以瓷器盛之，临用时入新石灰调成膏，敷瘤上。干则以清水润之，其效若神。

丹溪治丹瘤 蓖麻子，去壳研，入面一匙，水调搽之，甚妙。

消瘤方 用向阳槐枝，于菜油灯盏火上，以槐枝熏热，浸油熨瘤上。如法熨数次，其瘤自消。

肠痈门 附：胃脘痈

夫肠痈者，乃阴阳偏胜，喜怒无时，伏于脏腑之中，结在肠胃之内，血凝气滞，回旋失度，不能通行，聚结成痈，致生肿痛。孙真人云：卒得肠痈而不晓其病候，错则杀人。其病初起，觉腹中微痛，小腹肿而强抑之则痛，小便涩似淋，时时汗出复恶寒，其身皮甲错，腹皮紧急，如肿之

状，按之濡。或发热无汗，洒淅恶寒，皆其候也。其脉洪数者，为有脓也，可下。脉迟紧者，未有脓，不可下也。甚者腹胀，转侧有水声，或绕脐生痛，汁从脐出，或大便下脓血，或一足不能举。凡此皆为恶候。胃脘痈者，经曰：胃脉沉细，沉细者气逆，逆者人迎反盛，则热聚于胃口而不行，故胃脘为痈也。治法亦与肠痈颇同，初以疏利之药导其滞，次以排脓消毒托里之药调之。此其大法也。

《脉经》问曰：羽林妇何以知肠有脓，师曰：脉滑而数，滑则为实，数则为热，滑则为荣，数则为卫，卫数下降，荣滑上升，荣卫相干，血为败浊。小腹痞坚，小便或涩，或自汗出，或复恶寒，脓为已成，设脉迟紧，则为瘀血，血下即安。

薏苡附子败酱散　治身甲错，腹皮急，如腹胀，本无积聚，身热脉数者。

附子炮，二分　败酱五分　薏苡一钱

上为末，每服一钱，水煎顿服，小便当下而愈。

《三因方》：薏仁、附子同前，败酱一两二钱五分，每用四钱，水一盏半，煎七分，去渣，空心服。

《千金》**大黄牡丹汤**　治肠痈。小腹痞坚，或偏在膀胱左右，其色白，坚大如掌热，小便自调，时自汗出。脉迟坚者，未成脓，可下之，当有血。脉数则脓已成，不复可下。

大黄四两　牡丹皮三两　芒硝二两　冬瓜仁一升　桃仁五十枚

上水五升，煮一升，顿服，当下脓血。

无择**薏苡汤**　肠痈腹中痛，烦躁不安，或胀满不食，小便涩，妇人产后虚热，多有此病，纵非痈，但疑是者便可与。或有差，亦无妨。

冬瓜子四两　薏苡五两　牡丹皮　桃仁各三两　如无冬瓜仁，以栝蒌仁代之。每服五钱，水煎服。姚氏去桃仁用杏仁，崔氏加芒硝二两。

《医案》曰：女子腹痛，百方不治，脉滑数，时作热，腹微急。孙尚诊曰：腹痛脉当沉细，今脉滑数，此肠痈也。以云母膏一两作丸，如梧桐子大，用牛皮胶熔化，温酒调胶水吞丸子下，饷时服尽，下脓血一盆而安。

昔一妇人，肠中痛不可忍，大便从小便中出。杨吉老之婿李生诊之曰：夫尪脉见于寸部者，乃积血在胸，今尪见于关，乃肠生痈也。乃出云母膏作百十丸，煎黄芪汤吞下，利脓血数升而安。

上肠痈五方，丹溪所集也。前三方置于篇首者，盖亦肿疡泻利例也。后二方用胶、黄芪煎汤吞药者，乃溃疡补例也。

四圣散一名神效栝蒌散。治肠痈、痈疽、五发、乳痈、便毒，服之神应。

大生栝蒌一枚，去皮　粉草研末，四钱　乳香研末，一钱　没药研末，三钱

上用好酒二大碗，慢火煎至一碗，分作二次，两日尽。大便顺导恶物妙。若干栝蒌则用两枚。若疾甚者，再服，以退为度。此方极佳。

牡丹皮散　肠痈冷症，腹濡而痛，时时利脓。

丹皮　人参　天麻　白茯苓　黄芪　木香　川归　桃仁去皮尖　川芎　官桂各三分　白芷　薏仁　甘草

上用水煎，温服。

梅仁汤　肠痈里急隐痛，大便闭涩。

梅核仁四十九枚，去皮尖　大黄三两　牡丹皮一两七钱五分　冬瓜仁四两　芒硝二两半　犀角镑，一两半

每服七钱，水煎服，下利脓血三两行为度。

神仙蜡矾丸　治肠痈神妙。此药不拘老幼，皆可服之。无不取效。最止疼痛，不动脏腑，乃内托之药也。方见痈疽门。

丹溪曰：肠痈，大肠有热积死血流注，桃仁承气汤加连翘、秦艽。近肛门破入风者，难治，用防风之类。

河间**射干汤**　治胃脘痈，人迎脉逆而盛，嗽脓血，营卫不流，热聚胃口成痈。

栀子仁　赤茯苓　射干去毛　升麻各一两　赤芍一两半　白术五钱

每服五钱，水煎，将熟入生地黄汁一合、蜜半合，再煎，温服不拘时。

复元通气散　治诸气涩，耳聋，腹痛，便痈，疮疽无头，止痛消肿。

青皮　陈皮各四两　甘草三寸，半生，半炙　穿山甲炒　栝蒌根各二两　金银花一两　连翘一两

上为末，热酒调下。

痔　漏　门

痔者，肛门内外有瘰胀疼者是也。东垣谓：湿热风燥，四气相合而致也。痔有五种，谓牡痔、牝痔、脉痔、肠痔、血痔也。古方又有酒痔、气痔、虫痔、翻花痔、鼠奶、蝼蛄等痔之名不一，究其所因，亦不过久嗜辛热、炙煿、新酒，及房劳、忧思、蕴积热毒、愤郁之气所致也。或藏于肛门之内，或突于肛门之外。若蕴毒深者其状大，蕴毒浅者其状小。大者如莲花、鸡冠、核桃之状，小者如牛奶、鸡心、樱桃之类。久而不愈，有妨行坐，或出鲜血，或流脓水则成漏矣。治法：在外者宜点之、洗之；在内者宜祛其风而除其湿，消其热

而解其毒，斯得治之法矣。

东垣**秦艽苍术汤**　治痔疾，若破谓之痔漏，大便秘涩，必作大病。此由风热乘食饱不通，气逼大肠而作也。受病者，燥气也。为病者，胃湿也。胃刑大肠则化燥火，以乘燥热之实，胜风附热而来，是湿热风燥，四气相合。故大肠头成块者，湿也。作大病者，风也。若大便燥结者，主病兼受火邪也。热结不通，去燥屎者，其西方肺主诸气，其体收下，亦助疾病为邪，须当破气药兼之，治法全矣。服之其疾立愈，不可作丸，以剉，汤与之，效如神。

秦艽一钱，去芦　泽泻三分　苍术制，七分　防风根五分　桃仁去皮，一钱，另研　当归根三分，酒洗，第一服药用身　黄柏去皮，酒洗五分　大黄少许，虽大便秘涩，亦可多用　槟榔一钱，细末调服之　皂角仁烧存性，去皮，一钱，捣细末调下服之

上除槟榔、桃仁、皂角仁三味，候煎成药，研匀调入外，余哎咀，作一服，水三盏，煎至一盏二分，去渣，入前三味，再上火煎至一盏，空心热服。待少时，以美膳压之，不犯胃气也。服药日忌生冷硬物，及酒面大料物，干姜之类，犯之则药无效。如有白脓，加五朵白葵花，须除萼去心，细剪入，青皮五分，不去白，入上药同煎。又用木香三分，为细末，同槟榔等三味，再上药同煎，依上法服饵。古人以此疾多以岁月除之，此药一服立愈。若病久者，再服必愈。

秦艽白术丸

秦艽去芦　归梢酒洗　桃仁酒浸去皮尖，另研，各一两　地榆三钱　泽泻　皂角仁烧存性，去皮，各半两　枳实麸炒　白术各半两

上为细末，和桃仁泥研匀，煎热沸汤，面糊丸，鸡豆大，焙干，白汤下，空心，

宿食消尽服之。少时以美膳压。忌生冷、硬物、冷水、菜并湿面、酒，及五辣辛热大料物之类，犯之则药无验。十服必愈。

苍术泽泻丸

苍术四两，去皮　泽泻　枳实　秦艽各二两　地榆　皂角子烧存性，各一两

上为细末，烧饼为丸，如桐子大，每服三十丸，米饮汤或酒下。

一妇人，产后痔作疮，有头，如蒜头大。或下鲜血，或紫血，大便疼，与黑神散。又多食肉太饱，此湿热在大肠。

郁李仁去皮　麻仁　槐角各七钱　枳实皂角仁五钱，为末　苍术　归尾　生地各三钱　大黄炒，一钱

上分六帖，内三仁另研，煎服。

又方　治痔用鸡冠花不拘多少，浓煎汤，每服一盏，空心服。本草云：鸡冠花性凉，治泻血。

丹溪治翻花痔头向上，是大肠热甚收缩为主。用四物解毒加枳壳、白术、槐角、秦艽。

治翻花痔

荆芥　防风　朴硝

上煎药汤洗之，次用木鳖子、郁金研末，龙脑些少，水调涂上。

痔药膏子　治外痔翻花脱出，黄水不止，肿痛病，并用银阔篦蘸药涂敷，日一次，重者五七次立愈。先用药水洗，拭干，却敷此膏。用真桑灰不拘多少，淋浓汁两碗，熬至一碗，却入草乌片、大黄片各二钱，再慢火熬至半碗，入甘草一钱，数沸，下净细石灰半匙头，不可多，略沸三五次，用绢一重，花纸二重，如绞漆状滤过，再熬成膏，候冷，用真胆矾五分，研极细末，放入膏中，用瓦器盛贮封之。临用入龙脑末，和匀敷之。

治肠痔鳖甲丸

鳖甲　猬皮炙焦黑　穿山甲炙焦　白矾枯　附子　猪牙皂角各半两，炙焦存性，二分

上细末，研匀，蒸饼丸，如桐子大，米饮下二十丸，食前，日三服。

又方

槐花炒　白矾枯，各一两　附子五钱

上细末，研匀，蒸饼丸，如桐子大，每服二十丸，米饮下，食前，日三服。

丹溪治二十三年不愈者，三服止，用**莲花蕊散**。

莲花蕊　黑牵牛头末各一两半　当归半两　矾红少许

上为末，先忌食肉五七日，空心令食肉一顿，就取温酒下三钱，约两时辰，取下脓血或虫，是效。

海藏、《外台》治五十岁痔不瘥，涂熊胆取瘥，神效。诸方不及此。

七圣丸　治大肠疼痛不可忍。王叔和云：积气生于脾脏旁，大肠疼痛阵难当，渐交稍泻三焦湿，莫慢多方立纪纲。

羌活一两　槟榔　木香　川芎　桂枝去皮，各半两　大黄八钱，煨　郁李仁去皮，另研，一两

上除郁李仁另研外，为细末，炼蜜丸，桐子大，验虚实，临时斟酌丸数，白汤下，取大便微利，一服而愈。切禁不得多利大便，若大便大行，其病滋甚。

治鼠痔结核，作渴疼痛方

皂角炙　穿山甲　黄芪　荆芥　槐子　木香　猬皮　鳖甲醋炒　桔梗　露蜂房炒焦　芍药各一两　大黄五钱

上为末，炼蜜丸，桐子大，每服三十丸，温酒下，食前，日三服，未止加至四五十丸。

治痔疾下血，疼痛不止

以玩月沙不拘多少，慢火熬令黄色，为末，每二钱入乳香五分，空心温酒调下，日三四服瘥。

秦艽羌活汤 治痔漏，成块，下垂疙瘩，不任其痒。

升麻根 柴胡 甘草炙 麻黄根各五分 黄芪 秦艽各一钱 防风根七分 藁本三分 细辛炒 红花少 羌活根一钱三分

水煎服。

治痔有虫咬，谷道痒，或下脓血多。

取槐白皮浓煎汁，安盆中，坐熏之，塞其谷道，汤冷更暖之，良久欲大便，当虫出，不过三度即愈。如用末，绵裹纳下部。

淋渫药 治下部痔肿，大肠头痒痛。

威灵仙 枳壳麸炒，各一两

上为粗末，熬水熏洗，冷即再暖，临卧避风洗三次，挹干贴蒲黄散。

丹溪治肠风痔漏，有虫如丝细，黑头，取去除根。

瞿麦半斤 猪牙皂角一寸

上为末，入猪腰子一双内，用米泔煮，空心食之，少顷肚痛上攻，虫皆随出，作地坑埋之。薄粥补之。

当归郁李仁汤 治痔漏大便硬，努出大肠头下垂，多血，苦痛不能忍。

皂角仁另研细末，调服 郁李仁 秦艽各一钱 麻子仁一钱半 当归梢 生地黄 苍术各五分 泽泻三分 枳实七分 大黄三钱，煨

上除皂角仁研细末，余药剉如麻豆大，水三大盏，煎一盏，去渣，入皂角末，调在内，空心食前，候宿食消尽服之。忌风寒处大小便。如欲凉大肠、宽大肠，则用枳壳去穰，入巴豆，铁线缠，煮透，去巴豆，入药用。若丸药则捣烂用，煎药则干用。

治肠痔，每大便下血，槐树上木耳，取末之。饮服方寸匕，日三服良。

治肠痔多年不瘥，下血不止。

木贼 枳壳各二两 干姜一两 大黄一分

四味并剉一处，入铫子内，炒黑色，存性，三分，捣罗，温粟米汤调，食前服二钱匕，甚妙。

治痔漏疮方

鸡子一个煮熟，去黄取白，切炒 明矾如皂角子大，匙上枯过，用三分

上为末，用温汤洗净，拭干，用纸捻点药送入疮孔内，立效。日三易。

又方

穿山甲一两，烧存性 肉豆蔻仁三个

同为末，米饮调二钱服。治气痔脓血甚者，刺猬皮一两，烧服，中病即已，不必尽剂。

治痔神应散 治五种肠风下血。

上厕粪前有血名外痔，粪后有血名内痔，大肠不收名脱肛，谷道四面有努肉名奶痔，头上有孔漏出名肠风，并治之。

黄牛角鰓一枚，酌中者，搥碎 蛇蜕皮一条，白者 猪牙皂角七茎 穿山甲七片 刺猬皮一两，剉

上五味细剉，入瓮瓶内，以黄泥封固，候干，先用小火烧令烟出，后用大火煅令通赤为度。取出摊开，候冷，捣罗为末，服时先令患者临卧时细嚼胡桃仁一个如糊，用无灰好酒一盏送下，不可言语便睡，至五更时，以温酒调下药末三钱，至辰时，更进一服，虽年久，不过三服，立效。

丹溪治肠风痔漏如神

大树木上寄生叶，取干为末，酒水米

饮任下，或丸桐子大，服三十丸亦可。

《千金方》治五痔方

苍耳茎叶，以五月五日采，干为末，水服方寸匕，或丸桐子大，服之，立效。

洗痔疼　用荆芥、朴硝、桑寄生，定痛解毒去风，凉大肠热，安胎。如肿者，加倍子、木鳖子，研极细，调服而愈。

又方　五倍子、朴硝、桑寄生、莲房，水煎洗。一方加百药煎洗。

洗痔方　轻者用朝东马齿苋、刘寄奴，浓煎汤熏，待温，却用手洗，拭干。重者加大青叶、梗，干者一半同煎。

丹溪治痔痒，用灰苋，带根煎浓汤，先熏，后洗。

又方　取河水频洗，用蜗牛涂之。

一方　治痔。用雄鸡胆、片脑，和匀贴之。

一方　熊胆涂之神效。

蒲黄散　治下部痔漏。

蒲黄　血竭半两

上为细末，每用少许，贴于患处。

熏痔法

猬皮切方三指大　雄黄枣大，研　熟艾鸡子大

上为末，用瓦器，以灰实一半，如烧香法。安长桶内，坐其上熏之。烟气从口出为佳。凡三度熏永瘥。勿犯风冷，忌鸡肉毒物。

丹溪治痔疮　大蒜十片，头垢捏成饼子，先安头垢饼于痔头上，外安蒜片，以艾灸之。

《本事方》治一判官，乘骡入骆谷，有痔疾，因此大作，其状如胡瓜，贯于肠头，热如溏灰火，至驿僵仆。主驿吏云：此病予曾患来，须灸即瘥。用柳枝浓煎汤，先洗痔，便以艾炷其上，连灸三五壮，忽

觉一道热气入肠中，因转泻鲜血穢物一时出，至痛楚，泻后遂失胡瓜所在，登驿而驰去。

无择云：肠癖如痔，如大泽中有小山，突出为痔。人于九窍中，凡有小肉突出，皆曰痔。不特于肛门边生。有鼻痔、眼痔、牙痔等，其状不一。方书分出五种，曰牡、曰牝、曰脉、曰肠、曰气。牝痔者，肛边生疮肿突出，一日数枚，脓溃即散；牡痔者，肛边发露肉珠，状如鼠奶，时时滴渍脓血；脉痔者，肠口颗颗发瘰，且痛，且痒，出血淋漓；肠痔者，肠内结核有血，寒热往来，登溷脱肛；气痔者，遇恐怒则发，肛门肿痛，气散则愈。又方有酒痔，每遇饮酒发动，疮肿痛而流血。血痔则每遇大便清血随下而不止。宜解热调血顺气为主。若久不愈。必至穿穴为漏矣。

治痔切勿用生砒，毒气入腹，反至奄忽。忌吃生冷硬物冷菜之类及酒、湿面、五辣、辛热、大料物，及干姜之类。犯之无效。此东垣格言也。

秦艽防风汤　治痔漏，每大便时疼痛。

秦艽　防风　归身　白术各一钱半　甘草炙　泽泻六分　黄柏五分　大黄煨　陈皮各三分　柴胡　升麻各三分　桃仁三十个，去尖另研　红花少许

上水煎，空心热服。

乌金散　治痔漏。

猬皮烧存性　黄牛角䚡剉碎，炒黄　牙皂角　槐子　皂荚刺　枳壳　贯众　阿胶各等分　穿山甲炒黑

上为细末，每服钱半，用胡桃肉烂研，并调酒，食前服。大肠热，荆芥汤下。漏血不止，川归汤下。

猬皮丸　治诸痔出血，里急后重。

川归　川芎　白芍　枳壳各五钱　槐

花炒，三钱　艾叶炒　地榆　黄芪　白矾枯　贯众各半两　猬皮一两，炙焦　大皂角一条，醋炙　猪后蹄垂甲十个，炙焦　蜂房炒焦，二钱五分　穿山甲炒焦，二钱五分　皂角刺略烧，二钱五分　一方有蝉蜕，洗净略烧二钱。

上为末，醋糊丸，如桐子大，每服七十丸。

逐瘀汤　治热痔。通利大小便，取下黑物。

川芎　赤芍　生地　白芷　五灵脂　枳壳　阿胶　蓬术炮　茯苓　茯神　木通　生甘草各一分　大黄生　桃仁去皮，各一分半

每服三钱，姜三片，蜜三匙，煎服，以利为度。污血作疼通用。

钓肠丸　治久新诸痔，肛边肿疼，或痒，挟虚寒而作者。

栝蒌二个，烧存性　猬皮剉碎，罐内烧存性，二个　白矾　绿矾枯　胡桃仁十五个，烧存性　白附子生　半夏　南星　鸡冠花五两，烧　枳壳　附子去皮脐　诃子去核，各二两

上为末，醋面糊丸，梧子大，每服二十丸，空心临卧温酒下。

槐角丸　治诸痔出血，及痔头上有孔，名瘘。

槐角炒，一两　地榆八两　川归八两　黄芩八两　防风八两　枳壳八两

上为末，酒糊丸，如梧子大，每服五十丸，米饮下。

干葛汤　治酒痔。

白干葛　枳壳　半夏　茯苓　生地各半两　黄芩　甘草各一分　杏仁五钱

每服三钱，黑豆百粒，姜五片，白梅一个，水煎服。

橘皮汤　治气痔。

陈皮　枳壳　川芎　槐花炒，各半两　槟榔　木香　桃仁　紫苏茎叶　香附　甘草炙，各一钱半

每服三钱，姜枣煎服。

黑玉丹　治肠风及痔漏，头疼不可忍，用此去虫拔根，三五服见效。

猬皮剉，八两　猪悬蹄百只　牛角鰓八两　槐角二两　雷丸　脂麻各二两　乱发皂角煎汤洗，焙　败棕剉，各二两　苦楝根剉，二两半

上用瓷罐内烧存性，研细末，入乳香一两，麝香四钱，研合和匀，酒糊丸，如桐子大，每服五十丸。先细嚼胡桃一枚，以温酒吞下，日二服。甚者日三服，空心及食前服。

又方　治同上。

人参　黄芪炙　生地　川归　川芎　条芩　升麻　枳壳　槐角各等分

上为细末，面糊丸，如桐子大，每服三十丸，空心米汤下。

敷药蜗牛膏

蜗牛一枚　脑子　麝香　各少许，掺之，用瓷盒盛，次早取汁敷之。

一方

熊胆一钱　麝香一分　片脑五厘

共为细末点，田中大螺数枚，碗盛，候汁出，取以点之。

一方　寒水石、朴硝共为末，以津调，手指点药，敷痔上。

一方　猬皮烧灰，生酒、油和敷。治肠痔下部者，如虫蚀，炙末用。

一方　治诸痔。

用川山甲，自尾根尽处数。除三鳞不用，取第四五大鳞，横三行，烧存性，为末，入麝香少许，腊茶一匙同调，空心服，以澄下浓者，敷疮上，其冷如冰冷，永不

痛，大效。

《肘后方》治漏　蜂房一枚，炙黄赤色，为末，每用一钱，腊猪脂调敷疮上。

一方　用菟丝子炒黄黑色，为末，用少许，和鸡子黄调敷，亦治谷道中赤肿。

一用木鳖子搥去油，煎汤洗。一用槐柳枝煎汤洗。

又方　饮酒多之人生痔。三黄丸，以生地黄汁为丸，空心淡酒吞下三五十丸，立效。

二八通玄丹梅东先生方。

宣连八两，用茱萸四两炒，去茱萸　川归二两　乌梅肉　槐角　枳壳各二两

上为末，以雄猪肚一个，洗净，入药在内，外以韭菜四五斤，包其肚，用水醋共数碗，煮肚熟为度，去韭菜并肚，以药烂捣丸如桐子大，每服空心白汤下五七十丸。

虫痔　用鳗鱼干烧烟熏之，虫尽死而愈。

治谷道边生疮，久不愈者。

用鸡内金烧灰存性，研细末，干贴患处，如神。

皂角煎丸　治内痔漏，肠头里面生核，寒热往来。

满尺皂角二挺，去弦核，醋炙　白矾煅刺猬皮炙黄　薏苡仁　白芷各一两　桃仁去皮，炒　甜葶苈炒　川芎　桔梗各半两　猪后蹄垂甲十枚，烧存性

上为细末，炼蜜丸，如桐子大，每服五十丸，空心用桑白皮煎汤送下。

拔毒散　敷痔肿毒处。

大黄　黄柏　白及　石膏　黄芩　黄连　白蔹　栀子　朴硝各等分

上为末，用井花水调涂。

汤火门

凡汤火伤，急向火灸，虽极痛，强忍一时即不痛，慎勿以冷物塌之，及井底泥敷之，使热气不出，烂入肌肉。

火烧　以好酒洗之，再以盐敷其上，如皮塌者，以酒熬牛皮胶敷之。

热酒伤　用糯米粉炒黑，末，酒调敷之。

治汤火灼未成疮者，用艾白根烧灰，鸡子黄和敷之。如成疮，用白蜜封之，以竹中取膜贴上，日三次。

治汤火疮，麸皮炒黑灰，为末敷上，神妙。此方有补性，始终皆可用。

治汤火疮，取旧烹银炉中烧过焦黄土，研细如粉，以生姜调于帛上，贴之痛止。

一方　用熔银锅子细末，油调敷上佳。

保生救苦散　治火烧，热油损，或致皮肉脱，及一切狗啮损伤，并刀斧伤。

用生寒水石，不拘多少，为极细末，调涂之。或干上，然不如油调涂，其痛立止，并不作脓。无分毫厘苦楚，日近完复，永无破伤风症。

冰霜散　治火烧皮烂大痛。

寒水石生　牡蛎烧　朴硝　青黛　轻粉各等分

上为细末，新水或小油调涂立止。

治火烧

桐油　水银各等分

上二件，以柳条不住手搅成膏，再入大黄、石膏二末，和以牛皮胶，入少水溶开，外用猫儿肚底毛，细剪掺上贴之，以青黛敷之妙。

治汤火疮烂者　以黄蜀葵花落者，净器收之，入水些少，待烂成水，敷上神妙。

热油烧外痛，以蜜敷之立安。梅师方。

治汤火疮至妙。

用刘寄奴为末，先以糯米浆，鸡翎扫伤处，后以药末搽上，不痛且无痕。大凡汤伤，先用盐末掺之，护肉不坏，然后敷药。

又方　以榆白皮末，猪脂油涂疮愈。

颠扑损伤门

按《发明》经云：夫从高坠下，恶血留于内，不分十二经络，圣人俱作风中肝经，留于胁下，以中风疗之。血者，皆肝之所主，恶血必归于肝。不问何经之伤，必留于胁下，盖肝主血故也。痛甚则必有自汗。但人汗出皆为风症。诸痛皆属于肝木，况败血凝涩，从其所属入于肝也。从高坠下，逆其所行之血气，非肝而何？以破血行经药治之。

《内经》云：肝脉搏坚而长，色不青，当病堕若搏，因血在胁下，令人呕逆。《金匮》云：寸口脉浮微而涩，法当亡血，若汗出，设不汗出者，当身有疮，被刀斧所伤，亡血故也。

金疮出血，脉沉小者生，浮大者死。

砍疮出血一二石者，脉大，二十日死。

砍刺出血不止者，其脉止、脉来大者，七日死。滑细者生。从高颠仆，内有血，腹胀满，脉弦者生，小弱者死。

刘宗厚云：按破伤有瘀血有内，脉坚强实则生，虚小弱者死。若亡血过多，脉虚细小者生，浮大数实者死，皆为脉病不相应也。

子和云：诸落马坠井，打扑伤损，闪肭损折，杖疮肿发，焮痛不止者。可峻下二三十行，痛止肿消。宜以通经散、导水丸等药，或加汤剂泻之，后服和血消肿散毒之药。

刘宗厚曰：按子和于堕车落马，杖疮闪肭者，俱用峻下。其有心恙牙关紧急者，云是惊涎堵塞于上，俱用三圣散，先吐后下。其法虽峻，然果有惊。涎瘀血停留于内，焮痛肿胀发于外者，亦奏捷功。但于出血过多，老弱之人，脉虚大者，亦当求责。

又曰：谨按打扑金刃损伤，是不因动气而病生于外，外受有形之物所伤，乃血肉筋骨受病，非如六淫七情为病，有在气在血之分也。所以损伤一症，专从血论，但须分其有瘀停积而亡血过多之症。盖打扑坠堕，皮不破而内损者，必有瘀血；若金刃伤，皮出血，或致亡血过多，二者不可同法。而治有瘀血者，宜攻利之。若亡血者，兼补而行之。又察其伤有上下轻重浅深之异，经络气血多少之殊，唯宜先逐瘀血，通经络，和血止痛，然后调气养血，补益胃气，无不效也。顷见围城中军士，被伤不问头面、手足、胸背、轻重，治者例以大黄等药利之。后大黄缺少，甚者遂以巴豆代之。以为不于初时泻去毒气，后则多致危殆，至于略人手指，亦悉以药利之。殊不知大黄之药，唯与有瘀血者相宜，其有亡血过多，元气胃气虚弱之人，不可服也。其巴豆大热有毒，止能破坚逐积，用于此疾，尤非切当。所以有服下药过后，其脉愈见坚大，治者不察，又以为瘀血未尽而复下之，因而夭折人命，可不慎欤！

凡损伤，切不可食冷水，血见寒则凝。但一系血入心即死，以攻下瘀血之剂治之。

《金匮》治马坠及一切筋骨损方

大黄一两，酒浸　绯帛如手大，烧存性　乱发如鸡子大，烧存性　炊单布一尺，烧灰

败蒲一把，二寸　桃仁四十九粒，去皮尖　甘草炙，如中指节

七味以童便煎成，入酒一大盏，次下大黄，去滓，分温三服。先到败蒲席半领，煎汤浴，衣被覆，斯须通利，痛楚立瘥。

复元活血汤　从高坠下，恶血留于胁下。疼痛实不可忍。

柴胡五钱　当归六钱　甘草　穿山甲炮，各二钱　大黄一两，酒浸　桃仁五十枚，去皮尖　红花　栝蒌根各二钱

上件桃仁研烂，到如豆大，每服一两，水二盅半，酒半盅，煎至七分，食前服，以利为度。得利后，痛或不尽，服乳香神应散。

《灵枢》云：坠堕恶血，留于胁下则伤肝，肝胆之经行于胁下，属厥阴少阳，宜以柴胡为引用，为君。以当归活血脉。又急者，痛也，以甘草缓其急，亦能生新血，阳生阴长故也，为臣。穿山甲、栝蒌根、桃仁、红花，破血润血，为之佐。大黄酒制，以荡涤败血，为之使。

当归导滞散　治损伤瘀血，大便不通，红肿暗青，疼痛昏闷，蓄血内壅欲死。

大黄一两　当归三钱　麝香少许

上二味，为细末，入麝香和匀，每服三钱，热酒调下，其瘀血自下。若骨节伤折疼痛，以定痛接骨紫金丹治之。

定痛乳香神应散东垣方。治从高坠下，疼痛不可忍，及腹中疼痛。

乳香　没药　雄黑豆　桑白皮　独科栗子各一两　破故纸炒，二两　当归一两　水蛭半两

上为末，每服五钱，醋一盏，沙石器内煎至六分，入麝香少许，温服。

定痛接骨紫金丹

麝香　没药　红娘子各一钱半　乌药二钱半　地龙去土，二钱半　川乌　草乌炮，各一两　五灵脂半两　木鳖子去壳，半两　茴香二钱半　黑丑五分，生用　骨碎补　威灵仙　金毛狗脊　防风　自然铜醋淬煅红，七次，各五钱　禹余粮四钱　陈皮　青皮各二钱五分

上为细末，醋糊丸，桐子大，每服十丸至二十丸，温酒送下。

《三因》鸡鸣散　从高坠下，及木石所压。凡是损伤，瘀血凝滞，疼痛欲死，兼以此药，推陈致新。神效。此方治血滞于肺部气分也。

大黄酒浸，一两　杏仁三十粒，去皮尖

上研细，酒一碗，煎至六分，去滓，鸡鸣时服。至晚取下瘀血即愈。若便觉气绝，取药不及，急劈开口，以热小便灌之。

王海藏云：若登高坠下，撞打及伤心腹，胸中积血不散，以上、中、下三焦部分分之。以易老犀角地黄汤，桃仁承气汤，抵当汤、丸之类下之。亦有以小便同煎治之者，更有内加生地、当归煎服者，亦有加大黄者，唯智者择之。

洁古巴戟汤　治从高坠下，及打扑内损，昏冒嗜卧，不能饮食，此为血闭，脏腑不通。

巴戟去心　大黄各半两　当归　地黄　芍药　川芎各一两

上水煎，以利为度。

严氏夺命散　治刀刃所伤，及从高坠下，木石压损，瘀血凝滞，心腹疼痛，大小便不通。

水蛭用石灰拌，慢火炒令黄色，半两　黑丑二两

上为末，每服二钱，热酒调下。约行四五里，再用热酒调黑丑末二钱催之，须下恶血成块，以尽为度。

【破血止痛行经之剂】

破血散　治乘马损伤，跌其脊骨，恶血留于胁下，其痛苦楚，不能转侧。

羌活　防风　桂各一钱　柴胡　连翘各二钱　归梢二钱　水蛭炒，烟尽，研二钱　麝香少许，另研

上分作二服，每服二大钱，酒水一盏，除水蛭、麝香外，另研如泥，煎余药一大盏，调二味食前服。

地龙散　治腰脊痛，或打扑损伤，从高坠下，恶血留于太阳经中，令人腰脊或胫腨臂腰中痛不可忍。

中桂　地龙各四分　羌活二钱　黄柏甘草各一钱　苏木六分　麻黄五分　桃仁六枚　归梢一分

每服五钱，水煎服。

《三因》**加味芎劳汤**　治打伤败血入胃，呕吐黑血。

川芎　当归　白芍　百合浸半日　荆芥穗各等分

上水酒各半煎服。

《元戎》**加味四物汤**　治虚人损伤不禁下者。

四物汤加川山甲，水煎服。

花蕊石散　治一切金刃箭镞伤，及打扑损伤，猫犬咬伤，或至死。血瘀伤处，以药掺之，其血化为黄水，再掺药便活。不疼痛。如内损血入脏腑，煎童子小便，入酒少许，调一大盏服之，立效。若牛抵肠出不损者，急纳肠入，用细丝或桑白皮为线。缝合肚皮，缝上掺药，血止立活。如无桑白皮，用生麻缕亦可，并不可封裹疮口，恐作脓血。如疮干，以津液润之，然后掺药。妇人产后败血不尽，血迷血晕，恶血奔心，胎死腹中，胎衣不下，至死者。但心后觉暖，急以童子小便调一盏，取下

恶物如肝片，终身不患血风血气症。若膈上有血，化为黄水，即时吐出，或随大便出。

石硫黄四两　花蕊石二两

上二味，相拌合匀，先用纸筋和盐泥固济瓦罐子一个，内可容药，候泥干，入药在内，再用泥封口，候干，安在四方砖上，上书八卦五行字，用炭一秤笼，叠周匝，自巳午时，从下着火，渐渐上彻，直至经宿，火冷炭尽。又经宿出罐，细研，以绢箩子筛极细，瓷盒盛之，依法使用。

杂　方

《本事》治打扑坠损，恶血攻心，闷乱疼痛，**水仙散**。

未展荷叶，阴干，一味为末，食前，以热童便一盏，调下三钱，以利下恶物为度。

经验方　治打扑损，筋伤骨折。

黄柏一两　半夏五钱半

上为细末，用生姜自然汁调如稀糊，敷以纸花贴，如干再敷。如骨折，先以绢帛封缚，次用杉树皮夹定，良久痛止即痒，觉热乃是血活，筋骨复旧，轻者三五日，重者不过旬日矣。

《本事方》治跌仆伤筋损骨，痛不可忍。此方乃神龟相授。

生地为末　藏瓜姜糟各一斤　生地四两，切

上都炒令匀热，以布裹罨伤折处，冷则易之，神效。

治打扑内损，筋骨疼痛。

乳香　没药　芍药　川芎　川椒去子及闭口者　当归各半两　自然铜煅，三钱

上为细末，用黄蜡四两，熔开入药末，不住手搅匀，湿丸，如弹子大，每服一丸，

用好酒煎开消尽，乘热一服吃尽，看何处痛，向痛处卧，霎时服三五丸，立效。

《衍义》云：没药通滞血，打伤扑损疼痛，皆以酒化服。夫血滞导而行之，则痛肿消焉。

《肘后方》治被打瘀血在骨节下出者。

生铁一斤，酒五升，煎取一升饮之。

丹溪治一人，因上山，恶血瘀入内，损伤，食少，脉弦，治宜活血和气。

川芎三钱　青皮二钱　芍药　滑石各一钱　丹皮五分　炙甘草一钱　桃仁七枚，研

水煎服之。

缀耳鼻法　治擦落耳鼻。用发入罐子，盐泥固济，煅为末，乘急以所擦落耳鼻蘸灰缀定，以软帛缚定，立效。

肩穿法　凡负重担肩破者。剪猫儿头上毛，不语唾粘之。

远行脚打泡　以生面水调为糊，贴过夜即干，不可擦破。

又方　用饭粘捣贴，以纸覆之过夜，次日平复，效。

抵金丹　跌扑伤损，闪扭，出骨窍等症。

蚕沙炒黄　绿豆粉炒黄，各四两　枯矾二两四钱

上为末，酽醋调敷患处，厚纸贴之，绢帛绑扎，换敷三四次即愈。忌产妇。

秘传神效散　治跌扑损伤骨折、骨碎、筋断，疼痛不可忍者，此药极能理伤续断，累验若神。

用路上或墙脚下过往人便尿处经久碎瓦片，取来洗净，火煅醋淬五七次，瓦黄色为度。以刀刮细末，每服三钱，好酒调服。不可以药微贱而轻忽其功也。

一字散　治跌扑损伤，功效同前。

半两钱五枚，火煅醋淬四十九次　甜瓜子仁五钱　珍珠二钱

上为末，每服一字，好酒调下。

治跌仆伤损　用蟹二只，连壳捣烂，好酒二碗，浓煎去渣饮之，留渣敷患处。

治损伤神效　治跌伤骨折。急取雄鸡一只，量患人酒量多少，或一碗、半碗，将鸡刺血于酒中温之，令患人热饮，其痛立止。验甚。

疠　风

《内经》云：脉风成疠。此疾非止肺、肾二脏有之。以其病发于鼻，俗呼为肺风也。鼻准赤而胀大，乃血随气化也。气不施则血聚，血聚则肉溃而生虫。此属厥阴，当以药疏之，可用《局方》升麻汤下钱氏泻青丸是也。余病各随经而治之，疠风成癞，桦皮散主之，从少至多，服五七月后，灸承浆七壮，疮愈勿止药，再灸同上。承浆一名悬浆，在唇下宛宛中，足阳明任脉之会。疗偏风口喎，面肿消渴，口齿疳蚀虫疮，灸之佳。每灸七壮，至七七壮止，灸则血脉宣通，其风应时而愈。艾炷如小竹箸头大，不可灸破血肉，但令当脉灸，亦能愈疾。

桦皮散　治肺脏风毒，遍身疮疥，及瘾疹瘙痒。

杏仁泡去皮尖，水一碗，煮至五分，取出晒干，另研末　荆芥穗各二两　枳壳去穰，炭火烧存性　桦皮烧存性，各四两　炙甘草五钱

上五味为末，每服二钱，食后温酒调下，日进三次。

凌霄散　治疠风神效。

蝉蜕　地龙去土，焙　白僵蚕　全蝎各七个　凌霄花五钱

上为末，每服二钱，酒调下无时。常

宜浴，每浴坐于汤中浸一时久，服药，神效。

四圣保命丹

大黄五钱　黄柏八两　苦参　荆芥各四两　干蟾一只，煅　栝蒌根　防风各五钱　轻粉二钱

上为末，每服一钱，茶清一盏调下。空心日午临卧各一服，服五七日后，先于牙缝内出臭黄涎，浑身疼痛，次后便利脓血。病根悉去。

加减何首乌散　治紫白癜风，筋骨疼痛，四肢少力，眼红无白，鼻梁崩坏，皮肤疮疥，及手足皱裂，睡卧不安，行步艰辛。

何首乌　蔓荆子　石菖蒲　荆芥穗　甘菊花　枸杞子　威灵仙　苦参各五钱

上为末，每服三钱，蜜茶调下，无时。

参毛丸　治大麻风。

苦参一斤　鹅毛半斤，煅存性

为末，陈米糊为丸，梧桐子大，每服五十丸，酒送下，一日二次。

仙方鲮鲤散　此方治大麻风极妙，绝胜他方，宝之。

穿山甲，活者大约重十斤为妙，剖开肚，不去肠杂，以真生漆一斤，涂在肚内阴干七日，用泥包，火煅存性，研极细末，每服三分或五分，火酒调下。用真青布被，上下盖之，出汗臭不可闻，不得见风，待汗干，被上俱是小虫，服十日，眉毛复出，身上脓水疮皆愈，一月即脱体除根。

愈风散　治一切恶风癞疾，除鼻梁崩坏者不治外，其余不问新久，无不收功。

淡豆豉　真轻粉　枳壳

俱为末，每服一二钱，五更空心糯米汤调下，至早饭后稍觉困倦，欲睡不睡，乃药力搜风使然，当逐下恶物，再服后鹤虱丸调理。

鹤虱丸　治大麻风不拘年月，以效为度。

鹤虱二两　防风一两　地榆　麻黄去节　雄黄另研　天麻各半两

上为细末，醋糊为丸，梧桐子大，每服三十五丸，酒下，日三服。忌鸡、猪、鱼、蒜、黏滑、油腻、烧炙、胡椒、房事。能如此调养则万全矣。若初起三五年者，十全八九，如纵欲无忌惮者，则不能收全功。

疠疮方

明矾末　黄蜡　新鲜土茯苓　过路珍珠草　紫背天葵根子各一两

上为末，炼化黄蜡，加生蜜糖拌捣为丸，梧子大，每服三十丸，米饮下，初服一日三次，后只一日一次。

又秘方　**治大麻风癞疾**

死人蛆虫洗净，缸片上焙干，为末，每用一二钱，用皂角刺煎浓汤调下。若肿而有疙瘩者，乃阳明经湿热壅盛，先以防风通圣散服二三帖，然后再服此药。盖此药有补功，以皂针为引，故能达表，能久服之，极有神功。非泛常草木可比伦也。用遭横死者，于检尸场中问仵人买之，极多，不难。

赤水玄珠跋

　　是集也，曩予客吴兴时，与铜壁山人创其事。尝虑浩汗难竟，中辍者屡矣。陈松亮光禄、吴九宜文学，间谓予曰：集成则子病，不成则天下病，子终毋以一人故病天下。予深然之。会有事还里中，与予侄元素，毕力哀校窜削，积十年乃成，屡谋入梓而未成。复持过吴兴，则铜壁、光禄皆已捐馆，无由商订，为之慨然。光禄家君春野，暨旧游诸君子，无忘久要，各出金钱以畀梓人，不逾年，遂告成事。嗟乎！佛力广大，其于营缔庄严何有，而财施法施资于十方，应得善果。矧兹管窥蠡测之见，仅仅祖述岐黄，缵明和缓，何能迥何医王万一。唯以檄惠诸公，得竟宿心，所愿集行，群迷顿廓，众病咸瘳。庶几与诸公共此好生之德，治于天下，称檀波罗蜜云尔。

生生子孙一奎识
长城周承积书

医言绪余

医旨绪余序一

《素》《灵》为医学之祖，厥旨精深，脱非高智，曷能洞彻玄寂而融奥妙。顾挽近医家，率执方以为捷径，即间有谭《内经》者，亦仅仅假口说以欺人，一叩其义，辄咽喉间作嗫嚅状，靡能畅朗。至《灵枢》，岂唯茫然，且未尝接睫也。医若此，安望其见病知微哉？海阳孙生东宿，往以是术游余霅上，声闻籍甚，无论患者伛立诸缙绅家，延生趾相错也。余雅见生察脉投剂，迥异常品，心故奇之。迩视篆大鄣，生持所著辑《医旨绪余》抵余征序，余读之卒业，见其钩《素》《灵》之隐，察受病之因，辨症名之异同，明经脉之逆顺，畅往哲已发所未尽，扩前贤缺漏所未言。益信往之奇中霅上者，本心得而出之，故能随俗为变而取效神也。讵如庸众之尝试漫为哉！是刻也，犹然生之绪余尔。载观生《赤水玄珠》二十卷，其诣精学博，斯可具见乎。余故奇生，乃因其请而序诸首。生名一奎，别号东宿。归安沈考功观顾为撰东宿说，以家世受易，又号生生子，故西吴咸称生生子云。

赐进士第文林郎知绩溪悬事乌程吴维魁撰

叙医旨绪余 二

医之为道，岂眇小乎哉！陶铸天地，和顺阴阳，宣节气化，措民物而置安全，其效与粒食蒸民者同功。而其立言秘旨，可等洁净精微之蕴。脱若性非霁哲，养非深邃，蕴积非以岁年，与夫受衷非慈祥长厚，则无能窥阃奥以观其妙，调瘯疠，回夭札，而登之康宁黄发也。世之业是术者，非不纷然夥矣。类眯谬自用，有称名家，亦操方书为套本，鲜济则委天命不可为，偶而获效，辄扬扬矜诩其能，益自信执方之为便。以斯职业，安望其究《素》《灵》之真诠，晰和扁之渺绪哉！医道之小，业医者自小之也。余族叔文垣，冲年以机颖俊爽著比受易，了了昭彻大义，塾师殊异之。舞象而后，访兄之括苍，遇异人以禁方相授，归则会乃翁疾，即由儒徙业。又念良医以意中，而执方为下，简籍所载，古人之意存焉。乃发藏书读之，上自《灵枢》《素》《难》，下及古今名家，靡不翻阅，又非徒然搜猎古人之言诠，务因言诠融洽古人之神髓。居而心惟，出而广询，近而丘里乡国之士靡不诹，远而江淮河汉之阴靡不蹈，就专门以叩厥秘，宗儒硕以研厥精，积之三十年所，独智益彻而理寂益融。于凡天地间浮沉升降之机，阴阳阖辟之运，气化推迁，消息盈缩之数，人身之寒热、虚实、顺逆、表里之异，镜莹于中。其治病也，察天时，稽气运，审受病之因，酌君臣佐使之用，故投剂辄效，藉藉称奇矣。何论葆和尊人以及太鬐，而新都之钜阀穷檐，与三吴之显贵隐约，靡不饮其汤液而称有喜也。且也日以其已试者辑而录之，又采诸名家言与人辨难等语，汇编成集，名曰《医旨绪余》。是集也，三才之理明，五行之义著，相火之辨畅以达，三焦之位论而确，以至脏腑之分配，症名之异同，经络之流贯，呼吸之本原，脉义之考，诊法治法之定，靡不备载。又列前贤之长，以标其善。简册虽约，其远宗之正，近取之周，考核之精，谦冲之度，一集而四善具焉。犹曰"绪余"，恶有能出其右而称渺论哉！昔皇甫有言：人而不精医道，虽有忠孝之心、仁慈之性，君父危困，赤子颠连，将何以济？余不佞，谓叔精诣若是，咸可济之矣。故掇拾其概，而为之序。观者慎毋谓余属宗亲而言近阿哉。

族子烨元素顿首拜撰

医旨绪余序 三

东宿孙君，著《医旨绪余》成，则吾师华阳吴公序之，其从子文学元素申之矣。孙君意不自已，而属不佞。吴公之言尊，尊则疑于援。文学之言亲，亲则疑于昵。惟吾子之信之也。不佞卒业，而窃有感，甚矣！夫医学之难，而孙君之所为业者笃也。昔晋侯卜疾，而崇于实沈台骀，史莫之知也。公孙侨详焉，通国以为异。迁史传医者，备书其治病生死，主名病状，诊候方脉，详哉乎其言之也。岂非穷理考故之难，切脉达药之要，主养生而重民命之道乎？自三坟湮而九丘隐，方术行而经论乖，局制盛出，俚师竞习，于是愈剧而生死者比比然，恶乎崇哉，人实崇之耳。论者至激，而云有病不治，恒得中医，岂其然乎？医家诵法岐黄，犹之周孔，俞、扁、淳、华，以及张、刘、朱、李之流，其人率视汉魏南北宋诸儒等。不通经学古，求合神圣之道以立权度，拘方虚诙，犹自以为得师，其不冥行而罔验，膏肓而沉锢者，几希矣。孙君冲年，以机颖著，习为儒，舞象之岁，访兄之括苍，遇异人授以禁方，归而起乃翁疾。遂幡然曰：吾何苦事儒耶！要以显亲宁亲，儒医等耳。因闭户谢客，遍读《素问》《灵枢》《难》论以下书，业既通，犹斯之未能信也。以间而游吴越江淮河汉之间，闻有专门名医学者，辄就正焉。久之，业益精，拊人脉，辄言病所由起，剂所宜投，刻时日远近，无不霍然已者。且也，未尝轻用人之疾，尝试其所不知。即不治，脱然去，即治，而毋施施矜德色。安车结辙，相寻于门，孙君之名，隆隆起江湖郡国间矣。孙君居常念医以起病者也，必精神与病者通而后能用吾医。长桑君技绝今古，而洞见垣一方，其察见脉者精也，拘方虚诙而强从事，不几于面墙者哉！故夫古今殊运，方土异宜，阴阳虚实之负胜，表里顺逆之错行，药物佐使之杂用，纷然不可考而原也。孙君逮穷其指归，而扬确其蕴奥，大者纲举，小者缕析，又以其已试者，辑而录之，汇集为一编，采俞、扁、淳、华、张、刘、朱、李之说，而折衷于岐黄。溯流穷源，推常达变，医家将不胜用者。其慎疾而尊生，如史氏所传，即无事襄被之科，抑何其彬彬然博物君子也。余闻孙氏世以医名，已著于思邈，思邈之后，有大医令用和、中丞兆父子，皆有论著垂世，至以千金宝秘名其书。孙君之深于医旨也，而自署曰"绪余"，岂无绳武思乎哉，则其谦让未遑，而医德所由隆硕笃矣。

勋贤里人程涓巨源著

医旨绪余序㈣

　　天地之化曰生生不息，万物之命立焉。人之心曰仁仁不息，天地之心立焉。是心也，即化也。畴发旨秘，神农氏胎骨今古，仁奕相为终始，仓扁诸君，推广类续经书，脱换神解，复见天地初矣，代有领悟。《绪余》能以心印证于千载之下者，岂一二数耶。生生子孙君，搞精搆思数千语，及阅披太极论注，诚知一物一万物，一者，道也，未有天地万物，先有此理，是为天地万物之本。既有天地万物，则凡有定则定分而不可易者，皆太极之体。是为天地万物之理，其理在天地流行不息。有形者，去来生灭，详如上在，是为万物之主。所谓一物一形，惟各有所止。万物一未动，众理已具于全体之中。既生则不同而实相通，一以贯之，乃谓与吾儒鞅掌。何也？盖理常随气不舍，充之正气塞，养之生气裕，塞裕之功虽二，仁义药石，要之起回成取均之寿于世者，此极同也。由暗于述作，不能用极变化，故有体聪堕黜，喜怒哀乐，谬评疾世。又有癃残、砭砺、割解、结筋、搦髓、揲荒，矜术为仁，以致分数之异，尘寰疴痼，如华、逢病忘、病迷、赵、鲁伤专寡断，岂不悦前哲起反挥妙而故怒滋讼作，亦慨人受气之偏者疾也。矧今儒受气偏，众无有据六籍克治，世安得三代，儒安得颜孟。此不尝药之辈，春秋不减之证，根病迷留千载，谁能投一剂哉？吁嗟至是，费却圣贤许多语意，尚不能修省，可谓贼甚。生生绪余，犹古六籍春秋也。忍视本草世疾，刻余传心，资免千载之患。观子产论晋侯在生疾何如者得矣。

赐进士出身中宪大夫知温州府事前
山东道监察御史郡人觉山洪垣撰

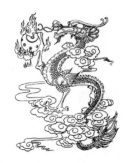

医旨绪余 卷上

明新安休宁生生子东宿孙一奎著辑

子 泰来 同考梓
朋来

太极图抄引

生生子曰：天地万物，本为一体。所谓一体者，太极之理在焉。故朱子曰，太极只是天地万物之理。在天地，统体一太极；在万物，万物各具一太极。即阴阳而在阴阳，即五行而在五行，即万物而在万物。夫五行异质，四时异气，皆不能外乎阴阳。阴阳异位，动静异时，皆不能离乎太极。人在大气中，亦万物中一物耳，故亦具此太极之理也。唯具此太极之理，则日用动静之间，皆当致夫中和，而不可须臾离也。医之为教，正示人节宣天地之气，而使之无过不及。攻是业者，不能寻绎太极之妙，岂知本之学哉！故具太极图抄于首简。

太极图说 附：《中和集》太极图说

山阳度氏曰：上之一圈者，太极本然之妙也。及其动静既分，阴阳既形，而其所谓上之一圈者，常在乎其中，盖本然之妙，未始相离也。至于阴阳变合而生五行，

太 极 图

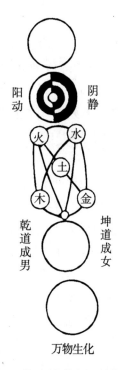

水、火、木、金、土各具一圈者，所谓分而言之，一物一太极也。水而木，木而火，火而土，土而金，复会于一圈者，所谓合而言之，五行一太极也。然其指五行之合也，总水、火、木、金而不及土者，盖土行四气，举是四者以该之。两仪生四象之

义也。其下一圈，为乾男坤女者，所谓男女一太极也。以见太极之妙，流行于天地之间者，无乎不在，而无物不然也。

《中和集》曰：上之一圈者，释曰圆觉，道曰金丹，儒曰太极。所谓无极而太极者，不可极而极之谓也。释氏云：如如不动，了了常知。《易·系》云：寂然不动，感而遂通。《丹书》云：身心不动，以后复有无极真机。言太极之妙本也。是知三教所尚者，静定也。周子所谓主于静者是也。盖人心静定，未感物时，湛然天理，即太极之妙也。一感于物，便有偏倚，即太极之变也。苟静定之时，谨其所存，则天理常明，虚灵不昧，动时自有主宰，一切事物之来，俱可应也。静定功夫纯熟，不期然而自然，至此无极之真复矣。太极之妙应明矣。天地万物之理悉备于我矣。

不知《易》者不足
以言太医论

生生子曰：天地间非气不运，非理不宰，理气相合而不相离者也。何也？阴阳，气也。一气屈伸而为阴阳动静，理也。理者，太极也，本然之妙也。所以纪纲造化，根柢人物，流行古今，不言之蕴也。是故在造化，则有消息盈虚；在人身，则有虚实顺逆。有消息盈虚，则有范围之道；有虚实顺逆，则有调剂之宜。斯理也，难言也。包牺氏画之，文王象之，姬公爻之，尼父赞而翼之，黄帝问而伯岐陈之，越人难而诂释之，一也。但经于四圣则为《易》，立论于岐黄则为《灵》《素》，辨难于越人则为《难经》，书有二，而理无二也。知理无二，则之《易》以道阴阳，而《素问》，而《灵枢》，而《难经》，皆

非外阴阳而为教也。《易》理明，则可以范围天地，曲成民物，通知乎昼夜。《灵》《素》《难经》明，则可以节宣化机，拯理民物，调燮札瘥疵疠而登太和。故深于《易》者，必善于医。精于医者，必由通于《易》。术业有专攻，而理无二致也。斯理也，难言也。非独秉之智不能悟，亦非独秉之智不能言也。如唐祖师孙思邈者，其洞彻理气合一之旨者欤！其深于《易》而精于医者欤！其具独秉之智者欤！故曰：不知《易》者，不足以言太医。唯会理之精，故立论之确，即通之万世而无弊也。彼知医而不知《易》者，拘方之学，一隅之见也。以小道视医，以卜筮视《易》者，亦蠡测之识，窥豹之观也，恶足以语此。

问三才所同者于
人身何以见之

生生子曰：人之与天地万物同者，同此理气也。朱子曰：人之与物，本天地之一气，同天地之一体也。故能与天地并立而为三才。《皇极经世》曰：天有四时，人有四肢。四肢各有脉也，一脉三部，一部三候，以应天数。神统于心，气统于肾，形统于首，形气交而神主其中，三才之道也。《撄宁生卮言》曰：天地非大气鼓鞴，则寒暑不能以时，潮汐不能以讯，霜露冰雪不能以其候。人身非此气鼓鞴，则津液不得行，呼吸不得息，血脉不得流通，糟粕不得传送也。《内经·阴阳应象大论》曰：天气通于肺，地气通于嗌，风气通于肝，雷气通于心，谷气通于脾，雨气通于肾。六经为川，肠胃为海，九窍为水注之气。《卮言》曰：人首尊而足卑，天地奠

位也。脾肺相为母子，山泽通气也。肝胆主怒与动，雷风之相薄也。心高肾下，水火不相射也。此人之所以与天地参而为三也。

命门图说

生生子曰：天人一致之理，不外乎阴阳五行。盖人以气化而成形者，即阴阳而言之。夫二五之精，妙合而凝，男女未判，而先生此二肾，如豆子果实，出土时两瓣分开，而中间所生之根蒂，内含一点真气，以为生生不息之机，命曰动气，又曰原气，禀于有生之初，从无而有。此原气者，即太极之本体也。名动气者，盖动则生，亦阳之动也，此太极之用所以行也。两肾，静物也，静则化，亦阴之静也，此太极之体所以立也。动静无间，阳变阴合而生水、火、木、金、土也。其斯命门之谓欤！

即太极也　此中间动气

《素问》曰：肾藏骨髓之气。又曰：北方黑色，入通于肾，开窍于二阴，藏精于肾。《难经》曰：男子以藏精。非此中可尽藏精也，盖脑者髓之海，肾窍贯脊通脑，故云。

生生子曰：《三十六难》言肾有二脏，其左为肾，右为命门。命门者，诸精神之所舍，男子以藏精，女子以系胞，故知肾

有二也。《三十九难》言：五脏亦有六脏者，谓肾有两脏也。其左为肾，右为命门，命门者，精神之所舍也。男子以藏精，女子以系胞，其气与肾通。细考《灵》《素》，两肾未尝有分言者，然则分之者，自秦越人始也。追越人两呼命门为精神之舍，原气之系，男子藏精，女子系胞者，岂漫语哉！是极归重于肾为言。谓肾间原气，人之生命，故不可不重也。《黄庭经》曰：肾气经于上焦，营于中焦，卫于下焦。《中和集》曰：阖辟呼吸，即玄牝之门，天地之根。所谓阖辟者，非口鼻呼吸，乃真息也。越人亦曰：肾间动气者，人之生命，五脏六腑之本，十二经脉之根，呼吸之门，三焦之源。命门之义，盖本于此。犹儒之太极，道之玄牝也。观铜人图，命门穴不在右肾，而在两肾俞之中，可见也。《难经》虽有命门之说，并无左右水火之分，何后人妄臆指命门属相火耶？顾《灵》《素》三阴、三阳、手足十二经，配合皆有定偶，以象十二时、十二月、十二律之意。今又以命门为属火，则当统之于何经？十二经既无所统，则两肾皆属少阴水可知。《黄庭经》曰：两部肾水对生门。左肾为壬，右肾为癸，生门者脐也。或曰：然则《脉诀》何谓命门配三焦属相火也？余曰：此高阳生之误，戴同父辨之已详。三焦是手少阳经，配手厥阴经为表里，乃手经配手经，火配火为定偶也。岂有手配足，火配水之理哉！滑伯仁《难经本义》注曰：命门其气与肾通，则亦不离乎肾，其习坎之谓欤？坎者水也，《易》谓上、下二坎相重，阴而又阴，故曰习坎。手心主为火之闰位，命门即水之同气欤！命门不得为相火，三焦不与命门配亦明矣。虞庶亦云：诸家言命门为相火，与三焦为表

里，按《难经》只有手心主与三焦为表里，无命门、三焦、表里之说。据此则知诸家所以纷纷不决者，盖有惑于《金匮真言》篇王注，引《正理论》谓三焦者有名无形，上合手心主，下合右肾，遂有命门、三焦、表里之说。夫人身之脏腑，一阴一阳，自有定偶，岂有一经两配之理哉！夫所谓上合手心主者，正言其为表里。下合右肾者，则以三焦为原气之别使而言之尔。知此则知命门与肾通，三焦无两配，而诸家之说，不辨而自明矣。或曰：如子所云，则命门属水欤？予曰：右肾属水也，命门乃两肾中间之动气，非水非火，乃造化之枢纽、阴阳之根蒂，即先天之太极。五行由此而生，脏腑以继而成。若为属水、属火、属脏、属腑，乃是有形质之物，则外当有经络动脉，而行于诊，《灵》《素》亦必著之于经也。或曰：然则越人不以原气言命门，而曰右肾为命门，何也？予曰：此越人之妙处，乃不言之言也。言右肾，则原气在其中矣。盖人身之所贵者，莫非气血，以左血右气也。观《黄帝阴符经》曰：人肾属于水，先生左肾，象北方大渊之源，次生右肾，内有真精，主五行之正气。越人故曰：原气之所系，信有核欤！或曰：《灵》《素》命门有据乎？予曰：《阴阳离合》篇有太阳根起于至阴，结于命门。至阴穴名，在足小指外侧。启玄子注曰：命门者，藏精光照之所，则两目也。《灵枢》亦曰：命门者，目也。盖太阳乃肾之表，目者，宗脉精华之所聚，故特以精华之所聚处，而名之为命门也。上释命门。

右肾水火辨

或曰：人皆谓右肾属相火，相火即少

火。观坎之象，则知肾具水火之道，一阳居二阴间为坎，水火并而为肾，故唯坎加习也，子以右肾为属水，然则其说非欤。余曰：以唯坎加习，斯其说所以非也。夫坎，水也，上下皆坎，《易》故曰习坎。观先天图，乾南坤北。后天图，离南坎北。五行火高水下，故仙家取坎填离，以水升火降，既济为道。谓采坎中之一阳，填离中之一阴，此还乾坤本源之意也。坎离是兑待之义，如彼谓一阳居二阴之间，无乃指一阳为火耶？然则离以一阴居二阳之间，又作何说也？夫物物具五行，五行一阴阳，阴阳一太极，五脏均有此金、木、水、火、土，何乃指坎中之阳为火，指右肾为少火也。坎中之阳，即两肾中间动气，五脏六腑之本，十二经脉之根，谓之阳则可，谓之火则不可，故谓坎中之阳，亦非火也。二阴即二肾也，肾既皆阴，则作一水一火并看者，亦非矣。不然坎中之阳，尚不可以火目之，而右肾又何可以属火哉？或曰：子是之言固矣，彼北极玄帝象下有龟蛇者何说也？且昔沙随程可久曰：北方常配二物，故唯坎加习，于物为龟为蛇。余曰：此何可以证水火并而为肾之谬也。盖龟蛇乃道家寓意处，谓蛇属心火，龟属肾水，能降此二物，不使妄动，庶坎离得以交姤，而身中之丹可成。若肾则封藏之本，精之处也，安可牵扯龟蛇而与之同类并观哉！断乎其不可矣。

七节之旁中有小心

或问七节之旁，中有小心，或指下第七节命门穴为小心者，有以小心为志心者，有以小心为少火，以少火为相火者，何纷纷之不一耶？请为悉之。

生生子曰：此出《内经·刺禁论》。启玄子注曰：小心者，真心神灵之宫室也。又注《阴阳类论》篇有曰：新校正云，按《太素》小心作志心，杨上善以志心为肾神，故乃倒数脊骨下七节认为小心，顾命门穴乃十四椎间，即以下逆数之，亦在第八节矣，非第七节也。又《不思经》曰：伏鼓不浮，上空志心。此阴脉盛而阳气弱，故上控于心，如奔豚、积气、瘕疝之类是也。启玄子注曰：脉伏鼓击而不上浮，是心气不足，故上控引于心而为病也。此注良是。设为肾而言，则当无上空二字矣。此杨上善之误，故后人即以命门为小心，认小心为少火，认少火为相火，颠倒无限，皆由此一误也。或曰：然则小心果为何物，余曰：滑伯仁《经度篇》，心经注下有云：心系有二，其一上与肺相连，入肺两大叶间；其一由肺系而下，曲折向后，并脊膂细络相连，贯脊髓，正当七节之间，下与肾相通。盖五脏系皆通于心，心通五脏系也。又按《内脏图》，心系果如所云。据此观之，小心即心包络也。何一阳亦谓手厥阴心包络，发原正在心五椎下二节，七节之旁，正与膻中平对。并不可紊，设如彼逆数之，则心当在十五椎，肺在十九椎下，自《素问》以来，未尝闻此倒数法也。《灵枢经》曰：膻中者，心主之宫城也。此与启玄子注真心神灵之宫室相孚，以心系并脊膂贯脊髓，正当七节之间也。彼倒数下七节，始于杨上善，继而刘守真，《医学统宗》已辨其非，余不复赘。

《难经正义》三焦评 附：东垣三焦论

或有以马玄台《难经正义》问于生生子曰：马氏谓《难经》所言三焦，乃上、中、下之三焦，故曰无形之气；若于手少阳之三焦，乃是有形，引《灵枢》《素问》经旨及东垣等论为证，而以手厥阴配合，俱寓诊于右尺。子以其说为何如？幸条悉之，以诏来学。生生子曰：马玄台搜究经旨甚博，考证诸篇极工致，非苦心者不能也。但谓三焦有二，上、中、下之三焦，行脉道以通十二经，手少阳之三焦，唯司决渎之职而已。谓东垣能疑之而不能正之。又引《三因方》谓脂膜如手掌大者为三焦，而寓诊于右尺，斯言不能无弊，何也？上古文字，不容易看，亦有不可强解者，亦非聪明所可臆度，不可辨者，宁缺之，不敢妄议，恐增后人一障也。姑即所疑，条陈于下，以俟明哲。

马氏曰：手少阳三焦，焦，当作膲，是有形物也。上、中、下之三焦，焦字从火，谓能腐熟水谷变化也。余按焦字亦不一，《灵枢·背腧》篇有云：肺俞在三焦之间，心俞在五焦之间。据《铜人图》，肺俞在三椎下，心俞在五椎下，是以焦字作椎字看也。椎，槌也，节也。斯上、中、下之三焦，亦是以地段三停而言，如云上、中、下三节也。焦膲同用，如藏脏同用也。不必拘从火从肉，但观上下文义何如尔。推马氏之意，不过谓从肉则是有形，从火则是无形，盖为有形无形生疑也。

马氏曰：《三因方》云：古人左为肾脏，其腑膀胱，右为命门，其腑三焦，三焦有脂膜如手大。且曰：宋有举子除遁者，医疗有精思，曰：齐常大饥，群丐相脔而食，有一人皮肉尽而骨脉全者，视其五脏，见右肾之下有脂膜如手大者，正与膀胱相对，有二白脉自其中出，夹脊而上贯脑，意此即导引家所谓夹脊双关者，而不悟脂膜如手大者之为三焦也，由是知三焦为有形也。按导引家夹脊双关，正是两肾，非别有物也。愚谓此言无稽，不必信也。盖医以《灵》《素》为宗。《灵》《素》不载，如张仲景、华佗、王叔和、孙思邈，皆擅名古今者，未有一言及此。史载秦越人隔垣洞见人脏腑者，假令三焦如手掌大，何不言之，而反曰无形之气。又观手少阳经起止散络，亦无夹脊贯脑之说。独陈无择言之，岂无择之神知，出《灵》《素》诸公之上，而操议以胜之哉！愚故谓无稽之言不必信也。余唯人身禀赋有肥瘠，有长短，有男作女形，女作男形，脏腑亦有厚薄之不一。人脏内景，殆与猪相类，两肾即两腰子，两腰子皆裹于脂膜之中间，或有偏长短者，不可因脂膜之垂长者，便指为脏腑也。两白脉自中出者，正肾之脉络尔。膀胱中处腹下，亦非偏于左者，抑何相对若是之偶耶？据云大饥而相嚼，安有舍美肾而不食，尚从容乎有所待也，此不待辨而可知。若脂膜左右长短不同，由人之肥瘠也。且如平人之胆，仅藏汁三合，姜维之胆大如斗。平人喉管二，一通气，一通食。《铜人图》有载，大贼欧希范之喉管有三。彼陈无择者，抑信之否乎？三焦既有形若是，《铜人图》必图而表之，华氏内照图亦必表而出之。何一阳曰：世传华佗神目，置人裸形于日中，洞见其脏腑，是以象图，俾后人准之，为论治规范。三国时杀人亦不少，华佗之医，不可谓无精思，岂有三焦如是乃遗而不之载哉！何一阳又曰：余先年精力时，以医从师征南，历剖贼腹，考验脏腑，心大长于豕心，而顶平不尖。大小肠与豕无异，唯小肠上多红花纹，膀胱真是脬之室，余皆如《难经》所云，亦无所谓脂膜如手掌大者。余谓心、小肠属火，故色皆赤。三焦亦属火，

色独如脂膜，是不可信矣。顾戴同父氏有言曰：《三因方》之好异也，云三焦有形如脂膜，附于肾夹脊。若果如是，则《内经》《难经》言之矣。其经脉又何偏属历络之云乎。《医学辨疑俗断》极叱其非，惜乎人未之考也。徐道之说出《龙川志》，而陈无择因之，且引《难经》男子藏精，女子系胞二句，于夹脊贯脑之下，是认命门为三焦也。差舛如此，何可信哉！《黄帝阴符经》有曰：二肾内生白脉二条，上涌朝元，通灵阳之宫，迹此观之，舛可知矣。

或曰：子以《难经》三焦无形之言为是，何《灵枢·本藏篇》皆谓有厚、薄、缓、急、直、结、纵、横。唯其有形，乃有此语。余曰：《本藏篇》论三焦者，非特为三焦有物如是也。厚、薄、直、结、缓、急等语，为膀胱而言。合通篇脏腑配应而观，其义自见。据五脏各有一腑为应，三焦为孤腑，上、中、下三焦，同号为孤腑，又为外腑，又为中渎之腑。按渎者，水也。膀胱为津液之腑，津液亦水也。三焦为决渎之官，膀胱之用也。又为肾间原气之使，以其无形，故附膀胱而言之。何以然？黄帝曰：愿闻六腑之应。岐伯答曰：肺合大肠，大肠者，皮其应。心合小肠，小肠者，脉其应。肝合胆，胆者，筋其应。脾合胃，胃者，肉其应。肾合三焦膀胱，三焦膀胱者，腠理毫毛其应。帝曰：应之奈何？岐伯曰：肺应皮，皮厚者，大肠厚；皮薄者，大肠薄，云云。肾应骨，密理厚皮者，三焦膀胱厚。粗理薄皮者，三焦膀胱薄。疏腠理者，三焦膀胱缓。皮急而无毫毛者，三焦膀胱急。毫毛美而粗者，三焦膀胱直。稀毫毛者，三焦膀胱结也。三焦原非五行正腑，而无所应，故称

外腑、孤腑。因帝以六腑之应为问，三焦既为膀胱之用，原气之使，故以膀胱合而应之，以答六腑之应如此也。又《本输》篇曰：肺合大肠，大肠者，传导之腑。心合小肠，小肠者，受盛之腑。肝合胆，胆者，中正之腑。脾合胃，胃者，五谷之腑。肾合膀胱，膀胱者，津液之腑。此五脏、五腑、五行，正配合者也。独少阳三焦无合，乃复曰：少阳属肾，肾上连肺，故将两脏。三焦者，中渎之腑，水道出焉，属膀胱，是孤之腑也。《千金方》论孤腑亦同。是六腑之所与合者。合二篇观之，三焦属肾与膀胱，故附膀胱而言，非为三焦有物如是也。《论勇》篇之纵横，及诸篇言有形者多类此。彼陈无择之脂膜，果有理疏、理密、直结、纵横也乎哉。无择之好异，而故为之辞也。

泰来曰：观五腑皆有合有应，唯三焦无合无应，因下焦为足太阳所管摄，故称足三焦。足三焦者，足太阳之别络也，非另有一个足三焦也。据云中渎之腑，水道出焉，属膀胱，是孤腑等语。即知诸言有形者，皆是言膀胱，以膀胱乃下焦之地位，膀胱主水，三焦职司决水，故并言之。

或曰：三焦既无形如此，何《气腑》篇有少阳脉气所发者三十二穴。《缪刺》篇有少阳之络。《经脉》篇有三焦少阳之脉。《经别》篇有少阳心主之正。《经筋》篇有少阳心主之筋。《卫气》篇有少阳心主之本。《阴阳二十五人》篇言手少阳之上血气盛，则眉美而长等语。似涉有形，今曰无形，然则彼皆非耶？余曰：所谓有形者，指其经依附各属经络而流贯者言也。盖手少阳乃十二经中之一经，其动脉原有起止，亦有脉络经筋俞穴出入相应，以经络乎上、中、下一身也。非谓无其经脉而

虚作一气看也。因有此经，故有此病。云无形者，指其腑也。以其无特形，故称外腑，非若五腑称赤肠、白肠、黄肠、青肠、黑肠，长若干，重若干，受盛若干，云云。若独指其经脉起止、俞穴主病等语，便谓是有形之腑，不思奇经中如冲、任、督等脉，皆有起止，亦皆主病，冲为血海、任主胞胎，亦可指冲任等脉如有形腑例看否耶？有形之说，不必辩而其谬自明矣。

马氏曰：东垣《此事难知》问三焦有几。似尝究心于此者。惜乎谓三焦有二者，不及上、中、下之三焦，则误矣。是欲阐《内经》而《内经》之义未融，欲正《难经》而《难经》之言仍在也。余曰：《此事难知》乃王好古所著，好古为东垣高弟，问三焦有几者，非为手少阳三焦当分上、中、下为二也，是欲人知三焦有手足之分尔。手少阳三焦主持于上，足三焦主持于下，足三焦者，足太阳膀胱之别也。若将手少阳三焦，又分出一个上、中、下三焦，合足三焦观之，得无有三个三焦耶？则凿矣。好古此篇，分三焦甚有功，但谓命门包络于右尺同诊，又谓包络亦有三焦之称，为命门之火游行于五脏六腑之间，主持于内也，云云。似亦未究相火命门之义。《难经》虽有命门之说，未尝言其为火，观男子以藏精一句，则知右肾非火矣。矧经曰：精者，水也。又曰：其气与肾通，水与火可相混耶？都缘惑于高阳生《脉诀》，以三焦配命门。而张世贤图《难经》《脉诀》，又以心包络皆混配命门三焦于右尺，故有命门属火之说。何一阳《医学统宗》极诋其盗袭讹言，紊陈图局，诬世钓誉。夫命门乃两肾中间动气，人之生命所司，故曰精神之所舍，原气之所系。观《铜人图》，图命门穴于两肾俞中间，深为

得旨。

泰来曰：三焦总只一而已，言手三焦者，以其经属手少阳，又其治在膻中，缘手经经乎上也。言足三焦者，以其经即足太阳之别络，又其治在气冲，缘足经经乎下也。《灵》《素》以下焦备六腑之数，即知手少阳三焦，与下焦之三焦，总只一而已。

马玄台曰：命门之脉，不必拘于右尺，以其气与肾通也。顾肾间动气，人之生命，左肾亦可以诊之，据其将右肾入左尺同诊者，是要出右尺部位，庶三焦包络始有诊地也。又欲使人知是前人之意，故托言王叔和《脉诀》歌云：右肺大肠脾胃命，由是以三焦包络寓诊于右尺也。愚谓玄台博究如此，岂有不识《脉诀》非叔和书哉？正若三焦包络二脉无所归着，不得已而引《脉诀》歌为证，仍称王叔和之名者，不过要使人尊信也。抑不思叔和《脉经》寸、关、尺之诊，上部合于上焦，关部合于中焦，尺部合于下焦，两尺皆以肾为候，而无三焦包络左右之分。《千金方》载列亦同。今人不体认《脉诀》之非，往往为其牵缚，又强扶而合之，亦大可叹也。戴同父《脉诀刊误》首篇辟之甚详，真千载断案，读之亥豕自见，毋用多喙。

马氏谓心火面北，君道也，故居寸上。相火面南，臣道也，故居尺下。三焦包络皆属相火，故寓于右尺下部诊之。余曰：此强合之辞也。人多不思相火命名之义，往往以阴火作相火看，故《溯洄集》辨之。包络乃护心之脂膜，不离于心、膻中、气海、三焦之所布，皆在膈上，与心相近，故称曰相火，以其为君火之相也。余窃谓相，犹宰相，辅成君德，位必相近。今马氏以三焦包络二脉诊法部位无所着落，是

为诊法部位而言，非为君臣尊卑定南北也。论定分，则君臣尊卑有南北；论诊法，则部位之居有远近，势也，亦理也。包络之护心，与宰相之近君一也。若将包络居尺下，则与心远矣，世岂有远离于君，而谓之相哉？此又可以例观矣。且经谓上以候上，下以候下者，均此理势也。按《洪范》五行，火曰炎上，水曰润下。《难经》亦曰：火炎上而不能下，故在上部。水流下而不能上，故在下部。今以南北尊卑之势紊而使居下部，岂不背经义哉！徒拘拘以君臣尊卑而言，则肺亦臣也。经曰：肺者，心之盖也。抑何反加于心之上耶？盖肺相傅之官，位近心君，故治节由之。是以同处于膈上也。观《素问》三焦包络皆处膻中，盖膻中者，臣使之官，喜乐出焉。以近心君，故喜乐由之。又三焦为气父，包络为血母，从心肺而言也。以心主血，肺主气，皆居膈上，故曰膻中之分，父母居之，气之海也，是故不得而居于右尺下部也。谢坚白《难经本旨》，亦推宗《脉经》，谓手厥阴即手少阴心脉，同部三焦脉，上见寸口，中见于关，下焦与肾同诊，此其说殊合经旨，千古不易之定论也。

或曰：三焦下合右肾，子以其说然欤？否欤？余曰：此启玄子引《正理论》之言，不知何所据，遍考《灵》《素》，只有上合手心主一句，无下合右肾之说。或曰：然则与手心主配合为表里者何也？余曰：手少阳三焦之脉，布膻中，散络心包。手厥阴心主之脉，出属心包络，下膈，历络三焦，因其脉上下交络故也。又俱属手经，均为相火，以类相从，虽为表里，终非五脏五腑比也。此何以故？余曰：为是非也，盖脏有声色臭味，腑有出纳受盛，二经无声色臭味、出纳受盛，虽是表里，实非脏

腑比也。《素问·运气篇》曰：心包非脏、也，三焦非腑也。余故曰：以类相从也。

或曰：马氏谓上、中、下之三焦，行脉道以通十二经，手少阳之三焦，唯司决渎之职而已。子以为非耶？余曰：噫嘻，人之好异也，经书岂容易言哉！圭斋欧阳公曰：《难经》先秦古文，盖为医式之祖也。东坡苏公曰：医之《难经》，句句皆理，字字皆法，后世达者，神而明之，如珠走盘，如盘走珠，无不可者。若出新意而弃旧学，以为无用，非愚无知，则狂而已。看书之法，当以意会其理而融其辞，不可执己见以害其意。夫所谓三焦者，乃上焦、中焦、下焦三处地位合而名之也，以手少阳经统而属之，以合十二经之数。人之有十二经，犹日之有十二时，岁之有十二月也。上焦主纳而不出，其治在膻中；中焦主腐熟水谷，其治在脐旁；下焦分别清浊，主出而不纳，其治在脐下。滑伯仁曰：治，犹司也，犹郡县治之治，言三焦所治之地方在斯也。有以呼上焦为三焦者，如云三焦为气之父，指上焦之气海而言也。是上焦亦可以三焦称也。有以呼中焦为三焦者，如云三焦咳状，咳而腹满不欲饮食，此皆聚于胃，关于肺者是也。是中焦亦可以三焦称也。有以下焦呼为三焦者，如云决渎之官，中渎之腑者是也。是下焦亦可以三焦称也。此三焦者，外有经而内无形，故曰外腑，明非五脏五腑之有合应也。又曰孤腑。袁淳甫《难经本旨》曰：所谓三焦者，于膈膜脂膏之内，五脏五腑之隙，水谷流化之关，其气融会于其间，熏蒸膈膜，发达皮肤分肉，运行四旁，曰上、中、下，各随部分所属而名之，实元气之别使也。是故虽无其形，倚内外之形而得名。虽无其实，合内外之实而为位者也。《灵枢经》曰：上焦出于胃上口，并咽以上，贯膈而布胸中，走腋，循太阴之分而行，还至阳明，上至舌，下足阳明，常与营俱行阳二十五度，行阴亦二十五度，一周也。故五十度而大会于手太阴。观此则秦越人谓作水谷之道路，气之所终始者，为不诬矣。中焦亦并胃中而出上焦之后，此所受气者，泌糟粕，蒸津液，化其精微，上注于肺脉，乃化而为血。下焦者，别回肠，注于膀胱而渗入焉。故水谷者，常并居于胃中，成糟粕，而俱下于大肠，而成下焦，渗而俱下，济泌别汁，循下焦而渗入膀胱焉。观此，下焦之文，则纯是决渎之事。马氏乃谓上、中、下之三焦以气看，手少阳之三焦作有形腑看，谓其唯司决渎之职而已，分三焦为二，何其谬哉。《灵兰秘典》曰：三焦者，决渎之官，水道出焉。渎，犹江河淮济之渎。《尔雅》曰：渎者，独也，各独出其所而入海也。夫决渎本下焦之事，决渎之官，犹今之总督河道之职也。今以三焦之名，而独任下焦之职，此其故何哉？盖以水渎在下，非气莫导，膀胱所藏之水，必待气海之气施化，乃为溲便注泄，是故以三焦治之，谓赖其气而为之前导也，故曰气化则能出矣。若曰不必下焦之气施化，而手少阳自能决而出焉，则经不当复缴气化则能出矣之句。或曰三焦是六腑之一，故决渎由之，恐不可作下焦看也。余曰：此正是马氏所疑之处，马氏以手少阳三焦为腑，唯司决渎，下焦非腑也，故作气看。不思《素问·宣明五气篇》曰：胃为哕，为恐；大肠小肠为泄；下焦溢为水；膀胱不利为癃，不约为遗尿；胆为怒。又《灵枢·九针》篇曰：六气为病，胆为怒，胃为气逆哕，大肠小肠为泄，膀胱不约为遗尿，下焦溢为水。据此二篇，则《灵》《素》亦以下焦备六腑之数，是下焦与三焦无彼此也，是故不分而为二也。王好古虽引《灵枢》谓有足三焦之说，缘足三焦乃太阳之别络。别络乃支络。并太阳之正，入络膀胱，约下焦。约是约束也。实则闭癃，虚则遗尿。虽有足三焦之名，实则足太阳之络脉也。盖下焦乃足经之所属，故即膀胱言之也。《本脏篇》言肾合三焦膀胱，亦以此故。好古此问，不过欲人知此义尔。实无二质可分也。诸家言有形状有俞穴者，皆不过即其经脉而言，如奇经冲、任、督之类也。噫！夫《难经》《灵》《素》之翼也。《脉经》，诊候之宗也。《难经》载心包络命门三焦者，凡八篇。《脉经》阐《灵》《素》之要旨，推脉候之本原。噫！医学至秦越人亦神矣。至王叔和亦可称精思矣。二公殚心究竟，著述垂训，亦可谓无渗漏矣。乃陈无择不信《难经》，而信龙川不核之方志，世人不宗王叔和《脉经》，而宗高阳生之《脉诀》，且也妄肆讥弹，是何异河伯而议海若之汪洋，处议封而谈藐姑射之灵秘哉！多见其不知量也。余为此辨，岂不知将益增哓哓之口，顾后之人，惑于其说，而莫之觉，愿为秦王忠臣也，或毁或誉，何暇计哉。孔子曰：知我者其唯春秋乎，罪我者其唯春秋乎。余私心窃欲自附云。

附：东垣三焦论

东垣云：三焦有名无形，主持诸气，以象三才之用，故呼吸升降，水谷往来，皆恃此以通达。是以上焦在心下，主内而不出。中焦在胃中脘，主腐熟水谷。下焦在脐下，主分别清浊，出而不内。统而论之，三才之用，本于中焦。中焦者，胃脘也。禀天五之冲气，阴阳清浊，自此而分。

十二经络，自此而始。或不得其平，则寒热偏胜，虚实不同，荣卫涩滞，清浊不分，而生诸病。故曰气会三焦。手少阳脉通于膻中，膻中者，臣使之官，为气之海。审此，则知三焦者，冲和之本也。三焦相火及包络之脉，人之元气也。周身何处无之，是名相火用事，主持阴阳之气，神明之腑也。出《医学发明》。

问诊三焦包络

或有难于生生子曰：心主包络三焦之说，已得闻名矣。但诊法尚未详明，如子所言，动脉下行于足经者，法当诊于下部矣，诚如是，令人之惑滋甚也。且足经肾肝之动脉，皆不上行于手，又何故取法于手之尺部而诊肾肝耶？请再悉之。余曰：嘻！如上所疑，是殆未知寸、关、尺上下阴阳之义也。夫脉一字，有二义焉，十二经之动脉，乃路陌之脉，非寸、关、尺之谓也；寸、关、尺之脉，乃气血之先，人之神也，故可以候周身百骸之疾。余之所指，非即动脉为诊，乃宗《内经》《脉经》，形于上者上诊之，形于下者下诊之。乃法象也，非为动脉之出入而言也。昔秦越人述《内经》之微旨，而取诊法于寸、关、尺者，又岂无所本哉？寸、关、尺之部位，乃手太阴经经渠、太渊穴也。实手太阴经之动脉出入之地。古人取此以验五脏之脉者，以肺受百脉之朝，又五脏六腑之气味皆出于胃，变见于气口，以气口为五脏主，而脉之大要会也。按《脉要精微论》曰：尺内两旁，则季胁也，尺外以候肾，尺里以候腹中，附上，左外以候肝，内以候膈；右外以候胃，内以候脾。上附上，右外以候肺，内以候胸中；左外以候心，内以候膻中。前以候前，后以候后。上竟上者，胸喉中事也。下竟下者，少腹腰股膝胫足中事也。按此，附上，谓关也。上附上，谓寸也。寸关皆有左右手分诊，而尺独不分左右者，则两尺皆以肾为诊也明矣。《内经》论诊法部位，前后、上下如此，皆法象天地，配合阴阳，诚万古不可少易者。越人阐明《内经》之旨，取寸、关、尺以诊一身脏腑上下之候，而王叔和宗之，皆本于此。心包络附近于君，当宗《脉经》心部诊之，乃上以候上之意也。三焦亦当如《脉经》上、中、下分诊之。其肾肝之动脉虽不上行于手，而肾肝之元神，气血之先，岂有不随胃之元气上行耶。《玉机真脏论》曰：脏气者，不能自致于手太阴，必因于胃气乃至于太阴也。故一难独取寸口以决五脏六腑死生吉凶之法，其义可见。是以医者，要明天地阴阳上下之理，以譬周身，则自然贯通，不为异论束缚。为医而不本《素》《难》《脉经》，而一听庸俗口耳之学，与为儒而不讲明四书五经，唯徒剽窃时义者何异。孙思邈曰：不知《易》者，不足以言太医。斯言诚有味哉。

脉　义

脉者，天地之元气也。人受天地之气以生，故一身之升降浮沉，即造化生生不息之机，其不息者脉也。按《内经·五常政大论篇》岐伯曰：根于中者，命曰神机，神去则机息。顾其为字，从肉从永，其命名为脉，谓脉脉不断，长永之道也，是斡旋一身而为之纲领。彼四时之脉体，有如弦钩毛石之谓者，无非迹阴阳浮沉升降消长而取义耳。至其运行之妙，有起伏隐见，可验于一呼一吸之间。仲景曰：呼吸者，脉之头也。是以有呼吸则有脉，无呼吸则脉息气绝而物化矣。此其天人一致之理，四时流行之机，微妙不易名状，必潜会默契，庶可得其真体。刘守真释名为幕，余以为未然。《尔雅》谓：膜，幕也，幕络一体也，非谓脉也。膜则有形，而脉则以神运，无形者也。观天何言哉，四时行，百物生，可见矣。故见此者，谓之知道，悟此者，谓之知脉。脉何容易言哉。上释脉义。

问十二支土多十二经火多之义

有以十二支问于生生子曰：十二支属水火木金者各二，土属有四者何也？生生子曰：万物生于土，而归于土。土属四维，寄旺于四季之末，故土有四也。土也者，在人以脾胃应之，四肢属脾，四肢犹四维也。脏腑皆藉脾胃以为养，犹万物皆藉于土也。又问：人之十二经，金木水土各二而已，火独有四者何也？生生子曰：有令德之君，必有调元赞化之臣，然后纲维立，教化行，而成无为之治。假令君相以赞密勿，何能帅百执事，恪恭厥职。三焦包络亦犹是也。包络有护持之功，三焦有承宣节制之效。何以见？盖营卫出于三焦，而所以营于中，卫于外，大气搏于胸中以行呼吸，使脏腑各司其职，而四肢百骸奠安者，孰非相火斡旋之功哉。古人以药譬兵，以身譬国，良以此夫。丹溪曰：天非此火，不能生物，人非此火，不能以有生，信然。

问手心主

或有问于生生子曰：《灵兰秘典》篇

问十二经贵贱相使，何独遗手心主也？生生子曰：无所遗也，以膻中该言尔。膻中者，臣使之官，喜乐出焉。《灵枢·胀论》篇曰：胸腹者，脏腑之郭也。膻中者，心主之宫城也。《素问·遗篇》曰：膻中在胸两乳间为气海，手厥阴包络之所居，此作相火位，故言臣使，主其喜乐。

手足经配合脏腑之义

有以十二经问属手足者何以故？生生子曰：阴阳上下配合之义也。手经之脉起于手，足经之脉起于足。手经主持于上，足经主持于下。手足经者，所以纪上下也。犹《易》之本乎天者亲上，本乎地者亲下也。《素问·运气》篇曰：心、肺、心包络皆膈上，属手经。肝、脾、肾在下，属足经。手同手经，足同足经。手足经脏腑阴阳相配皆然，乃一合也。或曰：脏腑既以阴阳配合表里，何无夫妻之义？予曰：夫妻配合，是以相克言阴阳，此以手足同类言阴阳，乃自然之势，不可紊者。如手太阴肺，金也，里也，阴也，手经也，故以手阳明大肠金配。手少阴心，火也，里也，阴也，手经也，故以手太阳小肠火配。足太阴脾，土也，阴也，里也，足经也。故以足阳明胃土配。足厥阴肝，木也，阴也，里也，足经也，故以足少阳胆木配。足少阴肾，水也，阴也，里也，足经也，故以足太阳膀胱水配。此五脏五腑五行正配合也。手厥阴心包络，火也，手少阳三焦，亦火也。二经虽无特形，皆属相火。一为气，父，表也；一为血，母，里也。亦是以类配也。手以手配，足以足配，阴以阳配，火以火配，水以水配，金以金配，木以木配，土以土配，皆自然之势，不得

不然者。观此配合，则知上下手足阴阳，皆有定偶，手配手之阴阳，足配足之阴阳，则手经之三焦，必不配足经之右肾，明矣。

问五行金木水火土之义

生生子曰：夫五行者，一水、二火、三木、四金、五土，咸有所也。何以然？《素问·运气》曰：水之为言润也。阴气濡润，任养万物也。火之为言化也。阳在上，阴在下，毁然盛而化生万物也。木之为言触也。阳气触动冒地而生也。金之为言禁也。阴气始，禁止万物而揪敛。土之为言吐也。含吐万物，将生者出，将死者归，为万物家。水生于一，《灵枢经》曰：太乙者，水之尊号；一，数之始也。天地未分，万物未成之初，莫不先见于水。先地之母，后万物之源。以今验之，则草木子实未就，人虫胎卵胚胎皆水也，故天一生水。一，阳数也，子，北方水之位也。子者，阳生之初，故水曰一。地二生火，二，阴数也。午，南方火之位也。午者，阴生之初，故火曰二。天三生木，三，奇之数，木居东，东亦阳也，故木曰三。地四生金，四，偶之数，金居西，西亦阴也，故金曰四。天五生土，五者，奇之数，亦阳也。土应西南长夏，故土曰五。以上下左右合而观之，卒莫不有一定之理，而人身应之。午位居上，故火旺于午，在人以心应之，故心居上。子位居下，水旺于子，在人以肾应之，故肾居下。卯位居左，木旺于卯，在人以肝应之，故肝居左。酉位居右，金旺于酉，在人以肺应之，故肺居右。中者土位，土居未，在人以脾胃应之，故脾胃居中。此五行不易之定位也。观五行一定之理，则火不在下部，尤可见矣。

问心包络何以不得为脏

或有曰：《难经》言脏有六，心、肝、脾、肺、肾五而已，余一脏乃右肾也。手厥阴心包络，既是十二经中之一经，与少阳为表里矣，乃不以包络为脏，而以右肾当之，何也？生生子曰：心包络乃包心之脂膜，实不离乎心也，虽其经起止有二，余络出入屈折相同，观《灵枢·邪客》篇有曰：少阴无腧，心不病乎。岐伯曰：外经病而脏不病也。盖心者，五脏六腑之大主，精神之所舍，其脏坚固，邪弗能容，容之则心伤，心伤则神去，神去则死矣。故诸邪之在于心者，皆在于心之包络，包络者，心主之脉也。故独取其经于掌后锐骨之端，其余脉出入屈折，其行之疾徐，皆如手少阴心主之脉行也。非若右肾之有形质者比也。以其质无特形，是故不得为特脏也。

问右肾何以不得与十二经之数

又问：右肾既为六脏之一矣，何十二经中不以右肾之有形者足其数，固乃以手心主当之，此其何故哉？

生生子曰：详乎哉问也。《难经》虽有右肾命门为一脏之说，然外无经络所属。且又云：其气与肾通，则亦皆肾而已矣。其习坎之谓欤！《黄庭经》曰：北方黑色，入通于肾，开窍于二阴，左肾为壬，右肾为癸。壬癸皆水也。《内经·四气调神大论》篇曰：肾者主蛰，封藏之本，精之处也。受脏腑之精而藏之也。精亦水也。因其皆属水，故以足少阴之经统而属之。此

二而一，一而二者也。彼手心主者，外有手厥阴之经络，属于相火，隶于手经，顾手足经阴阳配合之势，手不与足配，火不与水配，阴不与阴配，是故不得与十二经之数也。且火高水下，水火不相射也。

问五行土无定体

问：五行土无定体，寄旺四季各一十八日，何长夏一月土又独主之？

生生子曰：朱子云，天有春夏秋冬，地有木火金水，人有仁义理智，皆以四者相为用也。论岁气流行之序，一岁之中，有春夏秋冬四时，木火金水各主一时，以行其气，虽不言土，而土在四季中矣。土又独主长夏一月者，盖长夏建未，未位西南，乃土正旺之地。顾五行之理，顺而相生，无少间断，彼冬之水，生春之木，春之木，生夏之火，夏火正炽，曷能使其生金，徒有伤之而已。火旺则土相，故以土继之，是火生土，而土生秋金，秋金生冬水，冬水复生春木，乃可生生无穷。《礼运》曰：播五行于四时。周子亦曰：五行顺布，四时行焉。是四时之内，固备五行之气也。由是而土独主于长夏也。

问十二经脏腑命名之义

生生子曰：此圣人观数于物而名之也。按《尔雅》曰：心，纤也，灵识纤微，无物不贯心也。《厄言》曰：心者，深也。为之君主，神明出焉，深居端拱，而相火代之以行事也。肺者，茂也，茂茂然而居乎其上，为五脏之华盖也。又云：肺，勃也。言其气勃郁也。脾者，裨也。所以为胃行水谷而裨助乎四脏也。又脾属土，天

高而地下，尊卑之义也。肾者，神也。神也者，妙万物而为言者也。为作强之官，技巧出焉，妙万物者也。又肾者，引也。肾属水，主引水气灌注诸脉也。肝者，干也。属木，象木枝干也。为将军之官，谋虑出焉。所以干事也。胃者，汇也，万物之所聚，故曰海也。肠者，畅也。实而不满，通畅胃气，去滓秽也。胆者，敢也。为中正之官，决断出焉，敢之义也。又曰：胆者，澹也，清净之腑，无所受输，淡淡然也。膀胱者，脬之室也。室以藏物，犹包裹也。又曰：胞，鞄也。空虚之言也，主以虚承水沟也。包络者，以其包络于心，不使浊气熏蒸于心也。又名手心主者，以其主行心之事也。手，是言手经。三焦以焦言，犹三才也。三才之用，重于中焦。滑伯仁曰：三焦始于原气，用于中焦，散于膻中。上焦主内而不出，下焦主出而不内，其内其出，皆系中焦之腐熟，用于中焦之为义，其可见矣。

原 呼 吸

生生子曰：呼吸者，即先天太极之动静，人一身之原气也。即肾间动气。有生之初，就有此气，默运于中，流动不息，然后脏腑得所司而行焉。《难经》曰：肾间动气者，五脏六腑之本，十二经脉之根，呼吸之门。经谓肺出气，出此也；肾纳气，纳此也。谓呼在肺而吸在肾者，盖肺高肾下，犹天地也。故滑伯仁曰：肺主呼吸，天道也。此呼吸乃口鼻之呼吸，指谷气而言也。肾司阖辟，地道也。此阖辟，乃真息，指原气而言也。《灵枢》曰：五谷入于胃也，其糟粕、津液、宗气分为三隧，故宗气积于胸中，出于喉咙，以贯心脉，

而行呼吸。行，犹承行。此指后天谷气而言，谓呼吸资宗气以行，非谓呼吸属宗气也。何者？人一离母腹时，便有此呼吸，不待于谷气而后有也。虽然原气使无宗气积而养之，则日馁而痿，呼吸何赖以行？故平人绝谷七日而死者，以水谷俱尽，脏腑无所充养受气也。然必待七日乃死，未若呼吸绝而即死之速也。以是知呼吸者，根于原气，不可须臾离也。宗气如《难经》一难之义，原气如八难之义。原气言体，谷气言用也。上原呼吸。

论 诊 法

生生子曰：甚矣，脉之难言也。非脉之难言也，欲尽于寸、关、尺三部之难也。非尽于寸、关、尺三部之难也，欲尽于寸、关、尺三部，而能以意会于脏腑之外之难也。盖脉通于经络，运行于脏腑，而充周于郭廓。诊候者不以意会，徒拘拘以一脏一腑而尽于寸、关、尺三部之中，则凡脏腑之外，经络之间，脑项胸背，腰膝腘踝，四肢百骸，无有不病者，又将安诊？吾谓三部之中，非一脏一腑所能尽也。彼《内经·脉要精微论》篇但言候五脏与胃，余大小肠及胆、膀胱不言者，非略之也，各以部地而该之也。何哉？如曰尺外以候肾，尺里以候腹中。所谓腹中者，何物也？盖小腹之下，大小肠膀胱所居之地也。又如左外以候肝，内以候膈，膈非腑也。独非一身中物乎？膈之下，胆所居也。五脏之系，上下联络，莫不经循膈过，然则候膈者，非即膈膜已也。又如左外以候心，内以候膻中，膻中虽非实脏，乃心主之宫城，与右内以候胸中相同，皆即其部地言之也。腹中胸膈之候，乃内景之事，而胸膈腹之

外，又何以候之？故后四句复申言曰：前以候前，后以候后，上竟上者，胸喉中事也，下竟下者，小腹腰股膝胫足中事也。观此则三部中非拘拘一脏一腑所可尽也。余故曰：欲尽于三部而意会于脏腑之外之难也。古人以寸部之阳候头痛，以尺部诊大小二便，虽云肾主二便，其实上以候上，下以候下之验也。特附于上，以广三部诊外之意云。

证候推移指法

《内经·脉要精微论》篇曰：推而外之，消息之，内而不外，有心腹积也。推而内之，消息之，外而不内，身有热也。推而上之，消息之，上而不下，腰足清也。推而下之，消息之，下而不上，头项痛也。

左寸，外以候心，内候膻中，左关，外以候肝，内以候膈。右寸，外以候肺，内以候胸中。右关，外以候胃，内以候脾。两尺，外以候肾，里以候腹中。是以有推而内，推而外，消息之法也。

一说左寸，推而上之，下而不下，头项痛。推而下之，下而不上，胸胁痛也。推而内之，内而不外，心腹积也。推而外之，外而不内，眼目昏也。左关，推而上之，上而不下，腰足清也。推而下之，下而不上，肠胃痛也。推而内之，内而不外，筋骨痛也。推而外之，外而不内，身有热也。左尺，推而上之，上而不下，小肠痛也。推而下之，下而不上，足胫痛也。推而内之，内而不外，小便浊也。推而外之，外而不内，腰足痛也。

右寸，推而上之，上而不下，气喘急也。推而下之，下而不上，胸中痛也。推而内之，内而不外，咽喉痛也。推而外之，外而不内，背脊痛也。右关，推而上之，上而不下，吐逆也。推而下之，下而不上，主下血也。推而内之，内而不外，腹有虫也。推而外之，外而不内，肌肉痛也。右尺，推而上之，上而不下，小腹胀也。推而下之，下而不上，足腿痛也。推而内之，内而不外，疝瘕也。推而外之，外而不内，小便秘也。

汪石山曰：按消息，谓详细审察也。推，谓以指那移于部之上下而诊之，以脉有长短之类也。又以指那移于部之内外而诊之，以脉有双弦、单弦之类也。又以指推开其筋而诊之，以脉有沉伏止绝之类也。《刊误》谓内外以指按轻重言，推有数义，故特著之。非但外以候心，内以候膻中之类也。

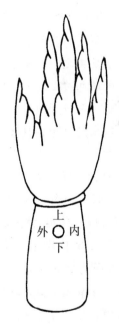

宗气营气卫气说

生生子曰：宗气者，为言气之宗主也。此气搏于胸中，混混沌沌，人莫得而见其端倪，此其体也。及其行也，肺得之而为呼，肾得之而为吸，营得之而营于中，卫得之而卫于外。胸中，即膻中。膻中之分，父母居之，气之海也。三焦为气之父，故曰宗气出于上焦也。营气者，为言营运谷气，入于经隧，达于脏腑，昼夜营周不休，始于手太阴，而终于手太阴，以应刻数焉，故曰营出中焦也。又曰：营是营于中。又曰营在脉中。世谓营为血者，非也，营气化而为血耳。中字非中焦之中，乃经隧中、脉络中也。《内经·痹论》云：营者，水谷之精气，和调于五脏，洒陈于六腑，乃能入于脉也。卫气者，为言护卫周身，温分肉，肥腠理，不使外邪侵犯也。始于足太阳，五十度而终于足太阳，故曰卫出下焦也。又曰：卫是卫于外。又曰：卫在脉外。此外字，亦非纯言乎表，盖言行乎经隧之外也。《内经·痹论》篇云：卫气者，水谷之悍气，其气慓疾滑利，不能入于脉也，故循皮肤分肉之间，熏于肓膜，散于胸腹，逆其气则病，从其气则愈。

生生子曰：人与天地生生不息者，皆一气之流行尔。是气也，具于身中，名曰宗气，又曰大气。经营昼夜，无少间断。《灵》《素》载之，而后人莫之言也。后人只知有营卫，而不知营卫无宗气，曷能独循于经隧，行呼吸以应息数，而温分肉哉！此宗气者，当以营卫并称，以见三焦上、中、下皆此气而为之统宗也。《灵枢经·五味》篇曰：谷始入于胃，其精微者，先出于胃之两焦，中、下焦也。以溉五脏，别出两行，营卫之道。其大气之搏而不行者，积于胸中，命曰气海。大气，即宗气。气海，即膻中。又《邪客》篇曰：五谷入于胃也，其糟粕下焦津液中焦宗气上焦分为三隧。故宗气积于胸中，出于喉咙，以贯心肺，而行呼吸焉。此出上焦为一隧也。

营气者，泌其津液，注之于脉，化以为血，以营四末，内注五脏六腑，以应刻数焉。此出中焦为一隧也。卫气者，出其悍气之慓疾，而先行四末分肉皮肤之间而不休者也。昼日行于阳，夜行于阴，常从足少阴之分间，行于五脏六腑。此出下焦为一隧也。《营卫生会》篇黄帝曰：愿闻营卫之所行，皆何道从来？岐伯曰：营出于中焦，卫出于下焦。《卫气》篇曰：其浮气之不循经者为卫气，其精气之行于经者为营气。讲明此三气者，自秦越人而后，唯四明马玄台《难经正义》考究极工。于宗气，则曰自夫饮食入胃，其精微之气积于胸中，谓之宗气。宗气会于上焦，即八会之气会于膻中也。唯此宗气主呼吸而行脉道。于营气，则曰：营气者，乃阴精之气也，即宗气之所统，犹太极之分而为阴也。此气行于昼二十五度，行于夜二十五度，始于手太阴，五十度而复会于手太阴。而行昼行夜，十二经之阴阳皆历焉，所谓太阴主内者此也。于卫气，则曰卫气者，阳精之气也。亦宗气之所统，犹太极之分而为阳也。昼日行于阳二十五度，夜行于阴二十五度，始于足太阳，五十度而复会于足太阳。引《灵枢·岁露》篇曰：卫气一日一夜常大会于风府，风府者，足太阳督脉阳维之会，所谓太阳主外者此也。盖营气行阳行阴，主昼夜言。卫气行阴行阳，主阳经阴经言。营气之行于昼者，阳经中有阴经；行于夜者，阴经中有阳经。故行阴行阳，主昼夜言也。卫气则昼必止行于阳，行三阳经也。夜必止行于阴，行三阴经也。是阴阳不指昼夜言也。又谓《灵枢·五十营》等篇，言气脉流行，自手太阴而始，至足厥阴而终，循环不已，漏水下一百刻，计一万三千五百息，脉行八百一十丈。推之则二刻行一度为一周身也。昼夜共行五十度，则每经各行五十次矣。并未尝言肺止行寅时，大肠止行卯时。又不思各经长短不同，难以分时注释。如果十二经分配十二时，则一时止行一经，何以能八刻之一千八百息，脉行六十四丈八尺而四度周于身也。又何以能十二时之一万三千五百息，脉行八百一十丈而五十度周于身也。所谓一时止行一经者，实理势之所必无也。以上考证，皆出《灵》《素》。盖此公精究经旨，融会脉络，王冰以下，一人而已，非苦心积累不能也，观第一难一章，则可以见其概。惜乎独于三焦惑于陈无择之言，未之加察，余三复之余，微有慨焉，然终不以寸朽而弃合抱之材也。

痢与滞下辨

或有问于余曰：刘河间云：仲景治痢多用承气，但与滞下混同立论，而无分别。考之诸方，亦未见其有分治者，抑河间之说不足恁欤！余曰：前人略之也。经虽无明文，然顾名思义可知矣。书曰：夏伤于暑，秋多疟痢，痢者利也。通利之义，乃时症也。或从泄泻而得，或径大便脓血，盖秋令气降，腹中秽积因时下行而痢也。彼滞下者，滞是积滞之滞，不因时令，不由泄泻，而竟里急后重，垢腻之物，频并而下也，岂可同日语哉。故滞下之症，始得之，多用推陈致新，迎而夺之之法。至于治痢，有用补法者，有用涩法者，有燥湿者，有升提者，有消之者，有温之者，有分利者，有下之者。然初时不敢遽以药下之，因时制宜，必审其胃实积固，乃敢推荡耳。余故云痢者，兼令气而言也；滞下者，四时皆有之。名既别，则治法当有

径庭矣。或曰唯。

古谓先水泻而后脓血者，为脾传肾，乃贼邪，难愈；先脓血而后水泻者，为肾传脾，乃微邪，易愈。相传微贼之说，是亦以大概言之也。究竟其说，世亦有先后水泻脓血，而各有难易者。愚谓先水泻而后脓血，此脾先虚而积滞继至，故难愈。先脓血后水泻，此积滞既去，已无邪矣，故易愈。高明幸察之。

噎膈翻胃辨

或有问于余曰：丹溪《局方发挥》云：翻胃即是噎膈，噎膈乃翻胃之渐。言此，盖火气炎上，熏蒸津液成痰，切切不可用香燥之药，若服之必死。又曰：年高者不治。盖少年气血未虚，用药劫去痰火，病不复作；老年气血已虚，病必不起。据曰：翻胃即噎膈，似是一病。又曰：噎膈乃翻胃之渐，似又是二病。至用药，谓服香燥之剂必死，乃今时亦有用香燥而得生者，何也？余曰：噎膈翻胃，古虽未辩，然拟名定义，似有不同，治法亦将无同也。顾《局方发挥》一书，盖为辟温补、戒燥热，谆谆立言。于名义亦未暇辨也。愚意谓噎、膈、翻胃，乃是三病，且古至今，曾未有人剖析其义者。夫饮食入于噎间，不能下噎，随即吐出，自噎而转，故曰噎。膈，是膈膜之膈，非隔截之谓也。饮食下噎，至于膈间，不能下膈，乃徐吐出，自膈而转，故曰膈。翻胃，是饮食已入胃中，不能运化，而下脘又燥结不通，朝食而暮吐，暮食而朝吐，明其自胃中而倒出，故曰翻胃也。均一吐病，而有上、中、下之分。数千年间，唯洁古老人治吐，而有上、中、下之论。曰：上焦吐者主于气，中焦

吐者主于积，下焦吐者主于寒。故今人亦有用香燥而治愈者，实寒气使然也，在人体认真切尔。至于年老之人，诚难治效，丹溪岂欺我哉。

张鸡峰曰：膈是神思间病，唯内观自养，庶可克济，斯言亦良语也。

四时脉说

或有难予者曰：脉有七表、八里、九道，而无弦、钩、毛、石，书何谓春弦、夏钩、秋毛、冬石也，且其义安在？予曰：此阴阳升降之理也。三才原一太极。春弦者，肝之脉也，与胆为表里。夫阳气自地而升，此时其气尚微，在半表半里之间，故其气来软弱，轻虚而滑，端直以长，故曰弦。夏脉钩者，是阳极而阴生也。夫钩本大而末小，夏至一阴生，夏月六阳之气尽升，其脉来大而去小，故曰钩。秋脉毛者，此毛字，读作毫字。《孟子》明足以察秋毛之末，正是此义。明阴气自天而降，轻细以浮，故曰毛。冬脉石者，冬令万物潜藏之时，是阴极而阳生也。肾主其令，肾属水，主闭藏，沉而有力，如石之在水中，故曰石。夫升降浮沉之理，变化无穷，岂凿凿之七表八里九道能悉耶！且脾胃和平之脉，不大不小，不短不长，难以明状，唯以意消息之。彼二十四歌者，正如以管窥天也，噫！

问伤寒用桂枝说

或问生生子曰：伤寒书桂枝汤后有云，脉浮紧，发热汗不出者，不可与也。与之则表益实，而汗益难出耳，则是以桂枝为固表药也。何麻黄汤中又有桂枝为臣耶？

生生子曰：考方疗疾，全在体认气味。《衍义》谓桂大热，桂味辛甘，主温中，利肝肺气，为诸药先聘通使，温和荣卫，宣导百药无所畏。然桂枝汤用桂者，以其卫为邪袭，则气不固，故汗出恶风。桂枝味辛甘，阳剂也，阳剂其行快，入咽则先布散，充达百骸四肢，无处不至，此散之之义也。至于止汗，自是芍药，芍药味酸，阴剂也，阴剂入咽其行迟，故先散之而后收之，一开一阖，邪气散而真气不过泄，以致于适中。非谓桂枝能止汗也。麻黄汤用桂枝为臣者，亦以其辛甘发散为阳，若谓其实表止汗，将安用之。盖以其寒伤荣，桂枝能佐麻黄而散寒邪。温和营卫，则邪自不能容留，汗出而解也。桂枝汤后叮咛不可与者，为内有芍药，寒既伤荣，发热无汗，复用酸寒收敛之剂，则邪无从而出，表乃益实也，非谓辛散能实表也。风，阳气也，阳主散，风伤卫，则气散而汗出，寒，阴气也。寒主敛，寒伤荣，则气敛而无汗。故治法无汗，要有汗，取辛散能发汗也；有汗要无汗，取酸收能止汗也。俱用桂枝者，以其既能发散，而又能温和荣卫也。予故曰：考方疗疾，全在体认气味。

气郁胁痛论

或问治气郁胁痛，有谓达之者，有谓泻之者，于达、泻二字，还有说否？生生子曰：胁者，肝之部分，又足少阳经所行之地，此经多有余。经曰：东方实。丹溪曰：气有余便是火。《内经》曰：肝者，将军之官，谋虑出焉。胆者，中正之官，决断出焉。盖人于日用之间，不能恬澹虚无，而纯合乎天和。唯不能恬澹虚无而合乎天和，是以七情一有不遂则生郁，郁久则生火，壅遏经隧，充塞清道而痛作矣。至于痛极而涌吐酸水者，犹《洪范》所谓曲直作酸，乃肝胆之咎征也。经曰：木郁则达之。启玄子谓：吐之令其条达，此固一说也。然于达之之义，犹有所未尽焉。达是通达之达，非独止于吐也。木郁于下，以柴胡、川芎之类升而发之，以顺其挺然之性，正所谓因曲而为之直，又谓从其性而升之，皆达之之义也。仲景小柴胡汤，治少阳胁痛，以柴胡为君，得其旨矣。经曰：有余者泻之。今肝实而胁痛，固宜泻之矣。本草列青皮、香附、黄连、白芍、柴胡、川芎之类，均为泻肝之剂。苟不择而用之，吾未见得志也。何者？夫青皮、香附，泻气之冲逆者也。黄连、白芍，泻血之沸腾者也。经曰：上者抑之，为其当下而不下，故用此辛酸苦寒之剂，以泄其冲逆沸腾之势，使之降下，以致于平而已，此正治法也，群皆识其为泻也。至于柴胡、川芎之所以为泻者，则异乎是也。盖柴胡、川芎，升发肝胆之清气者也。经曰：下者举之，为其当升而不升，故用此辛甘苦平之味，于阴中提阳，以扶其直遂不屈之性，使之上升，以复其常，是清阳升而浊阴降也。正前所谓木郁则达之之意，此从治法也，群皆未识其所以为泻也。经曰：轻者正治，重者从治。又曰：轻者可降，重则从其性而升之。又曰：过者折之，以其畏也。所谓泻之，过者，谓郁实而为火也，折之者，为裁之也。畏者，如木郁之病，用辛散属金之药，而排闷其纷夥，剪伐其猖獗，以致于中和，乃拨乱反正之意也。此皆识阴阳升降之理，顺逆之势，有如是耳。噫！苟为医而不明阴阳升降之理，顺逆之势，则用药安能识其正哉！且夫人与天地相流通者也。即举肝而言之，在天为

雷，在方为东，在时为春，在五行为木，在人为肝，运动之气，皆相参焉。故张子和曰：胆与三焦寻火治，肝与包络都无异。丹溪曰：此指龙雷之火而言也，在人以肝胆应之。凡物不得其平则鸣，彼阳气久伏，壅遏于九地之下，则品物为之潜藏，当其升发之际，必轰然迅烈，大发声震惊于天关之外，然后品物咸亨。此势也，理也，今木郁之病亦近之，木郁于下，则春升之令不行，以故痛而猛，猛而吐，吐而愈者，亦均此势也，均此理也。知夫此，则凡造物之所以有升降顺逆者，皆得以遂其正矣，于用药乎何有。

论痰为津液脾湿所生

论痰为津液脾湿所生。亦有因于火，因于虚，因于气，因于食者，而二陈峻利之剂，不可以概用也。

生生子曰：痰者，津液所生也。经曰：饮食入胃，游溢精气，上输于脾，脾气散精，上归于肺，通调水道，下输膀胱，水精四布，五经并行，合于四时，五脏阴阳，揆度以为常也。若脾虚停湿，则失其健运之常，不能致精于肺，遂而成痰，此脾湿而生痰者也。有阴血不足，阴火上逆，肺受火侮，不得清肃下行，由是津液凝浊，生痰不生血者，此又因阴虚火动而成痰者也。由是知痰之为物，皆脾湿津液所成明矣。治痰者，要当察其所来之源，世俗例以二陈统治诸痰，不分寒热。因于湿者，固亦宜矣。盖半夏燥脾湿，陈皮利肺气，茯苓入手太阴，利水下行，甘草调和诸性，入脾为使，三味皆燥湿刚悍之剂，使水行、气下、湿去、土燥，痰斯殄矣，脾斯健矣。使脾无寒湿，则何以当之？由是知二陈之

治痰者，非治痰也，是治痰之因于湿也。至于火刑肺金，不得下降，而用二陈者，此又失之疏也。因于火则治火，火降金清，秋令乃行，水无壅遏，痰安从生。丹溪曰：黄芩治热痰，假其下火，正谓此也。若一例而以二陈治之，吾知脾愈燥，而火愈动，非唯病不能去，而反增其喉痛、声哑、咳嗽、盗汗、烦躁、口渴也已。又有食积痰者，饮食过饱则伤脾，脾伤则气馁，气馁则湿停，湿停则痰生矣。宜以保和丸类治之。又有气郁生痰者，严用和云：人之气道贵乎顺，顺则津液流通，决无痰饮之患。是以治痰必先利气者，谓痰之所从来，皆由七情郁结，气道不清，气积生涎，今利其气，使郁结开而气道畅，抑何痰饮之有。宜七气汤、越鞠丸之类治之是也。又有风痰者，由表虚皮腠不密，风邪得以乘之，肺气不利，邪郁为热，是以浊涕稠黏。治宜散风利气，如杏仁、枳壳、紫苏、前胡之类是也。有惊痰者，惊则神不守舍，气乱胸中，清浊相干，脉道壅塞，痰遂生焉。故惊痰者，多生心痛颠疾，以牛黄镇心丸之类治之是也。有冷痰者，由脾胃虚弱，不能运化精微，气馁行迟，津液凝滞所致，治宜温暖脾胃，脾充而津液行矣，如干姜、白术之属是也。又有肾虚不能制火，津液生痰不能生血者。缘肺主出，肾主纳，今肾虚不能纳气归原，出而不纳则积，积而不散则痰生焉。以金匮肾气丸之类治之是也。内有茯苓、泽泻利水下行，使湿去而痰绝，地黄、山萸补实肾水，水升则火自降，而全收藏之职矣。至于中气不足，痰饮积聚，胃中亦赖所养，不可峻用利药，恐胃一伤，凶变莫测。宜当温补，使脾胃充实，痰自流动，如六君子之类是也。此丹溪所以谆谆戒人峻用利药之失也。若夫流饮、支饮、伏饮、悬饮、溢饮，积年累月，胶固难治者，当视其形气何如，或汗或吐，或下或熔，随其所宜，劫而去之，痰去则当补养，务使中气充实，庶无峻利之失矣，学者亮之。

或曰：丹溪云实脾土，燥脾湿，是治痰之本也。又曰：二陈汤，一身之痰都管。治痰之要药也。欲上行，加引上药，欲下行，加引下药。吾子以此言，非丹溪语耶？余曰：此盖指脾胃湿化之痰也。脾胃为水谷之海，五脏六腑之所受气者也。人之七情居处，不能一一中节，稍有悒郁，则气血凝滞，津液不行，痰斯生矣。故丹溪每以实脾土、燥脾湿而言也。如痰在胁下，非白芥子不达。痰在四肢，非竹沥不行。痰在皮里膜外，非姜汁、竹沥不除。气虚之人有痰，非姜汁竹沥不开。又曰：痰结核在咽喉，燥不得出，以化痰药加咸能软坚之味，栝蒌仁、杏仁、海石、桔梗、连翘，少佐以朴硝，以姜汁蜜丸噙化。又曰：天花粉大能降上膈热痰。海粉，热痰能降，湿痰能燥，结痰能软，顽痰能消。枳实治痰，能冲墙壁。人中黄能降阴火而清食积之痰。又曰：痰因火盛逆上，治火为先，白术、黄芩、石膏之类。久病阴火上升，津液生痰不生血，宜补血制相火，其痰自除。丹溪未尝纯倚二陈为用矣。以上述治痰之药，亦不为不多矣。丹溪何尝固执于此，盖以意立法耳。医者贵乎贯通达变则得之，否则何以异于刻舟求剑也。

咳　嗽

生生子曰：古云咳者谓无痰而有声，肺气伤而不清也。嗽者谓有痰而无声，脾湿动而生痰也。今曰咳嗽者，既有声而复有痰也。然其病不一，有五脏咳，有六腑咳，有六气咳，有虚咳，有实咳，有水咳，有火咳，种种不同，用药亦异。观古人立方，多所重于肺部，有清肺者，有保肺者，有敛肺者，有泻肺者，有补肺者。五者，谓肺属金而生主乎声者也。唯肺也，外统皮毛，为一身之护卫，内为华盖，作五脏之至尊，肺受百脉之朝，故病每干于肺，设不干肺，抑何咳焉？是以治咳必兼于肺。至于清痰降火，流湿润燥，补肾疏风者，莫明于《丹溪纂要》，条分列治，极为详尽。但主嗽多咳少耳。学者宜于是而扩充之，则思过半矣。

哮

生生子曰：丹溪云：哮者，专主于痰，宜用吐法。亦有虚而不可吐者，必使薄滋味，不可纯用寒凉，必兼表散，此深造病情者也。其间亦有自童幼时，被酸咸之味，或伤脾，或抢肺，以致痰积气道，积久生热，妨碍升降，而成哮症，一遇风寒即发。缘肺合皮毛，风寒外束，弗得发越，内热壅郁，新痰复生，因新痰而致旧痰并作也。是以气高而哮，抬肩撷项，不得仰卧，面赤头痛，恶寒发热，治宜散表，表散热解，气道流通，庶亦暂可。有饮食厚味伤脾，不能运化而发者，脾伤则津液不得布散而生痰涎，壅塞经隧，肺气为之不利，则胸满腹痛，盗汗潮热，昼夜发哮，声如拽锯。治宜消食健脾，清痰利气，斯亦定矣。有房劳太过，肾水衰少，不能制火下降，火寡于畏，而侮所胜，肺金受伤，金伤则生化之源绝矣。病则下午潮热，哮声如雷，头疼面赤，盗汗烦躁，昼轻夜重，脉数无力。治当补肾制火，清金润燥，庶或得安。

有气逆而发者，经曰：怒则气上。有升无降。又曰：大怒则火起于肝。又曰：上升之气，自肝而出。中挟相火。肺虚不能平木，病则胸满胁痛，耳聋眼赤，气出如火，治宜抑肝利气。是疾也，气厚者，当劫而吐之，拔其病根，根拔又当速补中气，中气充实，痰不再作矣。

喘

生生子曰：《内经》云：诸气膹郁，皆属于肺。诸满喘呕，亦属于肺，以肺主气者也。诸喘气逆者，乃阳火急数而然也。一呼一吸为一息，呼随阳出，吸随阴入，呼吸之间，脾受其气，通乎营卫，合乎阴阳，热则息急气粗，寒则息迟气微。今之喘逆，由火热而息急也。或六淫所伤，七情所感，或脾肾俱虚，或脾湿肿满，或本脏气虚，或瘀血伤滞，皆可以致之。要当合脉认病，合病制方，庶无差失之患矣。

又曰：方书有云治喘嗽者，有云治痰喘者，有云治喘逆气急者，有云气喘者，不可不分别明白究治。此病虚实，攸系非轻，验今之喘嗽者，既嗽而兼有喘声也。痰喘者，喉中有痰，或出或不能出，抬肩撷项者是也。喘逆气急者，无痰嗽而独气急作喘声也。气喘者，较逆急势则稍缓耳。前二者兼痰兼嗽，盖有杂证以干之，故治有汗、吐、下之不同也。后二者，乃本脏气虚，或阴虚火动，及产后喘急者，为孤阳几于飞越，治唯补之敛之。攻补之不同，由虚实之异路也。少有差忒，则轻者重，重者死矣。予于喘嗽二病，寻究端倪，会类治法，逐证填方，不以重复自嫌，其间搜集不尽者，将俟后之明敏，藉此为左券云尔。

喘而无汗者，宜解表。喘而有汗者，宜和营卫，固腠理。腹满脉沉实者为内实，当下之。发时有痰吐出者，宜化痰。发时有痰不能出者，宜开提之。食积痰逆者，宜导痰运脾。饮水多者，宜渗利之。久嗽不已，痰壅胸膈，气实者，宜吐之。心火刑肺者，宜清心热。气从小腹上冲，乃冲脉之火，宜调中益气汤加黄柏、知母以降之。脉数无力者，宜滋阴降火。产后喘急者，郭氏谓孤阳绝阴，极为难治。本脏气虚及久喘，攻击太过者，宜人参、五味、阿胶之类补之。新喘气实者，宜葶苈、枳壳、桑皮之类泻之。肿满脾虚不能摄水，上迫于肺，喉中作水鸡声者，或小青龙汤，或导水丸，桑皮、赤小豆、瞿麦之类决之。瘀血凝滞胸膈者，或韭汁之类以活之。

论汗不可纯作血看

论汗不可纯作血看，当以气看为妥。

生生子曰：《灵枢经》云：汗者心之液。又曰：夺汗者无血，夺血者无汗。故今人多认汗为心血也。愚谓五脏皆有汗，不独心有之也。《经脉别论篇》曰：饮食饱甚，汗出于胃。惊而夺精，汗出于心。持重远行，汗出于肾。疾走恐惧，汗出于肝。摇体劳苦，汗出于脾。夫汗，不过一气而已。此气者，乃五谷之精气，静则化而为血，以养生身。《灵枢经》曰：血者神气也，血之与气，异名而同类焉。扰则越而为汗。不待化而气先发越也。《易》曰：地气上而为云，天气下而为雨。《阴阳应象大论篇》曰：阳之汗，以天地之雨名之。良以此也。启玄子注曰：夫人汗泄于皮腠者，是阳气之发泄耳，然其取类于天地之间，则云腾雨降而相似也。

论 五 郁

生生子曰：《内经》有五郁之论，谓木郁达之，火郁发之，土郁夺之，金郁泄之，水郁折之。虽统揭夫郁之名，而未显言夫郁之症。与详明其达、发、夺、泄、折之义。唯是后之人，认达为吐，认发为发汗，以泄为解表利小便，以夺为下，以折为抑其冲逆，意义未必非是，恐于经义未之尽也。余故缕析五郁之症，并治法焉。夫五脏一有不平则郁。达，是条达或通达也。发是发越。泄是疏泄。夺是攘夺。折是决折。何者？夫《内经》曰：木郁达之，木郁者，肝郁也，达者，条达通达之谓也。木性上升，佛逆不遂则郁，故凡胁痛耳鸣，眩运暴仆，目不识人，皆木郁症也，当条而达之，以畅其挺然不屈之常。如食塞胸中，而肝胆之气不升，故胸腹大痛，宣而吐之，以舒其木之气，是在上者因而越之也。木郁于下，胁痛日久，轻则以柴胡、川芎之类，开而提之，亦条达之意也；重则用当归龙荟丸，摧而伐之，孰非通达之意欤？火郁发之，火郁者，心郁也，发者，发越之谓也。火性炎上，佛逆不遂则郁，故凡瞀闷、目赤、少气、疮疡、口渴、溲黄、卒暴僵仆、呕哕吐酸、瘛疭狂乱，皆火郁症也，当发而越之，以返其自然之常。又如五心烦热，肌肤大热，过食冷物，抑遏阳气于脾土之中，以火郁汤、升阳散火汤，皆发之之意也，又谓从其性而扬之。思想无穷，所愿不遂，悒郁不乐，因生痰涎，不进饮食，或气不升降，如醉如痴，以木香、石菖蒲、生姜、雄黄之类，帅而动之，亦发之之意也。小便浑浊，疮疡舌疳，以黄连解毒汤、导赤散、八正散之类，引而下之，孰非越之之意钦！土郁夺之，土郁者，脾郁也，夺者，攘夺之谓也。土性贵燥，唯燥乃能运化精微而致各脏也。壅滞渍濡则郁，故凡肿满痞塞，跗肿，大小便不利，腹疼䐜胀，皆土郁症也。当攘而夺之，以复其健运之常。又如腹中窒塞，大满大实，以枳实导滞丸、木香槟榔丸、承气汤下而夺之，是中满者泻之于内也。饮食伤脾，痞闷，痰涎日生，以橘半枳术丸。忧思痞结，不思饮食，腹皮微急，以木香化滞汤、消痞丸，消而磨之，亦攘之之意也。诸湿肿满，跗肿，湿热发黄，以实脾利水之剂燥之，孰非攘而夺之之意钦！金郁泄之，金郁者，肺郁也，泄者，疏泄之谓也。金贵空清，壅塞窒密则郁，故凡咳逆、喉痛、声哑、胸满、喘息、抬肩、撷项、肌热、鼻塞、呕脓，皆金郁症也。当疏而泄之，以肃其清降之常。又如伤风咳嗽、鼻塞，以参苏饮、人参败毒散，皆疏之之意。胸膈停饮，或水饮入肺，喉中如水鸡之声，或肺痈呕脓血，以葶苈大枣泻肺汤治之，孰非泄之之意钦！水郁折之，水郁者，肾郁也。折者，决折之谓也。水贵沉静，搏激窒塞则郁，故凡冷唾上涌，水肿腹胀，腰膝不利，屈伸不便，皆水郁症也。决而折之，以导其东归之常。又如肾气抑郁，邪水泛上，而为冷唾，以茯苓、泽泻之类导而下之，决之之意也。腰膝疼痛，不可俯仰，或如奔豚之状，以桂心之类折之。或小便癃疼，久亢不泄，而为白浊，以小茴香、泽泻、黄柏之类治之，孰非决之之意钦！是皆因其曲而直之也。举其概，则余可推矣。若以达为吐，以发为汗，以泄为解表利小便，以夺为下，以折为抑其冲逆，然固然于经义恐犹未尽善也。且后文又曰：然调其气，过者折之，

以其畏也，所谓泻之。愚谓过者，淫胜之谓也。折之者，谓裁之也。如木胜助之以辛，火胜助之以咸之类，投其畏而伐之。故曰：五脏一有不平，所胜平之，递相济养，交互克伐，此之谓也。

论 呕 血

生生子曰：经云：怒则伤肝，甚则呕血并飧泄。又曰：心主血，肝藏血，脾统血。怒气上逆，则脾气受伤，所藏所统之血，皆妄行而错乱也。古方有用芎附饮治之而效者，良由川芎、香附，能调肝气，气和而血归经也。丹溪有用桂五钱，为末，冷水调服者。缘桂能和荣卫，通血脉，木得桂而枯，且又为从治之法，故不独恃寒凉为治也。必须参之脉证，如脉微弱虚软，精神疲惫，急当独参汤进之。如脉洪大、弦长有力，精神不倦，或觉胸中气塞，或血是紫黑块者，当以承气汤下之，此釜底抽薪法也。若势缓而色鲜红，宜以葛可久十灰散、阿胶、血余炭之类止之。或调气，或下，或止，全在临症治法，勿得执一以戕生也。

滑伯仁曰：血溢、血泄，诸蓄妄证，其治也，予率以桃仁、大黄行血破瘀之剂，以折其锐，而后区别治之。或问，失血复下，虚何以当行破瘀之剂？予曰：血既妄行，迷失其道，不去蓄利，则以妄为常，曷以御之？且去者自去，生者自生，何虚之有？且如妇人行经，有五六日不止者，有十数日不止者，可见去者自去，生者自生也，乳妇亦然。

生生子曰：时师治血，爱用寒凉，每每畏用温、补二法，亦偏见也。夫有寒当温，有虚当补，圣哲不能废其规，但要体

认切当，毋轻举也。假使胃寒，或久为寒凉所激，以致血不归经，不温可乎？暴吐暴衄，昏运软倒，不补可乎？故王海藏治饮冷伤脾吐血，以理中汤，理治中脘，分利阴阳，此亦理治内衄之法也。罗太无曰：理中汤能止伤胃吐血，以其方最理中脘，分利阴阳，安定血脉。葛可久治吐血昏运，用独参汤，仲景曰血脱益气，东垣曰阳生阴长，皆有旨趣，实法在当用而用也。设若阴虚火动，咳嗽已久，肺有伏火，痰带血丝，或紫色血屑，又当滋阴润肺，开郁清痰，而前剂未敢以轻试也。是知咳血嗽血，痰带血丝，唯当滋阴润肺为先，暴吐昏运，却宜补虚温脾为最。全在体察病源，勿致偏癖，斯为良师。

滑伯仁曰：诸见血非寒证，皆以为血热迫，遂致妄行，然皆复有所挟也。或挟风，或挟湿，或挟气，又有因药石而发者，其本皆然。上中下治，各有所宜。在上则栀子、黄芩、黄连、芍药、犀角、蒲黄，而济以生地、牡丹皮之类。胃血，古人有胃风汤，正是以阳明火邪，为风所扇，而血为之动。中间有桂，取其能伐木也。若苍术、地榆、白芍药之类，而济以火剂。大肠血，以手阳明火邪，为风为湿也，治以火剂、风剂，风能胜湿也。如黄连、芩、芍药、柏皮、荆芥、防风、羌活之类。兼用鸡冠花，则述类之义也。

又曰：惊而动血者属心，怒而动血者属肝，忧而动血者属肺，思而动血者属脾，劳而动血者属肾。

论 咳 血

生生子曰：咳血多是火郁肺中，治宜清肺降火，开郁消痰，咳止而血亦止也。

不可纯用血药，使气滞痰塞而郁不开，咳既不止，血安止哉。设下午身热而脉细数，此真阴不足，当清上补下。

论 齿 衄

生生子曰：有侄女十岁，因毁齿动摇，以苎麻摘之，血因出不止，以小瓦盆盛之，一日夜积十一盆，用末药止其处，少顷复从口中吐出，身亦不倦，亦事之希觏也。可见人身之血，不可测量。诊其脉，皆洪大有力，以三制将军末子二钱，用枳壳汤少加童便调下。是夜之半，去黑粪数块，其血顿止，再不复发。后又见一男子，每齿根出血盈盆，一月一发，百药不效，历十余月。每发则昏昧，知其人好饮，投前剂一服而安。又一老妪患此，一发五七日，一日约有升余，投前剂亦安，所下皆有黑粪。是知此疾，多阳明热盛所致者。缘冲、任二脉，皆附阳明。阳明者，多气多血之经也。故一发如潮涌。急则治其标，故投以釜底抽薪之法，应手而愈。要知肾虚血出者，其血必点滴而出，或攸攸而疼，必不如此之暴且甚。有余不足，最要详认。

颤 振

有谓作诸禁鼓栗者，非也。诸禁鼓栗，乃斗牙战摇，似寒而实热也。夫颤振，乃兼木气而言，唯手足肘前战动，外无凛栗之状。

生生子曰：颤振者，人病手足摇动，如抖擞之状，筋脉约束不住，而莫能任持，风之象也。《内经》云：诸风掉眩，皆属肝木。木主风，风为阳气，阳主动。此木气太过而克脾土。脾主四肢，四肢者，诸阳之末，木气鼓之故动。经谓风淫末疾者此也。亦有头动而手足不动者，盖头乃诸阳之首，木气上冲，故头独动而手足不动，散于四末，则手足动而头不动也。皆木气太过，而兼火之化也。木之畏在金，金者土之子，土为木克，何暇生金？《素问》曰：肝，一阳也，心，二阳也，肾，孤脏也。一水不能胜二火，由是木挟火势，而寡于畏，反侮所不胜，直犯无惮。《难经》谓：木横乘金者是也。此病壮年鲜有，中年以后乃有之，老年尤多。夫老年阴血不足，少水不能灭盛火，极为难治。前哲略不及之，唯张戴人治新寨马叟，作木火兼痰而治得效。遇此症者，当参酌厥旨，而运其精思云。

明火篇 附：丹溪相火篇议

生生子曰：《内经·气交变大论篇》云：南方生热，热生火，其令热，其变销铄，其灾燔焫。《运气五行生死顺逆篇》曰：火主于南，应夏，火之为言化也。言能化生万物也。六气之中，君火为二之气，经以热称之。相火为三之气，经以暑称之。暑之与热，皆火令也。《六化篇》曰：在地成形，在天为气，行有五而气有六，以分君火、相火之化。六气化者，谓寒、暑、燥、湿、风、火也，乃天之元气，六气皆有一化，举大概也。君火之化热，主春末夏初，行暄淑之令，而不行炎暑，应君之德也。相火之化暑，主于夏，夏之为言大也，与午同义，炎暑乃行。人有触其气者，皆令气之病也，当从四时令气之治，非病机中五脏厥阳之火同治也。五脏厥阳之火所致之疾，当从病机之治。盖令气之火，自外而治者；病机之火，自内而生者。内

外致疾之原不同，则治法当合求其所属矣。病机出至《真要大论篇》。

丹溪相火篇议

生生子曰：火为五行之一，化生之机，在天在人，不可一日而无，诸书虽往往于杂症中言之，然未有能分君相之名，及明令气之序，是以多认阴火为相火，又有以五志之火为相火，即明达精诣如丹溪，而《格致余论·相火篇》，亦以龙雷之火为相火，又分君火为人火，相火为天火，愚甚惑焉。尝按《内经·阴阳应象大论篇》有壮火气衰，少火气壮之言。《天元纪大论篇》有君火以名，相火以位之言，并无天火、人火、龙雷火之说。至丹溪而始言之，何哉？愚度丹溪之意，既谓肝肾之阴悉具相火，是以指肝肾之阴火为相火。又曰：见于天者，出于龙雷，则木之气；出于海，则水之气。或以龙雷皆动物，凡动皆属火，故以相火为天火耶。假若以动皆属火，而遂以相火为天火，然则君火亦有动之时也，独不可属之天哉！愚谓火为造化生息之机，不能不动，第不可以妄动，火有天人之分，不可以君相分属天人。何言之？盖天有六气，君火主二之气，相火主三之气。是君相皆可以天火称也。人有十二经，十二经中心为君火，包络、三焦为相火，是君相皆可以人火称也。故以天之六气言，则二之气，三之气，岁岁若是，为亘古不易之常运。以人身言，则心为君火，包络三焦为相火，亦亘古不易之定论。君火相火皆有定体，以裨助生生不息之功，不可一日而无。故曰：天非此火不能生物，人非此火不能有生。若彼肝肾虽皆有火，乃五志之淫火，而非五行之正火，致人疾而为元气之贼，不可一日而有也。今丹溪不以六

气之火为天火，而以肝肾阴火为龙雷之火，为天火；不以七情所感之火为人火，而以君火为人火。夫肝藏血，肾藏精，彼谓悉具相火，愚不知其何所见也。且经以君火主春末夏初，二之气，以热称之，丹溪乃谓经以暑与湿言之。夫暑属三之气，湿属四之气，各有主之者，与君火何预？经以相火主三之气，以暑称之，丹溪乃言经以火称之，谓其暴悍酷烈于君火，指为元气之贼，大与经旨相抵牾。所以然者，良由认相火未真，故其立言支离多病，前后自相矛盾。至于君火以名，相火以位之言，亦不能畅条其义。夫君火以名者，盖以君虽属火，然至尊无为，唯正火之名，故曰君火以名。相火以位者，盖相宣行火令，而守位禀命。故曰相火以位。犹之宰相奉行君令，为职位所宜然也。彼于相之名义未明，是以相火之论未当也。愚始阅此篇，疑非丹溪之笔，已而详玩笔势，与其他撰著相类，或出于一时之意见，未遑稽考，不然，登梓时，亦未暇校正窜易耶，设今不为辨校，则后之学者，不知从丹溪之长，徒执迷其阴火为相火之说。卒之认相火为贼火，不知五志之火为贼火，其误人也甚矣！溯丹溪初心，本欲开后之聋瞽。不知此论，使聋瞽者益聋瞽也。愚故愿为丹溪之忠臣，不惮辩驳者，正欲成丹溪惠后之心，又何暇计僭逾之罪哉。同志者，幸亮之。

泄 泻 辨

生生子曰：按泄泻二字，取义必有轻重，非一症而无分者别者也。何也？据书有云泄者，有云泻者，有云泄泻者，假使无分别，经何分言之若是。愚谓粪出少而势缓者为泄，若漏泄之谓也；粪大出而势直下不阻者为泻，倾泻之谓也。姑参出以俟明哲正焉。

防 暑 论

生生子曰：欲防夏之伤暑者，在于冬之藏精也。暑者，火令也。人与天地同一橐籥，故天地之气有升降，人之气亦随之。夏月六阳之气尽出于地，人之腹亦地也，气浮于外，腹中虚矣。虚而劳动不常，则病生焉。况人不善摄生者，多于冬月阳气潜藏之时，斫丧过甚，精气虚竭。精气者，天真本然之气也。积此为来春发生之本，本一虚竭，则生元绝矣。经曰：冬不藏精者，春必病温，夏必煎厥。人有春末夏初，患头痛体热，食少自汗，怠惰嗜卧者，此注夏病也，仲景谓春夏剧，秋冬瘥者是也。暑为盛夏火令之极，阳气既浮，阴血又竭，几何不病。苟或摄养不当，动劳失矩，气血复耗，神将何依。于是卒暴僵仆，迷闷霍乱之症叠出不已。孙真人教人以五月常服生脉散，盖谓脉者，气血之先，气血者，人之神也。火令热伤元气，以人参能补天真之元气也。五味收敛浮散之气，不使飞越，又能滋补肺肾，庶免二脏真阴枯竭。以门冬复脉通心，生津润燥。三味和协，同为补剂，名曰生脉散，是亦救其冬不藏精之失也。虽然施于气厚未病之先，力则易为，若禀弱既病者，抑亦难矣。故善防暑月之病者，不若保肾水于冬月未病之先也。东垣论暑，兼脾胃虚弱而言，甚为详悉。丹溪载夏月伏阴在内，戒用燥热。《玉机微义》与载籍间所载暑病，尤斑斑焉。皆当细玩，学者能潜心贯而通之，无余蕴矣。

痿　论

生生子曰：世之病痿者甚多，而治痿之法甚少。考之《内经》，且特立篇目，非泛常总括病机者论也。治法之少，由后人或未能尽悉经旨。今按《内经》皆以气热为五痿受病之胎，则可见痿之病本，皆自气热中来也。何者？痿躄之始，五脏因肺热叶焦，递相传染。缘肺者，统诸气，心之盖，脏之长，君之相傅，而治节之所由系焉。五痿之疾，殆肺之一气流传，犹宰相承一旨以令天下也。观其独取阳明为治，不以五痿异者，此又可见以肺热为本，而五痿为标，故治独取阳明，是谓定丁一也。此取字，有教人补之之意，非所谓攻取也。盖阳明乃五脏六腑之海，主润宗筋。又冲脉者，经脉之海，与阳明合于宗筋。阴阳总宗筋之会，会于气街，而阳明为之长，皆属于带脉，而络于督脉。阳明虚，则宗筋纵，带脉不引，故足痿不用。兹补其阳明，使谷气充，冲脉盛，带脉引，宗筋润，是以能束骨而利机关，故其治独取阳明而不以五痿异也。既得以热字为本，阳明为用，临症处方，则在人自扩充之，书曷能尽所言哉。

丹溪曰：《内经·痿论》，肺热叶焦，五脏因而受之，发为痿躄。又曰：诸痿皆属于上，指病之本在肺也。或曰：《内经》治痿之法，独取阳明何也？曰：诸痿生于肺热，只此一句，便见治法大意。经曰：东方实，西方虚，泻南方，补北方。此固是就生克言补泻，而大经大法，不外于此。五行之中，唯火有二，肾虽有两，水唯其一，阳常有余，阴常不足。故经曰：一水不能胜二火。理之必然。金体燥而居上，主气，畏火者也。土性湿而居中，主四肢，畏木者也。火性炎上，若嗜欲无节，则水失所养，火寡于畏，而侮所胜，肺得火邪而热矣。木性刚急，肺受邪热，则金失所养，木寡于畏，而侮所胜，土得木邪而伤矣。肺热则不能营摄一身，脾伤则四肢不能为用，而诸痿之病作。泻南方，则肺金清，而东方不实，何脾伤之有？补北方，则心火降，而西方不虚，何肺热之有？故阳明实，则宗筋润，能束骨而利机关矣。治痿之法，无出于此。骆龙吉亦曰：风火相炽，当滋肾水。东垣先生取黄柏为君，黄芪等药为辅佐，而无一定之方。有兼痰积者，有湿多者，有热多者，有湿热相半者，有挟寒者，临病制方，其善于治痿乎！虽然药中肯綮矣，若将理失宜，圣医不治也。但是患痿之人，若不淡薄滋味，吾知其必不能安全也。

生生子曰：刘宗厚谓：治痿方多缺略者，皆因混入中风条内故也。此皆承丹溪治痿不得作风治，斯言深得病旨。风乃外入者，故当逐散，痿则内脏不足所致，治唯有补而已。但丹溪痿篇中，既以《内经》治痿独取阳明之说设为或问矣，乃不答所以取阳明之旨，而以《难经》泻南补北之法，摘为治痿之方，斯亦法外变通之意，第不思所问取阳明之义，竟何所发明，是欲彰之而复蔽之也。故不曰阳明者，胃也，坤土也，万物之所以资生焉。为脾之表。脾胃一虚，肺气先绝，肺虚则不能宣通脏腑，节制经络。必胃厚则脾充，脾充则能布散津液，使脏腑各有所禀受，四肢健运，如是则何有于叶焦，何有于痿躄也。要知痿之终始，只在肺胃之间而已矣。肺热叶焦，则不能节制诸经；胃气虚弱，则脏腑无所受气。带脉不引，宗筋枯槁，而痿躄之所由兆。故《内经》治痿所以独取乎阳明也。以阳明为五脏六腑之海也。独之一字，是谓足可以尽其治之辞。彼丹溪泻南补北之法，或可以施肺肾之痿，其于肉痿，敢试之乎？经曰：肌肉濡渍，痹而不仁，发为肉痿。启玄子注曰：肉属于脾，脾恶湿，湿着肌肉，则卫气不营，故发为肉痿也。据此，则泻火补水之法，可得以概治肉痿乎？否也。丹溪天资甚高，笔力尤健。凡天资高者，或一时之兴，随笔成文。或自执己见以为是，不复更检。观篇后盛赞东垣治痿之善，即可见其天分。惜乎不以东垣之善返照，未免自是之为累欤！

癫狂痫辨

生生子曰：诸书有言癫狂者，有言癫痫者，有言风痫者，有言风癫者，有言惊痫者，有分癫痫为二门者，略无定论。究其独言癫者，祖《内经》也。言癫痫，言癫狂者，祖《灵枢》也。要之，癫、痫、狂大相径庭，非名殊而实一之谓也。《灵枢》虽编癫狂为一门，而形症两具，取治异途，较之于痫，又不相侔矣。诸书有云大人为癫，小儿为痫，此又大不然也。《素问》谓癫为胎病，自母腹中受惊所致。今乃曰小儿无癫可乎？痫病大人历历有之，妇人尤多。予故据经文分为三目，庶治者有所辨别云。

明癫症 夫癫者，或狂或愚，或歌或笑，或悲或泣，如醉如痴，言语有头无尾，秽洁不知，积年累月不愈，俗名曰心风。此志愿高大而不遂所欲者多有之。

明狂症 夫狂者，猖狂之谓也。言其病之发，猖狂刚暴，有如《伤寒论》阳明大实发狂，骂詈不避亲疏，甚则登高而歌，弃衣而走，逾墙上屋，持刀执棍，日夜不止，狎之则笑，忤之则怒，如有邪依附者是也。

明痫症 夫痫，时发时止者是也。有连日发者，有一日三五发者。或因惊，或因怒，而动其痰火。发则昏昧不知人事，耳无所闻，目无所见，眩仆倒地，不省高下。甚而瘛疭抽掣，目作上视，或口眼歪斜，或口作六畜之声。将醒时必吐涎沫。彼癫狂，皆无以上证也。用此辨之，亦易详明，大抵皆痰火所致。

鼻 衄

生生子曰：按鼻衄一症，今人患者甚多。考诸古方，鲜有言其病因者。唯运气曰：火攻肺虚鼻衄。少阴司天，热气下临，肺气上从，衄衊鼻窒。又云：少阴司天，热淫所胜，民病衄衊嚏呕。又云：少阳司天，火淫所胜，甚则衄衊。又岁金不及，炎火乃行，民病衄嚏。又曰：阳阴所致为衄嚏。据运气皆以火热司令为言，火克金，热伤肺，盖以鼻为肺之窍也。虽云少阴、少阳热火司令之年为病，然亦只是肠胃素有痰火积热者，乃有此感也。不然火热主令之岁，三年之内，曷常无之，未常人人有此病也。吾故曰：必肠胃素有痰火积热者，然后有此感也。何者？大肠，肺之府也。胃，五脏之所受气者也。《内经》曰：九窍不利，肠胃之所生也。鼻主无形者，经曰：清气通于天。又曰：鼻主天气。愚谓肠胃设无痰火积热，则其平常上升之气，皆清气也。纵火令之年，何豫耶！若夫肠胃素有痰火积热，则其平常上升之气，皆氲而为浊耳。金职司降，喜清而恶浊，今受浊气熏蒸，凝聚既久，壅遏郁结而为痰涕。至于痔珠息肉之类，皆由积久，燥火内燔，风寒外束，隧道壅塞，气血升降，被其妨碍，浇培弥厚，犹积土而成阜也。据运气云云，纯以火热司令之岁，火气下临，肺气上从，乃成鼻衄嚏蚘之症。假令水湿司令之岁，必无鼻衄嚏蚘，而鼻衄嚏蚘之证，必待火热司天之岁而能成耶！噫！如斯而谈，则凿矣。观仲景《伤寒论》太阳症，当与麻黄汤，不与者必成鼻衄。又见今人，每每感风寒，随时鼻塞浊涕，及素有郁热者，微触风寒，即鼻塞嚏涕。或调理失宜，积年累月，竟成鼻衄、鼻渊者，往往有之。《内经》曰：胆移热于脑，则辛颏鼻渊。又曷尝必待火热司令而后始致此病耶？愚故曰：必肠胃素有痰火积热，又值火热当权之年，内外之火夹攻，于此时有甚耳。或曰：子以运气之言为不足征钦！何今之按天时、占岁候、与夫验丰旱，及诸星卜家，动辄取应，吾恐后之吹毛者，将藉此以非子矣。子曷逃乎？予曰：愚亦深知僭逾为非，而无所逃也。愚又奚敢谓运气为不足征也。夫运气云者，指岁运火

令当权。所不胜者受邪，是大略以理该之也。否则咳嗽吐血肺痈等症，又何莫而非火克金之候耶？愚之所谓肠胃痰火积热者，即病因也，于运气有所核，而无相悖戾焉。知我者，其鉴诸。

鼻 渊<small>俗名脑漏</small>

生生子曰：按书云鼻流清涕者为鼻衄，流浊涕者为鼻渊。《内经·气厥论篇》曰：胆移热于脑，则辛颏鼻渊。鼻渊者，浊涕下不止也。传为蚘蔑瞑目，故得之气厥也。启玄子注曰：厥者，逆也。脑液下渗，则为浊涕，涕下不止，如彼水泉，故曰鼻渊也。足太阳脉起于目内眦，上额交巅上，入络脑。足阳明脉起于鼻，交颏中，旁约太阳之脉。今脑热，则足太阳逆，与阳明之脉俱盛，薄于颏中，故鼻颏辛也。辛，谓酸痛。予尝以防风通圣散除硝、黄，其滑石、石膏减半，倍加辛夷花，先服三五帖，再用此为丸，每服七十丸，早晚白汤吞，服半斤，则瘳矣。

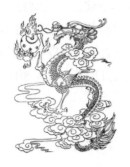

医旨绪余　卷下

明新安休宁生生子东宿孙一奎著辑

子　泰来　同考梓
　　朋来

胁　痛

余弟于六月赴邑，途行受热，且过劳，性多躁暴，忽左胁痛，皮肤上一片红如碗大，发水泡疮三五点，脉七至而弦，夜重于昼，医作肝经郁火治之，以黄连、青皮、香附、川芎、柴胡之类，进一服，其夜痛极，且增热。次早看之，其皮肤上红大如盘，水泡疮又加至三十余粒。医教以白矾研末，井水调敷，仍于前药加青黛、龙胆草进之。其夜痛苦不已，叫号之声，彻于四邻，胁中痛如钩摘之状。次早观之，其红色已及半身矣，水泡疮又增至百数。予心甚不怿，乃载归以询先师黄古潭先生，先生观脉案药方，哂曰：切脉认病则审矣，制药订方则未也。夫用药如用兵，知己知彼，百战百胜，今病势有烧眉心急，叠卵之危，岂可执寻常泻肝之剂正治耶？是谓驱羊搏虎矣。且苦寒之药，愈资其燥，以故病转增剧。水泡疮发于外者，肝郁既久，不得发越，乃侮其所不胜，故皮腠为之溃也。至于自焚则死矣，何惧之甚。为订一方，以大栝蒌一枚，重一二两者，连皮捣

烂，加粉草二钱，红花五分，戌时进药，少顷就得睡，至子丑时方醒，问之，已不痛矣。乃索食，予禁止之，恐邪火未尽退也。急煎药渣与之，又睡至天明时，微利一度，复睡至辰时，起视皮肤之红，皆已冰释，而水泡疮亦尽敛矣。后亦不服他药。夫病重三日，饮食不进，呻吟不辍口，一剂而愈，真可谓之神矣。夫栝蒌味甘寒。经云：泄其肝者，缓其中。且其为物，柔而滑润，于郁不逆，甘缓润下，又如油之洗物，未尝不洁。考之本草，栝蒌能治插胁之痛，盖为其缓中润燥以致于流通，故痛自然止也。

腹中水块作痛

生生子曰：一妇三十五岁无子，恐夫娶妾致郁，经不行者三月矣。病腹痛恶心，诸医皆云有孕，其夫亦粗知医，举家欣喜，治以安胎行气止痛之药，服三五十帖不效，痛苦益甚。凡未申时发寒热，腹中有块如弹子大者二三十枚，翻腾作痛，行动则水声辘辘，痛极则吐酸水五六碗，吐尽则块息而寒热除，痛亦不作，明日亦然。又作

疟治，转剧。召予诊，左手弦，尺涩，右手濡弱，重取则滑，尺同左。时经已五月不行矣。予曰：此郁病也，岂有涩脉成孕之理。若然则前药当效矣。其夫亦悟，乃为制方，以二陈加香附、山栀、抚芎、玄胡、当归、红花之类。药进而痛止，连与四帖皆效。但药止则痛发如故，调治一月，不能除根。予因持脉案见先师黄古潭先生，先生乃谕予曰：此郁火病也，其病起于肝胆。盖肝主谋虑，胆主决断，谋不决则郁生，郁生则木盛，木盛则凌脾，脾伤则不能运化精微而生气血，以故月水不来也。肺金失于母养，则降杀之令不行，木寡于畏，而侮所不胜，是以直冲犯清道以作吐也，吐后诸症皆减者，木升而火息也。为裁一方，以黄芪五钱，柴胡三钱，白芍药二钱，甘草一钱，陈皮、贝母、枳实各五分，姜三片，一剂而寒热除，再剂而痛减吐止，水声亦绝，七日不发。其夫喜曰：是何神速也！乃拉予复请命于先生。先生曰：夫寒热者，少阳胆也，吐酸者，厥阴肝也。痛而腹块翻腾者，火盛激动其水，如锅中汤滚，泡浪沸腾是也。吐多则肺金愈伤，故用黄芪补肺金为君，使得以制肝木。以柴胡泻肝为臣，以升发其胆火。经曰：木郁则达之，达是通达之义。夫木性上升者也，既郁则不升，故用柴胡升发胆肝之清气，使冲开其郁结，以复其常。又曰：过者折之，以其畏也，所谓泻之。补肺制肝，正谓此也。又曰：泄其肝者缓其中，以甘草缓中为佐。又曰：木位之主，其泻以酸，以白芍药于脾中泻木为臣，病久生郁，郁久则生涎，以贝母、陈皮、枳实开郁逐涎为肺使，然后金得其正，木得其平，土得其安，由是病去而愈速。前方用山栀、黄连之类，皆降下之药，火势正

炽，岂区区寒凉所能抑哉。故经曰：轻者正治，重则从其性而升之。但凡治病，要当识得此意。

先生吾徽黟人也，汪石山翁弟子，少业儒，通五经，以疾就医，治病每有超见，此略述其二耳。且此今人所患者多，而治者鲜有若是之明且尽也。故揭附于斯，以公同志者，庶先生之名不泯也。

治 肾 消

《本事方》云：唐李祠部治消渴者，肾虚所致，每发则小便甜，医多不知其故，方书缺而不言。《洪范》曰：稼穑作甘。以物理推之，淋饧醋酒作脯法，须臾即甜，足明人之食后，滋味皆甜，流在膀胱，若腰肾气盛，则上蒸炎，气化成精气，下入骨髓，其次为脂膏，又其次为血肉，其余则为小便，故小便色黄，血之余气也。五脏之气，咸润者，则下味也。若腰肾既虚冷，则不能蒸化，谷气尽下为小便，故味甘不变，其色清冷，则肌肤枯槁也。犹如乳母，谷气上泄，皆为乳汁味甘。消渴病者，下泄皆为小便，皆精气不实于内，则小便频数也。又肺为五脏华盖，若下有暖气蒸则气润，若下冷极，则阳不能升，故肺干而渴。譬如釜中有水，以火暖之，又以板覆之，则暖气上腾，故板能润，若无火力，则水气不能上升，此板终不得润。火力者，腰肾强盛也。常须暖补肾气，饮食得火力则润上而易消，亦免干渴之患。故仲景云：宜服八味肾气丸。

余族兄双柏，五旬后病此，时师以滋阴降火之剂投之，小便愈多，色清而长，味益甘，则渴益甚。屡更医，率认为热，尽用苦寒，轻剂如天花粉、黄连、麦冬、

石膏、知母之类，重剂如汞丹之类，不唯不效，反致遍身如癞，精神癃削，脉皆细数。余后至，曰：此东垣所云，消渴末传也。能食者，必发脑疽背疮；不能食者，必传中满鼓胀。今脉细数，而肤皆瘾疹，宁免其无疽疡乎？急宜更药，毋用寒凉坏胃也。乃以肾气丸加桂心、五味子、鹿角胶、益智仁，服之半月，精神需长，消渴全除，小便不甜，肤疹俱脱，十年无恙。后以不如意事触之，渴疾复作，诸医又以滋阴剂与之，遂成肿满而毙。呜呼！痛哉！设若守加味肾气丸，未必有是肿满病也。仲景、东垣实为祖师，千载之下，益使人崇信也。特附于斯，以告同志。

罗太无药戒

客有病痞者，积于其中，伏而不得下，自外至者，捍而不得纳，从医而问之，曰：非下之不可，归而饮其药，既饮而暴下，不终日而向之伏者散而无余，向之捍者柔而不支，焦膈通达，呼吸开利，快然若未始有疾者。不数日，痞复作，投以故药，其快然也亦如初。自是不逾月而痞五作五下，每下辄愈。然客之气一语而三引，体不劳而汗，股不步而栗，肌革无所耗于前，而其中尔然莫知其所来。嗟夫！心痞非下不可已，予从而下之，术未爽也，尔然独何如？闻楚之南有良医焉，往而问之。医笑曰：子无怪是尔然者也。凡子之来，固为是尔然也。坐，吾语汝。天下之理，有甚快于吾心者，其末也，必有伤；求无伤于其中，则无望快于吾心。夫阴伏而阳蓄，气与血不运而为痞，横乎子之胸者，其累大矣。击而去之，不须臾而除甚大之累，和平之物，不能为也，必将搏击震挠而后

可。夫人之和气，冲然而甚微，泊乎其易危，击搏震挠之功成，而子之和亦已病矣。由是观之，则子之痞凡一快者，则子之和亦一伤矣；不逾月而快者五，子之和平之气不既索乎！故尔然如不终日也。且将去子之痞，而无害于和也，子归燕居三月，而后与之药，可为也。客归三月，斋戒而复请之。医曰：子之气少复矣，取药而授之，曰：服之三月而疾少平，又三月而少康，终年而可复常；且饮药不得亟进。客归而行其说。然其初，使人潝然而迟之，盖三投药而三反之也。然日不见其所攻之效，久较则月异而时不同，终岁而疾平矣。客谒医再拜而谢之，坐而问其故。医曰：此医国之说，岂特施之于病哉。子独不见秦之治民乎？捍而不听令，惰而不勤事，放而不畏法，令之不听，治之不变，则秦之民常痞矣。商君见其痞也，厉以刑法，威以斩伐，悍厉猛鸷，不毫发少贷，痛划而力锄之，于是乎秦之政如建瓴。流通四达，无敢或拒，而秦之痞尝一快矣。自孝公以至二世，凡几痞而几快矣。顽者已圮，强者已柔，而秦之民无欢心矣。故猛政一快者，欢心一亡，积快而不已，而秦之四肢枵然徒具其物而已。民心日离，而君孤立于上。故匹夫大呼，不终日而百姓皆起，秦欲运其手足肩膂，而漠然不我应。故秦之亡也，是好为快者之过也。昔者，先王之民，其初亦尝痞矣，先王岂不知奋然击去之以为速也，唯惧其有伤于中也，故不敢求快于吾心，优柔而抚育之，教以仁义，道以礼乐，阴解其乱，而除去其痞，旁视而潝然有之矣，然月计之，岁察之，前岁之俗，非今岁之俗也。不击不搏，无所忤逆，是以日去其戾气，而不婴其欢心，于是政成教达，安乐久而后患除矣。是故三

代之治，皆更数圣人，历数百年，而后俗成。则予之药，终年而疾愈，盖无足怪也。故曰：天下之理，有甚快于吾心者，其末也必有伤。求无伤于其中，则无望快于予心，虽然，岂特治天下为然哉！客再拜而纪其说。

人身经脉上下左右前后二十八脉考

《灵枢经》第十五篇有曰：人经脉上下左右前后二十八脉，以应二十八宿。夫谓二十八脉者何？左右手足上下各十二经，又阴跷、阳跷，共二十六也，合任、督二脉前后以足其数云。

人身有四海说

生生子曰：天有四时，地有四海，而人亦应之。四海者，髓海、血海、气海、水谷之海也。十二经水皆注于海也。岐伯曰：胃者水谷之海，其输上在气街，下至三里。冲脉者为十二经之海，其输上在于大杼，下出于巨虚之上下廉。膻中者，为气之海，其输上在于柱骨之上下，前在于人迎。脑为髓之海，其输上在于其盖，下在风府。有余不足，皆可得而见也。气海有余者，气满胸中，悗息面赤；气海不足，则气少不足以言。血海有余，则常想其身大，怫然不知其所病；血海不足，则常想其身小，狭然不知其所病。水谷之海有余，则腹满；不足则饥，不受谷食。髓海有余，则轻劲多力，自过其度；不足，则脑转耳鸣，胫酸眩冒，目无所见，懈怠安卧。凡此有余不足，宜审守其输，而调其虚实，无犯其害，顺者得复，逆者必败。出《灵枢·海论篇》。

删定野山秘抄种子论

《易》曰：天地絪缊，万物化醇；男女媾精，万物化生，则絪缊者，升降凝聚之谓也；媾精者，配合交感之谓也。必二气合，则化自生矣。否则，独阳不生，独阴不成，恶能望其化生哉！然则人之不孕育者，岂夫妇竟无一交媾之遇邪？遇而不识不会，是亦独阴独阳之谓也。不知者诿于天命，则泥矣。间有倡为资药饵以养精血，候月水以种孕育，又多峻补以求诡遇。则嗣未必得，而害已随之，此固予之痛惜也久矣。因究种子之道有四：一曰择地，二曰养种，三曰乘时，四曰投虚是也。何也？盖地则母之精也，种则父精也，时则两精交媾之时也，虚则去旧生新之初也。又尝闻之师曰：不受胎之原有二，阴失其道而不能受者，以气胜血衰故也。衰则寒热乘之，气凝血滞，而营卫不和，经水先后多寡不一也。阳失其道而不能施者，以气虚精弱故也。弱则原于色欲过度，耗其精元，精元既弱，譬之射者力微矢枉，安能中的？究斯二者，皆由不能自宝，以致真元耗散，阳不施，阴不受，阴涸阳枯，则生生之道息矣。犹乃归之天命，不亦误哉！以是种子者，必地盛则种可投，又必时与虚俱得焉，可成孕而生子矣。虽然至难养者精，至难遇者时与虚，苟不凭以药饵之力，示以调摄之宜，候以如期之法，则养与遇竟茫然矣。又知种子之法，以调经养精为首，而用药须审平和，夫妇尤必相保守，旬日之间，可使精元俱盛，待时而合，时则所谓三十日中两日半也，经候至此，积秽荡涤既尽，新血初生，时与虚俱会，而可以施其巧矣。又恐情窦不开，阴阳背驰，续有奇砭以动其欲，庶子宫开而真元媾合，两情畅美，虽平生不孕者亦孕矣。尚何疑哉！是乃历试历验，百发百中者也。呜呼！是说也，岂畔道云乎哉。亦以培植元气，顺养天真，特资药力以佐助之，所谓人定亦可以胜天者是也。由是而知，始而无嗣者，非天也，人自戕天也；继而有嗣者，亦非天也，人能成其天也。故曰：斯道顺则成人，逆则成丹，慎毋以天命自诿也。噫！以天命自诿者，良可惜哉。

护 胎 说

凡妇人孕后，当戒之在色，不知自慎，则欲动而子宫复开，岂唯多致半产漏下，即生子亦多疮毒夭伤。何也？由淫火烁胎也。彼马牛之类受胎后，牡逼身辄蹄之，使不得近，谓之护胎，何致有半产之事。人唯多欲，故往往不知护也。《产宝》论及妇人科俱缺此一款，余故采《菽园杂记》所载者，润色之如此。

王节斋《本草集要》参芪论

或有问于生生子曰：观子视病用药，尝于各家所长中求之，亦未尝见子纯用参、芪，何独于此便便不绝口耶？予曰：予之便便，盖欲白王公之冤，而针时师之癖也。王公以六经出身，行轩岐之道，著书立言，生生之志廓然矣。观其书，羽翼丹溪，固欲成人之美者。盖丹溪扫温补之弊，其书虽行，后之人颠倒于其间者，犹未斩然而截迹也，故王公亹亹告诫，常恐后之人不遵丹溪阴虚之说，而闯温补之藩，岂意后人不究其原，而于告诫之处，则一概木偶而泥塑，凡遇发热咳嗽见红之疾，不察病因，不询兼症，则曰：此正王公阴虚火动，忌用参芪之病也，当以滋阴降火治之。冤哉！冤哉！王公欲成人之美者，讵谓酿祸迨今不已耶！何者？时师诵王公之书，于《杂著》则曰是拳拳于滋阴也；诵本草于参芪，则曰是温也，积温可以成热，此阳也，阳旺则阴愈消，肺寒则可服，肺热反伤肺等语，时不彻口。间欲有用之者，则众起而排之。乃曰：参芪岂易服者耶，服则杀人。是以病家亦相安于滋阴，虽死而无悔也。识卓理融者，每为之束手。正如一傅众咻，欲求不寒心也难矣。推王公之心，抑何尝谓参芪不补阴而特补阳哉。观其序《本草集要》云：古人因病以立方，非制方以待病。学医之道，莫先于读本草，药性明，然后学处方，云云。时师观书，只识吹毛求疵，安知通章大义，又安知寓意之处，如古人讽谏之谓也。王公《本草集要》于人参条下云：味甘，气温，微寒云云。夫既主补五脏，安精神，定魂魄，止惊悸，除邪气，明目，开心益志，调中生津，通血脉，治五劳七伤。以上症，谁谓非五脏之阴虚者耶？王公曷为不删而略之？王公盖以其味甘，气虽温，而又有微寒在焉。故集此为补阴者之法眼也。虽有肺受火邪喘嗽，及阴虚火动，劳嗽吐血勿用之语，盖指不当补而补之者。观其复引仲景治亡血脉虚，以此补之，谓气虚血弱，故补其气而血自生，阴生于阳，甘能生血也。以通章大义观之。王公何尝道人参不补阴也。丹溪治阴虚咳嗽琼玉膏，葛可久治吐血独参汤，义皆孚此。于黄芪条下云：味甘，气微温，云云。夫既补丈夫虚损，五劳羸瘦，补中生血，补肺气，实皮毛，泻阴火，为退热之圣药。治虚劳自汗，无汗则发，有汗则止。又治消渴，腹痛泄痢，肠风，血崩，带下，月候不匀，产前后一切痛，补肾、三焦、命门元气药中，呼为羊肉。以上症，谁谓非五脏之阴虚者耶？王公喾为不删而略之，王公亦以其甘能生血，且其气微温，是以能温分肉而实皮毛。以通章大义观之，王公何尝道黄芪不补阴也。东垣治血虚发热，以黄芪一两，当归二钱，名曰补血汤。治盗汗用当归六黄汤，以黄芪为君。义皆本此。夫本草之所以集者，特述其药性之刚柔，气味之温凉，补泻之专功，以为立方治病之准。谁谓通章之义不足凭，而于一句积温成热之说独可据哉！必如时师所言，养血药中以四物汤为主，加黄柏、知母，就为滋阴降火之妙剂，则惬然服之而无疑。抑不思当归味甘辛，气温，川芎味辛，气温。当归虽补血，亦能破血，以其甘中有辛也。川芎上行顶巅，下行血海，乃血中之气药也。治一切气，温中散寒，开郁行气，燥湿。又曰：久服则走散真气，盖辛散故也。较之于参芪，补性优劣为何如？俱一本草语也，俱王公所集要也，时师既宗王公，乃不畏芎归之辛，而独畏参芪之甘，抑何僻也？《丹溪心法》传中，罗成之云：先生犹以芎归之性辛温，而非阴虚者所宜服。况其他乎？时师既遵王公，当求王公之所自，知王公之所自，则可知丹溪之用心矣。予故曰：丹溪谓阴虚者，救时之言也；王公道阴虚者，成人之美者也；时师言阴虚者，偏而僻者也。畏人参如虎者，此又丹溪王公之罪人，误天下之苍生者也。予之便言，岂好辨哉！愿为王公之忠臣耳。

《洗冤录》载沿身骨节上下联络名目

夫人两手指甲连者小节，小节之后中节，中节之后本节，本节之后肢骨之前生掌骨，掌骨上生掌肉，掌肉后可屈曲者腕，腕左起高骨者手外踝，右起高骨者右手踝，二踝相连生者臂骨，辅臂骨者髀骨，三骨相经者肘骨，前可屈曲者曲肘，曲肘上生者臑骨，臑骨上生者肩髃，肩髃之前者髃骨，髃骨之前髀骨，髀骨之中陷者缺盆，缺盆之上者颈，颈之前者颡喉，颡喉之上者结喉，结喉之上者胲，胲两旁者曲颌，曲颌两旁者颐，颐两旁者颊车，颊车之上者耳，耳上者曲鬓，曲鬓上行者顶，顶前者囟门，囟门之下者发际，发际正下者额，额下者眉，眉际之末者太阳穴，太阳穴前者目，目两旁者两小眦，小眦上者上睑，下者下睑，正位能瞻视者目瞳子，瞳近鼻者两大眦，近两大眦者山根，山根上印堂，印堂上者脑角，脑角下者承枕骨，脊骨下横生者髋骨，髋骨两旁者钗骨，钗骨下中者腰门骨，钗骨上连生者腿骨，腿骨下可屈曲者曲䐐，曲䐐上生者膝盖骨，盖骨下生者胫骨，胫骨旁生箭骨，箭骨下左起高大者两足外踝，右起高大者两足内踝，胫骨前垂者两足跗骨，跗骨前者足本节，本节前者小节，小节相连者足趾甲，趾甲后生者足前跌，跌后凹陷足心，下生者足掌骨，掌骨后生者踵肉，踵肉后者脚跟也。

《洗冤录》验胎法

又五脏论有称耆婆者，云一月如珠露，二月如桃花，三月男女分，四月形象全，五月筋骨成，六月毛发生，七月动右手于母腹左，八月动左手于母腹右，九月三转身，十月满足生。若验得未成形象，只验所堕胎作血肉一片，或一块。若经日坏烂，多化为水。若所堕胎已成形象者，谓头脑口眼耳鼻手脚指甲等全，亦有脐带之类。若胎在母腹中被惊而死，其胎下系紫黑色，血荫软弱。若生下腹外死者，其尸系淡红赤色，胞衣白，却无紫黑色，极易验也。

人身内景说

咽之与喉有二窍，前后不同，喉在前，咽在后。咽则因物而咽，以应地气，而为胃之系。下连胃管，为水谷之道路。自咽而入于胃，胃主腐熟水谷。其水谷精悍之气，自胃之上口出于贲门，输于脾，脾气散精，上归于心，淫精于脉，脉气流经，经气归于肺，肺朝百脉，输精于皮毛，毛脉合精，气行于腑，腑精神明，留于四脏，冲和百脉，颐养神气，利关节，通九窍，滋志意者也。其滓秽，则自胃之下口入于幽门，传于小肠，自小肠下口至于大肠上口，大小二肠相会为阑门。阑门者，阑约水谷以分别也。其水则渗灌入于膀胱。膀胱者，胞之室也，胞虚受水，而为藏水之室家也。其浊秽入于大肠，大肠一名回肠，以其回屈而受小肠之浊秽也。喉主出纳，以应天气，而为肺之系。下接肺经，为喘息之道路。自喉咙而通于肺，肺下无窍而有空，行列分布。诸藏清浊之气，以为气管。大肠为肺之腑，肺色白，故大肠为白肠，主传送浊秽之气下行，而不使上干于心肺，所谓传泻行道之腑也。肺之下有心，心系有二：一则上与肺相通，一则自肺叶曲折向后，并脊膂细络相连，贯脊通髓，而与肾系相通。小肠为心之腑，心色赤，故小肠为赤肠，主引心火浊气下行，而不使上干于华盖，所谓容受之腑也。盖心通五脏系，而为五脏之主，有膈膜遮蔽浊气，不得上熏于心，所以真心不受邪凌犯；其所以致病者，心包络耳。心包络是心上漫脂之外有细筋如丝，与心肺相连者是也。心包络经自膻中散布，络绕于三焦；三焦其气通灌十二经络，上下往来，无有休息，自与心包络配合为表里，故俱有名而无合应。脾系在膈下，著右胁，上与胃膜相连。胃为脾之腑，脾色黄，故胃为黄肠，而为水谷之腑也。肝系在心肺下，著左胁，上贯膈，入肺中，与膈膜相连，而胆在肝短叶之间。胆为肝之腑，肝色青，故胆为青肠，而为清净之腑也。肾与脐对，形如石卵，而曲附脊膂，有系上通于心，所谓坎离相感，水火升降者，此也。膀胱为肾之腑，肾色黑，故膀胱为黑肠，而为津液之腑也。

不执方说

余屈首受医，日唯有事于《素》《难》《病源》《病机》《甲乙》等书俯而诵，仰而思，希心融贯前哲秘旨而未逮也。若彼《局方》《袖珍》《惠济》等集，间用之参考，而不敢执泥。至临证务虚心察受病之因，始敢投剂，亦未尝执方以合病。以故执方之失，往往见而骇之议之，谓如上方书之传，简易捷径，大有便于后学，《素》《难》诸书，固云精妙，乃涣漫艰深，力难究竟，胡子好难恶易，性与人殊？且子诊病用药，类与方书悬异。有病同而剂异，有终始用一法而不殊，有三五变其方而不执，辄亦投剂获效，此遵何道哉？或方书不足凭，而他有秘授欤！奚与诸医殊致也。余曰：嘻！医何容易谈哉。人之死生，关于呼吸间，余何敢师心自用而峨嶷为也。古称用药如用兵，然齐步伐，肃部伍，坐作进退，刺杀攻击，一定而不乱者，法也。胡可废也。乃若知己知彼，置伏设奇，临变不测，其运用妙于一心。药之君臣佐使，味之甘苦寒凉，方之丸散汤引，著于载籍者，法也。察病之寒热虚实，感之脏腑表里，所以君臣佐使，甘苦寒凉补泻，而丸散汤引者，不废方，亦可不执方也。故按图用兵而不达变者，以卒与敌，执方治病而不察因者，未有能生人者也。虽然不执方而又合法，亦匪易臻也。脱非生平融通《素》《难》《本草》、仲景、洁古、守真、东垣、丹溪诸书，不可以语此秘密。医何容易谈也！子徒以方书为捷径，盍亦未求之上古乎？上古之世无方，扁鹊传载长桑君以禁方相授受，亦不载曰何方。春秋时秦缓医和，汉淳于公辈，以医名天下，亦未尝有方传也。至张仲景乃始有方，是知东汉以前，医皆妙悟心法，察病投剂，未尝徇方也。彼岂私其方不欲授之人哉！诚惧后之人拘执不变，必致误人尔。然立法处方，不过酌病机之详确，审经络之虚实，察药性之宜悖，明气味之走守。合色脉，衍天和，调燮阴阳，参相造化，以一理贯之，理融则识真，识真则机顺，自然应变不胶。方自吾心出，病可去而功可成，以成功而名方，谁曰不可。余何能，余谨守方而不执焉已！子宁以余言为迂乎？

张、刘、李、朱、滑六名师小传

孙氏生生子曰：医以通变称良，而执

方则泥。故业医者，能因古人之法，而审其用法之时，斯得古人立法之心矣；不则窥其一斑，而议其偏长，即医如张仲景、李东垣诸公，亦妄加讥贬也，可乎哉！可乎哉！余故列其因时立法者于后。

医学自汉秦以上无方，有方自张长沙始，故医家以长沙为方书之祖。晚世议长沙者，率谓其长于伤寒，而短于杂证。余唯医如长沙，亦无间然矣。乃长沙急于伤寒者，盖病莫大于伤寒，而变证亦莫甚于伤寒，其生死决于七日、十三四日之间，非若他疾可从容而治也。长沙察其缓急，故以伤寒为首务尔。不然《金匮要略》治杂证书也，独非长沙著述者乎？何颙别传有曰：仲景受业于同郡张伯祖，善于治疗，尤精经方，时人谓扁鹊、仓公无以加焉。观此则仲景不专长于伤寒，又可知矣。而刘宗厚亦曰：吾尝用东垣之药，效仲景处方。宗厚，丹溪高弟也，不效丹溪，而效仲景，以仲景医之亚圣，非丹溪可企及者，效仲景，或亦取法乎上之意云。后世慎毋轻议长沙也。

张戴人，医亦奇杰也。世人不究其用意，议其治疾，唯事攻击，即明理如丹溪，《格致余论》亦讥其偏。丹溪之说出，益令人畏汗、吐、下三法如虎，并其书置之，不与睫交，予甚冤之。予唯人之受病，如寇入国，不先逐寇而行抚循，适足以养寇而扰黎元也。戴人有见于是，故以攻疾为急，疾去而后调养，是得靖寇安民之法矣。彼仲景麻黄、瓜蒂、大承气，非攻击急剂哉！审缓急而用之，此仲景意也。盖医难于认病，而不难于攻击调补，戴人特揭其难者言之也。丹溪引《内经》邪之所凑，其气必虚为论。乃遗下文留而不去，其病为实一句；引精气夺则虚，又遗邪气盛则实一句；引虚者正气虚也，又遗实者邪气实也一句。撮其可议戴人为言，而于戴所急略而不采。丹溪且若此，余又何怪哉。且戴人名其书曰《儒门事亲》，岂有儒者事亲而行霸道，以害其亲者哉，必不然矣。譬彼武王伐殷，先悬纣于太白，而后散财发粟。汉高入秦，降子婴而后约法三章。彼拘拘然进调补而诎攻击，是犹治国专用赏而不用罚也。则舜讨凶，而尼父诛卯，为多事哉。予因著于篇，以为戴人辨白。

有谓刘守真长于治火，斯言亦未知守真所长也。守真高迈明敏，非泛常可俦。其所治多在推陈致新，不使少有怫郁，正造化新新不停之意。医而不知此，是无术也。此王海藏之言，海藏乃东垣高弟，尚推毂如此，则其邃学可知。且其所撰《原病式》，历揭《素问》病机一十九条，而属火者五；又觇人心好动，诸动属火。夫五行具于人身者各一，唯火有君有相，由此病机属火者多也。《原病式》特为病机而发，故不暇论及其余，若所著《保命集》三卷，治杂证则皆妙绝矣。然则谓守真长于治火者，其真未知守真所长者乎。

医家雅议李东垣，善于内伤，而虚怯非其所长，故有补肾不若补脾之语。窃谓肾主阖辟，肾间元气，人之司命，岂反轻于脾胃哉？盖病有缓急，而时势有不同，东垣或以急者为首务也。彼当金元扰攘之际，人生斯世，疲于奔命，未免劳倦伤脾，忧思伤脾，饥饱伤脾，何莫而非伤脾也者。《内经》曰：脾胃者，仓廪之本，营之居也。又曰：五脏六腑皆禀受于脾胃，脾胃一伤，则脏腑无所受气。故东垣唯孜孜以保脾胃为急，彼虚怯伤肾阴者，乃燕居安闲，淫胜之疾，又不可同日而语也。不则《内外伤辨惑》，与《外科精义》及《兰室秘藏》等书，皆治杂证者，岂止内伤已哉。此可以观矣。

余观近世医家明理学者，宜莫如丹溪。虽倡阳有余阴不足之论，其用意固有所在也。盖以人当承平，酗酒纵欲，以竭其精，精竭则火炽，复以刚剂认为温补，故不旋踵血溢内热骨立而毙。与灯膏竭而复加炷者何异？此阳有余阴不足之论所由著也。后学不察，概守其说，一遇虚怯，开手便以滋阴降火为剂，及末期，卒声哑泄泻以死，则曰丹溪之论具在。不知此不善学丹溪之罪。而于丹溪何尤？丹溪为许文懿高弟，学源考亭，其认病最真，而投剂最确，观其治许文懿之病及痛风十三症，可概见矣。功首罪魁之言，余尝为冤之。昔荀卿喜为高论，而李斯祖之以祸天下，则报仇行劫之说著矣。大都前哲立论，必有定见，调施经权，必合宜适，彼执方而不达变者，反为丹溪累也。余故不惜牙颊辨之。

余读《史记》至太史公所称由光及伯夷之语，未尝不掩卷叹滑伯仁之术，而后无有彰之者。伯仁，我明奇士也。技艺之精，不下丹溪，即其文辞，如《素问抄》《难经注》，诊有《枢要》，针有《经络发挥》与疮疡、痔瘘、医韵等篇，亦可谓集往哲之大成矣。顾后学但知宗《丹溪心法》如《灵》《素》，于伯仁诸集，若罔闻知。虽其术有奇中，治有明征，所至成名，如朱太史列传所称亦莫之顾，何哉？盖丹溪为当时缙绅所游扬，又戴元礼、刘宗厚诸名士为弟子，故丹溪之名籍籍，而伯仁艺虽高，弗若之矣。何一阳有言，历考上古高贤，若以岐伯、越人为医中尼父，则仲景可为颜、曾之陪，而河间、东垣当在宰我、子贡之列，若伯仁，义理精明，制作醇粹，可与游夏之班，至彦修又下一等也。此论甚确，而今宗伯仁者不然也。岂唯伯仁，则戴人、守真亦若是尔。故太史公曰：岩穴之士，欲砥立名行，非附青云之士，恶能声施后世哉，此言信矣。余故特为伯仁表之也。

生生子曰：余著论若是，非阿所好也。欲后人知仲景不徒以伤寒擅长，守真不独以治火要誉，戴人不当以攻击蒙讥，东垣不专以内伤树绩，阳有余阴不足之谭，不可以疵丹溪，而撄宁生之长技，亦将与诸公并称不朽矣。同志幸亮之，毋余訾哉。

《医通》节文 附：《医通》绪论章

生生子曰：余尝称宋儒谓：为人子不可不知医为知言已。观《韩氏医通》，益证斯言为匪欺也。韩飞霞为亲习医而余泽遍物。阅其集方楷当，而修制合宜，其投剂多奇中，有以哉！余惧其术没没也。用采其论药数款附于集，令后人识有韩飞霞云。

《医通》绪论章

飞霞子曰：天地万物，气形成也。不位不育，病之时也。人之养气践形而致中和者，医之道也。夫医而至于针砭、药饵，第二义矣。《易》无妄九五曰：无妄之疾，勿药有喜。孔子曰：无妄之药，不可试也。此最上义也。得医之最上义者，气之冲，神之化，皆此身之真息以踵也。卢扁指竖子，华佗剖肠腑，白玉蟾呵臀痈，药饵云乎哉！针砭云乎哉！

风土异宜，自然气隔，古分南北二政，自今舆图以河界南北，而江之东，关之西，可类从矣。南北云者，阴阳之轨，四方之毂，八风之辐辏也。

人之禀赋，参天两地，一气流行而已。气失其平之谓疾，疾甚之谓病，三才相因之谓机，机动之谓时。《阴符经》曰：天发杀机，移星易宿。地发杀机，龙蛇起陆。人发杀机，天地反覆。又曰：食其时，百骸理；动其机，万化安。又曰：三才既宜，三盗既安。呜呼！此可以契医之三昧矣乎。

医之理，可比《周易》，针砭药饵，即卜筮法也。丹溪云：冷生气。高阳生之谬言。予谓冷生气，是复卦☷☳；热生风是姤卦☴，☰；即天根月窟之化机。《内经》所谓亢则害，承乃制者也。故王安道论曰：《易》也者，造化之不可常者也。唯其不可常，故神化莫能测。《易》曰：一阴一阳之谓道，阴阳不测之谓神。世之攻医卜而自小焉者何也？

药性裁成

药有成性，必材相制，味相洽，而后达夫病情。古书如《本草括》《汤液》《珍珠》诸篇，予不能悉记也。而二五之升沉，咸、苦、酸、辛、甘者，触物在焉。姑列数则，以例其余。

论用药　标病攻击宜生料者，以气全力强。本病服饵宜制炼调剂大成，病在元气，宜醇澹。

论人参　人参炼膏，回元气于无何有之乡，王道也。黑附子回阳，霸功赫奕。甘草调元，无可无不可。

论当归　当归主血分之病，川产力刚可攻，秦产柔宜补。凡用本病酒制，而痰独以姜汁浸透，导血归源之理。熟地黄亦然。血虚以人参、石脂为佐；血热以生地黄、姜黄、条芩佐之，不绝生化之源。血积配以大黄。妇人形肥，血化为痰，二味姜浸，佐以利水道药，要之，血药不容舍当归，故古方四物以为君，芍药为臣，地黄分生熟为佐，川芎为使。可为典要云。

论香附 香附主气分之病。香能窜，苦能降，推陈致新。故诸书皆云益气，而俗有耗气之讹，妇科之专非也。治本病，略炒；兼血，以酒煮；痰，以姜汁；虚，以童便浸；实，以盐水煮；积，以醋浸、水煮。妇人血用事，气行则无疾。老人精枯血闭，唯气是资，小儿气日充，形乃日固。大凡病则气滞而馁，故香附于气为君药，世所罕知。佐以木香散滞、泄肺，以沉香无不升降，以小茴香可行经络，而盐炒则补肾间元气。香附为君，参芪为臣，甘草为佐，治虚怯甚速。佐以厚朴之类决壅积，佐以棱莪之类攻壅积之甚者。予尝避诸香燥之热，而用檀香佐香附者，以檀香流动诸气极妙也。

论半夏 痰分之病，半夏为主。脾主湿，每恶湿，湿生痰，而寒又生湿，故半夏之辛，燥湿也。然必造而为曲，以生姜自然汁、生白矾汤等分，共和造曲，楮叶包裹，风干，然后入药。风痰以猪牙皂角汁去渣滓，炼膏如饧，入姜汁。火痰黑色，老痰如胶，以竹沥或荆沥入姜汁。湿痰白色，寒痰清，以老姜煎浓汤，加煅白矾三分之一，如半夏三两，煅矾一两，俱造曲如前法。予以霞天膏加白芥子三分之二，姜汁、矾汤、竹沥造曲，治痰积沉疴者，日能使腐败随大小便出，或散而为疮，此半夏曲之妙也。古方二陈汤以此为君，世医因辛反减至少许。而茯苓渗湿，陈皮行气，甘草醒脾，皆臣佐使，而反多其铢两，盖不造曲之过。观法制半夏，以姜矾制辛，即能大嚼是也。佐以南星治风痰，以姜汁酒浸炒芩连及栝蒌实、香油拌曲略炒之类

治痰火。以曲炒枳壳、枳实，姜汁浸蒸大黄、海粉之类治老痰。以苍术、白术俱米泔姜汁浸炒，甚至干姜、乌头，皆治湿痰。而常有脾泄者，以肉豆蔻配半夏曲，加神曲、麦芽作丸，尤有奇效。厚养之人，酒后多此，而苦痰为病者，十常八九也。方书谓天下无逆流之水，人身有倒上之痰，气乱血余，化而为痰，故治痰以行气杀血为要。

论黄连 火分之病，黄连为主。五脏皆有火，平则治，病则乱。方书有君火、相火、邪火、龙火之论，其实一气而已。故丹溪云，气有余便是火。分为一类。凡治本病，略炒以从邪，实火以朴硝汤，假火以酒，虚火以醋，痰火以姜汁，俱浸透妙。气滞火以茱萸，食积泄以黄土，血疾癥瘕痛以干漆，俱以水拌同炒，去萸、土、漆。下焦伏火，以盐水浸透焙。目疾以人乳浸蒸，或点或服。生用为君，佐官桂少许，煎百沸入蜜，空心服，能使心肾交于顷刻。入五苓、滑石，大治梦遗。以土姜酒蜜四炒者为君，使君子为臣，白芍药酒煮为佐，广木香为使，治小儿五疳。以茱萸炒者，加木香等分，生大黄倍之，水丸，治五痢。以姜汁酒煮者为末，和霞天膏，治癫痫、诸风眩晕、疮疡，皆神效。非彼但云泻心火，而与芩柏诸苦药例称者比也。

论诸药 余治沉疴先循经络者，即诸古书所载引经报使药，贵识真尔。如心经以人参益气，石脂补血，朱砂镇心，天竺黄去痰，泽泻泻热，而连肉、茯神、赤茯苓、远志、益智、酸枣之属，利心窍以安神志。中间制炼，如以苦焦之味达本经，咸引所畏，辛避所胜，酸益其母，而甘泄其子。皆裁成药性之道。

论五谷 粳米造饭，用荷叶煮汤宽中，

芥菜叶者豁痰，紫苏叶者行气解肌，薄荷叶者清热，淡竹叶者辟暑。造粥则粥之外入茯苓酪者清上实下，薯蓣粉者理胃，花椒汁者辟岚瘴，姜葱汁豉者发汗。与夫古方羊肾猪肾之类，无非药力也。一人淋，素不服药，余教以专啖粟米粥，绝他味，旬余减，月余痊，此五谷治病之理。

论五果　梨汁疏风豁痰，蒸露治内热。藕汁研墨止吐血、鼻衄。研桃仁调酒破血积。胡桃仁佐破故纸，盐水糊丸，治腰湿痛如神。大枣煮汁去渣炼膏，救小儿脾虚胃寒不能药者。莲肉作末苏噤口痢。柿蒂加碓头糠止转食。凡此余以应验习之家，亦五果治疾之理。

论五菜　韭白愈淋，子涩精。大葱汁和五倍子末，涩虚脱之痢，非虚脱不用。苋煮汁愈初痢。萝卜风干愈伤食嗽。白扁豆益脾清暑。蒜汁煮香附加荜茇、大黄治蟑螂中毒。诸菜俱能治病，贵专啖耳。

论五畜禽虫之属　黄牛肉补气与绵黄芪同功。羊肉补血与熟地黄同功。猪肉无补而人习之，化也。唯胆于肝，肚于胃，腰子于肾，脊髓于骨，心于血，可引诸药入本经，实非其补。鹿则全体大补，异时每欲以肉汁炼膏，如霞天膏、小刀圭之法，恨不多得。牛肝连胆，用朴硝作脯，消痞块。骨髓煎油，擦四肢之损。禽则鹅善疏风，稚鸡补损，老鸡作羹起衰。虫则蜣螂，土裹烧熟与儿食，治疳。蚺皮作丸，大治惊痫疳痢。以上予治厚养之人多用之，亦从其化也。独犬之壮阳，俗夫所尚，古方戊戌酒，盖为虚寒病设耳。或云士无故不杀犬豕，则古人已馑于珍矣。意者黑黄二色，足补脾肾，亦可如小刀圭法为之，以治虚怯劳瘵，而戒恣欲之非，价廉工省，可济贫乏云。

论异类有情丸　人至中年，觉体衰弱，便可以此丸服饵。此方药仅三品，而补性极峻。盖鹿乃阳兽，食山中之灵草，故多寿。夏至一阴生，而角便解，角得纯阳之气，故补人身之阳。龟者，灵物也，属阴，能养息，上可补心，下可补肾，故补人身之阴。虎，西方之兽也，属金，而能抑木，故虎啸而风生也。三者皆多寿，皆有生育，皆有灵性，殊非草木金石比也。服饵宁无补益乎。

鹿茸、鹿角霜、龟版、虎胫骨，各如常制，为末，以猪脊髓加炼蜜为丸，梧桐子大，空心，盐汤吞五七十丸。或加猪胆汁三合和于剂中，以寓降火之意。

《难经本义·十八难》图注辩

《十八难》秦越人曰：手太阴、阳明，金也。足少阴、太阳，水也。金生水，水流下行，而不能上，故在下部。足厥阴、少阳，木也，生手太阳、少阴火，火炎上行，而不能下，故为上部。手心主少阳火，生足太阴、阳明土。土主中宫，故在中部也。滑伯仁注曰：手太阴、阳明金，下生足太阳、少阴水，水性下流，故居下部。足少阴、太阳水，生足厥阴、少阳木，木生手少阴、太阳火，及手心主火，火炎上行，是为上部。火生足太阴、阳明土，土居中部，复生肺金。此五行子母更相生养者也。观《十八难》所列之图。乃以手厥阴心主火，与手少阳三焦火，分诊在下部右尺。图与注自相背戾，后人翕然宗之，不复查考。且经文只云手之太阴阳明，足之太阳少阴，为上下部。言肺高而肾下，子母相望之意。按《脉经》以心肺合于上焦，脾胃肝胆合于中焦，肾膀胱合于下焦，两尺分诊两肾，无手厥阴少阳之语。《千金方》诊法与《脉经》同。故《灵兰秘典篇》曰：膻中者，臣使之官，喜乐出焉。启玄子注曰：膻中在胸中两乳间，为心君播宣教令，气布阴阳，气和志适，则喜乐由生。《脉要精微论》以左寸之外候心，内以候膻中，膻中为十二脏之一，以其无形，与心肺并居胸中，故诊附焉。《本义》此图，恐未必是伯仁之意，岂有自相矛盾哉？此必后人泥脉诀右肺大肠脾胃命之说，而以此图牵合，因土居中部，乃以火居下部，生中土也。独不思手太阳、少阴之火，复何所生耶？智者自能辨之。

【按】何一阳《医学统宗》有云：《图注难经》，乃四明张世贤，袭取纪天锡、袁坤厚、虞庶旧章，断简残文，浅附己意，欺为新撰。维杨运司梓行，失旨处颇多。然则《难经本义》之图注，实张世贤之集者，后人增附梓焉。非滑氏之笔明矣。

《难经》肺金肝木浮沉说

《三十三难》曰：肝青象木，肺白象金，肝得水而沉，木得水而浮；肺得水而浮，金得水而沉，其意何也？答词以五音刚柔吸受云云。是启后学要识五行造化之妙，而注者又以长生临官帝旺为言，而不就肝肺上究竟其说，似训释太深，玄之又玄者也。物物俱五行。如注所云，心、脾、肾得水皆沉，不知又当何解？据愚见，不若平平讲去，亦自明畅，且又开发后学，阴阳相感之义，虽不明言，而理实寓焉。盖肺虽属金，而位处膈上，行阳道多，且其经为手太阴，主乎气。以体而言，金也；以用而言，气也。而又属手经，故浮。肺热则手经之气去，而金之体独存。故熟则

沉也。肝虽属木，而位处膈下，行阴道多，且其经为足厥阴，主乎血。以体而言，木也；以用而言，血也。而又属足经，故沉。肝热则足经之血去，而木之体独存，故熟则浮也。返本之义也。临官帝旺之说，微觉牵合，学者详之。

《难经·七十五难》金不得平木不字辨

生生子曰：《七十五难》云：经言东方实，西方虚，泻南方，补北方，何谓也云云，故泻火补水，欲令金不得平木也。经曰：不能治其虚，何问其余，此之谓也。滑伯仁曰：不字疑衍。四明陈氏曰：仲景云木行乘金曰横。《内经》曰：气有余，则制己所胜，而侮所不胜。木实金虚，是木横而凌金，侮所不胜也。木实本以金平之，然以其气正强而横，金平之，则两不相伏而战，战则实者亦伤，虚者亦败。金虚本资气于土，然其时土亦受制，未足以资之，故取水为金之子，又为木之母，于是泻火补水，使水胜火，则火馁而取气于木；木乃减而不复实，水为木母，此母能令子虚也。木既不实，其气乃平，平则金免木凌，而不复虚，水为金子，此子能令母实也。所谓金不得平木，不得径以金平其木，必泻火补水而旁治之，使木金之气自然两平耳。而滑伯仁又曰：陈氏之说，亦自有理。但为不之一字缠扰，牵强费辞，不若直以不字为衍文尔。余曰：不字非衍，《难经》所谓不者，乃姑息之谓。不径以金平木，故有泻火补水之治。观越人谓金、木、水、火、土，当更相平。更字与不字，乃一篇之大关键也。此更字与《二十难》更相乘，更相伏，更字义同。谓互相平制，

不直令金以平木也。观仲景木行乘金曰横之横字，则知金非等闲之虚，即骤补之，犹未能自保，况欲令其得平木乎。彼金之得平木，乃以五行顺相平者言也。此五行更相平者言也。更与顺，自当有别。不然越人何不径去补金，使得平木，而乃曰泻南方补北方哉。越人之微意，正欲泻火以泄木之余，补水以实金之虚，五行递相济养，更互克伐，子为母复仇之义，故曰欲令金不得平木也。此围魏救韩之意，不平之平，乃所以平也。陈氏训不字诚是，但于更字，仍欠发明，故未免启后人之疑。医道如伯仁，亦可谓精诣矣。乃以不字为衍文，余又不知其何见也。

此不字，乃一篇主意，泻火补水之治法也。观者甚毋忽。

《难经·八十一难篇》是病二字辨

生生子曰：《八十一难》云：经言无实实虚虚，损不足而益有余。是寸口脉耶？将病自有虚实耶？其损益奈何？然是病，非谓寸口脉也。谓病自有虚实也云云。彼注《难经》者，谓"是病"二字，非误即衍。愚谓二字非误亦非衍，盖答辞也。言此是病之虚，而非寸口脉也。与夫子答子路曰"然，有是言也"一类。皆答问文法尔。经书中多有用之。穷经者，能以意逆志而玩其辞，斯得之矣。

节抄《灵枢》引

生生子曰：余唯医以《灵》《素》为祖。但其书出秦火之后，断简残篇，几至散失，虽命世之才，如秦越人、淳于意、

张、华诸公，诊治称神奇者，亦未之训释。至启玄子，始于《素问》掇撦成卷，分门章析，引类注明，厥功亦伟矣！而偏执局曲之夫，尚吹毛索疵，妄加诃诋。乃于《灵枢》，非唯不敢注一字，且置此书，略不涉目。夫《灵枢》一经，于脏腑经络，盈虚顺逆，针法疾徐，靡不周悉，顾弃而不读，何称医哉！何称医哉！余观史崧先生序《灵枢》有曰：夫为医者在读书，读而不能为医者有矣，未有不读而能为医者也。余尝从事斯语，用节抄《灵枢》数条于后，以备参考云。

本 神 篇

黄帝问于岐伯曰：何谓德、气、生、精、神、魂、魄、心、意、志、思、虑、智？请问其故。岐伯答曰：天之在我者德也，地之在我者气也，德流气薄而生者也。故生之来谓之精，两精相搏谓之神，随神往来者谓之魂，并精而出入者谓之魄。所以任物者谓之心，心有所忆谓之意，意之所存谓之志，因志而存变谓之思，因思而远慕谓之虑，因虑而处物谓之智。故智者之养生也，必顺四时而适寒暑，和喜怒而安居处，节阴阳而调刚柔，如是则僻邪不至，长生久视。是故怵惕思虑者则伤神，神伤则恐惧，流淫而不止。因悲哀恸中者，竭绝而失生。喜乐者，神惮散而不藏。愁忧者，气闭塞而不行。盛怒者，迷惑而不治。恐惧者，神荡惮而不收。心怵惕思虑则伤神，神伤则恐惧自失，破䐜脱肉，毛悴色夭，死于冬。脾愁忧而不解则伤意，意伤则悗乱，四肢不举，毛悴色夭，死于春。肝悲哀恸中则伤魂，魂伤则狂妄不精，不精则不正当人，阴缩而挛筋，两胁骨不

举，毛悴色夭，死于秋。肺喜乐无极则伤魄，魄伤则狂，狂者意不存人，皮革焦，毛悴色夭，死于夏。肾盛怒而不止则伤志，志伤则喜忘其前言，腰脊不可以俯仰屈伸，毛悴色夭，死于季夏。恐惧而不解则伤精，精伤则骨酸痿厥，精时自下。是故五脏主藏精者也。不可伤，伤则失守而阴虚，阴虚则无气，无气则死矣。是故用针者，察观病人之态，以知精神魂魄之存亡得失之意，五者以伤，针不可以治之也。肝藏血，血舍魂，肝气虚则恐，实则怒。脾藏营，营舍意，脾气虚则四肢不用，五脏不安，实则腹胀，泾溲不利。心藏脉，脉舍神，心气虚则悲，实则笑不休。肺藏气，气舍魄，肺气虚则鼻塞不利少气，实则喘喝，胸盈仰息。肾藏精，精舍志，肾气虚则厥，实则胀。五脏不安，必审五脏之病形，以知其气之虚实，谨而调之也。

决 气 篇

黄帝曰：余闻人有精、气、津、液、血、脉，余意以为一气耳。今乃辨为六名，余不知其所以然。岐伯曰：两神相搏，合而成形，常先身生，是谓精。何谓气？岐伯曰：上焦开发，宣五谷味，熏肤、充身、泽毛，若雾露之溉，是谓气。何谓津？岐伯曰：腠理发泄，汗出溱溱，是谓津。何谓液？岐伯曰：谷入气满，淖泽注于骨，骨属屈伸，泄泽，补益脑髓，皮肤润泽，是谓液。何谓血？岐伯曰：中焦受气取汁，变化而赤，是谓血。何谓脉？岐伯曰：壅遏营气，令无所避，是谓脉。黄帝曰：六气者，有余不足，气之多少，脑髓之虚实，血脉之清浊，何以知之？岐伯曰：精脱者，耳聋，气脱者，目不明，津脱者，腠理开，

汗大泄。液脱者，骨属屈伸不利，色夭，脑髓消，胫酸，耳数鸣。血脱者，色白，夭然不泽，其脉空虚。此其候也。黄帝曰：六气者，贵贱何如？岐伯曰：六气者，各有部主也，其贵贱善恶，可为常主，然五谷与胃，为大海也。

胀 论

黄帝曰：夫气之令人胀也，在于血脉之中耶？脏腑之内乎？岐伯曰：二者皆存焉，然非胀之舍也。黄帝曰：愿闻胀之舍。岐伯曰：夫胀者，皆在于脏腑之外，排脏腑而郭胸胁，胀皮肤，故命曰胀。黄帝曰：脏腑之在胸胁腹里之内也。若匣匮之藏禁器也，各有次舍，异名而同处一城之中，其气各异，愿闻其故？岐伯曰：夫胸腹，脏腑之郭也。膻中者，心主之宫城也。胃者，太仓也。咽喉小肠者，传送也。胃之五窍者，闾里门户也。廉泉玉英者，津液之道也。故五脏六腑者，各有畔界，其病各有形状。营气循脉，卫气逆为脉胀。卫气并脉循分为肤胀，三里而泻，近者一下，远者三下，无问虚实，工在疾泻。黄帝曰：愿闻胀形？岐伯曰：夫心胀者，烦心短气、卧不安。肺胀者，虚满而喘咳。肝胀者，胁下满而痛引小腹。脾胀者，善哕，四肢烦悗，体重不能胜衣，卧不安。肾胀者，腹满引背央央然，腰髀痛。胃胀者，腹满，胃脘痛，鼻闻焦臭，妨于食，大便难。大肠胀者，肠鸣而痛濯濯，冬日重感于寒，则飧泄不化。小肠胀者，少腹䐜胀，引腰而痛。膀胱胀者，少腹满而气癃。三焦胀者，气满于皮肤中，轻轻然而不坚。胆胀者，胁下痛胀，口中苦，善太息。帝曰：胀者焉生？何因而有。岐伯曰：卫气之在

身也，常然并脉循分肉，行有逆顺，阴阳相随，乃得天和，五脏更始，四时循序，五谷乃化。然后厥气在下，营卫留止，寒气逆上，真邪相攻，两气相搏，乃合为胀也。帝曰：《胀论》言无问虚实，工在疾泻，近者一下，远者三下，今有其三而不下者，其过焉在？岐伯曰：卫气相乱，阴阳相逐。其于胀也，当泻不泻，气故不下，三而不下，必更其道，气下乃止，不下复始，可以万全，乌有殆者乎。其胀也，必审其脉，当泻则泻，当补则补，如鼓应桴，恶有不下者乎。

五癃津液别篇

黄帝问于岐伯曰：水谷入于口，输于肠胃，其液别为五。天寒衣薄则为尿与气，天热衣厚则为汗，悲哀气并则为泣，中热胃缓则为唾，邪气内逆，则气为之闭塞而不行，不行则为水胀。余知其然也，不知其何由生？愿闻其道。岐伯曰：水谷皆入于口，其味有五，各注其海，津液各走其道，故三焦出气，以温肌肉，充皮肤，为其津。其流而不行者为液。天暑衣厚则腠理开，故汗出，寒留于分肉之间，聚沫则为痛。天寒则腠理闭，气湿不行，水下流于膀胱，则为尿与气。五脏六腑，心为之主，耳为之听，目为之候，肺为之相，肝为之将，脾为之卫，肾为之主外。故五脏六腑之津液，尽上渗于目，心悲气并，则心系急，心系急则肺举，肺举则液上溢。夫心系与肺，不能常举，乍上乍下，故咳而泣出矣。中热则胃中消谷，消谷则虫上下作。肠胃充郭故胃缓，胃缓则气逆，故唾出。五谷之津液，和合而为膏者，内渗入于骨空，补益脑髓，而下流于阴股。阴

阳不和，则使液溢而下流于阴，髓液皆减而下，下过度则虚，虚故腰背痛而胫酸。阴阳气道不通，四海闭塞，三焦不泻，津液不化，水谷并行肠胃之中，别于回肠，留于下焦，不得渗膀胱，则下焦胀，水溢则为水胀。此津液五别之逆顺也。

贼风篇

黄帝曰：夫子言贼风邪气之伤人也，令人病焉。今有其不离屏蔽，不出室穴之中，卒然病者，非不离贼风邪气，其故何也？岐伯曰：此皆尝有所伤于湿气，藏于血脉之中，分肉之间，久留而不去。若有所堕坠，恶血在内而不去，卒然喜怒不节，饮食不适，寒温不时，腠理闭而不通，其开而遇风寒，则血气凝结，与故邪相袭，则为寒痹。其有热则汗出，汗出则受风，虽不遇贼风邪气，必有因加而发焉。黄帝曰：今夫子之所言者，皆病人之所自知也。其毋所遇邪气，又毋怵惕之所志，卒然而病者，其故何也。唯有因鬼神之事乎？岐伯曰：此亦有故邪留而未发，因而志有所恶，及有所慕，血气内乱，两气相搏。其所从来者微，视之不见，听而不闻，故似鬼神。黄帝曰：其视而已者，其何故也？岐伯曰：先巫者，因知百病之胜，先知其病之所从生者，可祝而已也。

妇人无须篇

黄帝曰：妇人无须者，无血气乎？岐伯曰：冲脉、任脉，皆起于胞中，上循背里，为经络之海。其浮而外者，循腹右上行，会与咽喉，别而络唇口。血气盛则充肤热肉，血独盛则澹渗皮肤，生毫毛。今

妇人之生，有余于气，不足于血，以其数脱血也。冲任之脉，不荣口唇，故须不生焉。黄帝曰：士人有伤于阴，阴气绝而不起，阴不用，然其须不去，其故何也？宦者独去何也？愿闻其故。岐伯曰：宦者去其宗筋，伤其冲脉，血泻不复，皮肤内结，唇口不荣，故须不生。黄帝曰：其有天宦者，未尝被伤，不脱于血，然其须不生，其故何也？岐伯曰：此天之所不足也。其任冲不盛，宗筋不成，有气无血，唇口不荣，故须不生。黄帝曰：善乎哉！圣人之通万物也。若日月之光影，音声鼓响，闻其声而知其形，其非夫子，孰能明万物之精。是故圣人视其颜色，黄赤者多热气，青白者少热气，黑色者多血少气，美眉者太阳多血，通髯极须者少阳多血，美髯者阳明多血，此其时然也。夫人之常数，太阳常多血少气，少阳常多气少血，阳明常多血多气，厥阴常多气少血，少阴常多血少气，太阴常多血少气，此天之常数也。

忧恚无言篇

黄帝问于少师曰：人之卒然忧恚而言无音者，何道之塞，何气出行，使音不彰？愿闻其方。少师答曰：咽喉者，水谷之道也。喉咙者，气之所以上下者也。会厌者，音声之户也。口唇者，音声之扇也。舌者，音声之机也。悬雍垂者，音声之关也。颃颡者，分气之所泄也。横骨者，神气所使，主发舌者也。故人之鼻洞涕出不收者，颃颡不开，分气失也。是故厌小而疾薄，则发气疾，其开阖利，其出气易；其厌大而厚，则开阖难，其气出迟，故重言也。人卒然无音者，寒气客于厌，则厌不能发，发不能下至，其开阖不致，故无音。黄帝

曰：刺之奈何？岐伯曰：足之少阴，上系于舌，络于横骨，终于会厌。两泻其血脉，浊气乃辟。会厌之脉，上络任脉，取之天突，其厌乃发也。

邪客篇

黄帝问于伯高曰：愿闻人之肢节，以应天地奈何？伯高答曰：天圆地方，人头圆足方以应之。天有日月，人有两目。地有九州，人有九窍。天有风雨，人有喜怒。天有雷电，人有音声。天有四时，人有四肢。天有五音，人有五脏。天有六律，人有六腑。天有冬夏，人有寒热。天有十日，人有手十指。辰有十二，人有足十指、茎、垂以应之。女子不足二节，以抱人形。天有阴阳，人有夫妻。岁有三百六十五日，人有三百六十五节。地有高山，人有肩膝。地有深谷，人有腋腘。地有十二经水，人有十二经脉。地有泉脉，人有卫气。地有草蓂，人有毫毛。天有昼夜，人有卧起。天有列星，人有牙齿。地有小山，人有小节。地有山石，人有高骨。地有林木，人有募筋。地有聚邑，人有腘肉。岁有十二月，人有十二节。地有四时不生草，人有无子。此人与天地相应者也。

大惑篇

黄帝问于岐伯曰：余尝上于清冷之台，中阶而顾，匍匐而前则惑。余私异之，窃内怪之，独瞑独视，安心定气，久而不解。独博独眩，披发长跪，俯而视之，后久之不已也。卒然自上，何气使然？岐伯对曰：五脏六腑之精气，皆上注于目而为之精。精之窠为眼，骨之精为瞳子，筋之精为黑

眼，血之精为络，其窠气之精为白眼，肌肉之精为约束，裹撷筋骨血气之精而与脉并为系，上属于脑，后出于项中。故邪中于项，因逢其身之虚，其入深，则随眼系以入于脑，入于脑则脑转，脑转则引目系急，目系急则目眩以转矣。邪其精，其精所中不相比也，则精散，精散则视歧，视歧见两物。目者，五脏六腑之精也。营卫魂魄之所常营也，神气之所生也。故神劳则魂魄散，志意乱，是故瞳子、黑眼法于阴，白眼、赤脉法于阳也，故阴阳合传而精明也。目者，心使也。心者，神之舍也，故神精乱而不转，卒然见非常处，精神魂魄，散不相得，故曰惑也。黄帝曰：余疑其然。余每之东苑，未曾不惑，去之则复，余唯独为东苑劳神乎，何其异也？岐伯曰：不然也。心有所喜，神有所恶，卒然相惑，则精气乱，视误故惑，神移乃复。是故间者为迷，甚者为惑。

十二经络脏象见证 附：督任
二脉起止。

手太阴肺脏象是经多气少血。

肺之为脏，六叶两耳，四垂如盖，附着于脊之第三椎，中有二十四空，行列分布诸脏之气，为五脏华盖云。

其经起于中焦，下络大肠，还循胃口，上膈属肺，从肺系横出腋下，下循臑内，肩下臂上通名曰臑。行少阴心主之前，臑内廉凡有三脉，太阴居前，少阴居后，厥阴居中也。下肘中，臂上臑下接处曰肘。循臂内上骨下廉，臑下掌上名曰臂。臂有二骨，今太阴脉循臂上骨之下廉也。入寸口，掌后陷中动脉，太渊穴也，寸口中动脉，经渠穴也。上鱼，循鱼际，鱼际穴也，

散脉中是。出大指之端。少商穴也。其支者，从腕后直出次指内廉，出其端。

是动则病肺胀满，膨膨而喘咳，缺盆中痛，甚则交两手而瞀，此为臂厥。是主肺所生病者，咳嗽上气，喘喝，烦心，胸满，臑臂内前廉痛，掌中热。气盛有余则肩背痛，风寒，汗出中风，小便数而欠；虚则肩背痛寒，少气不足以息，尿色黄变，卒遗矢无度。

手阳明大肠经脏象是经多血多气。

大肠长二丈一尺，广四寸，径一寸，当脐右回十六曲。盛谷一斗，水七升半。

其经之脉起于大指次指之端，商阳穴也。循指上廉，指上廉本节前陷中二间穴，本节后陷中三间穴也。出合谷两骨间，合谷穴也。上入两筋之中，阳溪穴也。循臂上廉，入肘外廉，曲池穴也。上臑外前廉，上肩，出髃骨之前廉，上出于柱骨之会上，下入缺盆，络肺，下膈，属大肠。其支者，从缺盆上颈，贯颊，入下齿中，还出挟口，交人中，左之右，右之左，上挟鼻孔。

是动则病齿痛颈肿，是主津液所生病者。目黄，口干，鼽衄，喉痹，肩前臑痛，大指次指痛不用。气有余则当脉所过者热肿，虚则寒栗不复。

足阳明胃经脏象是经多血多气。

胃大一尺五寸，纡曲屈伸，长二尺六寸，径五寸，盛谷二斗，水一斗五升。

其经之脉，起于鼻之交頞中，旁约太阳之脉，下循鼻外，入上齿中，还出挟口环唇，下交承浆。却循颐后下廉，出大迎，循颊车，上耳前，过客主人，循发际，至额颅。其支者，从大迎前下人迎，循喉咙，入缺盆，下膈，属胃络脾。其直者，从缺盆下乳内廉，下挟脐，入气街中。其支者，起于胃口，下循腹里，下至气街中而合，

以下髀关，抵伏兔，下膝膑中，腿下胫上接处曰膝。下循胫外廉，谓胫骨之外廉也。其外廉下膝二寸，三里穴也。又下三寸，巨虚上廉也。又下三寸，巨虚下廉也。直下至腕中，解溪穴也。下足跗，冲阳穴也。足面曰跗，跗上陷中动脉是也。凡是跗直下大指之间，皆有动脉。其大指之间，足少阳脉也。上入指本节后间动脉，足厥阴脉也。上跗上动脉，足阳明脉也。《针经·终始篇》云，阳明在上，厥阴在中，少阳在下者是也。凡言间，皆谓两指中间也。入中指内间，中指内间，本节后陷中，陷谷穴也。本节前陷中，内庭穴也。大指次指之端，厉兑穴也。其支者，下廉三寸，而别下入中指外间。其支者，别跗上，入大指间，出其端。

是动则病洒洒然振寒，善伸，数欠，颜黑。病至则恶人与火，闻木音则惕然而惊，心欲动，独闭户塞牖而处。甚则欲上高而歌，弃衣而走，贲响腹胀，是为骭厥。是主血所生病者，狂疟温淫，汗出，鼽衄，口喝，唇胗颈肿，喉痹，大腹水肿，膝膑肿痛，循膺乳、气街、股、伏兔、骭外廉、足跗上皆痛，中指不用。气盛则身以前皆热，其有余于胃，则消谷善饥，尿色黄。不足则身以前皆寒栗，胃中寒则胀满。

足太阴脾经脏象是经多气少血。

脾广三寸，长五寸，掩乎太仓，附着于脊之第十一椎。

其经之脉，起于大指之端，隐白穴也。在大指端内侧。循指内侧白肉际，大指内侧本节后，大都穴也。过核骨后，核骨下，太白穴也，核骨在足大指本节后约二寸，内踝骨前约三寸，如枣核，横于足内侧赤白肉际者是也。窦太师指为孤拐骨者非是也。上内踝前廉，内踝下前陷中，商丘穴

也。上腨内，循胫骨后，交出厥阴之前，上膝股内前廉，膝辅骨下陷中，阴陵泉穴也。入腹，属脾络胃，上膈，挟咽，连舌本，散舌下。其支者，复从胃别上膈，注心中。

是动则病舌本强，食则呕，胃脘痛，腹胀善噫，得后与气则快然如衰，身体皆重，是主脾所生病者，舌本痛，体不能动摇，食不下，烦心，心下急痛，寒疟，溏，瘕泄，水闭，黄疸，不能卧，强立股膝内瘅厥，足大指不用。

手少阴心经脏象是经多气少血。

心形如未敷莲花，居肺下膈上，附着于脊之第五椎。

其经之脉，起于心中，出属心系，下膈络小肠。其支者，从心系上挟咽，系目系。其直者，复从心系，却上肺，下出腋下。肺脉从肺系横出腋下，心脉从肺而出于腋下，包络脉从胁下抵腋下。下循臑内后廉，行太阴心主之后，下肘内，少海穴也。循臂内后廉，臂内后廉上腕一寸半，灵道穴也。抵掌后兑骨之端，神门穴也。入掌内后廉，掌内后廉，小指本节陷中，少府穴也。循小指之内，出其端。少冲穴也，在小指内廉之端。

是动则病嗌干，心痛，渴而欲饮，是为臂厥，是心主所生病者，目黄，胁痛，臑臂内后廉痛厥，掌中热。

手太阳小肠经脏象是经多血多气。

小肠长三丈二尺，左回叠积十六曲，胃之下口，小肠上口也，在脐上二寸，水谷于是入焉。复下一寸，为水分穴，则小肠下口也。至是而泌别清浊，水液入膀胱，滓秽入大肠。

其经之脉，起于小指之端，少泽穴也。循手外侧，小指本节前谷穴也。本节后陷

中，后溪穴也。上脘，臂下掌上节处曰腕，腕前起骨陷中，腕骨穴也。当腕中陷处，阳谷穴也。出踝中，直上循臂骨下廉，出肘内侧两筋之间，少海穴也。上循臑外后廉，出肩解，绕肩胛，交肩上，入缺盆，络心。循咽下膈，抵胃属小肠。其支者，从缺盆循颈上颊，至目锐眦，却入耳中。其支者，别颊上𫜦，抵鼻，至目内眦，斜终于颧。

是动则病嗌痛颔肿，不可回顾，肩似拔，臑如折。是主液所生病者，耳聋，目黄，颊肿，颈颔、肩臑、肘臂外后廉痛。

足太阳膀胱脏象是经多血少气。

膀胱纵广九寸，居肾之下，大肠之侧，小肠下口，乃膀胱上口，水液由是渗入焉。盛尿九升九合。

其经之脉，起于目内眦，上额、交巅。其支者，从巅至耳上角。其直者，从巅入络脑，还出别下项，循肩膊内，挟脊抵腰中，入循膂，络肾属膀胱。其支者，从腰中下，挟脊贯臀，入腘中。腿下腨，上接处约文中央动脉，曰腘中，委中穴也。其支者，从膊内左右，别下贯胛，挟脊内，过髀枢。窦云：髀，骨节也。循髀外，从后廉下合腘中，以下贯腨内，足肚曰腨。出外踝之后，昆仑穴也。循京骨，京骨穴也。至小指外侧。小指外侧本节后陷中，束骨穴也。本节前通谷穴也，小指端，至阴穴也。

是动则病冲头痛，目似脱，项似拔，脊痛，腰似折，髀不可以曲，腘如结，腨如裂，是为踝厥。是主筋所生病者，痔，疟，狂颠疾，头囟项痛，目黄，泪出，鼽衄，项、背、腰、尻、腘、腨、脚皆痛，小指不用。盛者，人迎大，再倍于寸口。虚者，人迎反小于寸口也。

足少阴肾脏象是经多气少血。

肾有两枚，重一斤一两，状如石卵，附着于脊之十四椎，当胃下两旁。

其经之脉，起于小指之下，斜走足心，涌泉穴也。出于然骨之下，然骨穴也，在内踝前起大骨下陷中，循内踝之后，内踝之后，跟骨之上陷中动脉，太溪穴也，上太溪二寸，复溜穴也。别入跟中，以上腨内，出腘内廉，阴谷穴也。上脉内后廉，贯脊属肾，络膀胱。其直者，从肾上贯肝膈，入肺中，循喉咙，挟舌本。其支者，从肺出络心，注胸中。

是动则病饥不欲食，面黑如地色，咳唾则有血，喝喝而喘，坐而欲起，目𥄮𥄮如无所见，心如悬，若饥状，气不足则善恐，心惕惕如人将捕之，是谓骨厥。是主肾所生病者，口热，舌干，咽肿，上气，嗌干及痛，烦心，心痛，黄疸，肠澼，脊臀股内后廉痛，痿厥，嗜卧，足下热而痛。盛者，寸口大再倍于人迎。虚者，寸口反小于人迎也。

手厥阴心包络之经是经多血少气。

滑伯仁曰：心包，一名手心主，以脏象校之，在心下横膜之上，竖膜之下，与横膜相粘，而黄脂漫裹者，心也。其漫脂之外，有细筋膜如系，与心肺相连者，心包也。君火以名，相火以位，手心主代君火行事，以用而言，则曰手心主；以经而言，则曰心包络。一经二名，实相火也。

其经之脉，起于胸中，出属心包络，下膈，历络三焦。其支者，循胸出胁，下腋三寸，上抵腋下，循臑内，行太阴少阴之间，入肘中。曲泽穴也。下臂行两筋之间。两节之上腕三寸，间使穴也，当腕中，大陵穴也。入掌中，劳宫穴也，穴有动脉。循中指，出其端。中冲穴也。其支者，别掌中，循小指次指出其端。

是动则病手心热，臂肘挛急，腋肿，甚则胸胁支满，心中澹澹大动，面赤，目黄，喜笑不休。是主脉所生病者。烦心，心痛，掌中热。

手少阳三焦之经是经多气少血。

三焦者，水谷之道路，气之所终始也。上焦在心下，下膈，在胃上口，其治在膻中，直两乳间陷者中，中焦在胃中脘，当脐上四寸，不上不下，其治在脐旁。下焦当膀胱上口，其治在脐下一寸。

其经之脉，起于小指次指之端，关冲穴也。上出两指之间，两指之间陷中，液门穴也。上两指本节后间陷中，中渚穴也。循手表腕，阳池穴也。出臂外两骨之间，两骨之间，上腕二寸，支沟穴也。上贯肘，天井穴也。循臑外，上肩，而交出足少阳之后，入缺盆，布膻中，散络心包，下膈，循属三焦。其支者，从膻中，上出缺盆，上项，系耳后，直上，出耳上角，以屈下颊至𬴄。𬴄，颊骨也。其支者，从耳后入耳中，出走耳前，过客主人前，交颊，至目锐眦。

是动则病耳聋，浑浑焞焞，嗌肿，喉痹。是主气所生病者，汗出，目锐眦痛，颊痛，耳后、肩、臑、肘、臂外皆痛，小指次指不用。

足少阳胆脏象是经多气少血。

胆长三寸，在肝之短叶间，包精汁三合，为清净之腑。诸腑皆传秽浊，独胆无所传道，故曰清净。胆汁减则目昏，又吐，伤胆倒则视物倒植。

其经之脉，起于目锐眦，上抵头角，下耳后，循颈行手少阳之前，至肩上，却交出手少阳之后，入缺盆。其支者，从耳后入耳中，出走耳前，至目锐眦后。其支

者，别锐眦，下大迎，合手少阳抵于𬴄下，加颊车，下颈合缺盆以下胸中，贯膈，络肝，属胆，循胁里，出气街，绕毛际，横入髀厌中。其直者，从缺盆下腋，循胸过季胁，下合髀厌中。窦氏云：腹下腿上节处是也。以下循髀阳，出膝外廉，下外辅骨之前，外辅骨之前，膝之下一寸，阳陵泉穴也，伸足取之。直下抵绝骨之端，阳辅穴也，下出外踝之前，丘墟穴也。循足跗上，入小指次指之间。小指次指之间，本节前陷中，侠溪穴也。本节后陷中，临泣穴也。小指次指之端，窍阴穴也。其支者，别跗上，入大指之间，循大指歧骨内出其端，还贯爪甲，出三毛。

是动则病口苦，善太息，心胁痛不能转侧，甚则面微有尘，体无膏泽，足外反热，是为阳厥。是主骨所生病者，头角颔痛，目锐眦痛，缺盆中肿痛，腋下肿，马刀挟瘿，汗出振寒，疟，胸、胁、肋、髀、膝外至胫绝骨、外踝前及诸节皆痛，小指次指不用。

足厥阴肝脏象是经多血少气。

肝左三叶，右四叶，凡七叶。其治在左，其脏在右，附着于脊之第九椎。

其经之脉，起于大指丛毛之际，大敦穴也。上循足跗上廉，足跗上廉大指间陷中，行间穴也。大指本节后间陷中，太冲穴也。去内踝一寸，上踝八寸，交出太阴之后，内踝前一寸，中封穴也。上腘内廉，曲泉穴也。循股阴，入毛中，过阴器，抵小腹，挟胃，属肝，络胆，上贯膈，布胁肋，循喉咙之后，上入颃颡，连目系，上出额，与督脉会于巅。其支者，从目系下颊里，环唇内。其支者，复从肝别贯膈，上注肺。《经脉篇》。

是动则病，腰痛不可以俯仰，丈夫㿉

疝，妇人小腹肿，甚则嗌干，面尘，脱色。是主肝所生病者，胸满，呕逆，洞泄，狐疝，遗尿，癃闭。

督脉

督之为言都也，行背部之中行，为阳脉之都纲，奇经八脉之一也。

督脉者，起于下极之腧，并于脊里，上至风府，入脑上巅，循额至鼻柱，属阳脉之海也。

脊之为骨，凡二十一椎，通项骨三椎，共二十四椎，自屏翳而起，历长强穴，并脊里而上行，循腰腧、阳关、命门、悬枢、脊中、筋缩、至阳陵、灵台、神道、身柱，过风门，循陶道、大椎、哑门；至风府入脑，循脑户、强间、后顶、上巅至百会、前顶、囟会、上星、神庭，循额至鼻柱，经素髎、水沟、兑端，至龈交而终焉。云阳脉之海者，以人之脉络，周流于诸阳之分，譬犹水也，而督脉则为之都纲，故曰阳脉之海。

任脉

任之为言妊也，行腹部中行，为妇人生养之本，奇经之一脉也。

任脉者，起于中极之下，以上毛际，循腹里，上关元，至喉咙，属阴脉之海也。

任与督，一源而二歧，督则由会阴而行背，任则由会阴而行腹。夫人身之有任督，犹天地之有子午也。人身之任督，以腹背言。天地之子午，以南北言。可以分，可以合者也。分之以见阴阳之不杂，合之以见浑沦之无间，一而二，二而一者也。任脉起于中极之下，会阴之分也。由是循曲骨，上毛际，至中极，行腹里，上循关元、石门、气海、阴交、神阙、水分、下脘、建里、中脘、上脘、巨阙、鸠尾、中庭、膻中、玉堂、紫宫、华盖、璇玑、天突、廉泉，上颐，循承浆，环唇上，至龈交分行，系两目下之中央，会承泣而终焉。

云阴脉之海者，亦以人之脉络，周流于诸阴之分，譬犹水也。而任脉则为之总会焉，故曰阴脉之海。

附：王好古类集五脏苦欲补泻药味

肝苦急，急食甘以缓之，甘草。欲散，急食辛以散之，川芎。以辛补之，细辛。以酸泻之，芍药。虚，以生姜、陈皮之类补之。经曰：虚则补其母。水能生木，肾乃肝之母。肾，水也，苦以补肾，熟地黄、黄柏是也。如无他证，钱氏地黄丸主之。实则白芍药泻之，如无他证，钱氏泻青丸主之。实则泻其子，心乃肝之子，以甘草泻心。

心苦缓，急食酸以收之，五味子。欲软，急食咸以软之，芒硝。以咸补之，泽泻。以甘泻之，人参、黄芪、甘草。虚，以炒盐补之。虚则补其母，木能生火，肝乃心之母。肝，木也，以生姜补肝。如无他证，钱氏安神丸主之，实则甘草泻之，如无他证，钱氏方中重则泻心汤，轻则导赤饮。

脾苦湿，急食苦以燥之，白术。欲缓，急食甘以缓之，甘草。以甘补之，人参。以苦泻之，黄连。虚，则以甘草、大枣之类补之，如无他证，钱氏益黄散主之。心乃脾之母，以炒盐补心，实，则以枳实泻之，如无他证，以泻黄散泻之。肺乃脾之子，以桑白皮泻肺。

肺苦气上逆，急食苦以泻之，诃子皮，一作黄芩。欲收，急食酸以收之，白芍药。以辛泻之，桑白皮。以酸补之，五味子。

虚，则五味子补之。如无他证，钱氏阿胶散补之。脾乃肺之母，以甘草补脾，实，则桑白皮泻之，如无他证，以泻白散泻之。肾乃肺之子，以泽泻泻肾。

肾苦燥，急食辛以润之，知母、黄柏。欲坚，急食苦以坚之，知母。以苦补之，黄柏。以咸泻之，泽泻。虚，则熟地黄、黄柏补之。肾本无实，不可泻，钱氏止有补肾地黄丸，无泻肾之药。肺乃肾之母，以五味子补肺。

以上五脏补泻，《内经·脏气法时论》中备言之，欲究其精，详看本论。

脏腑泻火药

黄连泻心火，木通泻小肠火，黄芩泻肺火，栀子佐之。黄芩泻大肠火，柴胡泻肝火，黄连佐之。柴胡泻胆火，亦以黄连佐之。白芍药泻脾火，石膏泻胃火，知母泻肾火，黄柏泻膀胱火，柴胡泻三焦火，黄芩佐之。

以上诸药，各泻其火，不唯止能如此，更有治病，合为君、合为臣处，详其所宜而用，勿执一也。

附：李东垣药类法象

天有阴阳，风、寒、暑、湿、燥、火，三阴三阳上奉之。

温凉寒热，四气是也。温热者，天之阳也。凉寒者，天之阴也。此乃天之阴阳也。

地有阴阳，金、木、水、火、土。生长化收藏，下应之。

辛、甘、淡、酸、苦、咸，五味是也，皆象于地。辛、甘、淡者，地之阳也，酸、苦、咸，地之阴也。此乃地之阴阳也。

味之薄者为阴中之阳，味薄则通，酸、苦、咸、平是也。

味之厚者为阴中之阴，味厚则泄，酸、苦、咸、寒是也。

气之厚者，为阳中之阳，气厚则发热，辛、甘、温、热是也。

气之薄者，为阳中之阴，气薄则发泄，辛、甘、淡、平、凉、寒是也。

轻清成象，味薄茶之类。本乎天者亲上。

重浊成形，味厚大黄之类。本乎地者亲下。

气味辛甘发散为阳，酸苦涌泄为阴。

清阳发腠理，清之清者也。清阳实四肢，清之浊者也。浊阴归六腑，浊之浊者也。浊阴走五脏，浊之清者也。

药性要旨

苦药平升，微寒平亦升，甘辛药平降，甘寒泻火，苦寒泻湿热，苦甘寒泻血热。

用药升降浮沉补泻法

肝、胆　味，辛补，酸泻。气，温补、凉泻。

心、小肠　味，咸补、甘泻。气，热补、寒泻。

脾、胃　味，甘补、苦泻。气，温凉寒热，补泻各从其宜。

肺、大肠　味，酸补、辛泻。气，凉补、温泻。

肾、膀胱　味，苦补、咸泻。气，寒补、热泻。

五脏更相平也，一脏不平，所胜平之，此之谓也。故云，安谷则昌，绝谷则亡。水去则荣散，谷消则卫亡，荣散卫亡，神无所居。又仲景云：水入于经，其血乃成；

谷入于胃，脉道乃行。故血不可不养，卫不可不温，血温卫和，荣卫将行，常有天命矣。

五味所用：

苦泄，甘缓，酸收，咸软，淡渗泄，辛散。

药类法象

风升生味之薄者，阴中之阳。味薄则通，酸、苦、咸、平是也。

防风纯阳，性温，味甘辛　升麻气平，味微苦　柴胡气平，味苦平　羌活气微温，味苦甘平　威灵仙气温，微苦　葛根气平，味甘　独活气微温，味苦甘平　细辛气温，味大辛　桔梗气微温，味苦辛　白芷气温，味大辛　藁本气温，味大辛　鼠粘子气平，味辛　蔓荆子气清，味辛　川芎气温，味辛　天麻气平，味苦　秦艽气微温，味苦辛平　荆芥气温，味苦辛　麻黄气温，味甘苦　前胡气微寒，味苦　薄荷气温，味苦辛

热浮长气之厚者，阳中之阳，气厚则发热，辛甘温热是也。

黑附子气热，味大辛　乌头气热，味大辛　干姜气热，味大辛　良姜气热，味辛，一本味甘辛　干生姜气温，味辛　肉桂气热，味大辛　桂枝气热，味甘辛　草豆蔻气热，味大辛　丁香气温，味辛　厚朴气温，味辛　木香气热，味苦辛　益智气热，味大辛　白豆蔻气热，味大辛　川椒气热温，味大辛　吴茱萸气热，味苦辛　茴香气平，味辛　延胡索气温，味辛　缩砂气温，味辛　红蓝花气温，味辛　神曲气大缓，味甘

湿化成戊温其本气平，其兼气温凉寒热，在人以胃应之。以上其本味咸，其兼味辛、甘、咸、苦。在人以脾应之。

黄芪气温平，味甘　人参气温，味甘　甘草气平，味甘　当归气温，味辛，一作味甘　熟地黄气寒，味苦　半夏气微寒，味辛平　白术气温，味甘　苍术气温、味甘　陈皮气温，味微苦　青皮气温，味辛　藿香气微温，味甘辛　槟榔气温，味辛　莪术气温，味苦辛　京三棱气平，味苦　阿胶气微温，味甘辛　诃子气温，味苦　杏仁气温，味甘苦　大麦蘖气温，味咸　桃仁气温，味甘苦　紫草气寒，味苦　苏木气平，味甘咸，一作味酸

燥降收气之薄者，阳中之阴，气薄则发泄，辛、甘、淡、平、寒、凉是也。

茯苓气平，味甘　泽泻气平，味甘　猪苓气寒，味甘　滑石气寒，味甘　瞿麦气寒，味苦平　车前子气寒，味甘　灯心草气平，味甘　五味子气温，味酸　桑白皮气寒，味苦酸　天门冬气寒，味微苦　白芍药气微寒，味酸　麦门冬气寒，味微苦　犀角气寒，味苦酸　乌梅气平，味酸　牡丹皮气寒，味苦　地骨皮气寒，味苦　枳壳气寒，味苦　琥珀气平，味甘　连翘气平，味苦　枳实气寒，味苦酸　木通气平，味甘

寒沉藏味之厚者，阴中之阴。味厚则泄，酸、苦、咸，气寒是也。

大黄气寒，味苦　黄柏气寒，味苦　黄芩气寒，味苦　黄连气寒，味苦　草龙胆气寒，味大苦　石膏气寒，味辛　生地黄气寒，味苦　知母气寒，味大辛　防己气寒，味大苦　茵陈气微寒，味苦平　朴硝气寒，味苦辛　栝蒌根气寒，味苦　牡蛎气微寒，味咸平　玄参气寒，味微苦　山栀子气寒，味微苦　川楝子气寒，味苦平　香豉气寒，味苦　地榆气微寒，味甘咸

标本阴阳论

天　阳，无，圆，气，上，外，升，生，浮，昼，动，轻，燥，六腑。

地　阴，有，方，血，下，内，降，杀，沉，夜，静，重，湿，五脏。

夫治病者，当知标本。以身论之，则外为标，内为本，阳为标，阴为本。故六腑属阳为标，五脏属阴为本，此脏腑之标本也。又脏腑在内为本，各脏腑之经络在外为标，此脏腑经络之标本也。更人身之脏腑、阴阳、气血、经络，各有标本也。以病论之，先受病为本，后传流病为标。凡治病者，必先治其本，后治其标。若先治其标，后治其本，邪气滋甚，其病益蓄。若先治其本，后治其标，虽病有十数证，皆去矣。谓如先生轻病，后生重病，当先治轻病，如是则邪气乃伏，盖先治本故也。若有中满，无问标本，先治中满，谓其急也。若中满复有大小便不利，亦无问标本，先利大小便，次治中满，谓尤急也。除大小便不利，及中满三者之外，皆治其本，不可不慎也。从前来者为实邪，从后来者为虚邪，此子能令母实，母能令子虚是也。治法云：虚则补其母，实则泻其子。假令肝受心火之邪，是从前来者为实邪，当泻其子火也，然非直泻其火。十二经中各有金、木、水、火、土，当木之分泻其火也。故《标本论》云：本而标之，先治其本，后治其标。既标受火邪，先于肝经五穴中泻荥心，行间穴是也。后治其标者，于心经五穴泻荥火，少府穴是也。以药论之，入肝经药为之引。用泻心火药为君，是治实邪之病也。假令肝受肾邪，是从后来者为虚邪，虚则当补其母。故《标本论》云：标而本之，先治其标，后治其本。既受水邪，当先于肾经涌泉穴中补木，是先治其标。后于肝经曲泉穴中泻水，是后治其本。此先治其标者，推其至理，亦是先治本也。以药论之，入肾经药为引，用补

肝经药为君是也。

五方之正气味制方用药附

东方甲风乙木，其气温，其味甘，在人以肝、胆应之。

南方丙热丁火，其气热，其味辛，在人以心、小肠、三焦、包络应之。

中央戊湿，其本气平，其兼气温凉寒热，在人以胃应之。

中央己土，其本味咸，其兼味辛甘酸苦，在人以脾应之。

西方庚燥辛金，其气凉，其味酸，在人以肺、大肠应之。

北方壬寒癸水，其气寒，其味苦，在人以肾、膀胱应之。

人乃万物中之一也。独阳不生，独阴不长，须禀两仪之气而生化也。圣人垂世立教，不能浑说，必当分析。以至理而言，则阴阳相附不相离，其实一也。呼则随阳出，吸则随阴入。天以阳生阴长，地以阳杀阴藏。此上说，止明补泻，用药，君之一也，故曰主病者为君。用药之机会，要明轻清成象，重浊成形。本乎天者亲上，本乎地者亲下，则各从其类也。清中清者，清肺以助其天真。清中浊者，荣华腠理。浊中清者，荣养于神。浊中浊者，坚强骨髓。故《至真要大论》云：五味阴阳之用，辛甘发散为阳，酸苦涌泄为阴，淡味渗泄为阳，咸味涌泄为阴。六者，或收，或散，或缓，或急，或燥，或润，或软，或坚，各以所利而行之，调其气，使之平也。

随证治病药品

如头痛，须用川芎，如不愈，各加引经药。太阳川芎，阳明白芷，少阳柴胡，

太阴苍术，少阴细辛，厥阴吴茱萸。

如顶巅痛，须用藁本，去川芎。

如肢节痛，须用羌活，去风湿亦宜用之。

如腹痛，须用芍药。恶寒而痛加桂，恶热而痛加黄柏。

如心下痞，须用枳实、黄连。

如肌热及去痰者，须用黄芩，肌热亦用黄芪。

如腹胀用姜制厚朴。一本用芍药。

如虚热，须用黄芪，止虚汗亦用。

如胁下痛，往来潮热，日晡潮热，须用柴胡。

如脾胃受湿，沉困无力，怠惰好卧，去痰，用白术。

如破滞气，用枳壳，高者用之。夫枳壳者，损胸中至高之气，二三服而已。

如破滞血，用桃仁、苏木。

如补血不足，须用甘草。

如去痰，须用半夏，热痰加黄芩，风痰加南星。胸中寒痰痞塞，用陈皮、白术。多用则泻脾胃。

如腹中窄狭，须用苍术。

如调气，须用木香。

如补气，须用人参。

如和血，须用当归。凡血受病者，皆当用也。

如去下焦湿肿及痛，并膀胱有火邪者，必须酒洗防己、草龙胆、黄柏、知母。

如去上焦湿及热，须用黄芩，泻肺火故也。

如去中焦湿与痛、热，用黄连，能泻心火故也。

如去滞气，用青皮，勿多服，多服则泻人真气。

如渴者，用干葛、茯苓，禁半夏。

如嗽，用五味子。

如喘者，用阿胶。

如宿食不消，须用黄连、枳实。

如胸中烦热，须用栀子仁。

如水泻，用白术、茯苓、芍药。

如气刺痛，用枳壳，看何部分，以引经药导使之行则可。

如血刺痛，用当归，详上下用根梢。

如疮痛不可忍者，用寒苦药，如黄柏、黄芩，详上下用根梢及引经药则可。

如眼痛不可忍者，用黄连、当归根，以酒浸煎。

如小便黄者，用黄柏。数者、涩者，或加泽泻。

如腹中实热，用大黄、芒硝。

如小腹痛，用青皮。

如茎中痛，用生甘草梢。

如惊悸恍惚，用茯神。

如饮水多，致伤脾，用白术、茯苓、猪苓。

如胃脘痛，用草豆蔻。

凡用纯寒，纯热药，必用甘草，以缓其力也。寒热相杂，亦用甘草，调和其性也。中满者禁用，经云中满勿食甘。

用药凡例

凡解利伤风，以防风为君，甘草、白术为佐。经云：辛甘发散为阳。风宜防风，味辛，及治风通用，故防风为君，甘草、白术为佐。

凡解利伤寒，以甘草为君，防风、白术为佐。是寒宜甘缓也。或有别证，于前随证治病药内选用，分两以君臣论。

凡眼暴发赤肿，以防风、黄芩为君，以泻火，以黄连、当归根和血为佐，兼以各经药用之。

凡眼久病昏暗，以熟地黄、当归根为君，以羌活、防风为臣，甘草、甘菊之类为佐。

凡痢疾腹痛，以白芍药、甘草为君，当归、白术为佐，见血先后，以三焦热论。

凡水泻，以茯苓、白术为君，芍药、甘草为佐。

凡诸风，以防风为君，随治病为佐。

凡嗽，以五味子为君，有痰者以半夏为佐；喘者，以阿胶为佐；有热无热，以黄芩为佐；但分两多寡不同耳。

凡小便不利，黄柏、知母为君，茯苓、泽泻为佐。

凡下焦有湿，草龙胆、防己为君，甘草、黄柏为佐。

凡痔漏，以苍术、防风为君，甘草、芍药为佐，详别证加减。

凡诸疮，以黄连、当归为君，甘草、黄芩为佐。

凡疟，以柴胡为君，随所发时所属经分用引经药佐之。

以上皆用药之大要。更详别证。于前随证治病药内，逐旋加减用之。

东垣报使

太阳　羌活　下黄柏

阳明　白芷　升麻　下石膏

少阳　柴胡　青皮

太阴　白芍药

少阴　知母

厥阴　青皮　柴胡

小肠膀胱属太阳，藁本羌活是本方。

三焦胆与肝包络，少阳厥阴柴胡强。

阳明大肠兼足胃，葛根白芷升麻当。

太阴肺脉中焦起，白芷升麻葱白乡。

脾经少与肺经异，升麻芍药白者详。

少阴心经独活主，肾经独活加桂良。

通经用此药为主，更有何病到膏肓。

十二经向导

手太阴肺：南星　款冬花　升麻　桔梗　山药　檀香　五味子　粳米　白茯苓　阿胶　天门冬　麦门冬　桑白皮　葱白　杏仁　麻黄　益智　丁香　白豆蔻　知母　砂仁檀香、豆蔻为使　栀子　黄芩　石膏

足太阴脾：草豆蔻　茱萸　砂仁人参、益智为使　防风　当归　益智　黄芪　苍术　白术　胶饴　代赭石　茯苓　麻子　甘草　半夏

通入手足太阴肺脾：升麻　芍药　木瓜　白芍药　藿香　玄胡索　砂仁

手阳明大肠：升麻　白芷　麻子　秦芃　薤白　白石脂　砂仁白石脂为使　肉豆蔻　石膏

足阳明胃：丁香　草豆蔻　砂仁　防风　石膏　知母　白术　神曲　葛根　乌药　半夏　苍术　升麻　白芷　葱白

通入手足阳明：麻黄酒　大黄酒　连翘　升麻　白术　葛根　石膏　檀香佐以他药　白芷

手少阳三焦：川芎　大黄酒　柴胡　青皮　白术　熟地　黄芪　地骨皮　石膏　细辛　附子

足少阳胆：半夏　草龙胆　柴胡

通入手足少阳：青皮　川芎　柴胡　连翘

手厥阴心包络：沙参　白术　柴胡　熟地　牡丹皮　败酱

足厥阴肝：草龙胆　蔓荆子　阿胶　瞿麦　桃仁　山茱萸　代赭石　紫石英　当归　甘草　青皮　羌活　吴茱萸　白术

通入手足厥阴：青皮　熟地　柴胡

川芎　皂角　苦茶　桃仁

手太阳小肠：白术　生地黄　羌活
赤茯苓　赤石脂　砂仁赤石脂为使

足太阳膀胱：蔓荆子　滑石　茵陈
白茯苓　猪苓　泽泻　桂枝　黄柏　羌活
麻黄

通入手足太阳：防风　羌活　藁本
蔓荆子　茴香　黄柏　白术　泽泻　防己
大黄酒

手少阴心：麻黄　桂心　当归　生地
黄连　代赭石　紫石英　栀子　独活　赤
茯苓

足少阴肾：知母　黄柏　地骨皮　阿
胶　猪肤　牡丹皮　玄参　败酱　牡蛎
乌药　山茱萸　天门冬　猪苓　泽泻　白
茯苓　檀香　甘草　五味子　吴茱萸　益
智　丁香　独活　桔梗或用梢　砂仁黄柏、
茯苓为使

通入手足少阴：细辛　熟地　五味子
泽泻　地榆　附子　知母　白术

攻克血积癥瘕及胎产解毒

攻克血积癥瘕类：玄胡索　三棱　蓬
术　川芎　归尾　使君子　大戟　红花
苏木　黑丑　续随子　麝香　雷丸　神曲
白芷　海螵蛸　桃仁　虻虫　水蛭　干漆
木香　通草　牛膝　山楂　大黄　瞿麦
射干　麦芽　水银　硇砂　鳖甲

肉积类：硇砂　阿魏　山楂　甚者
巴豆

酒积类：葛根　葛花　神曲　麦芽
黄连　青蒿　巴豆　甚者甘遂　牵牛

鱼积类：橄榄　芦根　草果　红曲
甚者巴豆　芫花

血积类：归尾　桃仁　红花　苏木

牛膝　干漆　丹参　大黄　甚者虻虫
水蛭

气积类：木香　槟榔　沉香　檀香
乌药　枳壳　青皮　枳实　甚者黑丑

水积类：黑丑　泽泻　猪苓　郁李仁
海藻　昆布　甚者芫花　大戟　甘遂
商陆

涎积类：雄黄　腻粉　枯矾　甚者礞
石　巴豆　瓜蒂　甘遂　轻粉

痰积类：半夏　南星　竹沥　礞石
枳实　海石　蝎梢　皂荚　甚者瓜蒂　藜
芦　巴豆

食积类：砂仁　香附　麦芽　青皮
枳实　神曲　谷芽　红曲　草果　甚者
巴豆

虫积类：薏苡根　吴茱萸根　酸石榴
根　使君子　雷丸　芜荑　干漆　槟榔
甚者苦楝根皮　锡灰　轻粉　鹤虱

诸瓜果积：平胃散加健脾消导，倍加
肉桂，加麝香尤妙。

豆腐积：萝卜子

豆粉积：杏仁

诸骨鲠在喉中：狸头骨　颏鸬骨　野
苎根　紫玉簪花根　威灵仙　硼砂

安胎类：桑上寄生　川续断　杜仲
白术　条芩　葱白　阿胶　鲤鱼　地黄
艾叶　砂仁　人参　黄芪　乌骨雌鸡　家
苎根皮

堕胎药：雄黄　雌黄　水银　粉锡
朴硝　大戟　巴豆　牛黄　藜芦　丹皮
牛膝　桂心　皂荚　葿茹　槐子　薏苡
瞿麦　大附子　天雄　乌头　蜈蚣　斑蝥
芫青　水蛭　虻虫　猬皮　蛇皮　蟹爪
半夏　黑丑　麝香　桃仁　芫花　代赭石
羊踯躅

难产：槐子　桂心　滑石　贝母　皂

荚　蛇蜕　头垢　麻油　牛膝　龟板　兔脑　柞木　丹参　海马　益母草　猪脂酒冬葵子　急性子

通乳汁类：石钟乳　土瓜根　狗四足猪四足　王不留行　通草　猪胰　木通葵子　芝麻

内外吹：蒲公英　金鸡爪草　鹿角贝母　栝蒌　青皮　白芷　芭焦根

蛇虺百虫毒：雄黄　巴豆　麝香　丹砂　干姜　甘草　白芷

蜈蚣毒：桑皮汁及煮桑根汁　沥青

蜘蛛毒：蓝青汁　麝香

蜂虿毒：蜂房　蓝青汁　薄荷汁

狗毒：杏仁　矾石　韭根　人屎汁虎骨

疯狗毒：斑蝥

十 八 反

甘草反诸药类：大戟　芫花　甘遂海藻

乌头反诸药类：半夏　栝蒌　贝母白蔹　白及

藜芦反诸药类：人参　玄参　丹参沙参　苦参　细辛　芍药

医旨绪余后序

余昔为大易，彀大都以生生之谓《易》，此为一言以蔽之者。《易》者，意也，圣人立象以尽意。意，生意也。太极不生不化，而仪象八卦，常生常化，故生生之意足以尽《易》矣！学人士求之造化，而初不体之吾身，论说虽精，何裨世道哉！夫人一身，太极何处寻觅，而阴阳五行，生生自在。东方木，属肝，主魂；西方金，属肺，主魄；南方火，属心，主神；北方水，属肾，主精；乃中央土，则属脾，主意。夫土者，五行之中气也，分旺于四时，而定位于长夏，故有土居其中，则温其水而生木，干其木而生火，凝其土于火而生金，融其金于土而生水。有土居其中，则金护土而不克木，木畏金而不克土，土制水而不克火，火顺土而不克金。是故相生固生，相克亦生，《河图》五十居中，此太极生生之本也。吾人精神魂魄，唯意生生，而心、肝、肺、肾，以脾生生，岂唯羲周心易则然，即炎轩医旨，亦所不能外者，吾尝以世鲜知《易》者，止以不知生生之意，而医家者局于术也，则亦以不知生生之《易》乎。孙东宿先生，医出于儒，而称生生子，则不问可知大意矣。而其所著书，首举太极图，而言不知《易》者不足为太医。病脉方药之元，总得所谓生生之说。东宿之于《易》也，深乎！夫《易》不可为典要，随时从道者耳。而医也，急标缓本，亢则害而承乃制者，抑亦何尝之有哉！东宿之书，以随证用药终焉，其又得太极生生之用矣！夫一中为造化，而四时为迭运，此天地人同一太极生生之《易》也。吾将以是疗人心而还人性，东宿以是起人病而延人命。所以继述羲轩而恢弘天地大生之德者，其在斯乎！是书也，奚啻绪余已哉！语绪余，则生生之全体详溢矣！

时万历上章摄提格夷则之吉三一
生昌阳友人陈履祥光庭父顿首书

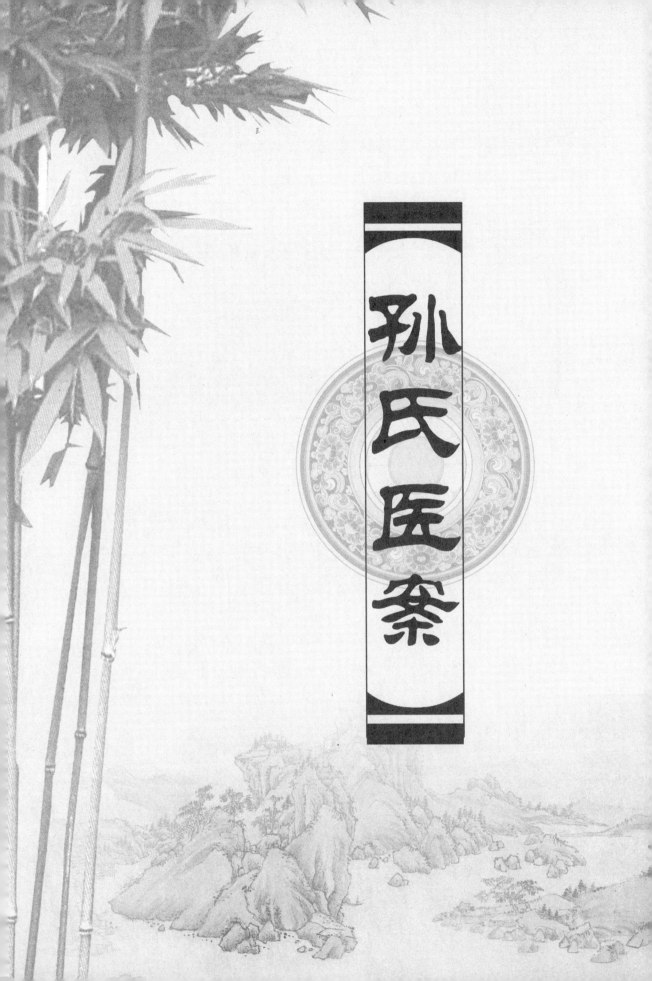

孙氏医案

生生子医案序

周礼姬公治书也，医方技耳，而列之天官冢宰，此何说哉？盖天，生生者也。天能生生，不能使有生者尽尊其生，则生生之权于是乎穷，所以斡旋生理而佐化育，所不逮者，不得不寄于医。医，代天者也。故炎帝也而本草，轩岐也而《灵》《素》，伊尹也而汤液，皆承天好生之德，而立天下万世民物之命。顾天所以生生者，唯是阴阳动静之气，变化顺逆之机，燥湿虚实之宜，而长桑家生生之方，皆原于是。苟识不能探其玄，且不能达天，而恶能代天。善乎孙思邈之言曰：不知易者不足以言太医也。新安有生生子文垣者，博极典籍，剖生克如列眉，固已登濂洛之堂，诸如柱下檀林，全生脱生之旨，靡不收为鼓吹之用。以故独观妙窍，而诊治之奇，驾和扁而轶其上，有声三吴间旧矣！余每见徐大史检老，辄啧啧生生子、生生子云。余窃私心向往，迨戊戌南还，适有天幸，值孙君起吴宫詹疾，见其囊中光焰若发，意又有神物，索之，果得《医旨绪余》《赤水玄珠》二书，展卷读之，命门右肾之辨，详而确也；十二经三焦之说，畅而明也；缘症投剂之方，精而当也。而尤精于相火一经。夫火者天以之生物，人以之生身，此生生之大者也。论者不翅聚讼，有认阴火为相火者矣，有以五志之火为相火者，有以龙雷之火为相火，又分天火为相火，人火为君火者矣。夫地二生火，天七成之，阴亦为主，何言相也？指五志则混君相，其失也杂，言龙雷则专肝肾，其失也偏，分天人则隔君相，其失也又支离决裂。唯心一动而万火奔驰。心，君也；十二经中，包络、三焦，相也。君至尊居中，主火之令。相守位列外，禀火之命。所谓君行意，相行令者也。经不云乎君火以名，相火以位。君相之名义；诚千古未发之奇也。斯论出而孙君生生之意，殆与火传而不尽者乎。闻其生平临症，殚精研虑，如梓人之削镰，非誉巧拙不以间，如丈人之承蜩，天地万物不以易。圭匕之投，得心应手。而又随诊定方，缘方立案，笔之于帙，以为后日参考地，汇为六卷，名历验医案。余方倾注一日，其季君济孺，甫出以示余。曰：此家君终身苦心也，不肖兄弟，将付杀青，公生生之意于天下万世，微先生一言为重。余受而翻阅，见其认症必合色脉，问动止，聆音声，察饮食，投剂则按寒暑，因虚实，定君、臣、佐、使之宜，协七方十剂之妙，诚可羽翼《素》《难》，与《绪余》《玄珠》并行于世，亦鼎足之奇也。天有生生之权，而生生子代之，天有生生之理，而生生子泄之，于以列天官何忝焉。今以春秋高不能跋涉，其季君济孺甫绍明其家学于荆，荆之老稚，生死而骨肉，医济孺是赖，是生生之机相禅于不穷矣。余雅重其人，掇拾三书大旨，独详相火之论，弁于简端，以发明其生生之心云。

岁在己亥赐进士第中顺大夫奉敕整饬贵州思石道

兼抚苗夷按察司按察副使路云龙顿首序

刻生生子医案序

余阅《生生子医案》，益知其本体圆融，真机流畅，功德广运，无尽无边也。何者？天地以生生为大德，人含灵而参覆载者，以生生为真机。脱若逐境附物，障蔽灵源，则德亏而机塞，将人我山高圣凡海阔，徒为宇宙一余赘焉尔！文垣性成奇颖，修葆精深，照体独立，物我皆如。往侍门墙，与谈名理，当下了悟，辄透玄关，妙本全彰，精光昭彻，以彼正觉，诠契轩岐，故能洽《灵》，秘于心源，融《素》《难》于方寸，驱彼离朱，明索罔象，高超名相，迥出古今，冲虚一念，遍满十方，直可媲休和缓，踵美越人，又何论张、李、王、刘、彦修、撄宁辈也。始镌《医旨》，继刻《玄珠》。余谓其真发前哲之金钥，正后学之南车。兹又举生平已试之成效，授之剞劂，示人人而传世世。计文垣刊布，岂市名高，其博爱公心，谓一人所济者狭，不若使人人济之者奢也。譬彼日轮高揭，明晦同光，河源分透，遐迩并润，其心生生不息者，将与天壤同敝乎！余抚卷而三叹赏。

郡人潘士藻去华甫撰

刻生生子孙文垣医案序

　　穆叔称三不朽曰：太上立德，其次立功，其次立言。其论固矣。尝试思之，则有说焉！夐乎太上不可及也；其所谓次者，岂必勋树国家，伐勒彝鼎而后谓功，有能起疲癃，泽苍生，即功也。岂必典谟训诰，定保明征而后谓言。阐理竁，觉来兹，即言也。析之二而究之一也。何也？夫底迹之谓功，举其迹而纪之册，功亦言也。修词之谓言，据其辞而措之行，言亦功也。庸讵知功不可为言，言不可为功乎！孔门弟子独颜闵以善言德行称。亦以得于心而见之行，此非功与言合一之征乎！孙文垣氏，习儒骎骎有俊声矣。以尊人病痹，乃徙孔孟而肆轩岐。从事之始，即念业不以出乎众为心，曷时能出乎众哉。众，医众矣，吾不愿从众而卑卑执方为也，彼丈人之承蜩，若掇之者，何以故？专一故也。于是坠肢体黜聪明，解心释神而大同乎溟涬，用能妙契《素》《灵》，机洽仓、扁，下而张、李、王、朱之属，靡不咀英猎华而融会其神髓，因以得于心者运之治，察脉辨症，辄应手而奏奇功，声名郁勃起吴越间矣！已出独见而著《医旨》，辑试方而成《玄珠》，命门有图，相火有辨，三焦包络有说，十二经名义无不精详，发群贤未有之论，破千古未决之疑，治言述之古，不为袭旧，治法酌之已，不为师心。江左之显贵隐约，闾右穷檐，繄唯文垣是赖。此之为功，直一手一足之烈哉！所全活者多矣，不可不谓之功。今兹复从诸缙绅文学之请，以历验之成案板之，与《医旨》《玄珠》并行于世。三书言皆凿凿可法，谓之立言非溢美矣！夫以治之奇中者，成之案，缘其著之论者，施之行。功言立矣。即未能望太上之闳奥，谓之尚德哉，若人非耶，文垣其亦可以不朽哉！余故知其心于济人。而又嘉其志于公物，用次数言，以弁之首云。

文林郎知将乐事眷弟汪文璧叔图甫撰

孙君医案序

　　世称医者意也，曷以案为然，非规矩不出方圆，去舟筏无由济渡，故善奕者不废谱，善阵者不释图，岂谓谱与图能尽奕秋孙吴之意哉，意则在矣！余观司马子长陈承祚，皆古所称良史，于扁鹊、仓公、华元化诸人，载其所治症甚悉，独其为人不朽计乎，夫亦欲后之人案之而知意也。自是而下，凡以医知名于时者，多有遗案。然或传或不传，其传又或用或不用。夫岂弋获之虫，未必灼有定见，推陆之舟，不无异于古今，与则遗案与用案者，均失其意矣。新安孙君东宿，以医著名，既刻有《赤水玄珠》《医旨绪余》诸书，其子济孺，复集君所常治症以为案，余观其书，巧发而奇中，用意甚精，诚有得乎仓、扁、元化之遗，借有良史，如子长、承祚辈，其必有采焉，可知也。然余犹冀之人，师君之意，毋泥君之案，庶无推舟于陆乎。则君之案，不独济其所已济者矣。

赐进士出身中顺大夫太常寺少卿唐鹤徵撰

孙氏医案序

孙长公东宿先生，早业医名，江以南邑国，逢迎结辙相望。长公尝为《医旨绪余》数十卷，悬之国门，已考前言、搜往牒，为《赤水玄珠》数百卷，递行于世，医家者便焉。而长公意不但已。太史公之传仓公卢扁也，于病者主名症候脉理药物详焉，盖其重哉！由今而考之，则病不必雠脉，药不必雠病，方亦不必雠药，岂古今运气之异，南北风土之殊，其碍戾而赅格者，然乎哉！不佞早业医、日治病，拊脉之息以蹠也，咬咀之精以养也，毋敢妄庸而轻自用，问切则精神通病者，佐使则损益准先民。语功效，毋能居十全；语注误，毋敢措一失。乃今逾耆而指使老矣，概其生平而毕藉之，其人可考而原，其脉可按而覆，其方可悉而数。民命亦大矣！岂嫌伐一时事，不以告后人而失当世。嗟乎！长公之用心良勤且笃矣！夫医家上轩岐而下四氏，比之儒术，六经百家，其难均倍，业者纷如，祇事剽窃，甚或师心自信，倍古昔而托无能，其不及于殆者几希？何所病之病不征也，病之于症，郢刺变化，日久与病俱，而后无病病，视病以药用，而后无药药。故伛立而白首在门，貌荣而却视反走，彼其按图而坐索，执方而莽求，其不及于殆者几希。何所病之病不习也。长公故由传徙医，轩岐四氏之书，穷二酉而彻千古，章栉句比，意契心通。足则吾能征之，殆无间然。舞象而医，手之拊人脉，多于握匕箸咬咀之积，若丘陵然，以病病者霍然已，以不病病者霍然已，不习无不利，于长公何多耶！余常从长公从子元素叙医旨以绪余，而多其谨德，乃今所籍则成案矣。语有之，医者意也，得意者亡法，案于何有？夫匠氏规矩，宫室所先，渔猎筌蹄，鱼兔是获，夫非所可案者哉！关雎麟趾之意，周官攸行，皆此类耳！是案行，讵唯长公之功医家，与诸医家之功天下者，俱不浅也。不习为吏，视已成事，殆谓是乎。元素跃然曰：余从父之核案也，不知者以为任德施也，知者以为博名高也。知言哉，生生之心为养生主，吾子得之矣。乃属剞劂，载之首简，以布海内。

眷生程涓巨源父拜撰

族叔生生子医案小序

族叔生生，抉《灵》《素》之秘，挟其术而周游江左，治辄奇中，声称郁勃起吴越间，揆厥由，盖临证殚思，务以己之精神，通于患者之精神，对病投剂，匪苟然尝试漫为也。即举册而笔其症脉治法，以为后之参考，计积三十余年案轶箧笥，诸缙绅往往欲授梓人以公天下，叔顾自视焰然不欲自炫，而西吴见所公屡书督成之。谓君昭彻理奥，熔铸古今，著论可羽翼轩岐而觉后学，仁者以博爱为公，君生平仁心为质，而亟济人，布其法之己试者，传之后，所济不尤奢乎。若梓工，余则捐俸任之，无预君也。不佞烨，因从旁赞之曰：古人成一家言类，藏之名山，以托不朽，叔于载籍未有之病机，与众人望之而却走者，皆得手应心起之，即以天下后世为藏室，何不可者。奈何硁硁乎持己见，而重违诸荐绅之请也。春秋且逾耆，河清难俟，与其徒著之册而托之空言，孰若身亲见人习而见诸行事者之为实哉！叔始因余言而翻然首肯，乃其二子泰来、朋来，欣欣色喜云：此不肖兄弟子职所当尽者，曷敢琐琐溷潘大夫暨诸公。为用胠箧仅得十之二三，以付剞劂，不佞获从事校阅，作而言曰：尝读史司马子长传太仓令高矣，第叙其察病之精，而治法未详。近诸名公，传世医文，接子长之统古矣，而论症与治，似有差池。今生生子所记历验之案，色脉病形，较若指掌，缘病立方，确如金石，修词或未入二公之室，乃成案则凿凿乎补前贤之未备，为后来之金针也。世之从事此业者，服而习之，其有益于民生，非渺小矣。叔亦可托之不朽哉！不佞次其锓梓之由如此，观者谂之。

族侄烨元素顿首撰

医案小引

　　生生子曰：医案者何？盖诊治有成效，剂有成法，因纪之于册，俾人人可据而用之。如老吏断狱，爰书一定，而不可移易也。医家有案夥矣，或寂寥数语而法不备，或盘悦其辞，而于治法无当。何案之与有？尝窃慨焉！余兹举生平所偶中者笔之，著其症，详其脉，备述其治法，与药之君臣佐使，令之寒暑温凉，色之青红黑白，悉次而毕录者，固以识余临病不苟，投剂不妄，以一得之愚，就正有道。亦以俾我后人工是业者，一展卷间，较若指掌，可寻而从事矣。此予之意也，观者谅之。

孙东宿先生像赞

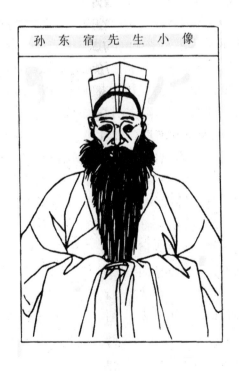

孙东宿先生小像

　　炯然其眸，飘然其髯，是常入龙宫而探石函耶，隆冬不寒，曰三秀草，沧海可田，思邈不老。

吴郡太史检庵徐显卿题

　　君邈昂藏，君心孔良，庞眉美髯，玉质金相，威仪挹挹而神采焕发，谈吐洒洒而道术彪彰，搜岐轩之秘而泄其心髓，补张、朱之阙而订其雌黄，探玄珠于赤水，蜚玉屑于青缃，绪余渺论，医案流芳，十三篇不得专美，晋春秋安能擅场，是用儒绅倾仰允矣！懿范垂光。

将乐大令表弟汪文璧题

诸缙绅名家赠文

赠太医东宿孙君序

盖士君子有济世之心者，必托经世之术以运之，遇不遇无论也。何也？得时而驾，则宇内之休戚利害，隐然共之，视其患若切于身之疾痛疴痒，不措之安全不止。此士君子之心，得位以行之者也。不幸不获遇，泽不及物，而心不得施，有志君子，往往怀其道而隐于医。故是昔人谓济人利物，无位者不能，唯医以救死扶生为功，故业之者，可以推不忍之心及于物，而于道有益。有味乎其言之也。然医岂易言哉？吾闻其宗旨，自《内经》《本草》以来，书之藏于有司者，一百七十九家。非博通钜儒，超悟上哲，颛攻其业，何能探讨，洞明其阴阳、寒热、静躁、虚实，消息盈缩之奥，而措之行事。夫人之待命于医，生死攸系，乃以未谙浅薄者尝试之，其不贼人之命者几希。医以济人，至于贼人，可不畏耶！此医之所以难言也。余顷多病，谒告山居，尝叹济物之衷未措于用。顾思延医以求济其身。然而医之良者，苦不一遇也。乃壬申秋仲，吴君柳溪，谈新安海阳有孙君东宿者，医可谓称良矣。余亟请而相印证之，耳其论沨沨乎《素》《难》之旨，而表里夫张、刘、孙、李、丹溪、伯仁诸家，其视余疾也，未投药，先谈余之经络、色脉、机能，与受病之自，即勿药而余病爽然若失。及详察其端方之度，沉着之思，渊渊之阃奥，则杳焉莫竟其涯。非所谓深于道而隐于医者耶！余因诘之曰：神农尝百草，先天而命之药，黄帝、岐伯，后天而著之经。此天以神授，圣以神符，不可及矣。嗣后若和、扁、华佗、淳于意、仲景、思邈、河间、东垣、朱、滑，莫不簸弄化机，制人命于掌上，术亦神也。何今日之事是业者，不能踵其芳躅耶！抑世代之不同也？孙君勃然曰：古今人非不相及，用心殊尔。宋儒有言，古之仕者为人，今之仕者为己。不佞亦谓古之医者为人，今之医者为己，道不同而受病一也。夫士君子之视天下，与吾身血脉相流通，天下病，若疴瘵之切身，天下安，则惬然而无恨。虽以道为药石者，其济宏，以医为道术者，其济狭，其心一也。故古之医也，以救死扶生为心，其业专而用方也慎。专则精而造诣入室，慎则审而投药奏功。此和、扁诸名家，所以悉臻秘妙，称神奇。今之医，则异是也。将以市利，非以济人。黄、岐以来诸书，非不剽窃以资口说，乃其心则实胡越一膜，视天下，率以利之盈绌，为心之重轻。人之济与否，若与吾术不相关，此何以比古人而接其芳躅哉。不佞奎，何能造古贤哲之阃奥，第无愧于此心尔。余闻而喟然叹曰：孙君充是心而行是术，其将大有禅于时矣！虽隐而亦显也。因次其语而归之，爰以订夫业是术者，是为序。

时万历癸酉中秋日吴江孙质庵从龙敬书于符丸草堂

赠太医孙君东宿序

夫人世间操生死之柄者，在上有兵官、刑官，而在于下者有医。然一狱之决，即不得其平，非旦夕死也，必省于恤刑，谳于大理，罪当然后议死，非若医之伤人在呼吸间也。将不知兵，三军之命，悬于呼吸。然兵不常用，非若医之日视疾也。故医之责为尤重。神农尝草木，轩辕、岐伯作《内经》，彼皆所谓圣神贤哲也，然必身亲为之，诚重人命也。医果小道乎哉！后世若东垣，若仲景，若丹溪、撄宁诸人，其术虽不逮和、缓、仓、扁，然其心专用生人为务，故所治辄有功，古今称良。乃若晚近之医，其心本不务生人，唯借其名以罔利。生平于轩岐之书，未一触目，其临病不能察人阴阳、寒热、虚实之变，而命药暗于君臣佐使之宜，用方书之活套，侥幸于一生，以薪人之利，而患者之安危，略不芥蒂于心，人死则归怨于天命之不可为。嗟呼！嗟呼！其兵人而不割刃者耶！其操药饵以行贾者耶！若而人，皆新安孙君东宿所羞者矣。孙君术高而心务生人，余雅闻其名，尚未识，会儿子痘，迎群医诊视，平时皆称专门者，至此人人缚手，顾余曰：不可为矣。奈何！余因悲泣，而孙君适至，抚我曰：无为，若状可生也。遂授药。诸医或目笑之，或骇异之，竟起死而回之生，症屡变，亦屡更剂，莫不奇中。诸医惭而退。自后家人有疾，辄迎孙君治，亦莫不奇中者。余窃观其治疾也，食不甘，夜不卧，沉思以求病之自，翻阅《素》《难》诸书，以稽治之方，其心之务于生人也如此。亦无论富贵困乏，而此心无不周洽也。其处季世而存上古贤圣之心者耶！间语余曰：少游栝苍，遇一道士，与谈数日，两相欢也。因授异方一编，是时以少年喜游间，仅录其半还之，今悔恨无及矣。与卢医之遇长桑君，不相类哉！虽然孙君之心务生人，即不道士遇，其术固且良矣。

时万历丙子六月六日归安郑明选侯升甫顿首拜撰

医说赠孙君东宿

昔韩愈论大道以为原远而末益分，故子夏之后流为庄周。夫道，犹菽粟也。岂以久而莨稗乎哉！余念非道之敝也，求焉而失其原者敝也，医之为道也亦然。医自神农、黄帝、岐伯开其先，和、扁、仓公继其绪，其所以究草木金石之味，明阴阳寒暑之变，察盈虚消息之候，辨浮沉迟数之宜，而著之书者，由其心，欲使天下万世措疵疠于安全，回夭瘥于绵永，而赞化育之所未逮也。道何宏远，而心何仁爱哉！胡今世事此业者，不若是也，高者拘泥方书，诡焉以自矜，卑者窃人残喘，涸焉以规利。视圣神之教大谬戾矣，无怪乎记礼者，卑其术，不得与士齿也。新安孙君东宿，挟医道而游西吴，余初未之识也。秋日病风，始一遇之，继而儿病疹，妇病妊，获与朝夕处焉。余私视之，其远览之识，慈祥恺弟之心，殆思抉圣贤之秘密，拯斯世之痌瘝者乎！其深于道者乎！何也？余见其不疏节于贤士大夫，而亦不骄色于佣夫野老，其争致于闾右豪阀，而亦不辞召于穷檐箪屋，或肆谈名理，或雅歌投壶，或射覆角奕，或六博欢呼，苟有间，即正襟危峙，而黯然思，戚然念，默默然潜究也。徐叩之，则曰：治某疾，求其症而未得也。或曰：贫无力者，需我以生而未及赴也。或又曰：强有力者，笼我以利而不以礼致也。既切然于诊视调燮之余，而又能脱然于势利得丧之外，世之业者，皆失其原而流于伪，孙君独臻其妙而衍其传。孙君其深于道非耶？或曰：孙君少业儒，以不就而思其次，因业医。余曰：此以迹论，未得其心也。孙君心存济物，托之医以行其所欲，故名奎，而别号东宿。夫奎，木神也，为春，为仁，为爱，知其名则知其心矣。孙君将储一己之精神，以康济斯世而裨天地于太和乎！不然，吾又不敢谓知孙君也。孙君闻而叹之曰：斯言岂知余哉。医道亦昭昭矣，因葺其说而贻之，并以告业是术者，毋失而流于伪。

万历纪元端阳日大中丞归安沈桐顿首拜书

赠孙太医东宿先生序

　　余齿甫及幼，无禄，先母见背，时夏六月也。是年月嘉平，遂事继母，以冲龄未闲礼教，因失爱焉。洎长，即尽礼善事，终莫能得父母心而承其欢。因出五湖授童子书，不受妻子之养者三百有七日，宵昼惊怖号泣，饥寒困苦，遂成脾疾。每一劳神，一饱饿，一寒暑，气郁即发，发则胃若刲刳，四肢百骸，蜎甲不能展尺寸，已则流两胁间胀急，朴之若鼗鼓，不堪抚摩。客春，雪大如掌，新安孙从周君，为余社友携觞岘山上，兴剧赋四十韵，浮大白炙酥饼，故态复萌，而大嚼不知其劳也。果甫曙遂发，日唯以阖目为快，百医皆药以香燥，痛益甚，间一医辅以山栀，虽少有生气，然亦不能起也。东宿君为从周诸父，闻而视之曰：此心、脾、肝三火炽结不可解，急泻之。且曰：木为智慧官，可达不可伐，伐则损智。余笑曰：唯求瘥，即豚鱼甘心，遑恤其它。二越月始能巾栉。东宿君知余贫，不受一钱，终日与论名理，或六经子史，言皆昭彻无龃龉。尝自言曰：凡存心爱人者，固无不爱，而茕独先之。又曰：王者简拔士庶，贤者优焉。君茕独人也，而又贤，王者之所亟也，医存王者，吾何忍于君哉。余曰：狂生可称贤耶？君曰：狂非贤，仲尼何思。余曰：孤臣孽子，古人称为疢疾，余不得于亲而疆年病脾，信疢疾人也。智愚唯系于君，余请尝试之。君曰：吾将成若之德慧术智矣。因援笔书之，以志孙君恩德。

万历丙子季春之吉吴兴红蓼滩人凤冈孙梧顿首拜书

新安东宿孙君赠行篇什序

夫医，仁术也。君子每寄之以行其不忍之心者也。欲行不忍之心，故于病者，当轸其念而存亡生死之矣！夫何世之业是术者，不挟之以矜人，即借之以罔利，视人之疾疢，若与己不相关，术虽仁而心则忍矣。东宿孙君不然，君新安名阀，性旷朗超异，于古人之言无不读，读无不得古人之神髓，而消融其糟粕也。顷白海阳而来雪上，延君之舟，唧舻而至。余企而慕者几年，始得遇，遇而睹其仪容，修然尘俗外人也。及见其诊视病之且亟者，详察沉思，必求其故而后投剂，剂投辄效。始而病家、专门名家，环左右各擅其奇，各逞其说，君略不为顾，唯以病者为兢兢，已而揖众叹曰：药求济人，不求济谈，空谈不如见之行事之为真也。时有千时誉而滥冠带者，厉色而遽言诔之，君漠然不与校，而病起矣。复曰：多士久留此为凯功而受糈也，吾一旦而收之，非人情哉！拂袖而去。人益重之。而吾吴士大夫争相欣慕曰：之人也，之德也，其寄之医而行不忍人之心者也，此非族医之矜人而罔利者也。所至皆礼为上宾。今于君之行，而各为篇什以赠，藻之家多德君，已有赠矣。而又为之序云。

西吴怀玉潘玄藻拜撰

诸家赠诗

赠太医东宿孙君二首

此日孙思邈，医功更有神，尝游五岳遍，视见一垣人，采药山云里，投丹江水滨，短辕时出市，随路拥车尘。

怪尔有仙风，翩翩到雪东，能行洗脏术，共识美髯公，方授临菑里，声腾虢国中，文园今病渴，何以润衰翁。

东宿君，尝遍游天下，寻名师者十余人，受禁方者不可胜数。来我雪上，有气绝一两日者能活之，往往著奇效，故句有临菑虢国之语云。

浔阳山人董份

太白山头缀紫霞，驯龙只爱圣童家，翠微宫里勤清问，夜敕昭仪促写麻。

曾逐仙人饮上池，至今衿袖尚淋漓，相如茂苑如相识，不乞金茎露一卮。

尘尾风清拂美髯，博山云袅译楞严，药王尔是前身在，深院县花昼卷帘。

紫蕴岩头云不开，黄庭榻下绣烟苔，松涛忽涌山风劲，知是山君卖杏回。

采药归来月满筐，碧桃朱杏对苍苍，竭来勾漏惭仙吏，却向安期问禁方。

万历壬辰冬日海阳令祝世禄为孙生生赋

观我生，观梅也，非《易》之所谓观我生也。生生子山居十九，市游十一。予令休时，生生子携手轴索书。为书旧作山居吟归之。已而过汪虞卿，虞卿为作梅。岁丙申，过白门，访郑侯升，侯升因见虞卿所写梅，为书见梅旧作二首。而生生子怆然有感于其尊人之梦。盖生生子尊人，梦见万树梅花，梦破而生生子生，因改号曰见梅。夫虞卿之画偶然也。侯升以虞卿之画而书其宿构见梅二诗，又偶然也。初不知生生子之生之兆如是，而事之相符，神之相召，若为生生子命之者。偶然之后，又复偶然，良不偶然。是冬之杪，雪大如掌，生生子顾予斋阁，丐予一题其端。题曰：观我生，《易》曰：观我生。又曰：生生之谓《易》。予之所题观我生，观梅也。非《易》之观我生也。亦未必非《易》之观我生也。

万历丙申嘉平月望日祝世禄呵笔书于金陵之梧竹居

周官建医瘍，岁杪考其成，此典今废阁，医术遂已盲。我生百年骨，沉绵故相婴，新安有孙君，籍籍扬休声，用药中纪律，动如穰苴兵，问君焉所学，历历谈生平。十五好任侠，击剑技颇精，处州逢异人，谓此不足营，怀中出一书，禁方世所惊，亲口授秘密，不肯道姓名，当时长桑君，毋乃重降英。自兹畅真诀，游吴还适荆，活人以万数，力与造化争，乃知广福利，不在居公卿，平时多感慨，见君生百情。

右作书似　东宿先生　郑明选

荆南白岳任逍遥，药肆藏名不可招，气王似常餐沆瀣，丹成宁独比琼瑶，种成兰荃盈阶砌，探得仙方出海潮。倘遇偓佺偕尔去，好将松实进神尧。

小诗送东宿先生　徐显卿

海阳闻孙君，蚤住天都山，幽觅轩皇灶，丹砂炼九还，初还今已就，亦可回衰颜，沉疴无劳针砭治，起死浑如反掌易，悬壶大半在西吴，年来到处称神异，市门日日盈高轩，雕龙琢玉多赠言，贫乏往往不责报，好生之心若大造，君乎，君乎！思邈知前身，宁忘水府龙宫春，有方三十授君非世有，散入千金，为我一一言其真。

东宿游方外已久，余思其人而未见。今山甫道其术之神异，而索一歌赠，走笔成此数韵，他日相逢雪上，此其左券耳。

十岳山人王仲房

幽人雅业企东垣，列宿东方寄一椽，桂子吹香邀月上，杏花飞雨得春先，已知思邈源流远，能继长桑厚泽绵，试看问医人有意，早随初日到门前。

文肇枇为　东宿孙君赋

曾遇桑君饮上池，名留千古得玄滋，当年原诊能知政，此日还丹可济时，碧眼自应登玉籍，青英俄复驻松姿，怜余瘦骨堪云卧，迟尔阳和发隐芝。

右似东宿先生　潘若镜

守价知何意，专门自不同，书探鸿宝苑，法用淳于公，适国人争礼，承家业转工，更闻喉舌誉，新满汉庭中。服食书无误，刀圭不易寻，尔作三折手，谁解六通心，犬舐烧丹灶，人依种杏林，因嗤刘子政，强欲炼黄金。

臧晋叔

赠族弟东宿高手

太白山中啸白云，云窗雾阁总氤氲，神龙献得方犹秘，毒虎围将鼎尚焚，钟乳何时悬玉洞，石函此日启金文，回生霜雪都灵异，老稚环门为寿君。

族兄昆西良璧

喜孙君东宿至金陵席上为长歌赠之

老夫昼寝铃索鸣，叩门者谁白马生，思君急欲见君面，遽起不待衣冠迎。邻家昨送石榴酒，顾问中厨复何有，树上露鸡不费钱，市头霜蟹初入手。钟山崒屼扑人青，潭水空虚芦满汀，江城寒色树烂烂，山阁雨意云冥冥。我且为君吟，君当和我一曲绿绮琴，君但为我饮，我自卧君三尺珊瑚枕。长安一月报五至，万事纷纭不得意，北阙上书违素心，南山看猎真高计。今日何日逢好客，大白可以浇胸臆，仰天大笑淳于生，何必遗簪坠珥倾一石。

司谏吴兴郑明选侯升甫题

赠孙东宿先生一首

孙君董仙流，杏株号一五，神楼活少君，橘井沛时雨，漫夸识秦良，愿言泽西土，遐哉上升日，从容笑玄补。

西吴潘玄心著

赠孙东宿先生一首

君子重道义，贫贱非骄人，折肱不折腰，宏道无所亲，贤名闻诸侯，超然气概新，感子故意长，区区药石因，南国从此去，东野仰参辰。

西吴潘玄藻题

赠孙君东宿一首

孙公奇术诸侯闻，不羡舍客长桑君，杏林漫纪上升绩，橘井但泽东皋耘，古闻医国从此见，世间视色徒纷纷，劝君莫滞旌阳鹤，万民东望正如云。

西吴潘玄授题

胜日苕溪望，湖光片片霞，乘流唯一叶，浩荡兴无涯，费椽壶中术，董仙门外花，条桑乐风土，况得养生家。

万历甲戌始夏，余游苕霅，偶遇孙东宿，医国高手，走笔以赠。

吴下杜大中

赠东宿先生国医

紫髯碧眼新安客，十载仙都煮丹液，一片轻帆挂太湖，旋将大药回残疾，人言君药能驻颜，指顾便觉阳春还，何处公卿不倒屣，不妨茕独干空山。我闻医和足医国，满目疮痍废耕织，天上丝纶有钜公，调元未识冯谁力，由来用药未病先，肯随下乘扶颠连，因君翘首望廊庙，何人三策陈尧天。

山阴射堂张道

赠孙君东宿

恒心一点起沉疴，到处唧恩意若何，门外愿留三尺地，年来种杏较前多。

吴郡陈尔见题

此道古谁传，粤泰一小子，君乘东维来，饮饮上池水，术名亚相良，心醉轩皇旨，都门一悬壹，居人竞摇指，生生有此君，病病皆能起。

东海传龙方，南天称药王，造化无遗秘，燮理只寻常，徙心更置虑，刳腹以涤肠，授道安期生，种枣如瓜丸，卖杏不收谷，青缃满琳琅。

华山鼾睡客，长驾九龙游，道逢孙思邈，含笑输青眸，著书十万言，色色振前修，白日谁惊座，清楚尔上流，何时凌一叶，仙仙望斗牛。

人缘君起色，世属我醒心，长技胡相偶，吴苍各有任，所美太上者，不与俗浮沉，桃李媚春芬，松桂郁秋林，雅意离言说，临风递玉琴。

余游海阳，以侄子绅得孙君东宿高品，玩其书，非徒诸无，且者流进于易矣。因索言为赠，爰赋四章，大都前赏识而末，则心期有在耳。

九龙山人陈履祥

杏林何处花如绮，沧海龙方世余几，当今国手称者谁，先生崛向东南起，紫髯飘飒神仙姿，读书万卷穷玄旨，窗间著论翼轩岐，玉匮青囊金足拟，奇骨昂藏自不羁，振袂飘然山复水，藉藉声闻儒侠间，到处贤豪争倒屣，迩时隐迹居城中，请药门前纷错趾，刀圭起死十八九，傥非壶公即蓟子，长篇短赋多赠言，出示珠玑数百纸。我病经年眼不开，今日见君辄有喜，吁嗟乎！今日见君辄有喜，乞君神术一洗眼中尘与滓，白日青天复此始。

四岳汪元英

采真寻市隐，念尔此逃名，日月壶中世，烟霞物外情，弦琴青涧响，煮石白云生，更爱苏门啸，时闻鸾风声。

海阳城中遇孙东宿道丈，因其高迈也，赋此以赠。

陈昭祥少明

白岳真人曾降神，梅花万树兆君身，逃名女子偏知姓，罢市壶中别有春。自昔上池传诀秘，于今赤水得珠新，怪来好事争题咏，点破生生梦里因。

生生子有观我生手卷，为祝无功、郑侯升题出生时奇兆，余既系以观梅杂诗，复赋此为赠。

阳羡澈如吴正志

东宿丈见过赋赠

一别宁云阔，欢然道故知，如何双鬓色，不似十年时。玄圃先栽杏，黄山独采芝，因君探秘诀，更与白云期。

故鄣姚弘道

诸缙绅名家尺牍

潘见所老先生寄

不肖垂残余息，乃至有此时者，足下再生之也。且小儿又蒙乳剂，小女舍亲俱赖国手，此生此德，其何以报之！佳刻已成，恨未一彻，其妙医案，不肖自当为足下广传，以寿天下苍生，俾与岐黄卢扁共传不朽，藉是以报足下百一，定不吝小费也。尚容图之。

文湘南老先生寄

别东宿二十六年矣，时时在念。以君之高，今世无两也。又窃计彼此各天，不得再见。昨忽蒙惠，诚三生幸矣。乃鄙人有西河之感，委顿几榻间，阍者遂以例辞，睽我良晤，次早即令人奉访，而仙舟遄发，颜教竟寥寥焉。惋恨何如！泪读尊著，该洽详妙，实古人肘后之论，不朽之业，令人羡仰。第世无司马子长，不能为太仓公立传。然此自足济世垂久，不待后有子云也。兹以陆承湖有苕溪便，聊附寸楮，用酬高情。仆今年政七十。

凡　例

一、是集不以症汇而以地汇者，以治之后为次第也。欲观者易于检阅，故以各症病名，先注于目录之下。

一、是集每症只搜集其可为定式者，锓之为成案，而于症同治同者，删之不录，惧繁也。

一、是集有姓氏有名号者，此据实以录之。而有下列名号姓氏者，以其人当讳，或妇女之隐疾，不可不讳，故不敢以薄道自处尔。

一、家君治奇中者多，而积稿颇富，皆以年久而啮于虫鼠，今之梓，仅十之二三，聊以识家君之苦心也。同志者，加目于此，亦可以概其生平。

一、是集所载有方语，有俚语，有夸诞不逊语，皆病家一时激奖之谈，故并书之，非不肖兄弟敢为诞而张皇也，观者鉴之。

一、目录之下，有发明二字者，或发明其症，或发明其治，或发明其时令，或发明其经旨，或发明其性情，或其人偏迷不从治理而罕譬曲喻，诱掖歆动之者。故著于目录，以便观者，亦以识家君因时为变之一斑也。

一、家君生平为缙绅巨阀学士通人相延致，而折简相报者甚伙。乃以岁久，而仅什一于千百尔。因检附之梓，以征一时之良遇。

孙氏医案　医案一卷

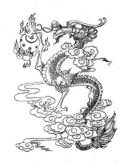

明新安生生子孙一奎文垣甫集

门人余煌

子 泰来 同阅梓
　 朋来

三吴治验

万历龙飞二年小春月，予始游苕之东双林。于时，族兄吉泉之友吴小峰，与其弟小川俱病目，专科者愈治愈重，其目始红肿，次加太阳痛，继则白星翳叠出。予不以目科名，而识者称予大方，因谋于吉泉曰：医以通变为良，昔秦越人过邯郸，闻贵妇人，则为带下医。过雒阳，闻周人爱老人，则为耳目痹医。闻东宿君国手也，必能随俗为变，愿一言去吾兄弟目疾。吉泉邀予，余曰：嘉靖间论医者，必首西吴，如周仲仁氏，凌汉章氏，王宾湖氏者，皆擅一时名，其家世必有传也，何需于予。吉泉曰：渠家慕弟久矣，且其尊人受博士易，为西吴名家，弟好易，幸一往，藉此为谈易地，毋逊。诊其脉。小峰之脉，濡而缓大，两目血缕直贯瞳仁，薄暮则疼。小川之脉，皆洪大鼓指，黑珠有浮翳瘼，隐涩难开，大小便皆不利。故于小峰用补，先以清肝散与之。夏枯草五钱，香附四钱，甘草一钱五分，细茶五分，以撤其痛。药

两进而痛止。继用人参、白茯苓、熟地黄、枸杞子、桂心、牛膝、破故纸、白蒺藜、牡丹皮。服八日而愈。于小川用泻，内用泻肝汤，及当归龙荟丸。外用象牙、冰片为末点之，七日痊愈。其尊君我峰翁喜诣予曰：二目均病，年同齿，染同时，诸医同治而同不愈，先生一补一泻，而二病均愈，何哉？余曰：此阴阳虚实之辨也。经云：实者正治，虚者从治。令侄之症，唯厥阴肝火炽盛，肝尝有余，有余者泻之，正治也。郎君下虚，又为怒所激，怒则火起于肝，肝为藏血之地，故血丝贯瞳仁，而薄暮作痛，方用夏枯草、香附为君，疏其肝气。经云：肝苦急，急食甘以缓之。故用甘草为臣，茶能清头目，用以为使，先为去此痛。经又云：水流湿，火就燥。故复用甘温补其下元之虚，俾火得归原，此从治也。若用苦寒降火之剂，不唯血凝而痛加，抑且激其火而使愈炽矣。我峰闻之，语人曰：孙君本阴阳而治寒热，是用易为医也。故补者补效，攻者攻效。语曰：不知易者，不可以为太医。孙君神于易而于医乎何有，愿于吾苕悬一壶也。余哂之，

谓：昔韩伯休且不欲人间知其名，余又何壶之可悬哉？一

万历甲戌，其年自仲秋徂冬，痦子盛行。三月内，予所治男妇婴孩共七十二人，茗之望族沈最著，大中丞观颐公当考功时，幼君痦，喘嗽不宁，声哑，发热，泄泻，斑紫不敛。予以小无比散愈之。夫人妊，腹痛昏厥者五日，名医如高、陈二公者，沈姻娅，无巨细悉任之，亦不能措手。予至诊之，两手脉皆洪大，法当下，众金以妊难之。予曰：经云：有故无殒，亦无殒也。妊已九月，将解，即胎动奚伤。若当下不下，不独其痛难忍，而变且不测。考功是予言而请药，予即用小承气汤加苏梗、砂仁，下之而安。考功偶冒风，头痛倦怠，发寒热如疟，脉浮弦而数。予曰：此小柴胡汤症也，一剂而瘥。考功请告家居者二十年，笃好方书，予初之茗，茗人未知予，考功闻予，亟欲识之，谓予治病甚奇，又与予论伤寒痘疹胎产皆中窾，深然之。语人曰：良相良医等尔，如孙君所诣，即千金不足为其重，特撰医说书于册，以不朽孙君云。二

张孝廉后渠，丁年，患大头疫。头大如斗，不见项，唇垂及乳，色如紫肝，昏愦不知人事。见者骇而走。其年疫甚疠，人畏传染，致废吊庆。张与考功公子，同受春秋于会稽陶春源所，陶邀予诊之。其脉皆浮弦而数，初以柴胡一两，黄芩、玄参各三钱，薄荷、连翘、葛根各二钱，甘草一钱。服三剂，寒热退，弦脉减，但洪大。予知其传于阳明也。改以贯众一两，葛根、天花粉各三钱，甘草一钱，黑豆四十九粒。一剂，肿消其半，再剂，全消。

浆粒不入口者二十一日，再与小柴胡汤，两剂服之，始纳干糕如指者两条，次日进粥，而渐平矣。丁酉秋闻报捷。三

吴江孙质庵老先生行人，时患痛风，两手自肩髃及曲池，以至手梢，两足自膝及跟尻，肿痛更甚，痛处热，饮食少，请告南还，而伏蓐者三年。里有吴君九宜者，沈考功西席也。见予起后渠疾，因语行人逆予。诊其脉，皆弦细而数，面青肌瘦，大小腿肉皆削。予与言：此病得之禀气弱，下虚多内，以伤其阴也。在燕地又多寒。经云：气主煦之，血主濡之。今阴血虚，则筋失养，故营不营于中；气为寒束，百骸拘挛，故卫不卫于外。营卫不行，故肢节肿而痛，痛而热，病名周痹是也。治当养血舒筋，疏湿润燥，使经络通畅，则肿消热退，而痛止矣。痛止，即以大补阴血之剂实其下元，则腿肉复生，稍愈之后，愿加珍重，年余始可出户。行人闻而喜曰：果如公言，是起白骨而肉之也。吾即未药，病似半去，唯公命剂。予先以五加皮、苍术、黄柏、苍耳子、当归、红花、苡仁、羌活、防风、秦艽、紫荆皮。服之二十剂，而筋渐舒，肿渐消，痛减大半。更以生地、龟板、牛膝、苍术、黄柏、晚蚕沙、苍耳子、苡仁、海桐皮、当归、秦艽，三十剂而肿痛全减。行人公益喜。予曰：病加于小愈，公下元虚惫，非岁月不能充实。古谓难足而易败者，阴也。须痛戒酒色，自培根本，斯饮药有效，而沉疴可除。据公六脉轻清流利，官必腰金，愿葆真以俟之，万毋自轻，来春气和，可北上也。乃用仙茅为君，枸杞子、牛膝、鹿角胶、虎骨、人参为臣，熟地黄、黄柏、晚蚕沙、茯苓、苍耳子为佐，桂心、秦艽、泽泻为使，蜜

丸服，百日腿肉长完，精神复旧。又喜语予曰：贫官何以称报，撰次公济人泽物盛德于沈考功册后，以彰盛美云。后十年，行人官至江西副宪。四

郑都谏春寰公长君，四岁患痘，稠密烦躁，医者星罗，皆以为热盛不退，形枯色紫，顶有焦势，症逆，必不可为，将辞去。予至，细观之，见两太阳圆净，神气苍厚，谓当急为凉血解毒。用赤芍药、生地黄各三钱，紫草二钱，连翘、黄芩、贝母、山楂、木通各一钱，蝉蜕、甘草各五分，药成剂，而众止之曰：麻要清凉痘要温，故《博爱心鉴》以保元汤为良，吾侪将剂而进之，乃公独主寒凉，保元之谓何？予曰：用药贵对症，保元汤良矣，必血活热清而后可用，今血热毒盛而用温剂，是火炽添油也。众曰：若虑毒未解，吾苕酵法甚佳，用桑虫、鸡冠血调酒服之，痘即立起。而慎氏、王氏、茅氏，皆苕上专门名家，亦以为言。予曰：此法亦可用于清解之后。经曰：诸痛疮疡，皆属心火。火未退而用，是以毒攻毒，其势愈炽。予故欲先清解，而后保元也。唯楚铜壁山人黄桂峰者，治痘高手也。独语郑公曰：孙公之剂，实与症对，众论皆胶固不达变者，第恐清解之剂，用迟一日尔，试煎服之，以观其后。郑公命仆速煎，众犹持议曰：如必服此剂，亦当拣去贝母、山楂。郑公听其减去。至夜予始闻，随语桂峰曰：减去二味，恐七八日后不能无他症。桂峰曰：何以故？予曰：此痘内伤外感俱未清楚，今带热而出，故其腹犹膨胀，去贝母，恐抢喉，去山楂，恐泄泻，七八日痘毒出尽，腹内空虚，变从虚出，诸君素以痘专科，何不虑及此。其夜服药后，即嗒然而睡，

天明痘色明润，焦顶尽退，血亦渐活，唯呕哕抢喉。众又以昨日之剂太寒所致。予曰：此火毒未尽彻也，宜进竹茹汤。而慎云峰怫然曰：吾家世世业痘，年亦七十有五，曾未见治痘用竹茹者。春寰公令弟乐津公，捡痘疹全书用竹茹者以正，慎语塞，悻然而去。药进而哕止。至八日，果泄泻、发痒。予以保元汤加白术以治泻，大加何首乌以止痒，一帖而痒止。至十四日，天庭两颧皆回浆作靥，唯两颐浆未回，泄泻不止。予因偶出北门，半日归，见其口开项软，手足痘气尽瘪，腹又作胀，已成内攻。举家啼泣，予亦茫然，不遑为计，叹息出门。乐津公把而送之，少间揖别，而闻衣间痘臭，语乐津公曰：公闻臭乎？曰：闻。予曰：似有生意，亟还起之。予思两颐乃肾经部位，独不回浆者，肾元虚也。峻补肾元，庶可使活。先以紫河车一钱，用酒浆调服，固其元气，服后即睡，继以人参一两，黄芪、菟丝子各三钱，作大剂服之，一日夜服人参一两八钱。黄桂峰是夜自松江还，时已四鼓，亟叩门而入，郑语之变，且告之服药。黄曰：俟吾看作何状。见其结靥之下，复灌一线黄浆，赠痘尽起。桂峰曰：万全矣！非孙公不能起此病。桂峰由此益昵予，出必联舟，归则同榻，相印正者三年。郑公感予而作序以赠，亲书孙宪副公册后，识不忘也。五

张文学子心，二尹可泉公长君也。自知医，弱冠病，吴下名医皆诊之，金曰瘵，治久不效。子心亦自分必死，督家人具秘器，已沐浴，衣襚衣而卧正寝，断粒、绝药者二日。可泉闻予治其高第张星岳之婶奇，因访予曰：病心痹而尸寝浃旬者能起之，谁不啧啧称公高手，吾子病且革，幸

怜而诊之。予至，诊其脉，左寸短弱，右关略弦，余皆洪大。其症咳嗽，下午热从两足心起，渐至头面，夜半乃退，而色青，形羸气促，多梦遗，交睫卧床褥奄奄一息耳。时则七月初旬也。诊毕，语可泉公曰：郎君病可治，不宜豫凶器也。可泉公曰：诸医佥谓火起九泉者，十不救一，大肉尽削者死，咳嗽加汗者死，脉不为汗衰者死，又当此铄石流金之候，又恐肺金将绝。豚子亦自谓无生理，先生何言可治也。予曰：汗多者，孤阳几于飞越也。可泉公曰：飞越亦死候也。予曰：几者，将成未成之辞也。症虽危，其色、其声音、其脉，尚有生意。终不可以一凶而废三善。两颧不赤，心火未焚也。声音不哑，肺金未痿也。耳轮不焦，肾水未涸也。相书云：面青者，忧疑不决，左寸短者，心神不足，关略弦者，谋为不遂。夫心者，万事万化之主，《内经》曰：主明则下安，主不明则十二官危。又肝主谋为，胆主决断。谋为不决，故色青。症与色与脉皆非瘵也。盖郎君志愿高而不遂其欲，殆心病，非肾病也。经曰：色脉相得者生。予故谓郎君之病可起也。病者闻言，明目语其父曰：吾今犹寐者初寤矣！从来未有此论沁吾心脾也。吾病由星士许决科于癸酉，是年予落第，而同窗者中，故怏怏至此。先生得吾心于色脉，神矣！此言可当药石，谨拜命。予为定方，煎方名调肝益神汤。以人参、酸枣仁、龙骨为君，丹参、石斛、贝母、麦冬、五味子为臣，山栀、香附为佐，服二十帖而病起。丸方则大龟板、熟地黄、枸杞子、人参、麦冬、五味、茯苓，蜜丸，服三月而精神健，肌肉完。次年生女。可泉公，苕中名士，奇予治，而延誉闻于大宗伯董浔阳公，宗伯交欢余者，由可泉公始也。六

大宗伯董浔老，年六十七，有脾胃疾，翁以过啖瓜果而胸膈胀痛，时当处暑也。延予治。诊其脉，寸关弦紧，观其色，神藏气固。翁门下蒋虹桥、沈乐闲者，多艺人也，翁素亲信二公，诘予曰：症脉何如？予曰：症脉虽胸腹胀痛，然易瘳也。二公曰：翁生平不能素食，食辄泻，今不茹荤者半月，燕居好奕，好看书，好作诗文，即盛暑亦手一编不言倦，日永亦不瞌，今不亲笔砚者月余，不栉沐者七日，他一切无所事事，倦极矣。诸名家如沈竹亭、沈春宇、金樗丘者，剂备尝之无益也。而公何言易？予曰：诸公不过用二陈、平胃，加山楂、麦芽等消导剂耳，与症何涉？盖翁伤于瓜果，而为寒湿淫胜。经云：寒淫所胜，治以辛温。然瓜果非麝香、肉桂不能消，此诸公所以不能愈翁疾也。予以高良姜、香附各一两为君，肉桂五钱为臣，麝香一钱为佐，每服二钱，酒调下之。药入腹胸，次便宽，再而知饿，三服而巾栉，交接宾客如未病者。翁语沈、蒋曰：孙君所见所养，度越诸人若是。往闻治张氏子，气绝两日而能活之，今于活吾病益信，诚临菑虢国之遗，特书一轴以彰其高，因以纪一时之良遇云。七

大宗伯郎君董龙山公夫人，为宪副茅鹿门公女，年三十五而病便血，日二三下，腹不疼，诸医诊治者三年不效。予诊之，左脉沉涩，右脉漏出关外，诊不应病。予窃谓，血既久下，且当益其气而升提之，以探其症。乃用补中益气汤，加阿胶、地榆、侧柏叶，服八剂，血不下者半月。彼自喜病愈矣。偶因劳而血复下，因索前药。予语龙山公曰：夫人之病，必有瘀血积于经隧，前药因右脉漏关难凭，故以升提兼

补兼涩者，以探虚实耳。今得病情，法当下而除其根也。龙山公曰：三年间便血，虽一日二三下，而月汛之期不爽，每行且五日，如此尚有瘀血停蓄耶！予曰：此予因其日下月至而知其必有瘀血停蓄也。经云：不塞不流，不行不止。今之瘀，实由塞之行也，不可再涩。古人治痢，必先下之，亦此意也。公曰：明日试卜之。予曰：卜以决疑，不疑何卜？公随以语夫人，夫人曰：孙先生非误人者，识见往往出寻常，宜唯命。盖夫人读书能文，聪明谋断，不啻丈夫，故言下便能了悟。即用桃仁承气汤，加丹参、五灵脂、荷叶蒂，水煎，夜服之，五更下黑瘀血半桶，其日血竟不来，复令人索下药。予曰：姑以理脾药养之，病根已动，俟五日而再下未晚也。至期复用下剂，又下黑瘀如前者半，继以补中益气汤、参苓白术散，调理痊愈。八

大宗伯董浔老门下有马厨者。七月初旬病，病二十余日愈剧，而势甚獗。时宗伯对余奕正酣，而蒋虹桥、沈乐闲报曰：马厨危在旦夕。宗伯闻之，推枰叹息曰：吾命吾命！予叩其故，语曰：能厨者，不下二十人，独此厨适吾意，将恃之以怡晚节，今病不可起，奈何？予诘何病，翁顾蒋与沈曰：第详道其状。蒋、沈述其症，大发寒热，寒至不惮入灶，热至不惮下井，痢兼红白，日夜八十余行，腹痛，恶心，汗多，神气倦甚。究其脉，曰，脉不吉，下痢脉洪大者死，细微者生，今洪大，逆也。予曰：痢固忌洪大，寒热亦非细微所宜，其中必有故。二公曰：幸一往决之。浔翁不可，谓何可以细人而劳长者。予曰：医寄人生死，何论巨细，矧事翁之人，犹不可坐视不救也。浔翁欣然握余手偕行，至宅后桥，余入门，同居数十家，皆执香拱立以伺。诊其脉，察其症，果如蒋、沈所言。其面色微红，汗淋淋下，予究病所由起，渠谓过客众，厨间燥热，食瓜果菱藕过多，晚又过饮御内，而寝于楼檐之下，次日即寒热复痛，因而下痢。虽得其病情，尚未融通一治法，因沉思之，不觉行至桥，而浔老犹立而俟予，见予无婉容，知病重，遂置不问，如前握余手而回，蒋、沈谓予可治否？予曰：侥幸先生宠灵，偶有一得，乃背水阵也。人参、白术、石膏、滑石各五钱，知母、炮姜各三钱，大附子、炙甘草各二钱，作一大剂煎之。蒋、沈将问予，浔翁即命近侍煎于其侧，不欲蒋、沈问也。熟则付饮之，饮讫即睡。老先生曰：服后何状为佳？予曰：倘得一睡，则阴阳始和，和则汗可敛，而寒热呕恶可止也。蒋、沈曰：闻已睡矣。明日巳刻，二公鼓掌来言，夜来痢减半，汗吐全无，脉亦敛矣。再用人参、石膏、白术、白芍药、滑石各三钱，炮姜、肉桂、知母各二钱，炙甘草、附子各一钱，服后疟止，痢又减半，饮食渐进，神气渐转。改用白芍药酒炒五钱，人参、白术、滑石各二钱，甘草、陈皮、炮姜、肉桂各一钱，三剂而痢全止，饮食加，渐就安矣。蒋、沈问曰：公寒热均投，此为何症？而剂何名也？予笑曰：此滑公所谓混沌汤也。浔老又问，予对曰：经云：夏伤于暑，秋必疟痢。白虎汤、益元散，皆解暑之剂。瓜果寒凉伤其中气，酒后御色，损其下元，附子理中汤，正所以温中补下者。《内经》又云：实者，邪气实也。故以白虎汤、益元散应之。虚者，正气虚也。故以理中汤应之。若以寒热均用为疑，而张仲景附子甘草泻心汤，既用大黄、黄连，又用干姜、附子，此何说哉！盖假对假，

真对真也。浔翁跃然喜曰：先生唯是，故能起垂毙之人而生之，余诗册中临菑虢国之谈，非虚语矣。九

吴江吴太仆长君肖峰令政，太宗伯董浔老次女也。患咳嗽，体倦，多汗，腹痛，呻吟不绝口者半月，吴江之医不效，访远近名最著者，如姑苏盛氏后湖，王氏后山，震泽沈氏竹亭，先后递治之而痛愈加。予适寓苕城，龙山公邀予乘快舡兼程而进，至则诊其脉，左手三五不调，右手沉弦，面色青而息甚微，腹中辘辘有声。予因问上年夏月曾病否？肖峰曰：曾头痛体多汗，动止无力，不能亲事，但不咳嗽，不腹痛。今五月初，病如上年，而市医谓伤风所致，用参苏饮表之，始咳嗽。沈为其清嗽，则加腹痛。王与盛谓通则不痛，以沉香滚痰丸下之，则势愈而不可支。予方殚思，谓此乃注夏病。仲景谓春夏剧，秋冬瘥者是也。而龙山公诘问：注夏何为咳嗽？予曰：原不咳嗽，由参苏饮而咳嗽也。汗多又重发汗，肺金受伤，故燥而嗽。何为腹痛？予曰：原不腹痛，因治嗽而寒其中气，腹故痛也。后事者，又不究其因寒而痛，乃谓通则不痛，而用寒凉滚痰之剂，重伤其中气，不思五月六阳之气皆散于外，汗而又汗，汗多则亡阳，夏至一阴将萌，腹中尚虚，虚而复下，下多则亡阴，阴阳俱亡，不愈何待。予欲酌一方以起之，恐从事者又将议其后。龙山促之，乃用酒炒白芍药五钱，甘草、黄芪各三钱，桂枝二钱，大枣二枚，水煎，临服加饴糖一合。吴下诸公，果群然又辩。龙山公曰：不必辩，病者望此以苏其生，速煎饮之。饮讫而睡，自巳至申不醒，先事者，皆摇首，命仆急携药囊将去，且语龙山公曰：夺令妹之速

者，孙君也。《本草》云：夏不用桂，伐天和也。诸痛不补，助邪气也。故一饮而不醒，吾侪行矣。龙山公以其言语余，因诘病者之熟睡，予曰：所喜者，以其睡也。睡则阴气生，阴生则汗可敛，痛可止也。假令药不对症，安得有此？又诘所投之剂何名，予曰：此仲景小建中汤也。出《金匮要略》。盖建者，立也，中者，阳明所主，今腹痛如缚，带脉急缩也，东垣治例，腹痛以芍药为君，恶寒而痛，加桂。甘草，缓带脉之急缩，用以为臣。经曰：急者缓之。面青脉弦，肝气盛也，肝属木，木盛则脾土受制，而又误下，因伤之极，故痛之猛也。经云：木得桂而枯。佐以黄芪，伐肝补脾，又能敛汗止痛，此建中之所由名也。语未竟，内报病者醒而索粥。予曰：与之，谷气进则有本矣。粥后又睡至天明，腹全不痛，唯稍咳嗽，加五味子、麦门冬，兼治注夏而全瘳焉。龙山公述病之始末，剂之药味，报大宗伯，宗伯公致书于予曰：足下以四味之常药，振不起之危疴，名震三吴，声溢两浙。昔宋景濂为朱丹溪立传，吾固不敏，幸先生以所治节条付之，俾序以传于后，俾工是术者，有所藉乎。予怃然语龙山公曰：何修而得老先生宠幸之深也。第令妹被克伐太过，阴阳俱亡，今病虽愈，而脉弦不退，犹可为虑，幸叮咛戒暴怒、节饮食，谢去人事，恬澹多补，庶可永年。不然亥月阴极阳生，恐不能保无患也，慎之慎之。后至期，与肖峰龃龉，怒而绝药，果以凶闻。苕人多予之直与先见云。十

大光禄庞公子远，吴江人也。其太夫人病头痛恶寒，胸膈瘰且痛，时发寒热，吴医王后山者，有时名，吴人最所笃信。

延治五日不瘳。闻予居吴，礼致为治。诊其脉，右滑大，左浮弦而数，问服何剂？光禄公曰：不识，而有药在。予视之，偶失言曰：左矣！时有西席项姓者，闻言而厉声曰：此三吴最名士也。渠发剂而有议者，辄面唾之，幸不在尔。予笑曰：渠是而议者非，则当唾人，渠非而议者是，是自唾且不暇，何暇唾人。四物汤，玄胡索、牡丹皮、香附子，养血调经剂也。太夫人七十余矣，而有经可调哉！投剂之左，由生平守常套，而不知因人因症随俗为变也。项子曰：此何症？予曰：仲景有云，头痛恶寒，外感病也。浮弦而数，胸膈溰痛，少阳脉症俱在，右脉滑，饮食滞而为痰。彼用当归、地黄、芍药，皆滞痰闭气之味，内伤何由得消，外感何由得出。此症只宜用柴胡汤合平胃散，一二帖可瘳也。项犹有言，光禄公曰：勿辨，饮药而泾渭明矣。一饮而寒热除，再饮而胸膈泰。光禄喜曰：奇公名不虚附矣！予私问项子何极誉王，光禄曰：项初受业于王，未睹大方，而独是其师说，多见其识之不广也。十一

光禄公后有事于庄所，值中秋，乘酒步月，失足一跌，扶起便胁痛不能立，昼夜不宁，行血散血活血之剂，一日三进，阅三月服二百余帖，痛不少减，因迎予治。诊之，脉左弦右滑数，予曰：此痰火症也。公曰：否，贱躯虽肥，生平未尝有痰，徒以遭跌，积瘀血于胁间作痛尔。予曰：据脉，实痰火也，痰在经络间，不在肺，故不咳嗽，而亦不上出。脉书云：滑为痰，弦为饮。予据脉而认痰火。如瘀血，脉必沉伏，或芤或涩也，面色亦必带黄。前诸君以瘀血治者，皆徇公言，不以色脉为据。且多服峻厉克伐破坚之剂无效，此非瘀血

之积明矣。公欣然请药，即用大栝蒌带壳者二枚，重二两，研碎，枳实、甘草、前胡各一钱，贝母二钱，与四帖，公以为少。予曰：愚见犹以为多，此症服此一二剂可瘳，又即报我，为制补益之药可也。公得药一更矣，仍煎服，五更腹中辘辘有声，天明大泻一二次，皆痰无血，痛减大半。再服又下痰数碗许，痛全止，随能挺立。三服，腹中不复有声，亦不泻，盖前由痰积泻也，今无痰故不泻。公曰：望、闻、问、切四者，医之要务，人人皆著之口吻，有先生独见之行事，即予母子之疾，先有事者，皆吴之名流，微先生，吾殆撞壁矣！何能还辕而生哉，吾于是益服先生之高。十二

进贤三尹张思轩公，与潘少保印川公，皆受室于施氏，称联襟云。施故富家，而张公夫人贤慧，治家勤笃，为人精洁周致，以产多而气血惫，又以婚嫁繁而费用不支，积忧，年将五十，因病心痹，发则晕厥，小水短涩，胸膈痛不可忍，烦躁干哕，恶内蒸热，气喷喷上腾，肌削骨立，月汛不止。苕城时辈，有认为气怯者，有认为膈食者，皆束手无措，尸寝浃旬，浆粒不入口者五日，凶具备而待毙，举家计无所之，唯神是祷。予适在潘府，逆予诊之，脉左弦大，右滑大而数。诊毕，予曰：可生也。《病机》云：诸逆吐酸，皆属于火；诸风掉眩，皆属于木。法当调肝清热，开郁安神。诸医群然目摄而背谲曰：书云骨蒸肉脱者死，形瘦脉大胸中多气者死，绝谷食者死。孙君独许其生，果药王再世哉？予若不闻，而捡药以进。竹茹、滑石各三钱，白豆蔻仁七分，半夏曲、橘红、姜、连、茯苓各一钱，甘草五分，水煎，令一口口

咽之。服毕，哕止晕定。次日用温胆汤调辰砂益元散三钱，服之，胸膈顿开，渐进饮食，小水通长，烦躁尽减，骎骎然安若无事。后用逍遥散、六君子汤，加黄连、香附，三越月而肌肉全，精神如旧。苕人骇然曰：能起此病，信药王矣。十三

马二尹迪庵公，年五十五，以扫墓而过食鳗肉卷饼，心腹胀痛，市医不知用吐，而遽用硝、黄下之，大便不行，胀痛愈增。继至者，以用木香槟榔丸，继又有下以小承气汤者，有下以大承气汤者。十日多，胀痛益甚，饮食粒不能进，大便并不行，小水亦仅点滴。后医又以大黄、芒硝，多服不行。谓非白饼子不可，服五日，而胀痛尤加。又谓非备急丸不可，服三日，胀痛益不可当。又用甘遂、芫花、大戟、牵牛之属，服三日，不唯大便不行，并小便点滴亦无矣，胀不可言。众医大叫称怪。自三月初二日起，至是廿二日矣。有名士王南野者，用灸法灸中脘三十余壮，毫不为动，因断其越三日为廿五戌时，当弃人间。迪老四子皆逢掖，闻言涕泗。时有张太学怀赤者，迪老甥也，见予起张思轩夫人疾，喻亟请予。予至，观其色苍黑，神藏不露，声音亮，唯腹大如覆箕，不能反侧，诊其脉，两手皆滑大，两尺尤有力。究其受病之源，查其历服之药，予骇然以为未闻且见也。因思一治法，先用六君子汤，加木香、砂仁、参、术，俱用二钱。乃旁有钱小松者，自称家世受医，见剂争之。予曰：非若所知也。彼犹喋喋诘予，谓：人言中满者，泻之于内，大小便不利者，当先利大小便，然欤？予曰：非人言，《素问》云云也。又云：诸痛不得用参、术，苍黑之人尤忌。先生既知《素问》，

奈何不用通而用塞也？予愀然不答，顾迪老诸子言曰：钱君拘儒常见，何能起尊君病，尊君非中满鼓胀症，内伤症也。当始伤时，犹在上膈，法当用吐，《素问》云：在上者，因而越之是也。不用吐而用下药，以伤其脾，脾气伤则失运动之职，是以愈下愈伤，愈伤愈胀。不思脾气伤而神不为用，药不能行，以峻厉味益下之，是遵何说也。予因脾伤，故用六君子汤以醒其脾，木香、砂仁助其运动，再用吐法，吐出前药，予剂非治尊君之病，治诸君药也。予初欲为诸君讳，何钱君激予，而使暴其短哉。且予不虑大便不行，独虑行之不止也。钱又谬言：急则治标，今法用尽不能使一行，何以不止为虑。予曰：君试思，常人能服硝、黄几何，服巴豆、白饼子几何，今硝、黄服过五斤，巴豆、白饼子之属服过五六两，又加甘遂、牵牛、芫花、大戟，至悍至急之剂，幸而大便未行，药性未动，尚可为计，若一行，而诸药性动，譬瓶水底漏，其中能蓄点滴哉，危矣！钱又诘：迪老多服下药，而大便不行何也？予曰：此易知之。始为食伤，继为药伤，所伤在上、中二焦，下元未损，故两尺脉尚有神气。《难经》曰：人有两尺，如树之有根也。《内经》曰：肾者，胃之关，盖肾主大便，观其色苍黑，神藏气固，皆由根本未动，赖此犹可为也。服药后，腹中大痛，予知其药力已动，改用人参芦、防风芦、升麻、桔梗各三钱，水煎服之，少顷，用鹅翎探喉中，令吐之。前服药物，一涌而出十数碗。病者以手加额曰：目前光矣。此巳时也。予曰：酉时大便必行，可预买人参数斤，以备不虞，至午进至宝丹一帖，以温中气，未申间，腹中汩汩有声，浊气下滚，顷刻间，腹宽数寸。至晚，大便行

一次，小水略通。子即用人参、白术各五钱，炮姜三钱，茯苓二钱，木香、甘草各五分，陈皮一钱，令急煎服。四鼓又大便一次，小水继至，胀痛渐减。次日大便泻十次余，因以前理中汤剂为丸，与煎剂兼补，腹胀全消，饮食渐进，共泻七十二日，服人参二斤余。苕人闻以补收功，群然异之。而钱小松始帖然心服。曰：奇哉！奇哉！人多用攻，孙君独用补，人多用下，孙君独用吐。由见之真，而所投者确也，医可易言哉。今而后，知孙君之高矣。十四

潘大司马公，尝有肠风之疾。八月丁祭，学博馈鹿血，食之而血暴下。致予治，用槐角子五钱，黄连、枳壳、地榆、贯众各三钱，一服而止。大司马善其方，书之粘壁间，遇有便血者，辄依方药之，无不立愈。喜甚，鼓腹谓诸子曰：往而姨之疾，族医无不言必死，孙君独能生之，神哉！进乎技矣。予曰：昔扁鹊有言，予非能生死人也，此当自生者，越人使之起耳。予何能，亦张安人当自生也。大司马公由是益重予，病无巨细悉任之，而予亦得尽其术云。十五

迪老之子凤林，见予起乃翁疾，乘间语曰，内子包有隐疾，每月汛行，子户旁辄生一肿毒，胀而不痛，过三五日，以银簪烧红针破，出白脓盏余而消，不必贴膏药而生肉，无疤痕。初间用针刺，近只以指掏之，脓即出，但汛行即发，或上下左右而无定所，第不离子户也，于今八年，内外科历治不效，且致不孕，先生学博而思超，幸为筹之。予沉思两日而悟曰：此中焦湿痰，随经水下流，壅于子户也。经下而痰凝，故化为脓，以原非毒，故不痛。

用白螺蛳壳火煅存性为君，南星、半夏为臣，柴胡、甘草为佐，面糊为丸，令早晚服之，未终剂而汛行不肿，次年生女。十六

舜田藏公，吴车驾涌澜公岳也，年将六旬，为人多怒多欲，胸膈否胀，饮食少，时医治以平胃散、枳术丸、香砂丸，不效。复以槟榔、三棱、莪术之类日消之，而大便溏泻，两足跟踝皆浮肿，渐及两手背，医又以其手足浮肿而认为黄胖者，以针砂丸与之，肿益加，面色黄且黑，自二月医至八月，身重不能动止，又有以水肿治者，车驾公雅善予，因延诊之，脉沉而濡弱，予曰：此气虚中满症也，法当温补兼升提，庶清阳升，则大便可实；浊阴降，则胸膈自宽。以人参、白术各三钱，炮姜、陈皮各一钱，茯苓、黄芪各二钱，泽泻、升麻、肉桂、苍术、防风各七分，三十帖而安。客有疑而诘予曰：此症，诸家非消导则淡渗，而先生独以温补收功，腹中积而为满为肿者，从何道而去也。予曰：胀满非肿满比也，故治不同。肿满由脾虚不能摄水，水渗皮肤，遍身光肿，今胀满者，先因中虚，以致皮胀，外坚中空，腹皮胀紧象鼓，故俗名鼓胀。盖由气虚以成中满，若气不虚，何中满之有，气虚为本，中满为标，是以治先温补，使脾气健运，则清浊始分，清浊分而胀斯愈也。十七

金溪令净涵臧公尊堂太夫人，以季春眉寿，连看戏文二十余本，且多食鱼腥虾蟹，偶发寒热，三日不退，第四日，左耳前后及颊车皆红肿，第五日，右边亦肿，第六日，肿及满头，红大如斗，眼合无缝，昏愦不知人事，谵语若有邪祟，粒米不进者八日，举家惊惶，逆予为治。诊其脉六

部皆洪长而数，予曰：此大头疫也。即以贯众、石膏各六钱，柴胡、葛根各三钱，赤芍药、天花粉各二钱，甘草一钱，黑豆四十九粒，水煎服之，日进二帖，脉始减半。第九日，方进粥饮半盅。前药除石膏，又四帖而安。是役也，人皆为予危之，谓八十之尊年，八日之绝粒，头大如斗，体热如燔炭，昏愦谵语，乃不去而治，何冥行不知止如此。而其婿闵怀海亦言病势如此，吾心亦危疑，见先生安闲而甘寝食，赖以少慰。予曰：此疾为阳明、少阳二经热壅而然，夫阳明多气多血之经也，以高年故不敢用硝、黄，唯投以轻清解散之剂，使因微汗而解。症脉相对，虽重可生。假如人言以高年病危而弃不治，岂唯非医之存心，于病家相托之意亦孤矣，可乎哉。十八

丙申夏，见所潘公谒予于海阳邑邸，时霪浃旬，邑市水涨，公至，予惊问曰：公贵倨也者，何堪此？公曰：与君间者阔矣，且先君服阕，秋当北上，不卜补任南下，谒求一诊，他何计。予究何疾，公曰：无，第年甫逾疆，微觉阳痿。次早诊毕，语其随行俞金二字曰：公脉上盛下虚，上盛为痰与火，下虚为精元弱，切宜戒色慎怒，剂宜清上补下，不然，三年内恐中风不免。盖由痰生热，热生风也，谨之识之，乃为立方别去，公亦未暇制服。公次年八月，往返武林，不无劳怒，又届中秋，连宵酒色，平常色后，辄用鹿角胶三钱，人参一钱，酒送下。以连宵有犯，乃用鹿角胶五钱，人参三钱，空心服之，十七日薄暮，偶与社友谈诗，筵间，左手陡然颤动，把捉不住，随归房，左手重不能举，十八日早，左边半体手足皆不为用矣，亟令人逆予，予适在前垆吴宅，及至，公惊喜交集曰：君何先见若此也，先少保患在左体不遂者，三年而殁，不佞今亦左体，其风水致然欤！第先少保年七十余，不佞四十有七，先少保不能遇先生，不佞赖有先生，或可企无恙也。予始观面色赤，口微喎向右，唇麻，手足踹曳，已成瘫痪。诊其脉左弦大，右滑大。先用乌药顺气散一帖，服后昏睡半日，醒觉面更加赤，喎亦稍加，知痰盛使然。即以二陈汤加全蝎、僵蚕、天麻、黄芩、石菖蒲、红花、秦艽，水煎。临服加竹沥一小酒杯，生姜汁五茶匙，一日两进，晚更与活络丹。服至第六日，手指梢头略能运动，足可倚棹而立。予喜曰：机动矣！改用归芍六君子汤，加红花、钩藤、天麻、竹沥、姜汁，服二十帖，行可二十步矣，手指先麻木不知痛痒，至是能执物。继用天麻丸，兼服全鹿丸，调理百日，病去十之九。次年二月，北上补任永清，公以病后，能戒色断酒，自知培养，故药功获奏。此症予历治历效者，良由先为疏通经络，活血调气，然后以补剂收功。唯经络疏通，宿痰磨去，新痰不生，何疾不瘳。此治类中风之法也。十九

见所公弱冠，随尊君大司马印老治河居北。患白浊，精淫淫下，自北地山东、淮扬、镇江及江右三吴诸名家，医药三年不效。癸酉冬，礼予诊之。其脉两寸短弱，两关滑，两尺洪滑，观其人襟期潇洒出尘，而神色闲雅，真翩翩佳公子也。一接见，便就昵而信余请药。予曰：公疾易愈，第待来春之仲，一剂可瘳，而今时不可。公固请曰：先生大方，而善拯人之急。以大方而治小疾，试可立效，何待来年。予曰：非秘其术不售也。《素问》有云：升降浮沉必顺之。又曰：天时不可伐。公脉为湿

痰下流症也。经曰：治痰必先理气。而脉书亦谓，洪大而见于尺部者，阳乘于阴也。法当从阴引阳，今冬令为闭藏之候，冬之闭藏，实为来春发生根本，天人一理。若不顾天时而强用升提之法，是逆天时而泄元气，根本既竭，来春何以发生。故《素问》曰，必先岁气，毋伐天和，必养必和，待其来复。公疾本小，而历治三年不效者，良由诸医不知脉、不识病、不按时也。公闻言唯唯。乃尊君所遣之医踵接，治竟无效，至春分而逆予。以白螺蛳壳火煅四两为君，牡蛎二两为臣，半夏、葛根、柴胡、苦参各一两为佐，黄柏一两为使，面糊为丸，名曰端本丸。令早晚服之，不终剂而全愈。公复书曰：贱疾果如先生言，今勿药也，何历治三年不效。窃谓天下无药，服端本丸而愈。又信天下有药矣。二十

少司空凌绎老夫人蒋，适绎老无几，腹胀痛，发热，经过期不行者五日。诸医皆以经期作痛，为调经不效。而绎老召予诊，左寸洪滑，两尺皆滑数，左尺之外，更有神气。予喜而语绎老曰：经闭非病，孕也，产必男。绎老雅信予，因究其说。予曰：滑非经闭之脉，左尺尤有神气，是以知产必男也。绎老谓：果孕矣，奈发热腹痛何？予曰：何伤，气虚血热耳。以安胎饮加减调理即安也。用人参、白术、白芍药为君，川芎、当归为臣，香附、柴胡、苏梗、条芩、甘草为佐，四帖，腹痛减热除。至期果生子。绎老德予，而多推毂云。二十一

金文学元岩之眷，产后两日，腹痛，下痢纯红，肠鸣三越月，时当孟秋，而脉皆软弱，用佛手散加减以治，川芎三钱，

当归五钱、艾叶、炮姜各一钱，桂心五分，酒炒白芍药二钱，连进三帖，而疾减半。后因食新菱、新栗，又连为怒气所激，日晡晕厥，以生姜汤灌苏，腹胁大痛，手不可近，用二陈汤加香附、砂仁、桂皮、炮姜与之，痛亦不减。且胸膈胀甚。自以手探喉中，吐出菱栗，痛稍定。少顷复痛，又用手探吐，吐后泻三四次，而元气脱矣。脉皆散乱如解索状，神气惫而恍惚，循衣摸床，病势危急。用人参、白术各五钱，酒炒白芍药二钱，砂仁、炮姜、肉桂、甘草各一钱，急煎进之，痛乃稍定，精神清，仍泻二次，次日复进前药，痛减泻止。加白术又四帖，而饮食进，精神勃勃兴起矣。此因初痢时，医者不以产后为重，徒以治痢苦寒之剂伤其中气，又为菱栗生冷所损，中气益坏然也，治可不慎哉。二十二

沈三石别驾公夫人严，产三日而腹不畅，南浔女科陈姓者，为下之，大泻五六次，遂发热恶心，又用温胆汤止吐，小柴胡退热，服四日，热吐四日，粒米不进亦四日，又进八珍汤加童便，服后昏愦，耳聋，眼合，口渴，肠鸣，眼胞上下及手足背皆有虚浮。因逆予治。诊其六脉皆数，时五月初二日也。予曰：脉书云：数脉所主，其邪为热，其症为虚，法当以十全大补汤加炮姜进之。夜半稍清爽，进粥一盂，始开目言语，次日午时，以承值者倦而药不相接，且言语太多，复昏昧不知人事。初四日，以人参、白术各三钱，炮姜、茯苓、陈皮各一钱，甘草五分，煎服讫，体微汗，遍身痱痤，热退而神爽。下午又药不接，又动怒，昏昧复如前，六脉散乱无伦，状如解索，痱痤没而虚极矣。亟以人参、白术各五钱，炙甘草、炮姜、大附子

各一钱，连进二帖。是夜熟寝，唯呼吸之息尚促，初六日，脉又数，下午发热不退，环跳穴边发一毒如碗大，红肿微痛，夫人父严翁，与陈女科交瞀之，曰：向之发热恶心，皆此所致，由附子、干姜温补误也。须急用寒凉解毒之剂，予正色而谕以理曰：此乃胃中虚火游行无制，大虚之症，非毒也，若作毒治而用寒凉，速其死尔。《内经》云：壮者气行则愈，怯者着而成病。唯大补庶可万全。三石翁然予言，急煎附子理中汤进之，日夕两帖，参、术皆用七钱，服后痱瘰复出，毒散无踪，热亦退，沾沾喜矣。复以参苓白术散调理而全安。皆由产后误用下药，致变百出。噫唏！彼不达变之专科，其可任哉。二十三

诰封吴太夫人者，车驾涌澜公母也。年余六十，久患白带，历治不效，变为白崩。逆予治之。诊得右寸滑，左寸短弱，两关濡，两尺皆软弱。予曰：据脉，心肾俱不足，而中焦有湿。《脉经》云：崩中日久为白带，漏下多时骨木枯。今白物下多，气血日败，法当燥脾，兼补心肾。以既济丹补其心肾，以断下丸燥中宫之湿，则万全矣。服果不终剂而愈。

既济丹方

鹿角霜　当归　白茯苓各二两　石菖蒲　远志各一两五钱　龙骨　白石脂各一两　益智仁五钱

干山药打糊为丸，梧桐子大，空心白汤下七八十丸。

断下丸方

头二蚕沙炒，三两　黄荆子炒，二两　海螵蛸磨去黑甲　樗根白皮各一两

面糊为丸，下午白汤送下六十丸。二十四

吴北海太学令政，每月经行期之前，四肢累累发块，红紫胀痛，不思饮食，胃脘亦常痛，经水多不及期。诊其脉两手皆驶，以症脉参之，肝脾二经有郁火也。盖肝主怒、脾主思，多思多怒，隐而不发，郁滞于中，故临经累累发红肿于四肢也。以柴胡、川芎、香附、乌药、白芍药、青皮、丹参、玄胡索、郁金、酒炒黄连、山栀子，治之而愈。二十五

吴之清客周皱玉者，豪放不拘，人言有晋人风，酒后益恣而好男色，因患白浊。吴医有以补中益气汤升提者，有以六味地黄丸补阴者，有以五苓散、六一散渗利者，有为降火者，有为温补者，不效。又以草头药乱进之，肌瘦如削，膝软如痿，患有年所矣。因介绍吴太学北海而谒余，恳为治之。诊其脉右寸关皆数。予曰：皆由酒后不检所致也，中宫多湿多痰，积而为热，流于下部，故浊物淫淫而下，久不愈矣。与以加味端本丸服之而瘥。白螺蛳壳四两，牡蛎、苦参、葛根、黄柏各二两，陈皮、半夏、茯苓各一两，甘草五钱，面糊为丸，令早晚白汤下三钱。二十六

丁酉夏，予寓雉城顾乡宦宅。其门下竹匠妇，怀妊五月而患心痛。究其所由起，谓由失足坠楼也。始教饮韭菜汁一盏，而痛随止，其夫又从他医赎药二帖归，令煎服。服既，心复痛，吐鲜血盈盆，胸间怦怦上抵，疼不可言，危在顷刻。竹匠告急予仆孙安，安怜之，恳予诊治。六脉皆洪大，汗出如雨，喘息不相续，其妇楼居低小，予令亟移居楼下，随与益元散五钱，令用紫苏汤调服，又嘱之曰：今夜若睡，听其自醒，切勿惊动，汗止即苏也。服后

果睡至晓，汗敛而胸膈不痛，喘息亦定，再与固胎饮一帖，煎服而全安矣。先是邻医诊其脉，谓吐血之脉宜沉细，今反洪大，而汗出喘息不休，危在今夜，及病起来，询余曰：妊妇不得汗、不得下、不得利小便，是谓三禁。昨日之剂悉犯之，而反获效，何哉？予曰：医贵审症，盖妇之患，非由病汗，以楼居低小，当酷暑而热逼故也。汗血去而胎失养，故忡忡上抵，喘息不续。移楼下以避暑气，益元散为解暑之圣药，而紫苏又安胎下气之妙品，气下则血归原而病瘥矣。此对症之乐，法出王海藏《医垒元戎》中四血饮是也。特诸君检阅不遍，即检阅亦不知为胎产之治。余何能，不过融会前人之法，用之而不胶焉耳。邻医俯首，唯唯而退。二十七

壬申秋仲，予东游携李，而王松泉、吴小峰偕行。小峰语予：中秋至矣，此间一妓李姓者，行第七，殊可人意，须访之。晚令佐酒，至则见其态度果澹雅风致，坐少顷，连咳两声，少峰究其病曰：偶耳。小峰谓毋诳，孙公知人生死，不啻扁鹊，可求一诊。诊之，两寸短涩，两尺洪滑，关弦，予未语，而小峰问脉，予曰：脉甚怪，公可问经行否？曰：行仅一日，亦仅点滴。予曰：此脉在良家主梦遗，若不宜有也。妓曰：良然，即御客时亦或遗，遗则冷汗淫淫，体倦而不能支。小峰为请药，予曰：姑置之。小峰问何故？予曰：金木相胜，心神无主，法当不治。小峰谓人尚无恙，何得便至于此？予曰：弦为春令，当金旺之时，犹然猖獗，设在卯月木旺火相，肺金枯萎，水之上源已竭，且肾脉洪滑，妓以欲胜，阴血既亏，淫火愈炽，书云，阴虚则病，阴绝则死。今已咳嗽，其

兆见矣，可治乎。次年二月果死。二十八

有老妓金姓者，其嫂三月患头痛、身热、口渴，水泻不止，身重不能反侧，日渐昏沉，耳聋眼合，梦多乱语，嘉秀医者，历试不效，视为必死。予适吴江归，便道过檇李，访南溪、吉泉二兄，吉泉兄以是症见询，且言诸医有以补中益气汤进者，有以附子理中汤进者，二药已煎成未服，幸弟至，乞为诊之。六脉洪大，观其色内红外黑，口唇干燥，舌心黑苔，不知人事。予曰：此疫症也，法当清解。急以小白汤进之，犹可生也。若附子理中汤，杀之耳，安可用。南溪兄问：小白何汤也？予曰：小柴胡、白虎汤，合而一之是也。南溪兄谓：泄泻昏沉如此，恐石膏不可用也。予曰：此挟热下利，但使清阳上升，则泻止热退，而神气自清也。服讫，夜半神气苏醒，唯小水不利，热渴不退。予思仲景法谓，渴而身热不退，小便不利者，当利其小便。乃以辰砂六一散一两，灯心汤调服之，两帖而瘳。南溪兄曰：死生信乎命也，弟顷刻不至，必服理中汤，此妇不为泉下人哉！二十九

有曹姓讳镗者，九月重阳，以胸膈不舒畅，而谒南溪兄为治，诊未竟，予至，南溪兄起语曹曰：舍弟高手，浼诊之。诊讫未有言。而南溪私问：曹何如脉？予曰：不治。会易货者沓至，予亦别去，曹果次年二月死。南溪兄问曰：何曹无他病，而弟见脉即断不治，何也？予曰：其脉两寸洪滑搏指，两关微弦，两尺微弱，《难经》所谓溢脉也。九月深秋，木凋零时也，不宜弦大，大则上盛下虚，至二月木旺，木能生火，火木性皆上升不下，下无

真阴以相济，是有阳无阴，有升无降。《内经》曰：出入废则神机化灭，升降息则气立孤危。是以断曹子二月当呕吐而死也。三十

嘉善之妓李双，号素琴，体虽肥，而性冲澹，态度闲雅端重，歌调娼家推其擅场，与予邑程芹溪处厚，患痛风，自二月起至仲冬，诸治不效，鸨母悭毒，遂视为痼疾，不为治。而芹溪固恳予诊之，六脉大而无力，手足肢节肿痛，两胯亦痛，不能起止，肌肉消其半，日仅进粥二碗，月汛两月一行，甚少。予曰：此行痹也。芹溪问：病可治否？予笑而应曰：君能娶，予能治之。芹溪曰：嫁娶乃风月中套语，公长者，乃亦此言。予曰：观此子虽堕风尘，实有良家风度，予故怜之，且君断弦未续，而彼有心于君，或天缘也。芹溪曰：诚吾素愿，恐鸨母高其价而难与言。予谓：乘其病而盟之，易与耳。芹溪以予言为然，乞为治之。以人参、白术、苡仁各三钱，当归、枸杞、杜仲、龟板、苍耳子各二钱，晚蚕沙、秦艽、防风各一钱，大附子、甘草、桂枝、黄柏各五分，十帖而痛止肿消。改用归芍六君子，加苡仁、丹参、红花、石斛、紫荆皮，三十帖而痊愈。芹溪娶之。善持家，举族称贤，而亦羡予知人焉。三十一

沈别驾翁，有老仆，头痛，遍身骨节痛，面色黑，发热，口渴，胸膈膨胀，饮食七日不入，复感寒，人皆危之。予诊其脉，左弦数，右洪大，以藿香、苍术、防风、葛根、白芷、紫苏、甘草、陈皮、大腹皮、麦芽、枳实，服后胸膈稍宽，热与痛更甚，改以麻黄、葛根、柴胡各二钱，石膏、滑石各三钱，紫苏叶、白芷、苍术各一钱，甘草五分，姜三片，服后大汗出，而热痛皆除，唯口渴，又以白芍药、当归、石膏、知母、柴胡、黄芩、麦冬、葛根、陈皮，煎服痊愈。别驾翁喜诘予曰：老仆病甚重，无不谓其必死，先生三日起之，此何症？而何汤剂饮之使起也。予曰：此三阳合病，先为饮食所伤，予故先用藿香正气汤，加消导之剂治其本，又以六神通解散，加助表之药治其标，病虽重，年虽高，喜其色脉相对，故投以对症之药易愈也。翁曰：在先生然耳，若他人轻者且重，况重者乎！吾未见其能起也。三十二

蔡中林文学内人，发热口渴，舌上燥裂，小腹痛，呕吐，药食不能入者七日，诸医之技殚矣。皆视为膈食而不可为。吴我峰翁固邀予诊，右寸脉绝不应指，关沉滑有力，左手弦数。予曰：此阳明少阳合病，邪热壅于上焦然也，非膈食，法当解散，数剂可愈，无恐。以软柴胡、石膏各五钱，半夏曲、枳实、黄芩、黄连、葛根、竹茹、人参各二钱，姜三片，煎服，药纳而不吐，五更下黑粪数块，热痛减半。次日仍与前药，右寸脉至是亦起，粥始进。改用小柴胡加橘红、竹茹、葛根，服三帖而全安。三十三

吴九宜先生，每早晨腹痛泄泻者半年，粪色青，腹膨脝，人皆认为脾肾泄也。为灸关元三十壮，服补脾肾之药皆不效，自亦知医，谓其尺寸俱无脉，唯两关沉滑，大以为忧，以人言泄久而六脉将绝也。予为诊之曰：君无忧，此中焦食积痰泄也，积胶于中，故尺寸脉隐伏不见。法当下去其积，诸公用补，谬矣！渠谓：敢下耶？予曰：何伤。《素问》云：有故无殒亦无

殒也。若不乘时，久则元气愈弱，再下难矣。以丹溪保和丸二钱，加备急丸三粒，五更服之，已刻下稠积半桶，胀痛随愈。次日六脉齐见，再以东垣木香化滞汤，调理而安。渠称谢言曰：人皆谓六脉将绝为虚极，公独见之真而下之，由公究理深邃，故见之行事，著之谈论，皆自理学中来，他人何敢望其后尘。三十四

沈大官，左膝肿痛，不能起止者年半，大便泻一日三次，诊其脉弦紧。予曰：此脾虚有湿热凝于经络，流于下部也。古谓肿属湿，痛属火。用苍术、黄柏、薏苡仁为君，泽泻、猪苓、五加皮为臣，炙甘草、防风、桂枝为佐，木通为使，四帖痛减肿消，泄泻亦止。改用苍术、苍耳子、五加皮、苡仁、当归、枸杞子、杜仲、丹参、黄柏、乌药叶。酒糊为丸，调理月余，步履如故。三十五

沈继庵先生，下痢十二日，腹痛，脱肛，后重，嗳气，不知饥。一友用补中益气加白芍药，腹痛愈加，后重亦甚。予脉之，右关滑大搏指，曰：此积滞固结肠胃间，故后重脱肛也。当为推荡，以其素弱多郁，不敢，只为调气而兼消导。木香、山楂、槟榔、枳实、川芎、白芍药、黄连、黄芩、秦艽。服后稍宽。次日用七伤丸，二帖痊愈。

其内人患发热头痛，遍身痛，干呕口渴，胸膈胀闷，坐卧不安。医与以参苏饮，干呕愈甚，又加烦躁。予诊之，右手洪大倍于左，左浮数。予曰：干霍乱症也。与以藿香正气散，减去白术、桔梗，加白扁豆、香薷。一帖吐止食进，遍身痛除，唯口渴、额痛未除，小水不利，以石膏、香

薷、滑石各五钱，橘红、藿香、葛根各二钱，槟榔、木瓜各一钱，甘草五分，姜三片，一帖而愈。三十六

沈晴岳先生，五更耳鸣，腹不舒畅，稍劳则烘然热，自汗。脉右关滑大有力，左脉和缓，原为当风睡卧而得，素来上焦有痰火，午后过劳或受饿，大作眩晕，冷汗津津，再不敢动，稍动则呕吐，此皆痰火所致，盖无痰不作晕也。先与藿香正气散一帖，以去表里之邪，继与温胆汤加天麻，服后眩晕、呕吐皆止。次日诊之，右关脉仍滑，此中焦食积痰饮胶固已久，卒难动摇。姑以二陈汤加枳实、黄连、滑石、天花粉、天麻、竹茹调理，后以当归龙荟丸加牛胆、南星、青礞石，凡数帖痊愈。三十七

潘景宇内人，后半夜不睡，面黄肌瘦，两太阳及眉棱骨痛，大便溏，稍劳动则体热，四肢无力。其脉左寸洪滑，自春至秋皆然。此由脾虚，肝心二经火盛然也。先用四君子加酒连、柴胡、白扁豆、泽泻、滑石调理，夜与钱仲阳安神丸数粒，灯心汤送下。服八日得睡，两太阳亦不痛。继用六君子加黄芪、秦艽、柴胡、泽泻、当归、白芍药、黄柏，全安。三十八

臧六老，上吐血，下泻血，胸膈背心皆胀，原从怒触，又犬肉所伤，故发热而渴。医者皆作阴虚火动，而为滋阴降火，胸背愈胀，血来更多。予诊之，两关俱洪滑有力。谓曰：此肝脾二经有余症也，作阴虚治左矣！《内经》曰：怒伤肝。甚则呕血，并下泄。胸背胀痛，瘀血使然。脾为犬肉所伤，故不能统血。今误用地黄、

麦冬、黄柏、知母等剂，是以脾益伤，而上焦瘀血愈滞也。唯调气健脾兼之消导，则万全矣。六老曰：人皆谓劳怯，故发热吐红，血上吐，阳络伤也；血下行，阴络伤也。阴阳俱伤，法当不治，公独认非阴虚何也？予曰：脉书云脉数无力者阴虚也。今脉固非阴虚。书又曰：凡阴虚之热，发于申酉戌间，夜半而退，明日犹是，如潮信然。以下午乃阴分主事，故曰阴虚潮热也。今热不分昼夜，而症亦非阴虚，故曰作阴虚治者左也。六老闻言大喜曰：公诚见垣一方者，幸惠一匕以生之。即与山楂、香附、枳实，调气消导为君，丹参、丹皮、桃仁、滑石、茅根化瘀血为臣，黄连、芦根，解犬肉之热为佐，四帖，胸背宽，血吐止，唯腹中不舒，仍以前药同丹溪保和丸与之，四帖，大便下极臭黑粪半桶，寝食俱安矣。三十九

有臧氏之妇，原以有痰火，服降火之药过多，至秋痰积，因令气，下行而滞于大肠，脐边有硬块，按之甚痛，痢下红白八日，下唯点滴，日夜二十余行，腹痛潮热，口渴，小水不利，大便里急后重，饮食不进，身重不能转侧。予诊之，喜左脉皆有神气，即从刘守真之法，行血则便脓自愈，调气则后重自除治之。用白芍药、滑石、桃仁为君，当归为臣，木香、槟榔、山楂、酒芩、酒连、枳壳为佐，服下大便稍流利，腹中稍宽舒，次日仍与前药，则滞下大行，痢减大半。第三日，用芍药、当归、滑石、桃仁、炙甘草、酒连、木香，与保和丸同服，下午大便行，上午所服丸药，随粪而下。乃知积滞已尽，诸症悉减，唯脐边痛未全止。以仲景小建中汤加当归、木香，服之而安。四十

丁耀川文学令堂，年四十四，常患胃脘痛，孀居十五年，日茹蔬素，其年七月，触于怒，吐血碗许，不数日平矣。九月又怒，而吐血如前，加腹痛。至次年二月，忽里急后重，肛门大疼，小便短涩，出唯点滴，痛不可言，腰与小腹之热，如滚汤泡者，日唯仰卧不能侧，一侧则左胯并腿作痛，两胯原有痛，小便疼则肛门之痛减，肛门疼则小便之痛亦减。肛门以疼之故不能坐。遇惊恐则下愈坠而疼，经不行者两月，往常经来时腰腹必痛，下紫黑血块甚多，今又白带如注，口渴，通宵不寐，不思饮食，多怒，面与手足发虚浮，喉中梗梗有痰，肌肉半消，诊之脉仅四至，两寸软弱，右关滑，左关弦，两尺涩。据脉上焦气血不足，中焦有痰，下焦气凝血滞，郁而为火。盖下焦之疾，肝肾所摄，腰胯肝之所经，而二便乃肾之所主也。据症面与手足虚浮，则脾气甚弱，饮食不思，则胃气不充，不寐，由过于忧愁思虑而心血不足，总为七情所伤故尔。《内经》云：二阳之病发心脾，女子得之则不月。此病近之。且值火令当权之候，诚可虑也。所幸者，脉尚不数，声音清亮，尤可措手。因先为开郁清热，调达肝气，保过夏令后，再为骤补阴血。必戒绝怒气，使血得循经，而病可瘳。不然则仓扁亦难奏功矣。初投当归龙荟丸，以彻下部之热，继以四物汤、龙胆草、黄柏、知母、柴胡、泽兰叶，煎吞滋肾丸。连服四日，腰与小腹之热始退，后以香薷、石苇、龙胆草、桃仁、滑石、杜牛膝、甘草梢、软柴胡，煎吞滋肾丸，大小便痛全减。四十一

丁文学长令姊，常患晕厥，吐痰碗许乃苏，一月三五发，后又口渴，五更倒饱，

肠鸣腹疼，泄泻，小水短涩，咳嗽。余脉之，两寸濡弱，两关滑大，此中焦痰积所致也。先与二陈汤，加苍术、山楂、麦芽以健脾去湿为臣，以白芍药止痛为君，以滑石、泽泻引湿热从小便出为佐，黄芩为裨佐。十帖，二阴之痛俱止，改以六味地黄丸加黄柏、知母、牛膝，服之全安。四十二

有金良美者，年十八，患咳嗽吐红，下午潮热梦遗。市医进四物汤加天麦门冬、黄柏、知母之类，治半年，反加左胁胀疼，不能侧卧，声音渐哑，饮食辄恶心，肌肉大削，六脉俱数，医告技穷，因就予治。观其面色白，又隐隐有青气夹之，两足萎弱无力，予语之曰：此症气虚血热，而肝脉甚弦，弦则木气太旺，脾土受亏，不能统血，殆始怒气所触，继为寒凉之剂所伤，以致饮食恶心，肌肉瘦削。书云：脾胃一虚，肺气先绝。以肺金不足，则肝木愈不能制。浊痰瘀血凝于肺窍，故咳嗽声哑，滞于肝，故左胁不能贴席而卧，病势危矣。喜在青年，犹可措手。因急用人参二钱、鳖甲五钱为君，白术、白芍、陈皮、茯苓、通草、贝母各一钱为臣，甘草、牡丹皮各七分为佐，桔梗五分为使。二十帖，潮热止，咳嗽减大半。三十帖，声音开亮，左胁亦能贴席而卧。后以大造丸调理全安矣。乃嘱之曰：病愈虽可喜，而弦脉未退，须切忌怒气及劳心劳力之事。庶几可保无虞。苟不守予言，而劳怒相触，血来必不能御，戒之防之。此后精神日旺，肌体丰肥，六年无事。一日遇事拂意，大怒，而又结算劳心，则血如泉涌，顷刻盈盆，上唇黑肿，汗出淋漓。急请予诊，脉乱无伦，诊毕，渠语近侍欲大解。予曰：此死征也，阴阳乖离矣。辞而出，未离门而气绝。父母哭

谢予曰：始守翁训，苟活六年，一旦不戒，遂如翁所料，死生虽命，亦不自慎致之。其为人也，量窄而紧于财，因记此以戒世之重财轻生者。四十三

倪五娘子，以中风晕厥之后，口眼歪斜，左脚右手不能屈伸，口渴，小水不利，两颊紧，出语艰涩。问之则期期而对，不问默然，亦不思饮食，行年五十矣。诸医不效。予治始与凉膈散，加石菖蒲、远志煎汤，化钱氏安神丸二颗服之。其夜大便四行，次日神气遂清，口眼半正，唯车颊尚紧，未能开声。细察形气，似弱也。即与六君子汤，加麦门冬、滑石、天花粉、石菖蒲、远志、当归、薄荷，服后神思大清爽，能自坐，不须人扶，语言亦稍利。改以六君子汤，加麦冬、天花粉、石菖蒲、当归、五加皮、薏苡仁、红花、天麻，十帖痊愈矣。四十四

王祖泉令政，患头疼夜热，洒淅恶寒，汗淋漓如雨，上身热，下身寒，渴不思饮，遍身疼，腹有一块，大如拳，硬如石，肠鸣，小水短少，饮食俱废。脉则右关滑，左弦数。究所由起，谓大怒后即伤于食，市医皆以地黄、门冬、芩连、黄柏之剂治之，热愈甚，脾气大虚。予治用平胃散，加山楂、麦芽、砂仁、香附、木香、川芎、枳实，连进四帖，中气稍能运动，而夜热如前。再与补中益气汤，寒热俱退矣。而腹痛里急后重。予知其积滞将行也，乃与白六神丸，而腹痛后重皆除，改进以参苓白术散，加香附、乌梅、山楂，服之病良已。四十五

温巽桥子妇，吴车驾涌澜公长女也。

发热恶心，小腹痛，原为怒后进食，因而成积，左脚酸已十日矣。南浔有陈女科，始作瘟疫疗治，呕哕益加，又作疟治，粒米不能进，变为滞下，里急后重，一日夜三十余行。陈技穷而辞去。且言曰：非不尽心，犯逆症也。下痢身凉者生，身热者死，脉沉细者生，脉洪大者死。今身热脉大，而又噤口，何可为哉。因请予治，脉之，两手皆滑大，尺部尤搏指。予曰：症非逆，误认为疫为疟，治者逆也。虽多日不食，而尺脉搏指。《内经》云：在下者，引而竭之。法从下可生也。即与当归龙荟丸一钱五分，服下，去稠积半盆，痛减大半，不食者十四日，至此始进粥一瓯。但胸膈仍饱闷不知饿，又与红六神丸二钱，胸膈舒而小腹软，唯两胯痛，小腹觉冷，用热砖熨之，子户中白物绵绵下，小水短涩。改用五苓散加白芷、小茴香、白鸡冠花、柴胡服之，至夜满腹作疼，亟以五灵脂醋炒为末，酒糊为丸三钱，白汤送下，通宵安寝。次日，精神清健，饮食大进，小水通利矣。而独白物仍下，再用香附炒黑存性、枯矾各一两，面糊为丸，每空心益母草煎汤送下二钱，不终剂而白物无，病全愈矣。专科赧然称奇而服，录其案验而去。四十六

温一渠内人，平素血虚咳嗽，近为饮食所伤，不知饥饿。专科作阴虚治，而胸膈愈胀。予脉之，右关滑大，左手软弱。法当先健脾，消去饮食，然后治嗽。若为补阴降火，不唯咳嗽无功，恐脾胃转伤，腹胀泻泄，变将不测。何也？脾胃喜温而恶寒也。即以二陈汤加山楂、麦芽、枳实、白术、川芎、香附与之。一剂而胸膈宽，再剂而饮食进。继用桑白皮、地骨皮、甘草、陈皮、贝母、栝蒌仁、马兜铃、桔梗、紫菀，十帖而咳嗽脱然矣。四十七

温巽桥二令媳，产后五十余日，右胁胀痛，手不可近，赤白带多，下如脓，发热，大便燥结。予曰：此恶露未尽，瘀血化为脓，治宜急也。尝见数妇有此病，而不识治，积而成毒，有成肠痈者，有内成肿毒，溃从腰俞出者，皆以不知治法，则瘀血无从出故也。急用泽兰叶、山楂子、五灵脂，消恶露为君，川芎、当归、茯苓、白芷为臣，益母草为佐，香附、青皮为使，外与当归龙荟丸，润大便，使热从大便去。服后次日，腹胁皆宽，痛亦尽止。又因食荤与鸡子，复作疼，但不如前之甚，随与保和丸，用山楂煎汤送下三钱，而痛愈矣。四十八

温天衢氏，冬月病目，医为发散太过，至春间吐血碗余。及夏，下午潮热咳嗽，胸膈胀疼，早晨冷汗淋漓，大便溏，一日两行，饮食少，肌肉消十之七，脉数，据症脉，法在不治。里中诸长老，以其素行端厚，群然恳予措剂。予以众恳不能辞，乃用泻白散加五味子、白芍药、贝母、马兜铃，服下，其夜帖然而卧，不嗽，唯大便溏。前药加白扁豆、山药、茯苓，汗亦渐止，复与泻白散，加石斛、马兜铃、贝母、陈皮、薏苡仁、白芍药、山药、五味子、桔梗，调理三月而痊。四十九

张二娘子，妊七月而呕吐不止，气壅咳嗽，胸与两胁皆胀，不能伏枕。予先与金花丸二服以止吐，服下立应，继与大腹皮、陈皮、枳壳、半夏、甘草、竹茹、茯苓、旋覆花、前胡、紫菀、黄芩、生姜，

服二帖，气平嗽止，安然睡矣。

金花丸者，雄黄一钱五分，半夏一两，槟榔二钱，姜汁浸，蒸饼糊为丸是也。**五十**

王敬泉内眷，患痰嗽，腹饱胀，泄泻肠鸣，里急后重，发热，口鼻之气如火塞。以六君子汤，加山楂、麦芽、柴胡、秦艽、青蒿、白芍药、益智仁，与香莲丸兼服，两剂，气舒嗽减，大便结实，鼻仍塞。前方加川芎，减白芍药而安。**五十一**

温南溪内人，居常大便秘结，面赤，不思饮食，头时眩晕。诊其脉，右关尺滑大有力，此痰火症也。用栝蒌四钱为君，滑石三钱，枳实二钱，半夏一钱半为臣，萝卜子、姜黄各一钱为佐，两帖愈矣。又教以或遇大便秘结，每服当归龙荟丸，加牛胆南星一钱立应。**五十二**

陈春野孝廉二令爱，患丁奚疳痢，四肢浮肿，以布袋丸与大安丸同服，则大泻，用参苓白术散加泽泻、山楂、麦芽，泻亦不止。神气大弱，谷粒不入口，小水不利，大便一日仍三五次，积滞未除，改以参苓白术散，加肉果与服，泻稍止，食粥一盏。下午因食红枣数枚，夜分痰忽起，其势甚危。急与苏合丸，服之而愈。再以参苓白术散，加石菖蒲、藿香、炮姜、肉果，调理全安。**五十三**

潘敬斋令媳，原因经水不行，医投安胎之剂。越七月，经水忽大行，内有血块筋膜如手大者一二桶，昏冒困惫为剧，逆予治，其脉右关洪滑，左寸洪数，两尺皆洪大。病形夜分咬牙乱语，手心热，口噤，时手足皆冷，心头胀闷不快，面色青。始诸医皆谓难治。予曰：无恐，此浊痰流滞血海，以误服安胎之剂，益加其滞。夫血去多，故神魂无依，痰迷心窍，故神昏语乱。急为调气开痰，安神养血，可生也。即以温胆汤加石菖蒲、酒芩、天麻、酸枣仁、丹参与服。其夜子丑时，咬牙乱语皆减半，次日仍与前药，每帖加竹茹五钱，临睡，又与黑虎丹数粒，诸症悉去而愈。敬斋问曰：藉高手病痊矣，而每发于夜半何也？予曰：此心包络与胆经有痰热，故每至其时而发，单治此两经，痰既消，而神魂俱安也。敬斋曰：善。**五十四**

上舍张怀赤，每早晨肠鸣泻一二度，晚间泻一度，年四十二，且未有子。予诊之，尺寸短弱，右关滑大。予谓此中焦有湿痰，君相二火皆不足，故有此症。以六君子汤加破故纸、桂心、益智仁、肉豆蔻煎服，泻遂减半。又以前药加杜仲为丸，服之而愈，次年生子。**五十五**

臧七房二老夫人，年六十八，患痢，痢后过食熟菱与腐汤，以致大便滑泄不固，饮汤水，径直下不停，胸膈痞闷，语言无力，舌干口燥生疮，咽津液则喉疼。元气大虚而热，皆虚火所致。且长素二十余年，又当痢后，益知非有余之症也。脉又尺寸俱弱，两关滑大。《内经》云：清气在下，必生飧泄，浊气在上，必生䐜胀，此之谓也。法当提清降浊，补助元气。用四君子汤，加葛根、白芍药、黄连清虚热，止燥渴为君，桔梗辅佐葛根升提清气为臣，陈皮、麦芽降其浊气，以消胸膈痞闷为佐，加乌梅为使。上使生津，下使止浊，连服二剂，尺寸之脉稍起，饮食亦得停腹，骤

骤然始有生气。仍以前方加白扁豆、神曲，打糊为丸，调理而安。五十六

蔡乐川令眷，患头痛，痛如物破，发根稍动，则痛延满头，晕倒不省人事，逾半时乃苏。遍身亦作疼，胸膈饱闷，饮汤水停膈间不下。先一日吐清水数次，蛔虫三条。原为怒起，今或恶风，或恶热，口或渴，或不渴，大便秘，脉则六部皆滑大有力。予曰：此痰厥头痛症也。先以藿香正气散止其吐，继以牛黄丸、黑虎丹清其人事。头仍疼甚，又以天麻、藁本各三钱，半夏二钱，陈皮、白芷、薄荷、麻黄、生姜、葱白煎服，得少汗而头痛少止。至晚再服之，五更痛止大半，而人事未全清。予谓此中焦痰盛，非下不可。乃用半夏五钱，巴霜一分，面糊为丸，每服三十丸，生姜汤送下。下午大便行三次，皆稠黏痰积也。由此饮食少进，余症差可，唯遍身仍略疼。改用二陈汤，加前胡、石膏、藁本、薄荷、枳壳、黄芩、石菖蒲，调理而安。五十七

周芦汀乃眷，患胃脘痛，手心热，呕吐不食者四日，昼夜叫痛不辍声，脉则两手皆滑数。予谓当以清热止痛为先，故先与清热止痛末药二钱令服之，不一饭顷，痛遂止而睡。家人皆色喜。予曰：未也，此火暂息耳，其中痰积甚固，不乘时而下之，势必再作。因与总管丸三钱，服下腹中微痛，再服二钱，又睡至天明乃寤，而腹痛亦止。大便下，痰积甚多。次日以二陈汤，加枳实、姜黄、香附、山栀、黄连与之，服后胃脘之痛全止，唯小腹略觉膨脝。予谓其痰积未尽也。再与总管丸三钱，夜服之，天明又行一次，痰积之下如前，而胃脘之痛亦绝不发矣。五十八

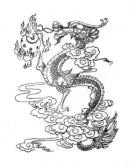

孙氏医案　医案二卷

明新安生生子孙一奎文垣甫辑

门人余煌

子 泰来 同阅梓
朋来

三吴治验

王文川令郎，原伤饮食，又伤于冷菱等物。遍身发黄，眼如金色，夜发热，天明则退，腹痛手不可近，号叫通宵。市医因其黄而曰胡苕真矣。众议以草头药进，予至，急止之，曰：向以草药几误其母，复欲误其子乎！盖脾胃喜温恶寒，且此症乃食积酿成，而黄为湿热所致，法当健脾。用温暖之剂下之，湿热去而黄自退。草头药性多寒，用之是损脾土而益其疾也，可用哉？即以保和丸一钱，入备急丸五分，作一次服之，少顷泻一次，又少顷，连下三次，积物所下甚多，腹痛尽止。再与调中丸服一月，不但一身之黄尽退，而步履轻捷如飞。其父喜曰：神不误我。问其故，曰：始议进草头药者十九，而孙君独叱其非，余不能决而决于神，神允孙君，服果有效。而吴我峰、小楼等曰：亦孙君之药神尔！设无孙君，神虽灵何所显哉！众拊掌而嚎。五十九

施泾阳先生内人，年五十八，左胁有痰饮，每升至咽间，即胀闷不知人事，遍身皆胀，不能卧，小水赤。诊其脉，两寸关洪滑，六部皆数。予谓此痰火症也，痰生热，热生风，故每发人事不知尔。乃与牛黄清心、凉膈丸同黑虎丹服之，夜遂得睡，人事亦安静。再以二陈汤加滑石、竹茹、郁金、薄荷、黄芩、前胡，加灯心、生姜煎服，全安矣。六十

屠侍轩尊眷，产一日而触于怒，大便泄泻，昏愦不省人事，大热，气促，汗多。众医谓产后脉不宜大，今脉大左手散乱，又汗出喘促，法在不治。予曰：固然书云医而不起者有矣，未有不药而起者也。且不药而视其死，与药而或可图生者，孰优？予试之。亟与人参五钱，白术三钱，炙甘草一钱五分，炮姜二钱，肉果六分，五味子七分，煎服。其夜遂稍睡。予窃喜，补而得睡，其阴阳和矣。次早脉果稍收敛，喘促亦缓，大便前半夜泻三次，五更啜粥半盂，小便通利，大有生意也。再以人参、阿胶固元气、定喘为君，白术、炮姜补脾

为臣，泽兰叶退产后之热，五味子敛神止汗，肉果止泻为佐，甘草和中为使，五帖而安。六十一

屠学恒先生乃眷，以产后欠补养，而精神疲困，脾胃亦弱，腹中间作痛，作泻，脉两手皆濡软无力，以六君子汤加藿香、砂仁、香附、苍术、泽泻，调理而安。六十二

周鉴泉令政，病伤寒。发热，谵语，口渴，咳嗽，胸膈痛，泄泻，呕吐，遍身发斑。诊之，六脉洪滑，予曰：此少阳阳明合病之症，势亦重矣。急以升麻葛根汤，加滑石、五味子进之。服后汗大出，下午即退凉而谵语止。晚进柴苓汤加五味子、滑石，其夜泻止，神思始清。次日左脉已和，右脉亦稍收敛。予喜曰：可无恙也。改用白芍药为君，陈皮、柴胡、酒芩、五味子、牡蛎、滑石、茯苓、泽泻、白术，服四帖而痊可。六十三

大国博臧顾渚先生，病两耳燃痒，唇燥舌干，咳嗽吐浓痰，脉左稍浮弦，右洪滑。此胃中痰火流入肺经，郁积久而生热生风也。先以总管丸导其痰，又与黑虎丹祛其风热，继以天花粉、薄荷、郁金、葛根、白药子、甘草、黄连、连翘、蝉蜕，煎服而安。六十四

王南岗，咳嗽，气涌不能伏枕，吐痰不已，下午微热，胸膈膨胀，不知饱饿，口干，舌上白苔厚，小水短少，大便里急后重，间有紫黑血。脉右关洪滑，左手涩。据脉症，胃中有瘀血痰积，而肺气亦虚也。法当先补而后泻，以人参、白术、白芍药、

柴胡、黄连、陈皮、半夏、五味子、桔梗，与三帖后，察其肺脉已旺，乃与总管丸下之，去黑血屑极多，诸症悉减，再与红六神丸调理而痊。六十五

张桃津乃政，原有小便癃闭之症，又小产后三日，脐下作疼，夜分发热，口渴，大便溏，日三四度。先与补中益气汤，加玄胡索、泽兰叶、牡丹皮服之，连进三帖，大便实矣。唯小便频数，滴滴不断，一日夜二十余次，夜分尤多，精神甚惫。脉虽五至，不甚充指。此血虚有热，而气亦滞也。湿热在气分，故口中渴，血虚，故脐下痛。法当峻补其阴，而淡渗其阳。以熟地黄三钱，黄柏一钱补阴为君，萆薢去湿热为臣，瞿麦穗、泽泻淡渗为佐，乌药调气，甘草为使。服下脐痛全止，小便其夜亦不起，连进三帖，病脱然矣。六十六

陈光禄松峦翁，长厚君子也，而存心博爱。常五更胸膈胀疼，三吴名家遍延而治，寒热温凉药味备尝，竟无一效。礼予诊之，右寸软弱，左平，两尺亦弱。予曰：此肺肾二经之不足也，补而敛之，可无恙矣。以补骨脂、山茱萸、人参各三两，鹿角胶、鹿角霜各五两，杜仲、巴戟、白茯苓、车前子各一两五钱，干山药二两，鹿角胶酒化为丸，空心淡盐汤送下。又以御米壳去筋膜蜜水炒三两，诃子面煨去核一两，陈皮一两半，炼蜜丸，五更枕上白汤送下一钱。服一月，病不再发。翁由是交予极欢也。及见于玄珠稿，大称快，语曰：医家凡得一方，辄自秘以为高，君独欲公诸人，是有意于寿苍生者。亟付剞劂，予当助梓。因手录予百余方，制丸散以施，而亦无人德我之望。六十七

溧水令君吴涌澜公尊夫人，每五更倒饱，必泻一次，腹常作胀，间亦痛。脉两手寸关洪滑，两尺沉伏。予曰：此肠胃中有食积痰饮也。乃与总管丸三钱，生姜汤送下。大便虽行，不甚顺利，又以神授香连丸和之，外用滑石、甘草、木香、枳壳、山楂、陈皮、白芍药、酒连，调理而安。六十八

李悦斋先生夫人，胸胁大腹作疼，谵语如狂。寅卯辰三时稍轻，午后及夜痛甚，昼夜不睡，饮食不进者十八日。究其故，原有痰火与头疼、牙疼之疾，又因经行三日后，头疼发寒热。医以疟治，因大恶热，三四人交扇之，而两手浸冷水中，口噙水而不咽，鼻有微衄，又常自悲自哭，目以多哭而肿，痛时即壁上亦欲飞去，剧则咬人，小水直下不固，喉梗梗吞药不下。脉则左弦数，右关洪滑。予曰：此热入血室症也。误服治疟刚燥之剂而动痰火，以致标本交作。诸人犹谓：热入血室，当夜间谵语如狂，如见鬼，何至胸胁疼剧咬人也？予曰：仲景云，经水适来适止，得疾，皆作热入血室治之，治同少阳。而以小柴胡汤为主，加凉血活血之药，此古人成法可守也。痛极咬人者，乃胃虚虫行，求食而不得，故喉中梗梗然也。即以小柴胡汤加桃仁、丹皮，而谵语减，次日以安蛔汤与服，而疼随止，饮食进，遂骎骎有生意。六十九

吴仲峰先生，邀予诊时为仲秋初二日也。六部皆沉微，而左尤甚，隐隐如珠丝之细，症则原以肠风去血，过服寒凉，致伤脾胃，自春至秋，脾泄不愈，日夜十二三行，面色黄白带青，两颐浮肿，四肢亦浮，小水不能独利，利必与大便并行，肠鸣，四肢冷，口不渴，饮食大减，口唇龈肉皆白。其为人也，多忧思。夫四肢者，脾之所主，清冷为阳气不充。两颐乃肾经部位，浮肿益见肾气之不足也。脉沉微与面色黄肿，皆属于湿。书云：诸湿肿满，皆属脾土。合脉症观之，由脾虚不运积湿而然，虚寒明矣。病至此，势亦甚危，第形症相符，色脉相应，又能受补，庶几可生也。法当大温补升提，以东垣益胃升阳渗湿汤加减调理。人参三钱，白术五钱，黄芪二钱，茯苓、益智仁、苍术、泽泻各一钱，大附子五分，炮姜、炙甘草、升麻、防风各五分，连服八帖，诸症悉减。乃嘱之曰，病虽暂愈，宜戒生冷、忧思，庶服药有效，切勿轻犯，犯之非药石可回也。翁曰：诺，敢不唯命。七十

张后溪先生令孙，遍身疥疮浮肿，肿自足背起，渐肿上大腿，今且至腹，大便泄泻，发热不得安寝，此风湿之症，当令与时违之候。治从开鬼门、洁净府二法。使清阳升，则泻可止。小水利，则浮肿可消。上下分去其湿之意也。苍术一钱，薏苡仁、桑白皮各三钱，青蒿、防风、升麻、柴胡各五钱，大腹皮、五加皮、赤茯苓、泽泻各六分，八帖全安。七十一

府佐张五桥先生夫人，患喘嗽，夜分气壅不能仰卧，体素弱，脉右滑大，左细弱，每咳嗽，必连连数十声，痰不易出，甚至作吐。以东垣人参平肺散加减治之，四日而愈。人参、桑白皮、地骨皮、青皮、茯苓、五味子、知母、滑石、麦芽、天麻、粳米、甘草，水煎服，夜与白丸子。七十二

方东野，患脊骨痛，牵引胸腹皆疼，舌上黄苔甚厚，脉沉滑而数。先以川芎、羌活、炙甘草、苍术、姜黄、防风、藁本、枳壳、桔梗、柴胡服之。服后背脊痛减，腹仍痛。与木香、槟榔、姜黄、香附、青皮、酒连、大栝蒌、柴胡、川芎服之，腹痛稍减，腰疼甚。知其痰积下行，欲去而不能也。即以木香槟榔丸下之，连行三四次，舌上黄苔始退，腹痛全止。脉亦软弱，改以人参、当归、白芍、甘草、茯苓、陈皮、白芥子、香附、柴胡、青皮、白术，调理而安。七十三

张净字文学，发热腹疼，泄泻口渴，呕吐不止。时师有认寒者，有认热者，有认伤食者。予至诊之曰：此时疫泻也。以二陈汤倍白术，加青蒿、葛根、酒芩、白芍药、猪苓、泽泻、滑石，一剂而安。七十四

张二尹近川翁。始以内伤外感，过服发散消导之剂，致胃脘当心而痛，六脉皆弦而弱，此法当补而敛之也。白芍药酒炒五钱，炙甘草三钱，桂枝一钱半，香附一钱，大枣三枚，饴糖一合，煎服一帖而瘳。七十五

闵文川先生，肛上生一肿毒，月余脓溃矣，但稍动则出鲜血不止，大便结燥，胸膈饱胀，饮食不思。脉两寸短弱，关弦，尺洪滑，此气虚血热，陷于下部。法宜补而升提也者，不然痔漏将作，可虑也。黄芪二钱，归身、地榆、槐花、枳壳各一钱，升麻、秦艽各七分，荆芥穗五分，甘草三分。服后胸膈宽，唯口苦甚，前方加酒连、连翘各五分而愈。七十六

李古愚先生，每食后即大便，腹皮稍胀急，胸膈饱闷。医与参术则痞闷愈甚，小水清而长。予脉之，左寸涩，右寸滑，按之如黄豆大，且鼓指，关尺之脉皆弦小，左尺脉迢迢有神气。据脉乃积痰郁滞于肺莫能出，以致大便之气不固也。法当效丹溪治乃叔用吐，吐去上焦痰积，而大便自实矣。先用苦梗、萝卜子各三钱，白豆仁、橘红、山栀仁各一钱，川芎五分，生姜三片，葱三根，水煎服之，取吐，服后半时许，恶心，吐出清痰，心恶之势虽有，乃痰积胶固，犹不易出。又以萝卜子一合，揩浆水，加蜂蜜，与半碗饮之，始吐出胶痰二碗余。平日每小水则大便并行，吐后小水始能独利，连行三四次，而胸腹宽舒。初亦以吐为惧，至是豁然称快，大便五日不行。始以予言为不谬也。再以二陈汤加白术、旋覆花、麦芽，调理而全可矣。七十七

姚惠斋先生，夜多泄泻，泻必三五次，甚且十数次，小腹时作疼，按亦疼，口不渴，小便长，医半年不愈。予诊之，左寸滑，余五部皆濡弱。此阳气大虚，虚中有寒也。治当温补下元，兼之升举。人参一钱半，黄芪、白术各二钱，白芍药酒炒三钱，大附子五分，肉桂一钱，杜仲、补骨脂各一钱半，升麻、防风各七分，姜枣煎服。其夜大便减半，次早虽泻，俱是白积，如生豆汁状，小腹痛止。再诊之，右脉稍起，连服四帖而瘳。翁喜言曰：抱病半年，药无虚日，今收功于四剂，何速哉！认病真而投剂确也，敢不铭心。七十八

大京兆姚画老夫人，年几七十，右手疼不能上头。医者皆以痛风治不效，益加

口渴烦躁，请予诊之。右手脉浮滑，左平。予谓此湿痰生热，热生风也。治宜化痰清热，兼流动经络可瘳也。二陈汤倍加威灵仙、酒芩、白僵蚕、秦艽，四剂而病去如脱。七十九

一仆发热头疼，口渴，腹疼，小便赤，大便泻，日夜不睡者六日。予诊之曰：据脉，汗后浮数，热尚不减，乃疫症也。以滑石三钱，青蒿、葛根、白芷、片芩各一钱半，炙甘草、升麻各五分，一帖即得睡，热减大半，头痛全除。唯小水赤，头晕，脚膝无力。此病后血虚之故。以四物汤加青蒿、酒芩、薏苡仁，服之而安。八十

一仆病与前类，而身如火烁，头痛如破，大便不泻，小水赤，口渴，鼻干，不得眠，胸膈膨胀，腹饥不能食，六脉弦而数。用竹叶石膏汤，加知母、枳壳、白芷、葛根，大加青蒿，一帖而热痛减半，胸膈亦宽。唯口渴，小水短涩，睡卧不安。又与化瘟丹三钱，井水化下，渴止，稍得睡，头晕脚软，喘急。与四物汤加青蒿、酒芩、薏苡仁、木瓜，服之全安。八十一

一仆之病亦与前相似，以服丘一斋药而大吐大泻，热益增，头痛莫能当，烦躁口渴，鼻干，呕吐，小水短涩，寝食废者十四日，势甚危急。询前所服药，乃藿香正气散加砂仁、厚朴、山楂，大耗元气之味，且五月火令当权之疫，当以甘寒之剂治之，何可以辛热香窜者，益其火而枯其津也，其势危矣。此皆不知因时达变，唯习常胶，故以误人者。用急投人参白虎汤，加竹茹、葛根、青蒿、升麻，一帖而热除，再帖而头痛止，诸症尽去。后连治数人，

多如此类。何也？此天行之疫，故一方见之。治多先以甘寒清解之剂投之，热退即以四物汤以补阴血，稍加清热之剂，而青蒿之功居多，此固一时自得之愚。用录之以告同志者，使知治法当随时俗为变，而常套不可不脱也。八十二

马凤阳文学，五月患咳嗽，内热，额上多汗，恶风。脉左弦数，右滑数。予曰：据弦数为阴虚，滑为有痰。不亟调治，恐成虚怯。以白芍药、川归、茯苓、五味子、白术、甘草、陈皮、贝母、天花粉、酒芩、麦冬、知母、桑白皮，十帖，诸症皆瘳。七月复疟，间日一发，寒热相半，寒热亦俱极，渴甚，上身汗多。以石膏五钱，人参、黄芪、白芍药、麦冬、知母各二钱，柴胡三钱，桂枝、甘草、陈皮、贝母各一钱，竹叶三十片，一帖而愈。八十三

倪二南先生内人，小水不禁，一日二十余起，脉右寸洪而有力，左寸虚，右尺沉微。此心肾不交之症也。以当归、远志、丹参、牡丹皮、桑螵蛸、人参、山茱萸、益智仁、黄柏、知母为丸，服之，五日而安。后凡遇辛苦则发，以此服之立效。八十四

柱史严印老长媳，少司空沈镜老女也。患腹痛有小块蠢蠢然，腹觉冷甚，两寸关皆滑数，两尺皆沉微，此脾气弱而饮食不消，又当秋令湿淫之候，不利亦泻，宜预防。与白术、苍术、茯苓、甘草、白豆仁、木香、半夏、陈皮、泽泻煎服。其夜果泻一度，次早又泻一度。小腹仍疼不少减，且里急后重。盖其禀赋素虚，当补中兼消兼利。白芍药三钱，桂心一钱，甘草、人

参、茯苓、泽泻、陈皮、白术各八分，升麻、葛根各六分。服后脉皆软弱不滑，蘁块亦消。改以人参、黄芪、白术、白芍药各二钱，炙甘草、陈皮、泽泻、葛根、柴胡、茯苓各一钱，调理而痊。八十五

新市陈鹿塘先生，原有肠风脏毒之症，大便燥结，数日不能一行，痛苦殊甚。此胃寒肠热之症，其脉两寸皆数，两关皆弦而无力，两尺洪滑而左尤甚。诊毕，渠告予曰：病数年，百医不效，望生难矣。闻公治多奇中，冀一奇而生之，实再造之恩也。予怜其苦，而俯想久之。因思李东垣有云，大肠喜清而恶热，脾胃喜温而恶寒，以胃属土，而大肠属金也。今治肠胃相兼之疾，必寒非凄凄，热非灼灼始可。乃详酌一方，专以肠风脏毒之药为君主，外以养血之剂裹之，使不伤胃气。盖药先入胃，而后传入大肠，入胃时裹药未化，及入大肠则裹药化，而君药始见，庶几两不相妨，亦假道灭虢之策也。因以大黄酒浸九蒸九晒者二两，槐花三两，木耳二两，郁李仁、皂角子、象牙屑、条芩各一两，血余灰、升麻、荆芥穗各五钱，为末，炼蜜为丸，赤豆大，外以四物汤加蒲黄各一两为衣，米汤送下，空心及下午各服二钱。服此果然血止，而大便不燥，饮食日加。鹿塘大喜曰：古称用药如用兵，奇正相生，鲜有不克敌者，其公之谓乎。八十六

张道南先生内人，以饮食忤于气，因腹痛不饮食五日矣。逆予诊之，两寸关弦，尺滑。予曰：此上焦气虚，下有郁滞也。以姜黄、青皮为君，山楂、槟榔、当归、杏仁、乌药、枳壳为臣，柴胡、木香为佐，吴茱萸为使。服后气稍顺。然后用葱二斤，

前汤浴洗腰腹，即将熟葱擦摩腰腹，使气通透，洗毕即安卧少顷。其夜大便通，先下皆黑硬结块，后皆水，此积滞行而正气虚也。以建中汤加山楂、茯苓、泽泻、柴胡、香附、姜连调摄之而痊。八十七

张道南先生尊堂老夫人，以劳倦致早晨膈上有痰痞而恶心。每食热物，目中即出泪，脉右寸关皆滑，左寸短弱，此心血不足，而肺胃有痰也。以六君子汤加麦芽、白豆仁、旋覆花治之而愈。八十八

马迪庵先生内人，原以饮食过伤，又为风寒外袭，以内伤外感治之后，复至五更发热，唇燥，胸中冲跳不已，手足皆冷，脉两寸俱滑数。予谓此奇痰症也。以小陷胸汤加白芍药、萝卜子、前胡、酒芩二帖，次早大便行，下蛔虫八条，胸中即不冲跳，但觉力怯。再诊之，两寸减半，尺脉稍起。以二陈汤加白术、白芍药、酒芩调理，后四帖加当归而痊愈。八十九

大宗伯董浔老夫人，常眩晕，手指及肢节作胀。脉右寸软弱，关滑，左脉弦长，直上鱼际，两尺皆弱，此亢而不下之脉。《难经》所谓：木行乘金之候也。总由未生育而肝经之血未破尔。《内经》云：诸风掉眩，皆属肝木。兼有痰火，治当养金平木，培土化痰。以白术半夏天麻汤，正与此对。服两帖而眩晕平。再与六君子汤加天麻、白僵蚕以治其晕，加白芍药以泻肝，麦门冬、人参以补肺金，麦芽、枳实、神曲、苍术以健脾，使宿痰去而新痰不生。少用黄柏二分为使，引热下行，令不再发。九十

张裕斋，恶寒，痰多，作呃，胸膈不宽。两寸俱短弱，关洪大，尺涩。此上焦气虚，中焦有痰，下元不实也。法当清中补下，不然，后将有中风之患。二陈汤加白豆仁、香附、藿香以开胃气。白芥子、萝卜子、杏仁以降痰而润大便。两帖诸症悉去。乃录八味肾气丸方与之。令自调理。九十一

大柱史严印台夫人，年近六十，已孀居十年余，以孀居而食长素。其婿张怀赤善予，语曰：外母近鼻塞，大便泻，胸膈不畅，医者下之益甚。予曰：王海藏有云，杂病酒积，下之早必成痞满，所当慎也。用拉予诊之，两寸沉弱，关弦大，两尺亦弱。予曰：此阳气甚弱，脾气大虚，不当下而误下之，故鼻作塞而胸痞闷也。用苍术、川芎、桂枝、白芷、防风、桔梗，以疏风而升阳气。白豆仁、萝卜子，宽胸利膈。麦芽以助脾气。服后鼻不塞而胸犹痞。复用东垣木香化滞汤，加吴茱萸、干姜而安。乃嘱之曰：病虽渐愈，第阳气虚，脾气弱，不宜久食素，恐中气不充，防作中满。谨识之，谨识之。九十二

王谷泉，大便作泻，上身热，耳中壅塞，头眩晕，胸膈不宽，口渴，痰多，咳嗽，六脉俱濡弱，汗大出。此正气大虚，或由克伐太过所致，当以补养为先。人参、白术、白芍药酒炒，各四钱，柴胡、石菖蒲、陈皮各一钱，炙甘草五分，泽泻、茯苓各一钱。两服而神清膈宽脾健，唯汗不敛，眩晕未除。再与人参、白术、黄芪、酒炒白芍药各二钱，炙甘草五分，大附子五分，桂枝三分，泽泻一钱而愈。九十三

方东野，两胁痛，上壅至胸，发热，饮食不进。脉左手沉而弦数，乃积气也。右手滑，痰饮也。关脉濡弱，脾气不充也。据症或触于怒，故痛之暴耳。治当先去积热，消痰气，然后用补。栝蒌仁六钱，枳壳、姜连、半夏各一钱半，白芥子一钱，牡蛎二钱，炙甘草五分，柴胡一钱五分，二帖，诸症尽去，饮食进矣。然恐其复发也，与当归龙荟丸使行之，以刈其根，服下果行两次。九十四

一妇人怀妊七月，内热咳嗽，胸膈饱闷。以条芩二钱，栝蒌仁、白芍药、紫菀、贝母、桑白皮各一钱，甘草三分，枳壳、紫苏梗、知母、陈皮各七分，二帖而愈。九十五

一妇人心痛，唇红，痛则大发热，头疼，少顷出汗，脉大小不一。予曰：此虫痛之症，痛吐白沫可征也。槟榔、川椒各二钱，杏仁一钱五分，石菖蒲一钱，乌梅七个，炮姜、草豆仁、陈皮各五分，山栀仁一钱。一进而痛减半，再进而痛全除。九十六

倪二南内人，小产后小腹痛，夜分作热，作晕。予曰：此气血虚而恶露未尽也。川芎一钱半，当归三钱，泽兰、益母草、香附、丹参各一钱，人参七分，荆芥穗五分，山楂、桂皮各一钱。一帖而小腹痛止，再帖而热晕悉除。九十七

倪少南，右颊车浮肿而疼，直冲太阳，大发寒热，两手寸关俱洪大有力，此阳明经风热交扇所致。以软石膏三钱，白芷、升麻各一钱，葛根二钱，生熟甘草一钱，

薄荷、山栀子、牡丹皮、连翘各七分，天花粉、贯众各一钱半。两帖肿痛全消。九十八

倪少南内人，行经如崩，势不可遏，头晕眼花，脉右寸极软弱，左近驶，此气虚血热之候，由气虚而血不固也。仲景云：血脱益气。特用人参、黄芪各三钱，白术二钱，粉草五分，荆芥穗、蒲黄、侧柏叶、姜炭各一钱，三帖全瘳。九十九

高仰山内人，痔血，里急后重，饮食入腹，大便即行，昼夜行五六度，五更咳嗽，喉中痰响，肌肉脱，口作渴。由服痔科凉血之药过多，致脾虚不能统血也。脉六部皆软弱无力。以四君子汤加荆芥穗、秦艽、陈皮、炮姜，四帖而饮食进，血全止，嗽定而睡宁。后减炮姜，倍加何首乌，又四帖，而数年不发矣。一百

姚娘子小腹疼，饮食及药入腹皆疼，疼来遍身无力。此由血崩而致，宜急治之。人参、黄芪各二钱，白术一钱，茯苓、陈皮各八分，白芍药、贯众各一钱，姜炭、荆芥穗、莲蓬壳烧炭各三分，煎服而安。一百零一

张五桥先生令政，郑都谏春寰公令姊也。痰喘不能伏枕，且咳嗽甚则吐痰涎碗余乃止。以旋覆花汤为主治之。旋覆花、紫苏子各一钱，半夏一钱五分，厚朴、桂皮、粉草各三分，茯苓、陈皮、桑白皮、葶苈子各八分，姜三片，水煎服。临卧以养正丹二十粒白汤送下。两帖，痰嗽喘各减十之七，乃去葶苈子，加白芥子、萝卜子，二帖而痊。一百零二

徐文学三泉先生令郎，每下午发热直至天明，夜热更甚，右胁胀痛，咳嗽吊疼，坐卧俱疼。医以疟治罔效。延及二十余日，热不能退。后医谓为虚热，投以参术为主，痛益增。迎予诊之，左弦大，右滑大搏指。予曰：《内经》云：左右者，阴阳之道路。据脉肝胆之火为痰所凝，必勉强作文，过思不决，木火之性不得通达，郁而为疼。夜甚者，肝邪实也。初治只当通调肝气，一剂可瘳。误以为疟，燥动其火，补以参术，闭塞其气。书云：体若燔炭，汗出而散。今汗不出，舌上之苔已沉香色，热之极矣。设不急治，立见凶危。乃以仲景小陷胸汤为主。大栝蒌一两，黄连三钱，半夏曲二钱，前胡、青皮各一钱，水煎饮之。夜服当归龙荟丸微下之。诸公犹争之曰：病久而食不进，精神狼狈若此，宁可下乎？予曰：经云肝常有余。且脉亦为有余，故有余者泻之。前时误认为虚，投补左矣，岂容再误哉。服后，夜半痛止热退，两帖全安。一百零三

王祖泉乃眷，朝饭后稍寒，恶风发热，遍身疼痛，汗大出不止，口中热，腹中不知饿，小水短，六脉皆涩。以白芍药五钱，白术二钱，桂皮、黄芩各一钱，甘草八分。二帖而汗止，寒热除，减去白术，加当归而遍身痛止。一百零四

费少垣乃眷，妊已九月，痰多喘嗽，胎气上逆，眼撑不起，两太阳微疼，予曰：此子悬症兼痰火也。以大紫苏饮为主，才服一帖，逆即不逆，胸膈顿宽，唯喘嗽不止，与七制化痰丸而安。一百零五

费一吾先生令政，妊已四月，夜不能

睡，小便淋痛，痰嗽内热。脉右关滑，左寸微弱，两手皆数。与橘红、贝母、片芩、黄连、茯苓、泽泻、枳壳、苏梗、前胡，水煎服之。其夜即能安寝。次日再以四君子汤加当归、香附、贝母、陈皮、条芩、紫苏梗、前胡，调理足月而产一子。—百零六

令弟媳六娘子，遍身痛，发热，汗大出，昏昏如醉，卧不能起。两寸脉短弱，两手皆数而无力，此劳倦之余，故汗大走也。黄芪三钱，白芍四钱，粉草一钱五分，桂皮八分，当归一钱，石斛二钱。一帖热除，痛、汗皆止。唯倦而不能起，仍以前方加人参、陈皮，两帖而痊。—百零七

又八娘子，头痛咳嗽，痰多有血，夜分发热，喉中常作血腥。每经水行，必腹中先痛二日。用香附、牡丹皮、滑石、甘草、桃仁、川芎、当归、柴胡、白芍、山栀子、茅根，八帖而瘳。—百零八

姚弁山老先生内人，自上年十月，左足不能履地。至十二月，产后忽好三日，复不能动，时常胸胁作痛，素多痰火，而治者卒以四物汤、天麦门冬为主，间服独参汤，服将弥年，而病如故。予诊之：两寸脉俱洪滑而数，夜分发热，此系湿痰凝滞，补塞太重，故迁延不脱。乃以二陈汤加苍术、黄柏、威灵仙、五加皮、生地黄、白芥子、白芍药、当归，两帖，胸胁痛止，热除，再加薏苡仁，八帖，而足能举步矣。—百零九

李坦渠老先生令子室，十月发寒热起，一日一发，咳嗽，心痛，腰亦痛。至次年正月十七日，始间日一发，肌肉大瘦，喉疼，汗出如雨，白带如注，饮食减少，百试而汗不止，延予为诊。其脉右手软弱，左手散乱，此汗多而脉不敛，病势至此，危之甚矣。书云：火热似疟。此病之谓欤。以黄芪二钱，白芍一钱五分，粉草、阿胶各一钱，鳖甲三钱，桂枝五分，乌梅一个，水煎服。其夜汗止。次早诊之，左脉已敛，神气亦回。前方加何首乌、石斛、牡蛎。其日寒热亦不发，饮食稍加，骎骎然有幽谷回春之象。—百十

太学周衡宇先生，吴江澜溪人，大冢宰白川公之令孙也。近来咯血色紫，胃中痰火素盛，壅于胸膈，作痞作疼，痰与瘀血挟而为热。脉左寸洪大，右寸关皆滑，两手尽数，此有余之候。总管丸四钱，再以滑石、桃仁各三钱，山楂二钱，枳壳、栀子、贝母、红花、丹皮各一钱，茅根五钱，水煎服之。次日大便行三次，痰积极多，内带瘀血。改以山栀子、紫菀、丹皮各一钱，滑石三钱，桃仁一钱五分，小蓟三钱，茅根五钱，水煎，加童便一酒杯，三帖全安。—百十一

大参张公，分守杭嘉湖道，因丧夫人，衙中亡者八口，心中惶惶。因凌绎翁交厚，而礼予为诊。左寸脉短，关弦，右关滑，两尺亦弦。据脉心血不足，中焦有痰，流于下部，凝于经络，以故腰膝酸疼，居常背心作胀，头多眩晕，夜睡多汗，先时诸医悉投风剂，非所宜也。予以陈皮、白芍药、木瓜、牛膝、五加皮、苡仁、黄柏、酒芩、甘草、生地、当归、威灵仙调理，十剂，诸症悉愈。—百十二

大都谏郑春寰老先生，为春元时，头

痛内热，入夜尤甚，汗出如流，通宵不止，小水短赤，舌上黄苔，右胁胀疼。先与桂枝白虎汤一帖，解其内热，敛去浮汗，再与白芥子一钱，栝蒌仁四钱，枳实、姜黄、黄连各八分，水煎服，外与当归龙荟丸一钱五分下之，而胁痛安。一百十三

大参徐天目老夫人，胸膈痞闷，不思饮食，咳嗽多痰，或时恶心，上焦头目俱不清利，向来长素。两寸关滑大如豆，两尺沉微，痰火症也。二陈汤加酒芩、薄荷、前胡、枳壳、苍术、香附、郁金、川芎，调理而安。一百十四

张丽川，咳嗽多痰，面青，潮热，肌瘦，性躁而多自用，以数考不利，悒悒成疾。又新婚之后，饮食不节。脉之右关滑大，余部皆无神气，且粪门已发瘘疮，溃流脓血。予曰：此阳病极而下也。法在不治，果不逾月而亡。一百十五

陈仰山先生内人，小产后二月而血大下，白沫如注，五更泄泻，面虚浮，下午身热口渴，面色青黄，脉右手豁大近芤，左濡弱。据此，大虚之候，血海尚有瘀血不尽，以致新血不得归源，稍动气即下如崩。盖脾乃统血之经，虚则不能约束，且面浮食少，脾虚剧矣。急宜温补，势或可为。人参、白术各二钱，姜炭、粉草各五分，茯苓六分，香附八分，丹参炒过一钱，水煎服。四帖而泻止。再以人参、白术各二钱，茯苓、丹参、黄芪、蒲黄各一钱，姜炭、泽兰叶、粉草各五分，调理痊愈。一百十六

张溪亭乃眷，喉中梗梗有肉如炙脔，吞之不下，吐之不出，鼻塞头晕，耳常啾啾不安，汗出如雨，心惊胆怯，不敢出门，稍见风即遍身疼，小腹时疼，小水淋涩而疼。脉两寸皆短，两关滑大，右关尤搏指，此梅核气症也。以半夏四钱，厚朴一钱，紫苏叶一钱五分，茯苓一钱三分，姜三片。水煎，食后服。每用此汤调理多效。一百十七

溪亭子室，妊已七月。梦见亡过祖母，挥拳背打一下，惊醒即觉胎动不安，血已下，大小便皆急，腰与小腹胀疼者五日，此亦事之奇也。迓予为治。两寸脉俱短弱，此上焦元气大虚，当骤补之。人参、阿胶、黄芪、白术各二钱，当归、白芍、条芩、杜仲各一钱，砂仁、香附各五分，苎根嫩皮三钱，葱白六钱。一剂而血止，两剂诸症悉除，而神渐安。四帖后，减去苎根、葱白，调理旬日。足月而产一女。一百十八

陈茂之，劳倦之后，勉强色欲，精竭而血继至。续感风寒，发热头痛，胸膈饱闷。始从太阳而传至少阳，胸胁痛而耳聋，呕逆口苦，咳嗽，六脉俱弦数，此少阳症也。以小柴胡汤加枳壳、桔梗、竹茹，而呕逆止，热退。因进粥早，复热口渴，小水不利，大便一日夜六七次，所行皆清水。日晡热甚，舌上黄苔，昏沉振颤。此食复之候。书云：渴而小便不利者，当先利其小便。以猪苓汤为主。猪苓、泽泻各二钱，滑石三钱，赤茯苓一钱，柴胡八分，升麻、木通各五分。连进二帖，小便利而大便实，但热不退，以六神通解散一帖，其夜热仍不退。次早诊之，左脉不弦数矣。两寸脉虚，以故服药无汗，口渴，漱水而不欲咽，咽热，此邪传阳明经，不急凉血，必作鼻衄。病势至此，可谓极恶矣。投黄芩芍药

汤合生脉散，以止嗽渴。用葛根汤以解肌热。白芍药三钱，葛根、升麻、黄芩各一钱，人参一钱五分，麦冬、滑石各三钱，甘草、五味子各五分，乌梅一枚。急煎二帖饮之。日中大便下燥粪十数枚，始得微汗，就得睡矣。晚进粥一盂，夜卧向安。一百十九

陈五山，胃脘疼，医作劳倦治，不效。又医作寒气治，而用刚燥，痛转极。又医以巴豆丸下之，大泻皆水，亦无积滞之物，痛虽稍减，然面有虚浮，胸痞足肿。又张医以人参、白术各二钱，大补脾胃，则痰嗽气逆，上膈热甚，喉咙干燥，右胁不能贴席，大便一日二三行。因向被巴豆丸泻起，迨今七日，犹泻不止，饮食大减。延予为治，诊两寸濡弱，两关滑，两尺洪大。予曰：据症，原起于郁火，乱投汤剂，大推大搬，以致加重。若平平治之，自当寻愈。二陈汤加姜连、枳实、姜黄、桔梗、萝卜子、前胡，一帖而热嗽除，右胁亦可贴席。再剂而饮食进，大便实。其晚又为怒气所加，痰嗽胁痛如旧，且多烦躁。改用橘红、贝母、栝蒌、茯苓、山栀子、前胡、青皮、甘草、桑白皮、萝卜子，水煎，饮之而平。一百二十

吴小峰，年五十未有子，素有酒积作疼，晌午即泻，所下多稠黏之物。腹痛之疾，年已久矣。治当清洁中焦分湿热，兼养脾法。用白滑石三两，粉草、肉果各五钱，白芍药酒炒一两五钱，木香三钱，红曲四钱，神曲糊为丸，每早晚白汤送下二钱，服未竟而疾除。始举一子。一百二十一

沈大参玉阳老先生，中焦有食积痰饮

而作痞滞，以故大便了而不了，间或作胀。予脉之，两寸短弱，关滑，两尺沉滑有力。予曰：脾胃经有湿痰，蕴而为热，但清其中宫，使清阳升，浊阴降，而气血自旺，此不补之补也。以二陈汤加枳实、酒连、酒芩、滑石、姜黄、木香、干葛、山楂，两剂而愈。一百二十二

王敬泉，头晕且痛，起则倒仆，胸膈胀闷如绳束缚，呕吐而食饮皆不得入，六脉俱涩，此痰饮挟木火之势而作晕也。先以《济生》竹茹汤而吐不止，且烦躁发呃、发热。再与芦根汤，连进二碗，气呃稍定。再以吴茱萸一两为末，以鸡子清调涂两足心，引火下行，外用二陈汤加姜汁炒黄芩、黄连、旋覆花、枇杷叶、丁香、白豆仁、槟榔、柴胡，水煎服之。服后热退，大便亦行，头晕呕吐皆止。唯胃脘有一块作痛，仍与前药两剂，而块亦消。一百二十三

张二官发热头痛，口渴，大便秘结三日未行，脉洪大，此阳明、少阳二经之症。用大柴胡汤行三五次，所下者皆黑粪，夜出臭汗，次日清爽，唯额上仍热。用白虎汤加葛根、天花粉。因食粥太早，复发热咳嗽，口渴殊甚，且恶心。用小柴胡加枳实、山栀子、麦芽。次日渴不可当。改以白虎汤加麦门冬、天花粉，外与辰砂益元散以井水调下五钱。热始退，渴始定。不虞夜睡失盖，复受寒邪，天明又大发热，不知人事，急用小柴胡汤加升麻、葛根、前胡、薄荷进之而汗出热退。神思大瘁，四肢皆冷，语言懒倦，且咳嗽。以生脉散加石斛、百合、大枣、白芍药，服后咳嗽寻止，精神日加，饮食进而向安矣。一百二十四

大司马潘印川第三令子室，尚书蒋公孙女也。年二十五，体素弱，语言端谨。因难产伤力，继以生女拂意，后又女死悲戚，即时晕厥，醒而神思眯昧，手足瘛疭，目作上视。予更后始至，因瘛疭不能诊脉，细询之，自女落地，恶露绝无，比有女医在旁，乃昔所亲信者，时与人参大嚼，及独参汤并粥乱进，参与粥皆壅塞膈上不下，以故神昏瘛疭不已也。予教以手于喉中探而吐之，喜其随手吐出痰饮、粥、药盈盆，瘛疭方定。乃与川芎、山楂、泽兰叶、陈皮、半夏、茯苓、香附进之，稍得睡。予亦出中堂就寝，不虞女医又私与补药二帖。子丑时，陡然狂乱如降神之状，口中乱语云：我是观音大士降坛。所言皆儒雅官话，问答如流，声甚壮厉，殊无产后不足之态。生平不谙汉声，至是出语如生成者，人皆异之，目为神附，禳祷百般。予独诤之，语诸左右曰：此恶露不尽，乃蓄血如见鬼之症，非真有神佛相附也。徐以正言叱之即缄默。继以清魂散加滑石、童便与之。至天明小水乃行，狂乱皆定。迨予出房少顷，讵知女医意欲要功，又不知与何药服之，少刻狂乱如前。再与川芎一钱五分，当归四钱，泽兰叶、益母草各一钱，临服加童便，连饮二帖不效。予逆思之，胸中必有余痰作滞，前剂中无佐、使之品，故药力不行也。即用前剂大加山楂与之，恶露稍行，神思即静，嗣后稍睡少时，手足微动，或自以手掌其面，或自以手搥其胸，昏乱不息。诊其脉近虚，早间面红而光，申酉时面色白，此血行火退，故脉虚而当补矣。与人参、川芎、泽兰叶各一钱，当归、山楂各二钱，茯苓、陈皮各八分，卷荷叶一片，煎熟调琥珀末子五分，服下半时许，嗳气二声。予喜曰：此清阳升而浊阴降矣。自兹安静，夜中恶露微行，大便亦利，乃索粥饮。问其昨日汉声何来？答曰：不知也。诸君始信蓄血如见鬼之言为不诬。昔秦越人有言曰，病有六不治，信巫不信医一不治也。古称用药如用兵。以郭子仪之英明，而以鱼朝恩盐之，便不成功。予固非郭令公之俦，彼女医之误，则又有过于鱼朝恩矣。噫！宁不慎哉。一百二十五

孝廉臧茗泉老先生，脉左弦数，右寸弱，关大，重则滑，右尺微。原以疟后复伤饮食，大便泻而变痢，一日夜虽只五六行，皆积滞无粪，腹疼后重难安。午未后发热，至天明始退，此夏伤于暑而秋为疟痢也。其热仍疟之余邪，当先解散，然后以补剂投之，则大便自愈矣。与神授香连丸一服。服讫，腹中肠鸣，须臾大便行，且较前更多，方有粪下。改以白芍药四钱，泽泻、黄连各一钱，滑石二钱，粉草、桂皮、木香各四分，山楂七分，两日后，乃与补中益气汤加木香、黄连、白芍药。调理半月，潮热、大便皆愈。一百二十六

包继可先生令眷，孕三月而疟疾发，先寒后热，胸膈大胀疼，口渴，汤水入即吐，谵语，无汗，胎气上冲而成子悬。脉皆弦大，以川芎、柴胡、黄芩、知母、甘草、橘红、紫苏、枳壳、砂仁，水煎服之。吐止痛除。一百二十七

一张氏妇，年才二十一，其夫延予诊之。左寸关短弱，尺滑，右寸亦滑，关濡弱，尺沉微。诊毕问予曰：脉何如？予曰：心神脾志皆大不足，肺经有痰。夫曰：不然，乃有身也。予曰：左寸短弱如此，安

得有孕？夫曰：已七十日矣。予俯思久之，问渠曰：曾经孕育否？夫曰：已经二次，今乃三也。予问：二产皆足月否？男耶女也？夫曰：实不敢讳，始产仅九个月，手足面目完全，而水火不分，窗肉一片，生下亦无啼声，抱起已身冷矣。细检之，乃知其无水火也。次亦九个月，产下又无啼声，看时口中无舌。二胎之异，不知何故？闻先生能细心察人病，特祈审之。予方悟前二胎之不完者，由心脾二经不足所致也。今左寸右关之脉可见矣。乃为筹思一方，专以补心血为主，令其多服，以百帖为率。酸枣仁、远志、茯神各一钱，白术二钱，白芍药、当归、枸杞子各一钱五分，甘草五分，生地黄八分，艾絮二分，龙眼肉五枚，水煎服。足月而产一子。次年又有身，不以前事为意，至九个月，产下形体俱具，外有脂膜一片包其面，耳目口鼻皆见，但不能去此脂膜。产下即殁。因思上年之子，为药之力也。因予久不至苕，其家以予方粘于壁间，一觉有身，即照方服之。后生二子一女。里中以此方为补天手云。一百二十八

癸巳仲夏，吴比部凤麓父母，以次君弦台先生眼目红痛，恐学道按临，速于取效，乃听眼科馨寒凉而治，两越月无验。又眼科视之曰：目疾不宜多用寒凉，恐冰其血。以人参五钱，枸杞子一两，悉温补之剂。凡用人参、枸杞子五六斤矣。目肿如桃，绝不能开，又专科语之曰：红肿而痛，明是热症，误服温补，反助其热，宁不益肿。顾其势，即百寒凉亦不易瘳，捷径无如用下，此釜底抽薪法也。弦台唯其速效，一听下之，用大黄、芒硝、枳壳作大剂，下五六次，而饮食日减，恶心、畏风，则不能出房门矣。又专门谓前剂欠当，

大泻之后，正合补也。又听补之。一补而目肿如旧，又有眼师云：目疾热症多，寒症少，只当滋补肾水，水升则火自降，火降而目疾斯愈矣。用是以滋阴降火之剂为恃，才数服而精滑不禁，一夜梦遗一二次，神气大脱。投补则目肿痛，用降则精元滑脱，屡试屡如是。诸医无策，悉谢而退。乃修书命使自淮阴之海阳，恳祝令君介绍，征予为治。予始以远为惧，祝再四为渠言，予亦素为渠重义，不得以远为辞，乃解行李向往。至即诊之，左寸脉甚短，右寸大而无力，左关弦弱，右滑，两尺亦滑。予见其坐在幔中，略不敢见风。问其日食几何？答曰三次，计二碗许，荤腥绝不能用。予曰：夜卧安否？答曰：迩来甚苦于睡，才合目即梦魇可畏，或被虎蛇交咬，或有鬼来勾摄，或落桥坠井，或与人争斗而负。猛然惊悟，冷汗淋淋，四肢瘫软，不能动惮，少顷乃定。今幸公不远千里而临，足征素雅。予曰：足下始无大恙，只缘大推大搬，以致狼狈若是。彼专科者，不足恃也。经谓五脏精华皆上注于目。今专科局局然守其死法，安知五脏盈虚，阴阳消长，随时出入哉。以愚管见，但平平治之易与耳。据足下之脉，心神脾志互相不足，肝胆之火郁而不散，致生目瘴。今为补养心脾，壮其神志，则饮食日加，寝卧安稳，而精元有守，神水盈溢，何目瘴之不愈哉。弦台曰：善。唯先生命剂。乃以归脾汤减去黄芪、木香，加丹参而补心脾，以大安丸专助脾胃，而磨谷食。俾新痰不生，则气血可继日而旺矣。后五日而饮食加，十日而梦魇少。寻能出户，不畏风日，半月而肌肉生，目可观奕，津津然而有万全之兆。不虞专门张氏子复至，以白眼药日频点之，一日凡七八次，后此复不能开，睑

肉风粟生满。适予有南都之往，卒为所误。后幸有李少塘，打去风粟，眼始能开。李虽手法精熟，然于轩岐闾奥，尚亦未窥藩篱。予后自南都至，见左目虽愈，右目终成内障。予故曰：彼专科者，不足恃也，岂虚语哉。一百二十九

丘太守镇山翁令侄，淮阴人也。丁年患两手筋挛，指掉不能屈伸，臂肉瘦削，体瘵面白，寝食大减。市中诸友调治无验，乃任京口诸名家疗之半年，肉更消，色更瘵。闻予在吴比部衙中，敦予为治。诊其脉，六部俱弦，重按稍驶。诊竟，扣其受病之源，太守公曰：自上年冬底，偶发寒热，筋骨疼痛，迫于仲春，寒热虽退，而筋骨之疼不减。服药无虚日，甚之日三四进。肉渐消去，指掉不随，似有加于往昔。医之来者，一曰风，二曰风，三四五六皆曰风，即十数辈，又莫不皆曰风者。竭技尽方，卒无一应。奄奄床第，绝不知为何病。予对公曰：此筋痿症也，乃少年不谨欲而受风湿，邪气乘虚而入。医者不察天时，不分六经，概而汗之。仲景治风湿之法，但使微汗津津，则风湿尽去。若汗大出，则风去而湿存，由是血气俱虚。经云：阳气者，精则养神，柔则养筋。虚则筋无所养，渐成痿弱，乃不足之疾。故陈无择、朱丹溪、刘宗厚皆谓：诸痿切不可作风治，误则成痼疾。公闻言愕然曰：服风药几二百剂矣，顾今已痼，奈之何？予对曰：令侄青年，犹可图也。公曰：用何法？予曰：法当大补气血。经云：气主煦之，血主濡之。气血旺则筋柔而软，由是乃可以束骨而利机关也。抑何掉之有哉！病者闻言大喜曰：聆先生详病之源，治法之略，虽未服药，已觉沉疴去体矣！即请剂。予以五

加皮、薏苡仁、红花、人参、鹿角胶、龟板、虎骨、当归、丹参、地黄、骨碎补、苍耳子之类。服两月，肌肉渐生，饮食大进，两手指掉亦平复。一百三十

一书办，年过五十，糟酒纵欲无惮，忽患下消之症，一日夜小便二十余度，清白而长，味且甜，少顷凝结如脂，色有油光。治半年不验，腰膝以下皆软弱，载身不起，饮食减半，神色大瘵。脉之六部大而无力。书云：脉至而从，按之不鼓，诸阳皆然。法当温补下焦。以熟地黄六两为君，鹿角霜、山茱萸各四两，桑螵蛸、鹿角胶、人参、白茯苓、枸杞子、远志、菟丝子、怀山药各三两为臣，益智仁一两为佐，大附子、桂心各七钱为使，炼蜜为丸，梧桐子大，每早晚淡盐汤送下七八十丸。不终剂而愈。或曰：凡云消者皆热症也。始公具方，人多议之，今果以温补成功，此何故哉？予曰：病由下元不足，无气升腾于上，故渴而多饮。以饮多，小便亦多也。今大补下元，使阳气充盛，熏蒸于上，口自不干。譬之釜盖，釜虽有水，若底下无火，则水气不得上升，釜盖干而不润。必釜底有火，则釜中水气升腾，熏蒸于上，盖才湿润不干也。予已详著《医旨绪余》中，兹不多赘。一百三十一

金宪韩约斋老先生令子室，每动怒则夜卧不安，如见鬼魅，小水淋沥，今又大便秘结，腹中疼痛，腰胯胀坠如生产状，坐卧不安，因痛而脉多不应指。此肝经郁火所致，法当通利。以杏仁、桃仁各三钱，柏树根皮、山栀仁、青皮各一钱，槟榔五分，枳壳八分，水煎服之。少顷大便通，痛胀随减。一百三十二

金宪韩约斋老先生夫人，向来夜分脐腹疼极甚，必用炒盐熨之，两时久乃止。次日必头痛，两太阳如箍，遍身亦疼，此上盛下虚症也。先用柴胡、川芎、粉草、酒连、薄荷、天麻、橘红、茯苓、半夏、蔓荆子，水煎服。数帖头痛全止，唯咳嗽胸前略痛。两寸脉浮滑，两尺弱。再用鹿角霜、鹿角胶、补骨脂、远志、枸杞子、金铃子、香附子，炼蜜为丸，梧桐子大，每空心及下午食前，淡盐汤送下七八十丸而瘳。一百三十三

孝廉丁震澜丈令郎，才二岁，疟母上壅，咳嗽，每午后发热至子丑时乃退，终日啼哭不止，鹅口白屑，神气大弱，痘后遍身疮疥未愈，多方治之不效。有灸之者，有割之者，有以膏药贴之者，种种施之，全然不应。予曰：乳下婴孩，脏腑薄脆，不可乱攻乱补，参芪足以增其嗽，灸割适以惊其神，安能取效。予教以白术、鳖甲各一钱五分，青蒿、麦芽、陈皮各八分，乌梅一枚，贝母、知母各六分，甘草三分，八帖痊愈。一百三十四

武进令君孙康宇公子室，臧位宇丈女也。年十六，初产女，艰苦二日，偶感风邪，继食面饼。时师不察，竟以参术投之，即大热谵语，口渴，汗出如洗，气喘泄泻，泻皆黄水无粪，一日夜不计遍数，小水短少，饮食不进，症甚危恶。时当六月初旬，女科见热不除，乃投黄芩、芍药、黄连寒凉之剂，诸症更甚。又以参术大剂、肉果、干姜等止泻。一日计用人参二两四钱，泻益频，热益剧，喘汗转加，谵语不彻口，医各缚手辞谢曰：书云：汗出如油，喘而不休，死症也。又汗出而热不退，泻而热

不止，且谵语神昏，产后而脉洪大，法皆犯逆，无生路矣。唯附子理中汤，庶微幸于万一。适予为顾太守肖溪公延至，即过为一诊，六脉乱而无绪，七八至，独右关坚硬。踌躇久之，因思暑月汗出乃常事，但风邪面食、瘀血皆未消熔，补剂太骤。书云：蓄血如见鬼。治当消瘀血、面食，解其暑气，犹可图生，勿遽弃也。有臧玉宇者，位宇堂兄也。医有雅致，深以予言为然，而速予措剂。予曰：剂凭症发，难拘常套，不常之症，须用不常之药。乃用益元散六钱，解暑气清热为君。仲景云：渴而小便不利者，当先利其小便。况水泻，尤当用之为君也。以糖球子三钱为臣；红曲、泽兰叶各一钱五分，消瘀血，安魂为佐；香附一钱五分为裨佐；橘红、半夏曲、茯苓，乃统理脾气为使；京三棱五分，消前参、术，决其壅滞为先锋。水煎饮之，饮下即稍睡，谵语竟止。连进二剂，其晚大便减半。次日仍用前剂饮之，其夜热大减，大便只二次，有黄粪矣。恶露略行黑血数枚。又次日诊之，脉始有绪，神亦收敛。进粥一盏，大有生意。前方减去京三棱、红曲，加白扁豆。其夜大便一次，所下皆黑粪。从此热尽退，大便亦实。改用四君子汤加益元散，青蒿、香附、白扁豆，酒炒白芍药、炮姜调理而平。一百三十五

吴东星上舍，辰州太守公长君也。冒暑赴南都试，落第归而怏怏，因成疟。自八月中旬延至十月，疟虽止而腰痛白浊，日夜咳嗽，肌肉大消。药剂乱投，认为风者，以羌活、防风、续断等发散；认为虚者，以六味地黄丸为补；认为火者，以芩、连、栀子、黄柏、知母、天花粉、生地黄泻其火；认为半虚半实者，投以独活寄生

汤;认为寒者,以大附子、肉桂、鹿角胶、参术温补之。痛剧欲死,叫撼四邻。予脉之,左弦细,右滑大,俱六至。口渴眼赤,予知其昔患杨梅疮,余毒尚伏经络,适因疟后气血不足,旧毒感动,故痛而暴也。以当归、芍药、甘草、牛膝、钩藤、苡仁、木通、白鲜皮,用土茯苓四两煎汤代水煎前药。服下而痛止,咳嗽亦除,脉缓其半。连服数剂大效,精神渐复,乃起而督工视事。冬至日为酒兴鼓舞,纵欲无忌,次日腰如束缚,足面亦疼,左眼赤,小水短,足底有火从两胯直冲其上,痛不可言。予以当归、钩藤、甘草、白芍药、牛膝、苡仁、石斛、红花、生地、黄柏,调理三日,症已守定,略无进退。适大雪,寒冻殊甚,有女医为渠宅所亲信者,因其大便燥结,一日夜服玄明粉一两五钱,大便且不行,而腰痛愈猛,两足挛缩,气息奄奄,一语而三换气,面青惨,渠自觉危急,乃唤内人及弟叔嘱其后事。天明予至诊之,六脉俱伏,痛使然也。扣其由,乃知服玄明粉所致。予曰:症虽热,便虽燥,但公病不在肠胃,而在经络筋骨间,徒泻肠胃无益也。且冬月阳气闭藏,误泻则阳气亏乏,来春无发生根本矣。今四肢拘缩,腰胯痛剧者,由日来天令寒极,经络凝涩也。寒主收敛,法当温散寒邪之标,使痛定,然后复治其本,庶可保全。乃用桂心、杜仲、炙甘草、苍术、破故纸、五加皮,连与二剂,痛定而四肢柔和,饮食始进。予知渠宅素喜速效,予适有荆溪之往,乃宣言曰:足下之疾在经络,顾今天令严寒,幸宁耐以俟春和为足下拔去病根。渠宅不以予言为然,乃用张云溪调理,予亦赞张之可守,盖张氏药用养血清热,虽不去病,亦不害事。追二月,太守公归,乃改用沈春宇,

沈揣渠必以酒色而致阴虚。乃纯用滋阴降火之剂,以为旬日可奏功也。及调治月余,略无影响。予从荆溪归而谒渠,为三月初旬也。渠闻予至,即以沈药呈予,且语予:公许春和拔除病根,此其时也。予知太守公方笃信沈,随以温语慰渠曰:沈公名士也,可使彼展尽底蕴。沈又调理半月,以无功而行。沈去,予再以煨肾散进,大泻五六度,四肢冰冷,举家大恐,以予泻之为非。予曰:病从此日减矣,夫奚忧。后进理脾药,服数帖,神气始转,腰胯柔和,可下床举数步矣。方始信而问予曰:人皆以补为治,公何得病源之真,于三月之前,先已预定,节节如公语也。予曰:此杨梅疮余毒伏于经络,岂补剂所能去哉?予故先为疏通湿热,然后以补剂收功,则无反复之患。后仍以威灵仙末子二钱,入猪腰子内煨熟食之。又泻一二度,病根尽拔。改用苡仁、当归、生熟地黄、白芍药、牛膝、黄柏、丹参、龟板,调理全安。一百三十六

潘见所老先生,有一小盛价,年可十六七,发热于午后。城中周友以为阴虚,而为滋阴降火。服三十余剂,热益加,且腹中渐胀,面色清白。仍以六味地黄丸加黄柏、知母、麦冬、五味子之类。又三十剂,而腹大如斗,坚如石,饮食大减,发黄成穗,额颅光亮,口渴不可言,两腿大肉消尽,眼大,面肉皆消,肌肤枯燥如松树皮,奄奄一骷髅耳。予观其目之神,尚五分存,欲为治剂。潘公门下诸人语予曰:形症如是,死在目下,尚可服药乎?予曰:症非死候,为用药者误耳。譬之树木,若根本坏而枝叶枯焦,非力可生,今焦枯乃斧斤伤其枝叶,而根本仍在也。设灌溉有

方，犹可冀生，安可遽弃？予以神授丹，日用一丸，煮猪肉四两饲之。十日腹软其半，热亦消其半，神色渐好。潘见老诘予曰：此何症？公能肉枯骨如此之神。予曰：此痦疾症也。彼误认为肾虚，而用补阴之药，是以滞益滞，腹焉得不大不坚？公曰：彼纯用寒而热愈炽，君用非寒而热反退，此何说焉？予曰：此热乃湿热，由脾虚所致，补阴之剂皆湿类，盖脾属土，恶湿喜燥，今以大芦荟丸、肥儿丸调理一月，可全瘳矣。公曰：善，微先生，此仆已为泉下物矣。一百三十七

少司空凌绎泉翁，年已古稀，原有痰火之疾，因正月上旬，为令孙大婚过劳，偶占风寒，内热咳嗽，痰中有血，血多而痰少，痰坚不易出，鼻流清水，舌生芒刺，色焦黄，语言强硬不清，大小便不利，喘急不能睡，亦不能仰，唯坐高椅，椅前安棹，棹上安枕，日唯额伏枕上而已。市医环治半月不瘳，敦予诊之。两手脉浮而洪，两关滑大有力。知其内有积热痰火，为风邪所闭，且为怒气所加，故血上逆，议者以高年见红，脉大发热为惧。予曰：此有余症，诸公认为阴虚，而为滋阴降火，故不瘳。法当先驱中焦痰火积热，然后以地黄补血等剂收功，斯不失先后着也。翁以予言为然。用栝蒌、石膏各三钱，橘红、半夏曲、桑白皮、前胡、杏仁、酒芩、紫苏子，水煎，临服加入萝卜汁一小酒盏，一剂而血止。次日诊之，脉仍浮而洪大，尚恶寒。予曰：古云伤风必恶风，伤寒必恶寒，此其常也。只因先时失于清散，表中之热未彻，竟用滋阴之剂，又加童便收敛，降下太速，以致风寒郁而不散，故热愈甚也。改以定喘汤，一剂而喘急减半，

再剂热退而不恶寒。复为诊之，两手浮体已无，唯两关之脉甚鼓指，此中焦痰积胶固已久，不可不因其时而疏导之。以清中丸同当归龙荟丸共二钱进之。其夜大便所下稠黏秽积甚多。予忆朱丹溪有云：凡哮喘火盛者，以白虎汤加黄连、枳实有功。此法正绎翁对腔剂也。与十剂，外以清中丸同双玉丸夜服，调理而安。一百三十八

周凤亭公，年五十有八。正月肠风下血，又饮食过伤，大吐。而朱友以枸杞地黄膏一斤进之。不知此公肝气素盛，中焦原有痰积，且多思伤脾，又值卯木正旺之月，投以地黄、枸杞，适以滋其湿而益滞其痰耳。由是饮食减少，肌肉日消，腹中痞滞。又吴友以归脾汤进之。讵知湿热未除，先用温补，是以油扑火，势成燎原。以致大便燥结，口干舌燥。据已午未三时，中焦蒸蒸发热，烦闷，酉时而退。此皆湿热壅滞于脾无疑矣。且面色黄中带黑，下午足面有浮气，皆是湿热伤脾之征。法宜清肃中焦，彻去湿热，则饮食自加，而新痰不生，宿痰磨去，庶五谷精华不生痰而生血矣。血充则精神长，而肌肉可复，且秋来无疟痢之患，公曰：清肃中焦，当用何剂？予曰：二陈汤加薏苡仁、酒炒白芍药、麦芽以养脾而消痰，以枳实、黄连泄痞而去热，以青蒿分利阴阳而消其黄，葛根升引清阳之气，使肌热清，而口渴可止矣。当服十剂。公曰：先生之方善，但枳实、黄连，恐体虚者不足以当之。予曰：唯此二味，适可以去公之病根，舍是则不效。缘中焦有余之疾，非此不能去，亦非他药所能代。公半信半疑，服四剂而诸疾皆愈。公遽中止，不复服完。至七月尽，果发痢疾，而以木香槟榔丸下去稠积甚多，

乃追悔予言，而延之诊。予教以前方仍服十剂，夜以丹溪保和丸调理，则永无疟痢之患矣。一百三十九

令郎采石先生，中焦湿热生痰，痞闷，五更倒饱，且下午两股或膝下筋脉抽掣疼痛，时常嗳气，面色带黄，间常梦遗。予以清气大安化痰丸，及猪肚丸二方调治而安。猪肚丸用白术五两，苦参酒炒二两，牡蛎煅过三两，为末，将雄猪肚子一具，摘去油，甘草汤洗过，将药装入肚中，缝其口，饭中蒸极烂为度，捣极匀为丸。此方极健脾去湿热，固精丸也。清气大安化痰丸用白术四两，橘红、半夏、山楂各三两，黄芩、黄连俱姜汁炒，各一两五钱，枳实、栝蒌仁各二两，白芥子、萝卜子各炒一两，姜黄碱水煮干一两，青黛五钱，麦芽取曲打糊为丸，绿豆大，每食后及夜，茶送下二钱。一百四十

令孙女才六岁，忽发寒热一日，过后腰脊中命门穴间骨节，肿一块，如大馒头之状，高三四寸。自此不能平身而立，绝不能下地走动，如此者半年。人皆以为龟背痼疾，莫能措一法。即如幼科治龟背古方治之亦不效。予曰：此非龟背，盖龟背在上，今在下部。必初年乳母放在地上，坐早之过，比时筋骨未坚，坐久而背曲，因受风邪，初不觉，其渐入骨节间而生痰涎，致令骨节胀满而大。不急治之，必成痼疾。今起未久，可用万灵黑虎比天膏贴之。外再以晚蚕沙醋洗炒热，绢片包定于膏上，带热熨之，一夜熨一次。再以威灵仙为君，五加皮、乌药、红花、防风、独活，水煎服之。一月而消其半，骨节柔软，不复肿硬，便能下地行走如初矣。人皆以

为神奇。此后三个月，蓦不能行，问之足膝酸软，载身不起，故不能行。予知其病去而下元虚也。用杜仲、晚蚕沙、五加皮、薏苡仁、当归、人参、牛膝、独活、苍耳子、仙茅，水煎服二十剂，行动如故。一百四十一

闵文学蜃楼，患虚损咳嗽，昼轻夜重。乃政丁氏，长兴富翁女也。躯甚肥，性甚躁，患痛风，手不能沐栉，足不能履地。凡痛处略肿，呻吟喊叫。比有朱远斋氏，为时推重，夫妇倚朱治者七越月，纤毫不减。吴九宜翁乃举予治。至其家，蜃楼大兄岳楼，旦暮与偕。诊毕，语岳楼曰：令弟之症，虽易见功，然非百日不能断根。丁氏症，十日便可刈其根，但恐不能尽吾剂，奈何！岳楼曰：何谓也？予曰：令弟咳嗽，由肺火未清，误服参术太过而然。但为清肺利肺，咳可立止，止后以补心安神之剂养之，则万全矣。药用麦门冬、桑白皮、白药子、贝母、桔梗、甘草、黄芩、枳壳，十帖咳嗽全止。唯心血不足，神不固精，以酸枣仁、远志、麦冬、莲花心、丹参，调养百日，果能出户肆业。丁症乃湿痰凝滞经络作痛，朱公作血虚而投以地黄、芍药、当归、人参、牛膝之类，宜其痛愈加而病愈久也。今必须燥湿流动之剂，疏决一番，庶经络通畅。虽不服补剂，而五谷精华足以自充，但疏决之剂，不能止痛，恐其不予信而中止也。岳楼曰：先生既已言明，唯命是听。用二陈汤加乌药叶、苍术、僵蚕、海桐皮、南星、服至五帖，果不怿而欲止药。岳楼曰：孙君已先言十帖见功，今过半，何不勉强而使功亏一篑哉！又服一帖而止，百般强之不从。乃扬言曰：请医疗痛而反加痛，吾何药为，后

四剂断断乎不敢奉命矣。时已申刻，予知其富家娇态，亦不强服。随以芫花醋炒过三分，海金沙一分为末，白汤调下。至晚泻一次，下稠痰半盆。足痛减大半，稍能动止。初更后吾辈酒犹未散，忽报云腹中大痛，促予进看。行至后堂，内中人出而止曰：病者卒矣，不劳进看。予曰：此必痛厥，非长逝也，乌可不进一看，至即冷汗淋漓，兀坐尿器，面青息断。执而诊之，手冷如冰，但六脉俱在，唯沉伏耳。知其为痛极使然，用生姜汤灌之而苏。徐语近侍女使曰：适来腹中痛甚耳，后火光溅出，肛门如焚，大响一声，不知泻下何物？众看之，乃血鳅一条，长六寸，阔半寸余，鳞目俱在，盆中尚能游动，众皆悚骇。岳楼问曰：此鳅下可好否？予应之曰：此尤物也，得下岂不好。但丁症实由痰作，予特为行痰，初不知其有虫，如是第药中有芫花，乃杀虫之物，故偶中，亦令弟之福也。次日手足皆动，仍以二陈汤加苡仁、红花、五加皮，四帖，脱然如故。闵宅以予不矜功而益重予。一百四十二

金寄闲令堂，暑月患痢，小腹窘迫，胸膈膨胀，口舌焦渴。右寸关脉洪滑，左脉弦，乃气郁食积痢也。先与木香槟榔丸开而下之，微利一二度。因口渴食西瓜一片，即恶心而吐。昨日大便利后，胸膈宽快，就进饭一碗，致腹饱闷，兀兀欲吐，所吐皆痰涎。用以温胆汤加减治之，半夏四钱，枳实一钱五分，竹茹二钱，橘红、茯苓各一钱，甘草五分，姜连八分，生姜五片，水煎服之。一饮而胸膈舒畅，便能就枕而睡，恶心顿无，痢赤寻止。一百四十三

徐中宇之妇，汗出如雨，昏昏愦愦，两手无所着落，胸要人足踹之不少放，少放即昏愦益甚，气促不能以息，稍近风则呕恶晕厥。与九龙镇心丹一丸，服下即稍定，少间则又发，始知胸喉中有物作梗而痛，汤水难入，即药仅能吞一口，多则弗能咽下。乃以苏合香丸与之，晕厥寻止，心痛始萌，昨日六脉俱伏，今早六部俱见，唯左寸短涩，知其痛为瘀血也。用玄胡索、桃仁、丹皮、丹参、青皮、当归、香附。其夜仍晕厥一次，由其痛极而然。再与玄胡、丹皮、桃仁、丹参、香附、青皮、乌梅、人参、贝母、桂枝、赤芍药，服此痛减大半。乃自云心虚，有热，头眩，加山栀仁。居常多梦交之症，近更甚，以其心虚故也。人参、石斛、丹参、贝母、当归、白芍药、酸枣仁、酒连、香附，调理全安。一百四十四

金文学达泉先生令政，暑月患痢赤白，一日夜三十余度。后重腿急，口渴，小腹痛。孕已三月，幸而腰不痛。右手脉弦，左脉滑。与白芍药三钱，黄连、黄芩、当归、陈皮、香附各一钱，桂皮、木香各五分，水煎服。外与香连丸，服下后重稍轻。因进饭太早，其夜仍十数度。次早诊之，右弦减半。前药煎成，吞女金丹。一帖痢减大半，六脉已和，但软弱。此气血不足，宜从补养。用八珍汤加陈皮、香附、阿胶、条芩，一帖全安。凡孕妇痢疾，后重稍轻，腹痛稍减，独痢不止，必须补养气血为主，加调气之剂为佐，庶可保胎。斯亦丹溪虚回而痢自止之意也。一百四十五

金元岩文学，下午发热，痢下红多白少，一日夜七十余度，后重下坠，饮食不

思。左脉细数，右脉滑，此阴虚之候。询知三日前曾梦遗，续得痢疾，阴虚明矣。但滑脉，主食积，法当先补后攻。乃与小建中汤一帖，白芍药三钱，桂枝七分，粉草、酒连、酒芩各八分，当归一钱，槟榔五分，水煎饮之。夜半复诊，脉稍克指。改与枳壳三钱，桃仁一钱，当归四钱，煎熟，吞木香槟榔丸一钱五分。至天明大便泻三次，则见粪矣。次日午进饭，又食火肉，随即大便频，并后重如前。与山楂枳术丸一服不效。再为诊之，六部皆虚软无力，独右关滑，此进肉饭太早，脾弱不能消磨，宜健脾气兼为升举。人参、黄芪各二钱，白术一钱，升麻三钱，防风、藿香、炮姜、粉草各五分，白芍药一钱半，茯苓八分。连进两帖，痢减而后重宽。因食狗肉过多，复伤脾气。前方加砂仁、山楂，调理痊愈。一百四十六

金文学达泉先生，因食肝白肠内伤，续又冒风，就成疟痢。日夜四十余度，小腹痛甚，每登厕汗出如雨，下迫后重，小水涩痛。头疼口渴，下午发热，天明始退。左脉浮弦而数，右软弱，中部稍滑。此内伤饮食，外感风邪，疟痢并作。法当速治，否则深秋阳气潜藏，邪因陷下，未易瘳也。乃先与柴苓汤一剂，小便即清，不痛。疟发时寒多热少。晚与人参败毒散加减。人参、干葛、防风、桂枝、粉草、茯苓、枳壳各五分，柴胡、白芍药各一钱，水煎饮之。次日头痛、痢疾俱减，夜才起三次。改与补中益气汤加酒芩、桂枝、白芍药，其夜疟止，但微热。再改胃风汤，人参、白术、桂皮各二钱，白芍药四钱，当归一钱五分，茯苓、川芎各八分，酒芩、酒连各一钱，炮姜二分，地榆五分，服后寒热

殄迹。夜起一次，已是真粪。前方减去桂枝，再三剂而巾栉出户矣。一百四十七

金寄闲先生，七月既望，患头痛，口渴，汗大泄不敛，呕恶发寒热，间日一发，而发于阳日。乃为诊之，两寸洪大有力，左浮弦而数，右脉稍软，亦弦长。此少阳与阳明合并为疟。以柴葛解肌汤主之。柴胡、葛根各二钱，白芍药、石膏各三钱，粉草、桂枝各五分，知母一钱，姜三片，水煎饮之。次早左脉稍退。乃与补阴鳖血何首乌丸截之，又与黄芪芍药汤一帖，以防作痢。白芍药、石膏、黄芪各三钱，桂枝五分，知母、粉草各一钱，柴胡七分，姜三片，煎服。后加人参七分，疟竟全止而向安矣。一百四十八

淮阴胡少泉翁，丽水县三尹也。令郎年弱冠患梦遗，百治不应。体倦而气弱，食少而汗多，四肢酸软，头眩，肌热，将成瘵疾。知予在理刑吴比部衙中，敦余为治。其脉两寸短，左寸尤甚，余部滑数。余曰：郎君之脉，心气大弱，盖心者，神之舍，神者，精之主。神旺始能固精。今遗不禁，由神弱不能固摄其精，致多妄泄。时近端阳，诸症丛集，乃兼注夏病也。法当养心安神，庶不成瘵。翁曰：然前此诸公，每为滋阴降火，多不见功，徒见损脾减食，今先生主以养神，愿以先生是听。乃与人参、黄芪、石莲子、酸枣仁、莲花心、石菖蒲、远志、当归补心安神为君。俾精固汗敛。经曰：汗者心之液。汗多则心血愈虚，故佐以甘草、白术、黄柏、麦门冬、五味子兼治注夏，使饮食加而四肢壮，缓而图之可万全矣。药进甚妥，竟以此方调理，果精固神全，肌热尽退。又令

爱及笋，头痛微热，经水愆期，日多咳嗽，食渐减，肌渐消，口渴，睡卧不宁，喉中血腥，四肢不劳而疲，体不动而汗。六脉弦而且数，左关长出寸口。余以逍遥散加石斛、丹参、牡丹皮、酸枣仁、山栀子、麦门冬，调理而瘳。

又一文学，贫士也。忘其姓氏，与胡少泉翁为硕交。有奇疾，两足不酸不痛，每行动，绝不听其所用，或扭于左而又坠于右，或扭于右而又坠于左，之玄而行，不能一步步正走。此亦目之稀觏，竟不识为何疾，书无所考。予臆度之，由筋软不能束骨所致，故行动则偏斜扭坠也。夫筋者肝之所主。肝属木，木纵不收，宜益金以制之。用人参、黄芪、白芍药以补肺金，薏苡仁、虎骨、龟板、杜仲以壮筋骨，以铁华粉专制肝木，炼蜜为丸，早晚服之。别后三载，族侄理问公敬亭南还，道出淮阴，胡少泉寄语云：向者铁粉所愈之疾，淮人极以为奇，远迩敦录其方，布传以颂，自恨贫儒，勿能致一芹为谢，且暮额手南斗，以识不忘云。一百四十九

一吴氏妇，有隐疾，其夫访于予，三造门而三不言，忸怩而去。后又至，未言而面先赪。予因诘之曰：诸来诣予者，皆谓予能为人决疑疗急也。今子来者四，必有疑于中。疑而不露一语，虽百来而疑终不可决，疾终不可去矣。且盈天地间怪事甚多，非圣智所能尽识，然亦非圣智不能通疗也。彼《折肱录》《医说》《医鉴》等集，怪症猬毛，假非明哲决而治之，何以扩后人之闻见也？其夫乃俯首徐应曰：言之无任主臣，先生长者，即言之，谅无哂。山妇子户中突生一物，初长可三寸，今则五寸许矣。状如坚筋，色赤，大可拱

把。胀而且痛，不便起止，憎寒壮热，寝食俱减。羞涩于言，每求自尽。闻先生能为人决疑疗怪，不啻扁华，特相访而祈一决。予曰：疾成几年？对曰：将百日。予曰：盖凡所谓怪者，耳目无所闻睹，书籍无所注载。今所言者，乃阴挺症也。书有所征，奚足言怪。夫曰：阴挺何自而生？何法而治？几何月日而可愈也？可无妨于生育否？予曰：子户属厥阴肝经，肝属木。肝有湿热，故生阴挺。犹木有湿热而生蕈然。法当以龙胆泻肝汤及猬皮散，当归、黄芩、牡蛎、猬皮、赤芍药为末，每用二钱，空心米饮调下。即而治之，大计月余可消释也。奚生育之有妨哉。其夫合手顶礼于地曰：愿如药王言，敢侥一料。随按法措剂，界之而去。甫三月，来报云前疾果如所言，消释无痕。兹为汛期一月不至，敢问。予曰：此有身也。夫曰：疾才愈，未必即能受身，恐防他疾。予曰：前恙乃肝经有余之疾，肝为血海。书云：女人血盛则怀胎，据血盛行当先期，今汛逾期，实孕耳，匪病也。后果足月而产一子。一百五十

前丘一染匠之妇，腹痛两月矣。或以为寒，为热，为气，为虚，为食积，为虫，遽尝试之转加。一医与膏药如斗大者一个，满腹贴之，痛益剧。乃揭去膏药，即贴牢不可起，火熨油调，百计不能脱分寸，如生在肉上相类。无可奈何，知予在吴乡窀宅中，乃买舟就予诊。及抵吴门轿口，匠偕乃母乃姑四人尽力扶挽，绝不能动移一步。岸上环视如堵，莫不语匠曰：病势若此，时刻难抵，固乃强其起而欲污吾轿口耶，匠乃止妇舟中，起而恳予为治。至舟中，见其面色苍黑。及伸手求诊，皮肤燥

若老松树皮之状，六脉皆洪数。问其腹中之痛何在？匠即为解衣露腹指其痛所，始知膏药粘牢之故，此甚希觏。叩其不能举步之由，妇曰：非力弱不能行，乃左脚不可动，动即痛应于心，是以一步不能举也。予俯思，若色若脉，皆非死候，胡治而益剧也。此必肠痈，左脚莫能举是其征也。与营卫返魂汤，加金银花为君，与四帖，酒水各一碗煎服。一帖痛稍减，二帖下臭脓半桶，痛全减。腹上膏药不须手揭，自脱而下。由热去而膏脱也。四帖完，其妇同匠诣吴宅拜谢予，并求善后之方。吴宅见之，一族皆惊。一百五十一

王祖泉，大便里急后重，腹痛，日夜下紫黑稠黏三四十度。市中凡有名者，雷同痢治。自秋历冬，三越月不瘳。形色瘦瘁，匙箸厌举，即勉强，仅一盏而止，眼阖懒开，悉以为不治弃去。访予脉之，六部濡弱，观其所下之色甚晦，如芋苗汁之状。予曰：观此色，非痢，乃脏毒下血症。《医说》中人参樗皮散，正此对腔剂也。即制与之，其夜果减半，终剂全愈。方以人参、樗根白皮各二两，为末。每空心米饮调服二钱，忌肉汁、生菜、鱼腥。一百五十二

癸巳秋仲，南都大司马袁洪溪老先生，以兼署工部都察院，操江印日，冲暑往来各衙门，而经略其政事，致发热燥渴。因解燥渴，而过食冰浸瓜梨新藕，遂成泄泻，小水短少。医以胃苓汤加滑石、木通、车前子利之而泻止。大便又因之结燥，艰涩不堪。乃用润肠丸，复泻不止。又进以前通利之剂，泻虽止而小水竟不得流通直遂，脐下胀急。立起解之，则点滴不出，卧则流之不竭。以频取夜壶，致通宵不得寐也。治半月余，而精神削，寝食废。闻予寓崔勋部衙，而征予治。初见即告以受病之源。又谓都城诸医俱不识为何症，将认为癃，则立解时点滴不出；认为秘，卧则涓涓而流；谓为脾约，大便又不结燥；谓气虚下陷，心血不足，而补中益气汤与安神丸，服过十昼夜无益。雅闻先生高手，愿一诊以决之。探其脉，两寸短弱，关缓大，两尺洪大。语之曰：此余暑未解，而司马素善饮，湿热流于下部也。今已下午，恐诊之未准，俟明早细察而再定方。公曰：延颈吾子久矣，适所言近似，愿亟求一剂饮之，侥夜间一睡。予不得已，以益元散三钱，煎香薷汤进之，略无进退。次早复诊，六脉如昨。予思之而恍然悟。又语之曰：此症尿窍不对也。司马曰：名出何书？予曰：《内经》云：膀胱者，胕之室也。胕中湿热下坠，故立解而窍不对，小水因不得出，卧则胕不下坠，而尿渗出膀胱。亦以窍不对，小水虽涓涓而流，亦不能通达直遂，故了而不了也。治唯提补上中二焦元气，兼清下焦湿热，斯得矣。又有一法，今气虚下陷已久，一两剂未能取效，安得伏枕而睡。且此不寐，非心血不足之故，因着心防闲小便之了而不了而不敢寐也。暂将旧衣或布衬于席上，不必防而任其流出，又免取夜器而劳动其神，自然熟睡矣。以补中益气汤提补上中二焦之元气，加黄柏、知母，祛下焦之湿热。夫清阳升则浊阴自降，胕无湿热则不下坠，窍可对而病可瘳矣。司马忻然请药。夜如法衬之，果嗒然一睡，相忘其尿之出不出也。次早视衬布，虽湿而不甚。以久不阖目，得此一睡，神气顿回，胸臆爽快如未病者。调理四日而病全安。司马大喜，而欲留久住，

缘漕运李公相延之亟，弗克也。差大马舡，鼓吹送予阡关而还。一百五十三

崔百原公者，河南人也。年余四十矣，而为南勋部郎。患右胁痛，右手足筋骨俱痛，艰于举动者三月，诸医作偏风治之不效。驰书邑大夫祝公征予治。予至，视其色苍，其神固，性多躁急。诊其脉，左弦数，右滑数。时当仲秋，予曰：此湿痰风热为痹也。脉之滑为痰，弦为风，数为热。盖湿生痰，痰生热，热壅经络，伤其营卫，变为风也。公曰：君何以治？予曰：痰在经络，虽不害事，然非假岁月不能愈也。随与二陈汤加钩藤、苍耳子、薏苡仁、红花、五加皮、秦艽、威灵仙、黄芩、竹沥、姜汁饮之。数日手足之痛稍减，而胁痛如旧。再加郁金、川芎、白芥子，痛俱稍安。予以赴漕运李公召而行速，劝公请假缓治，因嘱其慎怒、内观以需药力。公曰：内观何为主？予曰：正心。公曰：儒以正心为修身先务，每苦工夫无下手处。予曰：正之为义，一止而已，止于一，则静定而妄念不生，宋儒所谓主静。又曰：看喜怒哀乐，未发以前，作何气象。释氏之止观。老子之了得一万事毕。皆此义也。孟子所谓：有事勿正、勿忘、勿助长，是其工夫节度也。公曰：吾知止矣。遂上疏请告。予录前方，畀之北归，如法调养半年，而病根尽除。一百五十四

三吴治验终

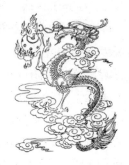

孙氏医案 医案三卷

明新安生生子孙一奎文垣甫集

门人　余煌
　　　　徐景奇

子　泰来
　　朋来　同阅梓

新都治验

琼兄内伤饮食，外感风邪，洒淅恶寒发热，烦躁不宁，已经表汗泻吐之后，小水短赤，口渴，腹中疼，夜不能睡，耳聋气塞，神魂不安，懊憹不已。予脉之，两寸滑大，左关弦，右关滑，两尺皆弦，皆七至。据此乃少阳、阳明两经合病。仲景云：渴而小便不利者，当利其小便。先与柴苓汤加竹茹进之，耳稍聪，稍得睡，热仍不退，闻食气即呕，以济生竹茹汤加人参、麦冬、黄连，外与辰砂六一散三钱，服后神稍清，手足心仍热，用竹叶石膏汤，而热亦不退，且懊憹殊甚，合目即谵语。按仲景谓：伤寒汗、吐、下后，懊憹不得眠者，热在心胸之间，宜轻涌之。以栀子豆豉汤主之。服后晚间仍不得眠，两耳气塞难当。改以小柴胡汤合白虎汤进之，即得睡。睡中汗出二次，耳顿通利，因进食早，又发热口渴，舌上黄苔，此阳明余热复萌，乃用石膏七钱，甘草一钱，知母三钱，黄连一钱五分，百合、竹茹各一钱，竹叶三十片，急进而热全退，始得获安。一

程龙丘翁，每行动即作热，发渴呕恶，腰与环跳常痛。脉左沉细，右寸滑，关尺濡弱。此上焦有痰火，下焦有湿热。治当流湿舒筋，然后施补。先用苡仁三钱，苍术、威灵仙、牛膝、黄柏、乌药叶、紫荆皮各一钱，红花、桂皮、防己各五分，水煎服。外以鹿茸、虎骨、晚蚕沙、仙茅、黄柏、龟板、苍术、牛膝、杜仲，蜜丸服之而安。二

汪松岗翁，原伤于酒，夜分有热，咳嗽咯血，不思饮食，左胁气不调，左寸脉芤，关涩，尺弱，右寸短，关滑。此胃中痰火正旺，气血俱虚。宜先清胃保肺，然后大补。麦冬、知母、寒水石、甘草、紫菀、人参、牡丹皮、白芍药、当归、贝母、桑白皮，煎服一帖，红仍未止。加侧柏叶、茅根四帖而红止。过后四月，又为怒气所

伤，血又动，左不能睡。桃仁、滑石、红花、当归、人参、贝母、山栀仁、甘草、香附、青皮、牡丹皮，煎服而安。予嘱渠令子曰：寄语令堂，诸凡得意事，可与尊翁知之，如不得意者，切不可使之闻也。盖肝为藏血之所，况血去多，肝火刚燥，心主不足。《内经》云：主不明则十二官危。不可不谨防之。且左不得眠，肝胀可知，予甚为尊翁虑。后三年果为怒复，乃命使迎予，予固辞谢曰：何曾叮嘱，今病之来，非不佞所堪任也。不逾旬而殁。三

族妹经不行者八十日，每饮食入腹即疼痛，必尽吐出乃止，居常亦吐酸水。上焦热，下焦寒，大便半月始一行，食饮不进者四十日。六脉皆数，左滑，右软弱。妹能事者，以其夫多病，且不谙世故，由是悒悒，病从思虑而得，恐成膈症。今大便燥结，吐酸，乃膈之征，急宜拂虑，庶药有功。先与丁灵丸一粒而吐止，继用温胆汤，加大腹皮、姜、连，痛吐全安。改以二陈汤加香附、条芩、山栀仁、丹参、砂仁，调理两月经行，大便始润，而膈症斯不作矣。四

孙华野，脉沉弦而数，喉痛颊车肿，两太阳作胀疼，遍身皆胀痛，憎寒发热。乃痰火上壅而变风热，将欲作毒也，宜急治之。薄荷、甘草、升麻、白芷、石膏、枳壳、天花粉、桔梗、大力子、连翘、玄参，一帖而愈。五

显兄，每辛苦及酒多则咯血数口。脉二寸皆短弱，关尺洪数。此胃中有痰火，而下焦有阴火，由壮年酒色所伤故耳。以丹参、滑石各三钱，白芍药二钱，麦冬、

贝母、桃仁、紫菀、牡丹皮各一钱，当归七分，甘草五分，煎服而安。六

歙邑吴遂兄，木商也，在吴兴。年七十，因冒雨劳力汗出，又以冷水澡浴，因而发热，口渴，心与背互相胀疼，小水长而赤，舌上黄苔，夜不得卧，眼目如金，皮肤尽黄。吴兴之医见之远走，不敢措剂，谓其年高不宜此病，赞劝回家，乃敦访予治。诊得左脉浮数，右濡弱，两手皆有七至。予曰：此湿热发黄症也，病虽重，年虽高，有是症，当有是药，毋庸仓皇。乃以柴胡三钱，酒芩、葛根、青蒿、香薷、天花粉各一钱，人参七分，粉草五分。连进二帖，晚得微汗，即能睡。次早热退其半，舌苔稍淡润，不焦燥矣，胸膈余热作烦，身黄如旧。以竹茹、青蒿、葛根各一钱，人参、麦门冬、天花粉、知母各八分，白芍药六分。二帖热退食进，精神陡长。后与补中益气汤，加青蒿、麦门冬、天花粉。十帖而眼目肌肤之黄尽释然矣。吴兴诸公，悉服其精当，各录方而传。七

族侄文学明之，以作文过劳，痰火上逆，大吐痰沫，因而呕血，一涌数碗，昏晕汗出，奄奄而卧，略不敢动，稍动即呕吐而血随出，色鲜红，饮食汤水皆不敢入，入即吐而眩晕，血即随之。里有婺君程闻野氏为之诊，骇而走曰：血如涌泉，体热脉大，眩晕而药食难入，似无佳兆。乃速予治。予诊视毕，语其乃兄勉之曰，可生也，何举家张惶若此！勉之以程言告予，予曰：看症要圆活，勿拘泥。据经云：心主血，肝藏血。又曰：怒则气上。又曰：脉虚身热，得之伤暑。今左脉弦大，右脉虚大，明之不独作文劳心动火，且亦被怒

伤肝，抑又为暑所逼，以致木火上升，眩晕作吐。经曰：诸风掉眩，皆属肝木。诸呕吐逆，皆属于火。又诸动属火，内为木火上冲，外为暑气所迫，故吐而汗多，血随吐出也。医贵识病，有是病则有是药。予特以白丸子三钱，解其暑气，清其痰饮，抑其冲逆，则吐可止。吐止气平，则血自能归经。服后果嗒然而睡。醒则吐止食进，眩晕寻已。继用滑石、香薷各三钱，甘草五分，黄连、白扁豆各一钱五分，竹茹一钱。四帖全安。八

从嫂程氏，年近五十，患咳嗽吐臭脓血，一日一夜碗余，发热昼轻夜重，肌肉大瘦。六脉浮而洪滑且数，人皆谓呕血身热脉大，法在不治。予曰：此非吐血比也。此为酿酒伤肺，又为怒气所触，瘀血浊痰，滞于肺之气窍，无从而出，久之化而为脓，成肺痈也。治宜开肺窍，活血化痰，使脓尽，当自愈也。诸人治之二年不效，予教以白及、薏苡仁各三钱，牡丹皮、桔梗、茜根、归尾、山栀子、贝母、白芍药各一钱，甘草、葶苈子各五分，三十帖痊愈。后寿七十三，以他病而终，此疾再不复发。九

族侄媳叶氏，年三十，身面四肢浮肿，渐而入腹，腹大不可言，眼泡肿而无缝，饮食大减，小水不利，此滞气水胀也。以大腹皮、茯苓皮、姜黄、苍术、厚朴、泽泻、木香、乌药、陈皮，服四剂而眼目能开，饮食稍进。即为食伤而复肿，予改用七伤丸，调理全安。十

族侄孙伍仲立年，善饮好内，小便血淋疼痛。予以滑石、甘草梢、海金沙、琥珀、山栀子、青蒿、茅草根，煎膏为丸，梧桐子大，每空心及食前灯心汤送下三钱，不终剂而愈。后五年，因子迟，服补下丸药过多，血淋又发，小便中痛极，立而不能解，必蹲下如妇女小解样，始能解出，皆大血块，每行一二碗余，如是者半月。诸通利清热之剂，靡不遍尝不应。脉俱洪数。予以五灵脂、蒲黄、甘草梢各二钱，小蓟、龙牙草各三钱，水煎空心服，二帖而痛减半，血仍旧。改用瞿麦、山栀子、甘草各二钱，茅根、杜牛膝、连叶车前草各三钱，生地黄、柴胡、黄柏、木通各一钱。四帖痛全减，血全止，唯小便了而不了，六脉亦和缓不似前矣。后以人参、葛根、青蒿、白术、茯苓、甘草、白芍药、升麻、黄柏、知母，调理万全。十一

令眷辰州太守石峰公女也。吐红发热，经水二十日一行，或一月行二次，白带且多，胸膈饱胀，脉洪数。以丹参、生地、山栀子、白芍药、小蓟、鹿角胶，水煎，临服加入童便一酒杯，二十剂而瘳。十二

亮卿令爱，右目红肿。如腹中饱，眼乃能开，饥则眼不能开，此疳积虚寒症也。以夏枯草二钱，甘草、谷精草各一钱，香附一钱五分，煎服四帖而安。十三

侄孙少竹大学生也。眼红肿胀，佘云谷以苦寒治时疾之剂与之，眼愈肿，且增两太阳痛。前药中再加石膏，不唯眼肿不消，头痛不止，且令遍身胀闷，寝食俱废。予为脉之，弦大而无力。乃用蔓荆子、桑白皮、柴胡、香附、夏枯草、甘草、芽茶，一帖而痛定，两帖肿消，四帖全瘳。十四

一仆妇，产后恶露不尽，腹中作痛。且冒风咳嗽，呕吐头晕，脚麻木不知痛痒，亦不能转侧。与糖球子、紫苏、旋覆花、乌药、五灵脂、茯苓、川芎、当归、泽兰叶、玄胡索，加砂糖煎服而痛止。再进恶露行，咳嗽、呕吐皆愈。十五

上舍程好吾公令孙，右耳后生一毒，肿痛，遍身生大泡疮，憎寒发热。与金银花、当归尾、甘草、赤芍、连翘、僵蚕、大力子、玄参，两剂而消。十六

华岳令堂，年五十余，向来小水短少，今则右背盐匙骨边一点痛，夜尤痛。已经半月，医治不效。辗转加剧，即于右边手臂肢节皆胀痛，筋皆暴起，肌肉上生红点子，脉两手皆滑数，右尺软弱。乃湿热伤筋而成痛痹。以东垣舒经汤为主。羌活、升麻、桃仁、麻黄、红花、当归、防风、甘草、独活、猪苓、黄柏、防己、知母、黄连，两帖痛减肿消，再亦不发。十七

由溪程两峰丈内人，患血痢。里急后重，呕吐不纳谷，两寸脉洪大，以竹茹温胆汤，加姜连、滑石、橘红、酒芩，水煎服二帖，大便结实，脓血皆止，唯后重。与枳壳、当归、芍药、生地、桃仁、条芩、甘草、滑石、酒连，四帖全安。十八

由溪程七护兄，脐腹右边疼痛，小水短少，大便四日未行，呕吐不能进食，舌上白苔，面青手冷，势甚危急。脉之左沉伏，右滑大有力。予曰：此痰格中焦，气闭下焦，故大小便秘而不利，气逆呕吐也。不急治即无救矣！与柏树东行根皮二钱，滑石三钱，桃仁、青皮、枳实、槟榔各一钱，水煎服之。夜半吐出胶痰碗余，大便未行，痛亦不减，次日改用玄胡索五钱，水煎，临服调下玄明粉三钱。辰刻服下，午刻痛减大半，未刻大便始行，右脉平而左脉起矣，觉体倦无力，以生脉散，加甘草、山栀仁、黄柏、芍药、苡仁、陈皮，调理如故。十九

由溪程社贵兄，先醉酒，后御色，次早四肢冷，胃脘痛极。脉仅四至。先医以郁火为治，投以寒凉，痛更增极。三日前所食西瓜，仍吐出不化，乃翁以为阴症伤寒，欲用附子理中汤，不决，逆予治之。予观其面色青惨，叫痛而声不扬，坐卧烦乱。予曰：此霍乱兼蛔厥症也。先当止痛安蛔，后理霍乱，可免死也，迟则误事矣！急用五灵脂醋炒三钱，苍术一钱五分，乌梅三枚，川椒、炮姜、桂心各五分，水煎饮下。痛减大半，下午以大腹皮、藿香、半夏、陈皮、山楂、五灵脂、茯苓，两帖全安。二十

汪松岗令眷，左胁疼，咳嗽内热，每咳则胁下吊痛，寝食大减，与青皮、香附、甘草、芍药、诃子、山栀子、贝母、茯苓、柴胡、桃仁、滑石、人参，水煎饮之，热除痛减。二十一

文学赞皇令堂，产后左胁痛甚，咳嗽痰不易出，内热气壅，不能伏枕。予以栝蒌仁六钱，桑白皮、紫苏子、杏仁、半夏、桔梗、枳壳各一钱，水煎服之，而气壅定，嗽渐减除。外与保和丸，及七制化痰丸而安。二十二

许少峰，胃中有痰，肝胆经有郁火，

心血不足，面色黑而枯燥，肢节疼痛，健忘，精神恍惚，内热，将有中风之兆。左寸细数，关弦数，右关重按滑，两尺弱。治宜清肝胆之郁火而养心神，消胃中之痰涎而生气血。使神帅气，气帅血，气血周流，经络无壅，则诸疾不期愈而自愈矣。何中风之有哉！用石菖蒲、黄连、白茯苓、半夏、酸枣仁、天麻、橘红各一两，牛胆南星三两，白僵蚕、青黛、木香各五钱，柴胡七钱五分，竹沥、生姜汁打神曲糊为丸，绿豆大，每食后及夜，茶汤任下二钱，一日二三次。服完神气大健，肢节皆舒，面色开而手足轻健，种种皆瘳。少峰曰：吾生平服药少效，不期此方之神若是。不唯自服有功，即诸亲友有痰火者，服之莫不响应。二十三

朱宅女眷，经水行一月不止，每黄昏先寒后热，遍身疼痛，胸前胀闷不通，必欲大喊叫嘶，用手于喉中斡而吐出痰涎乃宽，今且渴甚。此痰饮疟疾。今饮食不进，夜如见鬼者，乃热入血室也。用小柴胡汤，加生地黄、丹皮、陈皮、桃仁，两帖后，以白术三钱，何首乌二钱，陈皮、麦芽各一钱，乌梅一枚，生姜三片，水煎服之，而寒热止，诸症皆安。二十四

孙熙宇，肢节肿痛，痰多呕恶，胸中气不畅达，语言亦不清利，梦皆亡人野鬼追陪，精神惨恶，惊恐不安，且汗多不止，饮食减三之二，远近名家医治逾月不应。敦予为治。诊其脉，左手甚弱，汗多故也。右手滑大，痰饮湿热而然。法当补敛，前医皆作风治，而用疏散，泄其元神，将成柔痉。予以人参、麦门冬、五味子、白芍药、当归、苡仁、陈皮、石斛、木瓜、甘草、白术、桂枝，服此汗大敛而神思稍清，吐亦止矣。唯饮食不思，夜梦与亡人同游为恶耳。改用人参、黄芪、枸杞子、苡仁、白术各一钱五分，当归、远志、茯苓、木瓜、陈皮各一钱，甘草五分，水二盅，入雄猪心血一枚，煎作八分饮之，四帖乃能睡。始梦生人，不复梦亡人矣。二十五

爱泉，上年十月因伤风咳嗽，即时声哑，继闻父丧过忧，右边不能贴席而睡。医以滋阴降火之剂，治之半年，肌肉大削，大便溏泻，饮食减少，咳嗽声哑有加。喉且疼痛。迎予为治。诊得六脉俱弦数，此忧伤肺，思伤脾症也。危急甚矣。以白术、茯苓、陈皮、粉草、苡仁、桔梗、柴胡、桑白皮、酒炒白芍药、泽泻、麦芽、山楂，煎服二日，再以荆芥、桔梗、玄参、甘草、茯苓、白芍、酒连、扁豆、山药、山楂、木通，服此而右边可睡矣。改用参苓白术散加白芍药、乌梅、诃子、酒连、山楂，调理而愈。二十六

侄妇戴氏，有孕已五月矣，忽血大下，午后发战，六脉俱数，左寸滑大，右关搏指，左关软弱。予以白芍药二钱，生地、阿胶、人参、蒲黄各一钱，柴胡、香附、地榆、荆芥穗各七分，甘草五分煎服。午后发寒热，每夜凡三次，头痛恶心，腹中块硬，所下血块甚多，心下怯力，此虚无疑也。以补中益气汤加阿胶、炮姜、白芍药、乌梅煎服，下午右眼白珠发一白泡，光肿下垂，而面亦肿，此虚火游行无制之症。其夜大发寒热，指爪皆黑，唇白，汗大出，腹中作痛，牵引两乳皆痛。仍以补中益气汤加阿胶、白芍药、桂枝、五味子、麦冬，服后热退汗止渴除，神气稍定，乃

有生意。次日咳嗽而胎堕，即以独参汤继服，其夜肠鸣泻二次，以人参、白术各三钱，炙甘草一钱五分，炮姜一钱，桂心、茯苓各五分，陈皮七分，莲子、大枣煎服。后因咳嗽，以四君子加炮姜、五味子、紫菀，调理而愈。二十七

灵岳乃眷，胃脘疼痛，手心热，头晕，舌麻，两太阳痛，背心亦胀，内热而外恶寒，必厚被盖覆，得微汗乃解。二陈汤加桔梗，杏仁、桑白皮、枳壳、青皮、白芥子、萝卜子、酒芩，煎服两帖，舌竟不麻。晚因食鸡过多，膈上气滞。二陈汤加萝卜子、枳实、山楂、川芎、香附、酒连，调理痊愈。二十八

歙溪南吴人峰先生内人，两胁胀急，抵于胃脘作痛。痛一阵则汗出一番。两颧红，唇口亦红，饮食汤水，饮之立吐，不受者三日夜矣。予为诊之。两寸脉洪大，两尺沉微。予以井水半碗，白滚汤半碗和之，名曰阴阳汤，用此调玄明粉一钱五分，服之不唯不吐，痛减半矣。少顷大便行二次，因食豆腐及粥太早，而痛复萌，唇脸皆红，此必有虫，故如是也。与白芍药、桂枝、粉草、乌梅、花椒、五灵脂、杏仁，水煎，痛乃定其大半。再与苍术、厚朴、山楂、枳实、茯苓、玄胡索、香附，一帖全止。但心背皮肤外疼，不能着席而睡。以川芎、当归、白术、厚朴、大腹皮、粉草、茯苓、香附、陈皮、半夏，调养痊愈。二十九

陈铁兄内人，产后腹痛发热，下痢脓血，里急后重。川芎二钱，当归三钱，茯苓、干姜、肉桂、山楂、陈皮、酒炒白芍

药、白术各一钱，粉草五分。一帖而腹痛止，痢轻，后重亦除。唯发寒热多汗。改用人参、白芍药、桂枝、粉草、川芎、当归、白术、茯苓、香附、陈皮、山楂，再剂而诸症如释。三十

程石洲乃眷，因产难子死，忧闷，小腹有块作痛，下午发热，不思饮食。次早诊之，脉右大于左者三倍，且数。与芎归汤，加糖球子、泽兰叶、肉桂。次日下午，腰腹胀痛，诘之，晌午食圆眼一斤矣。从此小腹渐胀，大便三日未行，早晨鼻衄，夜间极热口渴，脉大无绪，势甚危急。用川芎、当归、红花、桃仁、青皮、槟榔、莪术、山楂，水煎，调玄明粉二钱，服后大便稍行结粪二枚，安而就寝。醒后进粥稍多，又复胀痛，腹大如斗，坚如石，气促不安，势危至此，亦已极矣。乃与五灵脂、糖球子各四钱，凌霄花二钱，赤芍药一钱，服后大便通，腹软气定，始可进粥，渐有生气。但脉仍鼓指，此腹中积滞尚多，不可不因其时而驱去也。用糖球子、大黄各三钱，桃仁二钱，桂心、红花各五分，炙甘草七分，水煎，临服调玄明粉一钱五分，其夜下黑粪四次，热始退。上腹虽消，脐下仍大。仍以桃仁承气，加山楂、滑石、红花煎饮之。五更大便行，脐腹胀又渐减。后与积块丸调理全消。是役也，女流只知女科专门为仗，故前发热腹痛之时，彼专门不察虚实，即以常套十全大补汤投之。讵知圆眼肉初入腹之时不觉，少顷渐渐胀开，故腹亦因之而胀也。且其味甘，尤能作滞。复加地黄、参、术，宁不塞其塞哉。由是而成大满大坚之症。《内经》谓：中满者，泻之于内。良以此。夫彼亦泥乎丹溪产后，须当大补气血之误也。三十一

程宅一老妪，年八十余，常头晕脚软，撑载上身不起，行须人扶，否则眩晕跌扑。大便溏泄，小水淋沥。此下元虚惫所致。以人参、黄芪、白术、薏苡仁各二钱，山茱萸、杜仲、茯苓各一钱，陈皮、山药、粉草各八分，八帖而愈。三十二

文学程道吾先生令眷，夜为梦魇所惊，时常晕厥，精神恍惚，一日三五发，咳嗽，面色青，不思谷食，日唯啖牛肉脯数块而已。时师屡治无功。吴渤海视为寒痰作厥，投以附子、肉桂，而厥尤加。逆予为治。诊左脉弦，右脉滑，两寸稍短。道吾先令眷二，皆卒于瘵，知其为传尸瘵症也，不易治之。乃权以壮神补养之剂，消息调理，俟饮食进，胃气转，始可用正治之法。姑用人参、茯苓、柏子仁、石菖蒲、远志、丹参、当归、石斛，以补养神气。以陈皮、贝母、甘草、紫菀，化痰治嗽。服半月而无进退。乃为制太上浑元丹，药用紫河车一具，辰砂、鳖甲、犀角各一两，鹿角胶、紫石英、石斛各八钱，沉香、乳香、安息香、茯苓、紫菀、牛膝、人参各五钱，麝香五分，炼蜜为丸，赤豆大，每早晚盐汤或酒送下三十六丸。又制霹雳出猎丹，药用牛黄、狗宝、阿魏、安息各一钱，虎头骨五钱，啄木鸟一只，獭爪一枚，败鼓心破皮三钱，麝香五分，天灵盖一个，炼蜜为丸，雄黄三钱为衣，每五更空心葱白汤送下五分，三五日服一次，与太上浑元丹相兼服。才服半月，精神顿异，不似前时恍惚矣。但小腹左边一点疼，前煎药中加白芍药一钱，服之一月。精神大好，晕厥再不发矣。次年生一女，其宅瘵疾从此再亦不传。三十三

一仆妇，年三十，患瘟疫一月余矣。非劳复即食复，今则发热咳嗽，胸胁疼，耳聋口渴，大便七八日不行，不知人事。乃与柴胡、石膏各三钱，栝蒌、桔梗、枳壳各一钱五分，黄芩、前胡各一钱，天花粉八分，甘草五分，黄连八分，急煎服之，人事稍清。因大便不行，次日以大柴胡汤下之。又次日，大便虽行，热仍不退，改以柴胡二钱，白芍药、黄芩、麦门冬各一钱，天花粉、茯苓、甘草各六分，四帖而愈。三十四

参军程方塘翁，年六十四，向以殇胤，服温补下元药太多，冬月下身着单裤，立溪边督工，受寒，致筋骨疼痛，肩井缺盆、脚膝跟踝、手肘掌后及骨节动处，皆红肿而痛，卧床褥三年。吴中溪视为虚而用虎潜丸，吴渤海视为寒而用大附子、肉桂、鹿茸。徐东皋认为湿；周皓认为血虚；张甲认为风；李乙认为历节。百治不瘳，腿间大肉尽消，唯各骨节处肿大而疼。予适在程道吾宅，乃逆予诊之。其脉弦涩有力，知其为湿热痰火，被寒气凝滞固涩经络也。即为药剂不对，故病日加。所取者，目中精神尚在，胃气仍未全损。但小水解下以瓦盆盛之，少顷则澄结为砂，色红而浊。两膝下及脚指，皆生大疮，疮靥如靴钉状。此皆平昔服温补春方所致。病虽久，年虽高，独为有余之疾。不可因高年疾痼，弃不治也。乃特为先驱逐经络中凝滞，然后健脾消痰。俾新痰不生，气血日长，最后以补剂收功，斯得矣。翁生平好补畏攻，故进门者皆务迎合，予独反之。以新取威灵仙一斤，装新竹筒中，入烧酒二斤，塞筒口，刮去筒外青皮，重汤煮三炷官香为度。取出威灵仙，晒干，为末，用竹沥打

糊为丸，梧桐子大，每早晚酒送下一钱，一日服二次。五日后大便泻出稠黏痰积半桶，肿痛消去大半，改以人参、石斛、苍术、黄柏、苡仁、苍耳子、牛膝、乌药叶、龟板、红花、犀角屑、木通，煎服二十帖。又用前末药服三日，又下痰积如前之半。仍以前煎药服半月，又将末药服三日，腹中痰渐少，乃为制丸药。以虎骨、晚蚕沙、苍术、黄柏、丹参、杜牛膝茎叶、苡仁、红花、五加皮、苍耳子、龟板，酒打面糊为丸，梧桐子大，每空心白汤送下七八十丸。外以丹溪保和丸食后服。半年痊愈。腿肉复完，步履如故。三十五

汪省吾暮秋患疟，三日一次，发于夜。迨次年仲春，犹不能止。遍身疼，头疼背脊疼，百治不应。即灸亦仅止得一日，次日仍发，面色青，肌肉瘦。以症参之，邪在足太阳经。用麻黄一钱五分，人参、桂枝、白芍药、粉草、知母各一钱，陈皮、贝母各七分，姜枣煎服。诸疼减半而疟未止。以何首乌、白术各五钱，青蒿一钱，乌梅一个，陈皮二钱，生姜三大片，水煎，临发日五更服，寻常以六君子汤加黄芪、柴胡、五味子、乌梅、草果，调理而愈。三十六

江东之丈，七月初旬自浙归，连日与客手谭过劳，口中生疮，医以香薷饮、清胃汤、泻黄汤、三黄丸、黄连解毒汤、白虎汤、凉膈散，凡治上焦热症之剂，竭寒凉而进之者十一日矣。口疮日甚一日，不但饮食不进，即药亦难下咽，因疮延及于喉也。逆子为诊，其脉六部俱豁大无力。诊罢，有外科陈氏者，自称喉舌专门，炫其口疮敷药之妙。予曰：汝试为口中一洗，看是何状，才开口，见涎沫迷漫不能得见肉色，陈以荆芥汤洗而引之，搅出稠涎一二碗余，倾于地上，偶有二鸡争啄之，二鸡立毙。其毒何如，此亦疾之奇者。予嘱陈曰：汝用药只可吹入喉中，切不可敷其舌，必俟喉中全好，然后敷舌，待舌好，再敷口唇，甚毋得概敷，恐毒无出路，反攻入喉，极为误事。陈曰：诺。予对乃翁曰：令郎之疾乃虚阳口疮也。翁曰：当用何剂？予曰：附子理中汤，煎熟待冷饮之可救，如他药，不能立功。翁曰：疮乃热症，况上身已热，又天时酷暑，大热之剂，其敢进乎？予曰：此阴盛格阳之症，初未尝如此，因服寒凉过剂激之使然耳，翁不看其两足膝下皆冷乎？翁用手探足下果冷，乃欣然听用人参、白术各三钱，大附子、炮姜、炙甘草各一钱，水煎冷与之。服后即鼾睡达旦，次早便能食粥半盏，足膝下渐暖。药仍如前，早饭后予与二三友散步山溪，午刻归来，乃见举家大恸于地。见于至，哭语予曰：不可为矣。本是热病，误服热药，今舌肿大，塞满口中，不能言语，死在顷刻。奈何奈何！予骇然应曰：安得有是不祥语也，今晨诊脉，与昨不二，适往返不过二时许，何倏尔有此大变乎？待予再诊决之。及诊六脉渐敛，较昨大有神气，面色亦和，独舌胀大。予心知为陈寒凉敷药所致也。乃诘陈曰：我别后可用敷药否？陈点首曰：已二次矣。予抚翁及诸人曰：无恸，立看予为翁消之，急取官桂研末五钱，用生姜自然汁调涂舌上，才涂上，但见眼泪双流，鼻中涕出，口内涎垂，舌顿消去，语近侍曰：我无事矣。诸环侍者，男妇不下二十，皆面面相觑，以为神奇。予曰：可即取粥与食使压之，庶虚火不再升，适舌胀满者，乃敷药寒凉闭

其毒气，毒无从出，故作胀耳。桂皮乃辛热之物，又以姜汁调涂，取辛散之义也。诸人皆服其论。三十七

东之丈令眷，妊已六月，为伤风咳嗽，腹中吊疼，痰壅，喉音不清，头且眩晕。脉左滑数，右寸弱，关滑，左尺有力，右尺弱。予以人参、白术、陈皮、贝母、茯苓、桔梗、桑白皮、紫苏、粉草、黄芩、前胡，四帖而病痊愈。三十八

吴东渠，年五十又七，因上年患疟，胸痞作胀，肌肉大削，因连服攻克太重，脾胃败坏，膝及跟踝皆浮肿，遍身发热口渴，小水短赤，舌上黄苔，舌心焦煤干燥，误服寒凉，大便连泻五六次，目不能开，手足无力，倦于言语。予诊之，六部俱浮大，按之豁然空虚。饮食不进，此中气大虚，元神俱脱，可畏之甚。即以人参、白术、茯苓、粉草、木香、葛根、酒炒白芍药，水煎服之。连进二帖，始能开目，渐出声言语，后以六君子汤去半夏，加葛根、白扁豆、山药、藿香、苡仁、白芍药、石斛，调理而愈。三十九

吴西源令眷，因未有子，多郁多思，肌肉渐瘦，皮肤燥揭，遍身生疮，体如火燎，胸膈胀痛而应于背，咳嗽不住口，医治十越月，金以为瘵疾不可治。知予在程方塘宅中，乃迓予治。诊得右寸关俱滑大有力，左弦数。予以瓜蒌仁四钱、萝卜子、贝母、枳壳，调气化痰开郁为君，桑白皮、葶苈子、黄芩泻肺火为臣，甘草、前胡为使，三十帖全愈。仍以《千金》化痰丸调理，向来年至冬月，则咳嗽痰喘不能睡，自此后遇冬月痰再不复发。四十

族嫂程氏，环跳穴边肿痛，憎寒发热，不能动止，寝食俱废，头重恶心。上身热，下身冷，天明乃退。口干，舌上白苔甚厚。以柴胡、防风、桂枝解其寒热。以苍术、黄柏、五加皮、桃仁、赤芍药治其痛。木通利其湿热，且引火下行。甘草调和诸药，使各得职。一帖而痛止大半，再进寒热除，三帖痛全减去。改以小柴胡汤，加牡丹、枳壳、桔梗，二帖而舌苔脱然。四十一

上舍恒宇先生，原因生杨梅疮后，偶遭一跌，环跳脱出不能复入窠臼，疼痛殊甚。两足因长短不齐。予思不能复入窠臼者，以瘀血流入窠臼，占满故窍，致骨不得复入也。今但消去瘀血，必以行气活血之剂为主，以下行向导之剂佐之，庶可复原。用陈年窖中砖瓦，洗净煅过四两，生地、杜牛膝、骨碎补、丹参、赤芍各一两五钱，自然铜三两，蒲黄、车前子、苏木各一两，鹿角二两，玄明粉五钱。各为末，以茅草根一斤，红花四两，煎膏，拌晒前药，再以炼蜜为丸，梧桐子大，每空心及食前，酒送下八九十丸。未服此药之先，病足长二寸余，服此丸药后，只差半寸，设再制久服，必能万全。惜渠素畏药，中道而止，故功亏一篑也。岂胜叹哉！四十二

族侄孙女一周岁时，发慢惊，眼开手拳，目不动移，脚指微动，先自囟门后遍身如火，喉中痰声，口中痰沫，腹胀放屁，大便亦行。先以牛黄丸、苏合香丸进之不效。及各治惊治痰等药，与之皆不受，即从痰沫流出。用通关散吹入鼻中，亦不作嚏。自申时至戌时，犹不能醒，面色素青而白，气禀甚弱，因婢者抱而偶失跌受惊发热。此惊气乘虚而入，在法已无生路，

但不忍坐视。姑以人参三钱，生姜自然汁拌炒煎汤，频频用匙挑入口中。初二三四匙皆不受，后又与五六匙，偶能入一二匙下喉，便觉痰声稍缓。因此频频与之，十匙之中有二三匙入腹矣。喉中气转，目便能动，始有生意。再以六君子汤加天麻、石菖蒲、僵蚕、泽泻、薄荷煎服。至鸡鸣时乃略啼一二声，方识吮乳。次日咳嗽，语声不出，小水短少。以辰砂益元散一钱，用灯心汤调下，热退声出。唯嗽不尽止。改以四君子汤加陈皮、五味子、麦门冬、桑白皮、桔梗、杏仁、薄荷，一帖痊愈。四十三

程少湖因饮生酒，食硬干豆腐，以致次日面上浮肿，胸中作胀。今经半年，腹中肠鸣，四肢浮肿，两腿及阴囊皆肿，口干，大小便俱不利，年四十六矣。夜卧气喘，膝下冷。先以人参、苍术、陈皮、萝卜子、半夏曲、葛根、厚朴、枳实、破故纸、大附子、茯苓，煎服二帖。气喘稍定，腹中仍鸣，加白豆仁、白芥子、桑白皮，小水颇利，浮肿渐消。四十四

吴斗一丈，歙溪南人也。八月初旬，自新都往湖州途次，偶感风邪，发热多痰，且又腹痛下痢，里急后重。原有肠风下血之疾，又以旧年乃翁痢疾发热卒于湖州，心甚恐怖。予脉之，两关滑大有力，尺寸俱不足。乃以白芍药一半生一半酒炒，五钱，止痛为君；当归活血，酒连、酒芩、柴胡、桔梗，清热升提阳气为臣；枳壳、槐花，兼治肠风为佐；益元散、木香以实大肠；山楂以消瘀血；调肝安脾为裨佐。一帖热减半，痢稍轻。次日仍用前药，外与丹溪保和丸调理，五日而出户。四十五

侄孙二水，年三十，体甚肥胖，夏月常浸在溪中，卧于松阴之下。至八月大发寒热，于巳午间，至天明乃退，不能起床，饮食亦不进，呕吐黄苦胆汁，胸膈胀闷，舌上干燥，生芒刺，沉香色，强硬不能言语，必含冷水漱之始能说一句，若再语三语，必三嚼水而后可，唯西瓜新藕是啖。先发寒热之日，吐血一口，今则大便下血，症甚危恶，且咳嗽，此温疟症也。由医失解散，遽用黄芪以闭邪气，致成大祸。今法当清解止吐，俾饮食进，然后庶可保其生也。柴胡、知母各三钱，石膏七钱，葛根二钱，橘红、竹茹各一钱五分，酒芩、枳实各二钱，甘草、贝母各五分。水煎服之。三帖而吐止。改用二陈汤加柴胡、枳实、黄芩、黄连、天花粉、鳖甲、白术、何首乌，调理而愈。乃嘱其不可食荤，食荤早，恐复发也。四十六

堪与张锡泉先生，患左胁皮里膜外疼痛，有恶寒发热之状。以白芥子一钱五分，川芎、柴胡、桔梗各一钱，桂枝、甘草各五分，水煎饮之，当愈其半。次日以八珍汤加青皮为君，木香为佐，柴胡为使，一帖痊愈。四十七

族侄云岳患偏坠，脐腹腰俞俱胀而痛，左关脉弦大鼓指。用小茴香、甘草、苍术、益智仁、防风各五分，荔枝核、橘核、糖球子、柴胡各一钱，山栀子、青皮各七分，服后其痛如旧，脉且转数。恐作囊痈，急为解毒。栝蒌五钱，当归、甘草节、金银花各一钱，连翘、柴胡、青皮各七分，水煎服之。痛定肿消。因食鸡鱼太早，次日脐腹又作胀痛，发热不能睡，昨日囊消后弦脉尽退，今复弦矣。改以山楂、栝蒌各

二钱，金银花、柴胡、连翘各八分，甘草节、黄连、当归各五分，青皮七分，两帖而愈。四十八

一妇时方妙龄，表虚易感风寒，致成鼻渊，流清涕不止，便觉头晕，两太阳常作痛，且多喷嚏，脉之两寸洪大，用秦艽、酒芩、桑白皮、马兜铃各八分，白芍一钱，滑石、石膏各二钱，枳壳、蔓荆子各五分，甘草三分。四帖涕止病愈。四十九

程两峰丈，偶与乃侄稍有介蒂，其晚饮于侄家，归觉腹中胀满，呕哕不宁，次日眼珠面色皆黄，恶寒发热。时当仲秋，正疟痢为疠之候，医作疟治，五心加热，下午潮热烦躁，似呕不呕，且鼻衄腹痛，大便黑如墨，吐出黑血如烂猪肺者，然约碗余，有谓所吐之物如此，大便之黑又如彼，似有中蛊之象，心疑乃侄毒之也。正欲与乃侄争辩，予仲子泰来适在渠宅，徐语渠诸郎君曰：尊翁症尚可起，顾不为救症，而务与人哄，何舍重而图轻耶！渠家素不急予，仍迓所亲信者率相视之，见目珠如金，面若熏橘，腹大如斗，其中有块大如碟，坚如石，两足下皆浮肿，四肢且冷，小水赤，饮食不思，莫不面面相觑，辞而不药。举家闻言，通宵号泣，唯欲攘臂争哄，仲子泰来又语之曰：家君固不敏，其知识量不出诸公下，昨自华阳归，迓而诊之，当必有说。举家欣然，敦予求诊，其脉左涩右滑。予曰：据滑脉主痰饮，涩主有瘀血。今所吐所下皆瘀之征，断非蛊也，使得早从事，曷有此猜忌、此号泣哉！两峰曰：吾生平颇谨疾，瘀自何致？予曰：《内经》云：怒则伤肝，甚则呕血，不呕则积，积而瘀于经隧，满而溢也！两

峰曰：若谓从怒而致，则此语恰当吾病源矣！敢请剂。予用当归尾三钱，赤芍药、牡丹皮、川芎各一钱五分，玄胡索、五灵脂、桃仁各一钱，滑石、茜根各二钱，水煎饮之。所下黑物甚多。腹中仍痛，块犹未软。前方再加青皮、山楂、酒蒸大黄服之，大便行三次，黑瘀及痰不计其数，从此腹渐宽，块渐熔，面色稍转，而黄日退，饮食津津有加，四肢微温，有生气矣。唯两足浮肿不消，改用六君子汤加炮姜、茜根、滑石、青蒿调理，而黑粪全无。一月精神复旧。里中谓予此役匪独认病投剂为足称，且俾二宅释猜疑，排忿争，其雅谊尤足重也。五十

予有表嫂，小产后，腹痛晕厥，冷汗淋淋，遍身麻木，心忪怔动。左脉绝不应指，虚极故也。以当归三钱，川芎一钱五分，人参、荆芥穗、灯火烧存性各一钱，益母草、泽兰叶各八分，甘草五分，水煎饮之，腹痛减。唯怔忪不宁，以四君子汤倍加黄芪为君，当归、香附、益母草为臣，川芎为佐，炮姜为使，两剂而安。五十一

陈士美，孤子也。年弱冠，由梦遗后患头疼发热。时值仲夏，医治不瘳。凡市中有名者，率延致，转治转热，反加水泻口渴，日夜不得眠者旬日，众视为危。时有俞氏者，用参、芪、白术为其敛汗止泻，而汗泻愈剧，呻吟不间昼夜，勺粒不入口，咳嗽胸痞，躁闷不宁，又四日矣！渠亲邵琼林交予，因浼邵逆予为治。诊其脉，左弦长，右洪大，俱七至，舌苔焦黄，体若火燎，神昏气促。予曰：此仲景伤寒热症也，邪在阳明少阳二经。其危不啻风中烛，胡时师不认症察脉，徒以梦遗受病，率投

补剂，无怪乎转治转剧也。幸予至，设迟一日，大事去矣。用石膏五钱，柴胡、知母各三钱，炙甘草、白芍药、枳壳、桔梗、黄芩、天花粉各一钱，粳米一撮，急煎饮之。夜半热稍退，神稍静，脉之仍数甚，继以前剂进，天明乃得睡，觉而热退，神清，泻止，膈宽。唯口尚渴，再用柴胡一钱五分，白芍药、麦门冬、知母各一钱，石膏三钱，甘草、五味子各五分，人参七分，服之舌润渴止，余热尽退，粥饮始入，渐向安矣！忽两足指前一截痛如犬啮，不能耐，以野蓼一握，入明矾四两，煎汤熏洗，痛势稍缓。又以薏苡仁三钱，木瓜二钱，黄柏、牛膝各一钱，汉防己三分，一帖而愈。后又干咳嗽，昼夜不住口，喉且疼，胸胀而体略热，此为误服参术太早之过，用马兜铃、百部、御米壳，各用蜜水制过一钱，五味子、甘草各五分，百合二钱，四帖而愈。五十二

程松逸兄患酒疸，遍身皆黄，尿如柏汁，眼若金装，汗出沾衣如染。胸膈痞满，口不知味，四肢酸软。脉濡而数，以四苓散加厚朴、陈皮、糖球子、麦芽、葛根，倍加青蒿，水煎，临服加萱草根自然汁一小酒杯。四帖，其黄涣然脱去。五十三

太学岐原门下干人，名仲谏者，患跨马痈，大发寒热，红肿疼痛，呕恶不纳饮食，外科医月余，肿痛日加，饮食日减，肌肉日消，精神大惫，不能起止。岐原邀予脉之。六部数而无力，形气殊不胜息。时有专科唐氏，为渠调剂将进，予诘何剂？唐曰：真人活命饮也。曾服四剂，今始加大黄。予复诘曰：前此何剂？唐曰：败毒散、黄连解毒汤。予晓之曰：此皆治初起

有余之疾，据今症仍气血大不足者，法当大补，托而出之，庶保终吉。唐曰：凡痛为实，痒为虚。今痛正盛，脉正数，饮食且不进，大补必加饱闷，饮食何由进，热毒何由出也？予正色语之曰：《素问》云：数脉所主，其邪为热，其症为虚。今痛极者皆由寒凉败毒之剂伤脾胃，凝气血，故饮食减而痛增也。又以败毒之剂进，是鸩之尔。安望脓出而全其生乎？唐曰：补剂迫脓溃之后，或因脓清而后用之。今脓未出，安可谓虚而补之？吾为专门，不敢任其责。予顾岐原曰：生死在此一剂，不可不慎。彼谓脓未出无补理。彼排脓内托散，十全大补汤，非外科急剂乎？大抵凡病宁使有余，后欲剥之，乃为易易，今狼狈若此，再株守成法剥削，后何以措手？岐原曰：井蛙之见，岂知有天，唯叔命剂。予用黄芪三钱，人参二钱，川芎、当归各一钱，白芷、官桂、甘草、防风各五分，急煎饮之。一帖痛止而精神回，饮食进，再剂而脓溃，十帖肉生能动止矣。唐乃拊膺，啧啧语同列曰：今而后知补剂能出脓而加食也。吾侪外科当永识此，以为法则。五十四

一妇咳嗽，痰中有红，大便一日五六度，恶心，饮食极难下膈。才下膈，腹中即不安，立时欲泻，必尽泻出乃止。肌肉消瘦，下午发热。热将发时，四肢先麻，两足膝皆战摇，两寸关脉滑数，两尺沉细，此虚中有食积痰饮之候也！脉虽数，午后虽发热，不敢轻用寒凉，特为温补下元，庶关门有守，泻可止也。山茱萸、菟丝子、人参、破故纸、杜仲、山药、茯苓、泽泻、桂心、砂仁，服下甚安，四剂后，下体不战摇矣！但饮食腹中微疼，即欲登厕。前

方减去山茱萸，加白术、肉果、木香，八帖愈。五十五

族侄煌，春温后，忽鼻衄寒战，小水不利。舌上焦黄，目珠极红，六脉浮而不见。举室惶惶。予曰：此作汗之兆，由热极使然也。因先时汗未透彻，阳明余热在经，迫血上行，越出鼻窍，故有此症。以石膏、滑石、生地黄、升麻、赤芍药、牡丹皮、麦门冬、天花粉、甘草，煎而服之，汗出如雨，直至两踝。舌润而苔尽退，衄亦止，目珠色淡，脉乃渐出。改用人参、麦门冬、五味子、白芍药、甘草、知母、黄芩、柴胡、竹叶、石膏，服下，大便原五日未通，今亦始行，精神大转，饮食亦渐进矣。五十六

富昨汪氏妇，对河程门女也。年仅三八，经不行者半载，腹大如斗，坚如石，时或作痛，里医尽技以治，月余弗瘳。乃举歙友为翼，又治月余，腹转胀急，小水涓滴不通。乃仿予治。孙仲暗法，而用温补下元之剂，则胀急欲裂，自经求尽。文学南瀛怜之，荐予。诊其脉，两关洪滑鼓指，按之不下，乃有余之候也。症虽重，机可生。询其致病之源，由乃姑治家严而过俭，其母极事姑息，常令女童袖熟鸡牛舌之类私授之，因魃食冷物，积而渐成鼓胀。前任事者，并不察病源，不审脉候，误作气虚中满治之，胀而欲裂，宜其然也。乃用积块丸三下之，而胀消积去。后以丹溪保和丸，调养一月而愈。积块丸列《赤水玄珠》第五卷虫蛊后。五十七

族侄孙仲登，因与堂兄构讼，城中方归。时值二月末旬，醉后房事二，起而小溲，随即脐下作痛，水泻肠鸣，一日十数度，发热头痛。里医进理中汤一帖，反加呕逆烦躁口渴。敦予诊之。左脉弦大，右洪大，俱七至，饮食不能下咽，昼夜不得睡，面赤唇燥，舌上黄苔深厚，诊毕语予曰：我房失后，阴症伤寒也。小腹痛，且漏底，幸叔祖救之。予笑而应曰：以子所言，决为阴症，以予指下辨之，当是春温阳症也。且外症亦阳，乌得为有房事而遽以理中进之乎！族中相知者，交为予言，渠病的属阴症，故呕吐水泻，不可因其面赤便认为阳，顾戴阳症与此近似，幸加察之。吾辈正拟于理中汤内再加大附子、肉桂，庶可保全。予极言不可。仲景有云：桂枝下咽，阳盛则毙。况附子理中者乎！阴阳寒热之间，辨之不真，生死反掌耳！兹当舍症而从脉也。以温胆汤加姜汁炒黄连、柴胡、干葛，与二帖。嘱令当夜饮尽，俾明日不他传也。予别后，渠一服而呕逆止，余症悉在，诘朝予诊，竟扣渠曰，夜来二药必未服完，不然何两手之脉洪大搏指如是。金曰：因有竹茹、黄连，恐非房失后所宜，故仅服一。予曰：不服黄连，致热转剧，今日非石膏不能已。乃与白虎汤加竹茹两剂。临别嘱渠曰：今症非昨日可比，用石膏者，岂得已哉。设当用不用，使经中之热传入于腑，非大黄不能瘳。切勿失时误事。讵知别后，又有惑之者，仍只服一帖，泻即随止，余小腹之痛具在，次日，予诊毕，语渠曰：昨临行时嘱之再三，何乃又不服完？今脉洪长坚硬，邪已入腑，奈何奈何！对曰：众谓石膏大寒，恐小腹加痛，实只服一帖而已。予曰：惧服石膏，今且服大黄矣！皆失时误事之过，周金人铭云：荧荧不灭，炎炎奈何，其斯之谓欤！思非桃仁承气汤不可，乃觇面煎

服，连饮二剂，下极黑燥粪五六枚，痛热俱减。再为诊之，六脉皆缓弱，迨是病方尽去，改以四君子汤加白芍药、黄连、香附，调养数日而愈。五十八

汪希明，竹山丈长君也，年弱冠，性多躁，素有痰火，旧曾吐红，张医用收涩之剂太早，以致痰与瘀血留滞经络，酿成病根，恬不知觉。且为灸肺俞、膏肓，撼动前疾，止涩无功，滋阴作壅，咳不能睡。又误作风邪，而投散发风剂。不思火盛得风，其势愈炽。血从口鼻喷出，势如泉涌，延予为治。六部洪数，身热而烦，又时当三伏，内外之火夹攻，纵体质刚劲，宁能堪此销铄哉！予思，非釜底抽薪之法，难夺其上涌之势。乃以三制大黄三钱，石膏五钱，黄连、茜根、滑石各二钱，牡丹皮一钱，急煎饮之。大便微行二次，血来少缓，即用石膏、滑石、冬青子各三钱，旱莲草、茜根各二钱，黄连、山栀子、贝母各一钱，甘草五分，茅草根五钱，煎服，血乃全止。三日后大便结燥，火又上逆，咳咳连声，左关脉弦劲，右关洪滑。与当归龙荟丸下之，而咳始缓。改以栝蒌仁、茜根各一钱五分，贝母、旱莲草、麦门冬、知母各一钱，白芍药二钱，黄连、黄芩各七分，青皮、甘草各三分，仍加茅根，后每遇大便燥结，即进龙荟丸，迹此调理，三月大定，半载全瘳。书云：病有六不灸，火盛者不灸。此由误灸。几于不保，故特识之，以为好灸者龟鉴。五十九

德兴文学祝弘吾公，祝令君叔祖也。在休衙偶有阴阳之患，子午潮热，咳嗽痰多，汗流不止，胸膈不畅，大便燥结，动作喘乏，口渴。以贝母、知母、栝蒌仁、

桑白皮各一钱，枳壳、黄连、麦门冬各八分，桔梗、柴胡、前胡各五分，甘草三分，五味子十一粒，服下，五更微汗，热退十之七，唯痰嗽喘乏，改用栝蒌仁二钱，余如前，外以七制化痰丸夜服，热尽退，渠甚喜，以为自是以往，可勿药矣！予曰：未也，据脉弦数不减，恐防作疟，公未为然。子适东行半月，书报疟作，咳嗽转加，所出皆黄黏老痰。予曰：书云无痰不作疟。仍用前方，倍加柴胡、贝母为君，加乌梅一个，四剂，霍然良已。公曰：翁之视疾，应若桴鼓。古云：智者不治已病治未病。吾于翁言征之，乃以是备言祝令公，祝令公喜曰：孙君匪独得岐黄正脉，其雅谊足称，叔祖尚未前闻，予当赋诗以赠，于是欣然手书若干律，以授余。其诗附后第六卷。六十

素封汪宥翁，年八十有一，因劳倦感冒，胸膈大热而痞，口渴，舌上苔白如敷粉，咳嗽夜不能睡，此少阳症也。柴胡一钱，桔梗、枳壳、竹茹、知母各八分，酒连、酒芩、天花粉各七分，甘草四分，姜三片，服下乃得睡。口仍渴，痰仍嗽，前方加半夏曲，夜与二母丸，治其热嗽而愈。六十一

汪炼兄内人，经水久不止，内有紫黑血块，今则胃脘胸腹皆痛，玉户且肿，手足皆冷，绝不知饿。脐腹之下有一块，坚如铁。脉左数右沉涩，此血瘕症也。用糖球子五钱，玄胡索、五灵脂、香附、麦芽、青皮各一钱，水煎服。夜即痛减其半，手足渐温，后加丹参、川芎、蒲黄、益母草、当归，四帖而痛全止，玉户亦消，再四帖而经调。六十二

程相如丈令政，孕四月，头疼，遍身皆痛，腰痛更甚，恶寒发热，咳嗽口渴，六脉浮数。以小柴胡汤加防风、羌活、葛根、姜枣煎服。夜忽大发寒战，继而发热，五更又发战，告急于予。予曰：此作汗之兆。俄而汗出，口渴头疼身热皆减，唯胸膈胀闷，此胎气上逼而为子悬。以大紫苏饮与之。紫苏、人参、白术、茯苓、甘草、当归、陈皮、大腹皮、川芎、白芍药，服后身冷而汗出不止，胸腹胀痛。急以夺命丹进，服下嗒然而睡，觉则痛止胀消。始进饮食，身温汗止，骎骎向安，夺命丹用白茯苓、牡丹皮、桃仁、白芍药、桂枝，醋水煎服，止痛如神。六十三

余文台，壮年咳嗽吐红，腹中常痛，夜多口渴，梦遗，背心作胀。两手脉短弱，两关弦大，左尺弱，右尺滑大。心血不足，中焦有痰积，膈间有瘀血，阴分有淫火。乃先为清肃上焦，用山栀仁、牡丹皮、丹参、茯苓、甘草、贝母、橘红、益元散，服十帖，背胀渐消，唯咳不止。改用黄芩、杏仁、半夏曲、益元散、黄连、栝蒌仁、甘草，十帖而嗽止。唯腹痛不除，再以遇仙丹，同丹溪保和丸进之。大便下稠积痰甚多。后以人参、白茯苓、白芍药、紫菀、知母、麦门冬、甘草、当归、五味子，调理而愈。六十四

邵伯成丈大令爱，经水适行，洗浴后，感冒风邪，误服人参补剂，大发寒热，呕吐烦躁，随即口噤，心烦不安，循衣摸床。时当仲夏之晦，予谓上焦有痰，因误补，故阻滞其气道而然。与加味温胆汤，半夏四钱，橘红二钱，白茯苓、枳实、竹茹、麦门冬各一钱，益元散三钱，生姜三片，水

煎饮之。一帖而安。后稍劳，复头疼，痰火上冲，背胀腰痛。以柴胡、薄荷、甘草、枳壳、桔梗、酒芩、桑皮、半夏、麦门冬、山栀仁、茯苓、生姜，调养痊愈。六十五

金氏妇，苏双泉之亲妈也。旧秋患崩中，愈后方百日，时值上巳，因洗浴受风邪，外寒而束内热，前后心胀，四肢肿痛，面有浮气，恶寒发热，呵欠不时，大小便欲行不行，口内常甜。六脉浮大而数，以柴胡、紫苏、麻黄、桔梗、枳壳、大腹皮、厚朴、酒芩、姜黄，服下，夜得微汗，胸腹稍安。四肢仍胀，再加萝卜子进之，觉烦躁，且醋心。改用二陈汤，加香附、大腹皮、桑白皮、姜连、枳壳、山栀子各八分，益元散二钱，薏苡仁三钱，吴茱萸三分，服下，四肢消半，面气全消，觉腰痛嗳气胸膈嘈辣。用六君子汤，加薏苡仁、姜连、厚朴、知母、泽泻、郁金、砂仁、枳实，调养半月，四肢悉平，嘈杂寻愈。六十六

文学张云门三令郎，丁年偶发寒热，右胁有一块，降起疼痛，手不可近，下午至夜尤甚，额颅手心皆热，脉右关洪滑，两尺尤有力，日夜不得睡。乃仿推气散例，姜黄、桔梗、川芎各一钱五分，枳实二钱，白芍药一钱，粉草五分，姜枣煎服。外与当归龙荟丸。其夜大便行一次，颇得睡，三更后，先发寒战，徐热，至五鼓微汗，而胁痛寒热悉减。再诊之，左脉略弦，舌有黄白厚苔，两胁重按微疼，大便燥结不行。以小柴胡汤减半夏，倍加栝蒌、鳖甲、牡蛎，胁痛全瘳，睾丸略硬痛，彼自以为无恙矣。予语渠姐夫徐仲子伟曰：病先起胁下，顾胁下为肝之经，后及睾丸硬疼，

其睾丸肝之地，此余热未尽彻故也。而彼已厌药，以小愈为全安。不出浃旬，必有奇疾。徐仲子曰：奇者若何？余曰：此君性急好胜，倘勉强作文，遇劳而发，憎寒壮热，非疟即囊痈也。予倘东行，子宜识之。别后半月，果因作文，夜发寒热，囊渐肿大，其热如火。及予至诊之，六部皆数，两尺且近于洪，知其脓已成，必溃而后已。彼心甚恐，予曰：无伤，易与耳！急以营卫返魂汤，加金银花为君，两帖而脓溃。再加人参，又两帖而肌生。十日痊愈。方用何首乌、赤芍药、当归、小茴香、甘草节、木通、金银花、贝母、枳壳、白芷，水与酒共煎服之。此方加独活，治流注尤神。**六十七**

朱宅内眷，孕已八月，因送殡受惊，胸膈胀闷，呕逆不入食。城中时师认为外感，为之发散，呕恶愈剧。举家恐胎有动，延予诊视。两寸脉皆洪滑，两尺弱，此亢上不下之候。胸膈胀者，盖由子悬而然，此一剂可瘳也。夫曰：胎妇难任峻剂，觑其呕恶之状，胀闷之势，时刻不止，一剂曷愈？予曰：请试之，与温胆汤，加姜汁炒黄连、大腹皮，水煎成，送下姜汁益元丸，果一帖而呕止膈宽，即能进食，午后酣寝，怡然若未始有病者。其夫讶曰：温胆汤何神若此？幸详其义。予曰：胎孕之症，重在足少阳，足少阳者胆也，病起于惊，气逆，痰随胎气上逼，故脉亢上不下。《难经》为溢候，由木火之性上而不下。经曰：上部有脉，下部无脉，其人当吐，不吐者死。予故云一剂可愈也。方名温胆者，此温字非温暖之温，乃温存之温，黄连、竹茹，清其肝胆之火，同白茯苓而安心神，益元丸压其痰火下行，火下行而胎因之亦安矣！筹皋公曰：先生认症真，故投剂确，非神乎药，神乎用也。**六十八**

胡邻泉令爱及笄后患吐血，每吐碗余，下午倦怠，夜分潮热，呕吐不食，大便秘结。时师视为阴虚火动，投以滋阴之剂，反加饱闷，背心胀痛。予诊其脉，两寸洪大，两尺弱，知其有瘀血凝滞，以致新血不得归经，故满而溢也。法当消瘀为主，用白芍药、枳壳、前胡、益元散、桃仁、红花、牡丹皮、山栀子、贝母水煎，临服入萝卜汁一小酒杯。服后呕吐如旧。大便仍秘，乃以龙荟丸通之。更以石膏三钱、橘红、半夏曲、姜连、茜根、竹茹、黄连、枳壳各一钱，白茯苓八分，甘草三分，服后大便行三次，吐止食进。后用二陈汤，加滑石、丹参、丹皮、茜根、白芍药、香附，二十剂后，经行热退，背胀悉愈。从此经调，血不上逆。**六十九**

汪思石令堂，年可五旬，大怒后小解，蓦然晕厥。口噤牙关，不省人事。以苏合香丸灌之而苏。左手右足疼痛不能举动，用二陈汤加酒芩、五加皮、秦艽、石菖蒲、防风、薏苡仁、紫荆皮，四帖而愈。**七十**

族侄孙君实，壮年患遍身筋骨疼痛，肢节肿痛。其痛极，状如虎啮，大小便起止，非三五人不能扶，诸痛处热如火燎，食饮不入，呻吟床褥，已经二候。有以疏风之剂投者不应，又以乳香、没药、活血止痛之剂投者亦不应。延予诊治，六脉浮紧而数。予曰：此周痹也。势甚恶，俗名白虎厉节风，乃湿热所致。丹溪云：肿属湿，痛属火，火性速，故痛暴猛若此。以生地黄、红花、酒芩、酒连、酒柏、秦艽、防风、羌活、独活、海桐皮、威灵仙、甘草，四剂而痛减大半。再加赤芍药、当归、苍耳子、薏苡仁，减去独活、秦艽，又八剂痊愈。七十一

叶子黑内人患疫，医为其汗，为其下，罄技不能起，尸寝者已浃旬。家事婆乏，亦不能复迎医，邻人睹其状，以生死在须臾间，群然发善愿，科敛助其殡敛之需。予闻为之诊，六部俱微弱不充指，右关稍滑，精神昏愦，仅一息奄奄，四肢冷厥，口渴。予诊毕语诸邻曰：据症甚危，据脉邪已尽退，唯虚愦而神气弱，非大补不能也，诸君苟能以助殡者助其市人参，庶几可起死而还之生也。诸君既怜其死，宁不以冀其生乎。予非毫有希觊，顾渠力不赡，愿与诸君共圆满好生善果耳。诸邻固有善心，激于予言，益忻然相语曰：唯先生命。即以六君子汤加归芍，补气血而化痰涎，以麦门冬、五味子，复脉通心而生津液。以桂枝温其四体。午刻进药，晡刻四肢渐暖，精神焕发，尚无力开声。改以生脉汤，加远志、归、芍、苡仁、山药，调理而愈。诸邻人大快。七十二

孙如亭令政，年过四十，眼偶赤肿，两太阳疼痛，大便不行者三日。平时汛期一月仅二日，今行四日，犹且未止。里有开化余云谷者，自谓眼科捷手，医治逾候，肿赤不消，而右眼内眦突生一白泡，垂与鼻齐，大二寸余，余见而骇走，以为奇疾，莫能措剂。又见其呕吐眩晕，伏于枕上，略不敢动，稍动则眩愈极，吐愈急，疑其变而不治。予为诊之，两寸关脉俱滑大有力，两尺沉微，予曰：此中焦有痰，肝胆有火，必为怒气所触而然。《内经》云：

诸风掉眩，皆属肝木。诸逆冲上，皆属于火。盖无痰不作晕也。眼眦白泡，乃火性急速，怒气加之，气乘于络，上而不下，故直胀出眼外也。古壮士一怒而目眦裂，与白泡胀出眦外理同，肝为血海，故血亦来不止，治当抑其肝木，清镇痰火，则诸症自瘳。行用姜汁益元丸，压其痰火，以止其吐，再以二陈汤加酒连、酒芩、天麻、滑石、吴茱萸、竹茹、枳实，煎饮一帖，吐止晕定，头稍能动。改用二陈汤加芩、连、谷精草、香附、夏枯草、吴茱萸、薏苡仁，两剂赤肿消，白泡敛，四剂痊愈。血海亦净，从是后不发。七十三

吴勉斋年近五十，有腹痛疾，或作或止，性极急，多躁多怒，今痛在当脐，不间昼夜。市里医者为下之，已五日，大便虽泻，痛则尤甚，饮食不进，手足清冷，形神俱倦，脉仅四至，重按则伏而有力，此由攻克太过，寒凉伤脾，脾虚则中气不运，积反凝滞，以故大便虽泻，而积不行，痛终不减也。治当建立中气为主，中气一回，痛当立止。先与海藏五神丸二钱，滚水送下，以止其痛。此丸补接元气，安和五脏，升降阴阳，极有神应。故名五神丸（方出《医垒元戎》第十卷中）。再用小建中汤，调肝养脾。盖脐下乃肝经部位，唯此汤乃对症剂也。白芍酒炒三钱，炙甘草一钱五分，桂心一钱，加香附一钱，生姜三片，水煎服。午牌进药，未牌已报痛止。因其夜进粥太频，且食鸭汁，撼动余积，腹又作痛，且加胀闷，面有浮气，里急后重。与四平丸而渐定。外以二陈汤加香附、砂仁、苍术、厚朴、山楂，腹中始觉宽快，三日无恙。又纵恣口腹，大啖肥甘糕粽肉鸡之类，不饱不止，腹中大痛，时刻难存，

欲吐则食已下膈，欲泻则食尚未入腹，自喊叫云，可取木香槟榔丸、大承气汤，急与我下之，虽死无憾。予谕之曰：据痛虽甚，腹则不坚，顾今日适届冬节，礼曰：先王于至日，闭关安静以养微阳，曷敢以大寒峻剂而泪天和乎？设不得已，只须柏树东行根上白皮一钱，长流水煎饮之，一服可愈也。夜已二鼓，觅而煎服，天明泻三五行，痛减大半。仍以小建中汤和之，痛又旋减，唯脐下尚不脱然，常常以热手重熨之，大便欲行，及至厕，又不解，知其血少而气不调。用熟地三钱，白芍一钱，杏仁二钱，乌药一钱，木香五分，水煎饮，既下黑粪甚多，十年腹痛沉疴，从此再不复萌。此后勉斋常语人曰：吾得孙公五神丸、柏根皮、小建中汤三法，不啻脱胎换骨，数年来，岂唯饮食增加，即步履轻便，捷若少壮，皆孙君赐也。亲友有求其三法者，界而服之，捷若桴鼓，彼家谓予殆三生夙缘云。七十四

黄颐斋内子，产未弥月，醉犯房事，血来如崩，势不可遏，发热头晕，大小便俱热，六脉洪大。以竹茹、蒲黄、白芍药各一钱，香附、茯苓、侧柏叶、青蒿各七分，甘草、炮姜、艾叶各三分。血止大半，腰犹胀痛，下午胸膈饱闷。改以川芎五分，当归、茯苓、破故纸、蒲黄、香附各八分，姜炭、甘草各一分，陈皮七分，人参一钱，服此血止，腰痛亦愈。七十五

程心章兄，颊腮红肿，呕恶发热，不能进食，下午烦躁，口苦，夜不能睡。六脉洪大，此俗名鸬鹚瘟是也。乃少阳阳明二经之症，法当清解。以柴胡、贯众各二钱，干葛、竹茹、半夏曲各一钱，黄连、枳壳各七分，甘草四分，一帖而瘳其半，再服，肿消食进而安睡矣。七十六

程六十者，原有喘嗽。今肿发于面，四肢俱浮，大便溏，小水少，时多怔忡，此痰饮症也。以旋覆花汤加桑白皮、薏苡仁主之。旋覆花、桑白皮各一钱，半夏、人参、橘红、茯苓各七分，厚朴五分，桂心、甘草各三分，薏苡仁一钱五分，生姜三片，水煎服。一剂而怔忡除，四剂喘肿俱消。七十七

程七护丈，发热背痛，起于伤酒，医治三月，反加里急后重，泻下红白黏稠。中脘有块，自鸠尾骨直硬至脐，如横梁状。小水少且涩，一日仅进粥二盏，卧不能起，才立起，即后重下坠，腹中隐隐痛。与积块丸消之，连与二日，所下血屑甚多，外与滑石三钱，当归二钱，桃仁、川芎、白芍药、枳实、山楂各一钱，酒芩、酒连各八分，木香六分，升麻五分，连进四帖，块软腹宽。再以丹溪保和丸兼服一月，而消其六，饮食大加，红白俱无，块痛硬势虽云稍可，然其根尚未易刈。素多纵性，饮啖无忌，每每为饮食所复。病久而中气虚弱，难任峻剂。乃与六君子汤，加香附、山楂、滑石、红曲、木香、酒连，调理而痊。乃嘱之曰：足下两构危疾，皆纵恣所致，不佞殚力尽技，为足下拯之，非易易也，固三生之缘有在，幸无为再误。邵子谓：爽口物作疾，快心事为殃，足下其鉴诸。七十八

程孺人黄氏，予之内亲也。热发头痛，遍身如煅，口渴谵语，饮食不进。先已迎程文峰氏疗之，认为痛风症，授以蜡丸及

辛温之剂进之。予适至，为之诊，六部弦而洪数，视其舌，皆沉香焦燥，芒刺深厚，神渐昏沉。乃语之曰：此春温过时热病也，法宜清解，彼视为痛风而用辛温，是谓如火益热，适足以戕生，非卫生也。方和宇氏亦以予言为是。乃用石膏五钱，知母、麦冬各三钱，竹茹、甘草、黄连各一钱，生姜三片，一帖而神清，再帖汗津津出，始能言，热解食进。又两帖，一身轻快，自能坐立。再用薏苡仁、麦门冬、白扁豆、甘草、黄连、白芍药、香薷、白茯苓，调养而愈。七十九

程有望孺人，年逾五十，月汛当止不止，来且甚多，遍身皆疼，手足牵扯而痛，牙疼经年不愈，此气虚血热症也。白芍药二钱，当归八分，人参七分，蒲黄、五灵脂、炒黑侧柏叶各一钱五分，甘草、姜炭各三分。四帖诸症悉减。唯牙疼尚存，改用石膏一钱五分，人参、石斛、当归各八分，地黄、白芍药各一钱，黄连、升麻各七分，白芷、甘草各三分，再四帖，牙痛亦愈。八十

上舍近洲，予族中至厚侄孙也。性拓落，豪放不羁，夏仲在苕，与诸友泛舟游于碧浪之间，兴至，即百觥不辞，亦以是终为酒困也。呕恶体热，胸胁胀闷，腹中疼痛，大便秘结，饮食大减。苕之名医，如杨调元者，桥梓悉方治之已三月，或愈或否，延至深秋，肌瘦神瘁，日进米仅二合，胸胁胀，腹中痛，漠然略无所减，惫然而不可支，两足皆有浮气，归谋于予。左脉沉弦而数，右关结实，大如碧豆，因诘其在苕所服之剂。答曰：彼谓侄孙禀薄肌脆，宜当理脾，向服多理脾之剂。予曰：

否，子所苦者，胸胁胀闷，腹中疼痛，大便燥结，其累大矣！理脾曷可以去此哉？适足以益病耳！经曰：塞者通之。又曰：通则不痛。其治此病之谓欤！乃取当归龙荟丸三下之，大便行五六度，又与酒连、酒芩、青蒿、姜黄、槟榔、青皮、半夏、葛根饮之，豁然停膈通达，呼吸开利，唯头略晕，足上浮未去，前方再加滑石、茯苓、薏苡仁、山楂，与调中丸兼服，半月痊愈。近洲喜曰：人皆谓我症似中满，今不满者，叔公力也。敢不德欤？予警之曰：吾闻君子之于身也，兢兢焉不敢轻父母之遗体，无伐天和，则疾疢不作。无反天常，则灾害不逢。蘧伯玉尝言：行年五十，而知四十九年之非。况新愈后，尤当痛惩，庶保遐龄，区区无足恃也。别未五年，予在宜兴闻讣，果以伤酒而卒。噫！惜哉！八十一

甲午仲秋下旬，黄源金先生以中馈病急，谒予于市，貌甚惨，步立栗然。语其症，怔怔言涩于吻，不胜其忧。执族医尺一白予云：病自仲夏吐血二碗余，初以芩、连、枝、柏、生地、芍药，大寒之剂投之，一帖而止，未几则咳嗽彻昼夜。后师谓咳自吐血后，当从滋阴降火之治。逾两月，尽其法而罔效。反加喘促泄泻，辰巳二时，发热烦躁。师告技穷，谓喘咳，乃火刑肺金，泄泻乃脾胃已惫。保脾则火愈炽而喘咳增加，滋阴则泄泻绵绵而元气下脱。经书所记，嗽而下泄上喘者死。此症之谓也。似无可奈何矣！语竟泪潸潸下。予观其忡忡之状，心不觉惕然动也，市去渠宅五里许，即步去一视，观其面青，喘促，抬肩撷项，息息连身而倒，胁背俱疼，日夜不得伏枕。脉之左涩，右寸关滑大，诊毕顾金兄犹泪盈眦。予抚其背曰：毋泪，尚可

生也。适徐仲子同视，诘予曰：症若此，夫子曰可生，何也？予曰：是非汝所知也，第观予治，俟奏功，当语汝。遂以紫菀、茜根、牡丹皮、桃仁、益元散、桑白皮、茯苓、桔梗、栝蒌仁、桂枝、白前，水煎，临服加韭菜汁半酒杯。服后背胁痛止，泻减半，乃得睡，但咳而声哑不除。次以杏仁、桔梗、紫菀、甘草、白前、五味子、栝蒌、干姜、款冬花、半夏曲、通草，水煎服，服后声渐开，泻全止。唯嗽尚多。再以半夏曲、桔梗、茯苓、陈皮、甘草、杏仁、桑白皮、白前、苡仁、白芍、牡丹皮，水煎，后以丹溪治嗽吐方，用泻白散，加青皮、人参、白茯苓、五味子，调理痊愈。次年诞一子，是役也，徐仲子之功居多。盖金为徐仲子友也。徐仲子治疾多奇中，乃笃信予而推毂之，初投剂，人多置议，仲子独赞之曰：其必有见也。人人辟易，彼许可生，安得不望生哉！故金任之不贰。功成，余明甫、查仲修问予曰：病起于吐红发热，烦躁喘咳，皆是火邪，前后之师，滋阴降火药，法亦未爽，然而病转增剧，其故何也？予答曰：医不难于用药，而难于认病。余明甫、查仲修曰：市人议先生治疾多不循方，每每师心，金之役，市人皆为火症，而用寒凉，先生独用温热，虽成功，小子窃为先生恐。予曰：病原于火，其势之剧，以治之太峻致然。夫血之初，来势如涌泉，安能一吐遂尽，必有余血伏于经络。思不及此，而以大寒之剂，一帖而止。夫大寒之剂，岂能止血，适以凝其血耳。血凝经络，滞于气道，气滞血凝，日甚一日。气滞又复生痰，痰与瘀血两滞经络，则肺气不利，故咳嗽声哑，不加察而为消瘀化痰导血归经，又以滋阴苦寒之剂施之，则痰瘀愈凝，而气道愈不

利也。久则胃寒脾弱，反增泄泻，昼夜喘促不能卧矣！书云：上热未除，中寒复生，而为阴盛格阳之症。故咳而呕吐，予故始以桂枝、干姜之类温其胃，以桃仁、韭汁、丹皮、茜根之类活其血而消其瘀，故喘止而泻除。东垣曰：脾胃喜温而恶寒，信不欺也。古谓药不贵执方而贵合宜，方即兵家之阵图，匠氏之规矩也，图可授人，而不能授人斗。匠可授人规矩，而不能授人巧。此岳武穆对宗留守云，运用之妙，存乎一心也。予游方之外，亦不失方之内，唯不失方，窃谓知方，知方合法，岂区区能哉。观古人治虚怯之疾，即不治之症，亦能延之三五载。乃今治虚怯者，不半载而竟殒逝。犹驾言曰：殆今之天元运气使然，故人多不寿。愚谓天元运气，则人人皆如是夫？何予母八十有六，予父逾八望九，予伯母今九十有五，予表伯汪春元东台之父，年九十余，强健不啻少壮。不思速夭之由，皆为滋阴降火之误，而反归咎于天，天何尤哉！缘滋阴降火之法起于丹溪，继而王节斋、何大英之流，倡而和之，以成其风，此当今之大弊，而人未之警也。我师祖汪石山先生揭而指之，惜乎未有继其言者。一齐众楚，故滋阴之祸流而迄今，敝以继敝，无已时也。二三子其识之。徐仲子其闻之乎。仲修又问：先生何以认为是症为中寒而非阴虚之火，而又认其喘为瘀血也？予曰：脉与症皆可考。《脉经》云：涩为气滞，气滞则血凝。盛吐之后，大寒之药一帖而止，其未尽之余血，为寒凉所凝滞于气道为喘。书云：从前来者为本，从后来者为标。兹用活血消瘀之剂治其本，以温热暖胃之剂治其标，故泻止而喘定也。若夫阴虚火动之脉，乃细数之候，今脉滑大，非阴虚之脉。阴虚喘嗽之症，

潮热于夜，两颊皆红，今热在辰巳阳分，而面色带青，由是以知其非阴虚之火，乃误用寒凉，激其火而上行也。经曰：水流湿，火就燥。中气既寒，火愈不能下矣。正如雨骤雷烈，则雷光之火愈炽，日出而电光自息也。且阴虚火动，火起九泉，皆自足下涌泉穴起，以渐上升，今膝下冷而上身热，两尺脉又弱。盖由咳而气升。经曰：形寒饮冷则伤肺。肺气为寒药壅遏不得下降，故咳而吐酸。《丹溪纂要》云：阴气在下，阳气在上，喘咳呕吐，泻白散加人参、茯苓、五味子、青皮。故不从河间，而用诸呕吐酸皆属于火之治。况今岁次甲午，为湿土司运，八月建酉，水土衰败之时。《内经》曰：毋违时，毋代化，且脾恶湿，湿多则泻，湿则生痰。前后之师，不考运气月令，一概而用滋阴降火之剂，助湿生痰，安望其痰之愈也。《丹溪纂要》云：实脾土、燥脾湿，是治痰之本也。遵而用之，如鼓应桴。予故曰：医不难于用药，而难于认病，有以也。八十二

族侄合溪，年当八旬，春初偶为寒袭，发热咳嗽，医与芎苏散，即汗出不止，呃呃连声，勺粒不入，昏愦经旬，汗日加，呃日甚。延予诊之，六部浮大无力，重按三五不调，六七至一止，右关近滑。诊毕，语嗣君敬所曰：尊翁由劳倦表虚感邪，脉故浮大无力，法当从东垣补中益气汤，一二剂可瘳也。医乃妄为散表，致汗漏神疲，昏愦发呃，高年值此，宁不殆乎？即可侥幸图安，亦不过千日养耳。敬所勃然俯而对曰：上巳后为家君寿期，不虞构疾，羸惫若此，苟保百日，俾叔水之心，庶几少尽，叔祖之赐多矣。若千日又出于望外也。予即以六君子汤，加竹茹、柿蒂以止呃，

再加酸枣仁、石斛以敛汗，一进热退呃定，再进，汗止食入，三进，霈霈然精神长矣。乃减去竹茹、柿蒂，加当归，半月全安。先是祝令君谓渠有耆德，请为介宾，以疾辞不及赴，迨季春令君闻渠寿，即援例赐一级宠，以冠带扁，额用彰恩典，光于乡间，后果三年而卒。八十三

孝廉方叔度令嫂江氏，年甫三旬，患胀满。诸名家或补或消，或分利，或温或寒，悉为整理一番，束手而去，举家惶惶，无所适从。叔度曰：闻孙仲暗昔患此，众亦束手，比得孙生生者治而起之。众皆敛袵钦服。仲暗伯仲适在馆中，盍谘访之。即发书介予，随绍向往。诊得左脉弦大，右滑大。予曰：此李东垣木香化滞汤症也，病从忧思而起，合如法按治，可保终吉。叔度喜曰：曩从事诸公悉云不治，先生谓可保终吉，此故仓公有言：拙者疑殆，良工取焉是也。幸先生早为措剂，予即照本方发四帖，服讫，腹果宽其半，继以人参消痞汤、琥珀调中丸，调理二月全瘳。叔度信予从此始，每推毂予于诸相知，多有奇中，卒为通家之好。八十四

临溪吴天威丈，年七十有三，客邸远归，偶坠马跌伤，左胁作痛，随治而愈。后半年，忽左胯肿痛，憎寒作热，动止极艰。里中诸公有认湿痰者，有认风气者，有认湿热者，总罔效。闻歙外科洪氏能，且识杂病，迓以为治。居数日，视为疝气，率投荔枝核、大小茴香、川楝子、橘核之类，痛躁不可当，乃欲引绳自绝。诸子百般慰解，洪乃辞去。竟不知为何疾也。其婿汪开之，予之表弟也，邀予诊之。六脉浮而洪数，左寸尤甚。验其痛处，红肿光

浮如匏，抚之烙手。予曰：此便痈也。洪系外科专门，胡独忽此？盖渠素慎重，见患者年高，乌敢认为便痈治哉！此殆千虑一失，毋足怪。诸郎君闻予言，皆骇然，诘予曰：家严不御色者十载，顾安得此，愿先生再思。予曰：此非近色而得，审胯属足厥阴肝经，肝为血海，乃昔时坠马恶血，消之未尽，瘀蓄经络，无门可出，化而为脓。由年高气虚，又被香燥克伐太过，不能溃而即出，故散漫浮肿，观其色青中隐黑，脓已成腐。必须外用镵针，引而出之，内用《千金》托里，庶可排脓生肉。但予生平心慈，不能用针。予弟警吾，外科良手，可延而决之。至即以镵针深入寸余，出青黑脓五六碗许，臭秽难近。即与诸郎君曰：使早决三日，可免一月之苦，今即日大补之，非百日不能痊，此俗名石米疮也。诸郎君及患者，见脓色如是，始信予言不爽，急以请剂。予乃用内托十宣散，参芪每帖三钱，后加至五钱，一日两进，两越月，脓尽肉满而愈。一市称奇。八十五

文贵者，善为族文学岐原出入子母者也。寓长兴邸中，病发热昼夜不止，口渴齿燥鼻干，舌苔黄厚，不得眠。服药不效。予适至雉城，岐原邀诊之。脉俱洪数，呕恶，胸膈痞瀒，小水短而赤，大便下皆清水。予以石膏七钱，知母五钱，甘草一钱，软柴胡五钱，葛根三钱，黄芩二钱，枳壳、桔梗、竹茹各一钱，连进三帖，呕吐止，胸膈宽，热仍未退。无汗，泻未止也。时有问予者，谓胡不用柴苓汤而退热止泻也，服石膏故益泻耳！予戏之曰：予乃三脚猫耶，能认此为何症而用柴苓汤也。仍以柴胡、石膏各七钱为君，葛根、知母各五钱为臣，黄芩、甘草各一钱为佐，生姜五片，

速进二帖，汗则津津然出，热退泻止，口不渴而眠矣。予因他往，留药三剂，而嘱之曰：胃气初回，势必思食，宜谨慎不可多进，若多则余热复作，必成食复，治将费手也。慎之慎之。后五日，果以食不慎而复病。予又至，热较前为重，且加懊侬，夜谵语如见鬼状，口大渴，齿燥，舌焦黑，有芒刺，势甚危急。以前方加枳实、栀子各三钱，淡豆豉二钱，煎饮之。二帖懊侬止。余症犹然，夜更甚，前方减去豆豉，加黄连、麦冬、生地、白芍，一日二帖。舌以井水生姜擦去黑苔，用蜜调玄明粉涂之，而苔去矣！服三日始得微汗，诸症尽减。再四叮咛，慎饮食，调理半月而全。

岐原问曰：人始皆认此症为漏底伤寒，谓叔不用柴苓汤退热止泻，而用石膏为非，乃竟以石膏收功，何也？予曰：此问甚善，盖医贵认症，此症乃少阳阳明合病也，柴胡白虎汤，葛根为二经对症之药，服之可解肌热，止口渴。若柴苓汤，为太阳少阳合病之剂，内有五苓散，乃太阳经之里药，症非太阳，曷敢用之？且其内有人参、白术、肉桂，皆助热发燥之味，误投则必发斑。其齿燥舌干而焦黑，又何敢用茯苓、泽泻、猪苓利之，使益亡其津液耶！古人谓以伤寒为大病，不察症而误投，则生死立见。《伤寒论》有言，不得汗，不得下，不得利小便，是谓三禁。故曰，少阳阳明，不从标本，从乎中治，小柴胡白虎汤，中治剂也。人从见其大便作泻为漏底，不察泻皆清水无糟粕者，为热极所致。症乃春温时疫也。但为发散，使清气上升，而微有汗，泻当自止。此泻岂五苓散所能止哉？止则误事。岐原曰：夜重如见鬼者，何以故？予曰：热入血室故也。岐原曰：男子亦有血室乎？予曰：血室男妇同之，冲任

二脉，为血之海，二脉附于阳明，今病乃阳明之热遗入血海也。故加生地、白芍而效。余治伤寒，用柴葛解肌汤及柴胡白虎汤，而热不解者，加此二味，则热无不退，汗无不出矣。且下午与夜，又阴分主事，欲解血海之热，必投此二味以收其功，此亦予一得之愚也。岐原曰：善，愿记之以诏后来。八十六

钟泽有程梦奎孺人者，年将五十，仅一子，念一岁而殁于痘，旦夕哭之，哀且弥月，揽镜自鉴曰：何子死而形色不瘁如此，因持铁如意搉其胸，绝粒断浆，肌容日瘁。时为初秋，寒热交作，呕哕懊恢，遍身疼。夫为遍延诊视，却药不饮，诸医百策开譬，拒而不听，媳与孙跽而恳，姻族就而谕其不纳者，若罔闻也。唯合睫以待死，已而作色语其夫曰：病若此，汝曷不延名医一决生死乎？夫曰：所延皆名士。病者曰：昔尝闻程方塘参军患疯三年而起者谁？曰：孙君。又问：吴西源孺人病燥揭痰喘三年，与程道吾内眷劳瘵晕厥，谁为起之？夫答如前。病者曰：何不请孙君决我生死。夫闻言，物色征予，五日而后至则薄暮矣。病者犹疑为诞也。私至三家访予状，皆曰：魁然长髯者也。诘朝，觌面诊之毕，则问曰：何日死？予应曰：病势危，去死不远，病者喟然叹曰：死不足惜，第九华山香愿未了为恨耳！予曰：孺人大愿不思，何须以此小愿为孜孜也。孺人曰：无大愿。予曰：人之修短有数，今年之痘死者，不可胜计，令嗣之死亦数也。然有二孙可承宗祧，孺人能忍哀抚孙。使其成立，娶妇以蕃后胤，令嗣虽死，犹不死也。而孺人亦有令名，若不此之思，忧伤以殒，夫君必娶，娶必少年，继室生子，

则必厚其子，而薄孺人之孙，晚娘晚爷之谣，独不闻之耶。孺人万金之家，使令孙不得其所，令嗣九泉之下，恐不能无憾。孺人忧死，何益也，愿孰大于此者。予故谓未之思耳。孺人试思之，谁轻谁重当自辨也。语毕怃然曰：先生言至此，吾如寐者得醒矣！顾病热去死不远，何能得如吾愿？予曰：所谓近者病也，非脉也，脉左弦细，右关滑，故发热体痛呕哕，乃秋来疟症，非死脉也。若如前执拗不服药，不进饮食，书谓绝谷者亡，殆非虚语。孺人诚听予言，以二孙为念，以大体为重，予以活血养血之剂而治其伤损，以小柴胡加竹茹、滑石，以和阴阳而止其呕哕，不一月而可无恙矣。奚忧哉？果从予言而进食服药，调理五日，寒热呕哕皆止。后以丹参、刘寄奴各三钱为臣，五加皮五钱为君，香附一钱为佐，入四物煎服，果一月而全可矣。程孺人病起，而闻者皆曰：七发起太子之病，观于孙君益信。八十七

歙潜口汪召南令郎，年十四，患蛊胀，大如覆箕，经医三十余人，见症皆骇而走。独市之幼科汪养直者，调理数数见效，第此子溺于豢养，纵口腹，不守戒忌，病多反复。一日语召南曰：郎君之症，非求之孙生生者不能成功。召南曰：闻此公多游吴浙缙绅间，何可以月日致也？养直曰：归矣！吾有妹适罗田，为方与石丘嫂也，旧岁患症如蛊，治经弥岁无功，生生子立全之。吾推毂孙君者，岂有他肠，为郎君也。召南即浼罗田延予，予至日已晡矣。观病者腹胀大极，青筋缕缕如蚓蚰大，上自胸脯，至上脘而止，唯喜其不下现也。脐平，四肢面目皆浮大，两足胻骨上各裂开，大出清水，一日间数为更衣易被，阴

囊光肿如泡，淫淫渗湿，发寒热，脉以手肿不能取，必推开其肿，下指重按，浮而六至。予曰：症可谓重之极矣！仅可恃者，目瞳子有神耳，余皆险恶，将何以治。养直知予至，亟过相陪，宣言曰：病重不必言，引领先生久矣！幸为投剂，生死无憾。予曰：且先为理表，若表彻稍得微汗，使肺少利，则小水可通。召南喜而亟请药，乃用紫苏叶、苏子、陈皮、麻黄各一钱，桑白皮八分，防风、杏仁各七分，炙甘草、桂枝各三分，生姜三片，水煎服之。五更乃有微汗，次早面上气稍消，胸脯青筋皆退，余症虽仍旧，机栝则可生矣！仍投前药，次日腹与四肢皆有皱纹，唯小水未利。乃改用破故纸、苍术、赤茯苓、泽泻、桑白皮、赤小豆、桂心、木香，二帖，而小水利，驳驳已有生意。乃以饮食过度，大便作泻，又以四君子汤，加苡仁、破故纸、泽泻、山楂、砂仁，调理而全安。此症予阅历者，不下数十。然青筋未有如此之粗。足胕出水有之，未有出水处如鲇鱼口之大。而取效亦未有如此之速。盖此子体未破而真全，故症虽重而收功速也。数十人间有五六不能成功者，由其纵欲恣情，不守禁忌，非药之罪也。召南昆仲，见人谈医，辄以不佞为称首。予笑曰：君得无到处逢人说项斯者耶？乃汪养直亦医道中白眉，乃不收功于后，病者不忌口过耳。于养直何尤，养直不矜己之功，亦不伐人之功，所谓忠厚长者非耶。八十八

岩镇郑景南丈病卧年余，百治不效。昔体丰腴，今瘦骨立。饮食少进，新都名士，皆辞不治。其家闻昔年方士荣孺人蛊症，时师亦皆辞去，予为起之，因征予治。时则六月望也。诊其脉，左弦大，右关滑

大，两尺俱无，恶心，腹瘦削，状如仰瓦。肠鸣如雷，昼夜不住。小水不利，肌肤及眼珠色若黄金。腹中有块如碟，跳动不止。足膝以下皆冷，饮食不入。予详思其病机，昔肥而今瘦者，痰也。形虽瘦而目炯炯有神，先以五饮汤姑试之以观其势，再为加减。因用旋覆花八分，破故纸一钱，肉桂三分，白术、茯苓、泽泻、陈皮、半夏各八分，生姜三片，水煎服之。二帖，恶心肠鸣皆止，次早饮食稍进，举家欣欣色喜。令岳程钟山公，于予为石交，闻病有起意，心殊异之。不知为予，因而过访，见予，抚掌大叫称快曰：吾固知是公也。指其甥而语之，此即所尝与尔曹言者，闻久为西吴缙绅递留，不意今归，诚吾婿之幸也。相与谈对，两日而别。别之时，景南饮食稍加，小水利，肌肤面目黄气退，渐有生机。不虞逾半月，为拂意事所激而怒，复吐痰不思饮食。家人惊惶无措，亟请予诊。两寸滑大，左关弦劲搏指，右关亦滑大有力，两尺沉微。予语之曰：病甚重，脉非前比，且不敢以万全许，第尽吾心尔。病以药力而回，君之福也。时为七月之朔，予因留视七日，日进一剂，剂以人参、陈皮、半夏、茯苓、香附、白豆仁、黄连、旋覆花、麦芽、甘草与服，服三日恶心止，大便有稠痰下，其中间有瘀血，此皆大怒所致。故经云：怒则伤肝。甚则呕血，并下泄上吐，亦或有红点子在痰中吐出，是其征也。后改用六君子汤，加麦芽、黄连、枇杷叶、白扁豆调理，病势驳驳向安。腹中如碟之块亦渐消去。大仅如指耳，肌肉亦生，能下榻举足以步，市上之人称奇。

后闻腊月又被郁怒，颈发瘰疬，外科以烂药点溃，服蜈蚣败毒药，卒莫能收口而终。伤哉！八十九

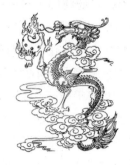

孙氏医案　医案四卷

明新安生生子孙一奎文垣甫集

门人　余煌
　　　徐景奇

子　泰来　同阅梓
　　朋来

新都治验

孙文学子元，素多疮疥，近因沐浴，鼻涕出红，面足浮肿汗多。左脉大而有力，右寸亦大。据脉多思而气不畅。以葛根、大腹皮、厚朴、赤茯苓、青蒿、泽泻、白术、郁金、升麻、木通、滑石、黄芩，水煎饮之，浮肿渐消，唯鼻红尚在，口且渴。改用当归、白芍药、知母、甘草、石斛、麦门冬、五味子、山栀子、玄参，调理而愈。九十

一妇因夫荒于酒色，不事生计，多忧多郁，左胯疼痛，直下于膝，小水频数，大便频并，脐腹胀疼，口干。脉之左手数，右手弱，近又发热恶寒，汗因痛出，时刻不宁，此食积痰饮，瘀血流于下部，足厥阴之经，挟郁火而痛，恐成肠痈。与神效栝蒌散一帖，半夜后痛即减半，汗亦寻止。次日诊之，数脉稍退，小腹坚如石，按之且痛。再与前药，其夜环跳穴亦作痛，直

至于膝，小腹稍软，小便仍痛，大便亦未通利。仍与前药。每帖用大栝蒌二枚，加牡丹皮、莪术、五灵脂、金银花，服下大便利而热退痛止。小水亦长，诸症悉平。九十一

大学恒宇侄令堂，仲春，右肩筋搐肿痛，夜尤甚。次日痛连胛下，出臑，入曲池，且洒淅寒热。以二陈汤，加南星、酒芩、白僵蚕、羌活、秦艽、威灵仙，服后至子丑时，痛乃减半，而筋不搐矣。红肿略消。次日减去南星，加当归、川芎，其夜肩痛又递减。但一夜不睡，口干舌硬。用川芎、当归、防风、秦艽、甘草、威灵仙、白僵蚕、酒芩、白芍药，服此热全退，痛全减，饮食始进。以人参、川芎、白芍、当归、甘草、秦艽、僵蚕、防风、陈皮、调理良安。九十二

族侄孙君锡，头痛胸背胀，饮食下膈便吐，咳嗽不住口，痰浊如脓，大便结燥。脉之独右寸洪大。以二陈汤加竹茹、滑石、

石膏、酒连、麦冬，连进四剂，夜与益元丸兼服，而嗽吐俱止。唯痰浊如脓色，且腥气触人，此将欲作肺痈。改用牡丹皮、麦门冬、山栀子、甘草、贝母、枳壳、桑白皮、紫菀、知母、当归、生地黄、桔梗，四帖全安。九十三

　　侄孙尔嘉内人，三孕而三小产。六脉滑数，乃气虚血热也。由其热，故多滑下，因其血频下，心甚恐怖，终日僵卧，略不敢起身，稍起，血即大下。与生地黄、白芍药、白术、地榆、桑寄生、续断、甘草、升麻、椿根白皮、黄柏、条芩服之，而血三日不来，唯白带绵绵下。过五日后，因有不得已事，起身稍劳，血又大下。予谓血滑已久，如水行旧路，若不涩之，必不能止。又思血海甚热，亦肝风所致。防风子芩丸，正与病对，宜制与之。又制白芍药六两，侧柏叶、条芩各三两，防风、椿根白皮各二两，蜜丸服之。从此血止胎安，足月而产一子。此后连产三子，并无胎漏之患。后遇胎漏，递用此法，莫不良已。附告同志，以便取用。九十四

　　鸿胪薇垣侄内人，喉中㿏痒，咳唾红痰。两寸关洪大，内热生疮。山栀子、小蓟、生地、牡丹皮、滑石、青皮、麦门冬、甘草、黄连、栝蒌，水煎饮之，而血止嗽除。后遇劳心，即咳嗽，喉中血腥。总由上焦热盛而然。以枇杷叶、山栀子、生地、白芍药、甘草、牡丹皮、地动蜂、天花粉、滑石、紫菀，常服三五剂，两月而安。九十五

　　戴万奇丈中痰后，而右手不能伸动。与之牛胆南星、陈皮、茯苓、甘草、天麻、

僵蚕、黄连、木通、石菖蒲、防己，服后手稍能动，唯左边头痛，喉舌俱痛，大便秘结，三日一行。又与川芎、荆芥、玄参、桔梗、柴胡、酒芩、蔓荆子、甘草、杏仁、枳壳，水煎饮之。诸症悉减。但下午体倦，右边头微痛，后又为怒气所触，舌掉不言，头复大痛。与连翘、甘草、山栀子、薄荷、石菖蒲、远志、木通、麦门冬、五味子、白芍药、黄柏，调理而愈。九十六

　　亮卿文学内人，头痛遍身痛，前后心、两乳皆胀，玉户撮急，肛门逼迫，大便三日未行，口干。因大拂意事而起。下午发热似疟，恶心烦躁不宁，而时当盛暑，乃怒气伤肝，挟暑热而然。以石膏三钱，青皮、柴胡、枳壳各一钱，半夏曲、黄芩各八分，甘草、桔梗各五分，夜与当归龙荟丸下之。大小便皆利，热退而诸症悉减。唯略恶心，与清脾饮两帖全安。九十七

　　梓林兄令眷，右手痛风，小水频迫，起身稍迟，即出不禁。足有浮气，年过六十。右寸关脉濡弱，左手和。此脾虚停湿之症。近且咳嗽，用六君子汤，加苍术、石菖蒲、远志、大附子、晚蚕沙，倍加薏苡仁，缓治而平。九十八

　　一妇经不行者三月，大便泻，腹胀嘈杂，吐酸水，时下白带，常恶心，自以为有孕。予脉之，候非有孕。乃脾经有湿热，心经有瘀血症也。与二陈汤加白术、泽泻、猪苓、酒连、木通、吴茱萸、滑石、麦芽、山楂，泻止腹宽，经行，腰腹作痛。以川芎三钱，当归五钱，香附、丹参、桃仁各一钱，水煎服之。经虽行，口中吐出黑血水甚多，且亦有如脓者。改用四物汤，加

牡丹皮、丹参、桃仁、红花、山栀、滑石，调理两月而痊。九十九

侄妇程氏，下午喉痛，近来痰多晕厥，一日二三发，头痛面赤。素未生育。左脉弦大，右寸关滑大有力。以荆芥、薄荷、甘草、桔梗、玄参、僵蚕、柴胡、枳壳、竹茹、贝母，水煎饮之，连进两帖，其夜得睡。唯背胀怔忡，痰犹不清，面多热。用黄芩、枳壳、甘草、桑白皮、地骨皮、天花粉、玄参、前胡、半夏曲、橘红、山栀仁，调养而平。一百

汪铱兄时疫热病，被发汗过度。热留胸中，烦躁不止，呕恶不安，汗竟不敛，口且渴。脉之，独两关洪大，此阳明之热尚在，当以白虎生脉汤为主。石膏五钱，知母三钱，人参、白芍药、甘草、石斛各一钱，麦门冬二钱，五味子十五粒，急煎饮之而热退。继以益元丸服之，而吐亦安。一百零一

何明吾，时疫食复，大便不通，呕恶，内热，昏愦不省人事。或作梦语，循衣摸床。此热在心包络经。以竹茹、麦冬、知母、山栀各一钱，陈皮、半夏曲、酸枣仁、枳实各八分，甘草三分，服之。至夜半，人事稍清，余热未散。用石膏三钱，知母二钱，竹茹、麦门冬、生酸枣仁各一钱，天花粉、陈皮各七分，枳实、麦芽、半夏曲各六分，水煎饮之。下午大便行而热退，诸症悉愈。一百零二

族侄元素，春温头痛发热，左脉弦大，右洪大，以小柴胡合白虎汤，二帖而愈。乃为食复，发斑色紫，神昏，人事不省，身重不能转动，即水火皆不自知。合目鼾睡，形如醉人，面赤发热。舌苔外黄内黑，皆有芒刺。三日后，予至脉之，六部俱浮洪，以三黄石膏汤，加枳实、鳖甲进之，稍得微汗，大便如有真粪，次日才开目言语。乃进粥一盏，改以小柴胡汤，加山栀、枳实、鳖甲、白芍药，调理而愈。一百零三

仆子孙安，空晨出门，途次食面三碗，饥劳感疫，因面内伤，表里皆热，及至绩溪衙中，昏闷谵语，头痛身疼腹痛。医不察为劳倦感疫，遽以遇仙丹下之，大便泻三四十行，邪因陷下而为挟热下利之候。急归视之，舌沉香色，额疼口干，燥渴烦闷，昏昏愦愦。脉左弦数，右洪数，但不克指，知为误下坏症。以柴胡、石膏各三钱，白芍药、黄芩、竹茹、葛根各一钱，天花粉、甘草各五分，山栀子、枳实各七分，葱白五茎，水煎服之。后半夜吐蛔一条。乃稍得睡。次早大便犹泻二次，呕吐酸水，腹仍痛。改用小柴胡加滑石、竹茹，夜热甚，与丝瓜汁一碗。饮既，神顿清爽，少顷药力过时，烦热如前。再以丝瓜汁一大碗进之，即大发战。予谓此战非寒战，乃作汗之征耳。不移时，汗果出而热犹然。忆《活人书》云：再三汗下热不退，以人参白虎汤加苍术一钱如神。迹此，再加玄参、升麻、柴胡、白芍药、黄连，饮后身上之斑先发者紫，后发者红，中夜后，乃得睡而热散，斑寻退去。复中微疼，肠鸣口渴。右脉尚滑，左脉已和。再与竹叶石膏汤，加白芍药、苍术，服后睡安，腹仍微痛。用柴胡、芍药各一钱，人参、酒芩、陈皮、半夏各六分，甘草三分，乌梅一枚，服此腹痛渐减，精神骎骎长矣。唯两胯痛，不能转动，此大病后汗多而筋失养之故，

宜当补益。人参、黄芪、白芍药、桑寄生、枸杞子、薏苡仁、桂心、牛膝、熟地黄，水煎服。后加木瓜、黄柏、当归，减去桂心，调养而痊，一百零四

一人喉疼，夜卧气壅不能伏枕，痰嗽不出，遍身生疮，面足皆浮，夜间发热，睡醒多出冷汗。此由脾经有湿热，水气不利而然。薏苡仁、款冬花、陈皮、贝母、前胡、萝卜子、桔梗、桑白皮、茯苓、甘草，服此喘嗽大定，乃得伏枕。唯下体肿胀不消，且肤皮紧硬，小水黄，动作则头眩。用大腹皮、茯苓皮、陈皮、桑白皮、五加皮、生姜皮、木瓜、姜黄，四剂而消。一百零五

善易数者何洗心，每饮食稍冷，馔粥或稀，必作胀泻。理脾之剂，历试不瘳。就予诊之。左三部皆濡弱，右寸亦然，关滑尺沉微，此下元虚寒所致，法当温补。以补骨脂、杜仲、菟丝子各二钱，山茱萸肉、人参、山药各一钱，白茯苓、泽泻各八分，肉果五分，数剂而愈。一百零六

程湘孺人孙氏，鼻衄后，眩晕嘈杂，呕吐清水，夜卧不安。腹中饥而食不下膈。由脾虚肝胆有郁火也。以人参、黄连、白术、扁豆、甘草、陈皮、半夏、竹茹、茯苓、石膏，水煎，调养而平。一百零七

侄君孝，后溪兄次子也。三月患头项痛，腰脊强，遍身如被杖，脐腹亦痛，口渴不寐，饮食不进，六脉浮数。吴医以为阴虚，为滋阴降火，三投而三剧，反加呕恶。又与疏通，热尤不退，下午烦乱。延方和宇丈视之，以为外感，拟进人参败毒

散。吴争之，谓阴虚体弱难再汗。仍用四物汤，加柴胡、葛根、薄荷、黄芩、知母，而热如焚，神且昏冒矣。予时远出，促归诊之，六脉浮弦而数，鼓指。语之曰：此春温症也，方诊良是。因复加内伤，以故病剧，滋阴之剂，壅而作滞，且引邪入于阴分，宜乎热加而躁闷也。法当清解兼消，可愈无伤。以二陈汤，加羌活、柴胡、防风、麦芽、山楂，服下得微汗，热退其半。唯下午作潮，大便未行，腰脐之痛不止。用小柴胡汤，加葛根、白芍药、青皮、黄连、山楂，饮下热又少退，大便已行，腰脐之痛亦随减去，但不知饿。再以柴胡、甘草、青皮、枳实、麦芽、知母、黄芩、白芍药，诸症悉平，唯觉体倦乏力。加人参、白扁豆、薏苡仁，减去柴胡、青皮，调养而痊。一百零八

一仆妇，头疼喉咙痛，咳嗽呕恶吐痰，胸膈作胀。经水适来，身热口干。此少阳经痰火症也。用柴胡为君，半夏、白芍药、竹茹为臣，葛根、天花粉、橘红、桑白皮、黄芩、知母为佐，甘草、桔梗为使。一帖，微汗而热散除。唯痰嗽不转，小水短涩。柴胡、知母、竹茹、麦冬各八分，白芍药一钱，滑石三钱，黄芩、贝母、桔梗各七分，五味子十二粒，甘草三分，一帖而瘳。一百零九

族侄妇范氏，大参晞老女也。素有痰涎，胸腹痞胀，近因乳肿，大发寒热，欲成痈毒。以加味神效瓜蒌散二帖，寒热虽退，而肿不消。用贝母、白芷为臣，栝蒌为君，赤芍药、当归、连翘为佐，青皮、甘草、柴胡为使，痛虽减而肿仍不消，脉之近数，知已成脓。乃与内托十宣散，加

金银花、蒲公英，两帖而脓溃。因脚上生疮，而有浮气，前方去蒲公英、金银花，加薏苡仁、苍耳子，调理全安。—百一十

表侄女黄氏，孕已七月，患赤痢腹痛后重，体素弱，举家甚忧。以白芍药三钱，条芩一钱五分，白术、地榆各八分，甘草三分。二帖而愈。后五日报云：因稍劳，痢又复来。教以当归三钱，川芎一钱半，真阿胶二钱，艾叶三分，一帖全瘳。—百一十一

一程氏妇，吾孙门女也。小产后二十日矣，患赤痢一日十余次，怯寒恶食，小腹胀痛。诊之右寸滑大，知其虚中有热，忆其恶露未尽，故小腹胀痛。专科泥丹溪产后大补气血之语概施之，因而作痢。乃翁曰：病尚怯寒，何云有热？予曰：书云：恶寒非寒，明是热症。由热极而似水也。饮药后当自知之。以白芍药、当归、滑石为君，桃仁、酒芩、酒连为臣，木香、桂皮、槟榔为佐，青皮为使，服下果去臭黑瘀血甚多，小腹顿宽。唯口干小水少，恶心，怕饮食，体倦，仍里急后重。人参、川芎、白芍药各一钱，当归一钱五分，酒连、陈皮各六分，木香二分，外与清六丸。服下热除，痢减十之八矣。但大便不实，恶心虚弱。以四君子汤，加酒炒白芍药、陈皮、木香、肉果、酒连、当归，养之而平。—百一十二

孙竹野，浙归，途次受暑，又为酒面所伤，因而作吐，胸膈痞闷。时师以消导之剂，燥动脾火，口渴嘈杂，躁乱不宁，目珠如金，一身尽黄，已成疸症。诊独右寸脉洪大有力。先以温胆汤，倍加香薷、滑石、葛根解暑止吐为君，黄连、麦门冬清热止渴为臣，使湿热散而黄自瘳也。连与三帖，吐止食进，黄亦定矣。再与五苓散，加青蒿、葛根、黄连、枳实，八剂而黄释然。—百一十三

程菊泉，暑月患喘嗽。咳咳连声，浓痰滚滚，行动则喘促不宁。夜分口渴，胸膈胀闷。两寸脉滑而数，两关弦。此肺有宿痰，胆有郁火。《内经》云：火郁发之。又云：风寒外束者可发。用紫苏子、半夏曲、杏仁各一钱，石膏二钱，款冬花、桑白皮各八分，桔梗、枳壳各五分，麻黄三分。服下无进退。改以杏仁、陈皮、人参、贝母、款冬花、麦门冬各七分，薏苡仁一钱五分，桔梗、知母各五分，五味子十一粒，桑白皮一钱，陈皮六分，服下痰减大半。胸膈仍不舒，口仍干，脚仍热。前方减去款冬花、五味子，加枳壳、葶苈子，两帖全安。—百一十四

程应桢兄，胸膈背心时常胀疼，头眩晕。脚软弱，手指痛。咳吐红痰。诊其脉左关弦大，右寸关滑大。予谓此食饱后感于怒，老痰瘀血积在上焦，宜其胸背胀疼而热壅也。治当清化上焦，使新痰不生，宿瘀磨去，则万全矣。如落时套，用地黄、山茱萸等滋阴降火之剂，是以滞益滞，则热无由去，瘀无由消，而痰益增不去也。病者闻言谔然曰：未见公时，业已服过一月久矣，疑其饮食损而热寻加，胸背痛胀递长哉。予曰：今反辙幸早耳，再迟则败事。亟以青皮、枳壳、陈皮快其气而疏其壅滞，盖痰随气行也，贝母、桑白皮以消余痰而清其嗽，牡丹皮、滑石、桃仁消其瘀血，山栀仁开郁清热，白芍药伐肝补脾，

甘草调和诸性。缓而理之，当见其去泰去甚也。别后半月，复书报云：胸背之胀减三之二，血已十日止矣。痰如旧。改以山栀仁、牡丹皮、丹参、赤芍药、桃仁各八分，滑石三钱，五灵脂、当归尾各一钱，半夏曲、青皮各六分，诸症悉去，独足心热。再以黄柏、知母、苡仁、牛膝、甘草、白芍药、茯苓、陈皮、贝母、石斛、牡丹皮，调之如初。一百一十五

虚山内人，胸胁胀痛，五更嘈杂。每一嘈杂，则痛发更甚。左寸关脉洪滑，右关亦然。此肝胆有郁火，胃中有胶痰，乃有余之疾。《内经》云：木郁则达之。盖木火之性贵乎疏通。当以龙荟丸条而达之。顾痛则不通，通之则不痛也。服龙荟丸一钱五分，大便行一次，痛随殄迹。唯声不开，以陈皮、柴胡、贝母、茯苓、甘草、白芍药、酒芩、香附、杏仁、桔梗，调之而安。一百一十六

一妇当暑月，小便不利而痛，玉户肿。且又便血发热。左脉弦数，右寸短弱。此肺气不足，肝火太炽，盖肝为血海，肝又主小便，玉户为肝经所络之地。治当疏决肝经壅塞。俾气畅，则新血得以归经。热解，则小水可不痛，而肿亦可消矣。以滑石三钱，桃仁、当归、白芍药各一钱，柴胡、黄连、人参各八分，川芎六分，甘草、桂皮、白芷各三分，四剂而病如失。一百一十七

族弟妇戴氏，腹中痛，多在脐腹。白带如注，四肢酸疼，大便里急后重，已成赤白痢矣。脉之两寸关俱滑数，尺亦数。以白芍药、当归、黄连、黄芩、木香、槟榔、桂皮、甘草、滑石、桃仁、桔梗，一剂而红止，唯小水短涩，下午发热，大便一日夜仍四行，改用白芍药、当归、白术、陈皮、滑石、甘草、茯苓、厚朴、酒连、酒芩、桔梗、柴胡、木香，饮下，诸症悉愈，唯头痛腰疼。再以桂心、当归、白芍药、白术、茯苓、甘草、酒芩、酒连、破故纸、木通、黄柏，煎服全安。一百一十八

族弟应章，胃脘当心而痛，手不可近。疑有瘀血使然。玄胡、五灵脂、牡丹皮、滑石、川芎、当归、甘草、桃仁、桔梗、香附，水煎，临服加韭菜汁一小酒杯。其夜痛止，得睡，饮食亦进，唯大便下坠，逼迫不安。此瘀血已动欲下行也。前剂减去韭菜汁，一帖全安。一百一十九

予弟淑南，额痛遍身疼，口干，舌苔黄厚，左脉浮大，六部俱数。时当仲秋初旬，以小柴胡合白虎汤加羌活，热仍不退。下午用六神通解散，以葱汤调服三钱，热稍退。至半夜后，又复热，额疼，顶巅尤甚。舌根黄且焦黑，小水赤痛，烦躁不睡，遍身又痛。此三阳合病暑症也。次日以小柴胡大加石膏为君，藁本、白芷、竹叶、粳米、生姜、大枣，少顷，汗大出至足，热始尽退，犹烦躁不睡。仍以小柴胡汤，加桂枝、山栀子、竹茹、竹叶，饮下，烦躁宁而得睡，余热悉平，精神爽而向安矣。一百二十

一富家妇，当仲秋大小便秘者三日。市师以巴豆丸二帖，大便泻而小便愈秘，胀闷，脐突二寸余，前阴胀裂，不能坐卧，啼泣呻吟，欲求自尽。此转胞病也。柏树东行根皮一寸，滑石二钱，玄胡索、桃仁、

当归、瞿麦各一钱，水煎，临服入韭菜汁半杯。服后食顷，而小便稍行，玉户痛甚，小便非极用力努之，则不能出。改用升麻、桔梗、枳壳、玄胡索，煎成，调玄明粉二钱，乃提清降浊之意。服后大小便俱行，始不胀急。次日报云，每大小便来时，腹中先痛，有淡血水，小便短。再以丹参、丹皮、当归、白芍药、甘草、青皮、香附、玄胡、茯苓、山栀子、山楂，两帖各症良安。一百二十一

孙文约孺人，年八十有三，胃脘疼痛，手不可近。腹中饥而饮食不能下。两寸关脉滑大，两尺沉弱，此血虚气滞症也。先与积气丸，一服而痛减半，再用生白芍药、山栀子、五灵脂各一钱，酒炒白芍药二钱，粉草、山楂、香附各八分，一帖全安。一百二十二

应章族弟，三阴疟发于子午卯酉日，已四越月矣。每发于夜，热多寒少，左脉微弦，右关滑大。以二陈汤，加柴胡、黄柏、川芎、当归、黄连，两帖而热稍轻。饮食不进，四肢懒倦，脾气大虚。白术、何首乌各三钱，鳖甲二钱，青皮七分，乌梅一个，一帖而截。一百二十三

太学程好吾，倜傥博洽士也。季春患两太阳痛，胸胁稍疼，口渴，大便水泻。左脉浮弦而数，中按有力，右关滑大。予曰：春温症也。柴胡、前胡、葛根、粉草、青皮、黄芩、知母、桔梗、半夏曲、石膏，半夜后得微汗。因起大便感风，续又发热，依然口渴，更觉烦躁。石膏三钱，知母、柴胡各二钱，葛根、黄芩各一钱，粉草、桔梗各五分，竹叶二十片。两进而汗出热

解，诸症悉平。四肢尚倦，口微干，语言乏力。以生脉汤，加薏苡仁、石斛、甘草、白芍药、黄芩，调养如初。一百二十四

令媳长卿之妇，腹中微疼，经行不流利，喉痛，四肢麻木作战，不知饥饿。右脉洪大如豌豆。以川芎、香附、麦芽、山楂、乌梅、粉草、桔梗、酒芩、防风、荆芥、白术、茯苓，四剂而安。次月经水大行十日不止，以黄芪、阿胶、蒲黄各一钱，白芍药二钱，粉草三分，一帖而止。此后但觉浊气下坠，屁从子户中出。以补中益气汤，加酒炒黄连，调养而平。一百二十五

族子应章之弟，十月发三阴疟，至次年仲春未止。每发于辰戌丑末日，午后，寒多热少，夜有盗汗。左脉软弱，右关尺弦数有力。用白芍药、当归各一钱，白术二钱，柴胡、川芎、粉草、砂仁、桂枝、酒芩各三分，生姜三片，水煎服。再以何首乌、白术、鳖甲各三钱，柴胡一钱，青皮、酒芩、甘草各五分，乌梅一个，生姜三片，水煎，临发日五更服之，两帖而止。后半月，下身大生疮疖，以东坡四神丹调理而痊。一百二十六

油潭吴中岳孺人，先感风邪，后伤饮食。发热头疼，腹中作胀。医与巴豆丸泻之，而热不减。后医又以大黄重泻之，而热亦如初。再后医谓泻而热不退者为虚，大用参、芪、白术补之，补经四日，神气昏沉，不知人事。乃敦予诊。左脉弦数，右关尺沉数有力。舌尖沉香色，舌根焦黑芒刺。语言含舌不清。扣前服药，始知妄下妄补。不思饥馑之余，疫气为厉，误成坏症，危而且殆。姑以知母、柴胡各三钱，

石膏六钱，枳实、天花粉各五分，粉草、黄芩、麦冬各一钱，山栀子、生地黄各七分，人参六分，竹叶三十片，生姜三片，水煎饮之。中夜后人事稍清，微有汗，舌稍柔和，言语已不含舌，骎骎然有生气矣。次日，前方减去地黄，加白芍药，舌心焦黑尽退，诸症十减其七。但大便五日未行，遍身尚痛，咳嗽。与七制化痰丸二帖，再以石膏二钱，麦冬、贝母各一钱，前胡、枳实、黄芩、栀子各六分，甘草三分，桑白皮八分，煎服而安。一百二十七

鲍子五保，时疫耳聋，体有热，口干，大便五日不行，人事不清。竹叶、黄芩、柴胡、半夏曲、甘草、枳壳、天花粉、知母，煎服，而热渴更甚。大便行而泻，手挛缩不能伸，且发呃或又咳嗽。改以柴胡、石膏、竹茹、人参、甘草、麦冬、半夏曲、橘红、黄芩、黄连，一帖而呃止泻除，诸症悉罢而安睡矣。一百二十八

仆子孙守，以中麻咳嗽无痰，上唇厚肿，体热，大便燥，声哑。以麦门冬、知母、栝蒌仁、甘草、白芍药、桑白皮、地骨皮、石斛、枳壳、五味子，服后嗽减其七。乃减去瓜蒌、枳壳，以其大便已溏，加生地黄、当归、薏苡仁，调理而安。一百二十九

仆子得贵，春温头痛，体热面赤，舌心焦燥。以石膏、柴胡、葛根、甘草、黄芩、知母、天花粉、白芍药，服之而舌不焦黑矣。进粥太早，半夜后又复发热，中脘硬痛。与大柴胡汤一帖，汗出津津，大便行二次，腹痛不止。乃以小承气汤，调下玄明粉一钱，大便又行二次，热不退而

痛全减。旋作鼻衄。改以石膏、牡丹皮、生地黄、山栀子、甘草、升麻、黄芩、赤芍药，一帖而热散衄止。一百三十

元素侄令政，春温后经水适止，余热不退，口中甚渴，胸胁痛而耳重。脉左弦数，右滑大而数。小柴胡加石膏、知母、桔梗、枳壳、葛根、栝蒌、半夏曲，服下而热渴如旧。改用柴胡二钱、人参、甘草、天花粉、黄芩各七分，白芍药、红花、当归、牡丹皮、知母各八分，调理而瘳。一百三十一

朱氏子天送，时疾头疼，身若燔炭，口渴气促，申酉刻热潮更甚，舌心焦黑，遍体紫斑，语言含舌不清，时多发呃，耳聋。先治者误进藿香正气散，而加呕逆水泻。又医以柴苓汤，呕益甚，热转增剧。迎予为诊。六脉俱洪数，此少阳阳明合病之疫。以石膏五钱，知母、柴胡各三钱，黄芩一钱五分，半夏曲、麦门冬、竹茹、橘红、葛根各一钱，粉草、枳实各五分，服下热退其七，舌不燥矣。再以柴胡、半夏曲、白芍药、竹茹各一钱，石膏三钱，麦门冬、知母各一钱五分，黄连、甘草、人参各五分，水煎饮之而斑退。诸症悉平。一百三十二

朱桃源内人，胃脘疼，年五十有二，经水尚行不止，一月且二至，每至十余日不净。白带淫淫下，常苦梦遗，近又眩晕。先与积气丸一帖，以止胃脘之痛。再以消遥散，加石莲子、莲花心、五倍子，炼蜜为丸，每早晚白汤送下二钱，梦遗竟绝。一百三十三

桂亭兄，壮年原有湿热痰积，年逾艾，偶坠轿，跌伤背胁，专科以草药敷贴于外，内以药酒攻之而愈。越十五年，左胁痛，手不可近。左脉弦数，坚劲搏指，小腹亦痛。知为旧瘀及痰积作祟。以青皮、赤芍药、黄连、当归尾各一钱，桃仁一钱五分，大黄二钱，滑石三钱，水煎，临服调玄明粉一钱，服下吐出痰涎碗余，大便仅行一次，而左胯及腿膝皆痛，夜睡不安。由小腹痛甚之故，此瘀物欲行而未能也。再与大黄、当归尾、红花、牡丹皮、赤芍药各一钱，桃仁二钱，滑石三钱，青皮八分，调玄明粉一钱，再下之。大便行三次，皆沉香色，稠黏瘀物。腹痛虽除，胯痛仍在。用乳香、没药、归尾、红花各一钱，桃仁、滑石各三钱，大黄二钱，穿山甲、丹参各一钱五分。服后大便行四次，所下皆紫黑如筋膜者，不可胜计。诸病悉减。因食鸡汤牛肉，脐腹又痛。里急后重，此余积未尽，欲再下之。举家惊怖，谓六旬已外之年，已下数次，恐脾弱不能再下。予曰：医贵认病，何以年齿数下拘哉？今药力到而积已动矣，破竹之势，可迎刃而解。若失时姑息，恐他日滋蔓，欲下难动也。行后而补，庶无反顾之忧。大兄然之。以红花、桃仁、当归尾、赤芍药、山栀仁、玄胡索、牡丹皮、穿山甲、滑石，煎调玄明粉，下二次，紫黑瘀物如前之半，腿胯小腹痛则俱释。次日用人参、茯苓、白芍药、粉草、陈皮、山楂、桂心、当归、半夏，调养半月，精神、步履、饮啖一如旧矣。一百三十四

江右熊二官，疫后食复。额痛口渴，谵语神昏，面青舌黑，鼻中停灰，不省人事，小水短少，势已危急。以小柴胡汤，减去半夏，加石膏、知母、当归、山栀子、豆豉、枳实，急与服之。一饮便得微汗，热退大半。次日，以柴胡、滑石、甘草、知母、石膏、人参、桔梗、黄芩、天花粉与之，舌黑始退。人事乃清。饮食才进，霍然生矣。一百三十五

堂弟东里内子，咳嗽吐红，发热头眩，脚膝乏力。先已服滋阴降火十数剂不愈。饮食渐少，精神渐羸，恳予治之。两寸脉累累如贯珠，两尺俱软弱。此上盛下虚之候，上盛者痰与瘀血也；下虚者肾阴弱也。且生平好饮，不无助热，法当先清上焦，化去瘀血宿痰。然后以养阴药收功，则病根可刈，痨瘵可免也。用贝母、枳壳、桑白皮清肺化痰，滑石、桃仁、牡丹皮、小蓟消除瘀血，山栀子、甘草、白芍药养血以祛余热。三帖后，红渐稀少，前后心始不胀痛。唯痰嗽不止，大便结燥。减去滑石、桃仁，加栝蒌、黄芩、紫菀，调养而平。一百三十六

由溪程竹坡孺人，年过六十，为疫所染。头疼口渴，舌苔前黄燥，后紫黑，身热沉重，人事昏愦，语言错乱，小水短涩，呕逆烦躁，合目不开，谵语不辄口，耳聋，胸胁痛，时五月初旬也，迎予为诊。左浮而弦数，右洪长而数，诊毕，仲君清夷问曰何症？予曰：此热病类也。清夷曰：因体热便名热病乎？予曰：否！否！仲景谓：春温过时为热病，矧兹又为热疫也。邪在阳明少阳二经。又问曰：可生乎？予曰：脉症对，可生也。此症远迩染延甚夥，不足怪。清夷曰：适方和宇亦云少阳阳明二经之病，二公所见既同，乞商确一方为幸。予与和宇诊多符合，即以柴胡、石膏为君，

知母、麦门冬、天花粉、竹茹为臣，黄连为佐，甘草、枳壳、桔梗为使。连进二帖，丑刻微汗，热退神清。不虞即进荤粥，下午又复大热，谵语昏沉，举家惊怖。予曰：此食复也，即以小柴胡汤，加山栀、枳实、淡豆豉、鳖甲，四剂复得汗，热从散去，神顿清爽，仍口渴烦躁。以生脉汤，加黄连、香薷、竹茹、竹叶而安。一百三十七

程家内眷，藏溪汪氏女也。乃夫殁于疫疠，新寡七日，疫即及之。大热、头疼口渴，胸胁并痛。医与小柴胡汤，夜忽梦夫交泄而觉，冷汗淫淫，四肢如解，略不能动，神昏谵语，面如土色，舌若焦煤，强硬。迓予诊之。六脉沉弦而数，大小便俱秘，此亦阴阳易类也。疫后有是，危已极矣。予以生脉汤，加柴胡、黄芩、桂枝、甘草，水煎成，将乃夫昔穿旧裤裆，烧灰调下，两剂而神醒，体温，汗敛，舌始柔和，焦亦渐退。次日仍以前方，加酸枣仁、竹茹、四肢始能运动，乃饮粥汤。仅一子，甫十岁，一女，甫十四岁，继被疫困，均以六神通解散汗之而安。妯娌及婢辈六人，皆六神通解散瘳之。举家德予，以为再造。一百三十八

族侄太学从明，夏初，由客邸患滞下，调半痊而归。因食隔宿猪首而复，里急后重，昼夜三四十度，日渐沉困。口渴，胸膈焦辣，手心热，腹微痛，小水少，每解时，先干哕呕恶，汗出飞飞，下皆稠黏紫黑血，无粪。彼素知医，且慎重，不轻服人药，敦予诊之。脉左沉弦，右滑数。面色外黑内黄，饮食不入，肛门辣疼。予以渠原禀薄弱，今远归，途次不能无劳，不敢疏下，姑以胃风汤加黄连，与二帖不效。

腹稍加胀，渠叮予曰：古云无积不成痢，顾积势胶固，切勿用补，无以体素弱为疑。予曰：诺。改用黄芩芍药汤，三剂无进退，乃私语渠侄元亮曰：令伯之症，实实虚虚，热热寒寒，实不易治。且谷食噤口不入，干哕可虑，须得明哲参治。元亮从容言之，欲得方古墩为翼，诸相契及内眷递相赞言，太学不从。曰：吾岂不重命而吝费哉。顾新都之医，无如叔最明。吾之交，无如叔最厚，舍叔安所倚？元亮曰：叔祖善矣。能用人之长，得一隽商确，可无后虑。太学拂然曰：知莫贵于知心，吾知其心久矣，专任勿疑也。予知渠信任坚若金石，益加研究。图欲先开胃口，使新谷食将宿秽压出，或补或攻，视缓急以为方略。乃背嘱元亮曰：令伯非人参不可，幸且勿露，俾予得以尽技。元亮曰：诺。乃仿朱丹溪法，用人参、黄连各二钱，煎浓细细呷之。但得一呷下咽，胃口便开，哕恶便止，盖胃口虚热冲上为哕也。其日用之，哕恶即止大半，连与二日，觉胸腹胀，即以保和丸应之。觉小水不利，又以清六丸应之。里急后重，以参、术，加芩、连、木香、槟榔、滑石、桃仁应之。人参皆背加，太学不知也。渠每诊必叮予曰：日来疾稍平，叔之力也。幸勿遽补，恐废前功。予曰：如教。讵知人参已服过十日，计二两许矣。此后脉仅四至，软而无力。忆丹溪云：虚回而痢自止。又云：气虚甚者，非附子不能行参、芪。乃以胃风汤，加黄芪、附子、姜炭，四剂而血全无，后重亦止，唯大便泻而不实，所下俱黄粪。渠知积滞已尽，始欲理脾，用参苓白术散，服十日，便仍不实。乃问予曰：补脾而泻不止，奈何？予曰：据脉乃下元虚寒，殆肾泄，非脾泄也。温补下元则固矣。盖肾者胃之关，初

不敢用下剂者，虑有今日也。教以菟丝子、破故纸、杜仲、山茱萸、人参、大附子、白茯苓、泽泻，四帖全瘳。里中称太学能知人，而予不负所任也。一百三十九

查少川公，年四十三，夙有哮喘疾，每发则遍身如燎，气贲贲上腾，息息短促，喉中痰声响若汤沸，经七昼夜，汗而渐平。居常嗜饮，通宵不辍，醉后纵欲，不避风寒。族中有教以石膏、麻黄、杏仁、枳壳、细茶各一两，作大剂饮之，名曰五虎汤。喘至即以此御之，随饮而止，屡发屡进，应若桴鼓。公喜甚，恃为保命丹。寓大通一月，邑中麻黄、石膏为之缺市。讵知情欲无穷，胃中冲和有限，三年之间，饮五虎者，殆不可以数计，而胃中之冲和者，亦不知损之何若也。因而腹大若覆箕，两腿光肿如柱，内外臁疥疮中清水涓涓流之不竭，昼夜腥气逼人，不能伏枕而卧者五越月。自仪杨医起，闻京口之医，如何如张者最良，遍延治之弥月，卒无一验。又舍京口抵姑苏，历嘉杭，凡有名者，悉迎疗之，而势益剧。昇回至岩镇，镇医擅名者，吴与方也。先诣吴，吴骇辞不治。就方，方诊视久之曰：公疾非常，必得非常人乃可。公曰：先生世家大方，昔在两淮，且人人引领，愿得先生一诊为快。何我弃而使需非常人也，今世非常人，舍先生其谁。方曰：嘻，公贵邑孙生生者，名动三吴，今归不出，亟迎治之，或可无恙。公叩孙生生居何里，状何若。方书予姓氏里居与之，归即恳程公山氏绍介逛予。时长至后一日也。至则见公坐高椅之上，气高而喘，身热而烦，覆以棉被，足纳火箱，前后左右环火五盆，首戴绒帽，帽外笼以貂套，套外仍束一帕，鼻用绒套笼之，门

设重幔，犹凛凛怯寒。诊其脉，浮大无力。睨其色，白中隐青。徐问公曰：恶寒身热从何时起？公曰：十日。予曰：据色据脉，予已得其概矣。公历数府名家，认为何症，拟何汤剂，请详述之。公曰：众论落落不一，先生学博见真，愿唯命。予曰：公疾乃气虚中满，法当温补下元。人徒知利小水，不知小水不利者，由下焦之气不充，不能渗从膀胱故道而行。若利之急，则泛滥而横流肌肤，下于阴囊，甚则胀裂崩塌而出。若使下焦壮盛，则小水自通。譬之甑炊，釜底水火交旺，甑中之气，自然蒸腾，若雾若露。《内经》曰：上焦开发，宣五谷味，熏身充肤泽毛，若雾露之灌溉，是谓气。故曰：上焦如雾也。清阳升则浊阴降，降下则为小水，故曰：下焦如渎也。渎者水也。言下焦为决水之官，水道出焉者是也。人之汗，即此雾露之气，水小即降下之气。盖气者水之母，由气化而为水。故又曰：气化则能出矣。融众理而观之，总由下焦元气壮盛，斯能升降变化。清阳升，浊阴降，即地天交之泰。阳不升，阴不降，即天地不交之否，否者塞也。此胀满之所由生也。公之疾，起于五虎汤，致脏寒生满病也。公曰：善。吾乃今始知致病之源，第近来身热手热，膈内焦辣而外恶寒，竟不解孰为热，孰为寒也？予曰：仲景云：伤寒必恶寒。由寒邪在表而然，合先散之。胸膈焦辣者，乃阴盛格阳，虚阳之火，被寒气驱逼上行，非真热也。经云：水流湿，火就燥，但得下元一温，热自下行。公曰：然，唯先生命剂。予以紫苏、马蹄荸、炙甘草、防风、白豆仁、苍术、陈皮、人参、羌活、生姜。一帖而得微汗，悉彻去环列之火，仅存足底一盆。首上所覆之帕亦去。独鼻寒如初。乃用防

风、黄芪二两，煎汤置器中，令熏其鼻，饭顷而止。一日凡三熏。次日鼻套亦除，呕恶不止，用人参温胆汤加丁香进之，一帖而止。又谓鲤鱼能利水，一日尽二斤半，夜胀极，乃告急于予。予曰：病势如是，固乃纵恣若此，等闲之剂，曷能消释。沉思久之，以平胃散一两，入橄榄肉一两，水煎饮之，两剂而定。独腹胀小水不利，不能伏枕为苦。乃以附子理中汤，加砂仁、补骨脂、赤小豆、桂心，连进四帖，小水略长。继以尊重丸，日三服之，每服五丸。五日后，小水通利，可贴席而睡。守此调理，腹胀渐消，两月大平，三月而公出市，市中人信予，实从公始。一百四十

　　夏益吾，肢节肿痛，手足弯痛肿尤甚，不能动止。凡肿处皆红热，先起于左手右足，五日后，又传于左足右手，此行痹症也。且喘咳气涌不能睡。左脉浮数，中按弦，右滑数。乃湿热风痰壅遏经络而然。以茅山苍术、姜黄、苡仁、威灵仙、秦艽、知母、桑白皮、黄柏、酒芩、麻黄，水煎服下，而右手肿消痛减。夜服七制化痰丸，而嗽止，乃得睡。再剂，两足弯消其半。左手经渠、列缺穴边肿痛殊甚。用苡仁、苍术、秦艽、甘草、天花粉、五加皮、石斛、前胡、枳壳、威灵仙、当归，旋服旋愈。一百四十一

　　初阳侄乃政，先时咳嗽，诸治无功，且嗽急则吐。用碧玉散二钱，白汤调下，立止。后半年，复咳嗽，胸背隐隐疼痛，身常内热。咳出桃花脓，不可胜计，腥秽之气甚恶，右胁并乳胀痛，脉洪数，大便燥，肌瘦骨立，此肺痈症也。用贝母、茜根、白芍药各一钱，知母、麦门冬、山栀

子、紫菀各八分，桑白皮、当归、牡丹皮、杏仁各七分，薏苡仁一钱五分，甘草、葶苈各五分，水煎服之。服此甚安，但要常服，若一缺药，其疾便发。据此肺窍中痰积瘀血尚多，未能即去，宜缓图之。书云：俟脓去尽，当自愈也。愚谓丹溪虽有此言，亦不可固执，设不以药消化之，必俟其脓自尽，恐岁月深而有他变。且中年之人，何能当此。莫若清热润肺，消痰化瘀，久而服之，或早愈也。方黄吴诸公谓久咳伤肺，每每投补，屡被紊之，每补必增热加痛加咳而脓转多。予晓之曰：诸公之意诚良，其如病加何，是姑息之谓也。古人不务姑息，唯以去病为安。夫姑息可以养病，非所以去病也。独汪无怀然予言，守予法，二年良愈，肌长如初。一百四十二

　　族侄仲木内人，贤淑妇也，不育，多郁，腹胀，左胁不能侧卧，亦不能仰卧，仰侧卧即气涌。每午夜背心作胀。气喘吐痰发热，必起坐令人揩摩久之始定，面有浮气。右寸关脉滑大有力，此气郁食积痰饮症也。盖忧思伤脾，思则脾气结，气结不行，则五谷之津液皆凝聚为痰，故喘急作胀。先与定喘汤二帖，而无进退。继用核桃肉五钱，杏仁三钱，人参、桑白皮各七分，水煎服之，气喘乃定，唯腹中胀急。改用橘红、半夏曲、木香、白豆仁、郁金、萝卜子、姜连、香附、茯苓，四剂，大便痰积随下，腹胀寻消而愈。一百四十三

　　族侄孙女，年甫十岁，大便脱肛，鼻中时常出血，夜多咬牙，肚热面黄，将成疳症。以山楂、青蒿、枳实、升麻、酒连、滑石各一两，甘草、芦荟、干蟾各五钱，俱为末，神曲糊为丸。一料痊愈。一百四十四

唐岩祈，首秋患痢赤白，延至次年春分不愈。腹中作胀不知饿，每行动则气喘。四阳之末皆冷，阴囊肿，大便日夜十数行，而肌肉甚瘦，小水短少，饮食减半，面黄，两跗肿大及踝。与平胃散加酒连、猪苓、泽泻、升麻、防风、酒炒白芍药、薏苡仁，外与香连丸合益元丸相兼服，四日而痢止，乃知饿而加食，精神爽快。再四剂，两跗阴囊之肿皆消，唯咳嗽。用薏苡仁、酒炒白芍药、粉草、泽泻、杏仁、桑白皮、陈皮、姜连、茯苓、姜黄、葛根、萝卜子，二帖而嗽除。但体乏力。与六君子汤，加补骨脂、薏苡仁、滑石、红曲、酒炒白芍药、桔梗、麦芽，调养半月而全瘳。一百四十五

倩婿程东山，仲夏患休息痢，所下皆紫血，腹痛，迨清明犹不愈，医药备尝，体倦肌瘦，或三五日一发，或七八日一发，发必三日乃止，予为诊之，左涩而右滑，据脉有瘀血痰积。近来小水不利，姑用四君子汤，加滑石、红曲、陈皮、山楂、泽泻、升麻，服后微觉有热，改以四君子汤，加滑石、桃仁、红曲、酒连，神气稍旺，脾气始回。乃用番鸦胆三钱下之，果去紫黑血块及如败鱼肠者半桶，从此痛除痢止。次日，以六君子汤，去半夏，加酒炒白芍药、山楂、红曲、滑石、桃仁、升麻调之。报云：胸膈作胀，恐积滞未尽，而服参术，欲再下之。予为再诊。两寸短弱，两尺洪大，前日滑涩二脉俱无。此阳虚下陷之候，宜当大升大补。以六君子汤，大加黄芪为君，酒炒芍药为臣，升麻、桔梗为使。服此胸脯宽快，精神亦好。唯肛门热，前方加酒连，减半夏，脱然平安。一百四十六

陈氏妇，肠鸣腹痛，大便溏泻，合目即汗出，下午潮热。医谓潮热盗汗乃虚怯之症，加之泄泻，脾气坏矣，视为不治。浼予诊之，右脉濡数，左脉洪数。予曰：此郁火痰积症也。盖忧伤肺，思伤脾，饮食因而不化，积而生痰，故腹痛溏泻。但理中焦，消去痰积可瘳也。以四君子汤，加半夏曲、滑石、红曲、麦芽、苡仁、酒炒白芍药、酒炒黄连、牡蛎、桔梗，八帖而病去如释。一百四十七

九德侄，耳鸣，气筑筑然，闭而不通，鼻塞不利，口不知味，痰多而膈热不清。脉左浮而弦大，右滑大，俱数。《内经》云：头痛耳鸣，九窍不利，肠胃之所生也。此由胃中痰火上壅，热极生风。乃以蔓荆子、升麻、木通、赤茯苓、桑白皮、麦门冬、生地黄、前胡、甘菊花、赤芍药、甘草、石膏，生姜三片，枣子一枚，水煎饮之四帖，左弦虽减半，而症尚如前。再用甘菊花、橘红、半夏曲、茯苓、甘草、知母、白芍药、酒芩、麻黄、石膏、桑白皮、桔梗，加姜枣，又四帖而诸症悉平。后以六君子加酒连、柴胡、川芎、白芍、麦门冬、升麻，两帖，饮食亦甘味矣。一百四十八

陈觉宇丈，常山县人也，年四十有三，体肥，患痰火十年多矣。每月必一发，或劳心过度则二发。吐痰身热，吼喘，饮食不进，不能倒头而睡，合目则乱语，面赤头痛。遍身痰气走动，牵扯作痛。必俟吐出痰后，则耳始不鸣，目始不泪。素服风痰药南星、半夏之类，不效。后服参、芪，则亦仅止四五个月。诊其脉，两寸洪滑，两尺沉微。殆上盛下虚之候，法当清上补

下。以橘红、贝母、茯苓、甘草、桔梗、杏仁、前胡、钩藤、天麻、酒芩、枳壳，水煎服之，夜进七制化痰丸，再以八味丸，加人参、麦门冬、五味子，空心服之，半年而瘳。一百四十九

程绍溪，中年患鹤膝风症，两腿及脚肚内外臁肉尽削，独两膝肿大，乃酒后纵欲所致。经治苏松嘉湖杭严六府，视为痼疾。且四肢脓疥连片，淫烂腌臜，臭恶难近，自分必死。家人以渠病久，医药破家，今则衣食不抵，无门求生矣！渠有亲为予邻家。偶言及渠病之异，家道之窘，予闻恻然，邻素知予不以窘异为惮，恳为一看。予携仲子泰来同往。令渠沐手诊之，左寸关浮数，右寸短弱，两尺沉微。此气虚血热之候。法当大补气血，壮其筋骨，犹可冀生。病者闻言，命家人子媳罗拜于地，请药。予曰：病势已痼，非百日不见功。盖补血无速效。日浸月润，渐而濡之，关节通利，骨正筋柔，腿肉自生。初以龟板、苡仁各三钱，苍耳子、五加皮、头二蚕沙、节节香各一钱，当归、人参、黄芪、苍术、杜仲、黄柏各八分，红花五分，水煎服之。十剂而疮疥渐稀，精神稍长。再以薏苡仁、五加皮、龟板各二钱，节节香、苍耳子、地黄、丹参、苍术、黄柏、何首乌各一钱，人参、当归各八分，红花、木通各五分，三十帖，足可倚杖而行，腿肉渐生，疮疥尽愈，膝肿消去其六。后以虎潜丸，加鹿角胶、何首乌、金毛狗脊、节节香、牛膝，用龟板胶为丸，服三越月，腿肉复完，出之茗上，茗人啧啧称奇，悉录其方以布。一百五十

予堂嫂程氏，喉间有物如脔，咯之不出，咽之不下，梗梗不安。腹中痛且泻，年五十有八矣，乃梅核气症也。腹痛乃新疾，以二陈汤加旋覆花、白术、香附、紫苏、桂皮、厚朴、泽泻，四剂腹痛仍在，泻亦不止，乃用胃苓汤，加麦芽、砂仁、香附，二帖痛止泻瘳，仍用二陈汤，加厚朴、桂皮、紫苏、旋覆花、细辛、人参，煎服四帖，而喉中病去如失。一百五十一

一妇先伤风发热咳嗽二日，乃分娩，热尚未退，又食鸡汁肉等太早，咳嗽发热愈盛，已八日矣。胸膈胀痛，头痛口渴，大便秘，咳出之痰，色黑而臭。小水短少，胁下扯痛，气逆而喘，不得卧。左胁不能着席。汗出不止，症甚危急。予以栝蒌五钱，紫苏子一钱，枳壳、酒芩各六分，前胡、桔梗各五分，粉草三分，生姜三片，水煎饮之。胸膈之痛减半，气喘稍定。次日再进前药，大便用蜜枣导之，热尽退，痛尽减，诸症寻愈。一百五十二

表嫂孀居二十年矣。右瘫不能举动，不出门者三年。今则神情恍惚，口乱语，常悲泣。诘其故，答曰：自亦不知为何故也。诊之，两寸脉短涩。以石菖蒲、远志、当归、茯苓、人参、黄芪、白术、大附子、晚蚕沙、陈皮、粉草，服四帖，精神较好于前，但悲泣如旧，夜更泣。于思仲景大枣小麦汤，正与此对。即与服之，两帖而瘳。方用大枣十二枚，小麦一合，大甘草炙过三寸，水煎饮之。此忧伤肺脏，脏寒故多泣也。一百五十三

桂亭大兄，原因坠轿跌伤，腰胁胀痛，不能转侧，咳嗽吊痛。用三制大黄二钱、桃仁一钱五分，杏仁、红花、天花粉各一

钱，穿山甲八分，甘草五分，水煎服之，两帖而大便行。继以五加皮、红花、川芎、当归、生地黄、白芍药、丹参、甘草、桃仁、穿山甲、柴胡，煎四剂饮之，而痛大定。后因过食荤腥，喘嗽腰痛，右肩背坠痛，素有湿热痰积。以威灵仙、紫苏子、枳实、酒芩、半夏曲、栝蒌仁、甘草、陈皮、姜黄、防风、羌活，服后肠鸣，坐则重坠。此痰积已动，欲行而不可得也。与穿山甲、当归尾、红花、杏仁、枳壳、大黄、萝卜子、川芎、莪术、青皮，服后大便所下稠积秽瘀甚多，痛随减去。以保和丸调理而安。一百五十四

堂嫂王氏，两寸脉洪大，右关滑大，五六月间，必吐紫黑血块，足跟焮肿痒痛，时流黄水。与牡丹皮、山栀子、玄参、甘草、白芍药、当归、陈皮、滑石、桃仁，四剂而愈。一百五十五

族弟妇程氏，妊已五月，痢下脓血，里急后重，腰重坠难当。以白芍、当归、木香、砂仁、条芩、酒连、艾叶、陈皮，煎服。夜仍痛痢三次，次日大便所下如烂鱼肠者甚多。夜半，忽两足脚底前半节红肿，疼痛难安。此厥阴肝经虚，胎气下坠也。当补气血，以川芎、当归、人参、白术、紫苏、茯苓、甘草、槟榔，服下夜半痛止，即得睡矣。左脚略痛。再以人参、紫苏、川芎、当归、白芍、甘草、陈皮、茯苓、大腹皮、柴胡，后左脚痛亦全减。后以补中益气汤，加白芍、黄芩、茯苓，调补而胎亦无恙。一百五十六

族嫂汪氏，发寒发热，头疼遍身痛，眼珠疼，小腹痛，里急后重，赤白脓血，日夜三十余度，口渴，此疟痢并作也。以柴胡、葛根、甘草、青蒿、枳壳、酒芩、酒连、当归、白芍、桂枝、防风、羌活、川芎，水煎服之，外与神授香连丸。其夜痢减十之九，但遍身尚疼，略恶寒，不发热，头略晕而已。改以川芎、川归、白芍、木香、桂皮、陈皮、酒连、酒芩，调理三日全安。一百五十七

仲暗侄孙，赴府考试，过食牛面，且劳苦，因而发疟。城中医疟半月，形神俱瘦。疟愈而腹大如箕矣。健所黄夫人，仲暗岳母也。凡名家递为延至，率认疟后腹胀，其中必有疟母为祟也。诸消痞药尝之不效。又以五皮饮利之，不应。将议攻下，而予适至。观其色黄口渴，小水短涩，腹胀不可言，足膝之下，肿大不能行。两腿肿连阴囊，气壅不能卧。饮食绝少，脉才四至，大而不敛。予曰：此真气虚中满症也。法当温补下元，而兼理脾，病犹可愈。若攻下是杀之也。渠父与予厚，今宦河南，予安得不为渠任其重哉？顾歙友所用之剂，乃皂角、槟榔、三棱、莪术、姜黄、葶苈子、木通、枳实、青皮、厚朴、山栀、大黄、牵牛、黄连等，皆破敌有余之品，见之且骇然。但黄夫人荐来之医，又不能拒。正踌躇间，幸渠乃伯溪亭公知予心，卒谢歙医，而一任予治。予即以人参、白术各三钱，炙甘草五分，大附子、炮干姜、桂心各一钱，破故纸二钱，桑白皮、砂仁、茯苓、泽泻各八分，水煎饮之。其夜小水稍利，喘急稍缓。连饮五日，腹稍宽，皮作皱。因食猪肚子太早，依旧作胀。前方人参、白术加作五钱，再加陈皮八分，又二十剂。而腹消其大半，乃能伏枕而卧，始能移步行动。改以参苓白术散，加破故

纸、肉桂，调养而安。溪亭公问曰：腹胀如此，口渴如此，小水短涩如此，诸人悉认为热，为有余，乃今以温补收功，何也？予曰：公不观古人以气中满名鼓胀耶？由气虚所以成中满。设气不虚，何中满之有哉。且鼓者，外皮坚紧而内空无物。若复泻之，真元脱矣，安能复生？故唯有补而已。口渴小水少者，皆元气虚弱，不能转运，清气不上升，故口渴；浊气不下降，故无小便。乃天地不交之否。兹特补其下元，俾水火充实，阳气上腾，浊气下降，中气运动，而诸疾皆瘳也。一百五十八

朱怀竹，壮年客外不谨，而生杨梅疮。恐人知之，又欲回家，乃求速愈。每日用药外熏，熏而不效，用药水频洗，洗而不瘳。乃以末药点之，一日凡服煎药三帖，如斯两月，不唯疮不能瘳，毒且赶入内。在下则肛脱二寸余，周匝疮满如蕈，弗克收入，因而不能行坐。在上则毒入于肺，喘咳气涌，胸膈胀闷，不能仰卧，内热而外恶寒，寝食俱废，合目即谵语。阴囊疙瘩红肿胀痛，两足疮延肿大，精神恍惚，软床舁归。乃兄少竹，逆予为诊。六脉俱洪大而数。语少竹曰：病至重，幸壮年，犹可治也。今予尚未可付药，俟彼胸中瘀血毒物出后，乃可服。否则彼以予药动血，而反致疑。顾城中诸友，鲜有识此病者，一误则大事去矣，慎之慎之。少竹素信予，固请予药而不与其服。怀竹见予不发药，乃延张程二公为治。晌午服药，晡刻大发喘咳，吐出紫黑血块如脓之类碗余，满房腥秽不可近。怀竹心慌，少竹慰之曰：毋恐。孙君先已预言，汝胸中胀闷者，由熏药逼毒入内，上迫于肺。痰与瘀壅遏肺窍，将欲成脓，故喘咳不能伏枕。故脉洪大而

数，从可知也。必俟吐后，乘而消之，极易为力。今果如孙君言，孙君药具在，急煎饮之。药用牡丹皮、桑白皮、白鲜皮、木通、前胡、枳壳、桔梗、甘草、杏仁、苡仁、葶苈子，服后大便里急后重者二十余次。所下黑紫脓血甚多。喘咳稍定，痰红稍淡。二三剂乃能伏枕而睡。改用白芍、当归、白鲜皮、甘草、贝母、黄连、金银花、皂角子、苡仁、麦冬、木通，连饮二帖，足上跟踝疮肿渐消，其夜阴囊出臭脓血二碗许。次早诊之，两尺脉不洪大矣。仍用前剂，加丹参，又二帖。阴囊结靥甚厚，横裂一缝。三日后，随缝连皮落下，约重五六两，厚可半寸，色如猪肝。洞见两阴子，系一光薄白胞，令人骇然，此亦亘千古稀见者。举家谓阴囊乃致命之所，且未有子，今烂去，即使复好，亦不能育子矣！环哭甚悲。予谕之曰：此毒去也，而真元不伤，吾能使其生肉如故，亦不妨于生育，毋过虑焉。举家将信将疑。予即用红粉霜加生肌末药敷上，一日三次，并不作痛，脓水立干。外以人参、当归、酒炒白芍、白芷、甘草、白鲜皮、皂角子、苡仁、何首乌，调理一月，囊肌全生，诸症悉愈。乃令日用土茯苓、猪肉各半斤。同煮极烂，将肉入酱盐如常法食之，汤当茶饮。脱然全瘳，次年生女。一百五十九

查良本兄令眷，怒后偶食鱼头，骨梗于喉中，即以馒头、粽肉等压之。骨虽下，便觉胸膈不快。又服消骨药两日，迨今乃七日矣。胸膈胀痛殊甚，饮食悉从背后而下，恶寒发热，六脉弦数。予思骨梗之后，用硬物压之，伤其胃脘，必有瘀血停留膈间，将食管逼在背后，故饮食觉从背后下也。今但消去瘀血，使食管复原，胸膈之

痛可瘳矣。药以五灵脂为君，山楂、玄胡索、桃仁、枳壳为臣，赤芍药、牡丹皮、香附、山栀仁为佐，柴胡、石菖蒲为使。水煎，临服入韭菜汁一酒杯饮之。其夜胸膈宽快。大便泻一次，痛减大半。饮食乃从右边而下，右边胸喉稍痛，吞物甚艰苦，吐出痰皆血腥气。改以山栀、赤芍药、归尾、桃仁、刘寄奴、五灵脂、牡丹皮、穿山甲，煎入韭菜汁服之，两帖全瘳。一百六十

后溪大兄孺人戴氏，勤笃严谨人也。秋患痢，所下皆血及屋漏水，内有血子如赤小豆者，不可计数。昼夜五六十行，里急后重，哕恶不住声者五日。予以刘守真芍药汤，与三剂而病无进退。适后溪兄在浙，侄女辈素信医博黄氏为女科专门，延而治之。投以芩、连、枳壳、槟榔、山栀、地榆、黄柏、滑石之类，服已五日。始虽哕恶，一日尚有碗粥，今则粒米不能进，腹痛转加，必用重物压之乃稍定。神思昏弱，卧不能起，下午发热。女科仍以前剂加青皮、枳实。侄孙尔嘉持药见予曰：家姑酷信黄医为专门，今已任事五日，较前精神大瘁，叔翁为祖父至交，宁无一语启愚乎？予曰：吾非不言，欲诋黄，恐为妒妇之口，今子来，予可诊。六脉滑大无力，诊毕，慌语尔嘉曰：事急，可速令人促乃祖归。否则令姑女流，不谙医药，吾安能施其巧。比有西席汪带川闻之，决尔嘉曰：此事极要调停，留黄医以安女流心，黄发之剂，阁而不进，以东宿之剂作黄剂进之，内外无猜则妥矣。予然其言，以人参、白术、酒炒白芍各三钱，炙甘草一钱半，炮姜、肉桂各一钱，白术、酒炒白芍各三钱，炙甘草一钱半，炮姜、肉桂各一钱，白茯

芩、陈皮各八分，砂仁五分，大枣二枚，水煎饮之，哕恶减半，其夜痢减十之五，唯腹痛不甚减。次早诊之，脉稍敛。黄医以为渠功，大言自矜。仍以芩连之类。予仍以前剂，再加黄芪。其日下午始纳粥一茶盏，腹痛渐减。又次晨，黄医诊视，见夜来痢减其七，益扬扬得志。语左右曰：寒家业医五代，似此大病，亦不多见。自以为非彼亦无能治也。尔嘉诘曰：疟痢亦寻常耳，何以为大？黄曰：丹溪云：下痢身凉者生，身热者死。下痢纯血者死。脉洪大者死。如屋漏水者，半死半生。今皆犯之，故云云也。尔嘉曰：然则今日当用何剂？黄曰：剂已投病，仍当确守前方，何敢轻改？尔嘉笑而点首。复向予求剂。予以理中汤，倍加酒炒白芍药，以肉桂佐之。腹痛身热悉愈，痢十去九矣。后溪兄亦渐回，尔嘉述病源，以黄方、予方呈看。后溪唏嘘叹息。乃辞谢黄而诘予曰：人言下赤痢者热，哕恶者热。又身热脉大，吾弟何独认为寒，而用此大热之剂成功，曷故哉？予曰：此虚虚实实之处，极能误人。尊嫂之热，非真有余之热，乃内有虚寒，逼其虚火上升，故哕恶潮热耳。脉大而无力，仍作虚看，且向服寒凉不效，当自知警也。后溪兄曰：微弟几败乃事矣。一百六十一

邵敬圃令眷，常胃脘痛，由气郁而起。近以产后下痢红白，而胃脘之痛不止。汗多，六脉滑大无力。法当收敛。以小建中汤为主，白芍药酒炒四钱，炙甘草一钱半，桂皮、五灵脂醋炒各一钱，香附、糖球子各八分，水煎饮之。痛减，汗未全敛。次日前方加御米壳醋炒过一钱，两帖全止。一百六十二

苏文学望台患疟，一日一发。先寒后热，热多寒少。胸膈痞闷，口渴，小便溷浊，腥臊不可近。医五越月不效。面黄肌瘦，饮食减少。喘息呻吟，精神疲惫，起须人扶。乃敦予治，脉得沉弦而数。公问曰：是疟否？予曰：是。公曰：吾闻之，真病不治，治之无功。盖真者，死候也。疟殆常病，不过寒热虚实表里。诸名家曾认为表症者，麻黄、羌活、柴胡等汗之矣。有认为里症者，大柴胡汤辈下之矣。有认为痰饮者，常山、矾石吐之矣。有认虚寒者，附子理中汤，人参服过三斤矣。有认为实热，用白虎汤、枳实、青皮、槟榔、草果消之矣。尽法备尝，绝无一应，疟岂亦有真而卒至于死耶！言讫泪潸潸下。予曰：观公色脉，疟将发矣，不暇辨，第饮予药不死也。以柴胡、滑石各五钱为君，鳖甲三钱为臣，黄连、知母各一钱为佐，枳实、甘草各五分，黑豆四十九粒为使，水煎，送下昆布鳖甲丸。申刻疟至，戌初便止。公喜曰：向者疟发未申，夜半尚不能止。即止犹倦怠懒言。适饮先生药，不两时而止，止便能言，先生之功也。予曰：偶耳。今日服药已晏，明日五更幸早服之。服讫竟日不发。又次日，前方加人参、白术，小水腥臊之气已无，精神陡长。公又喜曰：两日无苦，先生之功也。予曰：偶然耳。公曰：嘻，吾疟几半载，休歇之名公，莫不历试，卒无影响，先生一举奏奇，有而不居，益见所养，不审汤名何剂，乞指示之，以诏将来。予曰：公何以名为哉。老子曰：无名天地之始。矧医亦道也，即道，亦是强名。医贵识病，苟识病，一二三品便能成剂立功。经云：约方如约囊。又曰：方以类聚，方凭病立。苟不识病，即尽本草一千六百五十六品，并而服之，

未见其益也。疟固常疾，治亦不易。仲景有言曰：治疟当分六经。予谓即六经之中，又各有寒热虚实阴阳在焉。是六六而三十六也。即三十六之中，又有挟痰、挟食、挟气者，禀弱者，曷能枚举。人与天地阴阳一致，天地变化无穷，人身灾患不一，岂拘拘一百一十三方，三百九十七法所能概哉。王节斋曰：古人因病以立方，非立方以待病也。斯言深得轩岐立方大意，然予今日所用之剂和剂也。仲景谓：汗、吐、下后，而邪热不减者，是为坏症。以小柴胡汤加鳖甲治之。予特仿仲景小柴胡例，加益元散彻邪热从小便中出。鳖甲虽治坏症，又能截疟。公曰：噫嘻，前此诸公，看病不过曰寒、曰热、曰虚实而已，未尝有此妙论，诚空谷跫音也。吾闻先生从祝令君潘去华辈，六邑会中讨究理致。又曾览先生序大易彀、序翼飞，乃知先生融三教而萃于医。先生之医，得之于性命窍中，故能全性命也有如此。一百六十三

一汪氏妪，寒痰壅滞于背，胸胁腹皆胀痛，小水频数。先与女金丹，以治胸胁之痛。以二陈汤，加益智仁、香附、白芥子、青皮、柴胡、苍术、桂枝，一帖而小水减半。次日以白豆仁易益智仁，以枳壳易青皮，再加川芎、桔梗，开提清气，诸胀痛悉减。一百六十四

大塘徐公讳客者，其子弱冠，肌肉瘦削，尻膝肿大。手肘肩髃皆肿，肿处皆痛而发热。时医有作风治者，有作湿痰治者，有作鹤膝鼓槌风治者。愈治愈重，伏床蓐奄奄一息耳。举家仓皇而决之蓍碟者，释策曰：易象可不死，天医上卦，第远在东方，相去百里而遥，迎而治之无恙也。因

访予而迎之治。予诊其脉，六部皆弦，观其色青而白，饮食少，时当长至。予曰：此筋痿症也。书云：诸痿皆不可作风治。病势几危者，以前药皆风剂耳。风能伤血，血枯则筋愈失养。况弦脉乃肝木所主，搀前而至，是肝有余而脾土受敌。脾为所伤，宜饮食少，肌肉削而势将危也。《内经》曰：诸痿独取于阳明为治。阳明者，肠与胃也。法当滋补肠胃，俾饮食日加，五脏六腑有所禀受。营卫流行，气煦血濡，调养至春，淑气司令，君火主事之时，宗筋润而机关可利也。病者年虽少，而能闻言相信，恳予为治。予立方五加皮、苡仁、甘草、苍耳子、枸杞子、回阳、人参、杜仲、黄柏、黄芪、防风，服二十剂而精神壮，腰膂健，饮食加。唯间或梦遗，则为减去杜仲，而加远志、当归，三十帖而全安矣。此余初发之治也。一百六十五

邵都谏老封君思翁，年过古稀，右手足麻而无力，不为运用，足不良于行。以六君子汤，加川芎、当归、苡仁、大附子、鹿角胶、黄芪、桂枝，两剂便能步履。四剂手足强健。每隆冬，必服十数剂，则精神加，饮食美，睡卧亦安。翁喜语曰：吾得君方，服之可不杖。君剂当我几杖乎。嘻！一百六十六

太溏程巢父文学乃郎讳万里者，年十五，夏月患痢。族医为治弥月，痢止而筋骨肿痛，痛处发热，昼轻夜重。肌肉消，饮食少，烦躁。医者以白虎历节风治之。病剧而形削骨立矣。又有作鹤膝鼓槌风治者，法愈更而病愈甚。其家有程松谷者，博洽嘉闻君子也，为巢父族大父，以余在西吴治多奇中，命巢父迎余。予至诊之，

脉皆细涩。曰：此痢后风也。盖由治痢不善，以致寒湿秽瘀凝滞经络，日久气血为痛所伤。此症虚虚实实极难认，而措药不易，欲补虚则肿愈剧，欲疏通则痛愈甚。唯《局方》大防风汤可愈此疾也。防风、熟地、黄芪、人参、白芍、当归、杜仲各一钱，白术一钱五分，羌活、牛膝、甘草、回阳各五分，川芎七分，加姜三片，水煎服，服三十帖而愈。

【按】《局方》云：痢后脚缓痛，不良于行者，名曰痢风。或两脚肿痛，足胫枯腊者，名曰鹤膝风，并一切麻痹软风湿挟虚之候，服之其效如神。余故用之，亦谓治气血两虚，挟风气而成痿躄者尔。非谓可并治初起有余之疾也。一百六十七

叶润斋，年近四十，心膈嘈杂，好啖肉，尤好鸡，一日不能缺。缺即身浮力倦，神魂无措，必急得肉乃已，见则大嚼。及入腹，腹又大痛。痛极则吐酸水稠涎然后定。稍定，又思肉啖也。其痛苦之态，喊叫之厉难状。见者酸鼻，而润斋则甘心焉。市人咸以为祟。或有谕之者曰：古云与其好肉而受痛，孰若绝肉以无楚也。久病脾虚，肉入难化，故使作痛。此妇人女子且知。汝丈夫独不慎，何哉？润斋曰：吾岂不知绝肉之为愈也。盖痛虽苦，尚能嗷。若嘈杂，则遍身淫淫苏苏，左右无可奈何，手足无所把捉，顷刻不能自存，有近于死不能熬，急需肉少苏，吾岂纵口求痛哉！不得已也，乃翁延予为诊。六脉大小不等，观其色，唇红脸黄。予曰：据色脉乃虫症，非祟也。予能拯之，先与雄黄丸一服，不瘥。改以腻粉五分，使君子末一钱，用鸡子打饼，五更空心饲之。辰刻下长蛲十条。内有二大者，长尺有咫，自首贯尾皆红。

下午又下小虫百余。自此再不喜肉，而嘈杂良愈。一百六十八

程相如丈令政郑氏，孕逾七月，因食冷患痢。所下皆白脓，腹痛后重，小水不利。两关脉滑数。以艾叶、砂仁、白芍药、白术、厚朴、泽泻、滑石、甘草与之。痢如旧，小水仍不通利，夜更痢频。改用当归、白芍药各二钱，益母草、酒连、酒芩各一钱，滑石三钱，枳壳七分，木香、甘草各三分，艾叶二分，两帖而安。一百六十九

太塘程晓山，程松谷从弟也。客湖州，年四十。悬弧之日，湖中亲友举贺，征妓行酒，宴乐月余。一日忽言曰：近觉两手小指及无名指，掉硬不舒，亦不为用。口角一边，常牵扯引动，幸为诊之。六脉皆滑大而数，浮而不敛，其体肥，其面色苍紫。予曰：据脉滑大为痰，数为热，浮为风。盖湿生痰，痰生热，热生风也。君善饮，故多湿。近又荒于色，故真阴竭而脉浮，此手指不舒，口角牵扯，中风之症已兆也。所喜面色苍紫，其神藏，虽病犹可治，切宜戒酒色，以自保爱。为立一方，以二陈汤加滑石为君，芩连为臣。健脾消痰，彻湿热从小便出。加胆星、天麻以定其风，用竹沥、姜汁，三拌三晒，仍以竹沥打糊为丸，取竹沥引诸药入经络化痰，外又以天麻丸滋补其筋骨。标本两治，服二料，几半年，不唯病痊，且至十年无恙。迨行年五十，湖之贺者如旧，召妓宴乐者亦如旧，甘酒嗜音荒淫，而忘其旧之致病也，手指口角牵引掉硬尤甚。月余中风，右体瘫痪矣（瘫痪俗所谓半身不遂也）。归而逆予诊之。脉皆洪大不敛，汗多不收，呼吸气促。予曰：此下虚上竭之候。盖肾虚不能纳气归原，故汗出如油，喘而不休。虽和缓无能为矣。阅二十日而卒。一百七十

程晓山中风。归而逆予诊时，其子仅七岁。中麻（西吴呼为瘄子，姑苏呼为沙子）一月余矣。发热如故，咳嗽声哑，肌削骨立，头发尽秃，众医束手，举家亦堕泪而已。余以诊晓山见之曰：举家惊惶，谓此儿不保耶？此疳症，疳因麻后虚热而发。以大芦荟丸治之，可获万全。君家初不问予者，谓予非幼科专门也。不知此特大方家余事耳。为制药服之。药未尽而病瘳。松谷君语其乡人曰：东宿公见病而决死生，治病而随俗为变，一秦越人也，孙真人后身非耶？予闻之而三谢不敏。一百七十一

去予舍二里许，地名曰前坑口。一妇人，清明前十日，发热头痛，医者以九味羌活汤、十神汤进之不效。而又加口渴，舌黑如煤。更一医，以如神白虎汤、竹叶石膏汤进之，亦不效。而加泄泻不止。人事昏沉，四肢厥冷，呼吸气微，米粒不进者十四日。其家为具含敛而待毙。适予扫祖墓而近其家。其子闻之，即告急于予。恳为一诊。其脉细如蛛丝。予曰：此疫症也。合理中、生脉二汤饮之。连进二服，夜半神气稍苏，饮粥汤半盏，次早六脉渐见。予喜语其子曰：可保无事。书云：脉绝微续者生。仍以前药与之。至晚泻止，口不渴，舌心焦煤退，精神清爽，骎骎向安矣。再用人参、白术各五钱，炮姜、炙甘草各二钱半，麦门冬三钱，五味子十五粒，水煎，不拘时服。不数日而痊愈。一百七十二

族太学从献长郎，七岁时，患痢红白稠黏，而红更多。饮食少，形气弱。于时太学应南都试，其兄从明雅知予，因逆予视。视毕，予曰：此不可以寻常治也，法当补。从明曰：语云无积不成痢，故法先推。今不下而遽用补，积何从去？予曰：足下论者常也。治病贵先察症，古人有先攻后补，有先补后攻者，因症投剂，不胶于常也。今形瘦体弱，面色青，禀受大不足者，饮食又少，予故用补。欲使宁有余，即不如意，犹可措手。若拘常法下之，倘有变，将奈之何？从明是予而索药。即以四君子汤，加归、芍、黄连、山楂，与服三帖，而病无进退。妇道间有议予非幼科专门，令更请夏氏。夏至，即语予先不下而用补，以致迁延如是。夏曰：幸不下，若下今不可为。叩其故，曰：丹溪云：大孔如竹筒者不治。今肛门有竹筒状，岂可下。然亦不必补，香连丸、六一散可愈耳。三服而痢愈频，其痛愈甚。又加恶心而神气惫。又更请汪恒春，汪至，亦以香连丸、黄芩芍药汤与之。痢下日夜不可以数计，饮食不入口。妇道信耳，谓二氏有时名，故递迎之。独从明持议复逆予。予往观其形神，大非昔比。知中气虚极，非理中汤不可。用人参、白术各二钱五分，酒炒白芍药、白茯苓各一钱，炙甘草、炮姜各八分，肉桂三分，四帖痢即减半。前方减其半料，又六帖，而饮食进，痢亦止。稠黏虽无，而血水日夜仍三五行。肌肉亦未生。予思其故，必痔疾从虚而动，用如圣丸以治痔病，则全瘳矣。一百七十三

族侄孙子忠，患痢于湖之东双林，腹大疼，日夜行百余次，下皆红脓，状若腐烂鱼肠，绝无粪。疼而喊叫，声震中外。由孟秋饥饱后，娼家纵欲而得也。一病即伏枕，已十日余矣。予时寓雉城，相去百里外，渠叔少崖，邀予往视。诊其脉，皆缓大无力。始用芎、归各五钱，加人参、白芍药、桂心、木香、黄连，服四日不效。改用胶艾汤，亦不效。大孔状如竹筒，物食而下不变色犹原物。予思之，此脾经为寒湿所伤，脾不裹血故也。非附子理中汤加肉桂、肉果不可。进五六帖，痢始减半，饮食稍进。但所下秽恶仍若前状，亦无粪。渠父仲珪，家居闻报，即遍访徽之名家，金嘱以切勿用补，兼程而抵苕城。微虞留款，因询近用何剂，微虞曰：闻用附子理中汤，人参每帖三钱。仲珪骇而堕箸，亟驰见予，潸然泪下。言曰：侄五旬仅此一子，症危如此，倘不测，后将何望？予曰：郎君险过矣，复何忧。亦以侄只此一子，故殚心力相扶也。仲珪曰：离家而徽之名公，俱嘱以勿轻用补。侄故兼程而来。竟以补收功，非叔几于误事。吾儿自今以往之年，皆叔之赐。侄父子何以报效。予曰：治疾如救焚，医家分内事，矧属在宗邮，且无德我之望，又何望报。第雉城之约不可失，若浼李钟泉邀吴荜斋代视数日，俾予得践雉城之约，庶两尽矣。而吴子疑而辞曰：病者危在旦夕，何孙公欲自脱手，而愚我被恶声也。予闻而哂之曰：见何鄙哉。丹溪有言，虚回而痢自止。病者再五日可脱然矣，予亦暂留，即以东垣和中胜湿汤与之。服七日，即衣冠出市，报谢四邻。吴见之而悔，李钟泉靳之曰：孙公欲成尔名，尔欲自没没也，悔之何补！吴由是改容相敬，令其弟游予门，彼亦纳交予而称莫逆。子忠之始病也，其友李钟泉重交谊，日夕省候，督其仆事汤药，毋许离蛙步。所下秽物腥臭不可闻，皆用漆布拭

之，昼夜用数十斤，悉其湔浣，了无难色，两月如一日也。此友亦今时所希睹者，因并记之，以著其高。一百七十四

余侄元素内人，季夏难产。夜过半，亟叩予门。起而问之，为产者急矣。曰：然作何状？曰：产已及户，不能下。用力则胸膈间有物上冲，痛不可忍。予思少顷，曰：此必双胎，胞已分而一上一下也。及户者在下欲产，在上者以用力而上冲。唯上冲，胸膈故痛也。势亦险矣。乃诸书如《产宝良方》《胎产须知》，与各大方家，俱未论及。将何以处？因详思其治法。偶悟必安上而下始用力产也。即取益元散一两与之，以紫苏汤送下。嘱必如法。饮药入腹，而胸膈痛止。不逾时产二女，母亦无恙。予仲子泰来问曰：益元散非产科急剂，何能取效如是？予曰：紫苏安胎下气，滑石滑以利窍，亦催生之良品。盖医者意也。予亦以意裁处之耳。此法方书无载，故记之以备专女科者采而用焉。一百七十五

有邵兄而讳马者，年五十，患呕吐。吐物如烂猪肺状，胸背胀。市上诸医，皆以翻胃治之不效。而反加潮热烦躁，饮食不入口。歙医谓肺坏，辞去不治。延予治之。诊其脉，两寸滑数，左关尺涩。予曰：此瘀血痰饮症也，非肺坏。果若肺坏，声音当哑，今声亮而独胸背作胀，瘀血痰饮明矣。此症殆由酒后怒发所致。盖肝藏血，脾统血，酒伤脾，怒伤肝，以故不能藏，不能统。血随气上，积于胸膈，必吐出而胀始宽也。法当消瘀血，调气化痰。气调瘀消，则新血始得归经，大本端而病根可除矣。乃为立方：滑石三钱，甘草五分，茜根二钱，小蓟一钱五分，桃仁、贝母、

归尾、香附各一钱，山栀仁、枳壳、桑白皮各八分，服十帖而全安。一百七十六

许卓峰者，多酒多怒人也。上吐血，下溲血，咳嗽声哑。族医皆以为瘵，辞去不治。迎予诊之。其脉左关弦大，右寸下半指累累如薏苡子状。予曰：此有余症也。作瘵治者非。客有辨之者。谓此症人皆认为瘵，而先生独谓非瘵，然何以失血而声哑也。予曰：其为人也好酒，酒属湿热而助火生痰，火性炎上，迫肺不降，积而生痰，壅瘵肺窍，肺属金，主声。书云：金空则鸣。金壅塞而不通，故哑。此痰壅之哑，非肺瘵之哑也。其性又多怒，《内经》曰：怒则伤肝，甚则呕血并下泄。盖血随气行，气妄动，血随之亦妄动而不归原，故上吐而下溲。法宜清热开郁化痰，导血归原，不半月而病可瘳也。若认为瘵而以地黄、天麦门冬、牛膝、山茱萸之类，将甚其塞而益其热，声音何由而开。血随气行，气不清，血又何得归原哉。诸君试观之。予用滑石、青蒿解酒热为君，贝母、郁金、山栀仁、香附开郁为臣，杏仁、桔梗同贝母化痰为佐，丹皮、丹参、小蓟、甘草导血归原为使。服十帖，血果归原。又以贝母一两，童便浸一日，为末，柿霜等分，时时抄舌上化下。五日而声音开亮矣！计期不出半月。一百七十七

族嫂钧孺人，年六旬，孀居已十余年，患痢，赤白俱下，腹微痛，昼夜二十余次。呕吐痰涎，粒米不入口者两月。日唯用薄白酒打鸡蛋花饮之。肌肉尽削，诸药不效。予归诊之，六脉滑数，知湿热痰火所致。以二陈汤加益元散，姜汁炒黄连，黄芩，服几四十帖，而呕止痢瘳。其病亦几危矣，

予为治者，恃其神存。唯神存，虽形气不足不食，犹可不死。此亦医者当察也。一百七十八

邵来仪丈令眷，咳吐红痰，或如桃花脓色，前后心稍胀疼，两寸脉洪滑。此瘀血痰火郁滞肺之气道，而欲成肺痈也。治当调气化痰，兼消瘀血，清利肺金。以山栀子、牡丹皮、贝母、桑白皮、赤芍药、麦门冬各一钱，白滑石三钱，茅草根五钱，小蓟二钱，甘草五分，枳壳八分，四帖而瘳。一百七十九

程玄祖兄，春温食复。人事昏沉，内热口渴，舌如焦煤，胁痛耳聋，身热如火，僵硬不能转动，尸寝者十日，口中喃喃，盖梦语也。城中时疫正盛，亲友咸不吊庆。予为脉之。左弦数，右洪大而数。以柴胡、石膏各五钱，黄芩、知母、葛根各二钱，山栀子、枳实各三钱，甘草五分，连饮三剂，额上微汗，腹中雷鸣，其夜大便泻三次，皆清水，热仍不退。次早脉之，右寸稍软。前方加人参七分，又二帖而汗出热退。身仍僵，口仍渴，耳仍聋，泻亦不止，汗亦不收，四肢如冰，勺粒不进者已十三日。人皆以为死矣。予独不忍弃，以人参、麦门冬、白芍药、石斛各一钱，五味子十一粒，当归八分，桂枝三分，黄柏、甘草各五分。后再诊之，左脉已弱。咳嗽人事渐爽，粥饮稍进，乃能开目发声。泻已止，颇可转身，才有生气。后以四物汤，加苡仁、甘草、陈皮、白术、石斛、百合、贝母，调理一月全瘳。一百八十

汪郎兄，腹痛，呕吐不止。城中诸友，毕力医治不痊。予为脉之。早晚大小缓急不一，知其为虫痛也。以干姜、槟榔、苍术各一钱，五灵脂三钱，乌梅三个，川椒三分，水煎饮之，痛吐立止。一百八十一

查景川兄遍身痱瘰，红而燉痒。诸君以白蒺藜、荆芥、升麻、葛根、玄参、甘草、石斛、酒芩、甘草与之，不愈。又谓为风热，以玄参、蝉蜕、赤芍药、羌活、防风、甘草、生地、当归、升麻、苍耳子、连翘，服之饮食顿减，遍身发疮，痛痒不可言。予脉之，两手俱缓弱。以六君子汤减去半夏，加白扁豆、砂仁、苡仁、山药、藿香、黄芪，一饮而饮食进，四帖而痛痒除，十帖疮疥如蜕。一百八十二

程玉吾内人，妊已七月，乳忽红肿而痛。洒淅恶寒发热，而成内吹。以大栝蒌四钱为君，当归尾二钱为臣，甘草节、蒲公英、贝母、连翘各一钱二分为佐，青皮、柴胡各八分，橘叶五片为使。水煎饮之，两剂而瘳。此方治验不可胜数。缘妇女怒郁肝经为多，故栝蒌、甘草为缓肝之剂，贝母开郁，连翘、蒲公英解毒，柴胡、青皮调气，橘叶引经，当归活血，血活气调，毒解热散，而肿痛消释也。若将成脓，可加白芷。一百八十三

一黄氏妇，青年初妊，已及弥月。忽午夜口中呶呶，目作上视，角弓反张，裸裎不暇羞耻，口眼偏邪，昏愦不知人事，问之不能言对，举家悚骇。予曰：此风痰为怒所动而成子痫。当从云箕子葛根汤加大腹皮，一两剂可愈也。方以葛根、贝母、丹皮、防风、川芎、当归、茯苓、桂心、泽泻、甘草各二钱，独活、石膏、人参各四钱，水煎饮之而苏。

【按】贝母令人易产，未临月者用升麻代之。一百八十四

吴见南令郎心脾痛。因劳倦而致，每痛必得可口之物压之立止，两腿生疮。右脉滑，左脉弱。以白芍药三钱，甘草一钱五分，白蒺藜、碧胡麻各一钱，当归、黄柏各八分，石菖蒲、白茯苓各六分，四剂而痛止。仍用小建中汤，减去桂枝，加黄柏、苍耳子、白蒺藜、何首乌，炼蜜为丸，服之疮亦寻愈。一百八十五

又令郎八岁，原有疳积虫痛，因幼科攻克太过，脾气不足，面色青。以启脾丸为主，药用人参、白术、茯苓、甘草、白芍药、山楂、泽泻、薏苡仁、白扁豆、使君子、芦荟、鸡肫皮，以神曲糊为丸，一料而瘳。一百八十六

族侄女年甫八岁，腹高于胸，发热面红，咳嗽呕吐，甚则连血喷出。右关脉滑大有力。此风热羁绊于脾肺之间而然。以滑石二钱，枇杷叶一钱，麦芽、天麻、半夏曲各八分，枳实、枳壳、防风、青皮各五分，水煎服之，热退嗽定，吐亦良瘳。一百八十七

从兄镕年近五十，左胁痛，手足抽搐，不能步履。两手脉俱软弱。用当归、白芍药、木瓜、石斛、苍耳子、枸杞子各一钱，薏苡仁二钱，人参、牛膝各七分，陈皮、白芥子各六分，红花三分，水煎饮之。其夜大便下黑血二升，乃得睡，痛搐俱缓。改用人参、当归、白芍药各一钱二分，薏苡仁四钱，牛膝、木瓜、石斛各八分，红花、酒芩各五分，其夜大便仍有黑物，从

此精神和好，寝食俱安。后五日，因为怒忤，且加食伤，右手左足大搐，左足大腿疼痛，缩而难伸，伸则痛甚。左胁极痛，小水短。用山楂、青皮、防己、人参、半夏曲、陈皮、苡仁、川芎、苍耳子、杜仲、石斛，以栝蒌为君，服下左胁痛止，右手亦不搐矣。唯左大腿内股筋痛，一搐则膝抵于口，此亦事之异者。因改以人参、当归、薏苡仁、甘草、黄柏、白芍药、钩藤、牛膝、木通、山栀子，诸痛搐悉愈，口亦不渴。后只以此法调理五日，随能纵步出户。一百八十八

一小童上达，年十六。忽面大肿，足亦微肿，喘息不安。此脾虚湿气壅盛所致。酒芩、桑白皮、防风、葶苈子、陈皮、羌活、升麻、甘草、泽泻、白术，此上下分消法也。服后肿势稍退，但正气甚虚。以六君子汤加麦芽、泽泻，调理而安。一日因多饮食，且感风寒，痰涌吐逆，见鬼，面掉，手足角弓反张，唇口色黑，势极危急，此痫症也。以胆星、半夏、天麻、僵蚕、橘红、炙甘草、枳实、麦芽、白术、紫苏子、杏仁、前胡、白茯苓，姜三片，水煎饮之。一剂而愈。此后再不复发。一百八十九

族侄良诠，患血痢腹痛，里急后重。时师治以香连丸、黄芩芍药汤不愈，腹反增痛。面赤唇红，有似涂朱。喊叫之声，四舍悚骇。比有太学宁宇者，仁心为质人也。怜其家贫莫觚，拉予为诊。六脉洪大，伏于床间，两眼泪而不能言。太学会其意，语予曰：症诚急，彼以后事无措，而难于言。予曰：诺！吾能起之。以生熟白芍药六钱，生熟甘草二钱，干姜、肉桂各一钱，

木香五分，枣二枚，水煎饮之。饮竟嗒焉而卧。太学心疑，归嘱家奴曰：倘有急，叩门可即报我。及明见无动静，乃令人觇病者何若：复曰：夜来痢减十之五，痛减十之七，早间已啜粥半盏矣。太学喜而叩予曰：渠面赤唇红脉大，所下皆血，症皆属热，叔乃复投热剂，吾甚恐，一夜不能寐。乃今疾已减半，生有望焉。不卜今日用何剂？予曰：比昨剂差小耳。方仍昨也。太学曰：吾惑矣，何视热为寒耶？予曰：君知脉大为热，不知大而无力乃虚寒也。面赤唇红，由中寒而火不能下，阴盛格阳之症。设是真热腹痛，其人体仰而舒，寒则引而伏。所下血色带晦，均是假热，寒症明矣。前剂果再进而全瘳。太学复书报予曰：昨闻虚实真假之论，非饮上池水者不能道也。幸注之以诏后世。一百九十

一妇年三十二，大发寒热。胸膈有痰，大便泄泻。以二陈汤加白术、桂枝、白芍药、柴胡、酒芩，一帖而止，后因怒，早晨又复发热，吐血一盏，口渴汗多，脉甚数。陈皮、知母、柴胡、杏仁、丹皮、酒芩、白术、人参、乌梅、青皮、槟榔，水煎服之。用此调理，数脉渐退，唯左脉尚弦。寒热已止，喉中痰声已定。后又因将息失宜，两胁疼，痰多，嗽不易出，脉较前不甚数。以栝蒌仁一钱半，贝母、白芥子各一钱，萝卜子、桃仁、滑石、牡丹皮、香附、山栀子各七分，青皮、赤芍药、甘草各四分，煎服。血绝不来，嗽热寝息而安。一百九十一

从弟妇程氏，右胁痛不能睡，背心疼，下午潮热，胸膈作梗，痰中有血，大便秘。用大黄，以韭菜汁、萝卜汁、苎根汁各和匀，将大黄拌湿炒干，再拌再炒，如此三次，以黑为度，三钱，栝蒌仁二钱，贝母、当归、山栀子、牡丹皮各一钱，青皮、前胡、穿山甲各六分，甘草三分。水煎饮之。凡三帖而瘳，再亦不发。一百九十二

黄怀虚咳嗽呕吐。不知饥饿，气逆不调，不得仰卧，左胁亦不能着席。原曾吐红，近又伤食。先以丹溪保和丸进之，继以谷芽、橘红、白术、枳实、半夏曲、甘草、萝卜子、茯苓、杏仁、桑白皮，将养而安。一百九十三

一族姐，年近六十，咳嗽口渴，常吐蛔虫。用前胡、知母、天花粉、白芍药、当归、甘草、陈皮、桔梗、乌梅、桑白皮煎服，诸症悉止。后半年，膝弯红肿作痛，大便秘。黄柏、当归、生地、红花、威灵仙、羌活、苍耳子、五加皮、防风、苡仁，四剂全瘳。一百九十四

族侄妇戴氏，两寸脉滑大，两尺沉微，心痛彻背，背痛彻心，甚则必探吐其食乃已。近来每一痛必七日，仅进白水，粒食不能进，进则吐而痛更加，七日后痛渐已。如此者，十七年所矣。始则一年两发，又一年六七发。今则一月一发。以积气丸治之，不终剂而断根。一百九十五

老仆来兴咳嗽，胸胁背心胀痛，如刀刃所刲。发热口渴，诸治不瘳。脉浮而数。此风寒鼓激痰火上涌而然。以前胡、麻黄、紫苏子散风邪为臣，以栝蒌仁治痰火为君，橘红、半夏、旋覆花、杏仁为佐，枳壳、桔梗、甘草为使，两剂而平。一百九十六

一妇生女不生子，多思多郁，小便秘而不通，胀闷不安者二日。歙医汪氏，以备急丸进之。谓大便行，小水自利也。讵意大便行后而小水点滴不通，胀闷益急，时刻不能存，将欲自尽。家人急予为治。予询之曰：近来经水行否？答曰：行过十日矣。小腹肿大如一大西瓜之硬。自大便泻后，疲困不足以息，势若燃眉。予曰：此转脬病也，不急治则危矣。以补中益气汤，临服入韭菜汁一小酒杯，服讫，选有力妇人进房，令患者横卧床间，力妇以患者两脚膝弯架于肩上，将患者下身虚空提起，摇摆数四。俾尿脬倒上，徐徐放下。患者去衣不及，小便箭射而出。热如汤，黑如墨，顷刻盈盆，小腹立消而愈。后遇数人，不拘男妇，皆以此法治之而安。一百九十七

昆池太学内人患牙痛。一晚晕厥三次。次日两腮红肿，痛不可支。且洒淅恶寒，寝食废。以清胃汤加石膏为君，白芷为臣，连翘为佐，北细辛为使，饮下，痛顿释然，如风灭灯之速。外以明矾为末，大五倍子一枚，将矾装入，以满为率，炭火上炙焦，以矾红枯，为末，不时擦牙痛处，牙痛立止。此方多效。一百九十八

一仆妇，因产难而子宫坠出户外。半月不收，艰于坐卧。家贫不能求药。忧恐成痼，邻姬为访之专门，黄医博氏教之曰：此易事也。只须补中益气汤一百帖，每帖要人参三钱，计二斤可收功也。乃夫闻言，即大伸舌谢之曰：侬家朝佣暮食，无隔宿之储，甑生蛛网者半越月矣，安有人参二斤可服也，唯命是俟耳。姬复向予言之，且告以医博氏之治。予笑语姬曰：审如彼

言，贫家则尽俟命矣。又奚医为？此必产时受寒，血凝滞，不能敛而收入。症虽名阴脱，未必尽由气虚下脱也。观其善餐而大小便如常可知矣。予有一法，价廉而功捷，三五日可瘳也。用未经水石灰干一块重二三斤者，又以韭菜二三斤，煎汤置盆中，将灰干投入，灰开汤沸，看沸声尽，乃滤去灰，带热坐于盆上，先熏后洗，即以热韭菜于患处揉挪。盖石灰能散寒消血，韭菜亦行气消血。一日洗一次，如法洗之，初极爽快，洗三日，果消软收入。此予臆度之方，初不期捷效如是，里中闻之，咸谓此方合命名曰：赛百帖人参汤云。一百九十九

族侄孙媳程氏，双桂翁女也。年甫三旬，产曾五胎。今则经闭不行者八年。肌肉则丰肥于昔，饮食又倍加于昔，精采则艳美于昔。腹柔不坚，略无所谓病者。独经闭不行不生育耳。专科率用四物汤、玄胡索、牡丹皮，诸通调之剂计服千余帖矣。又如三棱、蓬术、干漆、桃仁、苏木之类，莫不概尝，罔有一应。访予为诊。六脉缓大有力。予曰：此脾湿生痰，脂满子宫，徒行血活血破血无益也。法宜调气消痰，燥湿溶脂，俾使清瘦，庶新饮食不复生痰，不助肥脂，复为经水，经不期行而自行矣。若彼专科者流，局局然养血活血破血，而欲望其经行，不亦难乎。盖前剂皆滋湿生痰之味，非有湿痰者所宜，而肥人尤不宜用也。乃为订一方，以平胃散加滑石、桃仁、黄连、姜黄、丹参、南星、半夏，作丸剂服之。半年而经行。次年生一子，后又连生一子一女。二百

熊成八官江右，南昌人也。早起行路，

忽见邪火二团，滚滚而来，大惊骇。次日腹中膨瀜，渐成胀满。面白皮薄，两手瘦削，两足皆有浮气，按之窅然不起。行动气促，形神俱弱。医谓神弱气促，面白肌瘦，胸腹青筋缕缕如贯索，小水清长，形症如此，脾虚所致。以参苓白术散投之，十日堵然如鼓。中有一块，巍巍突出，坚如铁石。脐已平满，勺粒不入。医者复诊，与渠决曰：若疾法在不治。盍早图归，毋作异乡鬼也。病者闻言泪簌簌下。熊东溪怜而恳予为诊。脉沉弦有力。诊竟语渠曰：审脉验症，非气虚中满候也。前补太骤，适有助长。顾今霉雨，途遥即归，恐未能时刻可到。即到又未必遇良手。治稍异，则大事去矣。予有一药，尚可冀生。东溪力为之请。以琥珀调中丸，日二进之，一进甚甘，再进称快，十日腹渐宽，块渐熔，半月块尽消去，青筋俱敛。改以平胃散加萝卜子、姜黄、苡仁、砂仁、木香，调养一月，饮食大加，帖然安寝，两足之浮亦并消释。二百零一

从侄中叔太学，从暑月赴南雍，一日转班出，索茶饮，饮辄逆流左鼻出，茶入腹者十之三。当迳白下名家调理者尽其人。几一月，不唯饮茶水为然，食粥与饭亦多从鼻出。太学生平喜精洁，日与交游皆缙绅逢掖，遂以疾自惭，因告假图治。闻京口多名医，买舟访之。如何如张如团，无不谒治。然愈服药愈病，渐加恶心，头晕，肌肉削，四肢无力，心益惴惴。亟归就予治。予诊毕，因叩所见，诸名公认何症，投何剂？中叔曰：诸君皆谓此疾，板籍无载，治法无稽，徒揣度为胃火。谓诸逆上冲，皆属于火。故投剂非黄连解毒，即三黄、石膏、栀子、黄柏、知母、天花粉、

葛根之属。侄亦以初到白下，苦酒，因酒动火，理或为然，听其治而不遑他计也。予曰：治病贵辨明经络，与经络之出纳虚实，明藏象，察经度，究竟夫病机病能，此扁鹊所以随俗为变也。何常拘拘守方书哉。《内经》有云：咽喉者，水谷之道路也。喉咙者，气之所以上下者也。颃颡者，分气之所泄也。人之鼻渊涕出不收者，颃颡不开也。子之症，亦颃颡不开之类耳。颃颡不开，故气上而不下。会厌弱而不能撑其气喉。夫鼻与气喉相通，唯不撑，故饮食逆从鼻窍而出。不见常人偶气逆，而饮食自喷嚏出乎，即其例也。且右脉缓弱无力，气虚明矣。《内经》云：形寒饮冷则伤肺。又曰：脾胃喜温而恶寒。又云：视听明而清凉，香臭辨而温暖。子多服寒凉，此所以恶心头晕肌消也。予但为温补，盖肺属金而主气，金气旺则收敛下降。气下降则饮食从气下矣。以六君子汤加辛夷、桑白皮、苡仁、沉香，一进而势缓，三进而止大半，七剂而全安。以此症旧无载，故笔之以俟后人采焉。二百零二

程达庵四媳戴氏，产半月而腿疼。迎专科诊视，曰虚。投以八珍汤，服十日，疼益甚。予赴邑候之召，道经其庐。达庵趋问：产后半月而腿疼，何症也？予曰：两腿皆疼，独一疼也。达庵曰：右腿疼。予问疼处热否？曰：热。予谓切不可认虚认风。此产后败血凝滞血海，流于经络。不急治，则血无从出，久必化脓成毒，或为肠痈。今腿痛是其征也。达庵默然而别。复迎专科，又曰风也。但丹溪有云：产后须当大补气血，虽有他症，以末治之。投以十全大补汤，痛转剧，大发寒热。小腹近胯果红肿出脓，外科又为生肌收口太早，

致腰俞复发一毒。肿痛寒热如初。十日后大溃脓而不收口。精神萎顿，肌肉陡削。饮食不进，恶心怯寒，奄奄一息尔。外科曰：不可为也。专科曰：余但治胎前产后，今为肿毒所坏，皆辞去而不下药。达庵始悔不听予言，以致误事。因急予。予往视，六脉濡大无力，疮口流清水而无脓。予曰：势棘矣，不暇治疾，速为保脾。盖五脏六腑，皆藉脾土以为养，然非大剂人参、附子不可。始以人参、白术各五钱，甘草、干姜、大附子各一钱，黄芪三钱，白芷、桂心各五分，以其能排脓止疼也。外科犹然阻曰：白术作脓，恐不可服。予曰：脓不死人。饮食不入口，则死人也。急进之，四帖而神气回，饮食进，诸症悉减，疮口成脓。予语之曰：生矣！改用参苓白术散，调理一月而安。达庵叩予曰：公何预知必为肿毒，当急治也？予曰：《内经》所谓脏象。又云：现症腿疼而热，症已现矣。生于产后，非败血所致而何。于时急为疏通，不留经络，何毒之有？专科不察而补，是益其毒而助之溃也。外科不审虚实强弱，概以毒治之。奈何不使患者几危哉。达庵曰：专科之不足恃也，如此夫。虽然不如是，无以见公之高矣！二百零三

新都治验终

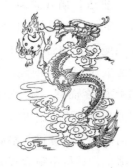

孙氏医案　医案五卷

明新安生生子孙一奎文垣甫集

门人　余煌　徐景奇

子　泰来　同阅梓　朋来

宜兴治验

学士徐检老，体丰厚，善饮，致有肠风，计下血不下数桶，因而委顿。己卯仲冬，右胁极疼痛，上至耳后，夜分尤甚，左右不能转动，转动则痛甚，饮食减，面色青，闭目汗出如雨，湿透衣被，故不敢合睫而睡。族医皆投以香附、青皮及辛散之剂，痛愈甚，汗愈多，面愈青。逆予诊之。两寸短弱，左关弦而搏指，右关沉滑，六脉皆近七至。予曰：据痛在少阳经分野，始必动于怒，木火之性上而不下，故上冲耳后而皆痛也。夜痛甚者，盖夜属肝气用事。《内经》云：司疏泄者肝也。邪在肝胆，故阖目汗即大出，中焦原有湿痰，法当调肝清热解毒为主，兼利小便，不可遽止汗而使邪无出路。今脉太数，如遽敛汗，是逆其木火之性，不唯痛加，且将发肿毒而害非浅矣。《内经》云：膏粱之变，足生大疔。当预防之。公曰：何为敛剂而谓不宜？予曰：当归六黄汤内有地黄、当归、

黄芪，皆滞痰闭气之味，桔梗亦非所宜。书曰：下虚者，及怒气上升者，皆不可用。故当慎也。因以柴胡、黄连为君，白芍、甘草、天花粉为臣，红花、连翘为佐，龙胆草为使，服后汗虽仍旧，痛即减三分之一，不妨睡矣。次日仍用前药，痛又减半，第三日又服，左右转动如常，饮食亦加。予未至，公已先迎姑苏盛氏，盛公幼时窗友也，家世受医。公初不急予，日引领期盛到，可刈枯铲朽也。盛至诊毕，遂诘曾用何剂，公出予发剂示盛，盛大叫称谬，谓当隆冬之候，汗多如此，阳气大泄，何敢以柴胡为君，喉中痰既未清，又何不用桔梗当归六黄汤？前贤已试之药置而不用，是舍纪律而务野战也。即取六黄汤加桔梗以进，公雅信盛，乃倾心以从，速煎服之，未逾时而旧病随作，色色加恶，左右复不能转动，自戌而至子丑，苦不能支。有内侍语之曰：服孙君药虽未全可，亦已去泰去甚，彼曾言二药不可用，何为轻犯而受此苦？宜急取孙君药煎饮，饮下即伏枕鼾鼾，达旦始瘳。命使速予至而叩予曰：人

言隆冬汗出不当用柴胡，而公用为君，何旨？予曰：胆与肝为表里，肝胆之火郁而不发故痛，痛极而汗，汗出而痛减者，是火从汗出，盖汗乃邪出之门也。予故曰：汗不可敛。本草云：柴胡泻肝胆火，而以黄连佐之。《内经》云：木郁则达，火郁则发。言当顺其性而利导之。势则易克。古人治火之法，轻则正治，重则从其性而升之者。以此，盖医贵通变，如阴虚火动而汗出者，内无有余邪，故以六黄汤敛而降之，常治法也。今内有余邪未出，遽敛降之，邪无从出，势必成毒，故变常而从治者，使邪有出路，木火之性不逆，则毒不成而痛可减也。公曰：善哉。孙君之剂，奇正相生，不下孙武子兵法，何轻以无纪律议之，愿投剂而奏凯也。予曰：公数日后，疮疡大发，两胯且有兴块作痛，此毒出之征，公于时无恐。改用柴胡、白芍、甘草、丹参、苦参、茯苓、瞿麦、车前子、黄柏、金银花、连翘，服三日而痛全减，汗全收，左右不难转动矣。逾日，公谓肌肤甚痒，累累然似瘾疹，岂疮出与，欲以药浴之可乎？予曰：可。再三日，两胯果发兴块，如棋子大者数枚，且痛。予业已制蜡矾丸以待，至是授服之。疮果遍身大发，两腿为甚，一月余而瘳。公始信予防毒之言不谬。披襟交欢，且作序识胜，期与终身不替云。一

吴仪制主政尚卿先生，柱史安节公公子也。弱冠时，病鼻塞不能嗅者四年，且衄，寒月更甚，口渴，咽喉边有痰核，脉之右寸关洪滑。予曰：此肺经痰火症也。与前胡、秦艽、葛根、薄荷、石膏、天花粉、玄参、贝母、山栀子、甘草、白药子、桔梗、丹皮，四帖而衄止。夜与牛黄三清丸数粒噙之，鼻气即通利能嗅，噙未旬日痊愈。先生初年绩学，心专志一，不知寒暑，致有塞衄疾。又万历己卯庚辰，郡邑试皆首选，如此者再，而皆不得籍名学宫，益郁然不适。予时把臂语之曰：先生何以一儒冠为汲汲。据脉，科甲当不在尊君下，即馆中二友亦金马客也。依愚见，史先登，公次之，吴又次之，日后当以斯言为左券，毋相忘。后三公先后登第，一如予言。万历戊戌春，余应吴宫詹召，公暨史玉老不爽前言，皆为予撰《玄珠》序，而纪其事，以见一时良遇云。二

宜兴宋令君，山东人也，太夫人年五十余，病胸腋胀痛。予时寓吴宫詹家，而绳庵安节二公，皆宋公年友，因二公而逆予。诊太夫人脉，右寸关洪滑弹指，如黄豆大，左三部散乱无绪，如解索状，两尺绝无神气。予不得其受病之源，而宋公亦不以病源告，卒然问曰：脉为何症？予曰：据左脉为虚弱久病，右脉似又为饮食所伤，必病小愈而又伤，反复之疾也。其势亦危。宋公闻言危，乃拂其意，貌似不恭。予见其貌，即辞出，至后堂，有各佐贰及学博余公在焉。余公予乡人也，素亦知医。问曰：症候何如？予曰：不治。渠谓前诊者皆无难色，公何云然？予曰：两尺无神，如树无根，此《难经》所云也。左脉散乱，右脉如豆大弹指，不旬日当见，果后七日而卒。邑中乡先生士民相传，谓予能预决死生云。三

宫詹吴少溪先生，有酒积，常患胃脘疼，近右腰眼足跟肢节皆痛。予谓此皆由湿热伤筋，脾肺痰火所致，法宜清肃中宫，消痰去湿，俾经络流通，筋骨自不疼矣。

切不可作风痛而用风剂。公极然之。用二陈汤加威灵仙、苍术、黄柏、五加皮、枳实、葛根、山栀子进之，肢节痛减，改用清气化痰丸加瓦楞子、苍术、枳实、姜黄，用竹沥、神曲打糊为丸，调理而安。四

宜兴令君胡镜阳公尊堂太夫人，年七十二，脾泄十五年不愈，近加吐红，咳嗽痰多，痰亦不易出，申酉时潮热，胸膈壅塞不能就枕，饮食大减，且恶风，终日坐幔中。诸医谓发热吐红，法当寒凉。脾泄多年，气虚老荨，法当温补。二病矛盾，难于投剂。又谓身热脉大，血家所忌。益束手无能为计，皆辞去。且归咎于长桥上拆屋，致正堂不利。以是前丁宋二公接迹忧去，邑中汹汹，因延予治。诊得两手脉皆浮而洪数，亦皆带滑。予曰：据脉洪数为热，滑为痰，浮为风邪在表，以伤风故恶风。仲景曰：当汗不汗必作衄症。法当清解，可无恙也。公以诸医二病矛盾之说为问。予曰：此暗于先后者也。夫脾泄已久，未尝为害，新病势炽，宜当速去，所谓急则治标也。俟邪去之后，补脾未晚，且潮热为风邪所致之热，而非阴虚火动之热，血乃当汗不汗之血，亦非阴虚火动之血。《内经》云：夺血者无汗，夺汗者无血。当汗不汗，邪鼓血动。但得表解热退，血自止耳。公怃然曰：噫嘻！畴昔老母过钱塘，遇风涛受惊，因发热咳嗽，血出痰多，今以公言质之，诚由风邪起病也，愿以药进。予用紫苏子、前胡、麻黄、薄荷解表为君，枳壳、桔梗、桑白皮、栝蒌、紫菀、贝母消痰治嗽为臣，酒芩、甘草为佐，连服二帖，五更微汗而热退，胸膈不壅，嗽亦稍减，血止大半，始进粥。次日减麻黄，加白茯苓，夜服七制化痰丸，其

夜痰嗽又减半，从是不恶风而去幔矣。前方再减枳壳，加薏苡仁，调理而安。五

曹同府东岗先生，右胁痛。脉之左弦大，右滑大，此由外伤风内伤食所致也。又加咳嗽，夜更痛，体肥面青，寝食俱废。予以紫苏、柴胡解其表，白芥子、桂皮、香附治其胁痛，山楂、萝卜子消其食，杏仁、陈皮、半夏、栝蒌仁治其嗽，四帖，饮食进，嗽亦除，胁痛减十之七，再与保和丸服之而安。六

宜兴令君镜阳先生，上焦有浮热，胃中有食积痰饮，平常好食热物，稍凉即腹痛泄泻，大便后间有红，又因劳心动火，头面生疮疖作疼，脉左数，右滑数。以玄参、石斛、白芍药各二钱，甘草一钱，天花粉、连翘、贝母各一钱，茯苓八分，薄荷五分，四帖，疮疖皆愈。再以保和丸加姜连、滑石、红曲、白术丸与服，半月全安。七

吴鹉源先生，咳嗽口干，腹中如火滚动，不知饱饿，亦不思饮食，右胁痛，脉右滑数，左弦数，此中焦有痰积也。先以总管丸去其痰，而后养脾，服后大便下稠黏黄糜甚多，小水如血，此热下行也。继以保和丸理脾消余痰，又使新饮食不生痰也，外以橘红、贝母、天花粉、桔梗、酒芩、知母、葛根、甘草、滑石服之。其咳嗽亦除。八

吴鹤洲先生太夫人，年八十六，素有痰火，大便一日三四行，一夜两起，肠鸣，脐腹膨胀，脉三四至一止，或七八至一止，诸医不知温补，妄以平胃散加黄连、山楂、

白芍，一切苦寒之剂投之，克伐太过，因致腹疼。顾不咎其误，但谓年高而脉歇，至是为凶兆，辞去不治。逆予诊之。予曰：据脉书云：脉缓而止曰结，数而止曰促。今结脉非凶脉也，由寒湿之痰凝滞所致。法当温补下元，俾火得以生土，所谓虚则补其母者，当无恙矣。鹤洲公曰：寿算何如？予曰：两尺迢迢有神，寿征也，即百年犹未艾。以补骨脂、白术各三钱为君，杜仲二钱为臣，白茯苓、泽泻、陈皮、甘草各一钱为佐，肉豆蔻、益智仁各五分为使，四帖，大便实，唯肠鸣未止。减肉豆蔻加炮姜五分而安。寿果至九十有八。九

吴鹤洲如夫人，病胃脘痛，医有认为虫者，有认为火者，又有认为痰、为气、为食、为虚、为血、为寒者。诸说纷纷，百治不效，群然指为怪疾。请予诊，两手大而无力，皆六至。予曰：岂怪耶？肝脾相胜之症耳。东垣治例，腹痛以芍药为君，恶热而痛，加黄柏效，效此法则治当万全矣。白芍四钱，一半生，一半酒炒，伐肝补脾为君。大甘草二钱，一半炙，一半生，缓肝养脾为臣。山楂为佐。炒黑山栀仁、五灵脂各一钱，止痛为使。三帖而病愈。鹤洲公喜曰：君真能用药神而降病怪者也，嘻！十

曹宜岗常多梦遗，予曰：此神志不足也。又有疝气，近加嘈杂，食硬物喉中梗作疼。予谓病有缓急，则治有先后，咽喉之症，非急先而何？初为清肃上焦，次为补养神志，俾神旺而精有主，可不妄遗。然后以下部之剂治其疝。清肃上焦，用六君子汤加滑石、酒连、枇杷叶、芦柴根、香附、吴茱萸，四帖，嘈杂止，喉中宽舒。

再以猪肚丸补其神志，远志、石菖蒲、石莲子、韭菜子、黄连、贝母各二两，白术五两，枸杞子、白茯苓各一两为末，入雄猪肚内，饭中蒸熟，捣为丸，梧桐子大，朱砂为衣，每晚灯心汤送下二钱。治疝丸，橘核、昆布各四两，川椒、山栀子炒黑，山楂核各二两，柴胡、小茴香各一两，哺鸡子壳煅三两，曲糊为丸，空心白汤或酒送下三钱，不终剂而瘳。十一

吴荆樵文学，恺悌君子也。左关尺脉甚弦，疝气半年，两胯结核硬痛，予以平疝丸消之，海藻、昆布、橘核各酒醋炒四两，玄胡索、山栀子仁、山楂核、小茴香、柴胡各一两，龙胆草酒炒五钱，醋打面糊为丸，梧桐子大，空心酒下三钱，服一月而消。十二

吴鹤洲先生，中焦有痰，肺气不足，疟一日一发，热多寒少，口渴，小水不利，倦怠，头疼，脉左弦大，右寸短弱，关尺滑大。以石膏、知母、黄芪同柴苓汤煎服。服后腹作泻，前方去石膏、知母，邪热减大半，唯仅潮热而口渴甚，改以人参、葛根、知母、麦门冬、柴胡、陈皮、甘草、白术、鳖甲，五更服之而愈。十三

吴雪舫先生，左胁下红块大如鸡子，旁有小痞蕾作疼，左脉弦大而数，右滑大而数，盖由生平嗜煿炙，以致肝胆二经有热毒也。用大栝蒌一枚，白芍三钱，当归、甘草、贝母各一钱，连进三帖，疼减其半，胁下红成一小疖，以解毒早，故硬块潜消，大毒不成也。仍当为活血清热，再用白芍三钱，当归一钱半，金银花、甘草各一钱，大栝蒌一枚，连翘、山栀仁各八分，红花、

柴胡各五分，四帖而愈。十四

吴孝廉球泉先生，心血不足，胃中有痰，下元阳气不充，脉六部皆弱，唯右关滑。以远志、枸杞子各四两，巴戟、菟丝子、破故纸、山茱萸各二两，五味子、白茯神、人参各一两，炼蜜为丸，空心淡盐汤送下三钱，外以固阳锁真丹助之，龙齿、益智仁各一两，黄柏二两，辰砂、甘草、莲花心各五钱，芡实粉打糊为丸，梧桐子大，每夜灯心汤送下一钱五分，极能固精。十五

李思椿患胸膈胀痛，痰中有紫色瘀血，其原有酒积郁火也。脉两寸短，关滑，两手皆数，先与红六神丸服之，继与山栀、酒连、郁金、香附、橘红、茯苓、半夏曲、甘草、滑石、紫苏子，服后胸膈稍宽，仍以山栀仁、贝母、益元散各二两，牡丹皮、黄连、橘红各一两半，白茯苓一两，紫苏子、郁金、红曲各五钱，茜根三两，神曲打糊为丸，每早晚白汤送下二钱，调理而愈。十六

吴双泉公，两尺脉洪大，两关滑，两尺沉微，此阳亢阴微之候，上盛而下虚也。上盛者，痰与火，下虚者，肾经真阴不足也。法当清上补下，上清则头目清利，耳鸣眩晕之症可除，下实则腰膝不酸，筋骨强健。清上用清中丸，贝母、橘红、枳实、海石、山楂、茯苓、白芥子、黄连、黄芩、滑石、青黛，神曲为丸，食后茶送下二钱。补下则用既济丹，辰砂、磁石各一两，熟生地四两，黄柏、知母、菟丝子、柏子仁各二两，牛膝、枸杞子、白茯苓各一两半，炼蜜为丸，梧桐子大，空心淡盐汤送下八九十丸。十七

李寅斋先生，患血淋，几二年不愈，每发十余日，小水艰涩难出，窍痛不可言，将发必先面热牙疼，后则血淋。前数日饮汤水欲温和，再二日欲热，又二日非冷如冰者不可，燥渴之甚，令速汲井水连饮二三碗，犹以为未足。未发时，大便燥结，四五日一行，发则泻而不实。脉左寸短弱，关弦大，右寸下半指与关皆滑大，两尺俱洪大，据此，中焦有痰，肝经有瘀血也。向服滋阴降火及淡渗利窍之剂皆无效，且年六十有三，病已久，血去多，何可不兼补，治当去瘀生新，提清降浊，用四物汤加杜牛膝补新血，滑石、桃仁消其瘀血，枳实、贝母以化痰，山栀仁以降火，柴胡升提清气，二十帖而诸症渐减。再以滑石、黄柏、知母各一两，琥珀、小茴香、桂心各一钱半，玄明粉三钱，海金沙、没药各五钱，茅根汁熬膏为丸，每服一钱，空心及晚，茅根汤送下而愈。十八

徐熙宇文学内眷，常患前后心痛，每痛必面赤手心热，耳鸣眩晕，即饮白汤，亦停膈间不下，且作酸呕逆，吐出皆酸水，五七日方止。四肢酸软无力，气逆上噫，乃其常也。两手脉皆沉数，左弦，此上焦有痰饮故也。先以二陈汤加瓦楞子、滑石、吴茱萸、姜连、前胡、枳壳、竹茹、香附、大腹皮服，后以橘红、半夏、滑石各二两为臣，白螺蛳壳煅过四两为君，茯苓、姜连各一两半为佐，旋覆花一两，吴茱萸三钱为使，面糊为丸，每服三钱，调理而愈。十九

汤简庵封君，血分热甚，以善饮致肠风，且心肾不交。予以四物汤加酸枣仁、侧柏叶、槐花、连翘，炼蜜为丸，服之顿愈。二十

吴仰玄先生，患胃脘痛，痛则彻于背，以手重按之少止，痛时冷汗如雨，脉涩，此气虚而痛也。以小建中汤加御米壳服之而愈。二十一

杭芝岗文学，酒后近内，每行三峰采战、对景忘情之法，致成血淋。自仲夏至岁杪未愈，便下或红或紫，中有块如筋膜状，或如苏木汁色，间有小黑子，三五日一发，或劳心，或劳力，或久立、坐亦发，访医问道，百治不效。以吴中书汉源公交善，逆予治之。观其色白而青，肌肉削甚，诊其脉，左寸沉弱，关尺弦细，右寸略滑。据此必肺经有浊痰，肝经有瘀血，总由酒后竭力纵欲，淫火交煽，精离故道，不识澄心调气摄精归源之法，以致凝滞经络，流于尿道，故新血行至，被阻塞而成淋浊也。三五日一至者，科盈满溢故耳。先与丹参加茅根浓煎服，小便解后，以瓦器盛之，少顷即成金色黄砂。乃用肾气丸加琥珀、海金沙、黄柏，以杜牛膝连叶捣汁熬膏为丸调理，外以川芎三钱，当归七钱，杜牛膝草根煎服。临发时，用滑石、甘草梢、桃仁、海金沙、麝香为末，以韭菜汁、藕汁调服，去其凝精败血，则新血始得归源，而病根可除矣。三月痊愈。二十二

吴中翰汉源先生，肠风下血，腹中微痛，脉左寸短，右关滑，两尺弦大。以地榆、槐花、枳壳各三钱，荆芥穗、秦艽、青蒿、葛根各一钱半，黄连二钱，两剂而愈。二十三

大柱史吴安节公，脾肺二经有痰火，中焦有湿热，流于膀胱为淋浊，溲之前作痛，小便了而不了，脉左寸短弱，关弦大，右寸关滑，两尺洪大，六部皆数。法当先清上中二焦痰火，然后提清降浊，庶日后筋骨无疼痛之患。先与萆薢分清饮加山栀、黄柏、滑石服之，淋浊减半，改以二陈汤加山栀、黄柏、滑石、螺蛳壳、木通，以去湿热，而消中焦之痰，再加柴胡、升麻、桔梗以提清气，四帖而愈。二十四

吴宫詹少溪翁，原有酒积，且频伤于怒，致右胁之火冲上作疼，耳鸣眩晕，大便艰涩，脉右寸关滑数，左弦数，以当归龙荟丸加牛胆南星，治之而愈。二十五

吴孝廉球泉公内人，痢疾后感寒，又月水适至，大发热口渴，遍身疼，胸膈饱闷烦躁，头微疼，耳亦聋，大便泻，舌上白苔，脉七八至，乱而无序。此三阳合病春温症也。时师误以为漏底伤寒不治。予曰：病已危，医而不起者有矣，未有不医而起者也，且投三阳药服之，挑察征应，再相时而动。以柴胡三钱，葛根、白芍药各二钱，枳实、桔梗、酒芩、竹茹各一钱，天花粉八分，炙甘草、桂枝各五分，服后但觉遍身冷如冰，面与四肢尤甚，六脉俱无。举家及医者皆叹为物故矣。予独曰：非死候也，盖夜半阴极阳生，势欲作汗，譬之天将雨而六合皆阴。球泉疑信相半，而诸医闻之皆笑去，四鼓后果战而汗出，衣被皆湿，四肢体面渐温，神思清爽，且索粥，举家欣欣，以为再生。次日唯耳尚聋，腹中大响，脉近六至，改以柴苓汤加乌梅，两帖而愈。二十六

吴西云先生庶母，筋骨无力，不能起止，将成痿症，上热下寒，易为惊恐，小腹左边疼。以玄胡索、五灵脂、陈皮、半

夏、香附、青皮、白芍药、茯苓、山栀子煎服，小腹痛减，唯小水频数，改用青蒿、山栀子、苡仁、白芍药、甘草、瞿麦，服后热退，小水不频数，独胸膈微痛，夜不欲睡，再以当归、白芍药、山栀子、香附、柴胡、陈皮、甘草、茯苓、青蒿，调理痊愈。二十七

蒋近思令郎，胁痛气促，胸满喉疼，痰中有血屑，下午潮热，口渴头重，指梢冷，服滋阴降火之剂不效，且红愈多，痰咳不出。请予诊之，右寸关滑大，左尺亦大。予谓此肺经有瘀血，浊痰壅而为热也。治当先清化，不当先滋补，以栝蒌仁三钱，红花、紫菀、丹皮、枳壳各一钱，滑石二钱，甘草五分，前胡、青蒿水煎，临服加童便一小酒杯，两帖而热退血止。唯咳嗽未除，胸膈不宽，再以栝蒌、陈皮、贝母、萝卜子、马兜铃、白茯苓、甘草、紫菀、滑石、杏仁，调理而愈。二十八

徐学士检老，以正月食新蒜炒肉，又冒风寒，因咳嗽喉疼声哑。翁原有痰火，又为外邪所束，不得发越以致此。治当润肺清热、化痰调气以祛其本，兼散邪解表以治其标。庶乎喉痛可除，声音可开亮矣。先与栝蒌仁、橘红、桔梗、薄荷、贝母、桑白皮、地骨皮、葛根、前胡、甘草，四帖，复以滚痰丸，同七制化痰丸，两帖夜服，诸症除而声且亮矣。此釜底抽薪法也。二十九

万肃庵先生令郎，发热十一日，口渴，舌心色若沉香，且甚干燥，额上热极，两胁亦热，耳微聋，曾未有汗，亦已下二次，热不少除，小水绝少，神昏足冷，饮食不

思。市医技穷，乃告急于予。予诊之，左脉中按数而有力，右脉软弱，据症为阳明少阳并病也。当以柴葛汤清彻其热，看汗有无，再当机而处。柴胡五钱，葛根三钱，白芍药、石膏各二钱，人参、升麻、天花粉各一钱，粉草七分，水煎服之。次早诊数脉稍缓，热稍退，舌齿仍干，小水不利，神思尚昏沉。改用柴胡、粉草、天花粉、黄芩、人参、白术、茯苓、滑石、木通、泽泻。下午又觉微热，面赤，额上痛且重，即以益元散三钱服之，大便行一次，溏而色黄，热仍甚，面仍赤，服前药后，小水去二次。再诊之，寸关脉将和，两尺尚洪大，乃知邪热在下焦，唯利之而已。再与辰砂益元散五钱，口渴稍止，齿下盘虽润，上盘仍燥，神思昏沉，睡而不醒，睛彩不与人相当。又知热在心包络也。宜用陶节庵导赤散，二帖而神清，唯小水尚欠利，以四苓散加酒连、麦芽、木通煎服，再二帖而诸症悉退，饮食且进矣。三十

大宗伯万履庵老先生夫人，右胁下疼，咳嗽喉干，间亦吐红，或一碗，或半碗，肠鸣泄泻，年六十外，原因头风坏目，性急躁，左脉弦数，右滑数，以栝蒌仁二钱，黄连、前胡、桔梗、枳壳、橘红、贝母、白茯苓各八分，甘草五分服之。次日红仍不止，唯胁疼减半，改用山栀仁、牡丹皮、香附、贝母、甘草、栝蒌、紫菀、滑石，水煎服。方欲觅真郁金，苦不能得，唐凝庵老先生，乃夫人婿也，偶至闻之，应声曰：有。取磨三分，用煎药饮之，两帖而红止痛瘳。三十一

白仰云先生令眷，每触怒即晕厥，必闭门合目静坐，不留一人在房，手足皆冷，

汗出如雨，气息俱微，越一时许，苏如常。原以颈生瘰疬，多服女医草头药，及专科用斑蝥等毒，因而脾胃损，元气亏也。年三十八，曾未生育，每日令二婢不住手敲两腿，俟其熟睡乃已。不然则睡不安，晚至二更后始睡，夜半心多惊跳不止，指甲皆无血色，经将行，小腹先疼二日，色紫有块，诸病虽如是，而肌肉饮食却如无事人，百治不效。慕予而请诊之。两寸短弱，左关大而有力，右关滑，左尺滑，右尺沉微，据脉肺气虚，肝木实，胃中有痰之症也。用六君子汤加丹参、酒连、青皮，外与珠母丸及独活汤二方，调理而安（二方出《医学纲目》）。三十二

吴心逸先生之使，患额疼，口大渴，身大热，汗多，胸膈痞，恶心，昏沉。先与柴芩汤，加枳壳、桔梗，热减大半。次日以六君子汤加黄芩、白芍药、当归，调摄而愈。盖劳倦伤寒以致虚极，而邪未散，故宜先散而后补也。三十三

吴文学霁阳先生，笃志士也。以积学劳心，又有星士以己卯决科许者，其星士前许历历有验，至期疟发不能终场，遂心忧而成癫狂，日间或悲或歌，或鼓掌，或顿足，甚则骂詈不避亲疏贵贱。乃叔邀予视之，面白而青，脉两寸短弱，关弦，右关滑，两尺平。予谓两寸脉既短弱，此心肺之神不足，志愿高，而不遂其欲，郁结不舒，津液生痰而不生血，又攻痰克伐太过，心神愈不得养，故昏乱而无所摄持。《内经》云：主不明，则十二官危。按此则治宜补养，收敛心神而兼之清痰，可万全也。用酸枣仁、人参、茯神、小草、丹参、当归以补心安神，黄连、竹茹以清肝

胆之火，玄参佐之。外以龙齿、珍珠、羚羊角、牛黄、胆星、天麻、青黛、辰砂、全蝎、冰片、黄连、甘草膏为丸，金箔为衣，调理而愈。三十四

宜兴令君胡镜阳老先生夫人，夜间热，口渴，经行过十日复行，小腹痛，两寸关短弱，两尺洪滑。予诊毕语曰：此《内经》所谓：阴虚阳搏之候也。可预防之。以川芎、当归、条芩、蒲黄、白芍、侧柏叶、生地、荆芥进之，下午热甚，口中气如火喷，血下如倾，内有紫块，小腹仍痛。乃用川芎二钱，当归四钱，地榆、香附各钱半，黄芩一钱，莲蓬壳一枚烧灰，煎服两帖而止。三十五

太史徐检老，向为癫疝所苦，而妨生育。辛巳孟秋，有江右陈岭泉者，以是症为专科，寓芜锡，翁延而治，谓将烂药煮竹片夹阴囊，俾囊烂见子，又以烂药点开肾子，使其中蓄积臭水溃出，然后用生肌药长肉收功。翁以此治与道中诸友商之，无有劝者，而谋于予。予曰：翁疾非常疾，则治当非常治也，陈能为翁治于外，予当佐陈补于内，内外兼治，必可成功。翁因予言而决用陈，是时予有湖州之役，而陈用其术治一月，囊烂子开，洞见水泡，第不能使泡破水出也。由是胸中气满，汗出如流，终夜不寐，饮食减三分之二，面青，肌肉瘦其半，形气弱而大便艰涩，腰肾俱痛，苦不可殚述。将令人急予。予适自湖州至荆溪，主吴少溪公家，翁时杜门谢客，闻予至，大喜而促予，诊脉两寸软弱，右尺大，右关滑。予诊毕曰：向许佐陈治内，今其时也，比陈技已竭，而水不得出，翁又难于痛，业已用收口药矣。予曰：无伤，

痛由元气虚惫，而汗亦因痛来，汗去多则心血不足，心血不足则神失养，故不寐，脾胃为痛所伤，故饮食减，今只大补血气，不唯痛止疾除，即水泡亦可出也。陈谓用补收口生肌，或可使泡出水，或未必然。予曰：三日后，当自见。翁曰：补甚善，奈生平不能服参何？予曰：翁体非昔比也，脉症皆可服，又何忧，乃用人参、黄芪各三钱，当归、白芍、石斛各一钱五分，陈皮、贝母、红花、粉草各八分，饮下即睡。次早汗敛，且索粥，胸膈顿宽，连服二日，痛减大半，饮食顿加，精神亦爽。乃陈恐予夺功，私谮之曰：孙君之药虽善，但非外科所急，服之恐生肌收口后，而水终不得出也。翁谓必如何而后可？陈曰：当于前药加羌活、防风、白芷、远志，减去石斛，则外内两得矣。翁然其说，且服其药，饮未半而痛立至，汗立出，头热如火，气逆上升，夜竟不寐，种种病复矣。亟索予剂，予知陈之忌而行谮也。乃宣言曰：予实佐尔成功耳，尔何自败。尔知翁之痛乎，元气虚而毒药凝滞，故补而助之，活动其血，则毒药自行，药行则泡可溃，水方可出，翁之谢尔已有成议。予雅善翁，来者为义，非为利也，鄙见与寻常较不牟矣。陈闻言而语塞，亦以投剂无功，遂乘机而听予治。仍用前方，加酸枣仁、枸杞子、皂角刺各一钱，两帖而泡溃，出臭水五六碗，囊随消瘪。陈抚掌曰：今而后知用补之神，其老先生之福也。太史受补自此始。三十六

丁酉冬，宫詹少溪吴公，年七十二，以长君秋闱之捷，应酬贺者过劳过饮，又伤于犬肉，市医概用消导之剂投之，漠如也，反加内热。常州张氏，荆溪缙绅大家恃为锁钥者，至则谓公高年过劳，消剂峻

而致内热，用补可愈也。因投人参，则右胁胀痛，昼夜难支，张又谓补法不差，唯少行气之味，故无功耳。于前药加木香、砂仁，辛热止痛之剂，益呕吐不止，胀痛转剧，而大便燥结，张不自咎不认病而误投，乃遍语缙绅相知曰：吴少翁老年膈食，非其所宜。丹溪复生，无能为也。少翁闻予在茗，而急予治，予兼程而往，至则腊之念一日也。诊其脉，左弦右滑，两手皆数，且搏指，谛视其色，神藏气固，唯肌肉略瘦，手心甚热，予曰：此内伤症，非膈食症也。公曰：诸君言吐而大便燥结，食不得下，非膈而何？予曰：否，公原不热不痛又不吐，由误饮药而使然耳。书云：通则不痛，痛则不通。大便既燥而用补，非也。经曰：食不得入，是有火也。尤用辛热，非之非也，以是而治，譬之以油救火，益令其炽耳。予见与诸医不侔也，即与琥珀调中丸一帖，其夜胁痛稍缓，次早诊之，脉仍如前，予决谓非通不可，即以龙荟丸与调中丸兼服之，五日内下黑粪十五六次，诸症悉减，饮食大进，改以保和丸、调中丸调理。念七日，公即能巾栉，元旦命庖人治酒，榜人舣舟拉予泛于南门，持觞为予寿曰：与兄别者十六年，不惮劳涉险而赴吾急，自今以后之齿，皆兄之赐也，敢不铭心，为欢竟日，至谷日，予乃别而复之茗。三十七

别驾吴勉斋翁，体丰腴，嗜炮炙，任性纵欲，年六十七，极躁急。一日跌伤其齿，恬不为意，阅三日，复跌，亦不为意，复跌之次日晚，左手足忽不能动，口眼歪邪。陆怀南先生，公通家友也，即往诊之，语公诸郎曰：此中风也，治不可缓，急取牛黄丸进之，诸郎皆有名博士弟子，延予

为治。诊其脉，左洪大，右缓大，观其色苍黑，神昏鼾呼，呼长而吸短，呼至口气嗯嗯出不能回，终日偃卧如醉，人不能动。陆曰：此非半身不遂乎？予曰：症候甚恶，不特半身不遂也，半身不遂者，中风已过之疾，其势仍缓，亦有十余年无恙者，今才病，势便若此，乃中风之渐，方来且不可测。陆重厚长者，所诣亦精，闻予言，当下了然，即与予商榷用药，始以六君子汤加全蝎、僵蚕、天麻与之两日，神气仍未清，犹昏睡，睡犹呼吸，口边嗯嗯然，间作吐，粒米尚不进，前药再加竹茹。又两日，神始苏，欲言而舌难掉，嗳嗳不能出诸口，前药又加石菖蒲、远志、红花，始能进粥数口，日计亦可茶瓯许。夜与正舌散，同前药饮之。又三日，能坐，粥亦颇加，唯言尚謇涩，欲言以笔代口，写我左手甚痛，大小便艰少。又用四君子汤加陈皮、竹茹、当归、芍药、红花、钩藤、天麻，服三日，神思大好，饮食日加，以是方调理弥月，手痛减，稍能动，足稍能伸，扶起能坐，且能自按谱铺牌，语言十分清至八九，骎骎有万全之望，唯大便有七八日或十余日始一行。予曰：此血少之故，补养久当自全，幸无他用而速害。公常自言吾疾乃痰在膈间，何能得一吐为快，此医家有授之言也。予曰：公脉大虚，非余痰为害，况今以补养而渐安，此其明验，何敢轻试一吐，愿宁耐静俟，毋涉险为也。此戊戌九月念五，予以是日别往苕城，别不及旬，公复倾心而任张甲，张大言曰：公病可吐，早吐早愈，诸郎君始信予言，持议不可，彼曰：公病痰也，不可不吐，吐而后补，可全愈而无后患，不然必成痼疾。公欲速效，决意吐之。诸郎君不能阻，一吐而烦躁，犹曰吐不快耳，须大吐始可，再吐而神昏气促，汗出如雨，立时就殂，可叹可叹！三十八

少冢宰徐检老，以万历丁酉三月初旬，往贺长兴臧老夫人眉寿而发寒热，臀近肛硬处生一毒，红肿而痛，坐卧为艰，因归荆溪访治外科，即以镵针点开，插药线于内，涂以烂药，使脓口急溃，又于疮口上以生肌药敷之，使易收口。可受谢而去，未半月，其旁之硬处，又红肿痛，寒热交作，几于成脓，以前医有功，遂复延之，至则又以向者之法治之，受谢而去。递医递患，递针而递插药，计其患者凡八遍，计其医之更者，如张，如鲁，如冯，凡八人，有陈外科者，则总其中而受谢独多，其时则丁酉三月至戊戌八月，几年半矣。于时，予赴吴少溪翁召，因知翁在蓣，亟往谒于卧榻间，翁见于至，悲喜交集，备陈其历病之由，针刀之苦，伏枕岁月之深，辄为痛心，予闻之亦为鼻酸。谛观其色则青惨，诊其脉皆濡弱，把其手足，则冷如冰，问其饮食，减平日之六，究其所服之药，则槐角、黄柏、生地，凉血解毒之类。予骇然而语翁曰：此痔痛非痔漏也。痔漏当用挂线，以五灰膏点之可愈。今肿硬无定处，离肛门且远，况其初原无硬块，硬块由插药凝滞中来。谚云：剜肉做疮者非耶？假令非翁禀气厚，胃气壮，安能六十以外之年，而当此剥削哉！初只可大补气血，即有毒，只宜托出一脓而愈，未成者，使活动消散，不复生毒，此王道之治，不胜于针刀万万？诸君之治，如避影者，不知息阴而急趋以求避，则影益速，而气促敝矣，自殆之道也。翁初不逆予者，以非外科，到听予之论，幡然有悟，又见《玄珠》集有外科二卷，益信予之善外科，而

听予治。予即以十全大补汤进之，四帖而饮食加，手足暖，大便艰涩百方润而不能行者，今亦通利，而肛门如不知也。诸外科犹哓哓议补非是，予极言排之，翁惟予为听，予以何首乌四两，人参、枸杞子、黄芪、当归、熟地各二两，槐角、秦艽各一两，蜜丸服之。不终剂，其肿处少出脓而全瘳，旁亦不生硬块。益信向之硬块为插药之毒所致也。翁喜为谑曰：予病非孙君，诸外科视我疾为金穴，其取宁有已耶。呵呵！三十九

宫詹吴少溪翁，患痢，赤白兼下，里急后重，市医治半月，后重不除，饮食渐减，最苦者，下午发热呕吐，乃遣使往苕招予，予闻状心怖，即涉险而过太湖，一昼夜而至荆溪，翁卧榻已二十日，观其色，唇红面瘁，听其声，微弱不扬，但一两语，气即不接续，下午潮热，至丑方退，形神俱弱，诊其脉，两手俱大而无力，右关略滑。予曰：据此乃虚虚实实之候，不足中之有余也。治当补养，兼清兼消，缓以治之，庶可无恙。公深然之。以四君子汤加白芍药、黄连、山楂、滑石、陈皮、柴胡，两帖而潮热除，呕吐止。去柴胡，因口渴不止，加葛根，六剂而饮食渐进，血亦止，唯白脓不除。改用人参、白术各二钱，白茯苓、白芍药、当归、神曲各一钱，酒连、陈皮、泽泻各七分，滑石、山楂各一钱半，外以丸剂消息盈虚，调养半月，则神气回而饮食大进，肌肉渐生矣。少冢宰检翁问曰：诸医先谓老年痢非所宜，又呕吐饮食不进者，谓之噤口，且身热脉大为痢所忌，公不旬日而收功，岂诸医称书之忌皆幻妄哉？予曰：诸君所言，皆至言也，第非因时制宜耳。愚见以脾胃乃五脏六腑之仓廪，

故曰纳谷者昌，又曰人身之内，谷气为宝。予姑舍痢不治，而先开胃口，俾进饮食，使新糟粕将宿秽压下，若见粪，则后重除而痢易愈也。然又相其机宜，若食入而腹胀作痛，又量势略与疏通，通后或气虚下坠，又因势而略与升提，大抵以理脾开胃进饮食为先，此亦远交近攻之策，日虽多，功可万全矣。斯仆一得之愚，屡试而屡验也者。设不先开胃口，不审老弱，不揣缓急，一概治痢，虽有得未必无失，岂能算哉！公曰：善。四十

臧少庚年五十，每饮食，胸膈不顺利，觉喉管中梗梗，宛转难下，大便燥结，内热，肌肉渐瘦，医与五香连翘汤、五膈丁香散诸治膈之剂，尝试之不效。时予方有事于先塚，久未远出，臧则不远千里而就予治。观其色苍黑，目中神炯炯不眊，唯气促骨立，予知其有心机人也。其脉左弦大，右滑大。予谓之曰：据脉，乃谋而不决，气郁成火，脾志不舒，致成痰涎，因而血少便燥，内热肌消。张鸡峰有言：膈乃神思间病。即是推之，子当减思虑，断色欲，薄滋味，绝妄想，俾神思清净，然后服药有功，不然世无大丹，而草根木石何足恃哉！子既远来，予敢不以肝膈相照，兹酌一方颇妥，归即制服，但毋轻示人，恐见未精者，妄为加减，败乃事矣。慎之，慎之！臧曰：谨如教。其方用桂府滑石六两，炙甘草一两，真北白芥子、萝卜子、射干、连翘子各一两半，辰砂五钱，以竹茹四两煎汤，打馒头糊为丸，绿豆大，每食后及夜，用灯心汤送下一钱半，一日三服，终剂而病如失。四十一

宜兴治验终

一、古今重量换算

（一）古称以黍、铢、两、斤计量而无分名

汉、晋：1 斤 = 16 两，1 两 = 4 分，1 分 = 6 铢，1 铢 = 10 黍。

宋代：1 斤 = 16 两，1 两 = 10 钱，1 钱 = 10 分，1 分 = 10 厘，1 厘 = 10 毫。

元、明、清沿用宋制，很少变动。

古代药物质量与市制、法定计量换算表解

时代	古代用量	折合市制	法定计量
秦代	一两	0.5165 市两	16.14 克
西汉	一两	0.5165 市两	16.14 克
东汉	一两	0.4455 市两	13.92 克
魏晋	一两	0.4455 市两	13.92 克
北周	一两	0.5011 市两	15.66 克
隋唐	一两	0.0075 市两	31.48 克
宋代	一两	1.1936 市两	37.3 克
明代	一两	1.1936 市两	37.3 克
清代	一两	1.194 市两	37.31 克

注：以上换算数据系近似值。

（二）市制（十六进制）重量与法定计量的换算

1 斤（16 市两）= 0.5 千克 = 500 克

1 市两 = 31.25 克

1 市钱 = 3.125 克

1 市分 = 0.3125 克

1 市厘 = 0.03125 克

（注：换算时的尾数可以舍去）

（三）其他与重量有关的名词及非法定计量

古方中"等分"的意思是指各药的数量多少全相等，大多用于丸、散剂，在汤剂、酒剂中很少使用。其中，1 市担 = 100 市斤 = 50 千克，1 公担 = 2 担 = 100 千克。

二、古今容量换算

（一）古代容量与市制的换算。

古代容量与市制、法定计量换算表解

时代	古代用量	折合市制	法定计量
秦代	一升	0.34 市升	0.34 升
西汉	一升	0.34 市升	0.34 升
东汉	一升	0.20 市升	0.20 升
魏晋	一升	0.21 市升	0.21 升
北周	一升	0.21 市升	0.21 升
隋唐	一升	0.58 市升	0.58 升
宋代	一升	0.66 市升	0.66 升
明代	一升	1.07 市升	1.07 升
清代	一升	1.0355 市升	1.0355 升

注：以上换算数据仅系近似值。

（二）市制容量单位与法定计量单位的换算

市制容量与法定计量单位的换算表解

市制	市撮	市勺	市合	市升	市斗	市石
换算		10 市撮	10 市勺	10 市合	10 市升	10 市斗
法定计量	1 毫升	1 厘升	1 分升	1 升	10 升	100 升

（三）其他与容量有关的非法定计量

如刀圭、钱匕、方寸匕、一字等。刀圭、钱匕、方寸匕、一字等名称主要用于散剂。方寸匕，作匕正方一寸，以抄散不落为度；钱匕是以汉五铢钱抄取药末，以不落为度；半钱匕则为抄取一半；一字即以四字铜钱作为工具，药末遮住铜钱上的一个字的量；刀圭即十分之一方寸匕。

1方寸匕≈2克（矿物药末）≈1克（动植物药末）≈2.5毫升（药液）

1刀圭≈1/10方寸匕

1钱匕≈3/5方寸匕